慢性肾病治疗手册

Handbook of Chronic Kidney Disease Management

主　编　John T. Daugirdas

主　译　王　力　丁建东

译　者（按姓氏笔画排序）

山西医科大学附属长治市人民医院泌尿外科

丁建东　王　力　王军卿　朱国玺　任艳军　闫润林

米　磊　孙　研　孙元星　李海潮　张江涛　张建华

陈惠庆　林　梅　贾　凡　尉永太　程书栋

校　对　闫润林

U0392063

人民卫生出版社

Handbook of Chronic Kidney Disease Management
By John T. Daugirdas.

Copyright © 2011 Lippincott Williams & Wilkins, a Wolters Kluwer business.
Published by arrangement with Lippincott Williams & Wilkins, U. S. A.
Lippincott Williams & Wilkins/Wolters Kluwer Health did not participate in the translation of this title.
Not for resale outside the People's Republic of China.

慢性肾病治疗手册
王力等译

中文版版权归人民卫生出版社所有。

图书在版编目（CIP）数据

慢性肾病治疗手册/（美）道格达斯（Daugirdas, J. T.）主编；王力，丁建东译.
—北京：人民卫生出版社，2014
ISBN 978-7-117-19680-2

Ⅰ.①慢…　Ⅱ.①道…②王…③丁…　Ⅲ.①慢性病-肾疾病-治疗-手册
Ⅳ.①R692.05-62

中国版本图书馆 CIP 数据核字（2014）第 220628 号

人卫智网　www. ipmph. com	医学教育、学术、考试、健康，	
	购书智慧智能综合服务平台	
人卫官网　www. pmph. com	人卫官方资讯发布平台	

版权所有，侵权必究！
图字：01-2013-2156

慢性肾病治疗手册

主　　译：王　力　丁建东
出版发行：人民卫生出版社（中继线 010-59780011）
地　　址：北京市朝阳区潘家园南里 19 号
邮　　编：100021
E - mail：pmph @ pmph. com
购书热线：010-59787592　010-59787584　010-65264830
印　　刷：天津安泰印刷厂
经　　销：新华书店
开　　本：850×1168　1/32　印张：25.5　字数：860 千字
版　　次：2018 年 3 月第 1 版　2018 年 3 月第 1 版第 1 次印刷
标准书号：ISBN 978-7-117-19680-2/R · 19681
定　　价：89.00 元
打击盗版举报电话：010-59787491　E-mail：WQ @ pmph. com
　　（凡属印装质量问题请与本社市场营销中心联系退换）

前　言

过去10年当中，肾脏疾病领域的诊疗重点发生了巨大的变化，从使用透析或肾移植治疗肾衰转移到了早期肾脏疾病的确定，通过降低心血管风险和延缓慢性肾病（CKD）进展达到改善生存率的目标。因此我们推出了这本旨在强调对1～5期非透析CKD患者医护的慢性肾病治疗手册。

能与参与本手册编写的杰出贡献者们进行交流是我们莫大的荣幸，感谢他们在百忙之中抽出时间与我们分享他们在CKD诊断、治疗和预防进展方面的知识和宝贵经验。我们的目标是出版一本在世界范围内有用的书，因此，我们招募了不同国家地区的作者来更好地反映实践的范围和在不同国家遇到的问题。我们不仅参照了美国的指南，还对英国、欧洲、加拿大和澳大利亚的指南进行了参考，同时实验室检查值使用了公制单位和国际标准单位。

在总共44个章节中，我们相信达到了对CKD治疗的各个方面进行完整描述的目标。本手册不仅适用于肾病科医生，还适用于关注早期CKD患者的医疗保健从业者——内科医生、包括从业护士和医生助理的全科医护人员、心脏科医生和内分泌科医生。我们向那些对本书出版做出贡献的各章节作者表示衷心的感谢。对提出宝贵意见和建议的Sheldon Hirsch博士表示由衷的谢意。另外，我们对Robert Abajyan的封面设计表示诚挚的感谢。

John T. Daugirdas，MD
伊利诺伊州，芝加哥

编者名录

Cheryl A. M. Anderson, PhD
Assistant Professor of Epidemiology, International Health
(Human Nutrition), and Medicine
Johns Hopkins Bloomberg School of Public Health
Baltimore, Maryland

Pushkar Argekar, MD
Fellow, Section of Nephrology
University of Illinois Medical Center at Chicago
Chicago, Illinois

Pablo J. Aschner, MD, MSc
Professor of Medicine, Endocrinology Unit
Javeriana University School of Medicine
Bogotá, Colombia

Mohamed G. Atta, MD, MPH
Associate Professor of Medicine
Johns Hopkins University School of Medicine
Baltimore, Maryland

George L. Bakris, MD
Professor of Medicine
University of Chicago Pritzker School of Medicine
Chicago, Illinois

Mark Benaroia, MD, MHSc, FRCPC, CHE
Assistant Clinical Professor of Medicine (adjunct),
McMaster University
Staff Nephrologist, Grand River Hospital
Kitchener, Ontario, Canada

William M. Bennett, MD
Medical Director, Transplant Services
Legacy Good Samaritan Hospital
Northwest Renal Clinic
Portland, Oregon

Jennifer Berringer, RHIT
Specialty Associate III
Nephrology and Hypertension Division
Henry Ford Health System
Detroit, Michigan

David A. Calhoun, MD
Professor of Medicine
Vascular Biology and Hypertension Program
University of Alabama at Birmingham
Birmingham, Alabama

Vincent J. Canzanello, MD
Associate Professor of Medicine
Mayo Clinic College of Medicine
Consultant, Division of Nephrology and Hypertension
Mayo Clinic
Rochester, Minnesota

Doris T. Chan, MBBS, FRACP
Consultant Nephrologist
Sir Charles Gairdner Hospital
Nedlands, Western Australia

Steven Cheng, MD
Assistant Professor of Nephrology
Washington University School of Medicine
Attending Physician, Barnes-Jewish Hospital
St. Louis, Missouri

Kai Ming Chow, MBChB, MRCP (UK)
Honorary Clinical Assistant Professor
Associate Consultant
Department of Medicine and Therapeutics
Chinese University of Hong Kong
Prince of Wales Hospital
Hong Kong, China

Steven G. Coca, DO
Assistant Professor of Medicine
Yale University School of Medicine
New Haven, Connecticut

Fredric L. Coe, MD
Professor of Medicine
University of Chicago Pritzker School of Medicine
Chicago, Illinois

Rosie M. Connor, MPH
Medical Sciences Institute
Charles R. Drew University
Los Angeles, California

Jonathan C. Craig, MD, PhD
Professor of Clinical Epidemiology
School of Public Health
University of Sydney,
Centre for Kidney Research
Children's Hospital at Westmead
Sydney, Australia

John T. Daugirdas, MD
Clinical Professor of Medicine
University of Illinois at Chicago
Chicago, Illinois

Jeroen K. J. Deegens, MD, PhD
Assistant Professor of Nephrology
Radboud University Nijmegen Medical Center
Nijmegen, The Netherlands

Christopher deFilippi, MD
Associate Professor of Medicine
University of Maryland School of Medicine
Baltimore, Maryland

Stephanie S. DeLoach, MD
Assistant Professor of Medicine
Thomas Jefferson University
Philadelphia, Pennsylvania

Aneet Deo, MD, MS
Fellow in Nephrology
Tufts Medical Center
Boston, Massachusetts

Michelle M. Estrella, MD, MHS
Assistant Professor of Medicine
Johns Hopkins University School of Medicine
Baltimore, Maryland

Derek M. Fine, MD
Associate Professor of Medicine
Johns Hopkins University School of Medicine
Baltimore, Maryland

Denis Fouque, MD, PhD
Professor of Medicine
University Claude Bernard
Hôpital Edouard Herriot
Lyon, France

Allon N. Friedman, MD
Assistant Professor of Medicine
University of Indiana School of Medicine
Indianapolis, Indiana

Krishna Kishhore Gaddam, MD
Cardiology Fellow
Alton Ochsner Heart and Vascular Institute
New Orleans, Louisiana

Diego L. Garcia, MD
Assistant Professor of Medicine
La Fundación Universitaria de Ciencias de la Salud
Scientific Coordinator
Fresenius Medical Care Colombia
Bogotá, Colombia

Carolina C. Gonzaga, MD
Research Fellow
Vascular Biology and Hypertension Program
University of Alabama at Birmingham
Birmingham, Alabama

Jane H. Greene, RD, CSR, LDN
Renal Dietitian and CKD Education Coordinator
Vanderbilt University Medical Center
Nashville, Tennessee

Lisa Gutekunst, MSEd, RD, CSR, CDN
Renal Dietitian
Cleve-Hill Dialysis
Buffalo, New York

Allison J. Hahr, MD
Assistant Professor of Medicine
Northwestern University Feinberg School of Medicine
Chicago, Illinois

Brenda R. Hemmelgam, MD
Associate Professor of Medicine and Community Health Services
University of Calgary
Calgary, Alberta, Canada

Jean L. Holley, MD
Clinical Professor of Medicine
University of Illinois, Urbana-Champaign
Carle Physician Group
Urbana, Illinois

Susan Hou, MD
Professor of Medicine
Medical Director, Renal Transplant Program
Loyola University School of Medicine
Maywood, Illinois

T. Alp Ikizler, MD
Professor of Medicine
Vanderbilt University School of Medicine
Nashville, Tennessee

Ashley B. Irish, MBBS, FRACP
Physician, Department of Nephrology and Transplantation
Royal Perth Hospital
Perth, Western Australia

James L. Januzzi, MD
Associate Professor of Medicine
Massachusetts General Hospital
Boston, Massachusetts

David W. Johnson, MBBS, FRACP, PhD
Professor of Medicine and Professor of Population Health

University of Queensland
Brisbane, Queensland, Australia

Richard J. Johnson, MD
Professor of Medicine
University of Colorado Denver
Aurora, Colorado

Laurent Juillard, MD, PhD
Professor of Medicine
University Claude Bernard
Nephrologist
Hôpital Edouard Herriot
Lyon, France

Rigas Kalaitzidis, MD
Senior Lecturer
University of Ioannina
Ioannina, Greece

Gregory D. Krol, MD
Division Head, Internal Medicine
Sterling Heights Medical Center
Sterling Heights, Michigan

Richard S. Kuk, MD
Fellow in Cardiology
Department of Medicine
University of Maryland Medical Center,
Baltimore, Maryland

Warren Kupin, MD
Professor of Medicine
Division of Nephrology and Hypertension
University of Miami Miller School of Medicine
Miami, Florida

Adrianne Lebner
Medical Student
Schulich School of Medicine and Dentistry
University of Western Ontario
London, Ontario, Canada

Philip Kam-tao Li, MD, FRCP
Chief of Nephrology and Consultant Physician
Honorary Professor of Medicine
Chinese University of Hong Kong
Prince of Wales Hospital
Hong Kong, China

Iain C. MacDougall, MD
Consultant Nephrologist
King's College Hospital
London, United Kingdom

Mark S. MacGregor, MB, ChB, FRCP(Glas)
Consultant Nephrologist
Clinical Director
NHS Ayrshire and Arran
Kilmarnock, Scotland

Timothy H. Mathew, MBBS, FRACP
Medical Director
Kidney Health Australia
Adelaide, Australia

David C. Mendelssohn, MD
Professor of Medicine
University of Toronto
Humber River Regional Hospital
Weston, Ontario, Canada

Shona Methven, Bsc (Med Sci) (Hons), MBChB
Honorary Research Fellow
University of Glasgow School of Medicine
Glasgow, Scotland, United Kingdom

Edgar R. Miller, III, MD, PhD
Associate Professor of Medicine and Epidemiology
Welch Center for Prevention, Epidemiology, and Clinical Research
Johns Hopkins Medical Institutions
Baltimore, Maryland

Emile R. Mohler, III, MD
Associate Professor of Medicine
Cardiovascular Division, Section of Vascular Medicine

University of Pennsylvania School of Medicine
Philadelphia, Pennsylvania

Mark E. Molitch, MD
Professor of Medicine
Northwestern University Feinberg School of Medicine
Chicago, Illinois

Andrew S. Narva, MD
Director, National Kidney Disease Education Program
National Institute of Diabetes and Digestive and Kidney Diseases
National Institutes of Health
Bethesda, Maryland

Keith C. Norris, MD
Professor of Medicine
Charles R. Drew University
Lynwood, California

Ann M. O'Hare, MD
Associate Professor of Medicine
University of Washington
Staff Physician, VA Puget Sound Healthcare System
Seattle, Washington

Ali J. Olyaei, PharmD
Professor of Medicine and Pharmacology
Division of Nephrology and Hypertension
Oregon Health and Sciences University
Portland, Oregon

Mark A. Perazella, MD
Professor of Medicine
Yale University School of Medicine
New Haven, Connecticut

Kalyani Perumal, MD
Assistant Professor of Nephrology
University of Illinois at Chicago
Chicago, Illinois

Phuong-Chi T. Pham, MD
Associate Professor of Clinical Medicine

David Geffen School of Medicine at University of California at Los Angeles
Los Angeles, California

Phuong-Thu T. Pham, MD
Associate Professor of Medicine
David Geffen School of Medicine at University of California at Los Angeles
Los Angeles, California

Kavitha Potluri, MD
Fellow in Nephrology
Loyola University Medical Center
Maywood, Illinois

Gregory Roberti, PharmD
Pharmacist
Portland, Oregon

Mark Sarnak, MD, MS
Professor of Medicine
Clinical Director of Research, Division of Nephrology
Tufts University School of Medicine
Boston, Massachusetts

Franz Schaefer, MD
Professor of Pediatrics
Head, Division of Pediatric Nephrology
Director, KfH Kidney Center for Children and Adolescents
Center for Pediatric and Adolescent Medicine Heidelberg
Heidelberg, Germany

Mohamed Shafiu, MD, MBBS
Nephrologist
Renal Associates, P.A.
Del Rio and San Antonio, Texas

Sandeep S. Soman, MD
Division of Nephrology and Hypertension
Henry Ford Health System
Detroit, Michigan

James E. Tattersall, MD
Department of Renal Medicine
St. James's University Hospital

Leeds, United Kingdom

Allison Tong, PhD
Research Fellow
School of Public Health
University of Sydney,
Centre for Kidney Research
Children's Hospital at Westmead
Sydney, Australia

Agnes Trautmann, MD
Division for Pediatric Nephrology
Center for Pediatric and Adolescent Medicine Heidelberg
Heidelberg, Germany

Sharon Turban, MD, MHS
Assistant Professor of Medicine
Johns Hopkins University School of Medicine
Baltimore, Maryland

Katrin Uhlig, MD, MS
Associate Professor of Medicine
Tufts School of Medicine
Boston, Massachusetts

Jaime Uribarri, MD
Professor of Medicine
Mount Sinai School of Medicine
New York, New York

Roland R. J. van Kimmenade, MD, PhD
Department of Cardiology
University Hospital Maastricht
Maastricht, The Netherlands

Gerald F. Watts, DSc, MD, PhD, FRACP, FRCP
Professor of Medicine
University of Western Australia School of Medicine and Pharmacology,
    Metabolic Research Center
Royal Perth Hospital
Perth, Western Australia

Jack F. M. Wetzels, MD, PhD
Professor of Nephrology

Radboud University Nijmegen Medical Center
Nijmegen, The Netherlands

Alan H. Wilkinson, MD
Professor of Medicine
Medical Director, Kidney and Pancreas Transplantation
University of California at Los Angeles
Los Angeles, California

Elaine M. Worcester, MD
Professor of Medicine
University of Chicago Pritzker School of Medicine
Chicago, Illinois

Jerry Yee, MD
Professor of Medicine
Chief, Department of Nephrology and Hypertension
Henry Ford Hospital
Detroit, Michigan

Anna L. Zisman, MD
Instructor of Medicine
University of Chicago Pritzker School of Medicine
Chicago, Illinois

目　录

第 1 章　　　　评估肾功能

Mark S. MacGregor and Shona Methven

肾脏是什么

废物排泄

肾脏是排泄水溶性代谢物的主要器官。肝脏先将源于周围环境或新陈代谢产生的潜在有毒物质转化为水溶性混合物，然后肾脏将其滤过并排泄到尿液中。

控制水、盐、其他电解质和酸碱（体内平衡）

肾脏通过选择性的吸收或排泄而调节水，钠，钾，钙，镁，磷和其他血液中化合物，持续地对血容量和渗透压的变化做出反应。肾脏还可以通过泌酸排碱来维持酸碱平衡。

内分泌和代谢功能

肾脏是产生激素、肾素和促细胞生成素的主要场所（EPO）。维生素 D 通过 1α 位羟化 25α 羟化胆钙化醇在肾脏被激活，肾脏也能通过代谢或合成某些特定的氨基酸而影响它们在体内的水平，在一定程度上，也通过糖异生参与对高血糖的控制。

解剖

肾单位：肾小球和一组肾小管

解剖学上，肾脏是滤过和重吸收联系在一起的结构。最基本单位是肾小球。肾单位包括肾小球和肾静脉丛组成的血管部分和细长弯曲的管状组成的肾小管部分。肾动脉分支越来越细小（图 1-1），最终形成具有通透性的血管网，叫做肾小球（图 1-1、图 1-2）。肾小球血管网被系膜细胞（一种间质细胞）和细胞外基质支持。当血液通过血管网，静水压推动溶质从血管壁上的小孔进入肾小球囊，肾小球囊包绕肾小球，开口于肾小管。

肾小球的滤过液经过由不同种类排列的特定细胞形成的肾小管进行调整。通过浓度梯度的几个变曲、转弯和一个环状结构后，肾小管内液体被排空到肾盂，然后排泄至膀胱最终形成尿排除。肾小球由被肾小管包绕的入球小动脉分支形成的细小的血管网组成。这种解剖结构能够允许从血液与不同位置的肾小管之间传递物质进出。肾小球通过滤过功能使某些物质能通过这种静脉网渗透到肾小管中，进而影响他们的排泄。一些物质包括水，在肾小管通过滤过从血液到肾小管后，可通过小管静脉重吸收入血液。多种激素能单独作用于细长的肾小管帮助调整或选择大量的化合物和电解质的吸收和排泄。

肾脏疾病的病理改变

肾小球功能丧失

疾病通过各种方式影响脆弱的组成肾脏的肾小球、肾小管和小管静脉。最后部分或全部的肾小球伴随着肾小管同步纤维化，导致肾功能部分或全部丧失。

蛋白尿

本章第 14 页以后将做阐述。

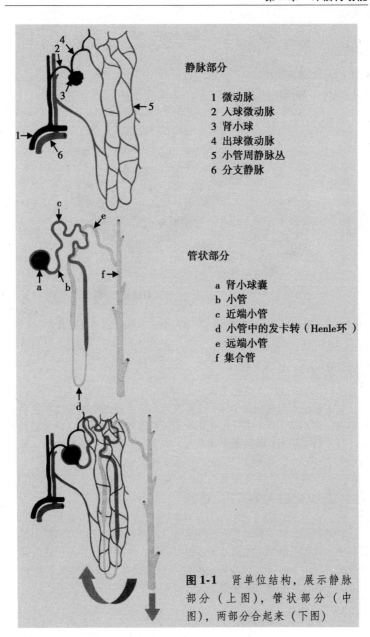

静脉部分

1 微动脉
2 入球微动脉
3 肾小球
4 出球微动脉
5 小管周静脉丛
6 分支静脉

管状部分

a 肾小球囊
b 小管
c 近端小管
d 小管中的发卡转（Henle 环）
e 远端小管
f 集合管

图 1-1 肾单位结构，展示静脉部分（上图），管状部分（中图），两部分合起来（下图）

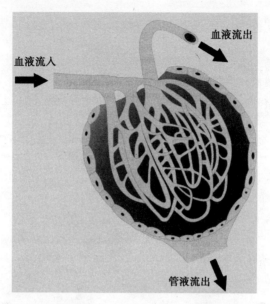

图 1-2 肾小球细节，展示入球、出球动脉和肾小囊

肾小管功能受损

许多疾病不仅影响肾小球，也影响肾小管上皮细胞和围绕在它周围的静脉。肾小管的疾病或纤维化能影响肾小管和周围静脉之间溶质的转运。肾小管疾病通常使酸碱平衡紊乱，结果导致酸中毒或碱中毒。或者难以适当的调节钾的排泄，引起高钾血症或低钾血症。

内分泌和交感神经功能受损

伴随肾脏疾病，肾素水平的升高可以是局部的，也可以是整个循环系统的。肾组织缺氧能提高肾交感神经活性，也能引起并不必要的交感系统活性的增加。肾脏疾病影响促红细胞生成素、1α 羟化维生素 D 的生成，导致循环中的促红细胞生成素和有活性的维生素 D 减少。

肾功能测定

正常情况下，每个肾脏包含 50 万~1000 万个肾小球。随着肾脏疾病的进展，有功能的肾小球数量减少，现存的肾小球的效率受损。较少的血液被滤过形成小管液，血液中正常由肾脏排泄的物质增加。因此，一种测定肾功能受损的办法就是去检测血液中被肾小球滤过的血肌酐或者类似物水平。

清除率的概念

肾小球滤过率

一种测量肾功能的方法是检测单位时间内多少血液中的物质被清除干净。因为这种清除发生在肾小球，所以也称肾小球滤过率（GFR）。肾脏的滤过率由每个肾小球的滤过的总和组成，如果一个肾脏被切除了，GFR 减少约 50%，原因是移除了一半的肾小球（有功能的肾小球不久就会发生代偿，部分补偿滤过率的损失）。GFR 与两侧肾脏的肾单位的数量近乎成正比。在成年人中，年轻的比年长的低。婴儿有和成人一样数量的肾小球，但是 GFR 要比成人低很多。这是因为 GFR 和肾小球的大小也成比例。在这种情况下，对于一个特定的病人，除非考虑到肾脏大小和年龄，才能确定 GFR 值是高、低还是正好合适。

正常的体表面积肾小球滤过率 用何种方法用来判断 GFR 和身体的大小的关系仍是有争论的。但是传统上对于成年人，多用 GFR 与体表面积（BSA）——通常是平均 $1.73m^2$（20 世纪早期，成人平均体表面积）的比来表示。BSA 有多种方法可以计算，包括 Gehan 和 George（1970）只用身高和体重计算的方法。估计 BSA 不依靠年龄和性别。$BSA = 0.235 \times W^{0.51456} \times H^{0.4222446}$。这里，W 代表体重，单位 kg，H 代表身高，单位 cm。GFR 被规范化到体表面积 GFR/1.73cm 在年轻男女之间相近，约 110~120ml/min。2 岁的婴儿 GFR/1.73cm 仍然接近于 110~120ml/min。

例子： **如何标准化 GFR 到 1.73cm BSA**

假定 GFR 是 100ml/min

如果 $BSA = 1.5m^2$；$1.73/1.5 \times 100$；$GFR/1.73m^2 = 115ml/min$

如果 $BSA = 2.0m^2$；$1.73/2.0 \times 100$；$GFR/1.73m^2 = 86ml/min$

以上是两个 GFR 100ml/min 的例子，一个的 BSA 1.5m²，另一个 BSA 2.0m²。规范化后，体表面积小的 GFR/BSA = 115ml/（min·1.73m²），体表面积大的 GFR/BSA = 115ml/（min·1.73m²）。

肾小球滤过率随年龄的增加而减少 包括肝、肾在内，许多脏器的大小和功能随年龄的增加而减退。GFR 从 30 岁或 40 岁开始下降（表1-1）。估计每年下降 $0.4 \sim 1.2$ml/min。估计美国 80 岁的老年人 GFR/BSA 大约为 $70 \sim 80$ml/（min·1.73m²）（见32章）。

表1-1 GFR/1.73m² 估计值作为功能年龄

年龄范围	平均 GFR/1.73m² 估计值
20 ~ 29	116
30 ~ 39	107
40 ~ 49	99
50 ~ 59	93
60 ~ 69	85
70 +	75

GFR：肾小球滤过率。eGFR：肾小球滤过率估计值

用外源性标记物测量肾小球滤过率

GFR 不能被直接测量，但能通过清除外源性标记物间接测量。菊粉被认为是测量 GFR 的金标准的一种外源性标记物。由于花费大、不便使用而未被广泛应用。其他外源性标记物偶尔用于临床实践（例：放射性物质 51Cr-EDTA，125I-碘化，99mTc-DTPA，碘化造影剂如碘海醇）但是都因花费高、有放射性和缺乏对比而限制。当必须精确评估病人 GFR 才用这些方法。

通过肌酐清除率和血肌酐评估肾小球滤过率

肌酐是被广泛用来测定 GFR 的内源性标记物。它是在肌肉中由肌酸

产生，并在每个人体中以相对恒定的比率产生的113Da的小分子。

肾小管分泌肌酐问题

肌酐能被肾小球自由的滤过，也能通过肾小管的选择主动从浓度高的血液中分泌到小管液中。所以总的肌酐清除率是GFR和小管分泌的总和，从而导致过高的评估GFR值。（肾小管分泌肌酐的比例受肾功能的影较大。）当GFR很高时，肾小管分泌所占的比例很少。当GFR下降时，肾小管分泌对肌酐清除率显得非常重要。某些药物（如：甲氧苄啶、西咪替丁）能竞争性抑制肾小管肌酐的分泌，导致血肌酐轻度上升，但不反映真实的肾功能和GFR。

肌酐测量问题和同位素稀释质谱的标准

大多数肌酐的测定都基于Jaffe碱性苦味酸盐的变色反应。各种内分泌或外分泌的物质（如：酮体、葡萄糖、胆红素）干扰变色反应，出现错误高值，通常是较少的低肌酐的结果。这种影响程度关系到实验结果，当血清肌酐 $< 1.3mg/dl$（$< 140\mu mol/L$）时影响最大。用推荐的肌酐量和方法（同位素稀释质谱［IDMS］）已被用来调整肌酐的估计值使其接近于真实值。IDMS肌酐矫正值比旧的碱性苦味酸盐的变色反应值低（约5%～6%）。

通过收集尿液测肌酐清除率

GFR可以通过收集24h尿液标本并测量其含有的肌酐浓度计算肌酐清除率来估计。有时候收集时也测定血清肌酐水平。假定在24h的收集时间内，血清肌酐的水平是恒定的。

在成人中，通常500mg/24h和－2000mg/24h肌酐从尿液内重吸收。假定1440mg（12730μmol）重吸收。下一步计算血清浓度，单位mg/ml或$\mu mol/ml$。血清肌酐通常用每分升dl（100ml）或$\mu mol/L$。假定血清肌酐为1mg/dl（88.4$\mu mol/L$），这等于0.01mg/ml（0.0884$\mu mol/ml$）。首先肌酐清除率是通过收集时期的分钟数计算的重吸收肌酐来计算的（$1d = 24h = 60 \times 24 = 1440min$）。如果1440mg（12730$\mu mol$）从尿中重吸收，收集时间超过1440min，肌酐以1mg/min（8.84$\mu mol/min$）的速率排泄到尿中。为了找出每分钟多少血清中肌酐需要被清理干净可得知排除率为1mg/min，这是一个简单通过血清肌酐浓度除以每分清除率的方法。

$$肌酐清除率 = 分钟排泄率/血清肌酐$$

例子 （mg/ml）：

分钟排泄率 = 1.0mg/min，血清肌酐 = 1.0mg/dl = 0.01mg/L，

肌酐清除率 = 1.0/0.01 = 100ml/min。

因为每毫升血清含有 0.01mg 肌酐，100ml/min 将被需要清除用来说明真实清除率 1mg/min。

例子 （μmol/L）：

分钟排泄率 = 8.84μmol/min，血清肌酐 = 88.4μmol/L 或 0.0884μmol/ml

肌酐清除率 = 8.84/0.0884 = 100ml/min。

这个测量肌酐清除率方法的主要缺陷是患者每次都忘记收集自己的尿液。这需要仔细的给患者说明上厕所的次数并记下时间。随后患者排泄 24h 的尿液到收集瓶中。最重要的是尿液收集最后一次要在第二天早上。收集尿液时期，排尿开始和结束的时间应该被记下，应该将最初的前段尿液排到厕所，结束时后段尿液和第二天早上的全部尿液收集到瓶子中。

从尿液收集得到的 24h 肌酐排泄率（计算尿液浓度×体积，调整到 1440min）应该与预计排泄率相比较（表 1-2）。估计肌酐清除率依靠每个人肌酐量决定，因为肌酐主要是由肌肉中产生的肌酸形成的。肌肉的量决定了体重，体重相同，肌肉量男人比女人多，非洲裔美国人比白种人多。肌肉的减少标示着年龄：80 岁的人肌酐清除率相当于同体重的 20 岁人肌酐清除率的 75%。患有恶病质的患者也会有非常低的肌酐清除率，如肝硬化的病人。因为肌酐清除率是分钟肌酐排泄率除以血清肌酐浓度，一个人如果产生不了很多肌酐（因为少的肌肉量），由于血清肌酐浓度的关系，就会有一个很低的肌酐清除率。例如：表 1-3 展示了和表 1-2 同样的病人，每一个血清浓度是 1.3mg/dl 的个人就伴随一个应有的肌酐清除率的计算值。表 1-3 说明肌酐清除率是 1.3mg/dl（115μmol/L）相对应的是一个肌肉发达的年轻人非常好的肾功能（肌酐清除率 [CrCl] = 94）。但是相同的血清肌酐值在年幼或年老的女性中表明明显的肾功能水平降低（[CrCl] = 28）。表 1-4 展示了国际标准下重复的计算。

通过血清肌酐测定肌酐清除率

很多的相关学科作者研发了这样一个公式：就是通过运用身体尺寸、性别、年龄甚至种族来推测每天的肌酐排泄率。如果每天的肌酐

表 1-2　预计不同患者的每日肌酐排泄率

病人特点	预期的 24h 肌酐分泌	
	mg/24h	mmol/24h
80kg、男人、20 岁	1760	15.5
80kg、男人、80 岁	1385	12.3
80kg、女人、20 岁	1380	12.2
80kg、女人、80 岁	1005	8.9
50kg、女人、80 岁	630	5.6

计算基于 Ix 等人肌酐排泄率的公式。(2011)

表 1-3　当血清肌酐浓度为 **1.3mg/dl**（0.013mg/L）时，
估计的不同患者的肌酐清除率

病人特点	清除率的计算	肌酐清除率
80kg、男人、20 岁	1760/(1440×0.013)=	94
80kg、男人、80 岁	1385/(1440×0.013)=	74
80kg、女人、20 岁	1380/(1440×0.013)=	80
80kg、女人、80 岁	1005/(1440×0.013)=	54
50kg、女人、80 岁	630/(1440×0.013)=	28

计算基于 Ix 等人肌酐排泄率的公式。(2011)

表 1-4　当血清肌酐浓度为 **115μmol/L**（0.115μmol/ml）时，
估计的不同患者的肌酐清除率

病人特点	清除率的计算	肌酐清除率
80kg、男人、20 岁	15531/(1440×0.115)=	94
80kg、男人、80 岁	12247/(1440×0.115)=	74
80kg、女人、20 岁	12176/(1440×0.115)=	80
80kg、女人、80 岁	8893/(1440×0.115)=	54
50kg、女人、80 岁	5576/(1440×0.115)=	28

计算基于 Ix 等人肌酐排泄率的公式。(2011)

排泄率可以被预测，那么每分钟的肌酐排泄率就可以简单地通过每天肌酐排泄率除以 1440（即一天的分钟数）来算出；从而估算的肌酐清除率就可以通过估算的每分钟排泄率除以血清肌酐水平来获得。运用这样一个方程式就可以避免 24 小时尿液收集的需要。

Cockcroft-Gault 公式 Cockcroft 和 Gault 提出的最流行的估计肌酐清除率（eCrCl）的公式。

$$eCrCl = (140 - 年龄) \times (公斤体重) \times (0.85 \ 如果是女性)/$$
$$(72 \times 血清肌酐浓度 [sCr] \ mg/dl)$$

或者

$$eCrCl = (140 - 年龄) \times (公斤体重) \times (0.85 \ 如果是女性)/$$
$$(0.814 \times 血清肌酐浓度 [sCr] \ \mu mol/L)$$

新的计算 24h 肌酐排泄率的公式被 Ix 等人发现（2011），这个公式已被大量数据验证，基于用 IDMS 标准方法测量肌酐。Ix 公式应用如下：

当肌酐排泄率单位 mg/24h、SCr 单位 mg/dl。

$$eCrCl = (24h 肌酐排泄率 mg/1440)/(0.01 \times SCr)$$

$$24h 肌酐排泄率 mg = 880 - 6.2 \times 年龄 + 12.5 \times 公斤体重 +$$
$$(35 \ 如果是黑色人种) - (380 \ 如果是女性)$$

当 SCr 单位是 $\mu mol/L$ 时，

$$eCrCl = (24h 肌酐排泄率 \mu mol/1440)/(0.001 \times SCr)$$

$$24h 肌酐排泄率 \mu mol = 8.84 \times [880 - 6.2 \times 年龄 + 12.5 \times 公斤体重 +$$
$$(35 \ 如果是黑色人种) - (380 \ 如果是女性)]$$

注意 Ix 等人（2011）的公式比 Cockcroft 和 Gault 公式有更少修正年龄的阶梯性的浓度，修正了女性计算比 Cockcroft 和 Gault 公式通常用的 0.85 更有用。在预计肌酐清除率上，两种方法都涉及了体重，因为公式的结果是粗略肌酐的清除率，未修正体表面积。

肾脏疾病的饮食修正公式 肾脏疾病修正饮食（MDRD）的计算（Levey 1999），在研究主要是 GFR < 60mg/min（1.73m^2）肾病患者的饮食修正时已经完成了。碘同位素标记法测量 GFR；碘能被肾小球滤过，但是不像肌酐一样能被肾小管重吸收。基于碘剂的 GFR 和 MDRD 方法测量的 SCr 的关系在图 1-3 中表示。对于给定的 SCr，GFR 在女性中约比男性低 26%，白种人约比非洲裔美国人低 18%。肌肉发达的非洲裔美国人趋向于更高，所以相应的肌酐清除率也增高。MDRD 公式有好几种形式。SCr 测量技术已经被 IDMS 标准法修正，SCr 单位 mg，MDRD 估计 GFR 的公式（eGFR）是：

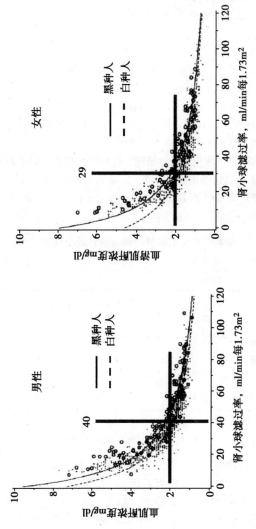

图1-3 男女血清肌酐水平与 GFR 在非洲裔美国人（实线）和白种人（虚线）的关系。GFR 用肾脏清除碘剂测量。数据来源于 MDRD 研究

$$eGFR/1.73m^2 = 175 \times SCr^{-1.154} \times 年龄^{-0.203} \times (1.21 \text{ 如果是黑人}) \times (0.742 \text{ 如果是女性})$$

如果血清肌酐测量方法没有修正 IDMS，175 应被 186 替代。当 SCr 单位是 μmol/L，首先需要换算 SCr 单位 μmol/L 为 mg/ml，除以 88.4 就能完成换算。

当 GFR >60mg/min 时 MDRD 公式。

MDRD 公式生成样本中有一些患者 GFR > 60mg/(min·1.73m²)，MDRD 公式增加了 GFR > 60mg/(min·1.73m²) 不可靠性。在 60 之上，MDRD 公式低估了 GFR，减少了精确性。由于这个原因，一些人推荐 eGFR >60 估计使用 MDRD 公式简单的报告为 >60，而不给特定的数值。

标准化体表面积到 1.73m²。

MDRD 公式取消了体重等身体指标。这是因为 GFR 的计算标准化到 1.73m² 的 BSA，所以这些指标被清除了。如果知道患者估计的 BSA，就能很容易的标准化 Ix CrCl 到 1.73m²，或者将"非标准"的 MDRD eGFR/1.73m² 标准化到"原料"eGFR（表 1-5）。

表 1-5　影响标准化的肌酐清除或估计肾小球滤过率
标准化到 1.73m² 的体表面积

60 岁的白人，SCr = 1.0mg/dl

病人特点	体表面积	Ix 等 CrCL		MDRD	
		CrCL	CrCL/1.73m²	eGFR	eGFR/1.73m²
80kg、1.8m 高	2.0	105	91	88	76
80kg、1.6m 高	1.5	79	91	65	76

SCr：肌酐清除率；IDMS：同位素稀释质谱法

MDRD：肾病患者饮食的调整；eGFR：肾小球滤过率估计值

慢性肾脏疾病流行病学合作（CKD-EPI）的公式　最近的公式从血清肌酐估计 GFR 基于大量的患者样本，样本确实也包括了 GFR > 60mg/(min·1.73m²)（Levey，2009）。用 CKD-EPI 公式估计 eGFR 要确定 8 个问题；选择哪个公式决定患者的性别，非洲裔美国人还是白种人，SCr 是低值还是高值（参见这个问题的附录 1）。当 eGFR < 50mg/(min·1.73m²)，MDRD 公式和 CKD-EPI 公式的结果非常接近。大于这

个值，CKD-EPI 公式能给出更可靠的 eGFR。

计算器 大量的基于网络的计算器能够用来帮助计算肌酐清除率通过（公式和 Cockcroft-Gault）或者（MDRD 或 CKD-EPI）等不同的公式，详见 41 章。

种族的影响 MDRD 和 CKD-EPI 公式包括不同种族（非洲裔美国人或者白种人）的形式去改善每种人种中估计 GFR 的准确性。其他种族的影响因素已经明确，也包括中国人和日本人（见 33 章）。

胱抑素 C

胱抑素 C 是 13kDa 的蛋白质，以恒定速率产生于所有的有核细胞。它能自由的通过肾小球完全代谢而无分泌，但是在肾小管中有重吸收。胱抑素 C 能被允许作为 GFR 一个内源性的标记物，因为它不随肌肉的量、性别或者年龄（虽然这已经改变了）变化。血清胱抑素 C 的测量没有特定的标准、花费昂贵，也能被炎症或甲状腺疾病所影响。所以用胱抑素 C 去预计 eGFR 仍然有点实验性。在一些人群中，胱抑素 C 测定 eGFR 来预计心血管的结果要好于用肌酐测定 eGFR。是否这意味着胱抑素 C 是测量 GFR 更好的标记物或是通过其他某些途径发现额外心血管风险仍不清楚。

估计肾小球滤过率的问题

急性肾损伤

无论是通过肌酐还是胱抑素 C，eGFR 估算公式都假定肾功能在测量的时候是稳定的。例如，如果一个患者 SCr = 1.0mg/dl（88μmol/L），经过双肾的清除，第二天早上 SCr 可能仅仅增加到 1.6mg/dl（140μmol/L），真实的 GFR 将会是 0，而用 eGFR 的公式计算估计 GFR 大约是 40ml/（min·1.73m²）。用变化的肌酐水平估计肾功能的唯一办法就是收集尿液内的肌酐，然后用分钟排泄率除以收集时期的平均 SCr 水平。

非常胖或非常瘦的患者

对于体重指数 < 18.5kg/m² 的非常瘦或极瘦弱患者，MDRD 和 Cockcroft-Gault 两种方法都会过高的估计 eGFR/1.73m² 和肌酐清除率。在恶病质、肝硬化伴腹水和截肢的患者中，24h 的收集是最好的测定 CrCl 的

方法。

肥胖患者（体重指数［BMI］>30kg/m²）用肌酐清除率测定 GFR 存在明显的问题。肌酐计算的公式混合了体重因素（例如 Cockcroft-Gault 或 Ix 公式）会过高估计 CrCl，因为他们假定肌酐代谢率作为体重（W）的线性函数而增加。事实上，肌酐代谢与体重（LBM：计算公式，见附录2）成比例，LBM/W 减少时 BMI 增加。LBM 不能直接取代 Cock-croft-Gault 或 Ix 公式中的重量，因为 LBM/W 明显的小于 1.0，也因为 LBM/W 女性比男性低并且随年龄的增加而减少。当前肥胖患者还没有被广泛验证的预测肌酐代谢的公式。源自肥胖人口的 Salazar-Corcoran 公式（1988）被认为修正了 Cockcroft-Gault 公式，考虑了血清肌酐、性别、真实体重、年龄和身高（见附录1）。另一个混杂因素在肥胖人中被报道，由于增大的肾脏大小和肾血流量，增加的 24% 肌酐清除率可能与肾小球高滤过率有关（Levey et al. 2011）。在肥胖患者中，MDRD 公式能给出比 Cockcroft-Gault 公式更准确的 GFR 结果（Froissart 2005），但是对于极其肥胖的患者，MDRD 公式或 CKD-EPI 公式仍可能明显的过高估计肌酐清除率（Pai 2010）。因此，对于非常肥胖的病人如果需要精确的肌酐清除率，最好简单的收集 24h 尿液。

蛋白尿

解剖

肾小球毛细血管网被称为**足细胞**的上皮细胞包绕（图1-4）。这种细胞有足突包绕着每个毛细血管，支持着毛细血管的结构。足细胞也分泌基底膜包绕在每个毛细血管壁外（图1-4和图1-5）。

用这种方式，足细胞有大量的足突包绕在毛细血管网周围，在连接足突之间形成许多的裂孔（图1-5）。这些裂孔开口到肾小囊，收集从肾小球毛细血管网滤过的液体，导入肾小管中。这些毛细血管内皮上的小孔、基底膜和裂孔在毛细血管的血液和肾小囊中的小管液之间共同形成了滤过屏障。

健康人的尿蛋白

如图1-5所示，肾小球毛细血管网中大分子蛋白几乎完全被滤过屏

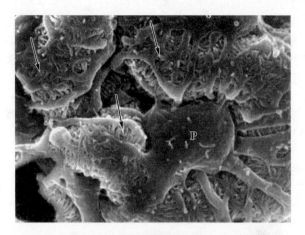

图1-4 肾小球足细胞显微照片（内脏上皮细胞像阿米巴坐落在肾小球毛细血管的顶部，如箭头所示，在它们的足突里包裹每个毛细血管）

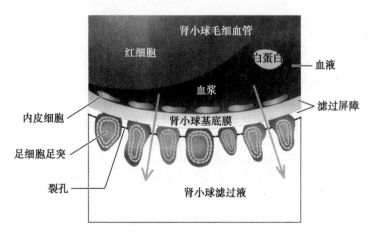

图1-5 在肾小球毛细血管中血液与肾小球滤出液之间的滤过屏障详图。该屏障包括有孔的内皮细胞，肾小球基底膜（GBM）和邻近的足细胞之间的滤缝

障阻挡滤过进入到肾小囊中。然而小分子蛋白（尤其分子直径 <4nm）能自由滤过。在这两种之间，滤过的比率决定于分子的大小、形状和所带电荷。例如，因为基底膜是带负电荷的，负离子分子像清蛋白（分子量55000Da）有特定的不同时间通过滤过屏障。无论什么蛋白被滤过，在近球小管几乎完全被重吸收。肾小管能代谢蛋白。小管液中的小分子蛋白还有其他来源：蛋白也能被小管细胞主动分泌到小管液中。

正常一天分泌到尿中的上限总量是 150～200mg。对于蛋白尿，30mg/d代表正常值的上限，虽然大多数的健康人排泄的比这少。

肾脏疾病中的蛋白尿

病理：滤过屏障足细胞的结构

一些肾脏的病理进程影响足细胞、肾小球基底膜和肾小囊形成的滤过屏障的功能（见图1-5）。当屏障损坏时，增加了大量的蛋白漏出到肾小球滤过液中，超过了肾小管吸收并且代谢掉漏出的蛋白能力。因为这个原因，肾脏损伤的一个重要标志就是蛋白尿。

疾病中的尿蛋白

在疾病中，蛋白尿急剧增加到能超过 10g/d。肾病蛋白尿的范围是总蛋白尿 >3.5g/d。蛋白尿 >1.0g/d归咎于肾小球的破坏。少量蛋白尿可由肾小管破坏导致小分子蛋白重吸收障碍。循环系统过多的蛋白能超过肾小管的重吸收能力（例如：骨髓瘤）。

蛋白尿中的蛋白含量与肾脏功能下降的进程相关，虽然这种关系在不同的疾病中有所不同。是否简单严格地反映了肾脏的损伤，或者这是因为蛋白质对肾小管的直接毒性都仍是有争议的。蛋白尿也与增加心血事件和死亡的风险有关（Chronic Kidney Disease Progonsis Consortium 2011）。

在肾脏疾病中，清蛋白通常是尿蛋白中的主要蛋白。清蛋白尿在30～300mg/d 称微量清蛋白尿。清蛋白尿 >300mg/d 叫做明显蛋白尿或大量清蛋白尿。检测清蛋白尿在诊断缓慢发展的肾脏疾病方面是有用的，如糖尿病肾病，作为糖尿病患者和非糖尿病患者心血管风险增加的标记物。各种其他的蛋白质在肾脏疾病中也出现于尿中，其浓度不取决于清蛋白，它们作为预计肾病结果的重要性还不确定。

检测

总的尿蛋白和尿清蛋白

不同的物理化学的技术用来检测总的尿蛋白。每种检测方法对不同的蛋白有不同的敏感性，不同方法之间的比较也有困难。总蛋白的检测比清蛋白检测的精确度低，并且难于标准化。尿清蛋白检测通过特别的免疫方法。高性能的液相色谱分析用来测量持续大量的清蛋白，也用来测量某些清蛋白的前体或用来发现早期的微量清蛋白尿。不过，还没有国际上的推荐方法或物质来检测尿清蛋白。尿清蛋白检测的多个实验室间变异本质上没有总尿蛋白好。推荐的基于液相色谱分析光谱测定法检测尿清蛋白已经被美国国家肾脏疾病教育机构和其他组织研究成熟。

尿液分析试纸

总蛋白和清蛋白的尿液分析试纸检测便宜并且好用。它们利用化学或免疫反应在试纸上产生颜色变化测量。机器检测能提高准确性，但花费增高。试纸测量的是浓度而不是数量，这是它的劣势。尿量的多少取决于水量和渗透压。明显的尿蛋白漏出到稀释的尿液内，可能会导致过高的尿液浓度。总蛋白试纸尤其能检测出尿蛋白浓度 $> 0.15g/L$，但是对非清蛋白的蛋白不敏感，如一些免疫球蛋白的轻链（Bence-Jones 蛋白）。专用的清蛋白检测试纸对低浓度的尿清蛋白敏感（20mg/L），但不能检测尿的浓度。

传统上，尿液分析试纸用来筛查患者是否需要更正式的检测。患者如果有一个或者更多的加号将会作为一个样本发送到实验室分析。然而，鉴于试纸的低阳性和阴性预测价值，增加的检测推荐用正式实验室的样本进行筛选、诊断和检测。

留置尿液样本

留置尿液样本是一个简单的获得和分析尿蛋白或尿清蛋白的方法。虽然比试纸更精确，但仍是一个测量浓度而非数量的方法。

肌酐以一定的速率排泄到尿中。因此，如果也测量肌酐浓度，蛋白肌酐比（TPCR）或清蛋白肌比（ACR）能计算出，然后用来判断尿液浓度的程度。ACR 与 24h 尿清蛋白的排泄相关，TPCR 与 24h 尿蛋白的排泄相关（表1-6）。作为与24h排泄量密切相关并排除直立性蛋白尿的方法，推荐在起床后第一次小便留置尿液样本。不过，白天任意时间的尿液样本的准确性都在可接受范围。

表1-6 检测尿中的清蛋白和蛋白的分泌

清蛋白和总蛋白列表大约是等同的，清蛋白尿和总蛋白尿之间为非线性关系

	清蛋白肌酐比率：mg/g (mg/mmol)[a]	清蛋白排泄率 mg/d	清蛋白肌酐比率：mg/g (mg/mmol)[a]	蛋白排泄率 mg/d
正常	<30 (<2.5男人, <3.5女人)	<30	<150 (<15)	<150
微量白蛋白尿	30~300 (<2.5~30男人 <3.5~30女人)	30~300	—	—
微量清蛋白尿/蛋白尿[b]	>300 (>30)	>300	>450[b] (>45)	>450
肾病范围	—	—	>3000 (>300)	>3500

a 记录美国单位计算的蛋白肌酐比值。国际单位只有约10倍高。准确地将肌酐的 mg/g 转换为 mg/mmol，乘以 0.113。

b 因多个指引机构蛋白尿水平变成了可操作变化，在 KDOQI 和一些指南中，>200mg/g 被认为是一个蛋白尿可操作的水平，另一些指南使用 >450mg/g 或更高

标准化肌酐的问题

如前面讨论的，肌酐排泄率的不同标志着不同的肌肉量。特别是妇女和老年人有着较低的肌酐代谢率。这人为的增大了蛋白或清蛋白与肌酐的比率。一些人在女性患者中用更高的 ACR 临界值部分的修正了这个问题。这样不同的比率很可能产生相似的结果，但是现在还没有可靠的证据证明（Mattix 2002）。

直立性蛋白尿 蛋白代谢随白天和姿势的变化而变化，当夜间平躺

时有最低值。某些患者正常的条件下，站立时每天有 1 ~ 2g 尿蛋白，但是当患者平躺时，尿蛋白水平正常，称直立性蛋白尿。

短暂良性蛋白尿 短暂蛋白尿在有压力（例如：发热、运动、心衰）的条件下可能会升高。如果蛋白尿被发现，样本应重复检测。不是必须要排除功能性无症状的患者。

临床上蛋白肌酐比 （TPCR） 或清蛋白肌比 （ACR） 应用 测量蛋白尿有几种原因。它能给出肾脏或心血管风险的信息。尿蛋白的水平被用做调查研究和或治疗的临界值，也用来检测疾病进程和治疗效果。

蛋白肌酐比 （TPCR） 或清蛋白肌比 （ACR）

在糖尿病肾病中，尿清蛋白通常被用来筛查、诊断和监测疾病。一个 ACR 的尿液样本是最方便的，但是尿清蛋白的浓度和24h尿排泄仍然被一些人使用。在糖尿病肾病中，ACR 的出现是一个比尿清蛋白的浓度和24h尿排泄更好的预测肾脏疾病结果的方法（Lambers Heerspink 2010）。检测微量清蛋白尿晨起第一次尿液比随机尿液更真实（Witte 2010）。

在非糖尿病肾病中，是否总蛋白尿或清蛋白尿更适用于筛查肾脏疾病是有争议的。大多数的研究测量了24h尿总蛋白的排泄量和风险、调查、干涉的临界值。尿清蛋白有理论技术和临床的优势，但是还没有被充分的研究。现在也不知道高水平非清蛋白尿而低清蛋白尿水平患者的风险水平。

微量清蛋白尿在非糖尿病人群中与增高的心血管风险有关。这种低水平的尿清蛋白的排泄不能被总蛋白的检测方法准确的检测。但是现在有相对有限的证据表明哪种非糖尿病的肾病患者应该筛查微量清蛋白尿和应用哪种治疗方法。

一旦 ACR 超过 300mg/g，也不增加 TPCR（更便宜）提供的信息。一种策略是测量所有患者的 TPCR，如果 TPCR <450mg/g，再测量 ACR；另一种策略是测量所有患者的 ACR，如果超过 500 ~ 1000mg/g 再转测 TPCR（Kidney Disease Outcom Quality Initiative，2002）。

限时尿液收集

限定时间（通常是24h）尿液收集检测尿蛋白是被接受的传统的金标准。前面章节讨论的有关24h尿液收集的方法测定肌酐清除率，尿液收集通常不易完成，导致结果不准确。小于24h 的持续收集能被白天变化的蛋白排泄率影响而导致结果有偏差。分开白天和黑夜的收集能用来正常诊断直立性蛋白尿。

临床应用

在肌肉量非正常的患者中，由于很低或很高的肌酐浓度，ACR 或 TPCR 会给出误导性的结果。应该考虑采集 24h 尿量，尤其是结果接近于临床诊断的临界值。如果监测尿蛋白对反映治疗效果是重要的，ACR 或 TPCR 可能不足够可靠，一些人主张采用 24h 尿量收集（例如当治疗狼疮性肾病时监测免疫抑制是否适当）。尿蛋白是肾脏活检的指征，通常临界值是总尿蛋白 > 1.0g/d。这个临界值会被总体的临床印象所影响——例如，伴随血尿的患者，临界值为低于 450mg/d。蛋白尿临界值在（0.5 ~ 1.0g/d）被认为是使用血管紧张素转换酶抑制剂治疗的指征。

慢性肾脏疾病的穿刺

美国国家肾脏疾病预后质量和功能改进委员会（KDOQI）在 2002 年建立了一个新的慢性肾脏病（CKD）的分级，并很快被全世界接受。

这个分类按 MDRD 公式计算的 $eGFR/1.73m^2$ 来分级，5 级 < 15ml/（min · 1.73m^2），4 级 15 ~ 30ml/（min · 1.73m^2），3 级 30 ~ 60ml/（min · 1.73m^2），1 ~ 2 级 > 60ml/（min · 1.73m^2）。在这个分级系统中，eGFR > 60ml/（min · 1.73m^2）足够诊断 CKD，尽管没有其他的肾脏疾病的证据。CKD 患者当 eGFR > 60ml/（min · 1.73m^2），一些其他的肾脏疾病的表现肯定会出现。更多 KDOQI 分级系统的详细信息，请参见第 4 章和第 42 章。

许多 eGFR 在 45 ~ 60ml/（min · 1.73m^2）之间的老年患者被 KDOQI 分级系统认为是 CKD（3 级），尽管事实上肾脏功能水平通常相对稳定缺少肾脏疾病的标志。这样定性地说一个无症状的人患病是不恰当的。用分级系统扩大了病人数量，其中很大一部分不是真实的患者。KDOQI 分级没有列出下面导致 CKD 的原因。在合适的患者中给出诊断是非常重要的。然而对于大多数的老年无症状稳定的 3 级 CKD 不伴有蛋白尿和血尿的患者，尽管通过调查，要给出一个确定的诊断也是不可能达到的。见第 32 章深入讨论老年 CKD。

修正的 KDOQI 慢性肾脏疾病的分级

表1-7 中精确的 KDOQI 慢性肾脏疾病的分级已被建议和应用到一些国家中（Scottish Intercollegiate Guidelines Network 2008，National Collaborating Centre for Chronic Conditions 2008）：

表1-7 慢性肾疾病肾小球滤过率估计值分级

分级	定义	eGFR（ml/(min·1.73m^2)
1	出现肾损害，GFR 正常或升高	≥90
2	出现肾损害，GFR 轻度降低	60～89
3	GFR 中度降低	30～59
4	GFR 严重降低	15～29
5	肾疾病终末阶段	<15

eGFR：肾小球滤过率估计值，GFR：肾小球滤过率

①3 级（30≤eGFR≤59）被分为 3A 和 3B 两组，3A 组 45≤eGFR≤59；3B 组 30≤eGFR≤44。3A 更常见（约占 3 级的 70%～75%）风险不清楚，尤其在老年患者中，然而肾脏疾病的并发症在 3B 中更常见。

②下标加上 P 可能指示明显的蛋白尿（如，CKD1P）。其他的 P 表示疾病的进程。

③一些下标加上 D 表示透析的患者（如，CKD5D），加上 T 表示肾移植（如，CKD3T）。

肾脏疾病：改善全球肾脏病预后组织（KDIGO）是一个国际性的联合实验室。近期基于 150 万人群 CKD 的 meta 分析产生了一个修正后的 KDOQI 慢性肾脏疾病的分级（Hogan 2009）。综上所述，KDOQI 慢性肾脏疾病的分级分 3 级为两组（3a 和 3b 级）。也改善了基于清蛋白尿的分级：A1 ACR <30mg/g，A2 ACR 30～299mg/g（如微量清蛋白尿）和 A3 ACR≥300mg/g（如大量清蛋白尿）。

（王力 译）

参考文献及推荐阅读：

Chronic Kidney Disease Prognosis Consortium. Association of estimated glomerular filtration rate and albuminuria with all-cause and cardiovascular mortality in general population cohorts: a collaborative meta-analysis. *Lancet.* 2010;375:2053–2054.

Cockcroft DW, Gault MH. Prediction of creatinine clearance from serum creatinine. *Nephron.* 1976;16:31–41.

Coresh J, Astor B, Greene T, et al. Prevalence of chronic kidney disease and decreased kidney function in the adult U.S. population: Third National Health and Nutrition Examination Survey. *Am J Kidney Dis.* 2003;41:1–12.

Coresh J, Selvin E, Stevens L, et al. Prevalence of chronic kidney disease in the United States. *JAMA.* 2007;298:2038–2047.

Eckardt KU, Berns JS, Rocco MV, et al. Definition and classification of CKD: the debate should be about patient prognosis—a position statement from KDOQI and KDIGO. *Am J Kidney Dis.* 2009;53:915–920.

Fine DM, Ziegenbein M, Petri M, et al. A prospective study of protein excretion using short-interval timed urine collections in patients with lupus nephritis. *Kidney Int.* 2009;76: 1284–1288.

Froissart M, Rossert J, Jacquot C, et al. Predictive performance of the modification of diet in renal disease and Cockcroft-Gault equations for estimating renal function. *J Am Soc Nephrol.* 2005;16:763–773.

Gehan E, George SL. Estimation of human body surface area from height and weight. *Cancer Chemother Rep.* 1970;54:225–235.

Graziani MS, Gambaro G, Mantovani L, et al. Diagnostic accuracy of a reagent strip for assessing urinary albumin excretion in the general population. *Nephrol Dial Transplant.* 2009;24:1490–1494.

Hogan M. KDIGO conference proposes changes to CKD classification, but not to the definition. *Nephrology Times.* 2009;2:9–10.

Ix JH, Wassel CL, Stevens LA, et al. Equations to estimate creatinine excretion rate: The CKD Epidemiology Collaboration. *Clin J Am Soc Nephrol.* 2011;6:184–191.

Kidney Disease Outcomes Quality Initiative. Clinical practice guidelines for chronic kidney disease: evaluation, classification and stratification. *Am J Kidney Dis.* 2002;39:S46–S75. www.kidney.org/Professionals/kdoqi

Lambers Heerspink HJ, Gansevoort RJ, et al. Comparison of different measures of urinary protein excretion for prediction of renal events. *J Am Soc Nephrol.* 2010;21:1355–1360.

Levey AS, Bosch JP, Lewis JB, et al. A more accurate method to estimate glomerular filtration rate from serum creatinine: a new prediction equation. Modification of Diet in Renal Disease Study Group. *Ann Intern Med.* 1999;130:461–470.

Levey AS, Kramer H. Obesity, glomerular hyperfiltration, and the surface area correction. *Am J Kidney Dis.* 2010;56:255–258.

Levey AS, Stevens LA, Schmid CH, et al. CKD-EPI (Chronic Kidney Disease Epidemiology Collaboration). A new equation to estimate glomerular filtration rate. *Ann Intern Med.* 2009;150:604–612,

Mattix HJ, Hsu C-y, Shaykevich S, et al. Use of the albumin/creatinine ratio to detect microalbuminuria: implications of sex and race. *J Am Soc Nephrol.* 2002;13:1034–1039.

National Collaborating Centre for Chronic Conditions. *Chronic kidney disease: national clinical guideline for early identification and management in adults in primary and secondary care.* London: Royal College of Physicians, 2008. http://guidance.nice.org.uk/CG73/Guidance/pdf/English. Accessed January 6th, 2011.

Pai MP. Estimating the glomerular filtration rate in obese adult patients for drug dosing. *Am J Kidney Dis.* 2010;17:e53–e62.

Salazar DE, Corcoran GB. Predicting creatinine clearance and renal drug clearance in obese patients from estimated fat-free body mass. *Am J Med.* 1988;84:1053–1060.

Scottish Intercollegiate Guidelines Network. *Diagnosis and management of chronic kidney disease. A national clinical guideline.* SIGN 103. Edinburgh: SIGN, 2008. www.sign.ac.uk

Stevens LA, Coresh J, Feldman HI, et al. Evaluation of the Modification of Diet in Renal Disease Study equation in a large diverse population. *J Am Soc Nephrol.* 2007;18:2749-2757.

Stevens LA, Nolin TD, Richardson MM, et al. Chronic Kidney Disease Epidemiology Collaboration. Comparison of drug dosing recommendations based on measured GFR and kidney function estimating equations. *Am J Kidney Dis.* 2009;54:33-42.

Stevens LA, Schmid CH, Zhang YL, et al. Development and validation of GFR-estimating equations using diabetes, transplant and weight. *Nephrol Dial Transplant.* 2010;25:449-457.

Vickery S, Stevens PE, Dalton RN, et al. Does the ID-MS traceable MDRD equation work and is it suitable for use with compensated Jaffe and enzymatic creatinine assays? *Nephrol Dial Transplant.* 2006;21:2439-2445.

Witte EC, Heerspink HJL, de Zeeuw D, et al. First morning voids are more reliable than spot urine samples to assess microalbuminuria. *J Am Soc Nephrol.* 2009;20:436-443.

第2章

肥胖症、糖尿病、原发性高血压和慢性肾病全球流行状况

Pablo J. Aschner and Diego L. Garcia

尽管在发展中国家，感染后肾小球肾炎仍是引起终末期肾病（ESRD）的主要原因，但是这种情况在最近20年中迅速改变，在世界成人中大多数新发慢性肾脏疾病（CKD）是由继高血压之后糖尿病所引起。

糖尿病

大多数国家中，糖尿病是引起CKD的首位病因。归因于微血管并发症，糖尿病肾病是死亡的主要原因。肾病也被认为是参与大血管并发症特别是冠心病的一个主要危险因素。

糖尿病肾病

糖尿病肾病通常的定义来自于流行病学的调查结果，大约10%的糖尿病患者发现持续的蛋白尿。约有1/3的1型糖尿病患者在发病后的16年内发展成为糖尿病肾病。同样的时间计算，约有1/5的2型糖尿病患者会发展为糖尿病肾病。2型糖尿病发病率很难估计，因为在5~10年内约有30%~50%的不能被诊断，尤其在那些早期治疗水平低的国家。血糖和血压的控制主要决定了糖尿病肾病到ESRD的进展。人群中心脏疾病的发病是肾脏疾病发生的2~3倍，有4/5发病的患者死亡，从而掩盖了肾脏疾病的重要性。然而，基于流行病数据分析的进程或移植记录可能不能反映糖尿病肾病的全部影响。

全球糖尿病的负担

糖尿病肾病的流行，取决于糖尿病的流行。糖尿病近期已被联合国认为是全球性的健康问题。国际糖尿病联盟（IDF）最近报道，2010 年全球糖尿病的负担总计 28500 万（图 2-1）。到 2030 年预期增加 54% 到 44000 万。大多数被影响的人生活在高速发展中的国家，如印度、中国、印度尼西亚、巴西、巴基斯坦、孟加拉国和菲律宾。在这些脆弱人口国家，上升的比例非常快，是某些地区像非洲、南亚、地中海东岸和中东的两倍或更多。一个最近在中国的调查（Yang 2010）揭露了一个事实，就是那些计算数字低估了这个问题，因为 9200 万中国人有糖尿病（与之相对的 2030 年预计的 6300 万），1.48 亿人有前驱糖尿病（与之相对的 2030 年预计的 8200 万）。

世界范围的 2 型糖尿病

总的来说，2 型糖尿病占已知糖尿病总量的 90%。但是大约 99% 的糖尿病在一般人群中，尤其是非白种人群（白色人种＝欧洲起源的白色皮肤的个人），1 型糖尿病很少发生在非白种人群中。2 型糖尿病最流行于住在亚利桑纳州的皮马印第安人（~50%）和西方太平洋上的瑙鲁（~33%）。但是在阿拉伯联合酋长国流行率不超过 20%。

发病年轻化

2 型糖尿病的发病年龄在发展中国家下移到 40 ~ 60 岁，对比世界上发达地区生活的人群，发病年龄多 > 60 岁。这种青年发病患者在他们有生之年有很大的可能性发展为 CKD。肥胖流行于各年龄阶层的国家中，青春期的 2 型糖尿病正在变得比 1 型糖尿病更普遍。

肥胖的影响

肥胖是导致糖尿病主要的推动力。在发展中国家，老龄化和都市化的生活方式不会必然导致肥胖。但是和更多的易感基因一起却是导致肥胖的重要角色。接近 60% 的糖尿病归因于肥胖。在发达国家，这种比例高达 90%。全球超重成人负担总计 11 亿，其中 31000 万属于肥胖。如果只考虑体重指数（BMI）多余的脂肪的代谢作用常常被低估。某些地区如亚洲，BMI > 23kg/m^2 的人被认为超重，因为他们大多数都是腹型肥胖，而腹型肥胖是导致糖尿病很强的相关因素（Wang et al. 2005）。全世界有多于一半的男性患者和多于 2/3 的女性患者首次看内科医生都具

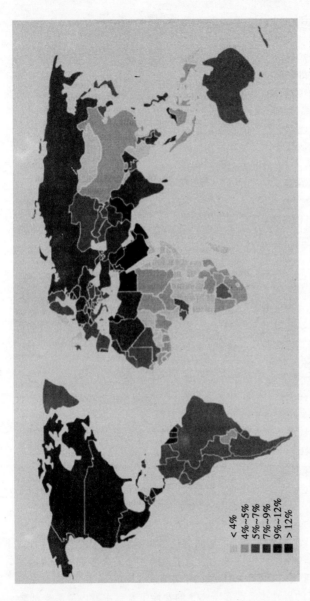

图 2-1 国际糖尿病联盟（IDF）估计 2010 年 20～79 岁全球的普通的发病率地图集（2009 年第 4 版）。（国际糖尿病联盟地图集第 4 版，布鲁塞尔；国际糖尿病联盟 2009 年第 4 版，http：// www. diabetesatlas. org/. ）

< 4%
4%～5%
5%～7%
7%～9%
9%～12%
> 12%

有腹型肥胖。有腹型肥胖的人增加了患代谢病的危险因素，如高甘油三酯、低的高密度脂蛋白（HDL）、高血压和高于两倍的发展为糖尿病的风险。如果还有空腹血糖和葡萄糖耐量的异常，这种危险还可能多于六倍，这种情况被叫做代谢综合征（Alberti 2005），也被认为是冠心病的危险因素。

儿童 2 型糖尿病和肥胖

在很多国家，肥胖导致 2 型糖尿病的儿童占有很高的比例。在一些地方，儿童急速的减少身体活动并增加便宜的、高能量食物的消费，相应的超重的比例达到 10%～25%，肥胖的比例在 2%～10% 之间。总之 2 型糖尿病的发病率正在增加，尤其在青少年中。通过长时间监测到的异常的血糖水平期望得到长期的结果（包括 CKD）仍是未知，但结果不会乐观。

1 型糖尿病

1 型糖尿病的发病率也在增加，尤其在欧洲人口中。1 型糖尿病的发病率最高的是芬兰，近年来发病率在小于 15 岁的儿童中从 31/10 万人/年增加到 64/10 万人/年。假定促进因素可能是环境变化、特别是体重的变化，影响含有中等易感基因主体人群。否则他们在以后的生活中不会发展为糖尿病或者根本不可能（Kibirige et al. 2003）。正如上面提到的，1 型糖尿病在非欧洲人口中较少发生。例如，在高欧洲血统的拉丁美洲国家，像阿根廷，15 岁以下儿童中发病率在约 7/10 万人/年，然而在秘鲁大多数居住人口为非白种人，发病率只有 0.4/10 万人/年（Karvonen 2000）。不幸的是，绝大多数的发展中国家的 1 型糖尿病对代谢的良好控制有很多障碍才能达到；然而 CKD 仍然是导致青年 1 型糖尿病死亡的主要原因。在那些病人中，最佳的血糖控制需要协调的整体努力和昂贵的资源，如胰岛素类似物和自我监控的设备。这些在发展中国家和某些发达国家仍然不是普遍应用的。这可能是报道 1 型糖尿病肾病在人群中发病率相矛盾的主要原因。

高血压

高血压既是肾脏疾病的原因，也是肾脏疾病的结果。流行病学的研究显示，原发高血压是导致 CKD 的主要危险因素。有 50%～75% 的原发性高血压患者伴有轻到中度的 CKD，几乎所有的原发性高血压人都伴随前期 CKD。

慢性肾脏病的进展

CKD 进展的危险因素是持续高血压的结果，危险的开始通常是仍被认为是正常的血压水平（>120/80mmHg）。在日本，对将近 100000 男女随访 17 年的研究发现（Tozawa 2003），对于最佳的血压来说，高于正常的收缩压和舒张压都是导致 CKD 的独立危险因素。

高血压的流行比糖尿病的流行高很多。在城市中，高血压的比例占到 20% ~ 40%，然而在世界上大多数地区，只有 5% ~ 14% 的成人患有 2 型糖尿病。因此，研究比较 2 型糖尿病人数比例和高血压人数的比例哪个持续导致 CKD 发展，会低估高血压作为引起慢性肾病的一个因素。

高血压是 2 型糖尿病的一个危险因素

血压本身与 2 型糖尿病进展独立相关。在女性健康的研究中，基线血压和血压的进展都能明显的预先提示在经过多种方式调整治疗后很容易发生 2 型糖尿病（Conen 2007）。同样的结果也在德国一般人群中被发现，当高于正常血压时糖尿病发生的风险开始明显增加。当高血压存在时，糖尿病发生的风险是没有高血压人群的几乎两倍（Meisinger 2008）。中国近期糖尿病调查，收缩性高血压是糖尿病和前期糖尿病的独立危险因素（Yang 2010）。

全球慢性肾脏疾病流行病学的不同

直接影响 CKD 危险性的不同主要归因于糖尿病和高血压在不同种族中的发病率不同。与白种人相比，糖尿病肾衰竭在黑色人种发病多于白种人 2 ~ 3 倍，亚洲人的多于白种人 2 倍，拉美人种多于白种人 2 ~ 3 倍，美国土著人可达到白种人 18 倍。黑色人种也与更多急性进展的肾脏疾病相关。在 CARDIA 的研究中，黑色人种与白种人肾脏损伤的几率相比，在女性中增加 2.4 倍，男性中增加 9 倍（Stehman-Breen 2003）。研究方法是计算不同种族和大量糖尿病病人中微量蛋白尿的发展。黑色人种中，没有高血压的人群发生微量蛋白尿风险是白种人的 2 倍，是亚洲人的 3 倍；有高血压的人群中，微量蛋白尿发展在调整后比率是白种人的

3 倍。西班牙人微量蛋白尿发展在调整后比率是白种人的 4 倍（Young 2005）。

区域概述

亚太地区

亚太地区被急速升高地糖尿病肾病发病率密切的影响着。近些年研究 10 个亚洲国家，糖尿病人群中蛋白尿的发生率是 19%（Tai 2005）。非欧洲人种的亚洲人与同源的欧洲同胞相比 2 型糖尿病更容易进展为 ESRD。

印度

在印度人群的研究发现糖尿病肾病是导致 ESRD 的普遍原因（44%）。ESRD 的平均粗发病率是 150 每百万人，在糖尿病人群中，CKD 等同于心血管疾病是导致死亡的病因（Modi 2006）。在印度城市人口中，长时间的研究 ESRD 的发病率，年龄调整后的发病率是 230 每百万人，糖尿病肾病是排首位导致 ESRD 的疾病，高血压是第二位，慢性肾小球肾炎是第三位（Prabahar 2008，Gupta 2004）。几个回顾性研究（Ball 2001）发现在英国印度裔人群中 ESRD 发生率增加。在曼彻斯特的研究中，印度裔亚洲人接受透析的比率几乎是白种人的 4 倍（Burden 1992）。有证据表明，印度裔亚洲人比他们白种人同胞对糖尿病肾病更易感。他们更容易罹患血管性/高血压性肾脏疾病。

中国

在中国，糖尿病病人中有 64% 的人患有 CKD。糖尿病肾病是构成导致 ESRD 的原因，发病率从 1990 年的 17% 增加到 2008 年的 30%（Lu 2008）。

日本

在日本，从 1998 年开始，糖尿病已经成为导致 ESRD 的首要病因（第二位是肾小球肾炎）。CKD 的流行伴随着 BMI、糖尿病和高血压的增加而增加（Iseki 2008）。日本和世界上其他国家一样，ERSD 的发展最重要的预测是蛋白尿和高血压，低的肾小球滤过率本身不是强的预测因素，除非和蛋白尿同时考虑。

澳大利亚

在澳大利亚，治疗糖尿病肾病引起的 ESRD 发病率在 45～64 岁组和 65 岁以上组分别是太平洋岛国居民的 38 和 14 倍。十年中（1980～1990）2 型糖尿病人开始透析的人数增加了 5 倍（Stewart 2004）。

拉丁美洲

拉丁美洲的数据匮乏，但是近期国家健康调查发现 9% 的阿根廷人、14% 的智利人和 9% 的墨西哥人出现蛋白尿。在拉丁美洲，13% 的死亡人数和 5.1% 伤残调整生命年能被归因于高血压（Cusumano et al. 2008）。高血压在拉丁美洲不同国家普通人口中调整年龄的发病率从 26% 到 42% 不等。

非洲

在非洲，高血压在黑色人种中有非常高的流行率，是首要导致 ERSD 的病因，只有很小一部分 ERSD 是糖尿病引起。尼日利亚 10 年的研究情形是这样，在有明确致病因素的 CKD 病人中（38%），致病因素高血压占 61%，糖尿病占 11%，慢性肾小球肾炎占 6%（Naicker 2003）。而一项涉及人的研究指出作为一个导致 CKD 的病因，糖尿病肾病的流行逐渐从 1996 年的 9% 增加到 2001 年的 14%（Afifi 2004）。

欧洲

在欧洲人口中，糖尿病能解释从肾病到 ESRD 的不同进程。近期的调查比较表明挪威和美国 CKD 有相似的流行率，但是挪威患者进展到 5 阶段的风险是美国患者的 2.5 倍以上。这主要是因为高肥胖率和 2 型糖尿病。在美国糖尿病正在成为最主要的导致 ESRD 的疾病。

出生时的肾单位数和肾脏疾病的风险

母乳喂养，出生体重和出生时肾小球的数量

肾小球数量的减少被认为是肾损伤和高血压的前期影响因素。成人

肾脏肾单位的数量与每个母亲怀孕时摄入食物的数量和质量（尤其是蛋白的含量）相关。如果母亲在怀孕期间营养不良，她的后代就会有较少数量的肾小球，也更容易患高血压和肾脏疾病（Brenner 1998）。在特定的实验条件下，肾小球数量减少（无论是出生后还是围生期干预）高血压就会发生。已经发现出生体重与肾小球的数量和大小有直接的关系。

低出生体重和肾脏疾病的风险

澳大利亚土著居民非常易患高血压和肾脏疾病。已经表明，出生时的体重与显性肾病表现、蛋白尿水平有强烈的反比关系（Hoy 1998，1999）。成人有最小的肾脏体积有最高的蛋白尿发生率和最高的血压。荷兰 1944～1945 年冬天的饥荒中，暴露在饥荒中的孕妇比未暴露在饥荒中的孕妇发生微量蛋白尿的危险增加 2 倍（Painter 2005）。在巴西贫困儿童中，低出生体重会增加血液压力（Franco 2006）。

（张江涛　译）

参考文献及推荐阅读：

Afifi A, El Setouhy M, El Sharkawy M, et al..Diabetic nephropathy as a cause of end-stage renal disease in Egypt: a six-year study. *East Mediterr Health J.* 2004;10:620–626.

Alberti KGMM, Zimmet PZ, Shaw J. IDF Epidemiology Task Force Consensus Group: The metabolic syndrome: a new worldwide definition. *Lancet.* 2005; 366:1059–1062.

Aschner P. Diabetes trends in Latin America. *Diabetes Metab Res Rev.* 2002;18:S27–S31.

Atkins RC, Zimmet PZ. 2010 International Society of Nephrology; International Federation of Kidney Foundations World Kidney Day Steering Committee; International Diabetes Federation. Diabetic kidney disease: act now or pay later. *Med J Aust.* 2010;192:272–274.

Ayodele OE, Alebiosu CO. Burden of chronic kidney disease: an international perspective. *Adv Chronic Kidney Dis.* 2010;17:215–224.

Ball S, Lloyd J, Cairns T, et al. Why is there so much end-stage renal failure of undetermined cause in UK Indo-Asians? *Q J Med.* 2001;94:187–93.

Balkau B, Deanfield JE, Despres JP, et al. Why is there so much end-stage renal failure of undetermined cause in UK Indo-Asians? *QJM.* 2001;94:187–193.

Bojestig M, Arnqvist HJ, Hermansson G, et al. Declining incidence of nephropathy in insulin-dependent diabetes mellitus. *N Engl J Med.* 1994; 330:15–18.

Brenner BM, Garcia DL, Anderson S. Glomeruli and blood pressure: Less of one, more the other? *Am J Hypertens.* 1988;1:335–347.

Burden AC, McNally PG, Feehally J, et al. Increased incidence of end-stage renal failure secondary to diabetes mellitus in Asian ethnic groups in the United Kingdom. *Diabet Med.* 1992;9:641–645.

Conen D, Ridker PM, Mora S, et al. Blood pressure and risk of developing type 2 diabetes mellitus: the Women's Health Study. *Eur Heart J.* 2007;28:2937–2943.

Cusumano A, Garcia GG, Di Gioia C, et al.; Latin American Registry of Dialysis and Transplantation. The Latin American Dialysis and Transplantation Registry (RLDT) annual report 2004. *Ethn Dis.* 2006;16:S2-10-3.

Cusumano AM, González Bedat MC. Chronic kidney disease in Latin America: time to improve screening and detection. *Clin J Am Soc Nephrol.* 2008;3:594–600.

The ESRD Incidence Study Group: Geographic, ethnic, age-related and temporal variation in the incidence of end-stage renal disease in Europe, Canada and the Asia-Pacific region, 1998–2002. *Nephrol Dial Transplant.* 2006;21:2178–2183.

Franco MC, Christofalo DM, Sawaya AL, et al. Effects of low birth weight in 8- to 13-year-old children: implications in endothelial function and uric acid levels. *Hypertension.* 2006;48: 45–50.

Gupta R. Trends in hypertension epidemiology in India. *J Hum Hypertens.* 2004;18:73–78.

Haffner SM. International Day for the Evaluation of Abdominal Obesity (IDEA): a study of waist circumference, cardiovascular disease and diabetes in 168 000 primary care patients in 63 countries. *Circulation.* 2007;116:1942–1951.

Hallan SI, Coresh J, Astor BC, et al. International comparison of the relationship of chronic kidney disease prevalence and ESRD risk. *J Am Soc Nephrol.* 2006;17: 2275–2284.

Hossain P, Kawar B, El Nahas M. Obesity and diabetes in the developing world—a growing challenge. *New Engl J Med.* 2007;356:213–215.

Hoy WE, Kile E, Rees M, et al. Low birthweight and renal disease in Australian Aborigines. *Lancet.* 1998;352:1826–1827.

Hoy WE, Rees M, Kile E, et al. A new dimension to the Barker hypothesis: low birthweight and susceptibility to renal disease. *Kidney Int.* 1999;56:1072–1077.

International Diabetes Federation. *IDF Diabetes Atlas 2009.* 4th ed. online version: www.eatlas. idf.org.

Iseki K. Chronic kidney disease in Japan. *Intern Med.* 2008;47: 681–689.

Karvonen M, Viik-Kajander M, Elena Moltchanova E, et al., for the Diabetesmondiale (Diamond) Project Group: Incidence of childhood type 1 diabetes worldwide. *Diabetes Care.* 2000;23:1516–1526.

Kibirige M, Metcalf B, Renuka R, et al. Testing the accelerator hypothesis: the relationship between body mass and age at diagnosis of type 1 diabetes. *Diabetes Care.* 2003;26:2865–2870.

Klag MJ, Whelton PK, Randall BL, et al. End-stage renal disease in African-American and Caucasian men: 16-year MRFIT findings. *JAMA.* 1997;277:1293–1298.

Lu B, Song X, Dong X, et al. High prevalence of chronic kidney disease in population-based patients diagnosed with type 2 diabetes in downtown Shanghai. *J Diabetes Complications.* 2008;22:96–103.

Meisinger C, Döring A, Heier M. Blood pressure and risk of type 2 diabetes mellitus in men and women from the general population: the Monitoring Trends and Determinants on Cardiovascular Diseases/Cooperative Health Research in the Region of Augsburg Cohort Study. *J Hypertens.* 2008;26:1809–1815.

Modi GK, Jha V. The incidence of end-stage renal disease in India: a population-based study. *Kidney Int.* 2006;70:2131–2133.

Naicker S. End-stage renal disease in sub-Saharan and South Africa. *Kidney Int.* 2003;83: S119–S122.

Painter RC, Roseboom TJ, van Montfrans GA, et al. Microalbuminuria in adults after prenatal exposure to the Dutch famine. *J Am Soc Nephrol.* 2005;16:189–194.

Prabahar MR, Chandrasekaran V, Soundararajan P. Epidemic of chronic kidney disease in India: What can be done? *Saudi J Kidney Dis Transpl.* 2008;19:847–853.

Rosario R, Wesson D. Primary hypertension and nephropathy. *Curr Opin Nephrol Hypertens.* 2008;15:130–134.

Saran R, Hedgeman E, Huseini M, et al. Surveillance of chronic kidney disease around the world: tracking and reigning in a global problem. *Adv Chronic Kidney Dis.* 2010;17: 271–281.

Stehman-Breen CO, Gillen D, Steffes M, et al. Racial differences in early-onset renal disease among young adults: the Coronary Artery Risk Development in Young Adults (CARDIA) Study. *J Am Soc Nephrol.* 2003;14:2352–2357.

Stewart JH, McCredie MR, McDonald SP. Incidence of end-stage renal disease in overseas-born, compared with Australian-born, non-indigenous Australians. *Nephrology.* 2004;9:

247–252.

Tai TY, Yeung VTF, Yoo SJ, et al., for the MAPS Investigators. An alarmingly high prevalence of diabetic nephropathy in Asian type 2 diabetic patients: the MicroAlbuminuria Prevalence (MAP) Study. *Diabetologia*. 2005;48:17–26.

Tozawa M, Iseki K, Iseki C, et al. Blood pressure predicts risk of developing end-stage renal disease in men and women. *Hypertension*. 2003;41:1341–1345.

Wang Y, Rimm EB, Stampfer MJ, et al. Comparison of abdominal adiposity and overall obesity in predicting risk of type 2 diabetes among men. *Am J Clin Nutr*. 2005;81:555–563.

Wiederkehr M, Toto R, Fenves AZ, et al. Hypertension and the kidney. *Semin Nephrol*. 2005;25:236–245.

Yang W, Lu J, Weng J, et al., for the China National Diabetes and Metabolic Disorders Study Group. Prevalence of diabetes among men and women in China. *N Engl J Med*. 2010;-362:1090–1101.

Young BA, Katon WJ, Von Korff M, et al. Racial and ethnic differences in microalbuminuria prevalence in a diabetes population: the Pathways Study. *J Am Soc Nephrol*. 2005;16:219–228.

第3章

美国慢性肾病流行病学调查报告

Andrew Narva

慢性肾脏疾病（CKD）是一个日益严重的公共卫生挑战，它导致了美国民众严重的健康差距。数据所描述的病因、危险因素以及治疗模式是针对 CKD 制定有效的临床和公共健康措施、减少发病率和死亡率必不可少的。

估算慢性肾脏疾病的负荷

困难

缺乏意识与文件

一般情况下 CKD 直到肾脏损害到相当程度才会产生症状，而且人们对 CKD 的意识很欠缺。只有一小部分人测得肾小球滤过率（eGFR）＜30ml/（min·1.73m^2）时才意识到其肾脏功能在减退。许多 CKD 风险最高的人减少了护理。他们可能并未被诊断，甚至没有加入医疗保健系统。对于在医疗保健系统中的患者筛选、识别、编录 CKD 文件都不能充分实行。大多数大的化学实验室进行血肌酐测定常规回报 eGFR，而小的独立的实验室并不这么做。一般而言，eGFR＜30ml/（min·1.73m^2）的患者中少于 40% 才能用 CKD 代码识别。

关于评估肾小球滤过率的分期和截止问题

评估负荷的另外一项相关因素是美国肾脏基金会（NKF）和其他组织提出的诊断标准。在这个标准下，有 3 个月 eGFR＜60ml/1.73m^2 或是有肾脏损害的证据（最常见的是蛋白尿）就可确诊为 CKD。还不清楚是否每个人达到这种指标就有进行性肾脏损害的危险或是其他有损健康的后果。鲜有人知 GFR 随年龄增长的正常下降率，所以有可能许多年长的患者虽然 eGFR < 60ml/1.73m² 但因缺乏其他肾损害的证据（除外糖尿病、高血压、蛋白尿）而不能确诊为 CKD 以致未能得到良好的医护。有些学者提出一种更灵活的 CKD 分期系统（Bauer 2008），它设想修改如年龄之类的参数并提供更有用的预后信息。

2 型糖尿病的流行病学演变

如前面章节所描述，世界范围内 2 型糖尿病的流行，CKD 发病率升高的主要原因，是一个动态的过程。2 型糖尿病发病率在所有年龄层人群中包括年轻人中持续增高。同时有更多人已患糖尿病多年，所以包括 CKD 在内的糖尿病并发症的发生率也将会持续增高。

数据资源

如上文所述的原因以及美国还没有统一的健康数据系统，CKD 以及其并发症的发生程度必定不可能用最佳数据来评估。

国家健康和营养状况调查

1999—2004 年国家健康和营养状况调查（NHANES）根据血清肌酐、尿清蛋白和尿肌酐检测结果显示，20 岁以上的美国人包括透析和移植患者中有 13%，大约 2600 万人，达到 CKD1—4 期的标准；1600 万人 eGFR < 60ml/1.73m²；另外有 1000 万人存在蛋白尿而 eGFR > 60ml/1.73m²。如上所述，以 GFR 降低为依据的 CKD 的发病率在老年美国人中显著升高，但他们的健康结局尚未确定。

美国肾脏数据系统

美国肾脏数据系统（USRDS）提供了几乎所有在美国接受治疗的终末期肾病（ESRD）患者的综合数据。最近 USRDS 开始关注 CKD 患者以及医疗保险受益人在肾移植之前所做治疗。

根据 NHSNES 的评估，或 USRDS 和几乎任意其他资源，不难看出增长的 CKD 负荷主要是由 2 型糖尿病和高血压引起。百分之四十的 NHANES 糖尿病患者有 CKD 的表现。在美国所有少数民族和种族中，糖尿病是引起肾衰最常见的原因，尽管高血压仍是 ESRD 的重要起因，尤其是在非洲裔美国人中。在 2007 年中有 54% 的 ESRD 归因于糖尿病，28% 归因于高血压。2007 年末，有 44% 接受治疗的 ESRD 归因于糖尿病，28% 归因于高血压。

关于 CKD 的发病率与死亡率意义重大而且代价很大，给卫生保健系统造成不相称的负担。USRDS 报道 2007 年 ESRD 相关费用占医疗保险支出 5.8%，将近 240 亿美元。类似的，仅占总人数 9.8% 的被诊断为 CKD 医保人群的花费占总支出的 20% 以上（www.usrds.org）。

疾病防控中心

慢性肾脏疾病监督系统计划是疾病防控中心（CDC）目前正在发展中的重要数据资源库。信息以及信息源将集成实用的国家监督系统，用以描述 CKD 负荷、CKD 认识度、CKD 危险因素负担、CKD 患者健康状况、CKD 的进展及治疗质量以及健康系统对 CKD 的承受度。在计划进行过程中数据在网上可获悉（www.cdc.gov/diabetes/projects/kidney.htm）。CDC 同时也在网上发布了 CKD 造成公共健康负荷的简明内容（www.cdc.gov/diabetes/pubs/factsheets/kidney.htm）。

慢性肾脏疾病的差异

民族、种族群体

CKD 负担在不同民族种族之间比例失调。美国大约 40% 的 ESRD 患者是少数民族。校正后 ESRD 发病率非洲裔美国人比白种人高 4 倍；印度裔美国人或阿拉斯加人是白种人的 1.8 倍；拉美裔校正后发病率比非拉美裔人高 50%。少数民族无透析 CKD 的发病率较高。

有趣的是，NHANES 病例中非洲裔美国人较少出现 eGFR 在 30 ~ 60ml/1.73m^2，但常出现 eGFR < 30ml/1.73m^2，表明了自然史和进化率上的不同。这种 CKD 高风险和快速恶化可能与基因因素、社会经济障碍以及随后缺乏治疗有关。NAHNES 中的幸存病例已经证明这个明显的悖论，尽管非洲裔美国人在人群中有较高的死亡危险因素，但与白种人相比其透析后生存率提高。小于 65 岁的非洲裔美国人 CKD 患者死亡风险较白种人高 78%，而对于大于 65 岁的人来说两个种族的死亡率相似。这项发现解释了透析患者生存率的不同是因为 CKD 早期增加的死亡风

险，而非洲裔美国人到 ESRD 时更健康一些。

获得的医护

根据不同的人种、阶层、地理位置对 CKD 患者提供的医护有着重大的差别（Hall 2010）。尤其是少数民族（Powe 2008）：

- 更容易从早期 CKD 发展为 ESRD
- 早期 CKD 发现肾病较少
- 早期 CKD 较少接受心血管常规护理
- 较少接受腹膜透析
- 容易出现透析不足
- 较少出现在等候移植者名单
- 较少接受移植
- 更容易出现移植后不良后果

在护理上不同地域的差异是减轻 CKD 负担的关键，但许多关于影响发展的因素的问题仍未解决。高血压及肾脏疾病非洲裔美国人学者协会（AASK）是在非洲裔美国人对肾脏疾病研究最大最久的组织，发现在大约有 88% 患者血压良好仍贯彻使用血管紧张素系统阻断剂。在 10 年以上的病程中，大约 54% 的参与者经历过肌酸酐倍增，发展为肾衰的患者需要透析或移植，否则面临死亡。

公众及美联邦应对

CKD 作为公共健康问题已经从美联邦健康机构和专业宣传组织得到越来越多的认可。肾脏机构间协调委员会（KICC）由有代表性的联邦机构组成，参与 CKD 计划与活动。KICC 致力于鼓励沟通、合作来塑造对于 CKD 更协调的联邦应对机制（http://nkdep. nih. gov/about/kicc/index. htm）。

国家肾脏疾病教育计划　国家肾脏疾病教育计划（NKDEP）是美国国家研究所关于糖尿病、透析、肾脏疾病的一项倡议，为降低 CKD 及其并发症的发病率和死亡率而制定。NKDEP 作用于影响供应商的做法，通过与健康系统合作，与健康中心通信，提供专业帮助鼓励患者测试和治疗。它最显著的优先权就在于发展资源，如临床需要的工具、患者教育援助、训练项目，来帮助初级医疗人员更好的辨别和关注 CKD 并使 CKD 能纳入初级保健。

实验室相关的努力

实验室检查和结果是促进早期发现和管理 CKD 的关键（http：// nkdep. nih. gov/labprofessionals/index. htm）。NKEDP 的三个主要实验室相关工作地址。

估测报告肾小球滤过率

NKDEP 提出常规报告 18 岁及 18 岁以上患者的血清肌酐检测，不论是否合适或可行。实验室自动回报可以提高有用的 eGFR，是临床上诊断和管理 CKD 重要、实用的工具。

肌酐水平标准化

许多临床医生直到最近才意识到实验室肌酐测定没有标准化。NK-DEP 的实验室工作组率先提出了全球肌酐测定标准化，为减少实验室间血清肌酐测定的波动来提高 CKD 的诊断准确度。鼓励实验室校准其血清肌酐测定方法程序，起源于同位素稀释法大规模光谱分析（IDMS）。对于许多实验室而言，校准会减少 10% ~ 20% 的肌酐值。

尿清蛋白测定标准化

NKDEP 与国际临床化学和实验室医学联盟（IFCC）合作致力于尿蛋白的检测回报标准化。这潜在有助于解释 CKD 如何诊断和管理。它更倾向于使尿蛋白回报形成独特格式，以强调它是心血管疾病和 CKD 的持续性危险因素。

疾病防控中心

如上所述，CDC 正在根据国家和地区数据资源针对 CKD 开发一套国家监督系统以及筛查方案。

医疗保险计划和医疗保险服务中心

医疗保险计划和医疗保险服务中心（CMS）的医疗保险项目支持着一个国家项目，从质量改进组织到改进 CKD 医疗保险受益人的预防保健。关注的成效包括检测（微量蛋白尿检测）、治疗（血管紧张素转换酶抑制剂和血管紧张素Ⅱ受体阻滞剂的使用）、关于肾脏替代治疗的咨询。

国际肾脏基金

NKF 的肾脏疾病结果质量改进（KDOQI）计划对于鉴别和管理 CKD 及其并发症有着全面的指导作用。KDOQI 的指导方针在手册的其他章节进行了详细的论述。如 NKF 的肾脏早期评估项目（KEEP）、美国肾脏基金民族干预和肾脏教育计划（MIKE），以社区为基础的筛选结果，提供了发现早期肾脏疾病以及教育大众肾脏疾病的危险性和早期护理收益的机会。这些计划以高风险社区为对象、提供一系列筛查测试，在非医疗部门（如社区大厅、教堂）用非临床手段（如健康博览会）来进行筛查活动。这种筛查给供应商提供机会鉴定初级和次级肾脏损伤、发起早期关注、讨论高血压和糖尿病患者潜在的肾脏并发症。关于 KEEP 和 MIKE 计划的更多信息，请分别访问 www. kidney. org/news/keep 和 www. kidneyfund. org/get-tested/。

慢性肾功能不全群体的研究和儿童慢性肾脏疾病的研究

临床上许多关于慢性肾脏疾病的问题仍未被解答。慢性肾功能不全群体（CRIC）的研究和儿童慢性肾脏疾病（CKD）的研究是最近 NID-DK 建立的两个长期群体性研究，可能所有临床医生都感兴趣。CRIC 是关于 3000 成年中度肾病患者的纵向研究，设计评估进展中 CKD 相关危险因子和 CKD 患者中心血管疾病发展。CKD 是在儿童中的一项类似研究，将评估进行中危险因子和心血管疾病以及 CKiD 对认知神经的发展和生长。

（丁建东　译）

参考文献及推荐阅读:

Agodoa L, Eggers P. Racial and ethnic disparities in end-stage kidney failure: survival paradoxes in African-Americans. *Semin Dial.* 2007;20:577–585.

Appel, LJ, Wright, JT Jr., Greene T, et al. Long-term effects of renin-angiotensin system-blocking therapy and a low blood pressure goal on progression of hypertensive chronic kidney disease in African Americans. *Arch Intern Med.* 2008;168:832–839.

Bauer C, Melamed ML, Hostetter TH. Staging of chronic kidney disease: time for a course correction. *J Am Soc Nephrol.* 2008;19:844–846.

Bomback AS, Kshirsagar AV, Whaley-Connell AT, et al. Racial differences in kidney function among individuals with obesity and metabolic syndrome: results from the Kidney Early Evaluation Program (KEEP). *Am J Kidney Dis.* 2010;55(3 Suppl 2):S4–S14.

Coresh J, Selvin E, Stevens LA, et al. Prevalence of chronic kidney disease in the United States. *JAMA.* 2007;298:2038–2047.

Davis CL, Harmon WE, Himmelfarb J, et al. World Kidney Day 2008: think globally, speak locally. *J Am Soc Nephrol.* 2008;19:413–416.

Foster MC, Hwang SJ, Larson MG, et al. Overweight, obesity, and the development of stage 3 CKD: the Framingham Heart Study. *Am J Kidney Dis.* 2008;52:39–48.

Hall YN, Choi AI, Chertow GM, et al. Chronic kidney disease in the urban poor. *Clin J Am Soc Nephrol.* 2010;5:828–835.

Hsu CY, Lin F, Vittinghoff E, et al. Racial differences in the progression from chronic renal insufficiency to end-stage renal disease in the United States. *J Am Soc Nephrol.* 2003;14:2902–2907.

Lora CM, Daviglus ML, Kusek JW, et al. Chronic kidney disease in United States Hispanics: a growing public health problem. *Ethn Dis.* 2009 Autumn;19:466–72.

Mehrotra R, Kermah D, Fried L, et al. Racial differences in mortality among those with CKD. *J Am Soc Nephrol.* 2008;19:1403–1410.

Melamed ML, Bauer C, Hostetter TH. eGFR: Is it ready for early identification of CKD? *Clin J Am Soc Nephrol.* 2008;3:1569–1572.

Narva AS, Sequist TD. Reducing health disparities in American Indians with chronic kidney disease. *Semin Nephrol.* 2010;30:19–25.

Norris K, Nissenson A. Racial disparities in chronic kidney disease: tragedy, opportunity, or both? *Clin J Am Soc Nephrol.* 2008;3:314–316.

Norris K, Nissenson AR. Race, gender, and socioeconomic disparities in CKD in the United States. *J Am Soc Nephrol.* 2008;19:1261–1270.

Powe NR. Let's get serious about racial and ethnic disparities. *J Am Soc Nephrol.* 2008;19:1271–1275.

Prevalence of chronic kidney disease and associated risk factors—United States, 1999–2004. *MMWR Morb Mortal Weekly Rep.* 2007;56:161–165.

U.S. Renal Data System, USRDS 2007 Annual Data Report: *Atlas of Chronic Kidney Disease and End-Stage Renal Disease in the United States.* Bethesda, MD: National Institutes of Health, National institute of Diabetes and Digestive and Kidney Diseases, 2007.

第 4 章　　　　　筛查和管理：概述

David W. Johnson

前面两个章节详述了在全世界范围慢性肾病的问题，第一章节中重点阐述了慢性肾病的概念是肾小球滤过率小于 60ml/（min·1.73m²）和（或）肾脏损害至少三个月以上（表4-1）。慢性肾病可以依据五期肾小球滤过率（表4-2）和蛋白尿的程度（4-3）来分期。最近的证据显示蛋白尿提供的临床诊断信息和肾小球滤过率一样重要，这两个参数都可以合理的评估分期和危险度。

表4-1　慢性肾病的定义

1. 肾小球滤过率小于 60ml/（min·1.73m²），三个月以上，有或没有肾脏损害的证据或者有以下证据

2. 有以下任一肾脏损害的证据，（不管有无肾小球滤过率降低）

   蛋白尿（微观或宏观）

   清蛋白尿（见第1章，表1-6）

   顽固性血尿（需排除尿路出血）

   病理学异常（例如异常的肾穿结果）

   影像学异常（例如影像学有肾脏瘢痕或囊性改变）

筛查

慢性肾病的早期诊断和管理有很高的成效，能够减少肾脏损害进展的危险性，使心血管疾病的发病率降低 50%（Johnson 2004）。全科医生，其他的初级卫生保健医师和非肾脏专业的专家在慢性肾病的早期诊断和治疗中起到了关键作用。虽然大范围的人群筛查仍有争议，但是可

利用的证据仍然支持：应该以最佳的成本-效益策略为目标，对有慢性肾病危险因素的患者进行有条件的筛选（Howard 2009，Boulware 2003，Collins 2009）。所有就诊的人群都应该注意到慢性肾病的危险因素。如果某个患者有慢性肾病关键的危险因素之一，他们应该按照图 4-1 接受肾脏健康检查。监测成人慢性肾病的指南在 42 和 43 章有叙述，在 39 章描述了一个加拿大在这方面的策略。

表4-2　慢性肾病基于 GFR 的分期

肾功能分期	GFR $[ml/(min \cdot 1.73m^2)]$	描述
1	≥90	GFR 正常或升高
2	60～89	GFR 正常或轻微下降
3a	45～59	GFR 轻度降低
3b	30～44	GFR 中、重度降低
4	15～29	GFR 重度降低
5	<15 或透析中	终末期肾衰竭

表4-3　慢性肾病基于蛋白尿的分期

蛋白尿分期	尿清蛋白/肌酐比值	24h 尿清蛋白（mg/d）
正常尿清蛋白	<3mg/mmol（<30mg/g）	<30
微量尿清蛋白	3～30mg/mmol（30～300mg/g）	30～300
多量尿清蛋白	>30mg/mmol（>300mg/g）	>300

有慢性家族肾病倾向的患者是监测的重要人群，虽然对慢性肾病家族史的人群进行监测是否会有预测性的价值还缺乏足够的研究。Freedman 等（2005）报道了糖尿病患者中大约有23%的患者会发展为终末期肾病。同样的，针对178名透析患者的178名直系或间接亲属的横断面研究发现，其亲属的 CKD 发病率显著高于对照组（16% 比 7.5%）（Tsai 2010）。在一项有针对性、免费的、以社区为主的 CKD 监测（KEOP）1742 人的队列研究中，24% 有 CKD 家族史，60% 尿微蛋白检测阳性（Harward 2009）。

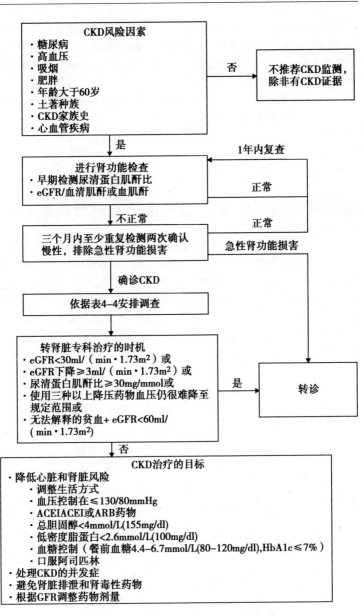

图 4-1 成年 CKD 患者诊治流程

儿童的慢性肾病筛查在许多亚洲国家开展，但是关于这些筛查的成本-效益的数据仍然很有限（Hogg 2009）。最新的美国儿科学会指南也没有推荐儿童应定期检查慢性肾病，依据是最近的一个分析，该分析说尿液试纸没有很高的成本-效益（Sekhar 2010）。

尿检对于血尿来说仍是一个敏感的检查，能够鉴别所有有意义的出血。因为尿血常常和月经和泌尿系感染有关，一个阳性的血尿检查结果应该重复检测，并且需尿液镜下观察与培养来证实。尿相差显微镜通常能帮助区分来源于肾小球和非肾小球的出血。持续性镜下血尿处理的办法在第 24 章有描述。

既往有慢性肾病史，需要进一步做什么检查？

慢性肾病初次诊断时，通过假设第一次异常的肾小球滤过率是长时间作用的结果，来排除急性肾病是很重要的。如果怀疑是急性的改变，早期的重复检查是合理的。此外，排除一些可治疗的病变，如：泌尿系梗阻、脉管炎、肾病综合征和急性进展性肾小球肾炎，也是很重要的。另外，一些症状（例如泌尿系症状、皮疹、关节炎、其他结缔组织疾病）、药物作用、前期的泌尿系炎症、心血管危险因素、肾毒性药物的潜在作用（非类固醇类抗感染药物、静脉吸毒、以前复方镇痛药的使用、中草药的使用）、肾脏家族病史（例如多囊肾）也需要引起注意。内科检查应该集中在皮肤、关节、心血管系统和腹部检查（肾脏和膀胱触诊、肾血管杂音发声）。老年人应行经直肠的前列腺检查。推荐的实验室检查见表 4-4。

表 4-4　确诊的慢性肾病患者的临床评估

1. 一般指标

   全血计数

   系列的血清尿素、电解质、肌酐、肾小球滤过率和尿蛋白

   空腹血脂和血糖

   尿镜检和培养

   肾脏超声

2. 特殊指标

   HbA_{1C}（糖尿病患者）

续表

血钙、磷酸盐、甲状旁腺素和铁 [肾小球滤过率小于 60ml/（min·1.73m^2）时]

血清和尿液电泳（大于 40 岁）

抗核抗体、可提取性核抗原和补体（如果有皮疹、关节炎或结缔组织功能性改变）

抗肾小球基底膜抗体（如果有肺部症状或急性的肾功能损害）

中性粒细胞胞浆抗体和冷球蛋白（如果有全身症状、皮疹或呼吸系统症状或者急性的肾功能障碍）

乙肝、丙肝和艾滋病抗原检查（如果有危险因素）

肾脏穿刺（尤其是如果有顽固性尿清蛋白肌酐比 >60mg/mmol 或尿蛋白 >1000mg/d）

慢性肾病患者的干预

初级诊疗中心的慢性肾病患者的复查和管理依赖于慢性肾病的分期和个体的环境（见表4-5），其内容贯穿本书。

表4-5 慢性肾病治疗策略

慢性肾病分期	观察指标	临床干预计划
1-2 （eGFR > 60）	每 3 ~ 6 个月 血压 体重 尿清蛋白肌酐比（4 月一次） 尿素、肌酐、电解质 肾小球滤过率 空腹血糖 空腹血脂	初步调查排除可治疗的慢性肾病（表4-4） 减少心血管疾病的风险 减缓慢性肾病进展

慢性肾病分期	观察指标	临床干预计划
3a 和 3b （eGFR 30 ~ 59）	每 3 ~ 6 个月 血压 体重 尿清蛋白肌酐比（4 个月一次） 尿素、肌酐、电解质 肾小球滤过率 空腹血糖 空腹血脂 全血计数 铁贮备（3 ~ 6 个月） 钙和磷酸盐 甲状旁腺激素（4 个月一次）	上面所述再加 慢性肾病并发症的早期 诊断和治疗 避免用通过肾脏排泄和 肾毒性的药物 调整药物使肾功能达到 理想的水平 合理的转到专科治疗 （依据图 4-1）
4 ~ 5 （eGFR < 30）	每月一次 血压 体重 尿清蛋白肌酐比（4 个月一次） 尿素、肌酐、电解质 肾小球滤过率 空腹血糖 空腹血脂 全血计数 铁贮备（3 ~ 6 个月） 钙和磷酸盐 甲状旁腺激素（4 个月一次）	上面所述再加 转诊到肾病专科，做好 透析或肾移植准备，或 者继续保守性药物治疗 进一步的医疗中心讨论

吸烟和滥用药物

吸烟和慢性肾病患者的严重蛋白尿和肾脏损害进程有关。在糖尿病患者中这种关系更加明显。戒烟可以延缓慢性肾病的进展。可卡因和静脉吸毒（见第 5 章）与慢性肾病和急性肾脏损害有一定关系。

肥胖

通过限制热量降低体重的患者比超重的患者 CKD 症状有改善（第 6 章），依据是蛋白尿的减少和肾功能的改善。减脂手术也会改善慢性肾病的症状。

钾和钠

限制食盐到 100mmol/d 或更少可以降低血压和慢性肾病患者的蛋白尿（Jone-Burton 2006），这一点被推荐。然而，限制食盐对慢性肾病进展或心血管疾病的发生是否有作用还缺乏长期的数据。高钾摄入可能会有益健康，食用富含钾的食物（水果和蔬菜）也是一样。因此，慢性肾病患者食用富含钾的食物没有限制，除非血钾水平达到或超过正常值的上限（见第 7、8 章）。

蛋白质摄入

可提供充足能量的低蛋白饮食 [0.8g/（kg/d）] 在慢性肾病成年患者中被推荐，这一点会在第 9 章讨论。如果尝试采用了能够减缓慢性肾病进展的低蛋白饮食 [≤0.6g/（kg/d）]，饮食必须严密监测，这种饮食对降低肾小球滤过率带来潜在的好处的同时，必须认真地应对随之而来的与营养状况相关的临床和生化参数的恶化。对于儿童来说，把蛋白质摄入量降低到 WHO 推荐的最低安全摄入量 [0.8g/（kg·d）~1g/（kg·d），具体根据年龄] 不会减缓慢性肾病的进展。

磷酸盐

血清磷酸盐的轻微升高会增加心血管系统的危险性，这一点逐渐被人们认同。然而，限制磷酸盐的摄入对慢性肾病患者的影响还无法评价，因此，在慢性肾病早期（1~3期）患者未被推荐限制摄入磷酸盐（Johnson 2004）。然而，就像10和11章描述的一样，在西方国家的饮食中，相当一部分摄入的磷酸盐是来自含磷酸盐的食品添加剂。为避免这些食品添加剂达到可能的最大量，应该采取一些无风险的措施来减少食用磷酸盐的摄入。对于进展性慢性肾病来说，大部分的指南推荐限制磷酸盐摄入，甚至限制摄入磷酸盐结合剂从而使血清磷酸盐控制在正常范围。

尿酸

在第12章将描述，使用别嘌呤醇或拉布立酶治疗无症状高尿酸血症，从而起到控制血压和延缓慢性肾病进展的作用，这一点证据还不充分。然而，对于别嘌呤醇和其更高级的药物的安全性关注可能减少它们的日常用量。

晚期糖基化终产物

晚期糖基化终产物（AGEs）在食物中广泛存在，但是在富含脂肪的肉类和高温加工（烧烤或煎炸）过的食物中含量更高。在食用含AGEs的食物后，血清AGEs水平急剧上升，短期内流量诱导的血管内皮舒张功能受损。一些研究认为血清AGEs水平可能会增加死亡风险（见第13章）。通过吃煮的或蒸的食物，多吃蔬菜少吃肉可以减少AGEs的摄入。然而，减少AGEs摄入对于预后的影响仍没有一个系统的评价。

维生素和补充

慢性肾病患者需要补充的基本维生素是维生素D，以未激活的胆钙化醇或者二羟化的、完全活化的激素或类似物（骨化醇、度骨化醇和帕里骨化醇）。慢性肾病患者在早期25羟维生素D水平就较低。限制蛋白摄入的慢性肾病患者有几种水溶性维生素B轻度缺乏，应该靠补充来避免。除了这些物质，维生素不需额外补充，否则可能引起副作用（见第14章）。

酸中毒

我们将在第 15 章讨论，慢性肾病患者有轻到中度的酸中毒。酸中毒是由于我们吃的食物里的蛋白质引起的，它会被食物中的碳酸氢钠（少数情况是碳酸氢钾）或柠檬酸中和。有研究显示，碱的补充可以帮助保持骨头的健康，甚至有证据表明可以减缓慢性肾病的进程。然而，这种方法的风险效益比还无法估计。超量的碱和钙、维生素 D 的摄入会引起所谓的钙碱综合征，即高钙血症和快速的肾功能减退。

酒精

因为流行病学证据的矛盾，目前针对慢性肾病患者的饮酒还没有专门的指南。

可乐型饮料

饮用软饮料（尤其是可乐）与糖尿病、高血压和肾结石有关。但是每天喝两到三杯可乐会不会明显增加慢性肾病的危险还缺乏证据（Saldana 2007）。不过慢性肾病患者还是应该少喝可乐。

液体摄入

媒体一般认为大量饮水会增进肾脏健康。然而，建议大部分慢性肾病患者增加饮水缺乏依据。这类患者显然应该避免脱水和水过量。

减少慢性肾病和心血管疾病进展的危险因素

慢性肾病患者都会面临着不断增长的心血管疾病和终末期肾病的危险。不论引起慢性肾病的原因是什么，下面提到的治疗（详细在 16～23 章描述）会减缓肾功能的减退、减少心血管疾病的危险。定期检查（至少每三个月一次）是必要的。

调整生活方式和锻炼

调整不健康的生活方式能降低高血压、肥胖、糖尿病、心血管疾病和肾脏损害进展的风险。慢性肾病患者应鼓励进行规律的与其身体素质和病史相适应的身体锻炼。对慢性肾病患者，锻炼是否会对其肾功能有益缺乏证据（Johnson 2006）。

降脂

对于没有接受肾移植手术的高胆固醇的慢性肾病患者，他汀类药物能够安全而且显著地减少所有病因和心血管疾病致死率（Strippoli 2008）。虽然它们不能减少肌酐的清除，但是能减少蛋白尿（Strippoli 2008）。虽然血清总胆固醇应低于 4mmol/L（155mg/dl）、低密度脂蛋白（LDL）应低于 2.6mmol/L（100mg/dl），治疗的最终目标尚未明确。

他汀类药物是否能提高非高胆固醇患者的生存期，不同他汀类药物在减少蛋白尿中的差异，这些仍是最近讨论的问题，将在第 16 章详述。

控制血糖

强有力的证据表明，严格的血糖控制可以降低 1 型和 2 型糖尿病人心血管疾病和慢性肾病的风险（详见第 17 章）。这还需要考虑到由于把血糖控制到接近正常水平所引起的并发症的危险（顽固的低血糖、体重增加和增加的死亡风险）。最近的指南推荐，有慢性肾病的糖尿病患者应把餐前血糖控制到 4.4~6.7mmol/L（80~120mg/dl），随机 HbA_{1c} <7%。

控制血压

把血压控制到一定水平在治疗慢性肾病的心血管疾病和肾脏损害中起着十分重要的作用。慢性肾病被推荐的目标血压与糖尿病指南一样，小于等于 130/80mmHg，但是没有证据表明这个水平比大多数通用的指南推荐的小于等于 140/90mmHg 有特别的优势。更低的血压标准在老年患者中应明智的制定，过低的血压可能会带来危险。理想的目标血压仍在研究和讨论中。

如 18 章所述，慢性肾病患者要达到目标血压常常需三种或四种的抗高血压药物联合应用。血管紧张素转换酶抑制剂（ACEI）或血管紧张素Ⅱ受体阻断剂（ARBs）是降压策略的初始用药，因为这类药物可以在降压的同时保护肾功能。所谓的双重阻断（ACEI 与 ARBs 联用）或者 ACEI（或 ARBs）+ 醛固酮抑制剂联用的确切作用仍不清楚，至少最近的一个研究（Mann 2008）表明在双重阻断获利的同时可能会有不利的危险因素。

开始 ACEI 或 ARBs 治疗后 1 到 4 周检测血肌酐与肾小球滤过率是必要的。在第一个月血浆肌酐快速上升小于 30%，肌酐上升与那些不上升或肾小球滤过率无变化的患者相比可能会有更好的预后（Johnson 2004）。如果最初的肌酐水平超过标准值的 30%，应该停用 ACEI/ARBs。如果在药物减量、限制摄入钾和利尿剂使用后血钾水平仍超过了 6mmol/L，则应该停用 ACEI/ARBs。ACEI/ARBs 治疗应进行定量蛋白尿检查。尿蛋白每减少 50%，终末期肾病、心血管疾病和心脏病的风险分别减少 45%、18%、27%（Palmer 2007）。利尿剂和限制钠摄入可以与 ACEI/ARBs 协同作用。

由于动脉粥样硬化引起的顽固性高血压或渐进性的肾功能损害，肾性高血压需引起重视。最近的研究表明药物治疗是治疗这类患者的最好的方法（见第 19 章）。顽固性高血压常常需要限制钠盐摄入，通过药物阻断醛固酮作用或远端肾单位的钠离子通道（见第 20 章）。

周围血管疾病和脑卒中的危险

慢性肾病患者周围血管疾病和脑卒中的危险明显增加（见第 21 章），在一些研究标准血压值的实验研究发现，如果降低目的血压值能获益的话，可能就是对抗脑卒中的保护因素。阿司匹林能降低慢性肾病患者心血管疾病的风险（Kaisar 2008），虽然这些潜在的获益还必须考虑到消化道出血的风险。最近的趋势是，由于出血的风险，阿司匹林在初级预防的使用中越来越谨慎。

心肌保护

慢性肾病患者存在着显著的心血管疾病死亡的风险，左心室肥大、冠状动脉病变和充血性心脏衰竭都是常见的。如 22 和 23 章讨论的，正常肾功能患者的常用的心肌保护策略，在采用抗凝治疗时要高度警惕增加的出血风险。矿物骨症（第 10 章）在此类疾病人群中可能会引起心脏疾病，补充足够的维生素 D、防止高血磷和甲状旁腺功能亢进症是延缓心功能和血管钙化的重要措施，虽然目前还没有针对保持体内钙相关激素对心血管的益处的前瞻性对照实验。

与肾脏有关的蛋白尿

慢性肾病患者一个重要的特点就是有较高的蛋白尿，通常是由于进展性的糖尿病肾病引起，但是还有一些特发性的疾病影响肾小球的滤过屏障，如膜性肾病、局灶性肾小球肾病或引起全身多器官损害的系统性疾病表现（不仅仅在肾脏）。这些问题在第 25 章会详细讨论，与肝炎相关肾病的治疗在 27 章描述。

贫血

随着慢性肾病的进展，贫血越来越明显，以前人们认为，预防轻度的贫血可以防止由于 GFR 下降引起的左心室肥厚的发展。然而，用促红细胞生成素刺激激素的随机对照实验没有显示出将贫血纠正到正常水平会对心脏病的预后有帮助，轻度贫血的纠正可能会略微提高生活质量，但是会带来脑卒中和总死亡率的风险。因此，虽然用铁剂和促红素将血红蛋白保持在 100g/L 以上仍是标准的治疗，但是近来的趋势是谨慎的纠正贫血。这方面的讨论和推荐策略将在 26 章描述。

防止造影剂引起的并发症

在诊断中使用含碘的造影剂是引起使慢性肾病加重的重要原因。对于进展期的慢性肾病患者，含钆的核磁造影剂的使用与纤维化性皮肤病有关，纤维化性皮肤病会损害身体而且很难治愈。预防的指南在 28 章描述。

慢性肾病的药物使用和剂量

一旦肾小球滤过率低于 $60ml/(min \cdot 1.73m^2)$，通过肾脏排泄的药物通常要求减量或停药。由于许多慢性肾病患者为老年患者，合理用药更加复杂。对于老年人，药物通过肾脏和肝脏代谢的能力都有下降，青年人会好一些。这些关于药物剂量推荐的话题在 29 章描述。

特殊人群的慢性肾病

儿童

儿童的慢性肾病病因与成年人不同。监测和评估肾小球滤过率和控制到合理血压是困难的。年轻慢性肾病患者需要高度专业的治疗（见第 30 章）。

妊娠期患者

理论上，如果血压控制良好的话，对于肾功能正常或基本正常的妇女来说，妊娠不会影响她的肾脏功能。这些人群不应完全排除肾脏疾病的可能。血压控制不良的妊娠妇女，尤其是孕前血浆肌酐浓度大于 $200\mu mol/L$（2.25mg/dl）的妇女，相对于一个 30 岁肾小球滤过率小于 $25ml/(min\cdot1.73m^2)$ 的妇女来说慢性肾病进展的可能性要大得多。更多的细节在 31 章论述。

老人

是不是所有被诊断为慢性肾病的老年患者都会患慢性肾病？近来评价用 GFR 诊断 CKD 的争议之一是如何来评估老年人与年龄有关的肾功能减退。在 30 岁以后，每十年 GFR 平均下降 $8ml/(min\cdot1.73m^2)$。估计有 25% 到 30% 的 70 岁以上的老人肾小球滤过率低于 $60ml/(min\cdot1.73m^2)$。这些随着年龄下降的 GFR 是正常现象还是病理现象仍无定论。然而，GFR 小于 $45ml/(min\cdot1.73m^2)$ 后，在任何年龄段心血管疾病和 CKD 进展的风险会明显增加，所以 GFR 下降应被认为是病理性的，而不是生理性的或年龄引起的。对于 70 岁以下的患者来说，GFR 在 $45ml/(min\cdot1.73m^2)$ – $60ml/(min\cdot1.73m^2)$（3a 期 CKD，见表 4-2）之间是判断不良预后重要的预测因素，但是对老年患者来说，把标准定为 $>45ml/(min\cdot1.73m^2)$ 的优势已被证明。基于这些证据，澳大利亚肌酐共识工作组得出结论：在 70 岁或以上 GFR 在 45 ～ 59ml/(min · $1.73m^2$) 患者，指标长时间稳定而且没有其他肾脏损害的证据，GFR 指标可以看做与其年龄相适应的一个稳定的 GFR，而不是 CKD 的并发症。一些其他指南，如肾脏病成果质量倡议（KDOQI）最新版认为：不管年龄多大，GFR 持续小于 60ml/（min・1.73m^2）三个月以上即可诊断为 CKD，虽然这一点还在重新评估中。关于老年患者的 CKD 将在 32 章有更加深度的讨论。

其他特殊人群

CKD 患者的诊治有着个体差异。对于种族来说，西班牙裔美国人、非洲裔血统的美国人的患者中有糖尿病和进展的倾向。第 33 章将讨论，亚洲人群身体质量标准和 GFR 平均值需要轻微校正，由于他们与西方的饮食习惯不同，所以调整饮食的策略是不同的。合并肾结石的患者有他们自己治疗策略，多囊肾患者和 HIV 感染的患者也是一样。

慢性肾病并发症的诊断和治疗

许多 CKD 并发症，如继发性甲状旁腺功能亢进、肾性骨病、贫血、呼吸睡眠暂停、不宁腿、心血管疾病和营养不良都是 3 期的证据［GFR 30～59ml/（min・1.73m^2）］。其他并发症，如高血钾、酸中毒和高磷血症都是 4 期的表现［GFR 15～29ml/（min・1.73m^2）］。对所有这些并发症进行定期监测（3 期每三个月一次、4 期每个月一次）是必要的。

慢性肾病患者转诊到肾病专科的时机

关于转诊到肾病专科的时机的近来的指南如图 4-1 所示。这些指南目的是找出那些极有可能发展到终末期肾病和/或有潜在的与特殊的可治疗的肾功能状况（例如：原发性肾小球肾炎、结缔组织病、浆细胞失调）的患者。决定的作出必须个体化。在转诊肾病科的时候，确保患者有最近的肾脏超声检查、最近的血生化检查和尿蛋白的定量检查数据是很重要的。

提前肾移植，透析还是保守治疗？

对于 CKD 可能进展的患者，在 CKD 早期，如何最好地替代失去的肾功能就是个问题。但是提前肾移植和肾移植前的准备必须在 GFR 到 20～25ml/(min·1.73m^2) 时就得开始考虑了（见第 37 章）。对于那些考虑透析的患者，所有当地可用的项目（包括家庭透析、腹膜透析和透析中心的透析）都必须提供，每一种方法的优劣性都必须认真讨论。对于那些适合透析的患者来说，提前准备一个功能良好的动静脉瘘是合理的，这一点在第 38 章中讨论。

与实践有关的策略、指南和对患者治疗和教育的工具

对于 CKD 患者治疗的理想方法依赖于该国家卫生健康的基础设施。在第 39 章描述了加拿大在单一支付系统下是怎么做的。第 40 章描述了美国在 CKD 治疗方面的努力。在这些系统中，多学科、综合治疗显示出了潜在的优势。许多指南在治疗 CKD 患者和合并有心脏病、糖尿病、高血压的患者有明显的益处。另外，全球有一些组织提供了一些工具包和网站，从而可以提供给患者认识疾病和治疗的平台。这些细节将在 41～44 章讲解。

（陈惠庆　译）

参考文献：

Boulware LE, Jaar BG, Tarver-Carr ME, et al. Screening for proteinuria in US adults: a cost-effectiveness analysis. *JAMA*. 2003;290:3101–3114.

Collins AJ, Vassalotti JA, Wang C, Li S, et al. Who should be targeted for CKD screening? Impact of diabetes, hypertension, and cardiovascular disease. *Am J Kidney Dis*. 2009;53:S71–S77.

de Jong PE, Brenner BM. From secondary to primary prevention of progressive renal disease: the case for screening for albuminuria. *Kidney Int*. 2004;66:2109–2118.

Freedman BI, Volkova NV, Satko SG, et al. Population-based screening for family history of end-stage renal disease among incident dialysis patients. Am J Nephrol. 2005;25:529–35.

Harward DH, Bomback AS, Jennette CE, et al. The Kidney Education Outreach Program's community-based screenings: participants' demographics and screening results. *N C Med J*. 2009;70:507–512.

Hogg RJ. Screening for CKD in children: a global controversy. *Clin J Am Soc Nephrol*. 2009;4:-509–515.

Howard K, White S, Salkeld G, et al. Cost-effectiveness of screening and optimal management for diabetes, hypertension, and chronic kidney disease: a modeled analysis. *Value in Health*. 2009;13:196–208.

Johnson DW. Evidence-based guide to slowing the progression of early renal insufficiency. *Intern Med J*. 2004;34:50–57.

Johnson DW, Mathew T, Gillin A, et al. *CARI Guideline: Prevention of progression of kidney disease*. [1], http://www.kidney.org.au/cari/drafts/new/prevention.html. Sydney: Australian and New Zealand Society of Nephrology, 2006:20-11-2003.

Jones-Burton C, Mishra SI, Fink JC, et al. An in-depth review of the evidence linking dietary salt intake and progression of chronic kidney disease. *Am J Nephrol.* 2006;26:268–275.

Kaisar MO, Isbel NM, Johnson DW. Recent clinical trials of pharmacologic cardiovascular interventions in patients with chronic kidney disease. *Rev Recent Clin Trials.* 2008;3:79–88.

Mann, JF, Schmieder R, McQueen M, et al. on behalf of the ONTARGET investigators. Renal outcomes with telmisartan, ramipril, or both in people at high vascular risk: results from a multi-center, randomised, double-blind, controlled trial. *Lancet.* 2008;372:547–553.

Mathew TH, Johnson DW, Jones GR. Chronic kidney disease and automatic reporting of estimated glomerular filtration rate: revised recommendations. *Med J Aust.* 2007;187:459–463.

Palmer BF. Proteinuria as a therapeutic target in patients with chronic kidney disease. *Am J Nephrol.* 2007;27:287–293.

Saldana TM, Basso O, Darden R, et al. Carbonated beverages and chronic kidney disease. *Epidemiology.* 2007;18:501–506.

Sekhar DL, Wang L, Hollenbeak CS, et al. A cost-effectiveness analysis of screening urine dipsticks in well-child care. *Pediatrics.* 2010;125:660–663.

Strippoli GF, Navaneethan SD, Johnson DW, et al. Effects of statins in patients with chronic kidney disease: meta-analysis and meta-regression of randomised controlled trials. *BMJ.* 2008;33:645–651.

Tsai JC, Chen SC, Hwang SJ, et al. Prevalence and risk factors for CKD in spouses and relatives of hemodialysis patients. *Am J Kidney Dis.* 2010;55:856–866.

第 5 章　吸烟、药物滥用和环境风险

Rosie M. Connor and Keith C. Norris

毒物环境的暴露在慢性肾病的发病和（或）进程的发展中扮演重要角色。暴露没有特定的区域地理性，吸烟和药物滥用，或者是一些有关生活与工作对铅、镉、汞暴露的地方；居住在用含铅涂料粉刷的家里，又或是与一个具有高水平空气污染物的人家为邻居（例如一些芳烃、一氧化碳、一氧化氮）；或者是一些来自汽车和高烟囱排放的风媒性污物。

病因未明和在对症治疗时病情进展的情况下，了解可能的肾毒物暴露环境是评估 CKD 患者重要的一部分。深入了解病情对完善诊断，改变患者的治疗方案和提醒当地卫生当局为一个社区组建一个适当的保护机制和执行计划具有重要的意义。

吸烟

一些研究已经认识到吸烟与损害肾脏结果间存在一定的联系。被动吸烟很少被定性，但在观念上认为二手烟是一个被低度认知的影响因素，尤其是那些已有早期和进展中的 CKD 患者身上可被认识的影响因素。

吸烟与 CKD 进展

很多观察性分析已经发现吸烟与 CKD 间有联系。一个评估 84 名服用 ACEI 类药物的 2 型糖尿病患者的前瞻性研究认为吸烟、蛋白尿升高与肾病发出的警报有关。类似的还有一个随访 53 名高血压患者 6 个月的前瞻性研究报告指出除了基本肌酐水平和黑色人种外，仅仅只有吸烟与肾病的病程有关。一些比较大的研究也提示吸烟与 CKD 之间有紧密联系。多危险因素干预实验（MRFIT）研究超过 30 万人，证明吸烟对末期

肾病来说是一个至关重要的危险因素。尽管这关联程度没有报道，但一个由 7000 人参加的肾脏保护研究和来自大众人口分析超过 28000 名参加者的血管终末期病变测试发现尿蛋白的排泄率的大小与吸烟的多少间有关系。吸烟与肾功能减退间的关系更为紧密，原因是吸烟的习惯，因为男性吸烟更为频繁，且吸入更深。

吸烟与慢性肾病的进展

从 1981 到 2004 年将近 2000 例进行肾移植的患者中，吸烟与非吸烟相比较，前者的心血管事件发生率是后者的 2 倍左右。其他的研究报告也表明在肾移植或透析后的吸烟患者中死亡率会增高。吸烟的影响在戒烟五年后会有所减少。

表 5-1　可能影响 CKD 的环境毒物

无关地理位置	具体地理位置
吸烟	职业
	金属：铅、镉、汞、硼
	有机混合物
	二氧化硅
	工业性与有机性液体
物质滥用	空气污物
可卡因	毒物垃圾倾倒
海洛因	燃油微粒
甲基苯丙胺（冰毒）	特细小的物质
兴奋剂	稳定的有机污染物，多环芳烃（PAH），二噁英，二氧化氮

有关吸烟的病理生理和慢性肾病

从病理学的角度看，与吸烟相关性肾脏损害主要是肾硬化，但也有报道与肾小球肾炎是正性相关。这有几种吸烟可以影响 CKD 的发病机制。长期吸烟能导致微血管粥样硬化性病变，这是肾硬化内在进展的开端，还会加快前期 CKD 的发展。微血管病变能引起进一步加快 CKD 病程的高血压。肾病的基因易感性和基因环境的相互作用会不同的影响吸烟对肾毒性的作用。在烟雾中超过 4000 有形颗粒与气体化学物质，这些物质在吸烟引起肾毒性损害上负有很大的责任。

治疗

目前还没有针对吸烟相关性肾病的具体治疗方法。戒烟和脱离吸烟环境是最好的选择。可通过一些非药物或药物干预进行戒烟，并通过监测尿液中的可的宁对依从性进行监控。

非药物性干预戒烟

内科医生建议保有一个重要又有效的基本对症策略。如个性化的心理和行为治疗（咨询），支持一些犹如尼古丁和当地政府部门提供的一些资源，像美国癌症协会这样的非盈利组织等团体都有用。

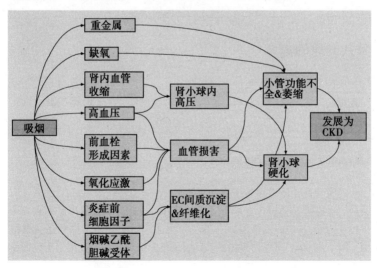

图 5-1 选取的吸烟导致肾脏损害的潜在机制的概述

CKD 患者的药物干预

尼古丁的替代疗法有尼古丁替代品、口香糖、空气滤过器、喉糖、鼻腔喷雾等用于一线的治疗。对肾功能正常的患者，额外的药物治疗有阿托品、东莨菪碱、安非他酮（布普品）或瓦伦尼可林（戒必适，一种能减少多巴胺产生的刺激作用）。尼古丁替代物和二次药物的联合治疗比有不良作用的单一治疗要好。

CKD 的剂量调整

进展期的肾病患者体内会造成尼古丁和布普品的代谢物积聚，每种药物的剂量应该减少。对一个透析的患者而言布普品的剂量为 150MG，通常认为一天给上三次比较合适，而尼古丁的减少剂量为传统药物的 50%～75%，因为过多会造成血药水平的升高。对去甲替林、戒必适、利夫那班、单一氧酶抑制剂、或者是 5-羟色胺在摄取抑制剂（不仅没有有效的数据，而且对肾衰的作用大部分是未知或是无规则性肾药）的剂量应是靠近那些中度和进展期病人药物的警示点。

公共健康的意义

从公共角度去减少吸烟已被证实是有效的。当局能够也应当在鼓励和教育病人的项目中扮演积极的因素。这些项目关注吸烟和 CKD 之间的关系。

违法药物与 CKD

经常性的药物滥用是违背自然规律的，这也被认为和 CKD 的发生有关联。这样的药物包含有可卡因、海洛因。最近，甲基苯丙胺和兴奋剂也被认为和 CKD 的发生发展有关。因为这样的药物使用违背了自然法则，物质滥用与 CKD 之间的联系证明还没有结论。很多使用娱乐性药物的人通常联合使用两种兴奋药。例如，可卡因的使用者会同时使用酒精和海洛因以及冰毒等。过量的酒精饮用会造成很多问题，这些问题有血液生化的异常（低血钠，低血钾）和脱水。这些异常易于加剧肾的缺血灌注和局部缺血，这样不仅引起急性肾损害而且还可能引起不可逆的慢性肾损害。非法药物的联合使用时，肾损害的机会就会加大。临床对非法药物滥用的考虑是改变个性和不稳定的行为报道。

表 5-2　药物滥用引起肾功减退的相关风险

	肾功衰减风险值	正常值限	ρ
任何药物	2.3	1.0 ~ 5.1	< 0.05
海洛因	3.0	0.83 ~ 11	NS
可卡因	3.0	1.1 ~ 8.0	< 0.05
苯丙胺	1.9	0.4 ~ 8.7	NS
大麻	2.0	0.87 ~ 4.4	NS
迷幻剂	3.9	1.1 ~ 14	< 0.05
其他药物	4.6	0.54 ~ 39	NS

海洛因

在这些已经被证实与 CKD 有关的非法药物中，海洛因是最开始被描述为由非法药物引起的 CKD 中最具有决定性关系，同时还和特定的毛细血管硬化有关。然而，尽管早期建议性数据，这还不是很清楚是否由于直接使用这些海洛因或是其他药物，或是曾有传播性疾病（肝炎，HIV）和静脉内注射，共用针头有关。

可卡因

相比之下，已有的数据显示可卡因的使用在引起 CKD 是强有力的促进因素。服用可卡因与急性高血压与 ARF 间有关联是因为恶性高血压的作用。这机制会改变微血管病变，如可卡因被证实会加速大脑和心脏血管的粥样病变。同样，微梗死作为血管痉挛或者是急性血压间断性发作的结果可能扮演一定的角色因素。可卡因滥用的一个线索是检测血中的嗜伊红细胞过多。

甲基苯丙胺

甲基苯丙胺相关性肾问题与 ARF 有关，很多原因都是共同通过加速高血压来实现。再次发生时，如果足够严重，会导致不可逆的肾损害和促进潜在的 CKD 的发展。

兴奋剂

兴奋剂目前受到很多的关注，在大学时期使用比较普遍。和其他刺激药物一样，兴奋剂会引起欣快感、幻觉和能量充沛，但这也有一些并发症的危险。兴奋剂会引起急性肾损伤是由于横纹肌溶解、血管炎和严重导致相关性的低钠血症。即使没有很好的相关证明和研究，但低钠血症相关性急性肾损害的可能性会导致 CKD。横纹肌溶解症被认为是兴奋剂诱导的癫痫，反复的肌肉活动，也或许是药物的直接影响的结果。

治疗

因为个性化的药物滥用通常有很多复杂的元素。简单的非药物性和药物性方法不能有效的解决这些人群所需要的治疗。

非药物途径

选择包括固定治疗方案、门诊病人以个性化心理和行为疗法、群组治疗、家庭治疗、支持群组如社会基本支持系统，以及有政府机构提供资源，如药物滥用的国家机构、当地卫生部门和非营利组织。

药物途径

药物疗法在用心理治疗与药物联合治疗时非常有效。在排除或产生的理性依赖时的一些例子中，早期给予药物治疗很有必要。长期的开始介入主要是针对心理上对非法药物的依赖。美沙酮和丁丙诺啡是被研究对服用鸦片类情况治疗有用的药物。药物具有减少反弹症状和治疗心理障碍作用，如抗抑郁和情绪稳定，同样被证实有效。兴奋剂（或其他刺激药物）的治疗对肾病，横纹肌溶解或高烧的治疗与鉴定有用。尽管没有特定的治疗方案可用，像控制良好高血压这样的普通干预，特别是肾素血管紧张素系统的药物抑制，已被提升为合理的治疗策略。

公共卫生意义

每年，全社会有关非法药物的花费被估算超过 18 亿。这些花费有健康体检，犯罪公判系统，生产力损失。治疗和预防药物滥用有助于降低药物相关犯罪的成本，同样有助于减少肝炎和 HIV 等传染病的扩散。提供者应在关注非法药物的反作用的鼓励政策和教育患者项目上扮演积极分子的角色。

环境危险因素与 CKD

环境危险因素，特别是暴露于重金属（如镉、汞）环境中，与 CKD 的发生有关。低水平暴露于重金属与溶剂显示对肾有不利的影响，经常提示有蛋白管型和酶尿的出现。已有的资料认为某些有机物污染物和小部分特殊的金属被证明对微血管有作用，最后的结果是导致心血管与 CKD 的发展。

铅

铅性肾病是慢性小管性间质性肾病。临床上，铅的含量与高血压和高痛风率相关，也是肾小管损害的依据，表现为尽管血清葡萄糖水平正常但也是会出现糖尿。诊断有时是通过血清葡萄糖水平的高低而做出的，但通常这些指标都在正常范围。铅水平在软组织比较高，身体所承受的铅要求 EDTA 和 DMSA 等螯合剂的用量应根据 24h 的尿量来定。

流行病学调查指出，即使血铅水平低于 $5\mu g/dl$ 时，也会引起肾铅毒性。新的疾控中心推荐更低的接受水平。在糖尿病人、高血压、或是 CKD 的易感人群中似乎特别真实。另外，来自瑞典的一份研究表示，铅的职业暴露与 CKD 的风险增加无关。全球尽力减少铅的暴露是至关重要的。在亚洲、非洲、南美洲，特别是中药方子和其他可能含有铅与其他重金属的食物添加剂。铅的负面作用有很多的报道，如贪食的孕妇，吃或喝装在含铅瓷器里的食物，残留含铅的子弹碎片在枪伤的伤口内，这含铅碎片影响了动物组织。

镉与汞

镉与汞的暴露和肾病有关。镉通常是作为 CKD 的致病因素出现在职业暴露环境中，汞能够导致急性与慢性肾病。汞从火山喷发、燃煤和市政的焚化炉中散发出来，然后通过雨水联合金属汞而返回地表。金属汞在海洋鱼湖水中被甲基化为甲基汞，然后通过鱼和海产品进入食物链。最近的报道认识到皮肤轻脂中含有在 FDA 极限以上的铅量，这些水平足够高到随时引起潜在的肾病的发生。尽管努力除去汞，继续暴露在含汞的空气中，仍是对肾病重要的危险因素。这汞能否从牙科的汞合金中被吸收还是一件具有争议的事情。一份肾中汞成分的研究测验，口中包含汞的混合物表面是决定肾汞浓度的最主要的决定性因素。不管如何，这些混合物增加在肾汞水平的重要性还没被证实肯定。

有机液

其他肾病的危险因素是暴露与来自碳氢化合物的有机液，像一些油漆稀释剂，脱脂剂。很多有关于职业暴露于这样的液体，如粉刷工，还有很多形式的工厂工人，他们都处于危险中。不节制的使用这些液体超过 20 年就会造成大量三氯乙烯沉积在有毒废弃物上，导致职业暴露的可能，如地下水的污染。

空气小微粒物质和空气污染物

其他重要的环境的暴露是小微粒物质。这些物质通常从大工厂和卡车的尾气中排放出来，这尾气与微血管损伤和血管疾病有关，也可能与 CKD 有关。这些发生在紧邻工业活动地区的低收入社区的暴露极其不成比例。

砷

砷通常与神经病学异常有关，但是很多会导致肾小管性肾病。肾病喜欢发生在那些直接饮用井水的人身上，含砷井水在一些国家是一个大问题，如孟加拉国。在美国的一些地下水也被发现含砷。

缓解与治疗

治疗的关键是把患者从暴露毒物的环境中脱离出来。脱离工作环境对患者有用，从广大的社会资源中脱离出来是一具有挑战的任务，因为有效性的证据是有局限性的，而且很多患者因为经济环境的原因而不能再次回到原来环境。

对铅的螯合治疗

在那些血铅水平升高的患者病例中，铅的螯合疗法被提倡用于重金属毒物的中毒。一个最近的报道显示，2~3个月的铅螯合治疗能够改善CKD患者与铅暴露者的肾功能。长期螯合治疗重金属或者铅的肾损害的功效还未被确认。

公共卫生意义

全球化导致我们暴露于多种工厂工业环境，这些工厂会产生影响CKD的毒物。通常这种暴露在非常有限的环境控制下是允许。在发达国家，在低资源社区暴露于毒物的风险增高，很多发展中国家也处于这样的风险中。重金属、过量的大气颗粒物、影响CKD和CKD相关结果的环境暴露风险受到个人生活水平和社会财富的影响。很可能是这个原因，社会财富水平与高ESRD事件有千丝万缕的联系。健康关怀提供者被认为是社会卫生事业的领导者，他们有关公众健康政策的支持与倡议对解决这些问题至关重要。

（林梅 译）

参考文献：

Barregard L, Fabricius-Lagging E, Lundh T, et al. Cadmium, mercury, and lead in kidney cortex of living kidney donors: impact of different exposure sources. *Environ Res.* 2010;110: 47–54.

Benowitz NL. Pharmacology of nicotine: addiction, smoking-induced disease, and therapeutics. *Annu Rev Pharmacol Toxicol.* 2009;49:57–71.

Chuahirun T, Khanna A, Kimball K, et al. Cigarette smoking and increased urine albumin excretion are interrelated predictors of nephropathy progression in type 2 diabetes. *Am J Kidney Dis.* 2003;41:13–21.

Evans M, Fored CM, Nise G, et al. Occupational lead exposure and severe CKD: a population-based case-control and prospective observational cohort study in Sweden. *Am J Kidney Dis.* 2010;55:497–506.

Gabler E, Roe S. FDA widens mercury-skin lightening cream investigation. *Chicago Tribune.* May 28, 2010. www.chicagotribune.com/news/watchdog/chi-skin-creams-mercury,0,2495405. story?track=rss. Accessed July 18, 2010.

Hamilton S, Rothenberg SJ, Khan FA, et al. Neonatal lead poisoning from maternal pica behavior during pregnancy. *J Natl Med Assoc.* 2001;93:317–319.

Hendryx M. Mortality from heart, respiratory, and kidney disease in coal mining areas of Appalachia. *Int Arch Occup Environ Health.* 2009;82:243–249.

Hodgson S, Nieuwenhuijsen MJ, Elliott P, et al. Kidney disease mortality and environmental exposure to mercury. *Am J Epidemiol.* 2007;165:72–77.

Huang M, Choi SJ, Kim DW, et al. Risk assessment of low-level cadmium and arsenic on the kidney. *J Toxicol Environ Health A*. 2009;72:1493–1498.

Jacob S, Héry M, Protois JC, et al. Effect of organic solvent exposure on chronic kidney disease progression: the GN-PROGRESS cohort study. *J Am Soc Nephrol*. 2007;18:274–281.

Jaffe JA, Kimmel PL. Chronic nephropathies of cocaine and heroin abuse: a critical review. *Clin J Am Soc Nephrol*. 2006;1:655–667.

Jarosińska D, Horvat M, Sällsten G, et al. Urinary mercury and biomarkers of early renal dysfunction in environmentally and occupationally exposed adults: a three-country study. *Environ Res*. 2008;108:224–232.

Johri N, Jacquillet G, Unwin R. Heavy metal poisoning: the effects of cadmium on the kidney. *Biometals*. 2010;23:783–92.

Jones-Burton C, Vessal G, Brown J, et al. Urinary cotinine as an objective measure of cigarette smoking in chronic kidney disease. *Nephrol Dial Transplant*. 2007;22:1950–1954.

Klag MJ, Whelton PK, Randall BL, et al. Blood pressure and endstage renal disease in men. *N Engl J Med*. 1996;334:13–18.

Lin CG, Schaider LA, Brabander DJ, et al. Pediatric lead exposure from imported Indian spices and cultural powders. *Pediatrics*. 2010;125:e828–e835.

Lin-Tan DT, Lin JL, Yen TH, et al. Long-term outcome of repeated lead chelation therapy in progressive non-diabetic chronic kidney diseases. *Nephrol Dial Transplant*. 2007;22: 2924–2931.

McQuirter JL, Rothenberg SJ, Dinkins GA, et al. Elevated blood lead resulting from maxillofacial gunshot injuries with lead ingestion. *J Oral Maxillofac Surg*. 2003;61:593–603.

Office of National Drug Control Policy. *The Economic Costs of Drug Abuse in the United States: 1992–2002*. Washington, DC: Executive Office of the President (Publication No. 207303), 2004.

Orth SR, Hallan SI. Smoking: a risk factor for progression of chronic kidney disease and for cardiovascular morbidity and mortality in renal patients—absence of evidence or evidence of absence? *Clin J Am Soc Nephrol*. 2008;3:226–236.

Pain DJ, Cromie RL, Newth J, et al. Potential hazard to human health from exposure to fragments of lead bullets and shot in the tissues of game animals. *PLoS One*. 2010;5:e10315.

Pinto-Sietsma SJ, Mulder J, Janssen WM, et al. Smoking is related to albuminuria and abnormal renal function in nondiabetic persons. *Ann Intern Med*. 2000;133:585–591.

Regalado M, Yang S, Wesson DE. Cigarette smoking is associated with augmented progression of renal insufficiency in severe essential hypertension. *Am J Kidney Dis*. 2000;35:687–694.

Shah DS, Polkinhorne KR, Pellicano R, et al. Are traditional risk factors valid for assessing cardiovascular risk in end-stage renal failure patients? *Nephrology (Carlton)*. 2008;13: 667–671.

Shah SD, Wilken LA, Winkler SR, et al. Systematic review and meta-analysis of combination therapy for smoking cessation. *J Am Pharm Assoc*. 2008;48:659–665.

Smith SS, McCarthy DE, Japuntich SJ, et al. Comparative effectiveness of 5 smoking cessation pharmacotherapies in primary care clinics. *Arch Intern Med*. 2009;169:2148–2155.

Thomas LD, Hodgson S, Nieuwenhuijsen M, et al. Early kidney damage in a population exposed to cadmium and other heavy metals. *Environ Health Perspect*. 2009;117:181–184.

Valdés-Cañedo F, Pita-Fernández S, Seijo-Bestilleiro R, et al. Incidence of cardiovascular events in renal transplant recipients and clinical relevance of modifiable variables. *Transplant Proc*. 2007;39:2239–2241.

第6章

内脏型肥胖症与通过饮食
和锻炼控制体重

Cheryl A. M. Anderson

超重和肥胖是心血管疾病以及微清蛋白尿和巨清蛋白尿和慢性肾脏病（CKD）的危险因素。腰围与臀围的比例，可能是一个与肥胖相关的风险比体重指数的更具体的措施，内脏型肥胖多指肝脏，与不良后果关系最为直接。通过节食的重量损失可能是有用的，尤其是当药品与一个锻炼计划相结合，可以帮助个人实现和保持一个健康的体重和腹部脂肪，重度肥胖可能需要减肥手术治疗。

6.1　测量肥胖

G 先生是一个 53 岁的男子具有广泛的既往病史，冠状动脉疾病，高血压、慢性肾病、痛风和充血性心脏衰竭（CHF）显著。他的血肌酐急性升高，被诊断肾脏疾病，并为他使用吲哚美辛。G 先生血压是 150/90mmHg，脉搏 56，体重是 142kg，身高 193cm，他的血中尿素氮（BUN）60μg/L（21mmol/L）和血清肌酐 4.2mg/dl（370μmol/L）。此随访前三个月，他的肌酐 3.5（310μmol/L）。需要关注的是 G 先生的体重和脂肪量。你会考虑什么方法评估 G 先生的肥胖和脂肪量？你对心血管和肾脏并发症的风险因素如何看待？

身体质量指数

身体质量指数（BMI）是评估和分类肥胖的有用和实用的方法，与健康风险有相关关系，身体质量指数重要性，在于它与所有原因的死亡率曲线关系（Flegal 2005）。当年龄小于 65 年的年轻患者，随着体重指数的增加，中度和严重超重，心血管并发症，残疾和死亡率（Kuk 2009）风险也增加。BMI 是体重除以身高的平方。BMI 的计算方程式：

$BMI = kg/m^2$；$BMI（kg/m^2）= 703 \times 1bs/in^2$；$BMI（kg/m^2）= 10000 \times kg/cm^2$

G 先生的体重是 142.4kg，身高 193cm，所以

$$BMI = 703 \times 314/76^2 = 38.2kg/m^2$$

BMI 在 18.5~24.9 之间是正常的，25.0~29.9 为超重，≥30.0 被认为是肥胖，这个病人肯定是肥胖的体重指数标准。

身体质量指数与肾脏疾病的风险

BMI 可以预测肾疾病风险有所争议。在弗雷明汉心脏研究中，Foster 等人（2008）指出，肥胖增加了肾脏疾病发展的风险，但已知的心血管风险调整后不再存在。Elsayed（2008a）等人发现，无论 BMI 或腰围都可预测慢性肾脏疾病。然而，从北加州一个大型队列研究的数据，胡苏人（2006）指出，超重肥胖者是终末期肾病一个强烈的相对危险因素。

高身体质量指数可作为一种矛盾的生存标记

流行病学研究表明，超重和肥胖与改善终末肾病患者生存相关，而一个正常或偏低 BMI 增加心血管死亡的风险（Johansenn 2006）。这是在一般人群中，超重和肥胖是改善生存结果较差的指标。与基础结果相比，有些人认为肥胖与终末期肾病患者不宜劝告减肥，或与体重正常者应劝告体重增加。相比之下，其他证据表明，在终末期肾病（Salahudeen 2003）患者，身体功能可能是由于肥胖下降，这种"反向流行病学"（Kalantar-Zadeh 2003）可能是由于这一事实，长期病患者与高值 BMI 可能是一个群体，特别是对于自己的病情，而这种选择偏差可能克服肥胖的正负面影响。这也可能是 BMI 的内在限制，从 BMI 范围的质量中可鉴别脂肪组织。

老人的身体质量指数

生存的最佳体重指数是一个有争议的问题，这取决于年龄、文化、种族、还有疾病程度，低 BMI 分组中不包括恶病质患者。报告中指出超重的老年患者比体重正常的患者活的更长和有更好的骨密度。

身体质量指数和肌肉质量

BMI 不是肥胖的一个非常具体的措施，因为它只是基于身高和体重，脂肪或肌肉的增加都可引起体重的增加。另一方面，对于失去肌肉块的患者，肌肉被脂肪替代可能会加重肥胖，但是体重指数可能仍保持

在正常范围内。

非白色人种的身体质量指数

身体质量指数的发展主要在欧洲，有研究表明，BMI 值是不同种族/民族在体内的脂肪与肌肉组织（Hoffman 2005）的平均值。例如，在相同的 BMI 水平，非洲人和非裔美国人比白人的脂肪含量要少。第 33 章中讨论，亚洲人处于 BMI 正常范围内低值，BMI 在 18.5-24.9 适合亚洲人的"正常"的范围将包括大量有升高的肥胖，更具体的方法来衡量一个人见于下面的描述。

内脏型肥胖

内脏型肥胖是腹部和胸部脂肪组织的积累，它有显著的作用，尤其是肥胖患者的肾健康（Elsayed 2008a，2008b）。腹部脂肪包括皮下和腹腔内的部分，后者可分为腹腔和腹膜后脂肪。腹腔内脂肪也被称为内脏脂肪，这可能会导致胰岛素抵抗，糖耐量，血脂异常，高血压，冠状动脉疾病，而且是脂肪堆积在肝脏中（Björntorp 1990 年）。有证据表明，内脏肥胖是在慢性肾病进展和发展中的关键因素（Pinto-Sietsma，2003；Elsayed，2008a）。因此，评估内脏肥胖对于肾脏疾病很重要。与 BMI 相比，考虑到身体脂肪的分布和身体组分的肥胖测量方法已被报道结果不够精确，但这一预测值增加的程度取决于它正在研究特定的结果。

测量内脏型肥胖

腰围和腰围与臀围的比例是肥胖测量有用的指标，腰围和双脚相距 25cm-30cm，用皮尺来测量。腰围的测量是在最后一根肋骨和肚脐连线的中点，皮尺应贴紧皮肤但不能压住皮肤。臀围测量时病人应直立，双臂在两侧，测量点应在采取高产臀部最大周长，皮尺接触皮肤，但不能勒进软组织。臀围除以腰围得到的比例，其范围为 0.8 ~ 1.0。

腰围 腰围本身是不是比体重指数更好的预测心血管疾病的危险有一些争议。腰围实际值取决于种族，国际糖尿病联合会建议不同族群"中心型肥胖"的特定的腰围值（表 6-1）。国际糖尿病联合会在欧洲人的异常腰围值低于国家胆固醇教育项目成人治疗第三小组的建议，男性 102cm 和女性 88cm。

表6-1 通过腰围定义中心型肥胖

国家/种族	腰围		
USA ATPII	男性	≥102cm	≥40.0in
	女性	≥88cm	≥34.5in
欧洲人	男性	≥94cm	≥37.0in
	女性	≥80cm	≥31.5in
南亚人	男性	≥90cm	≥35.5in
	女性	≥80cm	≥31.5in
中国人	男性	≥90cm	≥35.5in
	女性	≥80cm	≥31.5in
日本人	男性	≥85cm	≥33.5in
	女性	≥90cm	≥35.5in
南部和中部美国人	推荐使用南亚人数据，除非有更具特异性的数据存在。		
撒哈拉以南非洲人	使用欧洲人数据，除非有更具特异性的数据存在。		
东地中海和中东（阿拉伯）人群	使用欧洲人数据，除非有更具特异性的数据存在。		

对一些人种特异性腰围测量的争议的解释可参阅 He 等（2010）

欧洲人是白种人，在美国，ATPIII 值（男性为102cm，女性为88cm），大多数为欧洲人，可继续作为临床目的使用

基于中国人、马来人和亚组印度人群

在没有其它数据情况下暂用日本人人群做为亚洲人群数据进行分析。

来源修正来自国际糖尿病联盟的代谢综合征定义

腰臀比 比起一些研究中的 BMI 指数，腰围与臀围的比例是一个更好的预测心血管和肾脏的风险的指标 de Koning 2007，Elsayed 2008a）。我们的想法是，"苹果形"身材的人比"梨形"身材的更具肥胖的风险，在其中很大程度上是多余的体重分布在臀部和大腿（图6-1）。腰围与臀围的比例，正常范围是在男性和女性（表6-2）有所不同。与风险相关

的腰围与臀围的比例可能会有所不同，但按种族特定腰围值尚未确定。接近临界值时，应使用腰围与臀围比例在截止值的概念，因为数据表明肾和心血管疾病的危险在不断增加，这个比例的范围从 0.65-1.3（El-sayed 2008a，2008b）。

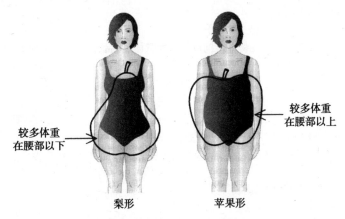

较多体重
在腰部以下

较多体重
在腰部以上

梨形　　　　　　苹果形

图6-1　体重增加的区域在腰部及以上（苹果形）比体重增加在环臀部和侧面（梨形）要更危险

表6-2　按腰臀比将人群分为三类的意义

心血管风险

男性	女性	
0.78 ~ 0.95	0.65 ~ 0.87	低
0.95 ~ 1.02	0.87 ~ 0.96	中度
1.02 ~ 1.28	0.96 ~ 1.20	适度增高

来自 Elsayed（2008b）。开始推荐的女性腰臀比例应保持小于 0.80 可达到最佳风险降低由 Perry 等进行了更新（1998），建议 0.90 可能为更加适合的界值

案例　在这种特殊情况下，G 先生腰围 112cm，臀围为 96.5cm，腰围与臀围比例为 1.16，腰围与腰臀的比例可预测心血管疾病风险。

测量身体脂肪和内脏肥胖技术为基础的方法

一些生物电阻抗评估身体脂肪和内脏肥胖的成像方法（Kullberg

2009)。双能 X 线吸收测量 (DEXA)、CT、MRI 由于费用等其它原因在临床上很少应用，而且，是否伴有肥胖以及对肥胖治疗的效果，大多可通过简单的检查进行判断，比如降低体重、腰围和腰围臀围比等。

便携式超声 超声已被用来衡量总额和腹腔内脂肪。发起人的评估方法，建议与运动员的骨密度测量非常高的相关性以及肥胖青少年 (Pineau-JC et al. 2009，2010)。

生物电阻抗 生物电阻抗被用于测量体脂含量，其测量结果与双能量 X 线吸收测量法相当。在体测时常见的双脚站立阻抗仪就是针对一只脚到另一只脚的电流及阻抗进行测量的仪器。另外，在许多健身俱乐部可共同使用。骨密度评估脂肪量的合理的相关性已有报道。规范中年人的身体脂肪百分比取决于测量方法，但在非肥胖通常范围从 10% 到 17% 的男性和 15% 至 23% 的妇女。数据关联心血管病人的身体脂肪百分比的成果是不可用的，和身体脂肪百分比的指引为基础的目标尚未提出。

腰围或腰臀比和成果

樊纳等人对慢性肾病患者的横断面研究发现，通过 CT 测量发现腰围与内脏脂肪的明显的相关性。在一项前瞻性研究，个别病人的数据汇集来自两个大型队列研究：社区研究动脉粥样硬化的风险和心血管健康研究 (Elsayed 2008a，2008b)。研究发现腰臀围的比例，而不是腰围或身体质量指数，与慢性肾病，心血管疾病的危险事件相关联。康德等的一项荟萃分析 (2007) 表明，腰围和腰臀围比值可预测心血管疾病的危险，而腰臀围比值要更好。这些数据表明，腰围，腰臀比而不是体重指数，应被视为肥胖的首选人体措施。当对慢性肾脏病进展的风险进行评估时，较好的指标是估计肾小球滤过率 (GFR)，因为血肌酐与肾功能及全身肌肉量相关。例如，杨等人 (2008) 报道内脏肥胖与弗雷明汉的 1300 名慢性肾病患者的关联。一般使用半胱氨酸蛋白酶抑制剂估计肾小球滤过率 (eGFR)，但测量时不使用血肌酐。

肥胖与微蛋白尿、蛋白尿

肥胖和微蛋白尿或蛋白尿

流行病学调查表明，不同人群中，肥胖是微蛋白尿的有效风险因素之一。在一项基于意大利人群的研究中心，Civill 等报道指出，身体质量指数与蛋白尿相关。在另一项针对欧洲非糖尿病人群进行的 PRVVEXD 中，得出了相似的结论，该项研究对体重、脂肪分布、微蛋白尿和肾小球滤过率之间的关系进行了调查。内脏肥胖者腰围与臀围比例的增加，微蛋白尿的风险增加。微蛋白尿和/或慢性肾功能不全的发生（GFR/1.73m² < 60ml/min）与代谢综合征的组成部分，包括中心型肥胖，空腹血糖水平升高，高甘油三酯血症，降低高密度脂蛋白（HDL）胆固醇水平，高血压（Gerstein 2001，Hillege 2002）相关。

肥胖和蛋白尿

明显肥胖的患者可逐渐出现达到肾病标准的蛋白尿。（Kambham 2001，Praga 2001）。蛋白尿的出现通常提示肾小球滤过率的下降。这些患者通过减肥可使蛋白尿减少，其中的机制包括：改善血压、改善血脂、改善胰岛素的敏感性、糖尿病患者更好的血糖控制、循环瘦素水平下降、逆转肾小球高滤过、减少肾素-血管紧张素系统中的刺激。（Praga 2006）。

内脏型肥胖，炎症，代谢综合征

内脏型肥胖是脂肪组织中的促炎症脂肪因子失调所致。这些促炎症脂肪因子包括肿瘤坏死因子 α、白介素 1、白介素 6、瘦素和抵抗素，它们均与胰岛素抵抗有关。动物模型表明胰岛素敏感下降和高胰岛素血症可导致肾小球病变，包括肾小球基底膜增厚和肾小球硬化。肥胖对于心血管的风险因素包括：高血压、高胰岛素血症、2 型糖尿病和持续的炎症反应。事实上，即使没有肥胖因素，这些临床症状也常见于 CKD 患者中，因此，这些因素与心血管疾病之间是协同关系。

腹部肥胖和酒精性脂肪肝

有时脂肪组织积聚在的肥胖患者的肝脏中，即使是在没有酒精摄入的情况下，这被称为非酒精性脂肪性肝病。研究表明 NAFLD 患者从脂肪组织中的脂肪细胞因子释放增加。患者常见有肝酶增高，而肝酶升高与死亡率增高有关。有报道指出，过度肥胖患者减去相对少量体重时可明显减少肝脂肪含量，同时可降低胰岛素抵抗。

慢性肾脏疾病患者的减肥策略

虽然多少减肥量可达到最大获益仍然未知,但是减肥对于 G 先生来说是有效的治疗方法。已知的减肥的好处是减少蛋白尿,降低血压和改善胰岛素的敏感性(Praga 1995, Schneider 2005)。管理肥胖治疗的基石,包括侧重于通过健康的饮食减轻体重和增加定期身体活动。预防和治疗肥胖的非药物战略,是糖尿病和非糖尿病慢性肾病患者的治疗方法,应为一线目标。高身体质量指数值是引发吸烟之后的第二大可预防致死因素。对于健康个体,体重下降 5% 至 10% 的体重可降低血压和胆固醇水平。因此,对于肥胖患者来说,减肥、健康的饮食以及增加煅炼是非常重要的(表 6-3)。

表 6-3 由国家联合委员会关于高血压预防、检测、评估、和治疗的第七报告推荐的生活方式调整

生活方式	推荐
如果 BMI < 25kg/m^2 则保持体重	平衡饮食来保持想要的体重
如果超重或肥胖(BMI ≥ 25kg/m^2)则需要减肥	限制卡路里摄入,平衡饮食
锻炼和体力活动	在一周内几乎每天进行中等强度锻炼 30min
适度饮酒	≤2 杯/天(男性)
	≤1 杯/天(女性)
戒烟	咨询,尼古丁补充

BMI,体重指数

来自全国肾脏基金会的表 84。KDOQI 慢性肾病评价、分类和分层的临床实践指南。Am J Kidney Dis. 2002;39;S1-S266

6.2 病例研究

1 个月后 G 先生返回到诊所。他现在的血压是 168/90mmHg,脉搏是 56 次/分,并且他的体重增长到 144.2kg,他的体检是在正常范围内,除了一些轻微的,下肢浮肿。尿素氮是 10mmol/L,肌酐 212μmol/L,

24h 尿肌酐清除率为 80ml/min（不为体表面积纠正）。他的 24h 尿蛋白排泄量是 190mg。您会为 G 先生减肥提出什么样的建议，为什么？

饮食疗法

成功的管理需要周密的计划，营养状况的定期评估，健康膳食的监督。肾脏病成果的质量倡议（KDOQI）临床实践指南并不特定指向肥胖患者。由于缺乏与肥胖有关的最佳营养需求数据。

个性化和监测

KDOQI 建议常规护理，包括有辅导经验的注册营养师对慢性肾病患者的饮食建议。营养师的投入就显得尤为重要，管理肥胖患者时，必须额外考虑能量平衡和合并症，如糖尿病和高血压的饮食管理。

饮食管理的一部分，患者应该接受一个全面的，个性化的饮食计划，包括饮食与营养相关的实验室参数和人体测量评估和测量。膳食评估采用标准化的方法，如饮食回忆，食品日记，或食物频率问卷，就可以完成。重要的实验室参数包括血清清蛋白，肌酐，胆固醇，磷，钙和血脂（即胆固醇和甘油三酯）。

能量摄入

在 CKD 阶段 1 至 3（1 至 3 期），KDOQI 建议能量摄入水平支持均衡饮食，保持理想体重，但不建议特定的能量摄入量。在 CKD4 到 5（GFR < 30）阶段，能量摄取量建议：60 岁以下患者为 35kcal/(kg·d)，大于 60 岁患者为 30 ~ 50kcal/(kg·d)，对于 68 ~ 82kg 的患者来说，30kcal/kg 的饮食相当于 2400 ~ 2900/(kcal·d)。

脂肪摄入量与低热量饮食

减少脂肪摄入作为一种低热量饮食的一部分是一条切实可行的途径，以减少能量的摄入。尚未进行降低血脂和延缓 CKD 的饮食疗法的临床试验。肥胖与 CKD 患者的饮食中脂肪的建议，应按照旨在降低心血管风险的美国国家胆固醇教育计划/成人治疗小组Ⅲ（NCEP/ATPⅢ）指南进行。

在阶段 1 至 4 的 CKD，KDOQI 建议，总能量摄入的 25% 至 35% 来自脂肪，脂肪中 <10% 来自饱和脂肪。推荐的胆固醇摄入量 <200mg/d。这些准则的目的是控制血脂水平，降低高血糖和甘油三酯。由于 CKD 患

者的饮食有时适度限制蛋白摄入。解决脂肪的摄入量时，另一个挑战是维持推荐的营养素的平衡，降低饮食中的饱和脂肪时。当减少饮食中饱和脂肪，可以换成不饱和脂肪，蛋白质，碳水化合物。是更换饱和脂肪的最佳途径。从饮食干预试验数据表明，在低饱和脂肪的饮食，或者使用蛋白质或不饱和脂肪代替碳水化合物，可对血脂有有利影响。

减肥中的蛋白质摄入量

膳食蛋白质应限制在各个阶段的 CKD 程度是有争议的。重要的是要保持高品质的生物蛋白质摄入量最低，在任何减肥计划，以避免营养不良的发展。请参阅第 9 章的蛋白质摄入量在 CKD 的详细讨论。

减肥中的碳水化合物摄入量

在美国，高碳水化合物饮食可减少肥胖发生已得到共识。为了降低心血管疾病的发生，他们推荐人们进行高碳水化合物和低脂肪饮食。这些推荐是基于一项观察性研究，该项研究指出，低脂摄入可降低心血管疾病风险，原因是可降低低密度脂蛋白和胆固醇。

原发性高血压饮食

令人信服的数据来自停止高血压的饮食方法（DASH）试验，试验提供了富含碳水化合物的饮食对血压，总胆固醇和低密度脂蛋白胆固醇（Appel 1997）的影响程度的估计。如第 7 章中讨论的，DASH 试验表明，强调水果、蔬菜和低脂牛奶的饮食可大大降低正常高限血压及 1 期高血压患者的血压。DASH 饮食包括谷物，家禽，鱼，坚果；包含只有少量的红肉，甜食和低糖饮料；减少总脂肪，饱和脂肪和胆固醇的摄入量，并提供一个适度的高蛋白质水平。DASH 试验包括 8 ~ 10 份水果和每天两倍蔬菜，平均每天 4.3 倍成年人的消耗。在高血压亚组的血压减少的幅度与药物治疗取得类似固定在每天 3.2g 钠的摄入量（140mmol）实现的血压。虽然这项研究并没有包括那些大多数会超重的 CKD 患者，但在 CKD 早期采用这种饮食会有利于血压和血脂，不应该经常建议晚期的 CKD 患者采用未修改的 DASH 饮食，因为其蛋白质和磷的含量均高于建议。CKD 的进展，DASH 钾含量也可关注，因为饮食中强调水果和蔬菜（见第 7 章和第 8 章）。

OmniHeart 研究中碳水化合物，蛋白质和脂肪丰富的饮食比较

继 DASH 之后，Appel 还使用与 DASH 相似的饮食模式进行了 OmniHeart 研究，并对 3 种健康饮食模式对血压和血脂的影响进行了对比。3 种饮食都是抗动脉粥样硬化饮食，但营养分布不同。Omni-Heart 饮食模式之间的比较结果是显著的。每餐减少饱和脂肪和胆固醇，并含有建议水平丰富的水果，蔬菜，纤维，钾，其他矿物质。三个饮食包括富含碳水化合物的饮食，类似的 DASH 饮食（碳水化合物饮食）；饮食含有丰富的蛋白质，约一半的植物来源；和含有丰富的不饱和脂肪，主要是单不饱和脂肪的饮食。不饱和脂肪饮食不仅有所有的 DASH 饮食先前所描述的相似之处，但较高，脂肪（37%），单不饱和脂肪（21%），主要来自橄榄油和油菜籽油。受试者是高血压前期或高血压 1 级的健康成年人。每个喂养期在全心脏研究历时 6 个星期，本研究结果表明，所有三个饮食从基线降低血压和低密度脂蛋白胆固醇。所有饮食方案可降低收缩压 8.2 ~ 9.5mmHg，富含蛋白质的饮食降低最多。三种饮食结果都显著减低 LDL-胆固醇，富含蛋白质的饮食降低最多。

与 CARB 饮食相比，UNSAT 饮食能使收缩压降的更低，有更高的 HDL 胆固醇，更低的甘油三酯。不饱和脂肪含量较高的 UNSAT 饮食与其它健康饮食相比，更能降低心血管疾病的风险。在 OmniHeart 研究中未包括 CKD 患者。然而，这些结果可能与早期 CKD 患者有关，采用相似的碳水化合物摄入水平应该在血压血脂方面有相似的结果。

超高蛋白质（阿特金斯型）饮食与慢性肾脏病

一些常用的减肥饮食中含有的过量营养（如蛋白质或钾）可对 CKD 的晚期患者造成不利影响。减肥策略（例如，阿特金斯饮食法）应避免具有极低碳水化合物和高蛋白饮食。现已明确阿特金斯式饮食可增加肾脏的酸负荷，从而增加结石形成的风险，促进钙负平衡，增加骨质流失和增加肾小球滤过率（Reddy 2002）。肥胖患者慢性摄入高蛋白饮食 [1.5g/(kg·d)] 加重肾小球高压（Friedman 2004），而后者是 CKD 恶化的危险因素之一。

饮食中的钠摄入量

CKD 患者发生钠潴留和细胞外容积增加是发生高血压、外周肥胖、充血性心衰的因素。CKD 发生钠潴留和伴随细胞外体积的扩张对高血压，血管神经性水肿和充血性心脏疾病的发展扮演了重要作用，这个问题将在第 7 章和第 18 章进行讨论。

高水的摄入量有关的潜在问题剖析

首先应避免推广每天八杯水或通过液体摄入进行减肥的理念。一项研究使用改良饮食肾脏病（MDRD）数据库，回顾性研究液体摄入量和肾脏疾病的进展之间的关系，发现持续的高尿量和尿渗透压低是 GFR 更快的下降（Hebert 2003）的独立危险因素。作者得出结论，高的液体摄入量不会减缓肾脏疾病的进展，患者应该让"解渴指南"指导应该喝多少水/液体。

减肥时膳食钾的摄入量

即使 CKD 晚期患者钾维持正常水平，肾脏的排钾功能仍然受到影响，并有导致高钾血症的风险。对于控制体重的目的，通常是避免高热量的食物，如高血糖指数的碳水化合物，脂肪和油，所有这些都不含或少量含钾。高度精炼的食物，如白面包，面条，大米和某些粗粮含有少量钾。典型的减肥策略是增加水果和蔬菜、高纤维谷物摄入，而这些食物均含有大量的钾。虽然蔬菜和水果是钾的主要来源，如果它们都是经过精心挑选、控制部分钾的高低、也考虑制备方法，可以被纳入到 CKD 患者的饮食。CKD 晚期患者应避免摄入富含钾的食物（第 7 章和第 8 章将对该话题进一步讨论）。

减肥饮食中的磷和钙的摄入量

CKD 晚期往往建议限制饮食中的磷摄入。高的钙的摄入量可与血管钙化相关。对于这个主题的完整讨论，请参见第 10 章。

合并 CKD 的肥胖患者的"健康"食物选择的一般清单列于表 6-4。此种清单总是必须根据 CKD 分期和患者的喜好而个体化。

表 6-4 帮助慢性肾病肥胖患者达到推荐的选择营养的食物选择

营养成分	CKD 肥胖患者良好的 食物选择	CKD 肥胖患者 应限制的食物
钠	新鲜、未加工的食物 含有 5%～10% 推荐的摄入 量（115～230mg）的食物。	包装的和加工的食物，如 面包、麦片、腊肉、奶酪 和罐头食品。
饱和脂肪	禽肉、鱼肉和瘦肉 无或低脂肪食品 替代黄油和猪油的不饱和 油替代品（例如，橄榄油、 菜籽油和玉米油）	动物产品、如肥肉和含脂 肪的日常食品 黄油、猪油
碳水化合物	水果 蔬菜和豆类 符合碳水化合物，如全麦 面包和麦片、黑米、大麦	精炼的食品，如白糖、白 面包、白米、加工的蜂蜜
磷	无或低脂肪乳和乳类产品 豆类 麸麦片	日常脂肪食品 加工的肉类和奶酪 加工的麦片
蛋白质	低蛋白面包和焙烤食品 鸡蛋白或低胆固醇鸡蛋替 代品 无或低脂肪乳 豆类 禽肉和鱼肉 低脂肪肉类	动物食品，如肉类和日常 脂肪食品

续表

营养成分	CKD 肥胖患者良好的食物选择	CKD 肥胖患者应限制的食物
钾	早期 CKD： 水果和蔬菜 较晚期的 CKD： 钾广泛分布于所有食物当中，通过进食新鲜未加工的低钾食物可达到饮食推荐	在较晚期 CKD： 水果，如西红柿、杏、香瓜、柑橘、香蕉 块茎蔬菜，如土豆、黄豆、荞麦

6.3　结构化的减肥计划，运动

G 先生的营养师制定了饮食计划。他经历了饮食的高点和低点，6周后，G 先生的体重是 140.2kg，血压为 170/90mmHg。你向他表示祝贺，并要他 2 个月后复诊。在随后的随访时，G 先生的体重仍然是140.0kg，他的血压控制在 122/50mmHg。G 先生会想要额外的帮助，以达到他的减肥目标他要求你提供一个结构化的计划。你将告诉他什么？

结构减重计划的特点

G 先生不是唯一在进行长期减肥斗争的人。虽然坚持减肥很难，随机对照试验已经证明，减肥需要结构方案，其重点是改变生活方式。方案的关键是长期干预，热量和体重自我监测，使用小组会议和促进减少食量，减少热量摄入，增加纤维和粗粮摄入的饮食。（Wadden 2007）

典型的减肥干预，强调行为的辅导而非信息指导，咨询服务通过定期一对一小组会议的方式进行。小组会议可培养责任心，提供社会支持，而且比个人咨询成本低，通常咨询师通过培训来鼓励个人建立和维持健康的生活方式。

大多数减肥计划有两个阶段

大多数减肥计划分为两个阶段。首先是初步的，密集的阶段，干预者-参与者每周接触，长达6个月。精心设计的干预计划通常使一半或三分之二参与者临床体重明显下降发生在最初的6个月。在最初的减肥期间，在临床试验中平均减肥通常是4至6公斤（Nete 2003），但变化范围很大。

然后是体重保持阶段，该阶段的目标是保持减肥状态。体重保持阶段强度较初期体重下降阶段降低。但是短期的初步成功，体重恢复，已是司空见惯。减肥因各种因素，如性别，年龄和种族变化很大。妇女的一般总重量降低较男性少，虽然可能被解释为在身体体重基线差异。年龄超过60岁个体，通常在初期减轻更多体重，且比年轻人更能有效的保持体重下降。少数民族人群比白人减的体重更少。

减肥成功，患者必须在小组会议中有一个优秀的考勤记录，并与行为的建议保持一致。据估计，要达到每周减肥0.45kg，每日热量2092kJ的赤字是必需的，因此，目前的减肥计划通常强调限制热量摄入来降低体重。

体育锻炼的重要性

（一）锻炼有助于超重和肥胖的成年人减肥，（二）减少腹部脂肪，（三）增加心肺适能，（四）协助保持体重降低。作为减肥治疗和控制体重项目的一部分，推荐CKD肥胖患者多锻炼。运动可以控制一些合并症，如高血压，糖尿病，心血管疾病及高血脂。因此，全国肾脏基金会的KDOQI临床实践指南推荐高血压的CKD患者多锻炼。该指南建议1周中大部分时间进行30分钟/天的中等强度锻炼。（见表6-3）。

锻炼对于慢性肾脏病的效果

锻炼对于早期CKD有效性的研究并不多，大多数研究都在ESRD患者中进行。结合运动与结构化减肥计划已经在一个小范围研究中显示是有效的（Mac Laughlin 2010）。运动训练的获益表现在改善了血压控制、机体功能和健康相关生活质量。

医疗筛查

在锻炼纳入到病人的减肥计划前，应进行医疗筛查，同时要考虑到包括血压控制和容量状态等情况。锻炼计划需要个体化并对每个病人进行监测。理想的情况下，应进行锻炼结合针对病人的活动水平行为疗法和其他有助于锻炼计划成功的因素。高水平的体力活动，不断进行自我监测，节制饮食和相对少量的电视时间都是与保持体重下降的相关因素。（Rayon 2006）

6.4　慢性肾脏病减肥药物治疗

G 先生试图通过改变生活方式（饮食和运动）减肥是有困难的。这是典型的病人尝试减肥。在这次访问中，他的血压是 172/90mmHg，他的脉搏是 80 次/分，他的体重高达 144.2kg。你认为它可能是恰当的建议药物减肥方法吗？

减肥药的风险与一般效能

肥胖相关性肾脏疾病，如果不能用改变生活方式可以预防或延缓，使用药物减肥方法可能会成为必要。据估计，目前减肥药物产生额外超过 6 个月以上的饮食和安慰剂平均体重下降只有 3～5kg，更有效的药物治疗是必要的。不幸的是，目前市场上销售的主要减肥药物已被证明有比较严重的副作用，下面讨论，并在目前的时间，药物肥胖治疗的规定应相当谨慎。幸运的是，许多新的减肥药正在积极发展中（2010）。

特定的减肥药

奥利司他

一个潜在的减肥药物剂是一种脂肪酶抑制剂奥利司他（Roche Laboratories, Nutley, N）。Reaven 等人（2001）评价了奥利司他辅助减肥后的患有代谢综合征的肥胖者冠心病的危险因素，评估表明，减肥衰减了患有代谢综合征的肥胖者冠心病疾病风险。在这项研究中，服用奥利司他危险因素降低。奥利司他与血浆胰岛素和甘油三酯的浓度显著减少，增加高密度脂蛋白胆固醇浓度，降低低密度脂蛋白/高密度脂蛋白胆固醇比例。血浆胰岛素，甘油三酯，或在那些没有代谢综合征的高密度脂蛋白胆固醇浓度没有显著变化。已经有关于服用奥利司他导致肾功能急性恶化的报道，可能的原因是草酸钙结晶在肾脏沉淀（Karamadoukis 2009）。奥利司他通过抑制肠道的脂肪酶以减少脂肪的吸收。如在第 34 章中所述，脂肪吸收不良，可显著增加肠道吸收的草酸，这可能会导致草酸钙结石或草酸钙引起的肾损害。另外，在减肥计划中服用奥利司他的 33 例 CKD 患者中，没有证据表明出现肾功能恶化。辅助治疗可能缓解奥利司他治疗中发生的高草酸尿症尚需进一步研究。

西布曲明

西布曲明"是药理学另一种减肥药，通过抑制食欲，促进能量消耗，导致消瘦，但它也可以通过影响去甲肾上腺素升高血压，西布曲明与增加心血管疾病和脑卒中的风险有关，欧洲药品管理局已经建议在欧洲市场停止使用它，美国食物和药物管理局（FDA）下令西布曲明在 2010 年年底从美国市场退出。

利莫那班

大麻 CB1 受体拮抗剂利莫那班，改善体重和代谢。动物模型表明，利莫那班的保护肾功能和增加生存率，但对人类肥胖的影响，目前尚不得而知。一方面，利莫那班治疗代谢综合征，这可能最终建议的潜在治疗肥胖相关的肾小球疾病益处，在另一方面治结果从荟萃分析表明，虽然给予利莫那班的患者比那些服用安慰剂有 4.7 公斤的体重降低，利莫那班的使用者有一个增加的精神不良事件风险，也就是抑郁情绪障碍、焦虑，尽管先前有的抑郁症是进入到研究的排除标准（Christensen 2007）。FDA 在评估许可使用利莫那班使用人群时，还发现在治疗肥胖时有增加自杀的风险。目前，利莫那班还没被 FDA 批准使用。2008 年，欧洲药品管理局建议，由于精神科风险，利莫那班不能作为处方药使用。利莫那班通过肝脏代谢失活，因此，对于 GFR 降低的患者，没必要进行剂量调整。

酞塞芬辛

酞塞芬辛是去甲肾上腺素，多巴胺和羟色胺再摄取抑制剂（Astrup 2008）。最初，它被用于评估治疗帕金森病和阿尔茨海默病。但随后从这些应用中撤销，因为早期试验结果表明治疗帕金森病的疗效有限。参与试验的肥胖患者体重下降明显。荟萃分析试验调查酞塞芬辛对体重的影响时，发现其潜在用途，可用于治疗帕金森或老年痴呆，在没有任何饮食习惯和生活方式治疗，服用酞塞芬辛可降低体重 4%，这与西布曲明相似，它的Ⅲ期临床试验的有效性和安全性需要确认。在动物实验中，酞塞芬辛约20%的代谢是经肾。CKD药物剂量的调整量尚未确定。

6.5 采用胃肠道手术或其他外科方法实现减肥

G 先生决定不使用药物减肥的方法。现在是 G 先生 13 个月后他回到诊所的首次随访。现在他的体重是 151 公斤，他的血压是 132/76mmHg。他的血肌酐为 203mmmol/L。他告诉你，他的妻子最近做了腹腔镜胃旁路手术，并询问你是否认为这是一个好办法。你说什么?

减肥手术已成为改善或完全缓解慢性肾病患者肥胖的合并症，结果往往成为肥胖患者的治疗中的重要工具。

6.6 病例研究

你进行了外科转诊，但外科医生因 G 先生潜在的 CKD 风险而不能确定是否进行手术。关于 CKD 患者进行减肥手术获益方面你应该告诉外科医生什么?

CKD 患者进行减肥手术的科学文献有限。病例报道中的减肥手术获益必须与术后的并发症风险进行权衡，这些并发症包括急性、慢性肾衰竭，心肺并发症，伤口感染，脱水，肾结石，可能死亡的风险。最成功的减肥手术，体重可减少 35% ~ 40%。人们已经注意到，术后 eGFR 尿清蛋白排泄、糖尿病、高血压和高血脂，以及生活质量可发生显著改善(Buchwald 2004，Izzedine 2005)。在一些患者中，血糖和高血压得到了显著的改善，并导致降糖药和/或抗高血压药物的减量或停药。在术后第一年这种趋势会持续并可维持 10 ~ 15 年。对于 2 型糖尿病患者，减肥术后每年糖尿病药物的减少和每年体检费用的减少体现了成本有效性。

6.7 病例研究

外科医生被你的观点说服，G 先生进行了减肥手术，16 个月后，他已经减掉了 45.4kg，现在体重 99kg。他的血压已经下降到 102/70mmHg。

(朱国玺 译)

参考文献及推荐阅读：

Appel LJ, Moore TJ, Obarzanek E, et al. A clinical trial of the effects of dietary patterns on blood pressure. DASH Collaborative Research Group. *N Engl J Med*. 1997;336:1117–1124.

Appel LJ, Sacks FM, Carey VJ, et al. Effects of protein, monounsaturated fat, and carbohydrate intake on blood pressure and serum lipids: results of the OmniHeart randomized trial. *JAMA*. 2005;294:2455–2464.

Astrup A, Madsbad S, Breum L, et al. Effect of tesofensine on bodyweight loss, body composition, and quality of life in obese patients: a randomised, double-blind, placebo-controlled trial. *Lancet*. 2008;372:1906–1913.

Björntorp P. "Portal" adipose tissue as a generator of risk factors for cardiovascular disease and diabetes. *Arteriosclerosis*. 1990;10:493–496.

Bronas UG. Exercise training and reduction of cardiovascular disease risk factors in patients with chronic kidney disease. *Adv Chronic Kidney Dis*. 2009;16:449–458.

Buchwald H, Avidor Y, Braunwald E, et al. Bariatric surgery: a systematic review and meta-analysis. *JAMA*. 2004;292:1724–1737.

Canoy D, Boekholdt SM, Wareham N, et al. Body fat distribution and risk of coronary heart disease in men and women in the European Prospective Investigation Into Cancer and Nutrition in Norfolk cohort: a population-based prospective study. *Circulation*. 2007;116:2933–2943.

Christensen R, Kristensen PK, Bartels EM, et al. Efficacy and safety of the weight loss drug rimonabant: a meta-analysis of randomised trials. *Lancet*. 2007;370:1706–1713.

Cirillo M, Senigalliesi L, Laurenzi M, et al. Microalbuminuria in nondiabetic adults. *Arch Intern Med*. 1998;158:19331939.

Cusumamo AM, Bodkini NL, Hansen BC, et al. Glomerular hypertrophy is associated with hyperinsulinemia and precedes overt diabetes in aging, rhesus monkeys. *Am J Kidney Dis*. 2002;40:1075–1085.

de Koning L, Merchant AT, Pogue J, et al. Waist circumference and waist-to-hip ratio as predictors of cardiovascular events: meta-regression analysis of prospective studies. *Eur Heart J*. 200;28:850–856.

Doğan A, Nakipoğlu-Yüzer GF, Yıldızgören MT,et al. Is age or the body mass index (BMI) more determinant of the bone mineral density (BMD) in geriatric women and men? *Arch Gerontol Geriatr*. 2010;51:338–341.

Duvnjak M, Tomasic V, Gomercic M, et al. Therapy of nonalcoholic fatty liver disease: current status. *J Physiol Pharmacol*. 200;60:57–66.

Elsayed EF, Sarnak MJ, Tighiouart H, et al. Waist-to-hip ratio, body mass index, and subsequent kidney disease and death. *Am J Kidney Dis*. 2008a;52:29–38.

Elsayed EF, Tighiouart H, Weiner DE, et al. Waist-to-hip ratio and body mass index as risk factors for cardiovascular events in CKD. *Am J Kidney Dis*. 2008b;52:49–57.

Fabbrini E, Sullivan S, Klein S. Obesity and nonalcoholic fatty liver disease: biochemical, metabolic, and clinical implications. *Hepatology*. 2010;51:679–689.

Fabiana MR, Sanches, CM, Avesani, MA, et al. Waist circumference and visceral fat in CKD: a cross-sectional study. *Am J Kidney Dis*. 2008;52:66–73.

Flegal KM, Graubard BI, Williamson DF, et al. Excess deaths associated with underweight, overweight, and obesity. *JAMA*. 2005;293:1861–1867.

Flicker L, McCaul KA, Hankey GJ, et al. Body mass index and survival in men and women aged 70 to 75. *J Am Geriatr Soc*. 2010;58:234–241.

Foster MC, Hwang SJ, Larson MG, et al. Overweight, obesity, and the development of stage 3 CKD: the Framingham Heart Study. *Am J Kidney Dis*. 2008;52:39–48.

Frayn KN. Visceral fat and insulin resistance—causative or correlative? *Br J Nutr*. 2000;83:S71–77.

Friedman AN. High protein diets: potential effects on the kidney in renal health and disease. *Am J Kidney Dis*. 2004;44:950–962.

Gerstein HC, Mann JF, Yi Q, et al. Albuminuria and risk of cardiovascular events, death and heart failure in diabetic and nondiabetic individuals. *JAMA*. 2001;286:421–426.

Grundy SM, Bilheimer D, Blackburn H. Rationale of the diet-heart statement of the American Heart Association. *Circulation*. 1982;65:839A–854A.

He M, Li ET, Harris S, et al. Canadian global village reality: anthropometric surrogate cutoffs and metabolic abnormalities among Canadians of East Asian, South Asian, and European descent. *Can Fam Physician*. 2010;56:e174–e182.

Hebert LA, Greene T, Levey A, et al. High urine volume and low urine osmolality are risk factors for faster progression of renal disease. *Am J Kidney Dis*. 2003;41:962–971.

Hillege HL, Fidler V, Diercks GFH, et al. Urinary albumin excretion predicts cardiovascular and noncardiovascular mortality in the general population. *Circulation*. 2002;106:1777–1782.

Hoffman DJ, Wang Z, Gallagher D, et al. Comparison of visceral adipose tissue mass in adult African Americans and whites. *Obes Res*. 2005;13:66–74.

Hsu CY, McCulloch CE, Iribarren C, et al. Body mass index and risk for end-stage renal disease. *Ann Intern Med*. 2006;144:21–28.

Izzedine H, Coupaye M, Reach I, et al. Gastric bypass and resolution of proteinuria in an obese diabetic patient. *Diabet Med*. 2005;22:1761–1762.

Jaffrin MY. Body composition determination by bioimpedance: an update. *Curr Opin Clin Nutr Metab Care*. 2009;12:482–486.

Johansenn KL, Kutner NG, Young B, et al. Association of body size with health status in patients beginning dialysis. *Am J Clin Nutr*. 2006;83:543–549.

Kalantar-Zadeh K, Block G, Humphreys MH, et al. Reverse epidemiology of cardiovascular risk factors in maintenance dialysis patients. *Kidney Int*. 2003;63:793–808.

Kambham N, Markowitz G, Valeri AM, et al. Obesity-related glomerulopathy: an emerging epidemic. *Kidney Int*. 2001;59:1498–1509.

Karamadoukis L, Shivashankar GH, Ludeman L, et al. An unusual complication of treatment with orlistat. *Clin Nephrol*. 2009;71:430–432.

Kennett GA, Clifton PG. New approaches to the pharmacological treatment of obesity: Can they break through the efficacy barrier? *Pharmacol Biochem Behav*. 2010;97:63–83.

Kosmadakis GC, Bevington A, Smith AC, et al. Physical exercise in patients with severe kidney disease. *Nephron Clin Pract*. 2010;115:c7–c16.

Kullberg J, Brandberg J, Angelhed JE, et al. Whole-body adipose tissue analysis: comparison of MRI, CT and dual energy x-ray absorptiometry. *Br J Radiol*. 2009;82:123–130.

MacLaughlin HL, Cook SA, Kariyawasam D, et al. Nonrandomized trial of weight loss with orlistat, nutrition education, diet, and exercise in obese patients with CKD: 2-year follow-up. *Am J Kidney Dis*. 2010;55:69–76.

MacLaughlin H, Macdougall IC. Rapidly progressive renal failure associated with successful pharmacotherapy for obesity. *Nephrol Dial Transplant*. 2007;22:2403–2405.

Makary MA, Clarke JM, Shore AD, et al. Medication utilization and annual health care costs in patients with type 2 diabetes mellitus before and after bariatric surgery. *Arch Surg*. 2010;145:726–731.

Mazhar SM, Shiehmorteza M, Sirlin CB. Noninvasive assessment of hepatic steatosis. *Clin Gastroenterol Hepatol*. 2009;7:135–140.

Mokdad AH, Marks JS, Stroup DF, et al. Actual causes of death in the United States, 2000. *JAMA*. 2004;291:1238–1245.

NCEP/ATPIII. Expert Panel on Detection, Evaluation, and Treatment of High Blood Pressure in Adults. Executive summary of the third report of the National Cholesterol Education Program (NCEP) Expert Panel on Detection, Evaluation, and Treatment of High Blood Cholesterol in Adults (Adult Treatment Panel III). *JAMA*. 2001;285:2486–2497.

Neter JE, Stam BE, Kok FJ, et al. Influence of weight reduction on blood pressure: a meta-analysis of randomized controlled trials. *Hypertension*. 2003;42:878–884.

NIH Consensus Conference. Gastrointestinal surgery for severe obesity. NIH Consensus Conference. Consensus Statement 9, March 25–27, Bethesda, MD, 1991.

Perry AC, Miller PC, Allison MD, et al. Clinical predictability of the waist-to-hip ratio in assessment of cardiovascular disease risk factors in overweight, premenopausal women. *Am J Clin Nutr*. 1998;68:1022–1027.

Pineau JC, Filliard JR, Bocquet M. Ultrasound techniques applied to body fat measurement in male and female athletes. *J Athl Train.* 2009;44:142–147.

Pineau JC, Lalys L, Bocquet M, et al. Ultrasound measurement of total body fat in obese adolescents. *Ann Nutr Metab.* 2010;56:36–44.

Pinto-Sietsma SJ, Navis G, Janssen WMT, et al. A central body fat distribution is related to renal function impairment, even in lean subjects. *Am J Kidney Dis.* 2003;41:733–741.

Praga M. Obesity, proteinuria and progression of renal failure. *Curr Opin Nephrol Hypertens.* 2006;15:481–486.

Praga M, Hernandez E, Andres A, et al. Effects of body weight loss and captopril treatment on proteinuria associated with obesity. *Nephron.* 1995;70: 35–41.

Praga M, Hernandez E, Morales E, et al. Clinical features and long-term outcome of obesity-associated focal segmental glomerulosclerosis. *Nephrol Dial Transplant.* 2001;16:1790–1798.

Raynor DA, Phelan S, Hill JO, et al. Television viewing and long-term weight maintenance: results from the National Weight Control Registry. *Obesity (Silver Spring).* 2006;14:1816–1824.

Reaven G, Segal K, Hauptman J, et al. Effects of orlistat-assisted weight loss in decreasing coronary heart disease risk in patients with syndrome X. *Am J Cardiol.* 2001;87:827–831.

Reddy ST, Wang CY, Sakhaee K, et al. Effect of low-carbohydrate high protein diets on acid base balance, stone forming propensity and calcium metabolism. *Am J Kidney Dis.* 2002;40:265–274.

Saladhudeen AK. Obesity and survival on dialysis. *Am J Kidney Dis.* 2003;41:925–932.

Sánchez-Lozada LG, Mu W, Roncal C, et al. Comparison of free fructose and glucose to sucrose in the ability to cause fatty liver. *Eur J Nutr.* 2010;49:1–9.

Schneider R, Golzman B, Turkot S, et al. Effect of weight loss on blood pressure, arterial compliance, and insulin resistance in normotensive obese subjects. *Am J Med Sci.* 2005;330: 157–160.

Tilg H, Moschen A. Weight loss: cornerstone in the treatment of non-alcoholic fatty liver disease. *Minerva Gastroenterol Dietol.* 2010;56:159–167.

Vazquez G, Duval S, Jacobs DR Jr, et al. Comparison of body mass index, waist circumference, and waist/hip ratio in predicting incident diabetes: a meta-analysis. *Epidemiol Rev.* 2007;29:115–128.

Verhave JC, Hillege HL, Burgerhof JGM, et al. Cardiovascular risk factors are differently associated with urinary albumin excretion in men and women. *J Am Soc Nephrol.* 2003;1330–1335.

Wadden TA, Butryn ML, Wilson C. Lifestyle modification for the management of obesity. *Gastroenterology.* 2007;132:2226–2238.

Whelton PK, Appel LJ, Espeland MA, et al. Sodium reduction and weight loss in the treatment of hypertension in older persons: a randomized controlled trial of nonpharmacologic interventions in the elderly (TONE). TONE collaborative Research Group. *JAMA.* 1998;279:839–846.

Wisse BE. The inflammatory syndrome: the role of adipose tissue cytokines in metabolic disorders linked to obesity. *J Am Soc Nephrol.* 2004;15:2792–2800.

Young JA, Hwang S, Sarnak MJ, et al. Association of visceral and subcutaneous adiposity with kidney function. *Clin J Am Soc Nephrol.* 2008;3:1786–1791.

Zelle DM, Corpeleijn E, van Ree RM, et al. Markers of the hepatic component of the metabolic syndrome as predictors of mortality in renal transplant recipients. *Am J Transplant.* 2010;10:106–114.

第 7 章　　　　钠和钾的摄入

Sharon Turban and Edgar R. Miller Ⅲ

低钠和高钾饮食具有重要的健康获益，例如降低血压，流行病学研究表明，低钠和高钾摄入量与降低脑卒中和心脏疾病风险相关，在慢性肾脏病患者（CKD）中这些影响尤为明显，高血压，心脏病和脑卒中常发生在这些患者中，并且慢性肾脏病患者与"盐敏感性"也有密切联系：膳食钠少量排泄并增加细胞外液量和血压。

除了慢性肾脏病患者，增加钾的摄入已被证明是对个体是有益的，在较重的慢性肾脏病患者中需要一个增加钾的摄入量对健康的益处和高钾血症的危险之间的平衡。不同分级的肾功能不全的饮食建议应该从高钾饮食，如饮食疗法，改变到停止高血压饮食（阿佩尔，1997 年），还有钾的限制，但效果是不确定的。

7.1　推荐的钠摄入量

一个 50 岁的美国黑人男性，10 年前，被诊断为高血压，并每天口服赖诺普利（血管紧张素转换酶抑制剂）20mg，血压控制在 142/90mmHg。他患有 2 级慢性肾脏疾病（CKD2 期）：血肌酐为 1.5mg/L（133mmol/L），肾小球滤过率（eGFR）是 62ml/（min·1.73m²），尿肌酐是 250mg/g。血钾为 4.0mmol/L。目前给病人饮食上建议并增加赖诺普利剂量。

问：你对钠摄入量的建议是什么？

对于一般人群，美国国家科学院医学研究所建议每天的钠的摄入要少于 2.3g（100mmol）（表 7-1）。对于 1 期或 2 期的慢性肾脏病患者，建议：每天的钠摄入量小于 2.4g（104mmol），这与基金会肾脏疾病成果的质量倡议（KDOQI）几乎是一致的。美国药物机构推荐对于非洲裔美国人、老年人、肾脏疾病患者和心脏病患者，钠摄入量进一步减少到 <

1.5g/d（65mmol/d）。

　　美国以外的许多卫生当局建议最多 1.5g/d（65mmol/d）的足够摄入。澳大利亚和新西兰当局的标准钠摄入较低，每天 0.46g～0.92g（20mmol～40mmol），建议的上限为 2.3g（100mmol）（表 7-1）。

表 7-1　观察到的和推荐钠的每日摄入量的对比

钠摄入量范围		注解
g/d	mmol/d	
5.5	239	在中国北方的平均摄入量（男女）
4.3	187	在美国男性的平均摄入量
3.7	160	INTERSALT 研究中 33 个国家的平均摄入量（男女）
2.9	126	在美国女性的平均摄入量
2.3～2.4	100～102	医药总部设在美国的研究所，美国农业部（USDA）的推荐最大摄入量
1.5～1.6	65～70	对某些群体如老人，糖尿病或高血压患者，非洲裔美国人，或肾脏疾病患者，医药总部设在美国的研究所，美国农业部（USDA）的推荐最大摄入量上限 根据美国科学营养咨询委员会和加拿大健康委员会制定的足够摄入量，这也是由美国心脏协会（2010 Guidlines）建议的最高摄入量
0.46～0.92	20～40	根据澳大利亚国家卫生和医学研究理事会和新西兰卫生部制定的足够摄入量

肾脏疾病结果的质量倡议

目前平均摄入量

　　在美国，典型成年男性每天钠的摄入量是 4.3g（187mmol）和妇女 2.9g（126mmol）（见表 7-1）。一家大型跨国公司的钠摄入量研究分析，每日钠摄入量的估计从 24h 尿中排泄，它介于 2.7g～4.9g（117mmol～

213mmol)，平均值 3.7g（160mmol）(Mc Carron 2009)，类似于美国的平均值。

钠的摄入量从克转换为毫摩尔：钠的分子量为 23，要转换从克到毫摩尔的钠，乘以 1000/23，所以 2.3g/d 的钠摄入量 = 2.3 × 1000/23 = 100mmol/d。

盐与钠：一些研究和指南，是指食盐的摄入量，而不是钠的摄入，盐的化学成分是氯化钠，分子量为 58.4，因为 23（NA）35.4（CI）= 58.4。因此，食盐是 58.4/23 = 2.54 倍，比钠重。从盐转化为钠，除以 2.54。例如，6g/d 盐的摄入量 =6/2.54 = 2.36g/d 的钠摄入量。

减少钠摄入的获益

钠和血压

血压增高是不良的肾脏和心血管事件中的一个重要介质。通过研究不同人群发现，血压值与每日钠的摄入量正相关，在摄入钠极低的人群中，血压值与年龄增长正相关。这些生态研究的一个限制是，它很难分辨在饮食中的钾高钠低的相对重要性，因为钠摄入量低的人群往往有高钾的摄入。证明减少钠摄入对健康有益的最好的证据依赖于能够独立验证少钠饮食的效应的临床试验。

合理膳食和医学研究所关于钠摄入量的建议

合理膳食有别于研究设计，这些研究是降低高血压症的危险因素和降低血压以及降低高血压前期的成年人的血清胆固醇。它被广泛建议，以实现这些目标。合理膳食是多吃水果，蔬菜和低脂肪奶制品，小幅高蛋白质，低总脂肪和饱和脂肪。

钠膳食的试验

膳食钠试验是一项随机控制的饲喂试验测试的饮食习惯和钠摄入量对血压成年人高血压前期和不吃药物的第 1 阶段高血压成年患者的影响。在这项试验中，通过钠含量水平降低血压的膳食试验类似于一个许多美国人的消费饮食控制。此外，还有那些参与低钠膳食降低血压的人群以及通过降低饮食总量的降低钠摄入的美国成年人（每日 3.4g 的成年人降到每日钠摄入量2.3g)。每天1.5g（65mmol）的较低水平会取得更大的血压降低。

　　在某些亚组中限制钠的摄入会引起血压的较大下降。例如，对于患有高血压的非裔美国人的控制饮食，从高盐饮食降到低钠盐饮食时，伴有9.4mmHg收缩压血压降低。通过低钠膳食，收缩压降为5.7mmHg。在保持患者初始体重的同时观察低钠饮食对血压的影响。

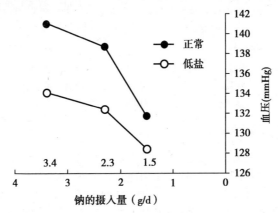

图7-1　降压饮食和膳食钠摄入量对不用抗高血压药物的非洲裔高血压个人的影响

血压的盐敏感性

　　在健康人群中，血压随钠摄入量的不同而变化有很大的差异，"盐敏感"已被用来指其血液中钠摄入量的增加而引起血管压力的增大；然而，并非都具有盐敏感性。这种变化似乎有连续分布，它能体现出盐的变化幅度。盐的敏感性的定义没有定论，然而，某些群体会出现更多的盐敏感，包括非洲裔美国人，年长者，糖尿病或高血压的患者和慢性肾病患者。

减少钠的其他获益

　　虽然少钠可以降低血压，但是少钠的好处并非只有降低血压，少钠还有很多其他益处。

膳食钠与心血管疾病

　　高钠摄入量已证明与左心室肥厚和心血管事件，尤其是脑卒中的风险增加正相关。较高的风险可能是介导的两个血压依赖性和血液压力独立的机制（例如，增加氧化应激和上调盐皮质激素受体信号）。在流行病学，很难区分是血压还是原发病因对疾病的影响。此外，大多数试验调查，少钠没有足够的时间或足够的量，以充分评估钠对心血管事件发生的影响。然而，一个长期随访预防高血压（Cook 2007）的试验结果是，原本有心脏病基础的参与者在减少钠的摄入 10 ~ 15 年后可以降低心血管事件发生的风险。充血性心脏衰竭患者通常建议减少钠的摄入。因为有关疗效的争议，所以需要更多的实验研究。充血性心脏衰竭患者很有可能摄取过量的钠，众所周知，钠潴留可引起水分的潴留。最近的观测研究表明，与少钠饮食的心脏病患者相比，消耗高钠饮食会增加发生急性失代偿性心脏衰竭的发生、住院治疗、死亡率。然而，更多的研究需要进一步探讨膳食钠对心血管疾病的影响和风险，以确定心血管疾病患者的最佳摄入量。

膳食钠和慢性肾脏疾病

钠摄入可能通过血压依赖和非血压依赖机制改变肾病的进展速度。慢性肾病患者可能由于排除钠的能力降低而变得对盐很敏感。研究表明低钠饮食能够减少蛋白尿（He，2009；Swift，2005）并且增加肾素血管紧张素阻断药剂的降血压和抗蛋白尿效果。不过，还没有足够的人类研究证明钠摄入对慢性肾病的长期改变效果。

增强的利尿剂的影响

许多与慢性肾脏病疾病患者可能会受益于利尿剂的治疗。低钠盐饮食能增加利尿剂的影响，使得更容易控制顽固性高血压患者的容量超负荷（Jessup 2009）。顽固性高血压患者，需要包括利尿药的多种药物治疗和能够改善血压的低盐饮食治疗。

关于少钠的争论

虽然许多研究报告高钠饮食的负面影响和低盐饮食的好处，但是仍有关于低盐饮食的安全和好处以及是否应广泛应用的争论的文献。特别是，激活肾素-血管紧张素和交感神经系统的激活作用和低钠对血脂的不利影响。然而，这些潜在的不利影响只是推测。虽然是否应在高血压患者中限制钠的摄入的争论仍在继续，但是这种争议可能并不适用于慢性肾病患者，因为这些患者大部分具有盐敏感性。

钾的推荐使用量

对于普通人群，钾的"足够摄取量"设置在每天 4.7g（120mmol）（医学研究所 2004）。对于阶段 1 或 2（1 或 2 期）的慢性肾病的成年人，研究小组建议在日常消耗至少 4g（102mmol）的钾。表 7-2 显示了美国人群的钾的摄入以及建议摄入量。

钾的摄入量从克向毫摩尔转换

钾的分子量为 39.1g/mol。钾从 g/d 向 mmol/d 转换，需乘以 1000/39.1。例如，4.7g/d = 4.7 × 1000/39.1 = 120mmol/d。

被医学研究所认为是一个"摄入足够的"钾的水平足够高，可以减少氯化钠的摄入量对血压的不利影响，减少肾结石的风险，并有可能降低骨质疏松疾病。较高的钾的摄入可能有益于高血压患者和非洲裔美国人。一般没有钾的摄入量的上限，因为在没有显著的肾脏病的患者，过量的钾可以随尿液排除。摄入过的钾似乎不会出现不利的影响。虽然大量的钾的摄入出现在史前饮食，但是在当代，钾往往是在商业处理食物时被删减。在美国许多人吃现代西方饮食不删减食物中"适当"的钾量，如表 7-2 所示。

表 7-2　观察到的与推荐的每日钾摄入量对比

钾的摄入范围		注解
g/d	mmol/d	
4.7	120	高血压的钾含量 男女性合适的钾含量
4.0	102	由 KDOQI 针对 1～2 期慢性肾病患者的推荐摄入量
3.4	87	美国男性钾的平均摄入量
2.0～4.0	51～102	由 KDOQI 针对 3～4 期慢性肾病患者的推荐摄入量
2.4	61	美国女性中观察到钾平均摄入量

钾的高摄入量可能会减少钠的摄入。同样，血压上升，钾更容易降低血压

钾的摄入与血压

在正常血压和高血压无肾脏疾病的人，增加钾的摄入量，无论是富含钾的食物或营养补充剂，已被证明是降低血压。钾的降压作用，可通过增加肾脏钠排泄与血管舒张和其他保护机制影响。随着平均补充钾摄入量增加了一倍，收缩压降低范围从 3.5mmHg～8.2mmHg，舒张压降低范围从 1.0mmHg～4.5mmHg。这种影响在非洲裔的美国人和患有高血压的病人中更明显。这些试验中未包含 CKD 患者。

钠对血压的敏感性钾的摄入量有着显著影响。钾的摄入量减少可能会导致血压水平增高，而钾的高摄入可减少钠摄入，从而导致血压上升。同样当钠摄入增多时，钾可使血压下降。

钾的摄入量和心血管疾病

钠、钾对心血管和肾脏疾病的影响可能是通过介导血压依赖和血液压力独立的路径方式。钾的摄入量低可能会导致氧化应激和炎症增加，而增加钾的摄入会抑制这些过程。从流行病学研究和动物模型的证据表明，饮食富含钾减少脑卒中、心血管事件。前瞻研究的风险表明，高膳食钾的摄入量与脑卒中死亡率降低风险调整后血压。降低血钾水平出现室性心律失常和心血管疾病事件的风险增加患者心脏病。一项小实验表明，富含钾盐的使用与普通食盐相比，能减少心血管事件的风险。一些健康饮食的影响是不是受高钾低钠的影响，或从这些饮食中的其他成分，是很难确定的。

钾的摄入与肾脏疾病

此外，动物研究表明，降低 CKD 患者血压的一个主要危险因素是增加膳食钾对血压的影响。钾对肾损害的保护，可能是通过部分介导炎症途径。慢性缺钾已被证明与肾脏疾病、间质性肾炎的发病加速进展相关，并增加在动物和人类的肾囊肿的形成，也可减少肾结石形成。然而，增加钾的摄入量为手段，以防止或延缓慢性肾脏疾病的进展并没有得到很好的研究。

钠和钾推荐摄入量　案例 1

由于这名病人为 CKD2 期和正常血钾，目前的建议是最大的每天 1.5~2.3g（65mmol~100mmol）的膳食钠摄入量和每天钾的摄入 4.0g（102mmol）。

7.2　阶段 3~4（3 期和 4 期）的慢性肾脏疾病患者的钠钾摄入的建议

一位 62 岁的女性，在您的诊所定期安排随访。30 年前她被诊断为高血压，她的肾功能渐进性受损。如今，她的血肌酐为 2.2mg/L（195μmol/L），清除率为 23ml/min，慢性肾脏疾病的第四阶段。她服用缬沙坦（血管紧张素受体拮抗剂）使她的家庭血压读数稍微提高，她在网上阅读文章后，认为降低食盐的摄入量这可能有助于降低血压。现在血钾水平是 4.3mmol/L。

针对这个病人，钠钾的推荐摄入量该如何？

第 3 和 4 期慢性肾脏病的钠摄入量

目前，第 3 期至 4 期慢性肾病患者的钠摄入量与一般人群和第 1 期至 2 期的慢性肾病患者的摄入量是一样的：为每天 2.3g（100mmol），不过，这些患者每天摄入 1.5g 可能会更理想。

第 3 和 4 期慢性肾脏病的钾摄入量

尽管已知道增加钾的摄入量对血压和心血管疾病有好处，第 3 期和 4 期慢性肾脏病最佳钾的摄入量并不确定，因为高钾存在一定的风险，特别是使用保钾剂的患者，如血管紧张素转换酶抑制剂，a 受体阻滞剂，醛固酮拮抗剂（表 7-3），虽然有报道表明，肾脏排泄钾不会出现大幅减值，直到肾小球滤过率明显下降，但这并没有得到很好的研究。

目前，对于第 3 期和 4 期慢性肾脏病，饮食研究机构推荐的钾的摄入量是每天 2~4g（50mmol~100mmol），这比第 1 期和 2 期慢性肾脏病患者的每天推荐摄入4g钾和普通人群每天摄入4.7g的钾还要低。目前，第3期和4期慢性肾脏病患者不推荐高血压饮食（是否直接用DASH饮食更好？）。但是，对于慢性肾脏病患者钾的限制程度并不是很确定。最近对820个人与第3期至5期的CKD患者的前瞻性研究显示，血清钾水平在4.1mmol/L和5.5mmol/L之间的患者死亡风险最低，而血清钾水平≤4.0mmol/L，似乎预测到的死亡率相比水平≥5.5更大（Korgaonkar 2010），但在肾功能正常患者，实验室发现血清钾在5.5mmol/L～5.9mmol/L间，死亡率风险至少增加10倍。在第3期和4期慢性肾脏病患者中，高钾血症的患者死亡率风险要相对低一些，但与无高钾血症的病人（Einhorn 2009）相比，仍增加了五倍。

表7-3　可能提高血清钾水平的药剂

	药物	机制
抗高血压或留钾利尿药	血管紧张素转化酶抑制剂和血管紧张素受体拮抗剂	降低醛固酮
	安体舒通和依普利酮	降低醛固酮
	氨苯蝶啶	阻止远端小管钠通道
	阿米洛利	阻止远端小管钠通道
	β受体阻滞剂	降低醛固酮合成，并可能降低细胞摄入钾
其他药剂	非甾体抗炎药	降低醛固酮
	甲氧苄氨嘧啶	阻止远端小管钠通道
	环氧合酶-2抑制剂	降低醛固酮
	肝磷脂	降低醛固酮
	神经钙调蛋白抑制剂（环孢霉素和他克莫司）	降低醛固酮并降低主细胞中的钠钾帮浦（腺苷三磷酸酶泵）活动

因此，有一种微妙的平衡必须保持。对于有较好尿量的慢性肾病患者和没有证据表明高钾血症提供与钾的摄入量提出了更高的效益的患者，增加钾的摄入量是值得的。但这些病人应非常仔细地监测记录，甚至有轻度高血钾死亡的危险。

服用保钾药物的病人的钾的摄入量

慢性肾病患者往往需要血管紧张素转换酶抑制剂，血管紧张素受体阻滞剂，醛固酮拮抗剂治疗高血压，减少蛋白尿，或延缓慢性肾脏病的进展。有一些所谓的双重阻断肾素-血管紧张素好处，慢性肾病患者在同一时间可以收到任何两个以上效应作用。接收一个或多个保钾剂的患者必须仔细监测。如果血钾接近正常，而减少饮食钾严格的上限，可能需要让他们继续采取这些"保钾"的药物（见表 7-3），应尽可能避免这些情况，尤其是当血钾趋势高，特别是当使用血管紧张素转换酶抑制剂，血管紧张素受体阻滞剂和醛固酮拮抗剂。

慢性肾病患者的高钾治疗往往是给予聚苯乙烯磺酸钠（SPS）的，离子交换树脂（俗称的品牌名称 Kayexalate），无论是急性或长期配合可能提高钾的药物，如血管紧张素转换酶抑制剂。关于卫生和植物检疫使用，因为有关它的使用可能会导致结肠坏死和缺乏有关其疗效（Sterns 2010）的对照试验的关注已经有一些争议，但是，根据美国食物和药物管理局（FDA 2009）与 SPS 有关的严重的胃肠道不良事件的报告病例大多发生时，它是渗透通便山梨醇（通常为 70% 山梨醇）和经常在危险因素，如患者术后立即期间设置管理，减少胃肠道功能（FDA 2009，Sterns 2010）。美国食品药物管理局发表了一份声明（FDA 2009），它不建议山梨醇的使用。最近的一篇社论同时使用（Watson 2010），解决这一争议，数据表明，单独的 SPS（口头或作为灌肠），口腔卫生和植物检疫措施与 33% 山梨醇混合的是不安全的。这篇社论进一步指出，因潜在威胁生命的高钾血症的性质和有限的治疗选择，以增加钾的排泄点，在此设置 SPS 似乎是"临床有效和合理的安全"。高钾血症的治疗主要的讨论更多在第 38 章。

有些药物降低血钾水平，通过增加肾脏或肠道排泄或转移钾进入细胞。主要是在表 7-4 中列出。影响钾的利尿剂在第 18 和 27 章中讨论。

表 7-4　能够降低血清钾的药剂

	药名	机制
利尿剂（保钾）	氢氯噻嗪	增加钾的肾排泄
	氯噻酮	
	呋喃苯胺酸，布美他尼	
	美托拉宗	
其他药物	类固醇（氟氢可的松，强的松，氢化可的松）	增加钾的肾排泄
	氨基苷类抗生素	
	两性霉素 B	
	顺氯氨铂	
	青霉素类药物	
	锂	
	倾泻剂	增加钾的粪便排出
	兴奋剂	促使钾进入细胞
	胰岛素	

7.3　推荐钠和钾摄入量的评估

　　两名病人返回到诊所 3 个月后，病人的报告是坚持减少膳食钠，和口服药物，病人说我的报告没有问题，但您怀疑违规，病人坚持下来是比较困难的，因为她们经常外出在餐馆吃饭。她问，如果有一种方法来确定她的钠摄入量。你决定客观测量量化尿钠排泄的钠摄入量，这可能会在这两种情况下提供了一个评估坚持的方法，并作为辅导工具使用的好处。

　　遵守膳食怎样才能得到保证和评估？

使用工具来评估，并有助于确保膳食坚持

临床医生的办公室提供了强大的的设置，倡导和推动的生活方式和饮食结构的改变。医师的饮食结构的改变可以完成，但成功取决于几个因素，包括医生和工作人员的沟通技巧和知识，可利用的资源，足够的时间进行辅导，并修改病人愿意的饮食习惯。即使有足够的时间和医生的知识，患者仍会忘记在诊所访问的细节的意见。食品标签不要求列表钾的范围，虽然钠的含量是食品标签上列出，它可能仍然是很难计算他们的个人食物含量。病人成功的饮食结构的改变通常是非常积极的个人寻求外部资源，以帮助了解如何修改自己的饮食。在可能的情况下，医生应该是指患者营养师或健康老师。许多的保险方案，包括医疗保险，将覆盖这样的访问，如果有人记录慢性肾病患者，对于缺乏保险的患者，将会转诊到社区为基础的组织可能会同样有效。多个互访和接触取得成功的关键成分。从营养师的角度来看教育中的钠和钾的患者的详细的建议是在第 8 章。

钠摄入量的评估

24 小时尿钠集合可以用来帮助确定病人的钠摄入量，这些尿液集合的摄入量应始终包括肌酐排泄的分析，以确定充足的尿液收集（见附录 A 预计每天肌酐排泄率）。24h 尿钠排泄密切反映了前一天的钠摄入量，但可能无法准确反映整体典型的摄入量。使用试纸测试测量尿钠或尿氯化物肌酐（曼和盖特，2010）这个近似的钠摄入量可通过 24h 合理使用集合新技术来测量，但仍然在评估过程。尿钠，钾的比例也可测量，尿钠，钾的比例高已被证明与心血管疾病的风险增加正相关，虽然没有设置这个比例建议的目标。

（朱国玺　译）

参考文献及推荐阅读：

American Heart Association 2010 Dietary Guidelines, 2010. http://www.cnpp.usda.gov/publications/dietaryguidelines/2010/meeting2/commentattachments/aha-220e.pdf. Accessed January 6, 2011.

Appel LJ, Anderson CA. Compelling evidence for public health action to reduce salt intake. *N Engl J Med*. 2010;362:650–652.

Appel LJ, Moore TJ, Obarzanek E, et al. A clinical trial of the effects of dietary patterns on blood pressure. DASH Collaborative Research Group. *N Engl J Med*. 1997;336:1117–1124.

Arcand J, Ivanov J, Sasson A, et al. A high-sodium diet is associated with acute decompensated heart failure in ambulatory heart failure patients: a prospective follow-up study. Am J Clin Nutr. 2010, Epub ahead of print.

Bray GA, Vollmer WM, Sacks FM, et al. A further subgroup analysis of the effects of the DASH diet and three dietary sodium levels on blood pressure: results of the DASH-Sodium Trial. *Am J Cardiol*. 2004;94:222–227.

Büssemaker E, Hillebrand U, Hausberg M, et al. Pathogenesis of hypertension: interactions among sodium, potassium, and aldosterone. *Am J Kidney Dis*. 2010;55:1111–1120.

Cappuccio FP, MacGregor GA. Does potassium supplementation lower blood pressure? A meta-analysis of published trials. *J Hypertens*. 1991;9:465–473.

Chang HY, Hu YW, Yue CS, et al. Effect of potassium-enriched salt on cardiovascular mortality and medical expenses of elderly men. *Am J Clin Nutr*. 2006;83:1289–1296.

Cook NR, Cutler JA, Obarzanek E, et al. Long term effects of dietary sodium reduction on cardiovascular disease outcomes: observational follow-up of the trials of hypertension prevention (TOHP). *BMJ*. 2007;334:885.

Einhorn LM, Zhan M, Hsu VD, et al. The frequency of hyperkalemia and its significance in chronic kidney disease. *Arch Intern Med*. 2009;169:1156–1162.

FDA (U.S. Food and Drug Administration). Kayexalate (sodium polystyrene sulfonate) powder. Detailed View: Safety labeling changes approved by FDA Center for Drug Evaluation and Research (CDER)–September 2009. www.fda.gov/Safety/MedWatch/SafetyInformation/ucm186845.htm. Accessed October 24, 2010.

Geleijnse JM, Kok FJ, Grobbee DE. Blood pressure response to changes in sodium and potassium intake: a metaregression analysis of randomised trials. *J Hum Hypertens*. 2003; 17:471–480.

He FJ, Marciniak M, Visagie E, et al. Effect of modest salt reduction on blood pressure, urinary albumin, and pulse wave velocity in white, black, and Asian mild hypertensives. *Hypertension*. 2009;54:447–448.

Heeg JE, de Jong PE, van der Hem GK, et al. Efficacy and variability of the antiproteinuric effect of ACE inhibition by lisinopril. *Kidney Int*. 1989;36:272–279.

Institute of Medicine of the National Academies. Panel on Dietary Reference Intakes for Electrolytes and Water, Standing Committee on the Scientific Evaluation of Dietary Reference Intakes. *Dietary References Intakes for Water, Potassium, Sodium, Chloride, and Sulfate*. Washington, DC: National Academies Press; 2004:186–268.

Jessup M, Abraham WT, Casey DE, et al. 2009 focused update: ACCF/AHA Guidelines for the diagnosis and management of heart failure in adults: a report of the American College of Cardiology Foundation/American Heart Association Task Force on Practice Guidelines: developed in collaboration with the International Society for Heart and Lung Transplantation. *Circulation*. 2009;119:1977–2016.

Korgaonkar S, Tilea A, Gillespie BW, et al. Serum potassium and outcomes in CKD: insights from the RRI-CKD cohort study. *Clin J Am Soc Nephrol*. 2010;5:762–769.

Mann SJ, Gerber LM. Estimation of 24-h sodium excretion from a spot urine sample using chloride and creatinine dipsticks. *Am J Hypertens*. 2010;23:743–748.

McCarron DA, Geerling JC, Kazaks AG, et al. Can dietary sodium intake be modified by public policy? *Clin J Am Soc Nephrol*. 2009;4:1878–1882.

Pimenta E, Gaddam KK, Oparil S, et al. Effects of dietary sodium reduction on blood pressure in subjects with resistant hypertension: results from a randomized trial. *Hypertension*. 2009;54:475–481.

Rothberg MB, Sivalingam SK. The new heart failure diet: less salt restriction, more micronutrients. *J Gen Intern Med*. 2010;25:1136–7.

Sacks FM, Svetkey LP, Vollmer WM, et al. Effects on blood pressure of reduced dietary sodium and the Dietary Approaches to Stop Hypertension (DASH) diet. DASH-Sodium Collaborative Research Group. *N Engl J Med*. 2001;344:3–10.

Sterns RH, Rojas M, Bernstein P, et al. Ion-exchange resins for the treatment of hyperkalemia: are they safe and effective? *J Am Soc Nephrol*. 2010;21:733–735.

Swift PA, Markandu ND, Sagnella GA, et al. Modest salt reduction reduces blood pressure and urine protein excretion in black hypertensives: a randomized control trial. *Hypertension.* 2005;46:308–312.

Titze J, Ritz E. Salt and its effect on blood pressure and target organ damage: new pieces in an old puzzle. *J Nephrol.* 2009;22:177–189.

Watson M, Abbott KC, Yuan CM. Damned if you do, damned if you don't: potassium binding resins in hyperkalemia. *Clin J Am Soc Nephrol.* 2010;5:1723–1726.

Whelton PK, He J, Cutler JA, et al. Effects of oral potassium on blood pressure: meta-analysis of randomized controlled clinical trials. *JAMA.* 1997;277:1624–1632.

第8章

限制饮食钠钾摄入：一个营养师的观点

Jane H. Greene

前面的章节详细介绍了慢性肾病患者钠钾推荐摄入量。本章我们将会给出实现饮食中限制钠钾摄入的实践性操作方法。

钠

之前提到，每日钠最大推荐摄入量为 2.3g（100mmol），而且在高于 1.5g（100mmol）的情况下越低越好。在生活比较原始的社会中饮食钠的摄入量较低，但在发达国家中平均每天为 3.7g（160mmol），这比慢性肾病患者摄入量上限高出 60%。因此，为达到推荐摄入量，大部分患者必须改变饮食计划。营养师的任务就是帮助他们认识饮食中钠的来源，这样可以使患者通过改变他们的饮食降低钠摄入，达到推荐水平的同时可以维持各种营养素的摄入。

饮食中钠的来源

西方饮食中，大部分钠（77% 见图 8-1）是在食物处理过程中添加进入的，5% 是在食物买回来后的处理中加入的，6% 是在做好后进食时加入的。这就意味着把注意力集中在"拿走盐瓶上"效果并不大。这样倒不如教会患者识别商品标签以及哪里才是他们投入物力财力来控制食物的选择，需要教会病人如何识别他们喜欢吃的各种食物中哪些是低钠的以及他们在哪里可以买到这些。

一个控制钠摄入的可操作性方法

一个人的饮食与其社会工作网中的地位有关，并且取决于患者挑选食物的能力及最终把采购的材料做成食物的能力。钱是很重要的一个因素，某些病人没有经济条件改变他们所吃的食物。一般情况下有三个就餐地点：在家吃，和朋友或亲戚一起吃饭，在外面餐厅吃。在给患者饮食上的建议时，首先明白每个不同就餐地点主要吃的是什么。

谁购买和准备患者的食物

　　如果大部分时间都在家吃饭，那么问题是："谁来购买食物?"。如果大部分情况下是由患者家属购买食物，则教患者识别食品标签的用处不大。在多数情况下，患者的家庭成员准备食物时，会感性的认为要准备喜欢的食物。对于有疾病并发症的患者来说，家属应该承担起照料病人的责任，也许他们需要花时间和精力为了患者的健康而改变个人的饮食习惯，所以对于大家族中的肾病患者来说，这是一个很棘手的问题。因为在大家庭中患者特殊的饮食容易被家族一贯传统的饮食方式所忽略，让大家为了一个人而改变整个饮食习惯，必然会引起埋怨和争执。

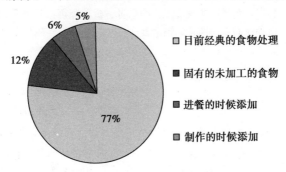

图 8-1　按经典的西方饮食方式粗略估计膳食中钠的来源

快餐

　　随着生活节奏的加快，餐饮行业也随之发生了改变，大家有很多快速方便食品可供选择。虽然不一定完全在理，速食食品确实常常含有很高的钠含量。

经常在餐馆吃饭的患者

　　如果患者独自生活并且常在餐馆吃饭，他/她会面临一系列不同问题。一些餐馆会在它们的网站上提供食物的营养信息（包括菜中钠含量），这样便于客人就餐时选择食物。

食品保障

根据美国农业部门的现代人口调查结果，2008 年 15% 的家庭曾遇到食品保障问题，这就意味着这段时间里有些家庭没有足够的食物，或者全家人无法获得足够的食物，因为他们没有钱或者其他的物资来换取食物。社会经济条件低下导致食物无保障在饮食与慢性肾病关联性中起到了一定的作用（Young 1994，Shoham 2005）。依赖社区供应食物的家庭无自主权选择健康咨询师建议给他们的食物，美国国家食物储备库和国家项目提供的食物钠含量通常会较高，并且同样存在高钾或高磷问题。

食品供应问题的应对处理

虽然上述问题让人头疼，但其实存在部分解决方案。当患者不是亲自采购食物或者不是亲自在家做饭时，我们可以对采购和做饭的人给一些建议和忠告。对于以快餐为主食的患者，营养师可以帮助他们计划每一顿，并指导他们如何准备低钠膳食。

超市

含钠食物的标记

一份食物中钠的含量　全世界各个国家标记食物成分的方式不同。在美国，一份食物中钠含量单位为 mg，依据是食品药品监督局的研究（美国，食品药品监督局题目 21：食品药物，A 部分，一般供给。101.12）。食品许可证规定的食物中钠含量见表 8-1。虽然一份食物中钠含量的测定值比较有用，但独立包装的食物往往由几份构成，此时，应该考虑包装中总的钠盐含量。

表 8-1　美国食谱中钠的含量

要求	一份食物中盐含量
无钠	<5mg（0.22mmol）
极低钠	≤35mg（1.5mmol）
低钠	≤140mg（6.1mmol）
不加盐	仅含有食物中天然的钠

营养成分表 在美国，食物成分会按含量从高到低分别列出，这可以帮助我们从食品包装袋上找出钠的含量。

味精和小苏打 味精是一种调味品，能添加到嫩肉粉、调味汁、汤和肉汤中。小苏打用于烘烤食物、饼干和咸饼干发酵。小苏打和发酵粉容易混淆，小苏打是纯重碳酸氢钠，而发酵粉是碳酸酸钠与酒石酸的混合物。酒石酸是一种酸化剂（奶油蛋挞）和干燥剂（通常是淀粉），食品标签上会注释这些佐料中钠含量。

连锁店、专营商店的低钠食物

在美国大部分人会从大的连锁商店购买食物，很多商店会提供各种不同的低钠食物，这取决于该地城市的文化程度和食品健康的意识。在一些大城市，会有一些专门出售健康食品的食品连锁店。营养咨询师应该告知为家中患者购买食物的采购者存在的可供选择的各种低钠食品。

在网上购买低盐食品

在世界各国，很多网站会专门出售低钠食物，包括肉、香肠、肉类高汤、面包以及各种调味品。居住在低钠盐低钠食物缺乏地区的患者，通过互联网的方式购买低钠食品是很有帮助的。

厨房

在家做饭时，最重要的一点是避免使用高钠的食材，如块状浓缩汤、调味包。在使用食材前，应该看看包装上食物成分表中的钠含量。前面提到，患者不做饭或者会为整个家庭做饭时，参加健康教育是有必要的，包括限制钠摄入的好处，如何用少量的钠做出可口的饭菜。习惯于高盐饮食的人吃低盐饮食的时候会觉得无味，但是这种感觉在低盐饮食改变一周后消失。后面的表格中列出了建议：在不久的将来可以用草药和香料代替餐桌上的盐。

准备米、面和土豆时加入含盐的水

这没有必要，应该避免。

肉、鱼、其他调味品中加盐

添加的盐量应最小，家庭成员在用盐瓶加盐的时候应该品尝一下，但是对于患者来说去掉调味品添加的盐是不可能的。

酱油、照烧酱、烤肉酱、调味品、香料、商品用肉搽盐　这些材料，特别是酱油中钠的含量很高，因此很有必要去商店购买各种低钠调味品，从源头上解决问题。香料和搽粉混合物中通常盐是主要成分，患者应该仔细阅读商品上的食物成分表，选择无盐食品或者购买各种调料在家自己搭配。网上也有许多很合配料的素材。此外，患者可以从当地的农贸市场或者专门的调料市场购买各种素材进行调配。用这些低钠的佐料代替调味品可以做到钠盐含量低又不缺乏味感，这提高了病人的家庭成员对饮食的接受性，减少了需要为病人准备不同食物的麻烦。

对已经加工好的食物仅使用部分调料包　调料包含的盐分比较高，会经常和蔬菜与加工好食物一起提供。如果没有替代的低钠盐，确实需要使用调料包的话，建议患者使用 1/4 的量，并且限制带调料的食物的食用量。

制作食物中食材使用小贴士

一开始干的调料不要超过 1/4 勺或者一斤肉中加 3/4 勺的新鲜调料，可以根据自己的口味偏好进行调整。添加香料之前，将其碾碎以释放香味，所有的香料要么在刚开始煮的时候加，要么在快煮好一个小时前加。碾碎的香料应该在最后 15min 加入。

我们可以把罗勒属植物、叶状的海产品、墨角兰、百里香、龙篙叶、迷迭香，加入肉、家禽、鱼中以代替盐。厨房中应该经常使用一些对慢性肾病患者有益的食材，比如新鲜的柠檬汁或调味用的大蒜和橄榄油，这些可以提高食物的口感。

一勺盐、小苏打和烘烤的面粉中分别含有多少钠？

当制作蛋糕和饼干等烘烤食物时，会使用盐、小苏打和烘烤的面粉。那我们应该添加多少的盐呢？1/4 勺的盐含 590mg 的钠（25mmol），1/4 勺小苏打中含 250~300mg（11~13mmol）的钠。一些烘烤粉含有大量的盐，而有些几乎不含钠，可以从这些产品的食物成分表中获得钠含量的信息。

低钠食谱和网站

一些好的低钠食谱是非常有用的，且很多是为严重充血性心衰病人或高血压患者制定的，低钠饮食可以显著改善他们的健康。这类的书可以为疾病护理人员在准备低钠食物时提供一些建议。一些作者已经把他们的书公布到了相应的网站，网站上也有很多准备低钠饮食的小贴士。这些有益的食谱也会经常更换，适不适当、有没有用取决于患者的母语和国籍，因此可以使用国际搜索引擎。美国心脏病协会杂志上发表的一个著名食谱显示，并不是所有的低钠食谱都适合慢性肾病患者。对于需要限制钾摄入的患者，食谱中的低钠饮食需要进行评估以确保不会含有很高的钾。

各种肾脏协会和美国肾脏透析供应商也会在自己的网站上发布一些为肾病患者提供的食谱和菜单，这对患者来说也许是有帮助的。这些食谱大多都是针对肾脏透析的患者，而不仅局限于早期慢性肾病患者。

在餐馆和一些社交活动中

大部分的餐厅在菜单或网站上提供有营养信息。给患者提供食物的信息，可以帮助他们选择低钠食物。如果没有提供相关信息，则可以使用一个通用的法则：

■ 告知服务员自己需要限制钠的使用，并要求自己的食物不要额外加盐。

■ 仅吃一点点撒在肉和蔬菜上的酱汁，这些酱汁含盐量往往很高。

■ 如果已经点了表面有盐的肉或油炸的菜，其外面通常包裹极高含量的盐，在吃之前可以刮掉表面或者去除表面包裹的盐。

■ 每一个小圆饼干或饼干通常含有 250~500mg 的钠，吃这些饼干的话，保守估计将吃掉 800mg 的钠。

■ 在一面上涂上沙拉酱，在你的刀叉入沙拉之前，蘸取少量的酱汁也会很有风味。一般低脂或无脂的比全脂食物的钠含量高。

■ 考虑吃一些果汁冰糕、冰冻果子露、水果作为餐后甜点。

社交活动

■ 选择一些水果或生的蔬菜（除泡菜外）代替坚果、炸薯条、咸饼干。

■ 限制摄取硬的、高盐的奶酪或菜加奶酪。

■ 限制砂锅菜这类通常含高钠成分的食物如罐头汤。

饭桌上

盐瓶的使用

是否要建议病人完全限制盐的食用，要根据病人自身的情况来定。按照正常程序制备食品过程中，如果病人和家属愿意仅添加少量的盐，并且盐添加量按低盐的标准进行，则可以降低 20% 的盐摄入（Shepherd. 1989）。此外，餐桌上允许加盐食物确实是一个尴尬的问题，对于在限盐上挣扎的患者，或者由于各种原因在进餐时无法有意识的控制盐量摄入的患者，在就餐时可以禁止患者接触盐瓶。

盐替代

大部分替盐代品含有钾（表 8-2），对于未服用保钾药物的或血清钾正常的处于慢性肾病的 1～2 级的患者未必是一个问题，但是对于晚期患者，服用保钾药物及血清钾在最高上限上的患者，应尽量避免钠替代品。

食物钠含量营养成分表

美国农业部农业研究服务局营养数据库参考标准

这个数据库是美国主要食物成分的权威信息，你吃的食物中含有什么成分？这在食物搜索工具可以搜索到。这个工具可以免费下载到个人电脑上并提供营养文件（包括对慢性肾病患者有益的所有营养素），其含有相似大小的 13000 种常见食物的营养素信息。这个数据库包括食物的商品名，家庭使用者可以用不同度量调整每一份大小，数据库及下载工具见网站：www. useda. gov。

Nutritiondata. com

康迪纳仕出版社开发了一个网上界面：用户可以在美国营养素数据库中搜索标准的参数。这个界面在网上可以免费使用。

营养素查询网站最有用的一个特征是：可以通过营养成分搜索相应的食物。使用这个界面，可以比较相似食物中营养成分的大小，比如钠的含量，这对搜索低钠食物来替代高钠含量食物很有帮助。但是存在一个问题是，钠含量只能是 100g 或 200g 热量大小食物的结果，此时患者不能够理解其意义是什么。

表 8-2　盐、盐替代、发酵粉中钾的含量

产品	钠 （mg 每 1/4 的茶勺）	钾 （mg 每 1/4 的茶勺）
无盐	0	650
莫顿盐替代	0	610
阿道夫盐替代	0	600
麦考密克未加调料的盐替代	0	585
盐替代	0	550
金刚石晶体盐的制备	0	495
莫顿低盐	245	375
搁置的盐	590	0
海盐	560	0
能感觉到咸的盐的量	390	0
淡味的盐	310	170
碳酸氢钠	250～300	0
发酵粉	80	0
谷氨酸盐	125	0

这里有许多不同类型的发酵粉，盐含量波动范围大

降低饮食中钠含量的专业建议

早餐

西方传统的早餐有面包（英式小松饼，面包圈，饼干，土司），鸡蛋，午餐肉（培根，火腿，香肠），奶酪，煮的或干的麦片，果汁。也经常吃水果，同时也会选择甜面包圈，甜甜圈，小松饼代替面包。

面包产品　面包的含盐量多数是不可靠的，因为面包一般不会是咸的。通常面包比一份炸土豆条含钠都多，炸土豆条的盐绝大部分会撒在表

面。新鲜烘焙的面包，因为不同的制作方法可能不是一个低钠替代品，比如法式面包。面包是西方国家的主食，找到低盐的面包对控制总的钠摄入有很大的帮助。但寻找低钠面包是有挑战性的，经常受到地域的限制，因为面包不易储存且易腐烂，在网上买不符合经济效益，食品店的低钠面包通常是冷冻食品，而不是和其他食品一样摆在架子上。另外一个选择就是干的"面包片"，它们可以邮递并能较长时间保存，低钠未发酵。根据烹饪的时间长短和自己的口味等，我们可以用通过不同的方法去做自己的面包。

添加到面包表面的食物　包括黄油，人造奶油或者一些黄油和油的混合物，番茄酱，花生油，水果酱或果饯。无盐的黄油不含钠，但有时混合黄油和蔬菜的食物钠含量较高，应该避免食用。一勺沙拉酱含100mg钠，花生油和番茄酱也含有较高的钠。食品店会卖低钠含量的黄油和番茄酱，果酱和果饯中不含钠，苹果酱或苹果泥中有时也会发现一些，但并不是全部都有。

奶酪　奶酪中钠的含量变动极大，最好的方法是：使用营养素搜索工具通过营养成分搜索食物时，输入低钠食物，搜索方式：蛋奶产品，然后反过来搜索高钠食物，可以看到200卡热量或100g每份，选择100g每份通常会更有用。100g相当于3.5盎司，通常一份奶酪是1盎司。最后搜索到低钠的奶酪，每100g基本上不含钠，100g相当于三分之一盎司的量，大量的奶酪含有合理的钠含量，其每100g量含钠量小于200mg，但是一些处理过的奶酪含有大量的钠，其每100g含钠量高达1500mg。

培根火腿香肠和其他一些处理过的肉　如果对慢性肾病患者进行饮食推荐的话，如果说能对某单一食品进行严格限制，那就是减少或者杜绝加工肉类的食用。这些加工过的肉含钠盐量极高。研究显示：食用加工过的肉和生存率降低有关（Micha 2010），相反，对于加工过的肉，如果检验合格则含钠量低。例如：100克（3.5盎司）的肉仅含有50mg的钠，牛肉、猪肉、羊肉相似。如果可能，患者或者家属可以提前制作未加工的肉或者制作成三文治储藏起来，这样可以极大程度的降低饮食中的钠摄入。另外一种相反的观点是：各种低钠的咸肉和香肠亦可以使用，因为肉中含的少量钠很快可以被破坏掉。

早餐谷类　常食用的谷类热食包括燕麦，麦乳，燕麦粉。烘干谷类食物，如烘烤燕麦，小麦片、玉米片等都是搭配牛奶食用。热食谷类所含钠很低，但出售的速食类和多味类谷物的钠含量则可能相当高。冷食的干谷类食物本身所含的钠非常少，甚至不含钠（如小麦片方块饼干），但很多品牌的此类食品中添加了钠，以至于一份常见的玉米片中的钠含量可能达到300~400mg。

乳制品 牛奶既既非低钠食品也非高钠食品，平常每226.8g的量含钠120mg。酸奶酪和牛奶的钠含量相似，乡村制作的奶酪一般含钠量是牛奶的3倍，这个很有迷惑性，因为有些口感不是很咸，但是其实钠含量很高。低钠的乡村奶酪是可行的。

蛋和煎蛋卷 两个大蛋含120mg的钠，蛋卷含有很高的钠含量主要是因为含有高钠奶酪和/或加工过的肉如蜂蜜熏火腿。

薄煎饼 薄煎饼由面粉、鸡蛋、牛奶做成，有时候也会有黄油或食用油。含的钠来自鸡蛋和牛奶中添加的盐以及含钠的发酵粉。大的薄煎饼通常含有200mg的钠，但是一些薄煎饼的含钠量达到了两倍。

早餐饮料 通常选择橙汁，苹果和番茄汁。橙汁和苹果汁仅含少量的钠。番茄汁原本含钠量低，但往往会加入大量的钠，每半玻璃杯大约700mg。低钠的番茄汁或蔬菜汁是问题不大，但是正如后边讨论的，大部分蔬菜含有很高的钾。

甜面包圈和松饼 有相对高的钠含量，其咸味被高糖含量所掩盖。

早餐中钠的限制： 早餐时摄入钠的来源主要是加工过的肉，番茄酱沙拉酱，高钠奶酪和面包。所有这些都对以上列出的限制钠摄入策略有影响的。

午餐

午餐食物种类多样，常见的有汤、三明治、混合沙拉。

三明治 三明治中钠含量可以从早餐的描述中推导出来，每一薄片面包通常含有140mg钠，因此两片三明治中含有300mg钠，另外还有沙拉酱，咸黄油或人造黄油的100mg。午餐中大多数钠来自加工过的肉和高钠奶酪，一个三明治中含1.0~1.5g的钠是较常见的。午餐限盐策略包括食用低钠面包，用熟食肉替代预处理的肉，用钠含量很低的奶酪，不加盐的黄油，低钠沙拉酱，低钠的番茄酱及芥末酱（一汤勺的芥末酱含170mg钠）。

汤 大部分的汤来自罐头或在制作过程中添加的大量盐，总钠含量通常会被低估。一份汤的钠含量为600~1000mg，一听罐头的汤含有两份的钠，因此在吃的时候很容易超过一份的量。在许多食品店的低钠区可以找到低钠的罐头汤，使用时能降低30%到50%的钠，但这些食物中钾含量较高。另外汤的制作可以通过"从头做起"使用新鲜的材料，或从烹饪书中找出低钠食谱。制作商在网上销售低钠汤如Redi-baser（新泽西州尼普顿市Redi-base Soup and Stock公司）。

沙拉　蔬菜沙拉几乎不含钠，钠来源于沙拉酱或其他添加的肉和奶酪。正规的油和醋的混合物不含额外的钠，然而从商店购买的沙拉酱含有大量的盐，通常每30ml一份的量中含有200～260mg。因为沙拉酱在冰箱中储存时间较长，因此可以从健康食品店或网上购买低钠沙拉酱，其30ml一份的量含盐10～30mg。油炸面包中通常添加了大量的盐，应该尽量避免。

晚餐

传统的西方饮食主要有肉、鱼、土豆或其他淀粉类食物、蔬菜、色拉（本身含钠量低）。如前所述，肉类其实是低钠食物。土豆和所有的蔬菜及色拉生菜每一份钠的含量也是相当低的。晚餐中大部分钠来自加工过的食物。越来越多的超市已经在卖一些部分准备好的食材（半成品），虽然这样会方便些，但通常有各种形式的钠添加，比如百货店中卖的肉是提前在腌菜汁中浸泡过的，百货商店出售的烤鸡肉很受欢迎，但通常含盐量很高。此外，肉类，特别是家禽，通常注射了嫩肉粉，其含很高的钠和钾。

点心与甜点　甜点中主要钠来源于布丁、酥皮糕点、馅饼，这些已经添加过盐或者含钠发酵剂，加了牛奶的甜点如冰淇淋，与此相似的还有全脂牛奶。布丁含有大量的钠。另一方面，水果几乎含很少的钠。土豆条尝起来是咸的，所含钠量大约和面包相同。

钾

回顾我们上一章节的推荐钾摄入量：对于慢性肾病1到2级（eGFR/1.73m^2 >60ml/min）的患者，钾的最高摄入量4.0g（120mmol）/d。对于病情更严重一些的患者和服药降低肾排泄钾潜在的早期患者，最低的钾摄入为每天2～4g（50～100mmol）是合适的。高血钾潜在威胁生命，可能由于肌无力导致呼吸衰竭和心脏骤停。所以对于所有血钾水平高的患者应严格注意饮食中钾的含量。对于他们来说，即使是短时间内增加高钾食物的摄入，所导致的后果都比较严重。

血清钾的范围

不同的实验室所测定的血清钾范围可能不同，但一般来说4.0～

5. 0mmol/L 是相对安全的范围。如果病人处在此范围中的较高值，则应建议其避免过度食用富含钾的食物。血钾在 5.0 ~ 5.5mmol/L 时是需警惕的范围值，应立即注意限制钠的摄入量，并密切跟踪关注病情变化。高于 5.5mmol/L 的已经被视为可能导致短期内死亡风险显著升高，需要紧急控制（第 7 章和 38 章提供了更多的关于避免和治疗高血钾的方法。)

食物标签中的钾

目前美国食品药品监督局尚没有要求生产商在食品营养成分表中列出钾的含量，因此当一些生产商没有在成分表中列出钾含量时，患者会错误的认为食品中一定不含有钾。一些商品会在营养成分表中列出钾的每日需求量。全国营养学会肾脏基金会推荐的指南可以用来选择安全的食物。低钾食物钾含量小于 100mg 或小于 3% 的每日的量，中等钾含量为 201 ~ 300mg 或 6% ~ 9% 的每日量，当食品中钾含量高于 300mg 或高于 9% 的每日量时则为高钾食品。国际肾脏基金会之前讨论过的营养数据库可用来提供食物中钾含量的参考。

血清钾在正常范围内的慢性肾病患者中推荐的饮食中钾的摄入

对于这些患者饮食中不必限制钾，事实上大部分这种病人每天钾的摄入通常低于推荐目标量：4. 0g（120mmol）。

血清钾处于警戒和危险范围内的慢性肾病患者中推荐的饮食钾的摄入

这类患者需要限制饮食中钾的摄入，应该教给他们哪些是含钾高的食物，尤其建议他们避免过度进食高钾的食物，否则会导致高钾血症。

各种食物中钾含量

钾主要来自被称为"健康"的食品，例如：水果，蔬菜尤其是番茄，土豆，扁豆和黄豆。日常饮食中钾含量相对较高的有坚果和种子类食品。全谷物比精制谷物含有更多的钾，因此，大多数高钾食物却常被认为是健康的。当限制钾摄入时，要特别小心谨慎，试着应用低钾替代食物来维持均衡饮食。同时，替代选择可以补充被限制使用的高钾食物中健康营养素。

水果中的钾

当患者要限制钾的摄入时，应该建议其谨慎食用水果和果汁。水果中钾的含量较高，含量在不同的水果中波动范围很大。总含量不仅依赖于水果本身，而且与如何准备有关。水果罐头含有高的糖可以把钾过滤到果汁中，所以不是所有的钾被摄入了。正如表8-4所示：几乎所有的水果和果浆都含有大量的钾，苹果和梨含量最少，草莓和李子位于中等，橙子、葡萄、杏、桃、香瓜、猕猴桃、香蕉、牛油果位于较高范围。

表8-3 富含钾的食物

食物	一份的量	钾	含量
香蕉	1个小的15～17cm长	360mg	9.3mmol
哈密瓜	一杯切成块的	420mg	11mmol
橙汁	1/2杯冰冻的再加满水	240mg	6.1mmol
西梅	5个干的，未烹调过的	350mg	8.9mmol
鳄梨	未加工过的，1/2杯薄片	350mg	9.0mmol
土豆	烘烤过的，直径为2.25～3，带皮	920mg	23mmol
土豆	烘烤过的，直径为2.25～3，不带皮	510mg	13mmol
菠菜	1杯煮过的	840mg	21mmol
甘蓝	1杯煮过的	490mg	13mmol
西蓝花	1杯煮过的 小西蓝花	290mg	7.4mmol
牛奶	1杯，全奶	350mg	8.9mmol
酸奶酪	各种水果，低脂的牛奶，1杯	440mg	11mmol
干豆	1杯煮过的 多种豆类	880mg	23mmol

表 8-4　水果：钾含量每 25g 一份（大约一杯）

mg	125~249	250~374	375~499	500~624	>625
mmol	3.2~6.39	6.4~9.59	9.6~12.79	12.8~15.99	>16.0
菜单	蓝莓（冰冻或罐装）	苹果（生）	越南草莓（生）	醋栗	柠檬
从低到高每列的范围	苹果或梨（罐装）	凤梨（生）	李子（罐装，生）	柚子	哈密瓜
	橘子罐头	大黄（冰冻）	芒果（生）	仙人球	番石榴
	水果沙拉	梨，玫瑰	黑莓（生）	香瓜	猕猴桃
		苹果（生）	荔枝（生）	哈密瓜	红醋栗
		草莓（冰或罐装）	草莓（生）	无花果（生）	热带水果
		柠檬（生）	橙子（生）	木瓜	香蕉
		葡萄汁（生）	柠檬（生）	杏	鳄梨
			桃子（生）		大蕉
			葡萄（生）		面包果
			苹果		罗望子
			柑橘（生）		柿子
					葡萄干
					干栗子

水果和蔬菜汁

表 8-5 中列出了各种果汁中钾的含量：每杯（240ml）果汁中钾的含量范围从蔓越橘的 200mg（5mmol）~ 500mg（13mmol）或更高。与橘子汁、蔓越橘或苹果汁相比，番茄汁的钾含量较低，是一个更好的选择。每一杯番茄汁中钾的含量大约为 800mg（20mmol）。低钠的番茄和水果汁钾的含量不变。

表 8-5　水果和蔬菜汁中钾含量

水果	mg/杯（240ml）	mmol/240ml
蔓越橘	195	5
苹果	275	7
葡萄柚	400	10
橘子	465	12
马铃薯	500	13

无节制的水果摄入

有时在短时期内会吃大量的水果，特别是在夏天，会出现大量美味的水果。此时，建议血钾高的患者不仅要按原来的计划限制水果的摄入，而且要避免水果的无节制食用。比起水果，食物中含有相当量的钾，应该要避免在聚会时一次性吃大量的食物。

果脯

从重量的角度来看，干的水果比新鲜水果含钾量要高的多。随着各种混合果脯的流行，如葡萄干，无花果干，苹果干，樱桃干等，这已经成为一个问题。虽然果脯包括干果卷现在常被认为是健康的快餐，但高血钾患者应该尽可能避免吃这些食物。

蔬菜中的钾

蔬菜中含钾量相当高，大量的钾与它提供的卡路里相关。表 8-6 中列出了钾含量高的和低的各种食品。番茄含有高的钾，番茄不仅可以当新鲜水果吃，而且还可以当蔬菜汁，番茄酱被加在意大利面中，脱水西红柿经常是被作为快餐食用，这些对于患者来说应该避免食用。其他一些被列入高钾食物的蔬菜通常认为是健康食品。一个低钾饮食的策略应该是部分限制摄入，没有必要完全限制。

表8-6　蔬菜中钾的含量

低钾含量	高钾含量
芦笋	洋蓟
扁豆（绿扁豆或菜豆）	竹笋
卷心菜	腌扁豆
菜花	甜菜
芹菜	西蓝花
玉米	洋白菜
黄瓜	甘蓝
茄子	蘑菇
甘蓝	欧洲萝卜
莴苣	土豆
混合蔬菜	南瓜
洋葱	大头菜
韭菜	菠菜
豌豆	南瓜
胡椒	番茄
萝卜	
南瓜	
荸荠罐头	
西葫芦	

根据美国国际肾病学会网站上的信息修改完成

煮过的食物和汤

相同的食物因为做法不同，所含的钾显著不同。一些处理食物的方法如下（见下）可以降低钾的含量。另外，用一种特定的食物做成的汤或酱汁，会含有大量的钾。例如，半杯番茄片含有 186mg 钾，但是半杯番茄汁含 387mg 钾。

罐头和新鲜蔬菜

新鲜蔬菜含钠低，但是含钾高，而罐装的蔬菜含钠高含钾低。也有低钠的罐装蔬菜中钾含量也很低。这些低钠的罐装蔬菜可以使用，特别是当血钾成为问题的时候，应该鼓励患者食用。

如何从土豆和其他一些块茎蔬菜中祛除一些钾

土豆、红薯和其他一些类似的块茎蔬菜中钾含量很高（如表 8-3 所示）（Burrowes et al. 2006，2008），但是长时间的煮炖将会祛除大量 50% 或更多的钾，可以用以下方法：

去皮（皮中含有大量的钾）

切成小片（1/8 英寸的厚度）

用大量的水煮沸至少 10 分钟

在大量的水中煮沸并丢弃这些水，用新鲜的水代替然后再煮沸

钾含量超过水果或蔬菜的食物（表 8-7）

面包和面食

一般大米、面条、馒头、面包中不会含有大量的钾，但是全谷物的面包和馒头含钾量较高。高纤维的早餐含有高的钾和盐类。这是一个应该少吃的所谓"健康食品"的例子。

奶制品

含有高的钾和磷。

坚果

坚果含钾量也很高，花生和花生酱也富含钾。

表8-7　钾含量超过水果或蔬菜的食物

低钾含量的食物	高钾含量的食物
大米	全谷面食和全谷面包
面条	加麸皮的谷
面团	牛奶，酸奶酪，奶酪
精细面包	坚果，种子
不加巧克力或高钾水果的派	不含盐的肉汤和清汤
不加坚果和巧克力的饼干	盐替代食物

巧克力

目前认为，巧克力对心血管有益，所以被认为是健康食物。但巧克力的钾含量是中等偏高，且含有草酸盐，可以使草酸盐肾结石患者的病情恶化，所以此类患者应该限制草酸盐的摄入。

盐和盐替代中的钾

超市中有许多可以选择的调味品，各种调味品的钾钠含量都有不同，应该仔细阅读调味品的食物成分表以确保食品对慢性肾病患者是安全的。血钾高的患者要完全避免含钾的盐替代品（表8-2）。

商业上常常用钾制作低钠的汤和其他一些食物

一些低钠的汤和其他一些食物，常常用钾替代钠以保持淡的口味。有高血钾倾向的患者食用这些食品时须小心谨慎，需要使自己知道钾的含量。

你也许没有考虑过钾的来源

因为大部分慢性肾病患者往往合并有其他疾病，所以有时需要给出一些与肾病无关的其他建议。这些建议会导致病人吃掉一些含钾高的食品，这是临床医生所忽略的。

例如：有多年高血压的患者也许给了消耗性钾利尿剂，并且告知每天吃些香蕉和橘子汁。随着肾病的进展利尿剂使用量会改变，但是没有人告诉他们停止每天早上吃这些高钾的水果。

　　还有充血性心力衰竭的患者被告知避免盐的摄入，但他们的心脏病医生告诉他们用含钾的盐替代。充血性心力衰竭患者会要求避免盐的摄入，但是其心内科医生会告诉她应该使用含钾的盐替代品。

　　一个患糖尿病病史 20 年的患者一直使用橘子汁治疗低血糖，因为在几年前患者被这样告知的。目前这位患者处于进展期，经常低血糖发作，发作时也会用橘子汁来补充糖分治疗低血糖。虽然这些钾的来源与合并症无关，但有时也是不知原因高钾血症的病因。咀嚼烟草含钾高，钾在咀嚼的过程中被吸收了。

结论

　　患者努力去限制钾摄入的时候，常常会有困惑和挫败感，尤其是多个卫生保健医生告诉他们什么不能吃，甚至菜单上各种来源的食物中提供的信息会冲突的时候。其实钾的摄入量取决于总的进食量和制作的方式，患者需要从有经验的肾病专家那里得到指导，帮助他们辨别哪些是有用的。当有多个营养师提供给患者限钾的方法时，患者面临许多的挑战。伴其他疾病状况如心脏病、糖尿病的患者虽然试图遵循饮食建议，但这样的话，要维持矿物质平衡也是很难的。医疗卫生人员应该是食物教练而不是食物警察，应该帮助他们的病人利用一切可用的工具和资源来指导合理的饮食。

（王力　贾凡　译）

参考文献及推荐阅读：

American Dietetic Association. Chronic Kidney Disease (CKD) Evidence-Based Nutrition Practice Guideline. Executive Summary. 2010; http://www.adaevidencelibrary.com/tmp/prn2CB779D48D0B9A9E93E411909879A7F5.pdf. Accessed January 10, 2011.

Burrowes JD, Ramer NJ. Removal of potassium from tuberous root vegetables by leaching. *J Ren Nutr.* 2006;16:304–311.

Burrowes JD, Ramer NJ. Changes in potassium content of different potato varieties after cooking. *J Ren Nutr.* 2008;18:530–534.

Cordain L, Eaton SB, Sebastian A, et al. Origins and evolution of the Western diet: health implications for the 21st century. *Am J Clin Nutr.* 2005;81:341–354.

Gazzaniga DA. *The No-Salt, Lowest-Sodium Cookbook.* New York: St. Martin's Press, 2002.

Karanja NM, Obarzanek E, Lin PH, et al. Descriptive characteristics of the dietary patterns used in the Dietary Approaches to Stop Hypertension Trial. *J Am Diet Assoc.* 1999;99:S19–S27.

Mattes RD, Donnelly D. Relative contributions of dietary sodium sources. *J Am Coll Nutr.* 1991;10:383–393.

Micha R, Wallace SK, Mozaffarian D. Red and processed meat consumption and risk of incident coronary heart disease, stroke, and diabetes mellitus: a systematic review and meta-analysis. *Circulation.* 2010;121:2271-2283.

National Kidney Foundation. KDOQI Clinical guidelines on hypertension and antihypertensive agents in chronic kidney disease. *Am J Kidney Dis.* 2004;43:S1-S290.

National Kidney Foundation. Your guide to the new food label. Available at: http://www.kidney.org/atoz/content/foodlabel.cfm. Accessed January 6, 2011.

Shepherd R, Farleigh CA, Wharf SG. Limited compensation by table salt for reduced salt within a meal. Appetite. 1989;13:193-200.

Shoham DA, Vupputurri S, Kshirsagar AV. Chronic kidney disease and life course socioeconomic status: a review. *Adv in Chronic Kidney Dis.* 2005;12:56-63.

U.S. Department of Agriculture. Nutrient Data Laboratory National Nutrient Database. Available at: http://www.nal.usda.gov/fnic/foodcomp/search/. Accessed January 6, 2011.

U.S. Department of Agriculture. Household food security in the United States, 2008. Available at: http://www.ers.usda.gov/publications/err83/err83.pdf. Accessed January 6, 2011.

Young EW, Mauger EA, Jiang KH, et al. Socioeconomic status and end-stage renal disease in the United States. *Kidney Int.* 1994;45:907-911.

第 9 章　　　　蛋白摄入

Denis Fouque and Laurent Juillard

有证据表明，特别是对一些低蛋白的病人，摄入一定低数量的蛋白质可能对一些肾脏疾病的患者有重要的作用。是否低蛋白饮食能够减慢慢性肾疾病（CKD）的发展依然无定论。在一些 CKD 病人中，如果没有摄入足够的蛋白质，低蛋白状况会更糟。CKD 病人应该保持足够清醒，他们有更多的一些营养食谱限制。患者的教育、营养食谱的支持、规律的锻炼，这些对 CKD 病人是有益的。

作为年龄和身体大小的功能，一般蛋白需求是多少呢？

在西方国家中，大量的营养摄入调查表明，实际的蛋白量摄入取决于年龄、实际体重和性别。例如，在 NHANES（国家健康和营养检查调查）中，在年轻成人中日常蛋白摄入平均为 91g/d，70 岁以上的成年人的蛋白摄入是 66g。年轻男性比年轻女性摄入更多的蛋白，性别不同，年龄越大摄入越少，如都是超过 70 岁的男女蛋白摄入比平均量更少，每天大约 1g/（kg·d）。

最小推荐膳食许可量

许多国际健康组织包括世界卫生组织已经对蛋白摄入有了最小推荐膳食许可量（RDA）。这是一个使大多数人处于氮平衡的水平。最小推荐膳食许可量一般认为在 0.8g/（kg·d）。这个推荐剂量建议蛋白形式包括植物蛋白和动物蛋白，一般来说 RDA 根据性别而不是年龄判断。

推荐膳食许可量的不同形式

许多维持固定的身体体重的个体，蛋白摄入低于 RDA 的 0.8g/kg。据报道，在 CKD 疾病的后期，日常蛋白摄入低于 0.85g。

在肥胖病人或低体重病人的蛋白摄入要求

正常的蛋白摄入是根据实际体重的，而不是校正的身体体重。在最肥胖的病人中，相对的日常蛋白摄入量大于 100g/d 是必须的。

校正身体体重：根据 2000KDOQI 指南中，在计算蛋白质和能量形式中，如果年龄、性别、身高、身体框架大小都相同的条件下，体重差距在 0.95~1.15 之间，实际身体体重将被用于计算身体所需要的蛋白质和能量需求。KDOQI 营养指南要求，使用 NHANES Ⅱ 数据估计标准体重。如果体重小于标准体重的95%，或者大于标准体重的115%，将在计算中使用校正身体体重。公式为：校正体重 = 无水肿体重 + (标准体重 − 无水肿体重) ×0.25。

蛋白质的摄入是能量需求的一部分

蛋白质的摄入量不能以能量缺乏的多少来衡量，对于那些需要最优能量供应的患者（比如慢性肾病患者），蛋白质的最少摄入量可能会更高。慢性肾病患者的常规能量摄入量与肾功能正常的患者没有什么差异，大概都是 126~147kJ/d，老年患者可能需要的少一些。

蛋白质与必需氨基酸的质量

人体的蛋白质是主要由 20 种氨基酸组成的。对于成人来说其中的八种是必需氨基酸，因为人体无法自主合成它们，必须靠食物摄入来得到，它们是缬氨酸、异亮氨酸、亮氨酸、苯丙氨酸、蛋氨酸、色氨酸、苏氨酸、赖氨酸。另外四种氨基酸（组氨酸、络氨酸、半胱氨酸、精氨酸）对于儿童的成长是必须的。缺乏以上必需氨基酸的食物不是优质蛋白的来源。这些非优质蛋白并不能被机体很好的利用并转化成新的蛋白质，而是分解后转化成葡萄糖和脂肪。

不管动物还是植物来源的食物中都含有以上必需氨基酸，但是某些食物比普通食物含有必需氨基酸齐全，尤其是牛奶、鸡蛋、猪肉和鱼肉。植物来源的食物中含有必需氨基酸较全的是那些我们不经常吃的食物。比如：苋菜、荞麦和藜麦等。豆类蛋白中的必需氨基酸相对较全。谷物中赖氨酸含量较少但是黄豆中赖氨酸含量反而很高，所以将谷物和豆类合用可以保证摄入所有的必需氨基酸。RDA（Recommended Dietary Allowance，推荐的日摄入量）建议每人每天每千克体重摄入 0.8g 蛋白质，且必须同时食用动物与植物来源的食物，以保证达到每日必需氨基酸的需求量。

肌肉减少症及骨质疏松晚期的风险是什么？它们与蛋白质摄入有什么关系？

肌肉减少症

肌肉减少症是一系列随年龄增长发生的肌肉组织丢失的自然变化的一部分。它的发病机制和危险因素还不明确。有充分的证据表明随着年龄增长肌肉减少症的发生与机体运动量减少有关，而且这看起来是最重要的因素。将每日蛋白质的摄入量稳健的增长到 0.8 ~ 1.0g/kg 可能增强肌肉的代谢作用，从而减缓肌肉组织随年龄增长的进一步流失，但是加强运动才是关键；例如，基于一种短期的基本事实，对老年的病人供给足够量的蛋白质并不能够达到加强锻炼对减缓肌肉减少提升肌肉组织功能方面的效果。

骨质疏松

在一些流行病学的研究中，饮食中较高的蛋白质摄入可能减少骨质疏松的发生但是会增加常见骨折的发病风险。与此类似，在老年群体中，超重的个体与正常体重的个体相比在身体组织方面拥有更好的骨密度。然而，饮食中蛋白质的摄入对骨质疏松和骨折的发病风险的影响总的来说还存在争议。

蛋白质、酸负荷、骨骼

当蛋白质被代谢后，由于其构成中含磷基与磺基氨基酸的分解产生了酸负荷。酸负荷增加了排尿中钙的含量，对骨骼有极其不利的影响，对骨骼健康是很不利的。酸负荷的产生在植物蛋白中要比动物蛋白中低得多。坦白地讲，长期以来一直存在着这样一种争论，动物跟植物相比，从哪一种中吸收蛋白质对维持骨骼健康更好。

减少蛋白质的摄入可能会减缓慢性肾脏疾病的发展过程有什么理论上的依据？

低蛋白饮食能减缓慢性肾脏病进程的机制是它减低了蛋白尿的含量（表9-1）。另外，详细地讲，较高的蛋白质摄入往往伴随着较高的磷、钠、脂肪，它们中的每一项都可能直接或间接地对肾功能产生不利影响。较高的酸负荷会对肾功能和骨骼代谢产生不利影响。此外，胰岛素抵抗，可能会影响心脏血管和肾脏疾病的发病风险，饮食中较低的蛋白质摄入可能会对这种情况产生改善。

表 9-1　对 CKD 患者限制蛋白饮食的潜在获益和风险的比较

获益	注意事项
蛋白尿减少	肌肉减少症加重
延缓了进展（非糖尿病患者）	骨密度恶化和增加了骨折风险
磷符合降低	
钠摄入和血液降低	
酸负荷降低	
饱和脂肪摄入减少	
改善了胰岛素敏感性	

蛋白尿

口服蛋白制剂或者注射氨基酸会快速而暂时增加肾小球滤过率。正如糖尿病人或过度肥胖者表现的那样，长期的持续肾小球滤过率升高，会导致微蛋白尿并最终导致肾功能损伤。临床上，较少的蛋白质摄入会减轻蛋白尿。蛋白尿患者蛋白质摄入的减少是很重要的，因为蛋白尿是肾脏疾病加重的一项独立的致病因子。尽管蛋白尿的减少根本上要靠血管紧缩素转化酶抑制剂或血管紧缩素受体抑制剂，但低蛋白饮食为肾脏提供了更深入的保护，可能会推迟肾功能障碍晚期的到来。

蛋白尿的减缓和减慢慢性肾脏疾病的发展过程

在许多但不代表全部有关蛋白尿得到减缓的慢性肾脏病患者的研究中，短期的蛋白尿的转变（剩余蛋白尿的百分比）与后期肾脏疾病的发展比率存在联系。而且饮食建议似乎对病人起到了益处。在高蛋白尿基线病人身上看到了最重要的益处：蛋白尿减缓的越明显，对肾脏的保护作用越明显。

磷酸盐

因为蛋白质中含有相对高的磷元素，减少蛋白质的摄入限制了磷酸盐的摄入，饮食中磷酸盐的摄入量建议最高不超过 800mg/d，通常约相当于 45～50g 的蛋白质。具体生活实际方面饮食中磷酸盐和蛋白质的控制会在 11 章中讨论。

钠与血压

减少蛋白质的摄入可以帮助控制血压，这是因为减少了饮食中钠的摄入。动物蛋白的消耗代谢，特别是食肉和通常用来加工肉类的含盐的酱料与较高的钠的摄入密切相关。增加植物蛋白的摄入同时减少动物蛋白的吸收将减少钠的摄入。一项基于供应了低蛋白饮食的慢性肾脏病患者的血压的研究表明，血压从 143/84mmHg 减低到了 128/78mmHg。蛋白质摄入量减少 30% 相当于钠的摄入减少了 30%。

油脂量

蛋白质摄入的减少，通常是指动物蛋白摄入的减少，相应的导致了饱和脂肪摄入量的减少，这会导致血清中油脂的改善。在一项研究中，将每日蛋白质的摄入量从 1.1g/kg 减低到 0.7g/kg 持续 3 个月导致了血脂蛋白水平的增加。这种改变被认为对心脏血管是有益的。

胰岛素抵抗

胰岛素抵抗在慢性肾脏病发展过程中和控制血糖时经常发生。经历了 3 个月的低蛋白饮食后，病人对胰岛素的敏感性得到了提升，空腹胰岛素含量和每日的胰岛素需求量减少了，而且血液中的葡萄糖含量也减少了。

酸负荷

蛋白质的代谢产生了酸，尤其是动物蛋白的摄入。经过一年的低蛋白饮食之后，血液中碳酸氢盐的含量从 24.2mmol/L 升高到了 26.5mmol/L。在肾脏疾病饮食修正研究期间，蛋白质摄入量的减少与血液中碳酸氢盐含量的上升也被证明存在联系。在第 15 章描述了一些患者使用了碳酸氢钠来调节血液中的 pH 值。血液中 pH 值的升高跟低蛋白饮食有关，可能会降低人体的抵抗能力。

临床上基于低蛋白饮食对慢性肾脏疾病过程的影响的研究有什么结论？

一百多份研究对慢性肾脏病患者减少蛋白质摄入的影响进行了评估。最近的研究，包括 10 份关于非糖尿病人的随机对照实验和 8 份基于糖尿病人实验，每个实验都做了详细回顾性和 meta 分析。在 1400 例非糖尿病患者的研究中，减少蛋白质的摄入使开始进行透析治疗或在实验中死亡人数平均降低了 40%。在糖尿病病人中，一项最近的基于 8 例随机实验的分析不足以表明对肾脏死亡（死亡或在试验过程中开始透析治疗）病例的减少，但可能由于相对短期观察和病人数量有限所致。但是，糖尿病慢性肾脏病患者蛋白质摄入量的减少很明显的减少了蛋白尿，蛋白尿是肾脏疾病的一个重要发展阶段。少摄入蛋白还有助于更好地控制血糖水平，因为低蛋白饮食可以减少糖化血红蛋白的量。

目前指南对慢性肾病患者的蛋白摄入有什么建议

各个起草慢性肾病指南的组织对于慢性肾病患者的蛋白摄入范围制定了一些略微不同的建议。这些建议总结在表 9-2 中。所有的指南均建议慢性肾病患者应该轻微的限制蛋白摄入，如：RDA 建议的 0.8g/（kg·d），或者再稍微低一点；KDOQI 建议严格控制日蛋白摄入，对于那些 GFR 小于 25ml/L 的患者，蛋白摄入量应限制在 0.6g/（kg·d），然而，所有的指南均担心低蛋白饮食所带来的营养缺乏风险，他们尤其强调应该满足高热量摄入的要求。但是还有一些组织建议对于慢性肾病患者坚决反对低蛋白饮食。

表 9-2 在 CKD 患者中限制蛋白摄入推荐

指南	最后更新	目标患者亚组	推荐的日常蛋白摄入	评论
KDOQI营养	2000	GFR < 25, 患者尚未进行透析	0.6g/kg, 或无法耐受 0.6g/kg 的患者可为 0.75g/kg	50%的蛋白应有高的生物值(指南#24); 指南#25 对超过60岁的患者和30~50岁的患者进行了每日能量摄入建议
KDOQI 糖尿病和 CKD	2007	糖尿病和1~4期 CKD (GFR >15)	0.8g/kg	50%~75%的蛋白应有高的生物值
CARI营养和肾病增长	2005	CKD	不低于 0.75g/kg 理想体重	50%~60%的蛋白应有高的生物值; 每日能量摄入应为 147kJ/kg 理想体重
英国肾脏协会	2010	CKD	0.75g/kg	每日能量摄入应为 126~147kJ/kg IBW 和体力活动
欧洲透析和移植护士协会/欧洲肾脏护理协会	2003	CKD	当 GFR >30 时 0.6~1.0g/kg	需要严格限制蛋白饮食 (<0.5g/kg) 需要补充
加拿大肾病学会	2008	CKD	0.8~1.0g/kg	他们的意见见为尚缺乏每日摄入<0.7g/kg 可减缓进展的证据

KDOQI, 肾脏病生存质量指导; GFR, 肾小球滤过率; CKD, 慢性肾病; CARI, 肾功能不全澳大利亚人护理。本表中引用的不同美国和国际指南描述见第42和43章
所有 GFR 值以 mL/(min·1.73m²) 表示

氨基酸的使用

在过去的60年，人们研究了多种水平的蛋白质摄入限制方案。事实上，如果能量和氨基酸供应充分的话，不管是正常人还是慢性肾病患者，蛋白质的代谢完全可以保证人体适应 $0.3g/(kg \cdot d)$ 的蛋白摄入量。为了避免营养缺乏，食物供应中应该加入 EAA 片或者 KAs 氨基酸。

如果人体每日摄入低于 $0.6g/kg$ 的蛋白质，那么食物中应该加入 EAA 片或者 KAs 氨基酸以预防必需氨基酸的缺乏。给低蛋白饮食患者食物中添加 EAA 片或者 KAs 氨基酸可以让患者选择更多的食物，因为这样患者就不用仅仅进食高蛋白的植物比如：猪肉和鸡蛋。然而如果蛋白质摄入量超过了每日最少需求量，如 $0.7 \sim 0.8g/kg$，这时如果加入 KAs 氨基酸则不会转化，这时它们不光不能转化成新的氨基酸，反而成为了有毒物质。

慢性肾病患者应该怎么限制蛋白摄入？这种限制怎么改变慢性肾病功能的水平？

研究评价了一些不同的蛋白质摄入限制标准。研究推荐的日蛋白摄入量从 $0.3 \sim 0.8g/kg$ 不等，低于 $0.6g/(kg \cdot d)$ 的膳食加入的 EAA 片或者 KAs。正在接受添加低蛋白膳食的患者当开始血液透析或者接受肾移植后，他们的营养状况将被保存下来。这些患者生存率即使不像开始透析后1年的患者那样好，也和那些没接受低蛋白饮食或 KAs 一样好。

蛋白质限制没有最佳标准，但是从代谢的观点看，可能越限制越好。一个基于蛋白质摄入限制的小组研究（尽管试验结束后被否定）建议：多一些饮食限制 $[0.3g/(kg \cdot d) \sim 0.6g/(kg \cdot d)]$ 比不限制饮食更有好处。蛋白质摄入的限制水平应该根据患者的接受能力、营养师的技术和水平以及患者的营养情况来个体化选择。目前还没有代谢学、营养学以及循证医学的原理来说明低蛋白饮食对慢性肾病患者的分期及进展中的影响。我们认为：优化饮食在慢性肾病患者的较早时期（即 GFR 下降到 $50 \sim 60ml/min$ 时）就应该开始，因为这时一些代谢障碍已经存在了。

显著蛋白尿会影响蛋白摄入限制标准吗？

蛋白摄入推荐指出，蛋白尿患者不需要增加蛋白质摄入。事实上，对于蛋白尿的患者来说蛋白摄入量与蛋白尿具有明显的正相关关系，增加蛋白质摄入会使蛋白尿增加。甚至对于严重蛋白尿的患者，开始低蛋白饮食可以减少蛋白尿也可以增加血清蛋白量。对于已经有营养缺乏的肾病综合征患者来说，蛋白尿的机制不单单是每天丢失 5 ~ 10g 蛋白质而已，这些蛋白质可以以 1 ~ 2 个鸡蛋的蛋白来补充。肾病综合征患者蛋白质的丢失更多是与疾病相关的分解代谢和合成复合物尿液丢失有关。

慢性肾病患者怎么监测营养摄入

对于所有慢性肾病患者，尤其是 GFR 低于 20ml/min 以及严格执行蛋白摄入限制计划的患者，必须严密监测营养水平，因为当 GFR 低于一定水平时，患者会出现厌食，这时患者的营养状况会突然恶化。

一项必要的监测策略讨论分析了针对病人饮食、食物结构进行的问卷调查，这种方法也称作主观全局评估。实验测定参数应包括血清清蛋白和/或前清蛋白，以及胆固醇（血清中胆固醇含量的下降可能表明营养不良）（表 9-3）。

表 9-3　营养监控

每月进行一次持续 4 个月后为每三个月一次

　饮食访视

　　护理计划

　　根据患者的口味和经济情况制定饮食方案

　家中 3d 食物记录

　　记录摄入的能量

　24h 尿中尿素氮

　　估计蛋白摄入量

每三个月：

　体重、人体测量（可选择），主观整体评价（可选择）、血清清蛋白、血清前清蛋白、血清胆固醇

主观全局评估

这是一项基于六项指标的评价：体重，饮食摄入量，胃肠道症状，功能水平，营养需求有关的并发症，体检（侧重于皮下脂肪的损失和水肿），详情请参阅 Sacks 2000）。

尿中氮的含量

在收集 24h 尿液样本，并确定每天排尿中氮的含量（UNA）后，可以使用下列公式（Masud 2002）来估算氮的摄入量：

氮的摄入量（g/d）= 排尿中氮的含量（g/d）+ 0.031 × 体重（kg）

公式中体重是指实际体重，排尿中氮的含量是指 24h 尿中氮的输出（请参阅表 9-4）。然后，将氮的摄入量乘以 6.25 转换成摄入蛋白质摄入量。

表 9-4　监控患者与 24h 尿素氮收集的依从性举例

举例：稳定的非分解代谢的 80kg 成年患者开具每天 6g/kg 限制蛋白饮食的处方。

患者每日 24h 尿素氮（UNA）：5.2g

加上估计的非尿液排泄（NUN）：$0.031 \times bw = 2.48g/d$

总氮值（TNA）：

$$UNA + NUN = 5.2 + 2.48 = 7.68g/d$$

饮食蛋白摄入量估计值（DPI）：

$$DPI = 6.25 \times tna$$
$$= 6.25 \times 7.86$$
$$= 48g/d$$
$$DPI/kg = 48/80 = 0.6g/kg$$

评价：该患者对饮食处方不满

关于该主题更多的讨论见 Masud 等（2002）

（程书栋　译）

参考文献及推荐阅读：

Aparicio M, Bouchet JL, Gin H, et al. Effect of a low-protein diet on urinary albumin excretion in uremic patients. *Nephron.* 1988;50:288–291.

Aparicio M, Cano NJ, Cupisti A, et al. Keto-acid therapy in predialysis chronic kidney disease patients: consensus statements. *J Ren Nutr.* 2009;19(5 Suppl):S33–35.

Aparicio M, Chauveau P, De Precigout V, et al. Nutrition and outcome on renal replacement therapy of patients with chronic renal failure treated by a supplemented very low protein diet. *J Am Soc Nephrol.* 2000;11:708–716.

Aparicio M, Chauveau P, Combe C. Low protein diets and outcome of renal patients. *J Nephrol.* 2001;14:433–439.

Aparicio M, Lafage MH, Combe C, et al. Low-protein diet and renal osteodystrophy. *Nephron.* 1991;58:250–252.

Bellizzi V, Di Iorio BR, De Nicola L, et al. Very low protein diet supplemented with ketoanalogs improves blood pressure control in chronic kidney disease. *Kidney Int.* 2007;71:245–251.

Bernard S, Fouque D, Laville M, et al. Effects of low-protein diet supplemented with ketoacids on plasma lipids in adult chronic renal failure. *Miner Electrolyte Metab.* 1996;22:143–146.

Bernhard J, Beaufrere B, Laville M, et al. Adaptive response to a low-protein diet in predialysis chronic renal failure patients. *J Am Soc Nephrol.* 2001;12:1249–1254.

Brantsma AH, Atthobari J, Bakker SJ, et al. What predicts progression and regression of urinary albumin excretion in the nondiabetic population? *J Am Soc Nephrol.* 2007;18:637–645.

Campbell WW, Leidy HJ. Dietary protein and resistance training effects on muscle and body composition in older persons. *J Am Coll Nutr.* 2007;26:696S–703S.

Chauveau P, Barthe N, Rigalleau V, et al. Outcome of nutritional status and body composition of uremic patients on a very low protein diet. *Am J Kidney Dis.* 1999;34:500–507.

Cianciaruso B, Pota A, Pisani A, et al. Metabolic effects of two low protein diets in chronic kidney disease stage 4–5—a randomized controlled trial. *Nephrol Dial Transplant.* 2008;23:636–644.

Darling AL, Millward DJ, Torgerson DJ, et al. Dietary protein and bone health: a systematic review and meta-analysis. *Am J Clin Nutr.* 2009;90:1674–1692.

Di Iorio BR, Minutolo R, De Nicola L, et al. Supplemented very low protein diet ameliorates responsiveness to erythropoietin in chronic renal failure. *Kidney Int.* 2003;64:1822–1828.

Dullaart RP, Beusekamp BJ, Meijer S, et al. Long-term effects of protein-restricted diet on albuminuria and renal function in IDDM patients without clinical nephropathy and hypertension. *Diabetes Care.* 1993;16:483–492.

Energy and protein requirements. Report of a joint FAO/WHO/UNU Expert Consultation. *World Health Organ Tech Rep Ser* 1985;724:1–206.

Fouque D, Wang P, Laville M, et al. Low protein diets for chronic renal failure in non diabetic adults. *Cochrane Database Syst Rev.* 2001;CD001892.

Fouque D, Laville M. Low protein diets for chronic kidney disease in non diabetic adults. *Cochrane Database Syst Rev.* 2009;CD001892.

Gaillard C, Alix E, Boirie Y, et al. Are elderly hospitalized patients getting enough protein? *J Am Geriatr Soc.* 2008;56:1045–1049.

Gansevoort RT, de Zeeuw D, de Jong PE. Additive antiproteinuric effect of ACE inhibition and a low-protein diet in human renal disease. *Nephrol Dial Transplant.* 1995;10:497–504.

Garg AX, Blake PG, Clark WF, et al. Association between renal insufficiency and malnutrition in older adults: results from the NHANES III. *Kidney Int.* 2001;60:1867–1874.

Gin H, Aparicio M, Potaux L, et al. Low-protein, low-phosphorus diet and tissue insulin sensitivity in insulin-dependent diabetic patients with chronic renal failure. *Nephron.* 1991;57:411–415.

Hiroshige K, Sonta T, Suda T, et al. Oral supplementation of branched-chain amino acid improves nutritional status in elderly patients on chronic haemodialysis. *Nephrol Dial Transplant.* 2001;16:1856–1862.

Kaysen GA, Gambertoglio J, Jimenez I, et al. Effect of dietary protein intake on albumin homeostasis in nephrotic patients. *Kidney Int.* 1986;29:572-577.

Kaysen GA. Albumin metabolism in the nephrotic syndrome: the effect of dietary protein intake. *Am J Kidney Dis.* 1988;12:461-480.

Klahr S, Levey AS, Beck GJ, et al. The effects of dietary protein restriction and blood-pressure control on the progression of chronic renal disease. Modification of Diet in Renal Disease Study Group. *N Engl J Med.* 1994;330:877-884.

Kopple JD, Levey AS, Greene T, et al. Effect of dietary protein restriction on nutritional status in the Modification of Diet in Renal Disease Study. *Kidney Int.* 1997;52:778-791.

Kopple JD, Greene T, Chumlea WC, et al. Relationship between nutritional status and the glomerular filtration rate: results from the MDRD study. *Kidney Int.* 2000;57:1688-1703.

Locatelli F, Del Vecchio L. How long can dialysis be postponed by low protein diet and ACE inhibitors? *Nephrol Dial Transplant.* 1999;14:1360-1364.

Maroni BJ, Staffeld C, Young VR, et al. Mechanisms permitting nephrotic patients to achieve nitrogen equilibrium with a protein-restricted diet. *J Clin Invest.* 1997;99:2479-2487.

Masud T, Manatunga A, Cotsonis G, et al. The precision of estimating protein intake of patients with chronic renal failure. *Kidney Int.* 2002;62:1750-1756.

Misra D, Berry SD, Broe KE, et al. Does dietary protein reduce hip fracture risk in elders? The Framingham osteoporosis study. Osteoporos Int. 2010 May 5. Epub ahead of print. Doi: 10.1007/s00198-010-1179-4

Mitch WE, Remuzzi G. Diets for patients with chronic kidney disease, still worth prescribing. *J Am Soc Nephrol.* 2004;15:234-237.

Munro HN, McGandy RB, Hartz SC, et al. Protein nutriture of a group of free-living elderly. *Am J Clin Nutr.* 1987;46:586-592.

Pan Y, Guo LL, Jin HM. Low-protein diet for diabetic nephropathy: a meta-analysis of randomized controlled trials. *Am J Clin Nutr.* 2008;88:660-666.

Pollock CA, Ibels LS, Zhu FY, et al. Protein intake in renal disease. *J Am Soc Nephrol.* 1997;8: 777-783.

Raal FJ, Kalk WJ, Lawson M, et al. Effect of moderate dietary protein restriction on the progression of overt diabetic nephropathy: a 6-mo prospective study. *Am J Clin Nutr.* 1994;60:579-585.

Rand WM, Pellett PL, Young VR. Meta-analysis of nitrogen balance studies for estimating protein requirements in healthy adults. *Am J Clin Nutr.* 2003;77:109-127.

Sacks GS, Dearman K, Replogle WH, et al. Use of subjective global assessment to identify nutrition-associated complications and death in geriatric long-term care facility residents. *J Am Coll Nutr.* 2000;19:570-577.

Vendrely B, Chauveau P, Barthe N, et al. Nutrition in hemodialysis patients previously on a supplemented very low protein diet. *Kidney Int.* 2003;63:1491-1498.

Walser M, Hill S, Tomalis EA. Treatment of nephrotic adults with a supplemented, very low-protein diet. *Am J Kidney Dis.* 1996;28:354-364.

Walser M, Mitch WE, Maroni BJ, et al. Should protein intake be restricted in predialysis patients? *Kidney Int.* 1999;55:771-777.

第 10 章　　　　矿物质与骨病

Steven Cheng

　　慢性肾病对矿物质代谢产生多种影响。因此慢性肾病矿物质骨病患者不仅表现在骨病方面，还可表现有心血管及软组织钙化及钙、磷、甲状旁腺激素、维生素 D 的代谢障碍。

　　由于肾功能逐渐减退及肾小球滤过率的下降，肾脏需通过代偿增加磷的排泄。成纤维细胞生长因子 23（FGF23）作为磷排除的调控因子随之增加。FGF23 抑制活性 1，25D 的合成。因为 1，25D 可调控 PTH 的分泌，水平较低的 1，25D 加上轻度的低血钙即可导致 PTH 水平的升高。增高的 PTH 作用于骨骼代谢即可导致骨病的发生。FGF23 的增多，低血钙，PTH 的增多，高血磷是导致心血管相关疾病的发生如左心室肥大及心血管钙化。

　　治疗的目标则是保证骨骼的健康及心血管不被钙化。这些则需要通过控制高磷、高钙及维持血维生素 D 的水平来实现，因此则需限制甲状旁腺的增生及血 PTH 的升高。

病理生理学

由于肾小球滤过率的下降，肾脏需增加磷的分次排泄

　　由于肾功能下降，有效肾单位减少，除非摄入的磷减少，磷代谢的总量是不变的所以通过残存肾单位分次排泄磷的能力则需增加。

血清 FGF23 的增高可促进磷的排泄

　　FGF23 由骨细胞产生，通过肾脏来调控磷的代谢。FGF23 通过与肾

小管上皮细胞上的受体结合来阻断磷的重吸收。当肾小球滤过率下降时肾脏即发出信号反馈促使 FGF23 的生成，如图 10-1 所示，在 CKD 患者早期即有 FGF23 的升高。只有当肾小球滤过率降到一定程度时血磷才会升高，而在当血磷还在正常范围时 FGF23 已经有升高。

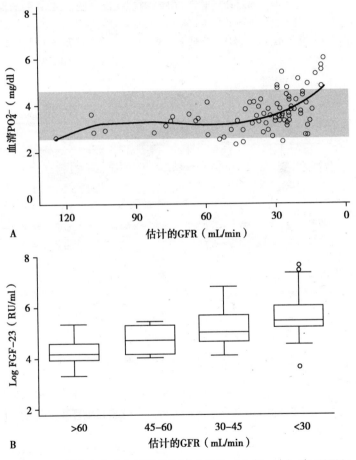

图 10-1　肾小球滤过率下降后血清磷酸盐（A 版，上）和 FGF23（B 版，下）的变化图

FGF23 抑制维生素 D 的活性

FGF23 水平升高可减少 1-α-羟化酶（可以将 25D 转化为活性 1，25D）的活性。磷的升高继发 FGF23 升高从而降低 1，25D 的活性。1，25D 通过干扰位于肠道的维生素 D 受体而增加钙磷的重吸收，所以阻止 25D 转化为活性 1，25D 可降低来源于肠道对于磷的重吸收（图 10-2）。

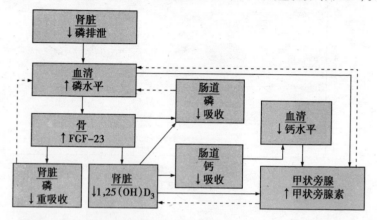

图 10-2　磷负荷如何提高成纤维细胞生长因子 23 水平，以及如何进一步影响 1，25-D 和甲状旁腺素。实线箭头表示促进，虚线箭头表示抑制

肾功能减退导致维生素 D 活性下降

随着肾小球滤过率下降及慢性肾病患者的进一步恶化，越来越少的肾小管可以用来将 25D 转化为活性 1，25D，这也是慢性肾病患者中 1，25D 减少的原因（图 10-3）。

慢性肾病患者中血 25D 的下降

如表 10-1，25D 作为 1-α-羟化酶的底物和 1，25D 的前体，25D 依赖充足的阳光照射及日常含有维生素 D3 饮食如鱼的摄入（表 10-1）。大

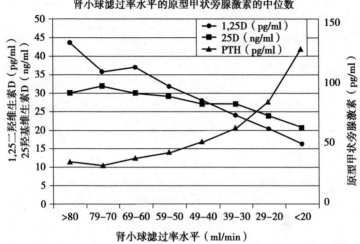

1,25二羟维生素D,25羟基维生素D和通过
肾小球滤过率水平的原型甲状旁腺激素的中位数

图 10-3　当肾小球滤过率下降后 PTH, 25D 和 1, 25D 的变化

量大样本研究测定结果表明，血清 25D 水平处于亚理想（小于 30ng/ml）
和严重低下（小于 15ng/ml）是非常普遍的。同时发现，随着近年来人
们在室内活动时间的增加，25D 水平似乎正在下降。在非洲裔美国人中，
也发现 25D 水平低下，其原因或许是在维生素 D3 转化中起重要作用的
有效黑色素的减少。甚至在阳光照射充足的地方也发现人们 25D 水平的
下降（图 10-2），其原因或许是人们对于防紫外线门窗的使用和室内生
活方式引起。在慢性肾病患者中常常见到 25D 水平低下，其原因尚未阐
明，或许是摄入不足，阳光照射不足及尿毒症对于维生素 D3 的抑制综
合因素造成。有证据表明尿毒症或甲状旁腺亢进患者的肝脏可减弱对维
生素 D3 的羟化（Michaud，2010）。

1，25D 降低对于甲状旁腺激素的影响

随着慢性肾病病情的加重，血浆甲状旁腺激素开始升高，其主要原
因被认为是 1，25D 水平的降低。

1. **胃肠对于钙吸收的下降和相对低钙血症**。低 1，25D 水平降低肠
道对于钙的吸收，血钙水平的降低直接刺激甲状旁腺激素的升高。

表 10-1　维生素 D 是如何产生和激活的

化合物	评论
7-羟基胆固醇	有机体产生的维生素 D
维生素 D3	皮肤将 7-羟基胆固醇转换为维生素 D3 需要暴露到阳光下。维生素 D3 也可从富含脂肪的鱼肉中获取（200 国际单位/顿-400 国际单位/顿）或强化乳制品（100 国际单位/杯）。"维生素 D " = 维生素 D3
25-D 25-羟胆钙化醇	维生素 D3 可在肝脏部分活化，在 25 位置可发生羟基化产生 25D。25D 与维生素 D 的无活性有关。
1，25-D 1，25-二羟胆钙化醇 25-羟胆钙化醇	1α 羟化酶可对 1-位置进行羟基化使 25D 转化为更有活性的 1，25D。该酶在一些组织中存在。但是，大多数 25D 激活发生在肾脏的近曲小管内的细胞。
什么是维生素 D2	维生素 D2 为一种植物固醇几乎与维生素 D3 相同。也叫维生素 D。肝脏的维生素 D2 在 25 位置羟基化，测量的 25D 水平包括 25-维生素 D3 和 25-维生素 D2。肾脏的 25-维生素 D2 在 1 位置出现羟基化，化合物包括最多的为 1，25D。1，25-维生素 D2 的活性可能比 1，25-维生素 D3 略低，但是该差异无临床意义。 注意：并不是所有的 25D 检测的 25 维生素 D2 都有声称的有效性，并且它们可能会在使用维生素 D2 时低估 25D 的校正（Hollis 2004）。对于 1，25-二羟胆钙化（甾）醇也是如此。

2. **1，25D 对于甲状旁腺激素的抑制减弱**。甲状旁腺具有维生素 D 受体，可抑制甲状旁腺激素分泌，当 1，25D 水平下降，则其抑制作用下降，导致甲状旁腺细胞增生继发甲状旁腺功能亢进。

高磷（酸盐）血症对于甲状旁腺的作用

高磷（酸盐）血症可直接刺激甲状旁腺。随着慢性肾病患者病情的加重，高磷（酸盐）血症的反常出现可诱导继发性甲状旁腺亢进的发生。

在慢性肾病患者中甲状旁腺激素对于肾脏的作用

磷酸盐尿

甲状旁腺激素对于肾脏的作用与 FGF23 类似，可以阻止肾小管对磷的重吸收，增加肾脏对磷的排泄。功能上与 PTH 保持血钙水平相一致。高血磷可降低血钙水平，因此甲状旁腺激素试图清除机体过多的磷酸盐，而促进提高钙的水平。

1-α-羟化酶的激活

甲状旁腺激素与 FGF23 相似可导致磷酸盐尿，而对 1-α-羟化酶作用二者却相反。FGF23 抑制 1-α-羟化酶，PTH 激活它。其结果则是 1，25D 可增加肠管对于钙的吸收，提高血钙水平，反映了 PTH 在维持血钙水平中的作用。但甲状旁腺激素对于激活 1-α-羟化酶作用却可被 FGF23 与逐渐下降的肾单位相抵消。

病理生理学总结

慢性肾病矿物质骨病机制是由于慢性刺激造成的甲状旁腺增生，继发甲状旁腺亢进引发。慢性刺激分别是指：a 低钙血症；b 1，25D 抑制作用减弱；c 高磷血症。

骨病

高转化型骨病

慢性肾病的矿物质性骨病与甲状旁腺继发的骨病称之为纤维囊性骨

炎的典型形式相类似。其原因都是甲状旁腺激素的增高所致。PTH 对骨有多种作用，均加速骨更新。甲状旁腺激素刺激成骨细胞和破骨细胞导致骨骼形成及重吸收活跃，在骨活检中常发现有骨髓纤维化形成。在病变严重时，在严重骨质吸收区域可发生骨骼的囊性改变，可表现为骨痛，且增加了骨折的风险。

无动力性骨病

低转化型骨病或无动力性骨病，其特征为减弱骨骼的构建及重吸收。其原因尚未完全阐明。此类骨病骨骼较脆，对比高转化型骨病更容易发生骨折同时无动力性骨病易于发生高钙血症。

骨软化症

骨软化症是低转化型骨病的亚型，其特点是骨骼的钙化程度逐渐减弱。其主要在严重维生素 D 缺乏的患者中发生。

骨质疏松症

在晚期慢性肾病患者中骨质疏松症常常发生。在早期（1~3）慢性肾病患者中，骨质疏松症通常可通过双能 X-线吸收仪确诊并得到治疗。而对晚期慢性肾病患者骨质疏松症却很难通过双能 X-线吸收仪得到确诊，并且没有最适宜的治疗方案。

骨活检

骨穿刺活检被认为是用于慢性肾病患者骨骼相关疾病分型的金标准。患者可通过对骨病的精确分型而得到准确的治疗。骨穿刺活检同样可用于拟行甲状旁腺切除术患者的术前检查。

慢性肾病患者的心血管危险因素

慢性肾病的矿物性骨病引起实验室检查异常和超越骨骼本身的代偿机制。如表 10-2、表 10-3 所示，大量实验室检查异常与发生心血管风险相

表 10-2 CKD 中的钙、磷和镁的水平

无机物	正常血液水平	CKD 目标水平	与结果研究有关的风险	评论
钙	8.5～10.5mg/dl 2.12～2.65mol/dl	8.5～9.5（较低） 2.12～2.37（较低）	当血清钙在正常值最低值时透析前 CKD 患者的死亡率最低	当 PTH 水平高和血清钙水平低时，一些建议给予钙子钙补充，但是这可能会增加血管钙化的风险
磷	2.7～4.6mg/dl 0.87～1.48mol/dl	2.7～4.6（相同） 0.87～1.48（相同）	血清磷水平降低可改善死亡率。高水平与透析患者的左室肥大和血管钙化有关	当血磷水平在正常范围时也应限制磷的摄入从而使对 FGF23 的刺激最小化
镁	1.8～3.0mg/dl 1.4～2.1mol/dl	无数据 无数据	较低的血清镁水平和心血管疾病的风险降低死亡的风险。高镁可抑制 PTH	CKD 患者可出现镁减少，因为相关的避免高镁饮食，如坚果、种子、乳制品、蔬菜、和水果。尿中镁也减少 注意：在较低 GFR 患者中使用泻药和补充剂可导致严重的高镁血症风险

CKD，慢性肾病；Ca，钙；PTH，甲状旁腺素；P，磷；FGF，成纤维细胞生长因子，Mg，镁；GFR，肾小球滤过率

表 10-3 甲状旁腺素、碱性磷酸酶和 25- 维生素 D

激素或酶	正常血液水平	CKD 目标水平	结果研究风险	评论
甲状旁腺素	35 ~ 70pg/ml 3.7 ~ 7.4pmol/L	CKD3: 35 ~ 70 CKD4: 70 ~ 110 CKD5: 150 ~ 300 CKD3: 3.7 ~ 7.4 CKD4: 7.4 ~ 11.6 CKD5: 12 ~ 36	高 PTH 于高骨病相关，增加了死亡率、血管钙化、和左室肥大	PTH 化验有高的可变形，检测的 7-84 受体阻滞带片段
碱性磷酸酶	45 ~ 150IU/L	正常范围	当血清水平在 50 ~ 75 范围时死亡率最低	与 PTH 检测一起有助于检测高转归骨病
25- 维生素 D	15 ~ 50ng/ml 40 ~ 125nmol/L	>15 ~ 30 >40 ~ 75	在一般和 CKD 人群中死亡风险与第 25D 水平相关	当治疗高钙血症、钙结石时，那些接受碱化治疗的患者和有肾钙化或钙过敏症风险的患者应慎用

关，包括血管钙化。这分别有血钙、磷的升高，血镁的下降，25D 的下降，甲状旁腺激素的升高。甲状旁腺激素同样会导致左心室肥大，可能与其通过升高细胞内的钙浓度相关。成纤维细胞生长因子 23 的升高也会导致慢性肾病患者及正常老年人发生心血管病的风险增加。

实验室检查

对于慢性肾病矿物性骨病的早期实验室检查结果如表 10-2 与表 10-3 所示。

钙

在慢性肾病患者中，正常血钙浓度为 8.5 ～ 10.2mg/dl（2.1 ～ 2.55mmol/L）。只有 1% 的钙位于细胞外，所以血清钙的水平不能较好的反映出机体的实际状况。当发生低蛋白血症时，人体钙总量下降，但血离子钙却反常升高。随着肾小球滤过率的下降，尤其是维生素 D 不能得到充分替代时，血钙亦随之下降。对慢性肾病，指南推荐：为改善结果可以保持血钙水平在正常水平。如果患者血钙下降或是甲状旁腺升高可以适量补钙。但 KDIGO 指南不推荐通过补钙来降低血甲状旁腺水平。

血清磷

正常血磷如表 10-2 所示，2009KDIGO 指南推荐对于慢性肾病 3 ～ 5 期尚未进行透析患者保持在正常范围，即不超过其上限 4.6mg/dl（1.48mmol/L）。

在已进行透析慢性肾病患者中，血磷与患者的死亡率有着密切关系。心血管钙化和左心室肥大亦与血磷的水平相关。甚至在肾功能正常或接近正常的患者中也存在着上述关系。其原因尚未阐明。血磷与死亡率的关系呈 U 形曲线。营养不良的低血磷患者发生死亡风险较高。

镁

人体内大约有三分之二的镁存储于骨骼内，只有三分之一位于细胞内，只有 1% 位于细胞外。其中有 30% 的镁与清蛋白结合，15% 的镁为离子状态，55% 为游离状态。正常镁水平在 1.8 ～ 3.0mg/dl（1.4 ～

2.1mmol/L)。当肾小球滤过率大于 30ml/min，镁主要通过尿液排泄。在慢性肾病患者中可由于摄入镁较少而导致低血镁，而在服用利尿剂如噻嗪类利尿剂患者中即使摄入含镁较高的饮食仍可导致低血镁。

血清甲状旁腺激素

甲状旁腺激素的升高提示发生有纤维囊性骨炎。甲状旁腺的降低提示骨活力下降并见于无动力型骨病。尿毒症可一定程度抑制甲状旁腺激素对于骨骼的影响。在 CKD 晚期患者，需要更高 PTH 水平去从骨骼中转移钙和磷酸盐。在不同慢性肾病分期的患者中，对于甲状旁腺激素的控制目标有着不同的指标。3 期慢性肾病患者中，甲状旁腺激素的控制目标为 35～70pg/ml（3.7～7.4pmol/L）。4 期慢性肾病患者中，为 70～110pg/ml（7.4～11.6pmol/L）。5 期慢性肾病患者为 150～300pg/ml（16～32pmol/L）（表 10-3）。

甲状旁腺激素的测定

甲状旁腺激素是 84 位氨基酸肽。每个氨基酸从 N-端，从第 1 个开始，至 C-端第 84 个均被标记。接近 N 端的前两位氨基酸对受体结合和激活十分重要。不完整的甲状旁腺激素片段在体内循环中也可被发现。而失去 N 端前两位氨基酸的片段是不可被激活的，然而仅含有 7～84 位氨基酸的片段实际上可能具有抑制激活功能。目前测定甲状旁腺激素的方法不能检测到甲状旁腺激素的前两位氨基酸，所以其测定主要是指测定其余的 7～84 位氨基酸位点的片段。最新的测定方法则可以测定完整的 1～84 位氨基酸。真正具有生物活性的甲状旁腺激素仅占有甲状旁腺激素总量的 55%。

由于测定甲状旁腺激素的不同片段需要不同的抗体，从而导致测定结果的不同。尽管甲状旁腺激素水平可以来作为骨骼活力的参考标准，但其却不总是与骨穿刺活检得到的结果一致。所以对于甲状旁腺激素的分析的同时一定要结合血钙、血磷水平作为参考。

血清碱性磷酸酶

碱性磷酸酶主要在肝脏、骨骼组织发挥作用。当肝功能发生代谢障碍，碱性磷酸酶可以反映出在慢性肾病患者中骨骼成骨细胞的活力。因此，碱性磷酸酶的测定可作为诊断甲状旁腺激素诱导的骨骼相关疾病和继发性甲状旁腺亢进的一种方法。碱性磷酸酶的升高同时与炎性标志物及病人的死亡率相关。

血清 25D 与 1，25D 水平的测定

25D 水平

通常我们通过测定维生素 D 的储备量来衡量 25D 水平。然而，因 25-维生素 D3 的结构与 25-麦角骨化醇相似，故使 25D 的水平的精确测定受限。

25D 含量小于 22～37nmol/L 被认为是处于缺乏状态，但并不是所有学者都认为其应保持在大于 75nmol/L 水平。25D 水平不能精确的反映出 1，25D 的水平，其同样不能反映应用骨化三醇或活性类似物如度骨化醇、帕立骨化醇患者维生素 D 受体的活性程度。

1，25D 水平

随着慢性肾病的病变发展，1，25D 水平与 25D 一样随之逐渐下降（图 10-3）。由于 1，25D 浓度可能比 25D 低 1000 倍，1，25D 水平的精确测定极其困难。与 25D 一样，1，25D 的下降，一项研究中低于 25ng/L，与患者增高的死亡风险是相关的。

监测

KDIGO 推荐的监测方法如表 10-4。腹部侧位片和彩超可检查腹主动脉的钙化程度。随着慢性肾病患者病情的进展，血钙、磷、甲状旁腺激素、碱性磷酸酶的测定频率应逐渐增加。

治疗策略

根据以上分析，早期慢性肾病患者应限制肾的磷负荷，尽管此方案在临床尚无法评估。有学者报道在慢性肾病 3，4 期患者中，通过低磷饮食和磷吸附剂可降低尿中磷的排除，但其对血 FGF23 的水平却无明显影响。

表 10-4　推荐监控

监控内容	频率
血清钙、磷	CKD3：每 6 ~ 12 个月
	CKD4：每 3 ~ 6 个月
	CKD5：每 1 ~ 3 个月
PTH	CKD3：基于基线水平和 CKD 进展
	CKD4：每 6 ~ 12 个月
	每 3 ~ 6 个月
25D	有赖于基线水平
侧腹部 X 片	基线
血管超声心动图/血管钙化	基线

CKD，慢性肾病；PTH，甲状旁腺素

　　要想通过足量的 25D 和 1，25D 水平去维持对于钙的重吸收及血钙浓度，则需通过抑制甲状旁腺的增生及甲状旁腺激素的升高。维生素 D 对于慢性肾病患者的应用是有益的。

限制磷的摄入

　　对于慢性肾病患者，多数指南推荐每天摄入 0.8 ~ 1.0g 磷。对于西方饮食日常每日磷的摄入量为 1.2 ~ 1.6g。其主要来源于蛋白质。对于优质蛋白质如鸡蛋、牛奶。肉类、鱼，通常每克蛋白质中含有 8 ~ 10mg 磷。如果高蛋白质食物是磷摄入的主要来源，提供每天 60g 蛋白质，相当于一个 75kg 患者每 1kg 摄入 0.8g 蛋白质，每天仅仅摄入 0.5 ~ 0.6g 的磷。因为日常大量食物的含磷量大大超过蛋白质的含量，故对磷的摄入限制变得十分困难。同样，食品加工厂中对于添加剂的应用使其占到摄入磷的 30% ~ 50%。来自添加剂中的磷在肠管中 100% 被重吸收，而日常食物只有 70% 被重吸收。对食物中磷的含量及如何限制饮食中磷的含量我们将在 11 章具体介绍。

血磷的控制

目标值

　　2009KDIGO 指南推荐对于 3 ~ 5 期慢性肾病患者不推荐通过透析方式

来维持血磷在正常范围，血磷的控制范围在 4.6mg/dl（1.48mmol/L）以下。

磷结合剂

磷吸附剂被用于通过饮食无法控制血磷水平的患者。这些吸附剂应在吃饭时使用，以保证消化食物中的磷在肠道不被吸收。其吸附剂的用量应考虑到食物中磷的含量。许多如钙、镁、司维拉姆、镧，早期时，铝等被用于吸附剂的制作（表 10-5）。它们结合磷的相关性能可参考 Daugirdas 等（2011）。不是全部的结合剂都通过当地法规机构（比如美国食品药品监督局 FDA）对于在透析前的慢性肾病患者中磷结合表明迹象。

钙磷结合剂 对慢性肾病 3~4 期患者，钙结合剂通常被用做一线用药。这些通过以碳酸钙盐或醋酸钙盐的形式被应用。二者都可有效的与磷结合并可适当补充钙盐。二者在治疗费用及疗效上无明显差别。尽管钙吸附剂的使用可降低血磷的水平但其同时却增加了血管钙化的风险。对于慢性肾病患者并发血管钙化或低转运型骨病，我们建议限制钙的摄入，即使用无钙吸附剂。对于慢性肾病患者，其吸附剂中离子钙的含量不应大于 1.5g。

镁钙结合剂 包含有镁碳酸盐和钙碳酸盐或钙醋酸盐的混合物。因为镁同样可以结合磷，故同比钙碳酸盐或钙醋酸盐可少量应用。遂可减少慢性肾病患者体内钙的蓄积而降低心血管钙化风险。镁同样可抑制血管钙化，因此镁相比钙吸附剂更容易受青睐。然而因为其具有理论上形成高镁血症的风险，没有被 FDA 批准。

无钙结合剂 尽管含钙吸附剂被广泛应用同时价格也较为便宜，但由于血钙浓度的增加不能被忽视。因此对于无钙吸附剂的应用相比含钙吸附剂可明显降低血管钙化风险。目前无钙吸附剂介绍如下：

镧碳酸盐

镧吸附剂具有良好的与磷结合能力。在英国 2010 年被批准使用。其有 250mg，500mg，750mg 和 1000mg 的咀嚼片规格。起始剂量为 500mg，3 次／日，不超过 1250mg，3 次／日。目前尚未发现其具有毒副作用。

碳酸司维拉姆

碳酸司维拉姆（Renvela）是一种非铝、非钙基磷的粘合剂，能够通

表 10-5 磷酸盐结合剂

结合剂	需要 Rx	剂型	开始剂量	Ca 含量	可能的优势	可能的劣势
钙醋酸盐	是/否	胶囊 片剂	剂量/片：667mg 开始：1~2 片 PO 每日三次进餐时服用	25% Ca (160mg Ca/片)	比 $CaCO_3$ 更有效的磷结合剂，钙含量低	比 $CaCO_3$ 贵，GI 副作用，有潜在的高钙血症
钙碳酸盐	否	片剂 胶囊 胶剂	剂量/片：500mg 开始：1~2 片 PO 每日三次进餐时服用	40% Ca (200mg Ca/片)	有效，便宜，易获取	GI 副作用；潜在的高钙血症
镁/钙碳酸盐	否	片剂	剂量/片：300mg $MgCO_3$/250mg $CaCO_3$ 开始：1 片 PO 每日三次进餐时服用	约 28% Mg (85mg Ca/片) Ca (100mg/片)	有效，减少了钙暴露	GI 副作用（腹泻）；潜在的高钙血症
镁碳酸盐/钙醋酸盐	是	片剂	剂量/片：235mg $MgCO_3$/435mg 醋酸钙 开始：1 片 PO 每日三次进餐时服用	约 50mg Mg 和 110mg Ca/片	有效，减少了钙暴露	缺乏；其成分有相似的作用

续表

结合剂	需要 Rx	剂型	开始剂量	Ca 含量	可能的优势	可能的劣势
司维拉姆碳酸盐	是	片剂	剂量/片：800mg 开始：1片 PO 每日三次进餐时服用	不适用	有效，无钙/金属组织沉淀；减少了血浆 LDL-C 浓度	贵，GI 副作用
镧碳酸盐	是	咀嚼片剂	剂量/片：500/750/1000mg 开始：500mg PO 每日三次进餐时服用	不适用	有效；无钙；可咀嚼	贵；潜在的镧积聚；GI 副作用
烟酸胺	否	片剂	剂量/片：500mg 开始：1片 PO 每日两次	不适用	可能获益，影响脂质	血小板减少症；在 CKD 中未完全进行研究

Rx，处方；Ca，钙；PO，口服；GI，胃肠道；N/A，不适用；LDL-C，低密度脂蛋白胆固醇；CKD，慢性肾病

过离子交换以及氢结合获得肠中的磷。这种药物取代了盐酸司维拉姆（Renagel），它的优势是不会像盐酸司维拉姆一样产生酸负荷。由于肠道吸收胆汁酸，该药物还可以降低低密度脂蛋白胆固醇。

铝磷结合剂

以前这类药物被用作一线药物。然而因为铝蓄积可产生毒副作用，其在日常的应用逐渐减少。KDIGO 不推荐慢性肾病患者使用铝磷结合剂。

烟酰胺 维生素 B6 具有烟酸与烟酰胺两种结构尽管其不具有与磷结合功能，但其可阻止磷在胃肠道的转运，因此可减少磷的吸收。在透析患者中发现应用此类药物可有效降低血磷浓度。

脱乙酰壳多糖 脱乙酰壳多糖可与磷结合，其可作为咀嚼片被应用。在透析患者中，脱乙酰壳多糖咀嚼片的应用可显著降低血磷浓度。但其在慢性肾病患者中的临床价值尚未得到充分评估。

钙的补充

钙通常通过以下两种形式被供给：通过治疗降低血磷水平过程中补钙或单独补钙。前者钙的吸收程度有限。因为甲状旁腺激素会因血钙浓度下降而升高，补钙同时可以控制继发性甲状旁腺增生的发生。

然而，对患者来说补钙又会导致增加心血管钙化的风险。对于肾功能正常的患者，补钙可增加心肌梗死的发病率，尤其是合并有冠脉钙化的慢性肾病患者。对于到底多大的剂量可明显增加其发生心血管钙化的风险有待于进一步研究。

补钙不仅根据血钙的降低程度，同样需要参考其他矿物质的代谢情况。如果甲状旁腺激素在正常范围，补钙不是必需的。如果甲状旁腺激素升高，对于低钙的纠正则可抑制甲状旁腺激素的升高。对于患者合并有高血磷则尽量避免补钙，因其可增加钙磷沉积和组织钙化的风险。

维生素 D 的补充

慢性肾病患者随着血磷控制的同时，维生素 D 也应得到相应的补充。在早期（1~3）慢性肾病患者中，应该适当的补给维生素 D3 或麦角骨化醇。4~5 期慢性肾病患者中，25D 向 1，25D 转化受限，单独维持血 25D 水平不足以抑制甲状旁腺激素的升高。因此，在晚期慢性肾病患者中则应适当补充骨化三醇或活性维生素 D。

维生素 D3 和麦角骨化醇的常规用量

对于成人维生素 D3 的常规用量范围在 200～400IU。也有学者认为其应该提高到 800IU，对于慢性肾病患者中则需 800～2000IU 才可将 25D 水平维持在 30ng/ml 以上。

在美国，通常应用麦角骨化醇来提高 25D 水平。麦角骨化醇为与维生素 D3 具有相同的生物活性。麦角骨化醇每月需补充 50000IU。对于患者 25D 水平在 15ng/ml 以下，麦角骨化醇可增加用量致每周 50000IU×4 周。

麦角骨化醇的给药策略如下：

25D 水平 <5ng/ml：麦角骨化醇 50000IU/周×12 周，然后 50000IU/月×3 月。

25D 水平 5～15ng/ml：麦角骨化醇 50000IU/周×4 周，然后 50000IU/月×5 月。

25D 水平 15～30ng/ml：麦角骨化醇 50000IU/月×6 月。

维生素 D3 与活性维生素 D 的同时补充　因为 25D 在体内同样具有重要的生物效应，对于补充活性维生素 D 的同时是否应同时补充 25D 存在理论上的争论。但目前无临床数据支持二者的联合应用。维生素 D3 或维生素 D2 使用的注意事项。在未进行 25D 监控的情况下应避免进行这些制剂的大剂量使用。CKD 患者亚群将发生高钙尿症。进行大剂量钙剂补充的患者和糖尿病患者或使用抗凝药物的患者，血管钙化的风险可能会增加，因此需要密切随访，血清 25D 不应超过 30～40ng/ml（75～100nmol/L）。

维生素 D 对甲状旁腺素水平的影响

早期的维生素 D 不足以表明 PTH 水平增高。随着 GFR 下降，骨对 PTH 的敏感性开始降低，PTH 值的范围也随之上调（表 10-3）。维生素 D 治疗的一个重要目标为保持血清 PTH 在目标范围；3 期 CKD 患者为 35～70pg/ml（3.7～7.4pmol/L），4 期 CKD 患者为 70～110pg/ml（7.4～11.6pmol/L）。

活性维生素 D 及其类似物的应用　当维生素 D 代替物不能有效降低甲状旁腺激素时，活性维生素 D 应该开始应用。骨化三醇常常被用做一线用药，尤其是对于慢性肾病 4，5 期患者。在应用活性维生素 D 及其类似物后，应该在前三月每月监测 1 次血钙及血磷水平，随后每 3 月监测 1 次血钙及血磷水平。如果发生高血钙或高血磷，骨化三醇应停止使用直到钙磷恢复正常水平。

骨化三醇与活性维生素 D 类似物的差别有哪些？骨化三醇为1，25D，是肾脏 1-α 羟基化的产物。由于骨化三醇可刺激肠道对钙和磷的吸收并伴PTH 抑制作用，已证实一些使用骨化三醇治疗的患者钙和磷水平出现了增高。活性维生素 D 类似物可与甲状旁腺的维生素 D 受体相互作用，可抑制 PTH 的分泌和降低肠道维生素 D 受体的亲和力。因此，类似物可在轻度增高血清钙和磷的同时保持有效的 PTH 抑制作用。表 10-6 列出了常用的可用的维生素 D 类似物，它们的区别，和典型的起始剂量。

表 10-6　维生素 D 类似物

药物	商品名	剂量信息	评论
骨化三醇	Rocalrol	0.25μg PO 或 0.5μg PO 每周 3 次	在开始该药后进行 3 个月的钙磷监控，然后每 3 个月一次。增加剂量到目标 PTH 如果出现高钙血症/高磷血症，治疗应在出现无机物异常开始 考虑更换为度骨化醇或帕立骨化醇，抑制 PTH，对钙/磷在肠道的吸收影响小
度骨化醇	Hectorol	2.5~5μg 每周 3 次，静滴 2.5μg 每 8 周	无
帕立骨化醇	Zemplar	1~2μg PO 每日，1μg 增量静滴或 2~5μg PO 每周 3 次，2μg 增量静滴	无

PO，口服；PTH，甲状旁腺素

非常规维生素 D 作用

由骨化三醇或活性维生素 D 类似物活化的维生素 D 受体可对肠道和甲状旁腺造成影响。维生素 D 受体在体内广泛分布并对矿物质平衡起调节作用。在心血管系统中，研究集中在 VDR 在动脉粥样硬化钙化斑块和在尿毒症中的中层钙化中的调节作用，VDR 还可直接影响心脏，尤其在调节左室肥大发生方面。这些效应可通过降低的心肌纤维化和降低的肾素血管紧张素系统活性进行介导。

通过补充维生素 D 可改善许多非心血管疾病。对于 CKD 患者来说，使用活性维生素 D 类似物治疗的目的在于降低蛋白尿（Alborzi 2008，de Zeeuw 2010），表现为对 PTH 的抑制或改善了血流动力学。其他报道的获益包括降低了流感的感染风险、改善了抑郁和季节性情感障碍，和降低了一些癌症的发生率，包括结肠、胰腺和前列腺。但是这些作用有许多尚有争议，大规模、前瞻性研究（Freedman 2007）对癌症数据的研究表明无作用。

维生素 D3 加活性维生素 D 双重补充

因为在组织中 25D 在它自身转化为 1，25D 过程中可能重要的生物学影响，即使已经给予患者补充活性维生素 D（如骨化三醇，帕立骨化醇，度骨化醇）治疗，保持 25D 在正常水平仍有理论论据（Jones 2010）。目前还没有临床试验数据支持这种方法的益处。

钙敏感受体调节药

钙敏感受体调节剂可增加甲状旁腺钙敏感受体的敏感性。因此，腺体更易于反馈抑制钙，降低 PTH 水平。尽管它们可降低 PTH，但是这些制剂还有导致高钙血症和高磷血症的倾向，这两种表现均可刺激甲状旁腺增生。高钙血症的机制尚未完全清楚，尽管总体钙负荷未发生变化，血清钙水平的降低可提示钙在机体的某些部分出现沉积。在进行透析的患者中，钙敏感受体调节剂在 PTH 和血清钙水平极高时非常有效，这种升高不常见与透析前的 CKD 患者。因此，cinacalcet 未被获批用于非透析的 CKD 患者。一些对其使用风险/获益的对照试验研究正在进行。

特殊情况

如前所述，动力缺失性骨病患者的 PTH 有降低趋势。虽然原因仍不清楚，但是继发性甲状旁腺功能亢进的治疗中讨论的方法仅会使这些患者的骨转运恶化。与高骨转运的患者相比低 PTH 患者应被限制磷的摄入或给予结合剂治疗。允许这些患者的磷水平轻度增高来刺激 PTH 分泌和保持骨的动态活性。这类患者应被禁止钙补充，因为增加的钙负荷可导致高钙血症和 PTH 会被进一步抑制。对这些患者是否进行维生素 D 补充仍有争议。一方面，维生素 D 治疗可保持甚至增高对甲状旁腺的抑制，从而加重动力缺失性骨病。另一方面，对透析患者的观察性研究表明，活性维生素 D 治疗与生存率改善有关，不论 PTH 是否增高。后者说明可能仅需要低剂量的活性维生素 D 治疗就可提供维生素 D 受体激活的"获益"并且不会显著抑制 PTH。

存在的问题

CKD 的矿物质骨病的基础为钙、磷、FGF23、维生素 D 和 PTH 之间的一系列复杂的联系和反馈环。虽然基于生理学可由不同的治疗方案，但是仅有极少的随机、干预研究一些基础问题进行了研究：

降低血清磷、FGF23、增加 1，25D 是否能降低血管钙化或改善生存率？

通过磷结合剂或补充，钙暴露是否会增加血管钙化？

补充 25D 到 >30ng/ml 是否会改善 3 期到 4 期 CKD 患者的生存率？

维生素 D 类似物是否能改善生存率？

虽然一些观察数据提示有相关，但是仍需要对照试验的结果来证实。

（程书栋　译）

参考文献及推荐阅读：

Alborzi P, Patel NA, Peterson C, et al. Paricalcitol reduces albuminuria and inflammation in chronic kidney disease: a randomized double-blind pilot trial. *Hypertension*. 2008;52: 211–212.

Andress DL, Coyne DW, Kalantar-Zadeh K, et al. Management of secondary hyperparathyroidism in stages 3 and 4 chronic kidney disease. *Endocr Pract*. 2008;14:18–27.

Block GA, Klassen PS, Lazarus JM, et al. Mineral metabolism, mortality, and morbidity in maintenance hemodialysis. *J Am Soc Nephrol.* 2004;15:2208–2218.

Bolland MJ, Avenell A, Baron JA, et al. Effect of calcium supplements on risk of myocardial infarction and cardiovascular events: meta analysis. *BMJ.* 2010;341:c3691.

Cheng SC, Coyne DW. Vitamin D and outcomes in chronic kidney disease. *Curr Opin Nephrol Hypertens.* 2007;16:77–82.

Coen G, Bonucci E, Ballanti P, et al. PTH 1-84 and PTH 7-84 in the noninvasive diagnosis of renal bone disease. *Am J Kidney Dis.* 2002;40:348–354.

Coyne DW, Acharya M, Qiu P, et al. Paricalcitol capsules for the treatment of secondary hyperparathyroidism in stages 3 and 4 CKD. *Am J Kidney Dis.* 2006;47:263–276.

Daugirdas JT, Finn WF, Emmett ME, et al. The phosphate binder equivalent dose. *Semin Dial.* 2011;Jan-Feb; in press.

de Boer IH, Rue TC, Kestenbaum B. Serum phosphorus concentrations in the third National Health and Nutrition Examination Survey (NHANES III). *Am J Kidney Dis.* 2009;53: 399–407.

de Zeeuw D, Agarwal R, Amdahl M, et al. Selective vitamin D receptor activation with paricalcitol for reduction of albuminuria in patients with type 2 diabetes (VITAL study): a randomised controlled trial. *Lancet.* 2010;376:1543–51.

Delmez JA, Tindira CA, Windus DW, et al. Calcium acetate as a phosphorus binder in hemodialysis patients. *J Am Soc Nephrol.* 1992;3:96–102.

Evenepoel P, Meijers B, Viaene L, et al. Fibroblast growth factor-23 in early chronic kidney disease: additional support in favor of a phosphate-centric paradigm for the pathogenesis of secondary hyperparathyroidism. *Clin J Am Soc Nephrol.* 2010;5:1268–1276.

Freedman DM, Looker AC, Chang SC, et al. Prospective study of serum vitamin D and cancer mortality in the United States. *J Natl Cancer Inst.* 2007;99:1594–1602.

Fukagawa M, Kazama JJ. FGF23: its role in renal bone disease. *Pediatr Nephrol.* 2006;21:1802–1806.

Gonzalez EA, Sachdeva A, Oliver DA, et al. Vitamin D insufficiency and deficiency in chronic kidney disease. *Am J Nephrol.* 2004;24:503–510.

Gutiérrez O, Isakova T, Rhee E, et al. Fibroblast growth factor-23 mitigates hyperphosphatemia but accentuates calcitriol deficiency in chronic kidney disease. *J Am Soc Nephrol.* 2005;16:2205–2215.

Hollis BW. Editorial: The determination of circulating 25-hydroxyvitamin D: no easy task. J Clin *Endocrinol Metab.* 2004;89:3149–51.

Isakova T, Gutiérrez OM, Smith K, et al. Pilot study of dietary phosphorus restriction and phosphorus binders to target fibroblast growth factor 23 in patients with chronic kidney disease. *Nephrol Dial Transplant.* 2011 Jan 8.

Jones G. Why dialysis patients need combination therapy with both cholecalciferol and a calcitriol analogs. *Semin Dial.* 2010;23:239–243.

Kalantar-Zadeh K, Kuwae N, Regidor DL, et al. Survival predictability of time-varying indicators of bone disease in maintenance hemodialysis patients. *Kidney Int.* 2006;70:771–780.

Kanbay M, Goldsmith D, Uyar ME, et al. Magnesium in chronic kidney disease: challenges and opportunities. *Blood Purif.* 2010;29: 280–292.

Kestenbaum B, Sampson JN, Rudser KD, et al. Serum phosphate levels and mortality risk among people with chronic kidney disease. *J Am Soc Nephrol.* 2005;16:520–528.

Kidney Disease: Improving Global Outcomes. KDIGO Clinical Practice Guideline for the Diagnosis, Evaluation, Prevention, and Treatment of Chronic Kidney Disease–Mineral and Bone Disorder (CKD–MBD). *Kidney Int.* 2009;76:S1–S130.

Kim HW, Park CW, Shin YS, et al. Calcitirol regresses cardiac hypertrophy and QT dispersion in secondary hyperparathyroidism on hemodialysis. *Nephron Clin Pract.* 2006:102:c21–c29.

Kovesdy CP, Kalantar-Zadeh K. Bone and mineral disorders in pre-dialysis CKD. *Int Urol Nephrol.* 2008;40:427–440.

Kovesdy CP, Ureche V, Lu JL, et al. Outcome predictability of serum alkaline phosphatase in men with pre-dialysis CKD. *Nephrol Dial Transplant.* 2010a;25:3003–11.

Kovesdy CP, Anderson JE, Kalantar-Zadeh K. Outcomes associated with serum phosphorus level in males with non-dialysis dependent chronic kidney disease. *Clin Nephrol.* 2010b;73:268–275.

Levin A, Bakris GL, Molitch M, et al. Prevalence of abnormal serum vitamin D, PTH, calcium, and phosphorus in patients with chronic kidney disease: results of the study to evaluate early kidney disease. *Kidney Int.* 2007;71:31–38.

Li YC, Kong J, Wei M, et al. 1,25-dihydroxyvitamin D is a negative endocrine regulator of the renin-angiotensin system. *J Clin Invest.* 2002;110:229–238.

Melamed ML, Eustace JA, Planting L, et al. Changes in serum calcium, phosphorus, and PTH and the risk of death in incident dialysis patients: a longitudinal study. *Kidney Int.* 2006;70:351–357.

Michaud J, Naud J, Ouimet D, et al. Reduced hepatic synthesis of calcidiol in uremia. *J Am Soc Nephrol.* 2010;21;1488–1497.

Moe SM, Duan D, Doehle BP, et al. Uremia induces the osteoblast differentiating factor Cbfa 1 in human blood vessels. *Kidney Int.* 2003;63:1003–1011.

Nasrallah MM, El-Shehaby AR, Salem MM, et al. Fibroblast growth factor-23 (FGF-23) is independently correlated to aortic calcification in haemodialysis patients. *Nephrol Dial Transplant.* 2010;25:2679–2685.

Parker BD, Schurgers LJ, Brandenburg VM, et al. The associations of fibroblast growth factor 23 and uncarboxylated matrix Gla protein with mortality in coronary artery disease: the Heart and Soul Study. *Ann Intern Med.* 2010;152:640–648.

Savica V, Calò LA, Monardo P, et al. Salivary phosphate-binding chewing gum reduces hyperphosphatemia in dialysis patients. *J Am Soc Nephrol.* 2009;20:639–644.

Seiler S, Heine GH, Fliser D, et al. Clinical relevance of FGF-23 in chronic kidney disease. *Kidney Int.* 2009;76:S34–S42.

Slatopolsky E, Cozzolino M, Lu Y, et al. Efficacy of 19-Nor-1,25-(OH)$_2$D$_2$ in the prevention and treatment of hyperparathyroid bone disease in experimental uremia. *Kidney Int.* 2003;63:2020–2027.

Spiegel DM. The role of magnesium binders in chronic kidney disease. *Semin Dial.* 2007;20: 333–336.

Sprague SM, Llach F, Amdahl M, et al. Paricalcitol versus calcitriol in the treatment of secondary hyperparathyroidism. *Kidney Int.* 2003;63:1483–1490.

Stubbs JR, Liu S, Tang W, et al. Role of hyperphosphatemia and 1,25-dihydroxyvitamin D in vascular calcification and mortality in fibroblast growth factor 23 null mice. *J Am Soc Nephrol.* 2007;18:2116–2124.

Teng M, Wolf M, Ofsthun MN, et al. Activated injectable vitamin D and hemodialysis survival: a historical cohort study. *J Am Soc Nephrol.* 2005;16:1115–1125.

Teng M, Wolf M, Lowrie E, et al. Survival of patients undergoing hemodialysis with paricalcitol or calcitriol therapy. *N Eng J Med.* 2003;249:446–456.

Tonelli M, Sacks F, Pfeffer M, et al. Cholesterol and Recurrent Events Trial Investigators. Relation between serum phosphate level and cardiovascular event rate in people with coronary disease. *Circulation.* 2005;112:2627–2633.

Uribarri J. Phosphorus homeostasis in normal health and in chronic kidney disease patients with special emphasis on dietary phosphorus intake. *Semin Dial.* 2007;20:295–301.

Vassalotti JA, Uribarri J, Chen SC, et al. Trends in mineral metabolism: Kidney Early Evaluation Program (KEEP) and the National Health and Nutrition Examination Survey (NHANES) 1999–2004. *Am J Kidney Dis.* 2008;51(4 Suppl 2):S56–68.

Wang TJ, Pencina MJ, Booth SL, et al. Vitamin D deficiency and risk of cardiovascular disease. *Circulation.* 2008;117:503–511.

Zittermann A, Schleithoff SS, Frisch S, et al. Circulating calcitriol concentrations and total mortality. *Clin Chem.* 2009;55:1163–70.

第 11 章

限制蛋白和磷：
一个营养师的观点

Lisa Gutekunst

关于限制蛋白和磷的潜在医学意义已经在第 9 章和第 10 章详细讲述。当限制蛋白时，你往往必须注意蛋白营养不良的风险。患有慢性肾病的病人经常不能摄入足够的蛋白是由于氮质血症所导致的食欲缺乏及其引发的味觉障碍，过分的节食和无力购置或准备饮食。同样地，一些合并症会导致蛋白分解代谢异常，即使是蛋白和热量供应充足的情况下。正因为如此，那些需要限制蛋白质饮食的慢性肾脏病患者必须小心地监测，具体细节在第九章讲述，高度注意确保每天摄入充足的热量：年轻人至少 147kJ/kg，老年人至少 126kJ/kg。

蛋白和磷是紧密相连的，意思就是传统的高磷饮食也是蛋白的主要来源。通过控制其中之一，自然就会控制另一个。然而，蛋白与磷的比率在不同的食物有差异，食物中加入磷盐的实践正在增加。

蛋白质

高和低生物价值的蛋白质

氨基酸是形成蛋白质的化学单位。必须从食物中获得的氨基酸称为必需氨基酸，其他人体自身形成的氨基酸为非必需氨基酸。含有必需氨基酸的食物被认为是高生物学价值蛋白质，且至少失去一种必需氨基酸的食物被认为是低生物学价值的食物。高生物学价值蛋白见于鸡蛋、牛奶、鱼肉、奶制品。对于素食主义者，大豆、荞麦等也都是高生物学价值蛋白质。这些高生物学价值蛋白代谢可以产生充足的能量，并因此节约机体蛋白。那些无论是选择或医学需要摄取低蛋白饮食的人利用高生物学价值蛋白中氨基酸效率比那些大量摄取蛋白的人更高。后者中过剩的蛋白简单转化为糖类、脂肪或被作为能量燃烧掉。

低生物学价值蛋白质见于水果、蔬菜、坚果和谷类。一定意义上，低生物学价值好像并不恰当。许多植物类食物中的蛋白质并不是生物学价值低，而是缺少一种或几种氨基酸，他们必须与其他食物联合使用这样人体就会利用这些氨基酸合成新的蛋白质。一种纯素食饮食诸如谷类含有赖氨酸就能成为高生物学价值，比如豆类食物富含赖氨酸。

限制蛋白质的尺度

详细见第九章，表9-2，慢性肾病患者限制蛋白质的推荐量。

肾脏病预后质量倡议（KDOQI）2000营养指南推荐肾小球滤过率小于25ml/min的患者蛋白限制在 $0.6 \sim 0.75g/(kg \cdot d)$，2008年糖尿病和慢性肾病指南推荐大多数人摄入蛋白 $0.8g/(kg \cdot d)$，意思是每天限制蛋白 $40 \sim 60g$，其他指南推荐慢性肾病患者至少50%蛋白来源于必需氨基酸，$20 \sim 30g$ 来自鸡蛋、牛奶、鱼肉、乳制品和大豆。

制定低蛋白饮食

根据国际肾病饮食中的营养价值制定低蛋白饮食，28.3g的猪肉或鱼肉含有7g蛋白，1颗大鸡蛋含有6g蛋白。每1/2或28.3g食物产生 $4 \sim 15g$ 蛋白。不同的豆类产品含有不同含量的蛋白质

简单的饮食计划

蛋白摄入应分配到每餐饮食中，举例如表11-1。一旦高生物学价值蛋白设定好，低生物学价值蛋白来源添加在每份食物中，食品菜单列表如表11-1，60g蛋白分配在一天的饮食正如表11-2。最后，为确保足够的热量，添加高热量低磷饮食，为每份饮食提供2700千卡的热量和60g蛋白，列表如表11-3。

表11-1 样本就餐计划

就餐时间	HBV蛋白质	LBV蛋白质	额外卡路里
早餐	半杯低脂牛奶（4g）		
午餐	2个煮熟的鸡蛋（12g）		
晚餐	3盎司烤猪肉片（21g）		
总蛋白质	37g		

HBV：高生物效价；LBV：低生物效价

表 11-2　简单的饮食计划　第二步

饮食	HBV 蛋白质	LBV 蛋白质	添加的热量
面包	低脂牛奶 1/2 杯	1 杯麦片（2g） 1 片土司面包圈	
午餐	2 个煎鸡蛋	1.5 杯绿色沙拉 包含胡萝卜片，黄瓜片， 小萝卜片（2g） 1 个大面包圈	
点心		8 片香草薄饼（2g）	
晚餐	85g 烤肉片（21g）	1 杯白米（4g） 1 杯绿豆（1g） 1 片意大利面包（2g）	
点心		1 片蛋糕（2g）	
总蛋白	37g	23g	

表 11-3　简单的饮食计划　第三步

饮食	HBV 蛋白质	LBV 蛋白质	添加的热量
早餐	低脂牛奶 1/2 杯（4g）	1 杯麦片（2g） 1 片烤硬面包片（4g）	1 勺奶酪 170g 桔汁 1 勺果冻
午餐	2 个煎鸡蛋 （12g）	1.5 杯绿色沙拉 包含胡萝卜片，黄瓜片， 小萝卜片（2g） 1 个大面包圈（4g）	3 勺油和 2 勺醋 2 勺黄油 1 个苹果
点心		8 片香草薄饼（2g）	1 杯鲜葡萄酒
晚餐	55.7g 煎肉片	1 杯白米（4g） 1 杯绿豆（1g） 1 片意大利面包（2g） 1 片蛋糕（2g）	1 勺黄油或人造奶油
点心		1 片蛋糕（2g）	1/2 杯鲜草莓汁 2 勺调品
总蛋白	37g	23g	

患者的额外提示

慢性肾病患者提供选择是非常重要的。尽管上述例子可提供一个实际可行的和看上去满负荷的饮食计划，只是刚开始的这些饮食仍感觉是受限制的。当这些患者在家吃饭时以下是一些可以使用的小建议：

每当你进食前先进食一些蔬菜和谷类食物。

用一些肉片和蔬菜准备烤肉。

用蔬菜和少量猪肉或鱼肉制作糯米。

餐前先喝少量汤或沙拉以填饱肚子。

将猪肉、鸡蛋、海鲜产品放在沙拉里使用。

用大米和面团放在你的汤以补充馅。

用薄肉片制作三明治。

用生菜、菠菜、苜蓿芽、切好的黄瓜片、切碎的芹菜或苹果添加到三明治。

当制作砂锅菜时，添加一定量的猪肉；当增加一些淀粉面团或大米和低钠饮食。

如果条件可以的话，增加低蛋白的面食或面包。

用浓味道的奶酪，比如整切德奶酪，帕尔马干酪或者罗马诺干酪，这样那你需要更少的食物来获得更多的韵味。

磷酸盐

如第 10 章所述，将每日的磷酸盐摄入量限制在 800 ~ 1000mg 和使用磷酸盐结合剂可降低发生骨营养不良和转移性钙化的风险。研究指出男性的正常磷酸盐摄入量为每日 1800mg，女性为 1000mg，所以，将摄入量降低到每日 800mg 意味着男性的饮食要比女性有更大的改变。美国推荐的每日磷酸盐摄入量为 700mg/d，降低到该水平可能会对营养方面造成一些不良影响。但是，在一些患者中，低磷饮食相关的低血清磷酸盐水平事实上可能与一些并发疾病导致的蛋白摄入降低有关。

食物中的磷酸盐含量

肉类、鱼类和蛋类

所有食物均含有磷。在标准的非素食饮食中，磷酸盐的主要来源为肉类、鱼类和蛋类，以及乳制品。在表 4 中以每克蛋白的磷酸盐含量毫克数显示了这些食物中的磷含量。鸡肉的磷酸盐含量（6mg/g）一般比牛肉或猪肉（约 8mg/g）要低。鱼肉的磷酸盐含量范围可从 6（鳕鱼）到 9（灌装金枪鱼）以及到 12mg/g 的鲑鱼。较高的含量为蛋类（13mg/g）和肝脏（17mg/g）。蛋类中的磷成分均在蛋黄内，这是因为蛋清中和蛋白质有同等价值的磷仅为 1.4mg/g。

小结： 食物中的磷含量并未对食物中的蛋白的功能，这是因为蛋清仅含 1.4mg/g 磷，而乳清蛋白仅为 0.8mg/g。在理论上这意味着，如果一个人的饮食结构中的蛋白均为 HBV 并且均来自蛋清和乳清蛋白，那么平均磷酸盐/蛋白质比例为 2.2mg/g 蛋白质。假设每日蛋白质摄入量为 0.8g/kg，而患者的体重为 80kg，那么需要摄入的蛋白质则为每日 65g，来自摄入蛋白质的磷酸盐仅为 2.2×65 = 143mg。

乳制品

如表 11-4 所示，乳制品中的磷酸盐含量比肉类要高。例如，2% 牛奶中的磷酸盐含量为 28mg/g 蛋白质，约为肉类的 3 倍。和蛋清一样，在乳制品中的磷酸盐并不是乳蛋白；乳清蛋白的含量通常为 3～4mg/g 蛋白质。

表 11-4　日常富含蛋白的食物中每克蛋白所含的毫克磷数

蛋白质范围（每克蛋白所含的毫克磷数）	食物来源及含磷值
<5.0	蛋清（1.4）
5.1～7.0	鳕鱼（6.0） 鸡腿肉（6.5） 虾（6.5）

蛋白质范围 （每克蛋白所含的 毫克磷数）	食物来源及含磷值
7.1～10.0	火鸡（7.1） 牛里脊肉（8.3） 野兔肉（7.3） 牛腿肉（8.5） 鸡胸肉（7.4） 猪肉（8.9） 羊肉（7.4） 龙虾肉（9.0） 羔羊腿（7.4） 鹿肉，牛排（9.1） 蟹肉（7.8） 金枪鱼罐头（9.2） 含95%瘦肉及80%的碎牛肉（7.8），（9.6） 牛胸（8.1） 黑线鳕（10.0） 鱼翅（8.2）
10.1～11.9	比目鱼（10.7） 含2%低脂的盒装奶酪（10.9） 饲养的鲑鱼肉（11.4）
12～14.9	鲶鱼（13.0） 松脆的涂有黄油的花生（13.0） 整鸡蛋（13.2） 阿拉斯加蟹肉（14.5） 涂有黄油的软花生（14.5）

续表

蛋白质范围 （每克蛋白所含的 毫克磷数）	食物来源及含磷值
15.0 ~ 20.0	花生（15.0） 罐装的鲑鱼肉（15.8） 花斑豆（16.3） 大豆坚果（16.4） 肝，牛肉和鸡肉（17.5） 豆奶，规律的，不是过多的（17.9）
>20.0	切达奶酪（20.6） 瑞士奶酪（21.3） 杏仁类（25.3） 2%低脂牛奶（27.6） 美国干酪（30.7） 腰果（32.3）

植物蛋白

需要考虑到来自植物来源蛋白的一些重要观点。

降低植物和动物来源磷酸盐的吸收。如表 11-4 所示的标称磷/蛋白质比率，应被降低约 20%。原因是在植物中尤其是在豆类、豌豆、谷类和坚果类中的磷是以植酸和植酸盐的形式存在的，它们不易被消化（见 Noori，2010）。相对于肉类，植物食物磷的吸收减少了。

在一项针对预计肾小球滤过率为 20 ~ 45L/min 的慢性肾脏病患者的初期临床研究里发现，以植物蛋白饮食为主的慢性肾脏病患者，其血磷值较以动物蛋白饮食为主的患者低 10%（Moe，2011）。

高生物学价值的植物蛋白的含磷量较低生物学价值的植物蛋白高 在诸如大豆之类高生物学价值的植物蛋白中的含磷量高于谷物之类的低生物学价值的植物蛋白。为了得到蛋白质最大利用率，日常饮食中需同时摄入低生物学价值及高生物学价值的蛋白质。

粗粮比细粮中的含磷量高 磷更多地存在于谷物麦麸中，所以相比细粮而言，粗粮的每克蛋白里的含磷量更高。一些有健康意识的病人或许会认为推荐少吃粗粮是不健康的。我们必须指出对于慢性肾脏病患者而言健康的定义是不同的。高磷食物被认为是不健康的，因为升高的血磷会引起肾性骨营养不良及钙化引起的冠状动脉及外周血管疾病。

坚果、种子、巧克力富含磷　正如在表 11-4 中所列的一样，坚果和种子中的每克蛋白都富含磷。坚果也富含钾。然而，坚果以脂肪形式提供热量，也就是说坚果或者是有益的或者至少对心血管系统的健康无害。巧克力被认为是对心血管系统明显有益的食物。巧克力富含磷和草酸盐，因此对于慢性肾脏病患者，尤其是对于那些四期及五期的非透析患者，巧克力作为一种健康食品的观点是很受质疑的，上述患者应该限制对其的大量摄入。

对于素食主义者饮食的一些建议　基督复临安息日协会可以实现额外的素食支持。这样的饮食同时降低了钠和磷因为这种饮食避免了作为矿物质一大主要来源的食物——加工过的肉的摄入。然而，一些添加磷和钠的经过处理的素食，如添加复合钙的豆奶，在摄入时也需要引起注意。(参见下面的磷添加剂)

磷添加剂

磷添加剂是被添加于食品中的无机磷酸盐，他们在食物中发挥着各种不同的作用。表 11-5 中列出了最常见的磷添加剂的用途。

磷酸盐，包括钙、铁、镁盐用于矿化作用

在消费压力的胁迫下，食品工业在许多食品中添加了钙和或铁，所以，现在很多食品中都含有少量的这些矿物质。由于这种原因在一些食品中也添加了镁。增加的矿物质可以强化矿化作用，保持在生长过程中丢失矿物质在正常营养水平。举一个最常见的例子，如生长阶段的孩子需要摄入强化钙的食品，包括橘子汁、面包、谷类甚至一些涂抹干酪及牛奶。面粉和一些饮料也可以强化钙、铁和（或）镁。或许食物中添加钙的最常见的形式是碳酸钙，但磷酸盐不仅能降低机体氯化钠的总量，也有一些其他额外的特性。例如，他们能抵消氯化钠的氧化作用，保护发生酸败。他们还能帮助保持海鲜的色泽与味道。三磷酸钠的一个主要用途就在于此。

表 11-5　最常见的磷添加剂及其在食物中的作用

磷添加剂的常见名称	作用
二磷酸钙	矿物质来源；面团性质改进剂，变质剂
二磷酸钠	（多价）螯合剂；乳化剂；缓冲剂；吸收剂；酸碱调节剂；蛋白调合剂；碱性添加物；固化剂
多磷酸钠	酸化剂，发酵物，营养物，食品添加剂，添加酵母菌食物，强化钙
磷酸镁	镁或磷的营养来源；酸碱调节剂；食品添加剂
磷酸钾	酸碱调节剂，缓冲液，酸化剂，变性剂，营养源
磷酸	酸化剂，酸碱调节剂，缓冲剂，增味剂，（多价）螯合剂，固化剂，黏稠剂，合成剂
六偏磷酸钠	（多价）螯合剂，中性盐，硬化剂，固化剂，面团凝固剂，乳化剂，增香剂，香味剂，湿润剂，营养添加剂，加工助剂，增效剂
三磷酸钠	（多价）螯合剂；酸碱调节剂，湿润剂，酸化剂，缓冲剂，蛋白调和剂，抗氧化剂，固化剂，增香剂，湿润剂，黏稠剂，固化剂，组织形成剂，保湿剂
焦磷酸四钠	缓冲剂，酸碱调节剂，酸性物质，分散剂，蛋白调和剂，凝结剂，（多价）螯合剂，保湿剂，抗氧化剂，固色剂
磷酸三钙	发泡剂，吸收剂，钙强化剂
磷酸三钠	缓冲剂，湿化剂，固化剂，蛋白调和剂，制作奶酪过程中的溶解剂，烤面包时的催熟剂，调色剂

加工肉制品

在肉类加工行业经常用到的各种各样的化学剂来保持肉类的鲜嫩和延长保质期。过去经常使用腌制来达到此目的。但是随着食品业对低盐的要求越来越严格，氯化钠制剂已逐渐被磷酸盐类取代。磷酸盐不仅能降低氯化钠的要求，还能带来其他的益处，例如，可以减轻氯化钠等带来的氧化效应，从而防止食物酸腐，另外它还有助于提高海鲜类食品的外观及口感。目前三磷酸钠作为添加剂应用较为广泛。

在焙烤业发酵剂及面团性质改进剂的使用

不同的焙烤食品，包括饼干、松饼、薄煎饼，包含一种或多种发酵粉，他们的作用就是在面粉中产生 CO_2 气泡使其能更轻更软。通常将酸性物质和重碳酸盐混合在一起来使用。许多酸性发酵物包括磷酸盐，如 MCP，MCP A，DCP D，CAPP 及 SALP。含钠的发酵剂及发酵粉能充分地作用于含钠食物，在压力下食品工业逐渐在减少用量。因此，食品工业尝试用各种适当的除钠离子以外阳离子的酵母原料。然而，这儿没有压力降低磷含量，因此，很多烘烤食品和混合食品将包含大量磷酸盐。

磷酸盐作为可乐的酸化剂

酸化剂可用于增加食品的口感。最常用的是柠檬酸。磷酸作为酸化剂用于许多碳酸饮料，因为浓郁的、刺激的口味被认为是可乐的必备因素。不是所有的可乐饮料都含有磷酸作为酸化剂，其他适合的酸化剂也是适宜的。

在多种维生素或骨补充成分中磷可作为钙或镁盐

很多预防骨质疏松的维生素和补品都包含微量元素、钙和镁，这些成分伴随的离子就是磷。无磷酸盐的可选择产品容易被替代。

牙膏和漱口药

这些产品常常包含大量磷酸，尽管它们不能被吞咽，经常适宜的食用一定量磷酸盐变得重要。

添加剂中磷的吸收

磷添加剂与食物中的天然有机磷吸收方式不同。有机磷与蛋白质或植物酸盐结合，限制了其吸收率约为 70%。无机磷 100% 吸收。因此，尽管 1 杯可乐可能含有仅 $25 \sim 60$ mg 磷酸盐，把它作为低磷食物，这种磷 100% 吸收。

磷成分的食物标签和其他信息来源

食品标签

食品生产者必须列清每份食品中所包含中的钠，包括任何食品添加成分。在美国，没有法律规定食品标签列清食物中的磷含量。然而，所有组分必须写清楚。这些添加剂含有磷，无论是磷酸盐还是磷酸或类似物。比如，当买软饮料时避免标签上注明磷成分是相当容易的。问题是不知道某些食品中的添加剂是否提供一定量的磷。

美国农业数据库工具部门

正如第八章所讲，美国的农业部门包括标准推荐国际营养数据库在这个数据库中有许多食品条例其中包括磷。这些数据库网站可通过合适的链接搜索到：www. ars. usda. gov。

营养学网站和"寻找营养食物"工具

Conde Nast Publication 已经对外公开便于使用者在标准推荐营养学数据库查找相关资料。对外公开适用于没有注册的免费试用者。在营养学网站最有用的东西之一就是"通过营养师寻找食物"部分。目前该网址是www. nutritiondata. com/tool/nutrient- search。通过这个公共网页，你可以分享相似食物中的许多营养价值。每100g 或 837kJ 食物可以提供的磷。

含磷食物的其他数据库来源

这里有许多推荐物品：患者可以购买或临床医生从公司销售含磷药品。饮食分析软件的应用可以帮助那些被刺激的患者搭配合适的含磷和蛋白的食物。同样地，患者也可以通过这条途径来分析他们的饮食。另外，患者也可以购买推荐食品单，这些都是有营养学家分析过的食物。然而，随时分析饮食的营养价值任务是艰巨的。最后，免费的教学材料和食物清单适合公司去制作含磷食品。公司代理人提供关于控制磷摄入、教学材料和额外信息来帮助患者满足他们的限磷要求。

关于磷添加剂食物数据库极限

生产者改变产品合成常常是据原料价值而定。同样地，在减少食物中钠摄入的压力下，在一些食品中厂家通过添加磷来替代钠含量。食品的磷成分可能需要一年的时间来转化，同时患者知道这种替代方式往往是通过阅读产品标签上的营养成分说明书。

每日限磷摄入的策略

磷在饮食中是不可避免要摄入的。限制蛋白质和高磷饮食、避免隐性来源是基本措施。这里有几种方法降低磷而又不额外限制食物选择。当选择 HBV 蛋白和其他蛋白来源，患者可以看一看每克蛋白中含有磷的毫克量。选择每克蛋白磷含量在 10～12mg 的食物可以每天从 HBV 蛋白来源的磷负荷在 400～720mg 范围。

在美国没有关于含磷食物条例的法律。然而，所有的配料必须列单，随着这些项目诸如辅料物质的展望，它通常是相当清楚的。

含无机磷或有机磷的食物

表 11-6 所列为含磷食品。食物选择变得越来越严格并且越来越复杂，更多的添加剂用于低磷饮食。比如，冰茶、瓶装水、水果饮料被认为是低磷饮料。然而，一些食品包含磷添加剂。更复杂事情是怎样制作饮料影响磷含量，但用同样的制作方法制作同样的食品在塑料瓶中可能含有磷添加剂。

表 11-6　含大量有机磷或无机磷的食物

有机磷	无机磷
每日产品	饮品
坚果和种子	
巧克力	可可、苏打、一些果汁、混合水、冰茶、塑料瓶水果饮料、能量饮料、压缩食品、瓶装咖啡饮料、液体奶酪
猪肉、鱼肉、鸡蛋	
豆类（大豆、豌豆、扁豆）	加工过的肉类
谷类食物	处理过的肉类食品，自制火鸡、香肠、午餐肉、热狗
	乳制品及添加物
	奶酪制品、三明治、牛奶布丁、压缩调品
	钙磷强化产品
	果汁、早餐饼干、早餐棒、蛋白棒、速食、微量元素
	冰冻和冷藏的烘培产品
	饼干、面包圈、蛋糕、奶酪蛋糕
	含钙或镁磷的维生素或骨质微量元素补充剂

油炸食品含低磷

患者可能考虑在吃饭之前准备油煎食品。油煎食品 30 分钟可能会降低 20% ~ 50% 磷。对牛肉而言每毫克磷每克蛋白从 9.8mg 磷每克蛋白降到 4.3mg，鸡肉从 12.3mg 降到 9.5mg。

特殊食物产品

低蛋白食物系列是无论是商店还是在线都很适用。特殊产品和网上食品系列的清单都列在表 11-7。表 11-7 都是高热量、低蛋白的补品都是 CKD 患者需要补充的热量。每 25gHBV 蛋白质含有 75 ~ 100mg 的磷的补品都会在许多健康食品店或网上购买到。

表 11-7　特殊产品和补品

公司	产品和产品分析
罗斯营养学 www. abbottnutrition. com	营养类药 226. 8g 罐头： 1778kJ 热量 185mg 钠 10. 6g 蛋白 165mg 磷 265mg 钾
雀巢公司营养学 www. nestlenutritionstore. com	来源 42. 5g 碳水化合物 1389kJ 热量 15mg 钠 7g 蛋白质 55mg 磷 0mg 钾
食物 www. ener- g. com	低蛋白面包、面粉、面团、谷物食品 和鸡蛋类产品的整体基线 储物间和在线适合物品

续表

公司	产品和产品分析
医学饮食	提供低蛋白面包、饼干、煎饼和调味品
Maddy 低蛋白饮食	低蛋白快餐、谷类食品、烤焙食物
Cambrooke 食物	提供低蛋白快餐、面团、肉类产品和奶酪产品

磷酸盐

随着磷摄入的增加对磷的需要变得更加必要。慢性肾病患者需要每天从食物中摄取磷。它是一项艰巨而不方便的任务，同时费用也很高。关于磷类食品的探讨在第 10 章。

特殊需求的人群

低收入与固定收入人群

那些患有慢性肾脏疾病的患者常常面临巨大的经济负担。许多这样的病人都是已经退休的老年人，他们依靠固定的退休金生活。还有一些则是由于疾病的进展及其他并发症而不能再工作。他们除了需支付每月房供，还需要购买所需药品。一般情况下，慢性肾脏病病人需口服多种药物，包括降压、控制血糖（如糖尿病）、调脂、防治心血管并发症、磷结合剂及营养支持的药物，如维生素及矿物质的补充。许多人用少量钱去购买有利于健康的食品。延伸到杂货店，低收入患者可能会选择超市和低价商店。这些商店货架上常储备的食物是隐性磷食品。比如，一些超市加强储存肉制品，在购买新鲜未处理的肉制品方面超市管理人员利益微薄。在经济紧张情况下，更多的患者转向食物储藏室去购买。本地和政府食品管理中心提供罐装肉制品、蔬菜制品和奶酪或火腿形式的蛋白来源，这些都高含磷。要求这些低收入患者避免这些免费食物因为这些食物高含磷不是合适的措施，因为这些患者不仅仅是其本身还有其家人经常依赖这些食物。关于限制性蛋白质和尽可能程度磷摄入的进一步饮食计划是满足营养需求的唯一途径。

慢性肾病患者妊娠

对慢性肾病患者妊娠而言营养目标是保持胎儿的发育，维持孕妇的健康营养状态，降低尿毒症的危险。蛋白和热量的摄入需求是需要增加的。慢性肾病患者妊娠的营养因素在第三十一章会进一步探讨。

摘要

当发展限制蛋白和磷的饮食计划，临床医师面临很多挑战；然而，这些挑战通过仔细注意慢性肾病患者的生活方式是可以得到解决的，这些患者在饮食计划上的投入、控制蛋白质和磷方法的使用，低蛋白和低磷食物产品的使用。患者的选择越多，患者更有可能顺利地完成他们的饮食计划。患者不断的支持是必要的，作为我们核心价值的要求是生活方式改变：食物。

(孙元星　译)

参考文献及推荐阅读：

The National Kidney Foundation, 30 East 33rd Street, New York, NY 10016. www.kidney.org

The American Dietetic Association, 120 South Riverside Plaza, Suite 2000, Chicago, IL 60606. www.eatright.org

The Seventh-day Adventist Dietetic Association, 9355 Telfer Run, Orlando, FL 32817. www.sdada.org

Ahlenstiel T, Pape L, Ehrich JH, et al. Self-adjustment of phosphate binder dose to meal phosphorus content improves management of hyperphosphataemia in children with chronic kidney disease. *Nephrol Dial Transplant*. 2010;25:3241–3249.

The American Dietetic Association. Pre-end-stage renal disease. In: *Manual of Clinical Dietetics*. 6th ed. Chicago: The American Dietetic Association, 2000:487–499.

Burke KI. Nutritional concerns and advantages of vegetarian diets. In: Hodgkins G, Maloney S, eds. *The Loma Linda University Diet Manual: A Handbook Supporting Vegetarian Nutrition*. Loma Linda ,CA: Loma Linda University, 2003:2-35–2-40.

Byham-Gray L, Wiesen K, eds. *A Clinical Guide to Nutrition Care in Kidney Disease*. Chicago: The American Dietetic Association, 2004.

Cupisti A, Comar F, Benini O, et al. Effects of boiling on dietary phosphate and nitrogen balance. *J Ren Nutr*. 2006;16:36–40.

Guida B, Piccoli A, Trio R, et al. Dietary phosphate restriction in dialysis patients: A new approach for the treatment of hyperphosphataemia. *Nutr Metab Cardiovasc Dis*. 2011, in press.

Hark L, Bowman M, Bellini L. Overview of nutrition in clinical care. In: Hark L, Morrison G, eds. *Medical Nutrition and Disease*. 3rd ed. Malden, MA: Blackwell Science, 2003:3–38.

Institute of Medicine, Food and Nutrition Board. Phosphorus. In: *Dietary Reference Intakes: Calcium, Phosphorus, Magnesium, Vitamin D, and Fluoride*. Washington, DC: National Academy Press, 1997:146–189.

Kalantar-Zadeh K, Gutekunst L, Mehrotra R, et al. Understanding sources of dietary phosphorus in the treatment of patients with chronic kidney disease. *Clin J Am Soc Nephrol*. 2010; 5:519–530.

Knochel PJ. Phosphorus. In: Shile ME, Shine M, Ross AC, et al., eds. *Modern Nutrition in Health and Disease*. 10th ed. Baltimore: Lippincott and Wilkins, 2006:211–222.

Kuhlmann MK. Practical approaches to management of hyperphosphatemia: Can we improve the current situation? *Blood Purif*. 2007;25:120–124.

Kuhlmann MK, Hoechst S, Landthaler I. Patient empowerment in the management of hyperphosphatemia. *Int J Artif Organs*. 2007;30:1008–1013. Review.

Kung CW. Milk alternatives. *J Ren Nutr*. 2010;20:e7–e15.

Manly HJ, Cannella CA. Nondialysis (home) utilization and cost in diabetic and nondiabetic hemodialysis patients. *Nephrol News Issues*. 2005;19:27–28, 33–34, 36–38.

McCann L, ed. *Pocket Guide to Nutrition Assessment of the Patient with Chronic Kidney Disease*. 3rd ed. New York: The National Kidney Foundation, 2002.

Moe SM, Zidehsarai MP, Chambers MA, et al. Vegetarian Compared with meat dietary protein Source and Phosphorus Homeostasis in Chronic Kidney Disease. *Clin J Am Soc Nephrol*. 2011; in press.

Morton RA, Hercz G. Calcium, phosphorus, and vitamin D metabolism in renal disease and chronic renal failure. In: Kopple H, Massry S, eds. *Nutritional Management of Renal Disease*. Baltimore: Williams & Wilkins, 1997:341–370.

Murphy-Gutekunst L. Hidden phosphorus in popular beverages: Part 1. *J Ren Nutr*. 2005; 15:e1–e6.

Murphy-Gutekunst L, Barnes K. Hidden phosphorus at breakfast: Part 2. *J Ren Nutr*. 2005; 15:e1–e6.

Murphy-Gutekunst L, Urribari J. Hidden phosphorus-enhanced meats: Part 3. *J Ren Nutr*. 2006; 15:e1–e4.

National Kidney Foundation. Clinical guidelines for nutrition in chronic renal failure. *Am J Kidney Dis*. 2000;35:S1–S140.

National Kidney Foundation. Clinical practice guidelines for bone metabolism and disease in chronic kidney failure. *Am J Kidney Dis*. 2003;42:S1–S201.

Noori N, Sims JJ, Kopple JD, et al. Organic and inorganic dietary phosphorus and its management in chronic kidney disease. *Iran J Kidney Dis*. 2010;4:89–100.

Ramirez JA, Emmett M, White MG, et al. The absorption of dietary phosphorus and calcium in hemodialysis patients. *Kidney Int*. 1986;30:753–759.

Robinson P. Nutritional status and requirements in cystic fibrosis. *Clin Nutr*. 2001;20: S81–S86.

Savica V, Calò LA, Monardo P, et al. Salivary phosphate-binding chewing gum reduces hyperphosphatemia in dialysis patients. *J Am Soc Nephrol*. 2009;20:639–644.

Schiro-Harvey K, ed. *National Renal Diet: Professional Guide*. 2nd ed. Chicago: The American Dietetic Association, 2002.

Sehgal AR. Effect of food additives on hyperphosphatemia among patients with end-stage renal disease: a randomized controlled trial. *JAMA*. 2009;301:629–635.

Sherman RA, Mehta O. Phosphorus and potassium content of enhanced meat and poultry products: implications for patients who receive dialysis. *Clin J Am Soc Nephrol*. 2009;4:1370–1373.

Sarathy S, Sullivan C, Leon JB, et al. fast food, phosphorus-containing additives, and the renal diet. *J Ren Nutr*. 2008;18:466–470.

Sullivan C, Sayre SS, Leon JB, et al. A dietary alternative to phosphorus control. *J Ren Nutr*. 2008;18:251–253.

Wolfson M. Causes, manifestations, and assessment of malnutrition in chronic renal failure. In: Kopple H, Massry S, eds. *Nutritional Management of Renal Disease*. Baltimore: Williams & Wilkins, 1997:245–256.

第 12 章　　尿酸、果糖和肾脏

Mohamed Shafiu and Richard J. Johnson

尿酸为嘌呤代谢的最终产物。尿酸的主要来源时饮食。同样，食用大量高果糖食物如糖（蔗糖）和高果糖玉米糖浆可导致来自一磷酸腺苷（AMP）的尿酸形成增多，而一磷酸腺苷为果糖代谢过程中的产物。

嘌呤代谢

尿酸由嘌呤代谢的中间化合物黄嘌呤通过黄嘌呤氧化还原酶（XOR）产生。该酶可以两种亚型存在，黄嘌呤脱氢酶或黄嘌呤氧化酶（见图 12-1 的 XDH 和 XO）。黄嘌呤脱氢酶作用于黄嘌呤后可产生尿酸和 NADH，而黄嘌呤与黄嘌呤氧化酶作用可产生尿酸和超氧负离子，一种活性氧簇。

在大多数哺乳类动物，尿酸可通过尿酸酶（尿酸氧化酶）进行降解，尿酸酶为一种将尿酸转化为尿囊素、过氧化氢和过氧化物的肝酶（图 12-1）。然而，人类和类人猿的尿酸酶发生了相同的突变，使其失去活性。因此，尿酸通过尿液和粪便排除体外时并无大的改变。

正常血清水平

尿酸与尿酸盐水平

尿酸为一种弱有机酸，在血液中为 5.75pKa。5.75pKa 表示当 pH = 5.75 时，有 50% 的尿酸盐将作为尿酸存在，另 50% 则作为尿酸盐阴离子存在。由于生理 pH 值为 7.40，因此尿酸盐与尿酸的比例为 40∶1。所以通常所说的测量血清的"尿酸"含量，其实是指测量的主要是尿酸盐。

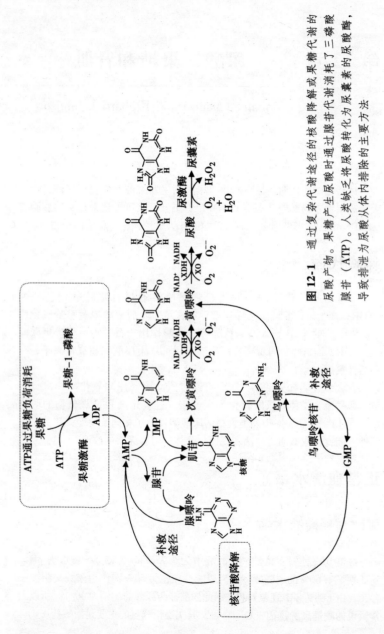

图 12-1　通过复杂代谢途径的核酸降解或果糖代谢的尿酸产物。果糖产生尿酸时通过腺苷代谢消耗了三磷酸腺苷（ATP）。人类缺乏将尿酸转化为尿囊素的尿酸酶，导致排泄为尿酸从体内排除的主要方法

正常值

有尿酸酶表达的哺乳类动物有低水平的血清尿酸 [范围为 1 ~ 2.5mg/dl（60 ~ 150μmol/L）]，类人猿的尿酸水平略高 [2 ~ 3.5mg/dl（120 ~ 210μmol/L）]，人类因为无法进行尿酸代谢以及富含嘌呤和糖的西方饮食使尿酸水平变的更高 [目前的"正常"范围为 3.0 ~ 8.6mg/dl（180 ~ 510μmol/L）]。通常儿童的尿酸水平较低，但是在成人后便开始增高。在男性，高尿酸血症被定义为尿酸水平 7 > mg/dl（420μmol/L），而在女性，增高的水平定义为 >6mg/dl（360μmol/L）。女性有更低的尿酸水平是因为雌激素可以促尿酸排泄；在绝经后，女性的尿酸水平就会增高到与男性相似的水平。

肾脏控制尿酸盐的机制

每天有三分之二的尿酸盐通过肾脏排泄，剩余的三分之一由肠道排泄。大多数尿酸在血液中以尿酸钠的形式存在，并在肾小球以该形式滤过。尿酸盐在近曲小管通过在管腔和基底外侧膜中不同的载体几乎完全吸收。

肾小管尿酸盐转运

大多数（>90%）尿酸盐在近曲小管重吸收。URAT1 为管腔膜上的有机阴离子载体，可在有机阴离子交换时介导尿酸盐的吸收。GLUT9（也称为 SLC2A9）为近曲小管基底外侧膜上主要的特异性载体，负责尿酸盐在近曲小管的管腔或基底外侧膜的转运（So et al. 2010）。

肾脏尿酸盐排泄转运改变的遗传性变异

严重的血内尿酸不足伴尿酸尿为 URAT1 突变功能丧失的特点，与锻炼后出现的急性肾损伤风险增高有关。同样，血内尿酸不足伴高尿酸尿为 GLUT9 功能变异的表现，并且在有肾结石和肾衰的达尔马西亚狗观察到此缺陷。URAT1 多态现象与降低的肾脏尿酸盐排泄有关（Graessler 2006）。GLUT9 多态现象同样与血清尿酸水平从 2% 到 6% 的改变有关，并且可影响通风的诱因（Caulfield 2008）。

除了近端转运外，由髓攀升支粗段分泌的编码 Tamm Horsfall 蛋白的尿调节素基因的突变与常染色体显性遗传的家族少年高尿酸血症肾病有关。通过基因组筛查确定的尿调节素基因多态性可提高进展性肾病的风险。尿调节素改变尿酸盐转运的机制尚不清楚。

血容量不足对肾脏尿酸盐排泄的影响

血容量不足或限制盐摄入可降低近曲小管的血流，从而增加了近曲小管对溶质的吸收和轻度增加尿酸水平。同样，血容量不足可降低尿酸盐的重吸收。在如抗利尿激素不当分泌综合征（SIADH）的疾病中。由于可导致扩容，近曲小管的液体流速加快，导致血清尿酸水平降低。事实上，低血清尿酸水平为一项支持 SIADH 诊断的实验室检查（Beck 1979）。

药物和其他增高尿酸盐排泄的机制

一些药物可通过抑制肾小管通过 URAT1 对尿酸盐吸收而降低血清尿酸水平，从而增加尿酸盐排泄。URAT1 可比一类"排尿酸"药抑制，如丙磺舒和苯溴马隆，也可被抗感染药磺吡酮和血管紧张素受体抑制剂依奥沙坦抑制。其他血管紧张素受体抑制剂和血管紧张素转化酶（ACE）抑制剂对尿酸盐排泄的影响较小。此外，在近曲小管受损的情况下，如发生了未控制的糖尿病伴糖尿、顺铂给药、或各种遗传性和获得性范康尼综合征，尿酸的重吸收出现降低，同时血清尿酸水平也会降低。

药物和其他增高尿酸盐排泄的机制

约 90% 的高尿酸血症与肾脏对尿酸的排泄降低有关。降低的肾小球滤过率（GFR）可导致总体排泄降低，虽然可增加分级排泄（见下文）。其他举例包括药物（噻嗪类、祥利尿剂和吡嗪酰胺）、慢性铅中毒和乳酸性酸中毒或酮症酸中毒。高胰岛素血症可导致钠和尿酸盐重吸收降低，具体机制未完全清楚。对于铅中毒，可能会通过尿酸盐载体对铅的暴露效应导致尿酸盐在近曲小管过度重吸收。吡嗪酰胺、乳酸性酸中毒、噻嗪类和酮症酸中毒均可通过对 URAT1 的反刺激增加近曲小管对尿酸盐的重吸收。反刺激是指这些化合物进入近曲小管细胞好，使用 URAT1 转运出管腔与吸收的尿酸盐进行交换。

对尿酸的血清水平产生影响的因素有哪些？

任何可改变上述尿酸盐在肾脏转运的因素均可影响尿酸的血清水平。此外，能导致体内尿酸生成增加的各种条件也可改变血清中的尿酸水平。

富含嘌呤食物的摄取

血清尿酸水平可通过进食富含嘌呤的食物如动物内脏、啤酒和瘦肉而增加。极低碳水化合物饮食、高脂饮食引起的酮症可降级血清尿酸水平，因为如上所述酮可降低尿酸的排泄。另一方面，乳制品可通过一些机制降低血清尿酸水平。素食者比肉食者的血清尿酸水平低（Szeto 2004）。

果糖的摄取

进食果糖可导致尿酸快速生成。果糖在碳水化合物中较特殊，它是通过果糖激酶进行代谢，果糖激酶可使果糖快速磷酸化为果糖-1-磷酸。如图 12-1 所示，这个磷酸化过程可快速消耗三磷酸腺苷（ATP），使 ATP 转化为腺苷二磷酸（ADP）。然后 ADP 会转化为 AMP，然后转化为一磷酸，然后肌苷酸会进一步代谢为尿酸。即使进食少量的果糖也会导致短时 ATP 消耗并产生 AMP。根据此机制，进食富含果糖的食物可导致血清尿酸水平在数分钟内增高 $1 \sim 2mg/dl$（$60 \sim 120\mu mol/L$），高果糖饮食可增加空腹血清尿酸水平（Johnson 2009）。

组织缺血

尿酸水平增高的另一个重要机制组织缺血。组织缺血可通过黄嘌呤氧化酶（由缺血组织激活）局部产生和降低尿酸盐肾脏排泄而使尿酸水平增高。

肿瘤溶解综合征

在骨髓增生异常和在肿瘤溶解综合征中，可由于增加了细胞更替引起尿酸过量产生，此结果可导致严重的高尿酸血症而引发急性肾衰。

先天性代谢缺陷

一些罕见的遗传异常可对血清尿酸水平产生明显的影响。对这些情况的讨论未包括在本手册中。

哪些药物可降低尿酸水平

临床上有三种药物可降低尿酸水平。

黄嘌呤氧化酶抑制剂

黄嘌呤氧化酶抑制剂，如别嘌呤醇（每日 100 ~ 300mg）或非布索坦（每日 40mg 或 80mg）可在几天内降低尿酸水平 2 ~ 4mg/dl（120 ~ 240μmol/L）。

别嘌呤醇超敏反应综合征和毒性

别嘌呤醇通常可耐受，但是会偶发皮疹或肝功能异常。在 0.2% 的病例中观察到的最严重的并发症为别嘌呤醇超敏反应综合征，患者可出现史蒂文斯约翰逊样综合征伴发热、肝衰和肾衰，并可增加死亡风险（Tausche 2008）。在开始治疗后该并发症可能会延迟数周或数月发生，通常前驱症状为皮疹，然后暴发史蒂文斯约翰逊综合征。还有一些证据表明当血清别嘌呤醇水平过高时可引发肾毒性，通过别嘌呤醇结晶导致肾小管功能障碍（Roncal 2007b）。因此，虽然未显示出别嘌呤醇导致的特异性药物反应风险为剂量相关性，我们仍建议在慢性肾病（CKD）（GFR < 60ml/1.73m^2）患者中使用时将别嘌呤醇剂量减低到每日 100mg。近来发现在携带 HLA- B58 等位基因的患者有别嘌呤醇过敏的高风险（Chao 2009），但是未对需要进行别嘌呤醇治疗患者进行的 HLA 筛查成本效益进行评价。

非布索坦和别嘌呤醇

非布索坦的剂量无需因为轻度或中度 GFR 受损而降低，但是缺乏在重度肾功能损害患者中的安全性数据。在一项初步研究中，对在 GFR 估计值（eGFR）>30 的高尿酸血症 CKD 患者中使用非布索坦（每日 40mg 或 80mg）和别嘌呤醇（每日 200mg 或 300mg）治疗进行了比较（Whelton，2009）。非布索坦每日 80mg 在降低血清尿酸水平方面比每日 40mg 更有效，也比别嘌呤醇更有效。

排尿酸药

排尿酸药可阻断近曲小管对尿酸盐的转运。在美国最常使用的排尿酸药为丙磺舒（500mg，每日两次）。丙磺舒可适当降低尿酸水平，但是在有肾病的受试者中有效性较差，并且看增加尿酸性肾结石发生的风险。氯沙坦为以一种较弱的排尿酸药，但是可用于防止高尿酸血症的发生，通常与噻嗪类利尿剂合用。

拉布立酶

重组尿酸酶（拉布立酶）或更新聚乙二醇化尿酸酶为一种可快速降解尿酸注射蛋白。该药主要用来治疗斑急性尿酸盐肾病的患者，如在肿瘤溶解综合征中所发生的肾病。

肾小球滤过率降低对尿酸水平会产生怎样的影响

如果肾功能降低，血清尿酸水平会因为肾脏排泄尿酸盐降低而增高。尽管尿酸的排泄分数从正常的 8% 增加的 10%，仍不能代偿增高效应。当尿酸被尿酸分解细菌降解后，以及一些尿酸可在循环汇总和外周组织中通过氧化剂的非酶类反应降解为尿囊素时也会增加尿酸的肠道排泄。

尽管如此，尿酸通常会增高，在晚期肾病患者中，平均尿酸水平通常在 6.5mg/dl 到 7mg/dl（390~420μmol/L），导致这些患者中有一半会被分类为高尿酸血症。Gout 尽管尿酸水平相对较高，但是通风并不常见与晚期肾病患者，这可能与继发于肾功能不全的中性粒细胞趋化受损有关。

CKD 患者的高血清尿酸水平使确定血清尿酸作为心血管疾病或代谢综合征风险因素作用变的困难，这是因为有关于是否更高水平为原因或仅为肾功能损害的标记等问题的出现。

尿酸可能会导致肾脏损害的证据是什么?

进行尿酸盐肾病

已知来自尿酸单钠结晶在肾小管内沉淀（急性尿酸盐肾病）可导致急性肾衰，在接受化疗的大肿瘤符合受试者（肿瘤溶解综合征）或有大量自发肿瘤细胞更新的受试者中可观察到此现象。血清尿酸水平通常 > 12mg/dl（710μmol/L），在尿中可见到尿酸盐结晶，尿液内的尿酸浓度通常高于同时测得的尿中肌酐浓度。获得的肾组织显示小管内结晶破入到间质内（乙醇固定的组织观察效果最好）和伴小管损伤和间质纤维化的明显炎症反应。治疗包括使用黄嘌呤氧化酶抑制剂和重组尿酸酶进行碱化利尿，也可进行透析治疗（Shimada 2009）。

还有研究建议不会导致结晶沉淀的中度增高尿酸水平也可增加急性肾衰的风险，如心血管手术或使用造影剂或顺铂给药后（Ejaz 2009）。在动物模型中实验增加尿酸可加速急性肾损害（Roncal 2007a）。需要进一步研究来对在急性肾损害高风险受试者中降低的尿酸水平可能存在的风险获益进行评价。

慢性尿酸盐肾病

有研究表明任何原因导致的高尿酸血症均可导致 CKD 的发生。在痛风患者中有 40% ~50% 的患者会发生肾功能降低，在治疗前，有 25% 的患者会进展到肾衰。对伴肾病的痛风患者肾脏的组织学检查显示有明显的动脉硬化、肾小球瘢痕、小管间质纤维化和优先出现在外部髓质的局部尿酸单钠结晶沉淀。历史上，这种现象被称为痛风性肾病。大多数作者怀疑这种现象是否确实存在，并将尿酸增高归因于肾病继发，并认为在这种情况下无任何因果关系。最新的研究正在挑战这种解释。

在实验动物模型中，高尿酸血症可导致肾功能降低和加速非糖尿病或糖尿病肾病的进展（Kang 2002，Kosugi 2009，Sanchez-Losada 2005）。该机制未涉及肾内尿酸盐结晶沉积，而是由肾素血管紧张素系统激活介导，诱导了内皮细胞功能和氧化应激，引发了全身性和肾小球性高血压。发生肾内炎症可能是继发于尿酸介导的对 C 反应蛋白和单核细胞趋化蛋白 I 刺激的结果（Kanellis 2003）。同时还刺激了不同的细胞因子和生长因子，包括血小板衍生的生长因子和转化生长因子-β。

增高的血清尿酸水平引发系统性炎症和内皮细胞功能不全的根本原因仍不完全清楚，因为可溶性尿酸被认为是一种抗氧化剂，并且有一些研究表明它是血浆中较重要的抗氧化剂之一（Ames 1981）。然而，最近的研究表明尿酸在细胞外为抗氧化剂，而在细胞内为促氧化剂，发现其在细胞内可诱导 NADPH 氧化激活（Yu 2010）。在尿酸在细胞内的促氧化作用导致了尿酸在心血管和生病中的促炎症和血管作用。

作为慢性肾病风险因素的尿酸

流行病学研究发现增高的血清尿酸水平为一般成人人群和免疫球蛋白 A 肾病受试者中发生 CKD 的独立风险因素（Iseki 2001，Obermayr 2008，Weiner 2008）。增高的尿酸可能会导致糖尿病受试者发生肾病。在对 1 型糖尿病患者 6 年的随访中发现，即使在正常范围的高水平（血清尿酸 > 5.3mg/dl［320μmol/L］）血清尿酸也显著预示着肾功能的降低（Ficociello 2010）。在一项丹麦的 1 型糖尿病研究发现更高的血清尿酸水平预示着大量蛋白尿的发生（Hovind 2009），同样在美国 1 型糖尿病受试者中也预测有微量蛋白尿和蛋白尿的发生（Jalal 2010a）。在 2 型糖尿病中，高尿酸血症与肾病早期发生或进展加快有关（Bo 2001）。在 2 型糖尿病、心衰患者和在高血压前期非糖尿病无肾功能不全或心血管疾病的受试者中患者中，高尿酸血症与微量蛋白尿和蛋白尿有关。

升高的血清尿酸水平还与一些其他肾病综合征有关。慢性铅中毒可导致 CKD、高血压和铅毒性通风的发生。最近发现，即使低水平的血浆铅浓度也与高尿酸血症和 CKD 发生的风险增高有关；使用 EDTA 与铅螯合后，可导致这些受试者的肾功能改善。在动物试验中，给予铅可增加血清尿酸水平并加快肾病，肾脏的损害与在高尿酸血症 CKD 大鼠观察到的相似（Roncal 2007b）。在安第斯山脉和喜马拉雅山脉高海拔地区居住的受试者中发现有 15% 有高血压、微量蛋白尿、高尿酸血症和真性红细胞增多症的新确认的综合征（Chen 2011）。在这些条件下降低的血清尿酸水平是否会使肾病缓解仍然未知。

干预性研究：降低尿酸对慢性肾病的影响

一些最近的临床研究表明降低的尿酸可对 CKD 患者提供一些获益。在一项小样本前瞻性随机对照试验中，对伴症状高尿酸血症 CKD 受试者使用别嘌呤醇或安慰剂治疗 12 个月。别嘌呤醇治疗组显示肾病进展较少（定义为血清肌酐为基线值的 1.5 倍）（12% vs 42%）（Siu 2006）。尽管在治疗组有降低肌酐的趋势，但是并未达到统计学意义标准。收缩压在别嘌呤醇治疗组从 138mmHg 显著降低到了 127mmHg，该结果有统计学意义。

在另一项研究中，接受别嘌呤醇治疗高尿酸血症的 3 期和 4 期 CKD 患者撤出了别嘌呤醇治疗。撤出别嘌呤醇治疗的原因与加速进展的肾病和恶化的需要抗高血压药治疗的高血压有关。然而，在接受 ACE 抑制剂或血管紧张素受体阻滞剂治疗的受试者中未观察到该现象（Talaat et al. 2007）。在另一项关于肾功能正常的无症状高尿酸血症受试者的研究中，使用黄嘌呤氧化酶抑制剂降尿酸治疗 3 个月后，改善了收缩压、降低了 C 反应蛋白水平和升高了 GFR（Kanbay 2007）。

最近进行了一项对 113 例 eGFR 水平稳定在约 40 的患者随机接受别嘌呤醇或安慰剂治疗的研究。对肾功能进行了两年的随访。在对照组中，肾功能从 40ml/（min·1.73m^2）降到了 36ml/（min·1.73m^2），而在别嘌呤醇治疗组，eGFR 平均增加了 1.3ml/min。在别嘌呤醇治疗组心血管事件的发生率降低了 71%（Goicochea 2010）。

尿酸导致高血压的证据是什么？

在流行病学研究中尿酸与原发性高血压密切相关。约 50% 到 60% 的通风患者有高血压。在原发性高血压成人患者中有 40% 到 60% 有高尿酸血症。大量的纵向研究证实增高的尿酸为新发高血压的一个独立的预测因素，尤其是在年轻成人中（Feig 2008a）。在儿童中，血清尿酸和原发性高血压的关系更加密切。在一项研究中，89% 的青年原发性高血压患者有增高的血清尿酸 [>5.5mg/dl （ >330μmol/L）]，并且血清尿酸值与收缩压相关，对肾功能有独立的影响（Feig et al. 2003）。

有确凿的实验性证据证实尿酸可导致高血压的发生。与人类不同，大鼠体内有尿酸酶和相对低的尿酸水平。当尿酸酶被抑制后血清尿酸水平则加倍增高，从而诱发大鼠发生高血压。该机制是由氧化应激刺激、一氧化氮和肾素激活最初介导发生的。随着时间推移，动物还出现了入球小动脉疾病，这可能是有尿酸对血管平滑肌的直接作用导致的结果。一旦这种情况发生，大鼠则会出现盐敏感体质，并且此时不论是否降低尿酸水平高血压状态都将持续（Feig，2008a）。

降低尿酸水平可降低原发性高血压受试者血压的直接临床证据有限。在一项双盲安慰剂对照试验中，对30例伴有新诊断的轻度原发性高血压和高尿酸血症［平均尿酸水平为6.9mg/dl（415μmol/L）］青年受试者（平均年龄为15岁）随机接受别嘌呤醇（200mg每日两次）或安慰剂治疗4周。使用别嘌呤醇治疗可导致随机测量和持续测量的收缩压和舒张压显著下降，在受试者中有66%血液恢复正常，而安慰剂组仅有3%。在尿酸降低到<5.0mg/dl（300μmol/L）的受试者中，有86%血压恢复正常（Feig 2008b）。更近的一项在高血压前期、高尿酸血症肥胖青年患者的研究中，对别嘌呤醇、丙磺舒和安慰剂治疗进行了比较，结果显示使用别嘌呤醇或丙磺舒降低尿酸治疗可显示降低血压（Feig D，提交）。虽然这些研究结果有一定的影响力，但是它们涉及的仅为数量的轻度或高血压前期的青年受试者。仍需要其他研究来对这些结果进行验证并确定相似的降低血压作用是否也会在成人中发生。

尿酸与胰岛素抵抗和代谢综合征的关系

代谢综合征有一系列体征表现，包括异常肥胖、空腹血糖受损的胰岛素抵抗、升高的甘油三酯、降低的高密度脂蛋白（HDL）胆固醇和升高的血压。这些表现可预测受试者会发生2型糖尿病、非酒精性脂肪肝和慢性肾病。

尿酸升高为代谢综合征常见的特点，在过去还被认为是该病的诊断标准。有趣的是，最近的大量研究证实升高的尿酸为发生胰岛素抵抗、脂肪肝和2型糖尿病独立的预测因素（Johnson 2009）。

果糖相关性代谢综合征：尿酸的作用

果糖是糖类中唯一可在动物体内引发代谢综合征的糖。这种效应可由饮食甚至热量限制产生。需要指出的是，在这些研究中发现通过别嘌呤醇或排尿酸药降低尿酸可起到保护作用。近期的研究显示了尿酸可引发代谢综合征的一些机制。作用机制表明尿酸对脂肪细胞、内皮细胞和肝细胞的直接作用导致了胰岛素抵抗，可能是刺激细胞内的氧化应激的结果（Johnson 2009）。

临床研究还表明增加含果糖的糖类摄入与肥胖、糖尿病、脂肪肝、高血压和代谢综合征风险增加有关（Jalal 2010b，Malik 2010，Welsh 2010）。一项研究表明高果糖摄入可引发微量蛋白尿（Shoham 2008），但是该结果未在其他研究中得到证实。重要的是，高果糖饮食可引发代谢综合征的多种表现。在一项研究中，显示给予 25% 果糖 6 周可引发腹部脂肪堆积（由 CT 证实）、餐后高脂血症和胰岛素抵抗，而在 25% 葡萄糖饮食的对照组受试者中未观察到此现象（Stanhope 2009）。在一项来自 Menorca 的研究中，对 74 例男性受试者每日给予 200g 总共 2 周（Perez-Pozo 2010）。在研究结束时，显示受试者随机血压、胰岛素抵抗和空腹甘油三酯增高，HDL 胆固醇降低。有 25% 的受试者被确定发生了代谢综合征。

尿酸可导致代谢综合征的证据有存在争议。在一项来自 Menorca 的研究中，有一半受试者被随机接受别嘌呤醇治疗，结果显示可防止血清尿酸增高和完全阻断血压升高，但是在阻断高甘油三酯血症或胰岛素抵抗方面无效（Perez-Pozo 2010）。在另一项研究中，对伴有心衰的受试者使用排尿酸药苯溴马隆治疗显示血清尿酸水平降低并可显著改善胰岛素抵抗（Ogino 2010）。对 Menorca 研究结果的一种可能解释为对于有效降低尿酸来说，果糖的剂量过高。显然仍需要进一步的研究。

噻嗪类相关性代谢综合征和糖尿病

已知噻嗪类利尿药可升高尿酸和诱发代谢综合征的表现，包括高甘油三酯血和胰岛素抵抗。大量研究包括抗高血压和降脂治疗预防心脏病发作的试验（ALLHAT），报道噻嗪类使用可增高患糖尿病的风险。在实验研究中，给予噻嗪类药物可使果糖饮食大鼠的血压降低，但是可使其代谢综合征出现恶化。需要指出的是，加重的代谢综合征是由噻嗪类引发的由高尿酸血症和低钾血症导致的内皮细胞功能不全的结果，纠正这些代谢异常可改善噻嗪类对代谢综合征和降低血压效应（Reungjui 2007）。目前有一项对接受噻嗪类治疗的患者进行降低尿酸是否可提供额外的获益进行评价的临床研究正在进行。在 LIFE 研究中证实，新发的糖尿病与增高的血清尿酸水平有关，显示氯沙坦可由其降低血清尿酸水平的作用而降低糖尿病的风险（Wiik 2010）。

我们是否应对患者使用药物降低血清尿酸来减缓肾病进展或帮助降低血压？指南的推荐方案是什么？

上述研究表明尿酸可能在高血压、肾病和代谢综合征的发病机制中起到促进作用。尽管支持尿酸在高血压、肾病和代谢综合征中因果关系的流行病学数据在增加，但是直接的临床证据仍然有限。因此没有重要的协会-包括国家肾脏基金会（NKF）、美国肾病协会（ASN）、美国糖尿病协会（ADA）、或第七次全国委员会对高血压的预防、检测、评价和治疗（JNC7）-认为尿酸为一个决定性的风险因素或认为降低尿酸就意味着降低了肾脏和心血管疾病的风险，尽管他们的建议大多是在许多最近试验结果发表之前产生的。使用别嘌呤醇治疗与严重的上述副作用发生的风险有关，使用非布索坦或拉布立酶治疗进行长期治疗需要很高的费用。因此，我们仍需要更多的临床试验来确定在肾病或高血压受试者中降低尿酸的获益情况。

（闫润林　译）

参考文献：

Ames BN, Cathcart R, Schwiers E, et al. Uric acid provides an antioxidant defense in humans against oxidant- and radical-caused aging and cancer: a hypothesis. *Proc Natl Acad Sci USA*. 1981;78:6858–6862.

Beck LH. Hypouricemia in the syndrome of inappropriate secretion of antidiuretic hormone. *N Engl J Med*. 1979;301:528–530.

Bo S, Cavallo-Perin P, Gentile L, et al. Hypouricemia and hyperuricemia in type 2 diabetes: two different phenotypes. *Eur J Clin Invest*. 2001;31:318–321.

Caulfield MJ, Munroe PB, O'Neill D, et al. SLC2A9 is a high-capacity urate transporter in humans. *PLoS Medicine*. 2008;5:e197.

Chao J, Terkeltaub R. A critical reappraisal of allopurinol dosing, safety, and efficacy for hyperuricemia in gout. *Curr Rheumatol Rep*. 2009;11:135–140.

Chen W, Liu Q, Wang H, et al. Prevalence and risk factors of chronic kidney disease: a population study in the Tibetan population. *Nephrol Dial Transplant*. 2011;26:in press.

Ejaz AA, Beaver TM, Shimada M, et al. Uric acid: a novel risk factor for acute kidney injury in high-risk cardiac surgery patients? *Am J Nephrol*. 2009;30:425–429.

Feig DI, Johnson RJ. Hyperuricemia in childhood primary hypertension. *Hypertension*. 2003;42:247–252.

Feig DI, Soletsky B, Johnson RJ. Effect of allopurinol on the blood pressure of adolescents with newly diagnosed essential hypertension. *JAMA*. 2008a;300:922–930.

Feig DI, Kang DH, Johnson RJ. Uric acid and cardiovascular risk. *N Engl J Med*. 2008b;359:1811–1821.

Ficociello LH, Rosolowsky ET, Niewczas MA, et al. High-normal serum uric acid increases risk of early progressive renal function loss in type 1 diabetes: results of a 6-year follow-up. *Diabetes Care*. 2010;33:1337–1343.

Goicoechea M, De Vinuesa SG, Verdalles U, et al. Effect of allopurinol in chronic kidney disease progression and cardiovascular risk. *Clin J Am Soc Nephrol*. 2010;5:1388.

Graessler J, Graessler A, Unger S, et al. Association of the human urate transporter 1 with reduced renal uric acid excretion and hyperuricemia in a German Caucasian population. *Arthritis Rheum*. 2006;54:292–300.

Hovind P, Rossing P, Tarnow L, et al. Serum uric acid as a predictor for development of diabetic nephropathy in type 1 diabetes: an inception cohort study. *Diabetes*. 2009;58:1668–1671.

Iseki K, Oshiro S, Tozawa M, et al. Significance of hyperuricemia on the early detection of renal failure in a cohort of screened subjects. *Hypertens Res*. 2001;24:691–697.

Jalal D, Rivard C, Johnson RJ, et al. Serum uric acid levels predict the development of albuminuria over 6 years in patients with type 1 diabetes. Findings from the Coronary Artery Calcification in Type 1 Diabetes Study. *Nephrol Dial Transplant*. 2010a;25:1865–1869.

Jalal D, Smits G, Johnson RJ, et al. Increased fructose associates with elevated blood pressure. *J Am Soc Nephrol*. 2010b;21:1543–1549.

Johnson RJ, Perez-Pozo SE, Sautin YY, et al. Hypothesis: could excessive fructose intake and uric acid cause type 2 diabetes? *Endocr Rev*. 2009;30:96–116.

Kanbay M, Ozkara A, Selcoki Y, et al. Effect of treatment of hyperuricemia with allopurinol on blood pressure, creatinine clearance, and proteinuria in patients with normal renal functions. *Int Urol Nephrol*. 2007;39:1227–1233.

Kanellis J, Watanabe S, Li JH, et al. Uric acid stimulates monocyte chemoattractant protein-1 production in vascular smooth muscle cells via mitogen-activated protein kinase and cyclooxygenase-2. *Hypertension*. 2003;41:1287–1293.

Kang DH, Nakagawa T, Feng L, et al. A role for uric acid in the progression of renal disease. *J Am Soc Nephrol*. 2002;13:2888–2897.

Kosugi T, Nakayama T, Heinig M, et al. The effect of lowering uric acid on renal disease in the type 2 diabetic db/db mice. *Am J Physiol Renal Physiol*. 2009;297:F481–F488.

Malik VS, Popkin BM, Bray GA, et al. Sugar-sweetened beverages, obesity, type 2 diabetes mellitus, and cardiovascular disease risk. *Circulation*. 2010;121:1356–1364.

Obermayr RP, Temml C, Knechtelsdorfer M, et al. Predictors of new-onset decline in kidney function in a general middle-European population. *Nephrol Dial Transplant*. 2008;23:1265–1273.

Ogino K, Kato M, Furuse Y, et al. Uric acid-lowering treatment with benzbromarone in patients with heart failure: a double-blind placebo-controlled crossover preliminary study. *Circ Heart Fail*. 2010;3:73–81.

Perez-Pozo SE, Schold J, Nakagawa T, et al. Excessive fructose intake induces the features of metabolic syndrome in healthy adult men: role of uric acid in the hypertensive response. *Int J Obes (Lond)*. 2010;34:454–461.

Reungjui S, Roncal CA, Mu W, et al. Thiazide diuretics exacerbate fructose-induced metabolic syndrome. *J Am Soc Nephrol*. 2007;18:2724–2731.

Roncal CA, Mu W, Croker B, et al. Effect of elevated serum uric acid on cisplatin-induced acute renal failure. *Am J Physiol*. 2007a;292:F116–122.

Roncal CA, Mu W, Reungjui S, et al. Lead, at low levels, accelerates arteriolopathy and tubulointerstitial injury in chronic kidney disease. *Am J Physiol*. 2007b;293:F1391–1396.

Sanchez-Lozada LG, Tapia E, Santamaria J, et al. Mild hyperuricemia induces vasoconstriction and maintains glomerular hypertension in normal and remnant kidney rats. *Kidney Int*. 2005;67:237–247.

Shimada M, Johnson RJ, May WS Jr., et al. A novel role for uric acid in acute kidney injury associated with tumour lysis syndrome. *Nephrol Dial Transplant*. 2009;24:2960–2964.

Shoham DA, Durazo-Arvizu R, Kramer H, et al. Sugary soda consumption and albuminuria: results from the National Health and Nutrition Examination Survey, 1999–2004. *PLoS ONE.* 2008;3:e3431.

Siu YP, Leung KT, Tong MK, et al. Use of allopurinol in slowing the progression of renal disease through its ability to lower serum uric acid level. *Am J Kidney Dis.* 2006;47:51–59.

So A, Thorens B. Uric acid transport and disease. *J Clin Invest.* 2010;120:1791–1799.

Stanhope KL, Schwarz JM, Keim NL, et al. Consuming fructose-sweetened, not glucose-sweetened, beverages increases visceral adiposity and lipids and decreases insulin sensitivity in overweight/obese humans. *J Clin Invest.* 2009;119:1322–1334.

Szeto YT, Kwok TC, Benzie IF. Effects of a long-term vegetarian diet on biomarkers of antioxidant status and cardiovascular disease risk. *Nutrition.* 2004;20:863–866.

Talaat KM, el-Sheikh AR. The effect of mild hyperuricemia on urinary transforming growth factor beta and the progression of chronic kidney disease. *Am J Nephrol.* 2007;27:435–440.

Tausche AK, Aringer M, Schroeder HE, et al. The Janus faces of allopurinol-allopurinol hypersensitivity syndrome. *Am J Med.* 2008;121:e3–4.

Weiner DE, Tighiouart H, Elsayed EF, et al. Uric acid and incident kidney disease in the community. *J Am Soc Nephrol.* 2008;19:1204–1211.

Welsh JA, Sharma A, Abramson JL, et al. Caloric sweetener consumption and dyslipidemia among US adults. *JAMA.* 2010;303:1490–1497.

Whelton A, Becker MA, MacDonald P. Gout subjects with hyperuricemia and renal impairment treated with febuxostat or allopurinol for 6 months. *J Am Soc Nephrol.* 2009;20:369A(abst).

Wiik BP, Larstorp AC, Hoieggen A, et al. Serum uric acid is associated with new-onset diabetes in hypertensive patients with left ventricular hypertrophy: the LIFE Study. *Am J Hypertens.* 2010;23(8):845–851.

Yu MA, Sanchez-Lozada LG, Johnson RJ, eet al. Oxidative stress with an activation of the renin-angiotensin system in human vascular endothelial cells as a novel mechanism of uric acid-induced endothelial dysfunction. *J Hypertens.* 2010;28:1234–1242.

第13章　　　　晚期糖基化终产物

Jaime Uribarri

什么是糖基化终产物？

晚期糖基化终产物（ages）是一组由糖与游离氨基酸、蛋白质、多肽非酶反应形成的化合物，这种反应也被称为麦拉德反应（maillard. reaction），根据法国化学家麦拉德，首先确定它与褐变反应，因为色彩的特点，赋予受影响的食物。AGE 也可能通过醛和蛋白质发生反应形成。有许多生物途径产生活性醛和随后的 AGE，包括氧化糖，脂肪和氨基酸，以及糖酵解途径。中性粒细胞和单核细胞，在炎症反应过程中产生髓过氧化酶和激活 NADPH（还原型烟酰胺腺嘌呤二核苷酸磷酸，还原型辅酶Ⅱ）氧化酶，从而有助于细胞内 AGE 形成。

内源性和外源性糖基化终末产物

AGE 在体内是以一种恒定的生理速率产生的，然而氧化应激状态下其生成速率显著加快（Vlassara 2008）。AGE 也可以从外界被引入到生物系统，如烟草和食物。烟叶烘烤中存在还原糖生成 AGE。已有发现，与不吸烟者相比吸烟者可以增加血液循环和组织中 AGE 的水平（Cerami 1997）。近来，饮食已被认为是 AGE 的一个重要的外部来源。加热食物对创造可被胃肠道吸收的糖的多元羰基衍生物和脂肪氧化酶反应有重要影响，促成总的 AGE 负荷形成（Uribarri 2010）。

晚期糖基化终末产物的类型

氮（ε）-羧甲基赖氨酸（CML），戊糖苷和甲基衍生物是 AGE 最好的特点。这些 AGE 可以通过各种不同的方法测量出来，包括荧光法，酶联免疫吸附试验法，高效液相色谱法，质谱法。

晚期糖基化终末产物是怎样造成组织损害？

AGE 主要通过 2 种机制产生组织损伤：第一，他们可以共价交联的蛋白质，脂类，核酸，改变组织的结构和功能。糖基化的低密度脂蛋白（LDL），例如，导致其推迟受体介导的清除和随后沉积在血管壁，促进动脉粥样硬化（Bucala 1994）。其次，通过受体依赖和非受体依赖途径，可以增加细胞内活性氧和炎性细胞因子的产生。AGE 与受体晚期糖化终产物（RAGE）相结合，可以激活启动一个细胞内的级联反应，导致炎症和氧化应激（图 13-1）（Yan 2010）。

AGE 的分解代谢和排除

血液循环中 AGE 水平在任何时间都反映内源性的形成、外源输入（口腔摄入量和吸烟）和被组织分解代谢、通过肾脏排除之间的平衡。

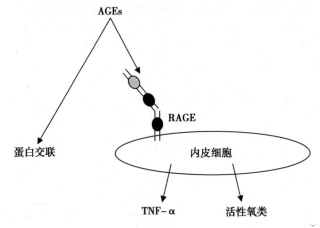

图 13-1　表明了晚期糖基化终末产物导致组织破坏和损伤两种机制：（1）蛋白质交联反应。（2）刺激细胞表面 RAGE（AGE 受体），RAGE 被刺激后，导致活性氧的产量增加和炎症介质的释放

细胞主要通过内吞作用清除 AGEs，之后将其消化成短链 AGE 肽。这些 AGE 肽重新进入血液循环，被肾小球过滤进入肾小管，接受不同程度的重吸收并在近曲小管进一步分解代谢，其代谢产物通过尿液排除。游离的 AGE 复合物（AGE 与单个氨基酸相结合），几乎不被肾小管重吸收，全部通过尿液排除。因此，AGE 的消除需依赖于正常的肾功能，肾功能受损必将伴随血浆中 AGE 浓度的升高（Vlassara 2009a）。

AGER1 系统，完全不同于 RAGE 系统，已经在许多细胞中得到证实。AGE 与 AGER1 相互作用导致 AGE 的内吞和降解（Vlassara 2009b）。同时 AGERl 也抑制 AGE 在细胞中的促炎和促氧化反应。

也有可溶性 AGE 复合物蛋白，如溶菌酶和乳铁蛋白这些自然宿主防御蛋白。溶菌酶表现出对 AGE 显著的亲和力，同时溶菌酶可以提高巨噬细胞对 AGE 复合蛋白的内吞作用和降解速度。（Liu 2006）。

膳食糖化终产物研究进展

食物在室温下储存期间可自然形成 AGE，但在加热食物过程中 AGE 形成的速度明显加快（Uribarri 2010）。食品化学家早就知道在食品加工过程中，热处理可以增加 AGE 的形成，创造不同的口味和香气。食物，特别是含有动物蛋白的食物，是 AGE 的主要来源（Uribarri 2010）。一部分食物中的 AGE 被消化道以糖化氨基酸和肽的形式吸收，构成 AGE 循环池。一项关于 500 多种食物中 AGE，CML 含量的数据资料已经被发表（Uribarri 2010）。例如表 13-1 所提到的各种食物中 AGE 含量的高低就源于该数据资料。

表 13-1　所选择的高和低 AGE 含量的食物

高 AGE 含量		低 AGE 含量	
烤牛排（90g）	6674	贝果（30g）	32
法兰克福煮牛肉（90g）	6736	Wonder 面包（30g）	25
煮牛肉，肉丸（90g）	3870	凯洛格玉米片（30g）	128
炒鸡（90g）	6651	面食，熟食 8min（100g）	112
turkey roasted（90g）	4202	熟白米饭（100g）	9
烤排骨（90g）	3987	豆，煮熟后 1h（100 克）	298

续表

高 AGE 含量		低 AGE 含量	
烤羊肉（90g）	2188	马铃薯煮 25min（100 克）	17
炒蟹肉（90g）	3028	松饼（30g）	102
烤鲑鱼（90g）	3012	烤苹果馅饼（30g）	191
烤鳟鱼（90g）	4635	苹果（100g）	13
比萨（100g）	6825	香蕉（100g）	9
美国奶酪（30g）	2603	哈密瓜（100g）	20
奶油奶酪（30g）	9831	胡萝卜（100g）	10
芝士汉堡（100g）	3402	西红柿（100g）	23
通心粉和奶酪（100g）	2728	烤茄子（100g）	256
炒鸡蛋（45g）	1237	茶（250ml）	1
黄油（5g）	1324	汤，牛肉汤（250ml）	2

AGE 糖基终产物，AGE 含量以食物中 AGE 单位含量进行表达，且通过酶联免疫吸附法测定的 CML 进行计算。

富含蛋白质和脂肪的食物，尤其是通过高温和干热（如煮，烤，炒，烧）加工过的动物源性蛋白，通常 AGE 较高，而低脂肪，富含碳水化合物的食物通常 AGE 较低。通过蒸、煮等湿热方法处理的食物，往往含有相对较低的晚期糖基化终产物，而且这些加工方法不改变食物的营养价值。例如，熬鸡比炸鸡，约少 80% 的 AGE。通过加入柠檬酸或其他酸性调味品得出一个结论，通过腌制的方法降低食物的 pH 值也有降低食物 AGE 含量作用。例如表 13-2 不同食品加工方法对食物中 AGE 含量的影响。

非动物源性蛋白质晚期糖基化终产物含量远远低于动物源性蛋白。（Uribarri 2010）。低晚期糖基化终产物的蛋白质来源包括脱脂或低脂乳制品，大豆，豆类，水稻，玉米，蛋（表 13-3）。AGE 含量的不同可能与食物中氨基酸含量或脂肪含量的不同有关。因为美国人经常食用高脂肪食物，所以大多数美国人都在进食高晚期糖基化终产物的食物。

体外实验研究表明饮食中晚期糖化终产物是有毒的

体外研究

食物源性晚期糖基化终产物与在体外测试时人类的内源性 AGE 表现出相同的蛋白交联合细胞内的氧化效应。例如，LDL 是从两组分别进食数周高 AGE 含量和低 AGE 含量的血糖控制相近的糖尿病患者中获得。从高 AGE 饮食的受试者中获得的 LDL 造成内皮细胞分泌炎性标志物和血管内皮功能障碍；而这种现象在从低 AGE 饮食的受试者中获得的 LDL 中较少（Cai 2004）的程度。

表 13-2　高 AGE 含量食物通过简单的变换烹饪方法
可以降低 AGE 的含量

高 AGE 食物	AGE 含量	同种食物不同烹饪方法	AGE 含量
烤牛肉	5367	煮牛肉	2007
烤鸡肉	5245	煮鸡肉	1011
烤羊肉	2188	煮羊肉	1096
烤鲑鱼	3072	煮鲑鱼	974
炸马铃薯片	1522	煮马铃薯	17
炒鸡蛋	1237	煮鸡蛋	40

动物实验

在小鼠实验研究中发现，减少饮食中 AGE 含量可显著降低血液中 AGE 含量，同时可显著降低如动脉粥样硬化，糖尿病，急性血管损伤，慢性肾病等炎性和氧化应激反应相关疾病发病率（Cai 2008）。低 AGE 的饮食可以显著延长受试鼠的寿命。

人类中的观测研究

上述人类体外和动物实验数据的相关性，已在多项研究中进行评估。一个包含大量不同年龄健康受试验者的最有代表性的研究显示，饮食 AGE 摄入量与血液循环中 AG 含量是独立相关的（Uribarri 2007）。然而，不同 AGE 血液浓度水平与 8-异前列烷（一种氧化应激标志物）浓度有明显的相关性，同时那些血液 AGE 浓度受试者血液中有极高水平的 TNF-α（炎性标记物）。在大量血液透析患者中，我们发现了饮食 AGE 摄入与血液 AGE 浓度水平的相关（Uribarri 2003）。意大利的一项对 1000 名老年患者进行研究，随年龄进展的肾小球滤过率下降与血浆 CML 水平有相关性（Semba 2009）。芬兰一项 18 年随访大样本研究，增加血清 AGEs 水平，预测 2 型糖尿病女性患者总死亡率和心血管疾病的死亡率（Kilhovd 2007）。

表 13-3 每克动物源性蛋白质中 AGE 含量较植物源性
蛋白质 AGE 含量高

植物源性蛋白	AGEs/g 蛋白	动物源性蛋白	AGEs/g 蛋白
红豌豆	22	烤牛肉	115
白米饭	3	烤鸡	117
烤马铃薯	9	烤猪肉	124
面包	11	牛肉香肠	1002

AGE，晚期糖化终产物；AGEs/蛋白 = 每克蛋白质千单位 AGE

快速摄入高 AGE 含量食物的研究

膳食 AGE 不利急性生物效应的已经被证实，通过让健康组及糖尿病组患者单纯口服高浓度 AGE 饮料，在 90min 之内，这些喝了高 AGE 含量的饮料的受试者血浆中 AGE 浓度水平及血浆纤维溶酶原活化因子抑制因子 1（由内皮组织分泌的纤维蛋白溶解产物抑制剂）均升高，同时液体介导的血管紧张素暂时减少（Uribarri 2007 b）。同样，糖尿病患者进食高 AGE 食物较进食等热量低 AGE 食物明显降低液体介导的血管紧张素（Uribarri 2007 b）。由于血管内皮功能障碍是最早在动脉粥样硬化患者的异常表现，该发现提供了联系饮食 AGE 含量与心血管疾病之间的联系机制。

AGE 高与低在人类食物中的研究

将一组糖尿病受试者随机分成两组，一组进食高 AGE 饮食，一组进食低 AGE 饮食，去研究其对炎性介质的影响（Vlassara 2002）。低 AGE 饮食显著降低血清中 AGE 水平、炎性标记物水平以及降低内皮功能障碍发生。此后上述发现在健康人群中，以及糖尿病肾病经过腹膜透析失败、肾衰竭未进行腹膜透析的用低 AGE 饮食维持的患者中也得到了证实（Vlassara 2009b，Uribarry 2003 b）。

AGE 与药物的相互作用

有些药物与 AGE 可能有潜在的相互作用（Stirban 2006），包括以下内容：

抗氧化酶

许多抗氧化剂，有抗 AGE 的作用，包括维生素 E、N-乙酰半胱氨酸、α-硫辛酸、牛磺酸和维生素 C。

AGE 形成抑制因子

可以通过各种机制来抑制 AGE 的形成的化合物。这种化合物包括氨基胍、二甲双胍、苯磷硫胺和维生素 B6。例如，苯磷硫胺，被用来治疗糖尿病神经病变的溶解状态的维生素 B6，发现可以抑制高血糖诱导的多个路径，包括抑制 AGE 的形成，是目前研究的有潜在临床应用价值的药物。最近的一项研究表明，高 AGE 饮食导致的液体流动介导的血管扩张的副作用，可以通过大剂量应用苯磷硫胺来进行预防（Turgut et al. 2010）。

糖化终产物交联链裂解剂

通过破坏 AGE 介导的交联链，逆转因糖尿病和衰老引起的并发症是一个有前景的治疗方向。例如 ALT-711 或 alagebrium，在早期临床试验中取得了可喜的成果。然而，由于经济原因该类化合物的研究仍停滞不前。

其他药品

ACE 抑制剂和血管紧张素受体阻滞剂已被证明可减少 AGE 形成。肼屈嗪被证明是有 AGE 的抑制作用。硝苯地平，钙通道阻滞剂，在 AGE 表达的内皮细胞中抑制 RAGE 的表达，同时证实在体外培养肾小球细膜细胞株中可以抑制 AGE 介导的单核细胞化学趋化因子的产生。罗西格列酮已被证实可以抑制 AGE 对心肌纤维的影响，虽然确切的机制尚未被证实。阿托伐他汀可以降低 2 型糖尿病患者血液中 AGE 浓度，也可以抑制由 AGE 介导的体外培养细胞中活性氧的产生。米诺膦酸（Minodronate），一种新的二膦酸化合物，可以抑制体外培养的 AGE 介导的炎性介质和内皮应力。

慢性肾脏疾病患者（糖尿病和非糖尿病）应该遵循低 AGE 饮食吗？

尽管尚没有肯定的控制饮食中 AGE 有益于健康的临床结论，但是上述讨论突出显示了低 AGE 饮食作为一种预防措施的潜在好处。由于缺乏确定的证据，什么样的措施，是患者可以遵循的呢？从现实情况来看，本文所有关于饮食中 AGE 含量的资料都可以作为一种饮食模式的支持观点，也就是目前被推崇的旨在改善心血管疾病患者及癌症患者预后的饮食模式。例如，一个人可以通过减少高脂肪奶酪，肉类的摄入量，合理的食品加工方法，增加低脂牛奶产品，水果和蔬菜的摄入量来减少饮食 AGE 摄入量。这些建议与美国心脏协会，美国癌症协会，通过膳食控制高血压的观点一致。

非动物源性蛋白质，如降低或脱脂的奶制品，黄豆，豆类，水稻，玉米和鸡蛋，AGE 含量低于肉类食物（Uribarri 2006）。例如，一个加利福尼亚的素食汉堡平均含有 0.130AGE，而类似的一个牛肉汉堡包平均含 6AGE。然而，它甚至没有必要显著改变低 AGEs 食物的组成。水烹饪法（蒸，漂洗，煮，炖）代替了以油烹饪法，同时避免烧焦食物（即，避免油炸，烤，或烧烤）大大减少食品中 AGE 的含量，同时保持其营养素含量。对于慢性肾脏疾病患者，煮是个不错的烹饪方法，因为这种方法同时也可以降低他们的磷酸盐含量，在第 11 章已经讨论过。最后，高AGE 含量的食物与水果，蔬菜和红葡萄酒等富含茶多酚和氧化剂的食物同时摄入，可能会减轻一些高 AGE 食品的不利影响。

（孙元星　译）

参考文献和推荐阅读：

Bucala R, Makita Z, Vega G, et al. Modification of low density lipoprotein by advanced glycation end products contributes to the dyslipidemia of diabetes and renal insufficiency. *Proc Natl Acad Sci U S A*. 1994;91:9441-9445.

Cai W, He JC, Zhu L, et al. High levels of dietary advanced glycation end products transform low-density lipoprotein into a potent redox-sensitive mitogen-activated protein kinase stimulant in diabetic patients. *Circulation*. 2004;110:285-291.

Cai W, He JC, Zhu L, et al. Oral glycotoxins determine the effects of calorie restriction on oxidant stress, age-related diseases, and lifespan. *Am J Pathol*. 2008;173:327-336.

Cerami C, Founds H, Nicholl I, et al. Tobacco smoke is a source of toxic reactive glycation products. *Proc Natl Acad Sci U S A*. 1997;94:13915-13920.

Kilhovd BK, Juutilainen A, Lehto S, et al. Increased serum levels of advanced glycation end products predict total, cardiovascular and coronary mortality in women with type 2 diabetes: a population based 18 year follow-up study. *Diabetologia*. 2007;50:1409-1417.

Liu H, Zheng F, Li Z, et al. Reduced acute vascular injury and atherosclerosis in hyperlipidemic mice transgenic for lysozyme. *Am J Pathol*. 2006;169:303-313.

Semba RD, Fink JC, Sun K, et al. Carboxymethyl-lysine, an advanced glycation end product, and decline of renal function in older community-dwelling adults. *Eur J Nutr*. 2009;48:38-44.

Stirban A, Negrean M, Stratmann B, et al. Benfotiamine prevents macro- and microvascular endothelial dysfunction and oxidative stress following a meal rich in advanced glycation end products in people with type 2 diabetes mellitus. *Diabetes Care*. 2006;29:2064-2071.

Turgut F, Bolton WK. Potential new therapeutic agents for diabetic kidney disease. *Am J Kidney Dis*. 2010;55:928-940.

Uribarri J, Peppa M, Cai W, et al. Dietary glycotoxins correlate with circulating advanced glycation end product levels in renal failure patients. *Am J Kidney Dis*. 2003a;43:532-538.

Uribarri J, Peppa M, Godlberg T, et al. Restriction of dietary glycotoxins markedly reduces elevated advanced glycation end products in renal failure patients. *J Am Soc Nephrol*. 2003b;14:728-731.

Uribarri J, Tuttle KR. Advanced glycation end products and nephrotoxicity of high-protein diets. *Clin J Am Soc Nephrol*. 2006;26:633-641.

Uribarri J, Cai W, Peppa M, et al. Circulating glycotoxins and dietary advanced glycation end products: two links to inflammatory response, oxidative stress and aging. *J Gerontol Med Sci*. 2007a;62:427-433.

Uribarri J, Stirban A, Sander D, et al. Single oral challenge by advanced glycation end products acutely impairs endothelial function in diabetic and nondiabetic subjects. *Diabetes Care*. 2007b;30:2579-2582.

Uribarri J, Woodruff S, Goodman S, et al. Advanced glycation end products in foods and a practical guide to their reduction in the diet. *J Am Diet Assoc*. 2010;110:911-916.

Vlassara H, Cai W, Crandall J, et al. Inflammatory mediators are induced by dietary glycotoxins: a major risk factor for diabetic angiopathy. *Proc Natl Acad Sci U S A*. 2002;99:15596–15601.

Vlassara H, Uribarri J, Cai W, et al. Advanced glycation end products homeostasis: exogenous oxidants and innate defense. *Ann N Y Acad Sci*. 2008;1126:46–52.

Vlassara H, Torreggiani M, Post JB, et al. Role of oxidants/inflammation in declining renal function in chronic kidney diseases and normal aging. *Kidney Int*. 2009a;114:S3–S11.

Vlassara H, Cai W, Goodman S, et al. Protection against loss of innate defenses in adulthood by low advanced glycation end products (AGE) intake: role of the antiinflammatory AGE receptor-1. *J Clin Endocrinol Metab*. 2009b;94:4483–4491.

Yan SF, Ramsamy R, Schmidt AM. The RAGE axis: a fundamental mechanism signaling danger to the vulnerable vasculature. *Circ Res*. 2010;106:1040–1051.

第 14 章

维生素、微量元素和医疗替代补充剂

T. Alp Lkizler and Allon Friedaman

许多人，尤其是那些患慢性疾病的患者，通常会寻找"自然"方法来改善他们健康状况，而摄取各种维生素、补充剂和"超级食物"，他们认为这样可能有助于防止疾病进展、并发症的发生或延长生命。在一些民族，草药的使用非常普遍。营养补充剂商店和因特网站为维生素的获得提供了便利，而这些维生素的剂量通常比拟定饮食供应量（RDA）要高很多。一些高剂量维生素和补充剂的害处高于获益，对于慢性肾病（CKD）患者来说谨慎选用维生素、矿物质和补充剂以及医疗替代制剂是明智的。

维生素

一般人群或非慢性肾病人群指南

在表 14-1 中显示了不同指南编写组选择性推荐的维生素（除了维生素 D）使用方法。国立卫生研究院（NIH）共识小组、美国临床内分泌医师协会和美国心脏协会均发现常规使用的多种维生素，不论是对健康患者或对糖尿病或心脏病患者来说，根据现有的证据均不推荐使用。美国眼科学会推荐使用相对较高剂量的维生素 C（500mg）和维生素 E、β-胡萝卜素、锌和铜来防止中度、年龄相关的黄斑变性；这个建议是根据一项随机对照 AREDS 试验（年龄相关性眼病研究）得出的。

针对慢性肾病患者的指南

多数透析前 CKD 患者的营养需求与肾功能"正常"患者无太大差

异，仅有少量研究对透析前 CKD 患者的维生素状态或需要进行了对照试验。然而，由于高钾血症严格限制蔬菜和水果摄入的 CKD 患者、那些进行低蛋白饮食的患者和那些伴有肾炎综合征的患者应被考虑为维生素可能不足的亚群。

维生素 B 透析前营养指南

对于成人透析前 CKD 患者，所有主要指南编写组仅有的建议来自 CARI（对肾功能不全澳大利亚患者的护理）。如表 14-1 所示，CARI "营养和发育" 指南（Pollck 2005）建议对进行低蛋白饮食的 CKD 患者补充维生素 B1（硫胺）（>1mg/d、维生素 B2（核黄素）（1~2mg/d），和维生素 B6（吡哆素）（1.5~2.0mg/d）。其他指南组织-肾脏病预后质量倡议（KDOQI）、加拿大肾病学会、英国肾脏协会和欧洲肾脏护理协会-未在此领域进行任何推荐。维生素 B 通常存在于富含蛋白的食物当中，CARI 指南是根据在低蛋白饮食患者中维生素 B 的测量水平相对较低而制定的。在表 14-2 中提供了不同维生素在透析前 CKD 患者血清和/或红细胞中水平的总结。

表 14-1　维生素摄入的指南推荐（除了维生素 D）

组	发布日期	目标人群	推荐	评论
NIH 最新研究会议	2006	一般人群，进行慢性病预防	"目前的证据尚不足以推荐在美国公众中使用多种维生素进行慢性病预防。"	小组最终评论可登录以下网址查阅：http//consensus. nih. gov/2006/multivita-min- statement. htm
美国临床内分泌医师协会	2007	糖尿病和伤口未愈合的患者	每日 1 次多种维生素	无对没有未愈合伤口的糖尿病患者的推荐

续表

组	发布日期	目标人群	推荐	评论
美国心脏协会	2010	健康患者、心脏病患者	"我们建议健康人可通过适度进食不同食物来获得足够的营养,而不是使用补充剂。"	"尽管未推荐使用抗氧化剂补充剂,但这里推荐摄入抗氧化剂食物-尤其是植物来源的食物如水果、蔬菜、全麦食物和植物油。"
美国眼科学会	2008	中度黄斑变性	AREDS 维生素:500mg C,400IU E,15mg 氧化锌、2mg 氧化铜	对添加黄体素和玉米黄质加鱼油进行评价。
CARI	2005	透析前CKD患者	进行限制蛋白饮食的CKD患者应补充硫胺(>1mg/d),B2(1~2mg/d,和B6(1.5~2.0mg/d)。	无其他肾脏指南机构,包括KDOQI、KDIGO、英国肾脏协会和EDTNA/ERCA发布了关于对透析前CKD患者维生素补充的指南。

NIH,国立卫生研究院;AREDS,年龄相关的眼病研究;CARI,患肾病澳大利亚患者的护理;CKD,慢性肾病;KDOQI,肾脏病预后质量倡议;KDIGO,肾病:全球预后改善;EDTNA/ERCA,欧洲透析和移植护士协会/欧洲肾脏护理协会

表14-2　在未进行任何维生素补充的慢性肾病患者中维生素的异常情况

维生素	在慢性肾病患者中的血清或血浆浓度
硫胺	降低或正常
核黄素	降低或正常

维生素	在慢性肾病患者中的血清或血浆浓度
吡哆素	降低或正常
钴铵	在血清中降低或正常，在红细胞中降低
叶酸	降低
抗坏血酸	在血清中降低或正常和在红细胞中降低或正常
维生素 A	降低或正常
维生素 E	不定
维生素 D	降低

注：由于尿损失和结合蛋白低血清水平，许多微量元素和维生素的血清水平可能在肾病综合征中降低

在肾病综合征中的多种维生素不足

在肾病综合征中最常见的维生素不足为维生素 D，测量的 25D 水平通常较低。然而，由于维生素 D 结合蛋白也降低，所以降低的总 25D 水平的临床重要性和需要的补充量需要个体化。关于儿童肾病综合征患者中维生素 B 不足，尤其是 B1（硫胺）和 B6（吡哆素）的病例报告较少（Nishida 2009，Podda 2007）。还发现有维生素 K- 依赖性糖蛋白含量不足（Ozkaya 2006）。

维生素 B12 和叶酸盐

在年长和贫血患者中的维生素 B12 不足　在年长患者中，血液中低水平的维生素 B12 和叶酸盐并不少见（Dali-Youcef et al. 2009），尽管这些不足的临床重要性尚不清楚。低叶酸盐水平与贫血程度的相关性比低水平的 B12 强（den-Elzen 2008）。由于维生素 B12 口服吸收差，需要对缺乏的患者以 0.5~1.0mg/d 的剂量进行胃肠外或口服补充，剂量远高于常用的 RDA。无发表的数据表明在透析前年长的 CKD 患者中发生的 B12 或叶酸盐相关性贫血比那些肾功能接近正常患者更常见。

高半胱氨酸和 B12　高半胱氨酸为必需氨基酸蛋氨酸的代谢产物，为一种致动脉粥样化剂和一个心血管疾病的高风险因素。在 4 期和 5 期 CKD 患者中，血浆高半胱氨酸水平比肾功能更正常患者显著增高。高半

胱氨酸的代谢有赖于维生素 B12、B6 和叶酸盐。补充这些维生素可降低血浆高半胱氨酸水平。然而，与一般人群相反，伴肾小球滤过率（GFR）降低的 CKD 患者需要很高剂量的维生素来降低高半胱氨酸水平。在使用高剂量叶酸、B12 和 B6 来降低高半胱氨酸水平的 CKD 患者中进行的随机干预试验显示，在心血管或所有原因导致的死亡方面无改善（Mann 2008）。

高剂量的维生素 B12、B6 和叶酸盐可加重糖尿病肾病　在一项试验中，将 238 例伴肾病的糖尿病患者随机分配到对照组或接受高剂量叶酸盐、B12、B6 治疗组，目的是延缓肾病的进展和降低心血管事件的发生率。尽管高半胱氨酸水平在维生素 B 治疗组降低，但 GFR 却降低更快，并且血管事件发生率也更高（House 2010）。因此，不推荐在 CKD 患者中使用高剂量维生素 B 治疗来降低高半胱氨酸水平。

维生素 C（抗坏血酸）

观察性研究显示高血清维生素 C 水平与较低的动脉粥样硬化风险和较低血压有关。相反，对维生素 C 和其他"抗氧化剂"维生素的随机干预研究未显示有获益。

仅有少量关于在 CKD 患者中使用维生素 C 的研究。呋塞米可增加抗坏血酸的尿液排泄，在糖尿病肾病中抗坏血酸的排泄也会增加。在 CKD 患者中，尤其是那些 5D 期患者（接受透析），一些研究显示在患者补充维生素 C 后，患者对促红细胞生成素-刺激药物的反应增高。然而，目前的 KDOQI 贫血指南不推荐因此目的进行维生素 C 补充。

草酸盐维生素 C 可能的不良作用　草酸盐为一种抗坏血酸代谢的产物。在 CKD 患者中，草酸盐血症是与维生素 C 过量补充相关的一个重要风险因素。低 GFR 和伴或不伴草酸钙肾结石的高钙尿症患者应特别注意避免使用高剂量的维生素 C。

目前关于维生素 C 的建议　在 3 到 5 期 CKD 患者中，目前的建议是仅对成人 RDA 提供维生素 C（60mg/d）。在一般性人群中的年龄相关性黄斑病变患者中，基于 AREDS 试验的指南建议补充剂量为 500mg/d 的维生素 C。这种中度增高的维生素 C 剂量对 CKD 患者的安全性仍然未知。黄斑的保护作用仍需维生素 C 保持在较低水平，这样对 CKD 患者更安全。

维生素 A

维生素 A 可促进正常的夜视能力、细胞分化、形态发生和免疫反应。推荐健康成人每日补充 5000IU 维生素 A，超过 25000IU 的维生素 A 摄入为中毒剂量，即使在正常成人也是一样。在 CKD 患者中，显示有高水平的血浆维生素 A。毒性与皮肤和中枢神经系统改变、脱发、高钙血症有关。即使在低蛋白饮食的 CKD 患者中维生素 A 的含量也正常。因此，维生素 A 不足常较罕见，并且少量补充（即 > 7500IU/d）也会在 CKD 患者中造成维生素 A 中毒。在肾病综合征患者中，每日摄入维生素 A 的 RDA 已经足够。应当避免一些为了预防黄斑变性的包括每日剂量超过 RDA 的维生素 A 的"眼维生素"使用。

慢性肾病患者抗氧化剂的补充

即使在疾病早期，慢性肾病也与增加的氧化应激有关。根据大量支持氧化应激可增加 CKD 患者心血管疾病发生的临床和试验数据的存在，所以逻辑上可假设抗氧化剂治疗可能有益于降低这些并发症。但是，在一般人群中的大规模随机临床试验中，证实使用抗氧化剂治疗来进行心血管病的一级和二级预防均无获益。根据这些大规模试验的结果，在向 CKD 患者推荐常规使用抗氧化剂前应证实有相关临床有效性的高标准证据存在。

维生素 E　维生素 E 为生物膜中主要的抗氧化剂，并认为它具有抗动脉硬化作用。证实补充维生素 E 可增加红细胞寿命。维生素 E 的主要日常饮食来源为植物油。即使在进行低蛋白饮食的患者中通常也可提供足够的维生素 E。因此，一般不推荐 CKD 患者补充维生素 E。

α- 硫辛酸　这是一种内源性巯基抗氧化剂。动物实验研究证实在肾缺血/再灌注损伤的动物模型中可保护肾功能。在糖尿病模型中，α- 硫辛酸（ALA）可防止肾小球硬化和肾衰的发生。在一项前瞻性研究中，对糖尿病肾病患者给予 600mgALA 治疗 18 个月显示可防止清蛋白排泄增加（Morcos 2001）。尽管认为补充 ALA 一般情况下是安全的，但是目前仍无在 CKD 患者中使用 ALA 的相关指南。

维生素 K　维生素 K 有两种类型。在绿叶蔬菜、食物和植物油中发现的维生素 K1（叶绿醌）和在结肠通过细菌作用产生的维生素 K2（甲萘醌）。维生素 K（德文语和斯堪的纳维亚语表示为 Koagulations- Vitamin）对凝血级联反应有重要作用。维生素 K 可用于合成一些血管钙化抑制剂如基质 Gla 蛋白。维生素 K2 在骨代谢中有重要作用，并且在日本被用来预防骨质疏松症。

在一项研究中，对年长成人进行维生素 K 补充显示可延缓冠状动钙化，但是该结果仅来自亚组分析并且规模较小（Shea 2009）。另一项研究发现补充维生素 K 可改善胰岛素敏感性（Yoshida 2008）。肾脏在维生素 K 代谢中不起主要作用，并且即使在低蛋白饮食患者中机体也可提供正常量的维生素 K。然而，CKD 患者中可出现维生素 K 指数降低，该降低与营养状态差有关（Holden 2010）。有推测指出补充维生素 K 可能在防止血管钙化方面使 CKD 患者受益（Krueger 2009），但是并无显示这种获益的相关研究。

总结

如果对 CKD 患者补充维生素，补充应主要限于使用通常补充剂量的维生素 B 和维生素 C（表 14-3）。肾病综合征患者和进行低蛋白饮食的患者为维生素缺乏高风险人群。

表 14-3　对于处在 3~5 期慢性肾病的病人（非透析期间）：除病人每日从食物中获取维生素外，建议每日补充的维生素

维生素	3~5 期慢性肾病
维生素 B_1（mg/d）	1.2
维生素 B_2	1.3
维生素 B_5	5
尼克酸	16
维生素 B_6HCl	5
维生素 B_{12}	2.4
维生素 C	60
维生素 B	1
维生素 A	不补充（肾病 3~5 期避免）
维生素 D	见第 10 章
维生素 E	15
维生素 K	无

对于 1~2 期慢性肾病患者没有额外补充建议，除非患有肾病综合征

鱼油和其他 ω-3 脂肪酸

　　三种源自 ω-3 脂肪酸主要的鱼油为二十碳五烯酸（EPA）、二十二碳五烯酸（DPA）和二十二碳六烯酸（DHA）。植物来源的 ω-3 脂肪酸包括核桃、亚麻籽、芥花籽油和大豆。有确凿的证据表明 ω-3 脂肪酸有心脏保护作用，美国心脏协会、美国糖尿病协会和其他指南机构近来建立了相关摄入指南（表 14-4）。尽管有少量研究对在 CKD 患者中使用 ω-3 脂肪酸是否能降低炎症水平或对心源性猝死标记物产生有益影响进行了探索，但是均为得出结论性的结果。关于 ω-3 脂肪酸是否可改善肾移植受体和供体预后的问题也收到缺乏确凿数据的限制。由于大多数 CKD 患者将发生心脏病、糖尿病或两者，逻辑上认为这些患者应按照 AHA/ADA 推荐进行鱼油补充。由于汞可对肾脏产生不良影响（见第 5 章），DHA/EPA 补充应最好从鱼中摄取，因为大多数鱼油补充剂经过了祛除汞的加工。

鱼油补充和免疫球蛋白 A 肾病

　　可能大多数 ω-3 脂肪酸在 CKD 患者中的研究均涉及它们在免疫球蛋白 A（IgA）肾病中的使用，可能是 ω-3 脂肪酸有免疫调节和抗感染作用原因。在一项研究中，对 106 例轻度到中度完全 IgA 肾病患者随机进行约 3g 每天剂量的 EPA 和 DHA 或安慰剂治疗，在平均 6 年的鱼油使用组中发现血清肌酐水平增高较缓慢和晚期肾病和死亡发生率较低（Donadio 1999）。然而，不是所有的后续 IgA 试验均观察到了这种获益性结果（Friedman 2010）。

矿物质

　　矿物质广泛存在于多种维生素制剂当中，包括钙、镁和铁，但是也有一些微量元素，如硒和锌。

钙和镁

　　在第 10 章对钙和镁进行了详细的讨论。许多针对骨质疏松的矿物质补充剂不仅含有钙（有时为磷酸钙），而且有镁。在晚期 CKD 患者中，需要注意镁补充剂的来源以避免高镁血症的发生。

表 14-4　关于鱼油和 DHA/EPA 补充的美国心脏协会和美国糖尿病协会指南推荐

美国心脏协会

AHA 推荐所有成人每周至少进食两次鱼类（尤其是富含脂肪的鱼类）。鱼是蛋白的绝佳来源并且饱和脂肪含量低。鱼-尤其是含油鱼类，如鲭鱼、湖鳟鱼、鲱鱼、沙丁鱼、长鳍金枪鱼和鲑鱼-可大量提供两种对心脏有保护作用的 ω-3 脂肪酸，EPA 和 DHA。AHA 还推荐食用植物来源的 ω-3 脂肪酸。豆腐和其他形式的大豆、核桃和亚麻籽和其压榨的油，和芥花籽油均含有 ALA。

对于 CHD 患者，AHA 推荐每天摄取 1gEPA 和 DHA（合剂）。可通过进食含油鱼类或服用 ω-3 脂肪酸胶囊获得，但是后者使用需咨询医生。最近在对 ω-3 脂肪酸和心血管疾病的 AHA 科学咨询会上提出了 EPA 和 DHA 在鱼和鱼油中的含量。

EPA + DHA 补充可能对高甘油三酸酯血症患者有益。每天 2 ~ 3g 的 EPA + DHA 补充可降低甘油三酯 20% ~ 40%。只有在医生的建议下患者才可服用大于 3g 的这类脂肪酸。极高剂量摄入可在一些人中导致严重出血。

美国糖尿病协会

推荐每周进食两次或更多的鱼肉（除了市售的炸鱼片）来提供 n-3 多元不饱和脂肪酸。

DHA，二十二碳六烯酸；EPA，二十二碳六烯酸；AHA，美国心脏协会；ALA，α-硫辛酸；CHD，冠心病

磷酸盐口服缓泻药

除了作为食品补充剂外，磷酸钠还是一种非处方缓泻药和肠道准备药。使用含磷酸盐的肠道准备药与急性肾功能恶化有关，甚至在基线肌酐值在正常范围的患者也是一样，因此在存在替代品的情况下应避免使用。

铝和柠檬酸盐

在晚期 CKD 患者铝含量增加可导致进展性痴呆综合征、骨软化、四肢近端肌力降低、免疫功能受损和贫血的出现。这种情况大都发生在持续透析的患者中。KDIGO2009 矿物质和骨代谢紊乱指南（见第 10 章）建议在透析前 CKD 患者中不能将氢氧化铝作为磷酸盐结合剂使用，也不能作为抗酸剂使用。在使用柠檬酸的情况下铝吸收会明显加快，因此应避免将铝抗酸剂与柠檬酸盐联合使用。

氟化物

广泛用于防止龋齿的氟化物，可能会影响透析患者的骨显微硬度。在 4 期和 5 期 CKD 患者中，血清氟化物为肾功能接近正常患者的 4 倍（NKF position paper 2008）。澳大利亚肾脏健康组织对透析前 CKD 患者暴露到含氟饮用水可能的伤害进行了研究（Ludlow 2007），得出的结论为（a）"尽管仅有有限的关于该问题的研究存在，但无证据表明加氟饮用水会对 CKD 患者造成任何健康风险"；（b）"仅有有限的证据表明 4 期或 5 期 CKD 患者摄入高浓度的氟化物有导致氟中毒的风险"；（c）"对 4 或 5 期 CKD 患者，除了定期调查可能的氟中毒迹象外，还应对对氟化物摄入进行监控和避免富含氟物质的摄入"。

硒

硒在硒依赖性谷胱甘肽过氧化物酶有重要作用，而且硒可防止对组织产生的氧化损伤，而这种损伤是肾衰患者的一个重要问题。在有限的研究中，给予硒剂可延缓实验性肾小球硬化的发展，和推迟糖尿病肾病的发生，以及降低在肾移植受体中发生的氧化应激。由于这种宣传的硒对健康的益处，许多患者遇到了在不同情况下哪些人应进行硒补充的问题。然而，硒的毒性/治疗比率很小，低水平和高水平的硒均有不良反应。一项对照研究发现与预想的情况相反，补充硒可增加而不是降低 2 型糖尿病发生的风险（Stranges 2008）。CARI 在它的 2004 营养和发育指南（Pollock 2005）中建议对透析前进行低蛋白饮食的 CKD 患者进行硒水平监控，但是很少会这样做，其他肾脏指南小组未对该监控进行推荐。

锌

尽管在 CKD 患者中多数组织中的锌含量正常，但是有报道指出在血清和头发中的锌含量降低。另一方面，红细胞锌含量却增加。一些报道指出食物摄取过少可导致外周神经传导速度降低、精子数量降低和性功能受损，在补充锌后，CKD 患者的辅助性/抑制性 T 细胞（CD4/CD8）比例可出现改善。对随机试验的回顾发现对透析患者进行锌剂补充可改善睾酮水平（Vecchio 2010）。CKD 患者对锌的饮食需求尚不清楚，但一般不需要进行锌的补充。但是在进行低蛋白饮食的 CKD 患者中锌的水平可能会降低。CARI（Pollock 2005）建议对这类患者的血清锌水平进行监控，但是其他肾脏指南小组并未推荐该监控。

补充和替代药物与慢性肾病

补充和替代药物（CAM）的使用在美国和其他发达国家常见。许多人是在未咨询医疗服务人员的情况下就进行了 CAM 使用。由于相关的上市前安全性和有效性试验和这些混合物补充剂的使用信息有限，所以有理由推测 CAM 的使用可能会与肾毒性有关。表 14-5 对与这些膳食补充剂的常见适应证和可能相关的肾毒性进行了总结。

马兜铃酸

马兜铃酸是可导致肾损害记录最全面的掺杂物。最初，9 例使用相同减肥补充剂的比利时妇女出现了快速进展性肾衰，活检结果证实为小管间质性肾炎。对该补充剂的色谱分析显示该制剂掺杂了马兜铃。一些其他病例报告证实了马兜铃酸的肾毒性，可导致所谓的中药型肾病。该病的特点是快速进展为肾衰，活检显示有大范围的间质纤维化和小管萎缩和损失。此外，暴露到马兜铃酸可增加患尿路上皮癌的风险。

Balkan 肾病和铁线莲叶马兜铃

来自铁线莲叶马兜铃植物的马兜铃酸可能与地方性 Balkan 肾病有关，在 Balkan 肾病常可发现有纤维化间质性肾炎（Bamias et al. 2008）。

表 14-5　膳食补充剂可能的肾毒性

通用名称	常见适应证	肾毒性表现
马兜铃酸	污染的减肥中草药	间质性肾炎，泌尿生殖系统癌症
猫爪草	抗感染；GI 紊乱	急性过敏性间质性肾炎
小檗树	抗菌；抗感染；抗氧化	肾囊性疾病和低级别囊性肾细胞癌
铬	控制血糖；降脂；减肥	ATN，间质性肾炎
酸果蔓	抗菌；尿酸味剂和除臭剂	继发于草酸尿的肾石病
肌酸	在短时间高强度锻炼中增强肌肉的表现	急性局灶性间质性肾炎和局灶性小管损害；非特异性肾功能不全；继发于横纹肌溶解的 AKI
麻黄	过敏性鼻炎；哮喘；低血压；性兴奋；减肥	继发于麻黄碱、去麻黄碱和伪麻黄碱结石形成的肾石病
锗	抗感染；增强免疫	伴轻微肾小球病变的肾小管变性
肼屈嗪	食欲减退和恶病质；化疗	肝肾综合征环境下的肾脏自溶
甘草	抗菌；抗感染；GI 紊乱	继发于持续低钾血症的肾小管损伤；继发于假性醛固酮增多症低钾性横纹肌溶解症的 AKI
L- 赖氨酸	抗病毒；伤口愈合	范可尼综合征和肾小管间质肾炎
薄荷油	堕胎；月经兴奋剂	肝肾综合征环境下出现的肾脏水肿出血伴 ATN 和在近端小管变性
神雷藤	免疫抑制	未知的补充效应和延长的休克

续表

通用名称	常见适应证	肾毒性表现
柳树皮	止痛；抗感染	与符合镇痛剂肾病的肾乳头坏死
艾草油	贫血；解热；刺激食欲；哮喘；GI紊乱	在补充引发的强直-阵挛性发作环境下继发于横纹肌溶解的AKI
黄花夹竹桃	抗感染	在肝肾综合征环境下在肾小球发生的肾小管坏死和空泡变
育亨宾	勃起障碍；性兴奋	肾功能不全的SLE

GI，胃肠道；ATN，急性肾小管坏死；AKI，急性肾损伤；SLE，系统性红斑狼疮

印度香料、仪式粉、蛋白饮料的铅污染

在波士顿的研究者（Lin 2010）对含铅的印度香料和粉进行了研究，来寻求儿童铅中毒的原因。大多数文化产品中含有超过 $1\mu g/g$ 的铅，一些甚至有超高生物可接受铅水平。还有一项报道（用户报告 2010）证实蛋白粉-健康饮品所含的铅超过了推荐剂量（$>5\mu g$）。

对慢性肾病患者可能会造成不良作用的食品

杨桃

在热带国家这种水果很流行，其含有高水平的草酸盐。有在进食大量杨桃后发生急性肾病的病例报道。在杨桃中高含量草酸盐和病理切片（来自患者和实验动物）显示有弥漫性草酸钙沉积表明急性草酸盐肾病与杨桃肾毒性有关。除了其可能导致的急性肾衰竭外，在 CKD 患者，包括未进行透析的受试者中有杨桃中毒发生的报道。患者表现为持续和难治的呃逆、呕吐、不同程度的意识障碍、精神症状、降低的肌力、感觉异常、局部麻痹、失眠、癫痫发作和不常发生的死亡；杨桃中毒后的死亡

率为 20% ~ 40%。由于无有效的治疗，因此 CKD 患者应避免进食杨桃。

其他与草酸盐排泄增加有关的食物

已证实巧克力和茶均对健康有益，有健康意识的患者可能会大量进食这类食物。然而，除了高磷酸盐含量外，巧克力还含有大量的草酸盐，因此进食一个巧克力棒可增加尿钙和草酸盐排泄（Nguyen 1994）。普通茶叶也含有大量的草酸盐。许多草本茶不含草酸盐，因此对于担心草酸盐摄入的高尿钙 CKD 患者，草本茶可作为一种替代饮品（Charrier 2002）。其他与增高的草酸盐排泄相关的食品包括菠菜、大黄、甜菜、坚果、麦麸和草莓（Massey 1993）。

实黎豆或 jering（pithecellobium jeringa）　是一种与主食、米饭一起吃的传统西方美食。Jering 含有 1% 到 2% 的甲烯胱氨酸，是一种含硫氨基酸。Djenkolism 或 jering 中毒可导致轻度到重度肾小球细胞坏死引起的急性小管梗阻。Djenkolism 发生在进食 jering 后 48h 内。甲烯胱氨酸在尿液内可产生黏性泥渣样沉淀，这可导致引起急性肾小管坏死的梗阻性肾病。患者的尿液和呼吸通畅有辛辣的气味。

（郭巍巍　译）

参考文献与选择阅读：

Bamias G, Boletis J. Balkan nephropathy: evolution of our knowledge. *Am J Kidney Dis*. 2008;52:606–16.

Cappuccio FP, Ceriello A, Reid ME. Effects of long-term selenium supplementation on the incidence of type 2 diabetes: a randomized trial. *Ann Intern Med*. 2007;147:217–223.

Charrier MJ, Savage GP, Vanhanen L. Oxalate content and calcium binding capacity of tea and herbal teas. *Asia Pac J Clin Nutr*. 2002;11:298–301.

Consumer Reports staff. Alert: Protein drinks. You don't need the extra protein or the heavy metals our tests found. *Consumer Reports*. 2010;75:24–27.

Dali-Youcef N, Andrès E. An update on cobalamin deficiency in adults. *QJM*. 2009;102:17–28.

de Jager J, Kooy A, Lehert P, et al. Long term treatment with metformin in patients with type 2 diabetes and risk of vitamin B-12 deficiency: randomised placebo controlled trial. *BMJ*. 2010;340:c2181.

den Elzen WP, Westendorp RG, Frölich M, et al. Vitamin B_{12} and folate and the risk of anemia in old age: the Leiden 85-Plus Study. *Arch Intern Med*. 2008;168:2238–2244.

Donadio JV Jr, Grande JP, Bergstralh EJ, et al. The long-term outcome of patients with IgA nephropathy treated with fish oil in a controlled trial. Mayo Nephrology Collaborative Group. *J Am Soc Nephrol*. 1999;10:1772–7.

Friedman AN. Omega-3 fatty acid supplementation in advanced kidney disease. *Semin Dial*. 2010;23:396–400.

Holden RM, Morton AR, Garland JS, et al. Vitamins K and D status in stages 3–5 chronic kidney disease. *Clin J Am Soc Nephrol.* 2010;5:590–597.

House AA, Eliasziw M, Cattran DC, et al. Effect of B-vitamin therapy on progression of diabetic nephropathy: a randomized controlled trial. *JAMA.* 2010;303:1603–1609.

Jamison RL, Hartigan P, Kaufman JS, et al.; Veterans Affairs Site Investigators. Effect of homocysteine lowering on mortality and vascular disease in advanced chronic kidney disease and end-stage renal disease: a randomized controlled trial. *JAMA.* 2007;298:1163–1170.

Khurana A, McLean L, Atkinson S, et al. The effect of oral sodium phosphate drug products on renal function in adults undergoing bowel endoscopy. *Arch Intern Med.* 2008;168:593–597.

Kris-Etherton PM, Harris WS, Appel LJ; AHA Nutrition Committee. American Heart Association. Omega-3 fatty acids and cardiovascular disease: new recommendations from the American Heart Association. *Arterioscler Thromb Vasc Biol.* 2003;23:151–152.

Krueger T, Westenfeld R, Ketteler M, et al. Vitamin K deficiency in CKD patients: a modifiable risk factor for vascular calcification? *Kidney Int.* 2009;76:18–22.

Lien YH. Is bowel preparation before colonoscopy a risky business for the kidney? *Nature Clinical Practice Nephrology.* 2008;4:606–614.

Lin CG, Schaider LA, Brabander DJ, et al. Pediatric lead exposure from imported Indian spices and cultural powders. *Pediatrics.* 2010;125:e828–835.

Lobo JC, Torres JP, Fouque D, et al. Zinc deficiency in chronic kidney disease: Is there a relationship with adipose tissue and atherosclerosis? *Biol Trace Elem Res*;135:16–21.

Ludlow M, Luxton G, Mathew T. Effects of fluoridation of community water supplies for people with chronic kidney disease. *Nephrol Dial Transplant.* 2007;22:2763–2767.

Mann JF, Sheridan P, McQueen MJ, et al.; HOPE-2 investigators. Homocysteine lowering with folic acid and B vitamins in people with chronic kidney disease—results of the renal Hope-2 study. *Nephrol Dial Transplant.* 2008;23:645–653.

Massey LK, Roman-Smith H, Sutton RA. Effect of dietary oxalate and calcium on urinary oxalate and risk of formation of calcium oxalate kidney stones. *J Am Diet Assoc.* 1993;93:901–906.

Menon V, Wang X, Greene T, et al. Homocysteine in chronic kidney disease: effect of low protein diet and repletion with B vitamins. *Kidney Int.* 2005;67:1539–1546.

Morcos M, Borcea V, Isermann B, et al. Effect of alpha-lipoic acid on the progression of endothelial cell damage and albuminuria in patients with diabetes mellitus: an exploratory study. *Diabetes Res Clin Pract.* 2001;52:175–83.

National Kidney Foundation. Position Paper: Fluoride intake in chronic kidney disease. April 15, 2008. http://www.kidney.org/atoz/pdf/Fluoride_Intake_in_CKD.pdf. Accessed January 8, 2011.

Nguyen NU, Henriet MT, Dumoulin G, et al. Increase in calciuria and oxaluria after a single chocolate bar load. *Horm Metab Res.* 1994;26:383–386.

Nishida M, Sato H, Kobayashi N, Morimoto M, et al. Wernicke's encephalopathy in a patient with nephrotic syndrome. *Eur J Pediatr.* 2009;168:731–4.

Nutrition Recommendations and Interventions for Diabetes. A position statement of the American Diabetes Association. *Diabetes Care.* 2008;31(Suppl 1):S61–S78.

Ozkaya O, Bek K, Fişgin T, et al. Low protein Z levels in children with nephrotic syndrome. *Pediatr Nephrol.* 2006;21:1122–6.

Podda GM, Lussana F, Moroni G, et al. Abnormalities of homocysteine and B vitamins in the nephrotic syndrome. *Thromb Res.* 2007;120:647–52.

Pollock C, Voss D, Hodson E, et al.; Caring for Australasians with Renal Impairment (CARI). The CARI guidelines. Nutrition and growth in kidney disease. *Nephrology (Carlton).* 2005; 10(Suppl 5):S177–S230.

Rocco M, Ikizler TA. Nutrition in dialysis patients. In Daugirdas JT, Blake PG, Ing TS, eds. *Handbook of Dialysis.* 4th ed. Baltimore: Lippincott Williams & Wilkins; 2007, pp. 462–481.

Shea MK, O'Donnell CJ, Hoffmann U, et al. Vitamin K supplementation and progression of coronary artery calcium in older men and women. *Am J Clin Nutr.* 2009;89:1799–1807.

Stranges S, Marshall JR, Natarajan R, et al. Balkan nephropathy: evolution of our knowledge. *Am J Kidney Dis.* 2008;52:606–616.

Tatsioni A, Chung M, Sun Y, et al. Effects of fish oil supplementation on kidney transplantation: a systematic review and meta-analysis of randomized, controlled trials. *J Am Soc Nephrol.*

2005;16:2462–2470.

Vecchio M, Navaneethan SD, Johnson DW, et al. Treatment options for sexual dysfunction in patients with chronic kidney disease: a systematic review of randomized controlled trials. *Clin J Am Soc Nephrol.* 2010;5:985–995.

Yoshida M, Jacques PF, Meigs JB, et al. Effect of vitamin K supplementation on insulin resistance in older men and women. *Diabetes Care.* 2008;31:2092–2096.

第 15 章　　　　　酸碱状态

Kalyani Perumal and Pushkar Argekar

代谢性酸中毒通常发生在慢性肾脏病（CKD）患者。受损的肾脏排酸能力减低，一些导致 CKD 的疾病多数对肾小管的排酸功能有影响。CKD 患者经常使用的药物可以直接或通过干扰钠和钾的运输阻碍肾脏的酸排泄功能。后者可以影响肾脏的排酸能力。代谢性碱中毒的发生通常可以因为是利尿剂的使用或醛固酮增多症的影响，后者较少见。新的研究表明，纠正酸中毒对骨骼疾病，蛋白质代谢方面及延缓 CKD 进展等方面都可能有潜在的好处。

食物中酸和碱的来源

我们的身体能够通过肾脏排泄作用，等量的补充使食物分解代谢过程中产生酸（H^+）和碱（OH^-）。肺也有排酸作用：碳水化合物和脂肪氧化后产生二氧化碳和水，生成酸，因为二氧化碳与水结合形成碳酸（H_2CO_3）。然而，这种酸不会长期酸化的人体组织，因为二氧化碳可以通过肺呼出。

如果将食物放在烤箱里烧成灰，然后加水和测量 pH 值，这些灰经常会显示成酸性。脂肪和碳水化合物在燃烧过程中产生的二氧化碳已经释放进入空气，所以二氧化碳不是残留酸的来源，而残留在灰烬中的酸，来源于食物中含硫蛋白质、磷蛋白和磷脂。虽然大多数蛋白质含有等价的酸，但各种食物中的含酸量存在着显著的差异。一般来讲肉食为主的蛋白含酸量高于植物蛋白，当然这也不是一成不变的，例如一些谷物蛋白质含酸量与肉食相当。一些食品中已有等价的有机阴离子形式的碱，如柠檬酸盐。柠檬酸代谢产生碳酸氢盐。脂肪酸阴离子，例如醋酸盐也代谢为碳酸氢盐。多数产碱的食物是水果和蔬菜。

临床意义

高蛋白食物，尤其是动物蛋白，较含低蛋白食物含有更多的非碳酸。水果和蔬菜中富含的素食，将包含最低的"净酸负荷"。除了碳酸，据估计日常每餐"净酸负荷"，素食者平均为17mmol，乳卵蛋白素食主义者，平均为31mmol，杂食者约为43mEq（Ausman 2008）。如下所述，净酸负荷主要由肾脏排除体外。当肾酸排泄严重受损，每天净酸负荷的积累，导致代谢性酸中毒。这就要求每天持续补充碱，无论是碳酸氢钠或枸橼酸（代谢为碳酸氢根），以维持正常pH。

高蛋白饮食，将导致高贡献高净酸负荷。也就是说，有些人会唆使患者有意选择进食富碱食物以减少酸的摄入，声称这种饮食方法将对人们的健康有很多益处。因此，在对CKD患者的酸碱状态评估时，应包括详细询问通常吃的食物类型的。

肺

当动脉血中［H^+］增加时，肺泡通气量会相应增加以促进酸的挥发排除。二氧化碳是由碳酸转化而来的，即H_2CO_3转化成H_2O和CO_2，最终可以使挥发酸通过肺排除。

缓冲对

缓冲对通常是弱酸，可以接受或释放氢离子，这有助于使pH值维持在一个正常的范围内。PK为缓冲区中酸的亲和常数，代表了络合50%酸时缓冲区的pH值。当溶液pH值范畴越接近PK值缓冲对越高效。

血液中缓冲对

进入血液中的酸，最初被细胞内的碳酸氢盐缓冲。此外，像二氧化碳可以进入红细胞，它是由血红蛋白缓冲。此外：酸可以被血浆中或红细胞内的蛋白和磷酸盐缓冲。

碳酸氢盐是最重要的细胞外的缓冲对，血浆碳酸氢盐水平反映病人的酸碱状态。平均值，一定程度上取决于所使用的分析方法，约26～

28mmol/L，95% 区间为 23 ~ 35mmol/L（NHANES Ⅲ 的数据，Cembrowski 2001）。16 ~ 22mmol/L，碳酸氢盐水平可认为反映轻度至中度酸中毒，而水平 <16mmol/L，反映了更严重的酸中毒。

细胞内的缓冲对

在酸中毒的情况下，除了细胞外缓冲外，氢离子进入细胞内，他们是由细胞内的缓冲对，如血红蛋白缓冲，蛋白，磷酸化。

骨对酸的缓冲

骨在体内也起着至关重要的缓冲作用，特别是在慢性酸中毒中。这种缓冲增加骨骼钙的释放，因而钙从尿中大量丢失，导致负钙平衡。酸中毒对骨的代谢影响将在本章稍后详细介绍。

肾小管对酸的排泄作用

机体代谢食物后，酸（酸而不是二氧化碳）由肾脏开始排除。碳酸氢根在近曲小管被滤过重吸收，氢离子在远曲小管排除，从而使酸排除体外。

碳酸氢根的滤过重吸收

在肾小球中，血浆中的碳酸氢盐被滤过进入近曲小管。假如如此大量的碳酸氢根都被从尿中排除，它会导致身体的净增加，因为每分子碳酸氢钠盐以这种形式从体内丢失将不再有效的结合和中和氢离子，因此，每毫克当量碳酸氢盐从体内丢失将等于 1mmol 酸的增加。然而，碳酸氢盐在尿中的丢失通常是最小，约 90% 的肾小球过滤的碳酸氢盐在近曲小管被重吸收，其余的大部分被远曲小管吸收。

第一步

初始形式即细胞内的 H_2O 与 CO_2 可形成 H_2CO_3，而 H_2CO_3 随后又可分解成 H^+ 和 HCO_3^-。

第二步

HCO_3^- 通过肾小球基底膜上的 Na^+-HCO_3^- 共同转运体由近端肾小管细胞进入肾小管周围的毛细血管网中。基底膜是指接近肾小管周围毛细血管网的部位。一分子的碳酸氢盐被重吸收，H^+ 通过肾小管内膜上的 Na^+-H^+ 反转运体与 Na^+ 进行交换，使得 H^+ 由肾小管排除。

第三步

肾小管液中的一分子 H^+ 与由肾小球滤过的一分子碳酸氢盐结合形成 H_2CO_3。H_2CO_3 形成后，在上皮细胞顶端膜表面碳酸酐酶催化下又很快分解为 H_2O 与 CO_2。

第四步

新形成的 CO_2 弥散进入肾小管细胞与 H_2O 在细胞内重新结合形成 H_2CO_3。如此循环，又重新回到第一步。

这种循环的结果就是有效地使肾小管液中的碳酸氢盐进入肾小管周围的毛细血管内。

远端肾小管 H^+ 的排泄

在代谢性酸中毒，几乎所有由有肾小球滤过的碳酸氢盐均可重吸收由近端肾小管滤出的一小部分碳酸氢盐是在髓袢升支段和远端肾小管重吸收的。（在这一章，我们将提到将皮质和髓质的集合管作为远端肾小管的理由。）远端肾小管除在剩余碳酸氢盐的重吸收方面起作用外，在其重新形成的过程中也扮演重要角色。

主细胞和闰细胞

远端肾小管有 2 种类型的细胞即主细胞和闰细胞。主细胞是迄今为止较重要的细胞类型。细胞通过与肾小管基底膜内侧的 H^+ 和 K^+ 交换而重吸收 Na^+。这个交换过程需要醛固酮与基底膜上的盐皮质激素受体结合激活细胞内信号级联反应从而促进 Na^+ 转运进入细胞内。闰细胞有 2 种类型：alpha 细胞和 beta 细胞。alpha 细胞通过 H^+-ATP 酶分泌 H^+。beta 细胞分泌碳酸氢盐。在人类，与 beta 细胞相比，alpha 细胞有一个特点那就是随着酸性物质的增多会有相应的反应，试验已经证明食草动物体内的 beta 细胞是碱性物质的一个反映。近端肾小管对 HCO_3^- 的重吸收是一个多级步骤的过程。理解这个过程的简单方法就是将胞浆内的一分子 H_2O 和一分子 CO_2 作为始动因素,接下来再按照之前所列顺序逐步或同时进行即可。

泌 H^+ 是借助于肾小管基底膜侧面的 2 种排泄泵进行的,即质子泵和 H^+-K^+-ATP 酶。质子泵是一种利用其水解产生能量从而促进 H^+ 进入肾小管的生物能量泵。每分泌一分子 H^+ 同时就会产生一分子碳酸氢盐。碳酸氢盐又可通过基底膜转运进入肾小管周围的毛细血管。H^+-K^+-ATP 酶可将细胞内的 H^+ 转运至管腔,同时将肾小管液中的 K^+ 转运入细胞,这种转运机制在低钾血症时尤为重要。

远端肾小管 Na^+ 转运的重要性

远端肾小管内 Na^+ 浓度影响 H^+ 的分泌,该部位 Na^+ 的重吸收会在基底膜两侧形成负电位梯度,这是因为伴随 Na^+ 重吸收的同时会有阴离子如 Cl^- 留在基底膜一侧,这种负电位梯度可促使 H^+、K^+ 进入肾小管。

醛固酮的重要性

醛固酮可增加 H^+ 的排泄,有直接和间接两种作用途径。醛固酮通过增加远端肾小管 Na^+ 的重吸收从而加大基底膜两侧的负电位梯度,进而有利于 H^+ 的排泄。因此,醛固酮减少症或醛固酮抵抗会导致泌 H^+ 障碍。

肾小管损害

不同形式的肾脏损害都会不同程度地影响肾小管和肾小球的功能。已知肾小管间质疾病、糖尿病肾病和诸如狼疮肾等疾病均严重影响远端肾小管泌 H^+ 功能。这种机制被认为是非特异性肾小管损害,如同分泌肾素的肾脏细胞受损可引发低醛固酮血症一样。肾素刺激肾上腺分泌醛固酮,当肾素分泌减少时就会发生低醛固酮血症。

药物作用

分泌的 H^+ 增多可降低肾小管内的 pH 至 4,从而为反向弥散至细胞内创造一个梯度。基底膜即 H^+ 不可渗透的屏障,能阻止该过程的发生。某些药物如两性霉素可损害肾小管基底膜进而导致泌 H^+ 功能受损。某些其他药物通过引发醛固酮减少症的各种机制从而影响的 H^+ 分泌。有些药物如甲氧苄啶在远端肾小管堵塞 Na^+ 通道进而阻止 Na^+ 重吸收，与此相应地破坏负电位梯度，这样可减少 H^+、K^+ 的分泌。

肾小管液中的缓冲物

正常尿液 pH 为 5~7，若没有任何缓冲物质，每升尿液含有 0.002mmol H^+，因此也不可能每日排除 50mmol 或更多的酸性代谢产物。基于上述原因，尿液内缓冲物质对远端肾小管分泌出的大量 H^+ 的排除意义重大。主要缓冲物质包括 NH_3、HPO_4^{3-} 和其他弱酸性物质如尿酸。作为缓冲物质的几个弱酸如磷酸、肌氨酸酐的滤过依赖于其自身的 pKa（解离常数的负对数）及在尿液内的浓度多少。磷酸盐的 pKa 为 6.86，由于其接近于血浆 pH 而成为重要的缓冲物质。当尿液 pH 将至 6 时，磷酸盐会相应减少。正常情况下，每天大约 10~40mmol H^+ 作为可滴定酸排除体外。由于部分尿磷酸盐的分泌取决于饮食-摄入、肾小球滤过，所以磷酸盐的缓冲能力有限。

氨

当慢性酸中毒时，肾脏泌氨起到重要的缓冲作用。肝脏产生的谷氨酸盐通过肾小管周围的毛细血管转运至近端肾小管，紧接着近端肾小管细胞将谷氨酸盐合成 NH_4^+，同时也产生 alpha-酮戊二酸。alpha-酮戊二酸可代谢产生 2 分子碳酸氢盐，然后再通过远端肾小管基底膜进入血循环，NH_4^+ 一旦生成便通过 Na^+—H^+ 反转运体从近端肾小管细胞胞浆转运至肾小管基底膜，而后 NH_4^+ 在髓袢升支粗段通过 H^+—K^+—ATP 酶转运体重吸收。吸收入血后，NH_4^+ 为分解 NH_3 和 H^+，并在肾小球重回吸收利用，进而提高其在血液中的浓度。最后，NH_3 弥散进入集合管并与 H^+ 结合再次结合形成 NH_4^+。因为集合管基底膜侧是酸性环境，NH_4^+ 可稳定存在尿液内，并经尿液排除。

实际上，在 NH_4^+ 合成时，酸性物质的回吸收已经存在，可产生 2 分子 HCO_3^-。然而，假如 NH_4^+ 通过与 HCO_3^- 结合进入尿素循环重回肝脏，那么就不会出现 HCO_3^- 的再吸收。因此，排酸的关键是避免 NH_4^+ 的再吸收及循环利用，并保证其经尿代谢。

肾脏对酸中毒的反应

酸中毒时，通过增加肾脏吸收谷氨酸盐和肾静脉到尿液的氨重分布使产氨增加。试验已经证明慢性代谢性酸中毒不仅每个细胞产氨增加，而且导致产氨细胞的肥大。

代谢性酸中毒

代谢性酸中毒发生的三条途径：1. 肾脏泌 H^+ 受损，如远端肾小管酸中毒；2. H^+ 吸收增多，如酒精中毒；3. HCO_3^- 丢失过多如近端肾小管酸中毒或腹泻。

血清阴离子间隙

血清阴离子间隙的计算在代谢性酸中毒意义重大。阴离子间隙主要是 Na^+ 与 HCO_3^-、Cl^- 的差值。健康成人的阴离子间隙取决于电解质如何测定，电解质测定准确时，正常阴离子间隙 $< 11mmol/L$。阴离子间隙增高不仅取决于未测定阴离子浓度，而且也与未测定阳离子减少有关。血清蛋白影响未测定阴离子的数量，肾脏疾病时，总蛋白或清蛋白减低的，阴离子间隙会相应变小。多发性骨髓瘤患者，各种形式的骨髓瘤蛋白可起到"未测定阳离子"的作用，阴离子间隙会低于正常甚至为负值。酸中毒时，阴离子间隙增高意味着 HCO_3^- 丢失而无 Cl^- 相应增多。丢失的阴离子往往是未测定的阴离子如乳酸根离子、糖尿病酮症酸中毒时的 $β$-羟丁酸盐、酒精中毒时的代谢产物、进行性肾衰时硫酸根、磷酸根浓度的增多，相对而言，碳酸氢盐减少，而阴增多离子间隙正常说明有代偿性的 Cl^- 增多，导致阴离子间隙正常的高氯性酸中毒。

估算尿胺排泄的方法是估算尿净电荷，这里要知道的是尿中阳离子总数与阴离子总数相等。

$$Na^+ + K^+ + Ca^{2+} + Mg^{2+} + NH_4^+ = Cl^- + PO_4^{3-} + SO_4^{2-} + 有机阴离子$$

如果对尿样中的 Na^+、K^+、Cl^- 进行检测，那么就需要 NH_4^+、Ca^{2+} 和 Mg^{2+} 这些阳离子和 SO_4^{2+}、PO_4^{3-} 和有机阴离子来进行计算。由于排泄的 Ca^{2+}、Mg^{2+}、SO_4^{2-}、PO_4^{3-} 是相对稳定的，因此公式可改写为：

$$Na^+ + K^+ + NH_4^+ = Cl^- + （阴离子常数 - 阳离子常数）$$

由于每天恒定阴离子排泄常超过恒定阳离子约 80mEq，第二个校正公式 $H^+ + K^+ + Na^+ = Cl^- + 80mEq$

尿净电荷就等于 K^+ 和 Na^+ 的总和减去 Cl^- 浓度

$$尿净电荷 = Na^+ + K^+ - Cl^-$$

当尿中 Cl^- 浓度 = $K^+ + Na^+$ 总和时,净电荷为 0,氨的排泄可估测为 80mEq/d。这种情况见于肾功能正常的腹泻患者,另一方面当尿 Cl^- 浓度 < $K^+ + Na^+$ 总和时,表明酸中毒时肾脏排氨功能受损。

尿净电荷和慢性肾病时氨的排泄

在进行性肾病,近端肾小管由谷氨酸形成氨的能力和排氨功能均下降,因此,尿液内氨的排泄和尿净电荷用来判断酸中毒是否由肾脏病损害引起的诊断价值降低了,因为一定程度的肾脏疾病(血肌酐 2.7 ~ 10mg/dl 即 240 ~ 885μmol/L),尿净电荷和氨的排泄都减少,此类情况见于原发性肾小管酸中毒。

肾小管酸中毒

肾小管酸中毒(RTA)分为三种:近体 RTA(proximal),末端 RTA(distal)和高钾血 RTA。这些失调症状的特征为:非阴离子间隙高氯血酸中毒,血钾过高或血钾过低,尿 PH 偏高(在近体 RTA 中尿 PH 可能正常)。

近端肾小管酸中毒

在近端肾小管酸中毒时,在近端肾小管重吸收减少,导致 HCO_3^- 丢失。假如有足够的 HCO_3^- 接近于 24mmol/L,那么直到血浆 HCO_3^- 降至 15 ~ 16mmol/L,尿中氨的排泄也不会增加。尿 pH 变化趋势的重要标志取决于尿中 HCO_3^- 的浓度。这种变化在尿结石形成过程中其重要作用。HCO_3^-,需要分泌大量 HCO_3^- 以保持血浆 HCO_3^- 在 15mmol/L 以上,通常每日在 10 ~ 15mmol/L 左右。将血浆 HCO_3^- 水平完全纠正到正常水平几乎不可能。近端肾小管酸中毒可能是其自身功能紊乱缺陷或氨基酸、葡萄糖、尿酸和磷酸盐之类的化合物吸收障碍。在这些情况下,尿中多种化合物浓度异常增高,此种肾小管吸收障碍性疾病称为范可尼综合征。近端肾小管酸中毒的原因见表 15-1,成人最常见原因为药物性或多发性骨髓瘤。一些药物与近端肾小管酸中毒关系密切。碳酸酐酶抑制剂导致近端肾小管酸中毒是由于抑制了碳酸酐酶即阻止了碳酸氢盐在近端肾小管的重吸收,进而导致尿中碳酸氢盐增多。

表 15-1　近端肾小管酸中毒的原因

常见原因：

钙代谢紊乱	维生素 D 不足伴骨软化症
恶性肿瘤	多发性骨髓瘤、淀粉样变
肾病	髓质囊性病
移植患者	长期移植排异
药物或毒素	替诺福韦、四环素、碳酸酐酶抑制剂、异环磷酰胺、托吡酯 重金属毒性（铅、汞、镉、铜）
自身免疫性疾病	Sjogren 综合征

少见原因：

原发病	遗传缺陷 特发性
遗传性系统性疾病	胱氨酸病、酪氨酸血症、半乳糖血症、遗传性果糖不耐受症、丙酮酸羟化酶功能不全

远端肾小管酸中毒

远端肾小管酸中毒时泌 H^+ 功能受损，可能与质子泵缺陷或遗传性肾小管缺陷有关。肾结石一般与远端肾小管酸中毒有关，因为逐渐升高的尿 pH 和低柠檬酸盐有利于结石形成。远端肾小管酸中毒的病因见表 15-2。

表 15-2　远端肾小管酸中毒的原因

常见原因

自身免疫性疾病	Sjogren 综合征 系统性红斑狼疮 冷球蛋白血症 甲状腺炎 慢性活动性肝炎 原发性胆汁性肝硬化

续表

常见原因	
钙代谢异常	原发性甲状旁腺功能亢进
	器质性脑综合征
	甲状腺功能亢进
	特发性高钙尿症
药物或毒素	两性霉素 B
其他	多发性骨髓瘤
少见原因	
原发病	偶发，特发/遗传
	遗传性卵圆形红细胞增多症
	法布里病

远端肾小管重吸收的重要性

正如前面所述，远端肾小管也依赖于集合管所致的负电梯度。影响此梯度的因素直接或间接影响泌 H^+。肾血流灌注不足如充血性心力衰竭或肝硬化时均会增加近端肾小管 Na^+ 的重吸收，泌 H^+ 也会受影响。

高钾血症型远端肾小管酸中毒

类似于醛固酮缺乏或醛固酮抵抗，Na^+ 重吸收障碍会减低 K^+、H^+ 分泌所需的梯度，这会导致酸中毒和高钾血症进一步发展。高钾会抑制氨的合成、泌 H^+ 障碍。这就是远端肾小管酸中毒时高钾血症的表现形式。诸如氨苯蝶啶、阿米洛利和甲氧苄啶之类的药物通过抑制主细胞 Na^+ 重吸收干扰尿液酸性环境的形成。造成此类型远端肾小管酸中毒的原因见表 15-3。

表 15-3 远端肾小管酸中毒高钾的原因

醛固酮缺乏	醛固酮正常
低肾素性低醛固酮症	**药物**
阻塞性肾病	螺内酯
肾移植	氨苯蝶啶
淀粉样变-骨髓瘤	阿米洛利
镰状细胞肾病	甲氧苄啶
红斑狼疮	
间质性肾病	**获得性疾病**
糖尿病肾病	肾移植红斑狼疮
铅中毒肾病	淀粉样变-骨髓瘤
	镰状细胞肾病
药物	阻塞性肾病
NSAIDS	
环孢霉素 A	**遗传性**
他克莫司	1 型假性醛固酮减少症

导致肾小管酸中毒的系统性疾病

糖尿病是造成低肾素、低醛固酮的原因，但发病抑制尚不清楚，糖尿病会导致代谢性酸中毒和高钾血症，甚至在相对而言较高的肾小球滤过率的情况下也会发生上述情况。类似地，其他系统性疾病如系统性红斑狼疮也会导致肾小管间质性疾病，并与远端肾小管酸中毒、高钾血症有关。

慢性肾病时的酸中毒

在慢性肾病，泌酸恒定或者即使轻度减低是因为食欲不振导致进食蛋白少所致。慢性肾病时酸中毒通常发生在 GFR < 20 ~ 25ml/min 时，尽管关于慢性肾病患者酸中毒精确的流行病学数据尚不清楚，但全国健康和营养检查调查分析估测大约 30 万受试者的血浆 HCO_3^- < 22mmol/L。

一般来说，酸中毒的严重性与肾衰程度直接相关，血浆 HCO_3^- 在小于 18～22mmol/L 范围时代谢性酸中毒通常较轻微且进展慢。然而，HCO_3^- 在 15mmol/L 以下，尤其是饮食增加前，同时又合并肾小管功能不全或低醛固酮时，代谢性酸中毒会加重。

慢性肾病时，两种类型的酸中毒取决于肾素缺乏的程度。高氯性酸中毒常发生在 GFR 相对较高的患者，一般常提示合并存在肾小管酸中毒、醛固酮系统缺乏、醛固酮抵抗或肾体积缩小。阴离子间隙正常的酸中毒通常见于 GFR <25ml/min 时。这主要是由于备用阴离子促进泌 H^+，尤其是磷酸盐、硫酸盐和其他阴离子。

几项研究表明，慢性肾病患者能降低尿 PH 以应对酸中毒，如适当地增加可滴定酸的排泄、氨的合成。当 GFR <25ml/min 时，集体的这些反应往往不足。尽管这可以减少碳酸氢盐的再形成，但酸中毒通常不会继续加重。在极严重的慢性肾病患者体内慢性酸性物质累积可被细胞或血浆缓冲物质中和。这些概念在下列例子得到很好地阐述。

病例研究 15.1

一位 68 岁的白人妇女，长期糖尿病，高血压未控制，并因此导致慢性肾病，体检发现双侧下肢远端水肿，左胸骨缘闻及收缩期柔和杂音，生化指标如下钠 135mmol/L、钾 6mmol/L、氯 100mmol/L、碳酸氢根 12mmol/L、BUN21.4mmol/L、肌酐 400μmol/L、钙 1.87mmol/L、磷 2.58mmol/L、清蛋白 2.5g/dl、葡萄糖 6.6mmol/L、尿蛋白/肌酐比 3.7，该患者没有用 ACEI 或 ARB。

分析

如果是原发性代谢性酸中毒，她的阴离子间隙为 23，表明是阴离子间隙正常的代谢性酸中毒。通过计算她的 GFR 为 $10ml/(min \cdot 1.73m^2)$，说明她严重肾衰，她没有任何酒精中毒或组织缺血坏死的临床表现。鉴于此例，可知该患者明显存在阴离子间隙正常的代谢性酸中毒，这是由于她没有储备的阴离子，过程如图 15-1。

骨骼疾病

大家一致认为代谢性酸中毒本身就是肾衰后骨骼疾病的诱因。酸中毒时，Na^+ 和 K^+ 在血液中与多余 H^+ 进行交换，从而降低 pH 至正常。另外，通过直接或细胞介导机制从骨流出的钙，酸中毒导致骨溶解，从而使碳酸钙释放入血，用于中和多余的 H^+。这种矿物质缓冲不是细胞介导的，通常发生在 PH 升高后 1～2 小时内。酸性 pH 可上调破骨细胞活动，从而进一步促进骨溶解。但是，成骨细胞功能也随之下调，抑制新骨形成。慢性酸中毒包括新发的和范可尼综合征患者在内。骨软化不仅是由于通过破骨缓解酸中毒而且与尿中磷酸盐增加有关。在远端肾小管酸中毒，碱性疗法可以治疗骨软化，表明与远端肾小管中毒相关的骨病主要是因骨钙释放的缓冲作用，所有这些反应可对骨起到负性作用。尽管与酸中毒相关的骨软化可以显著地区别于肾性骨软化，但它们都会损害人体骨骼的完整性。客观地说，肾小管酸中毒的成人、儿童、年轻人骨软化发生率明显增加。

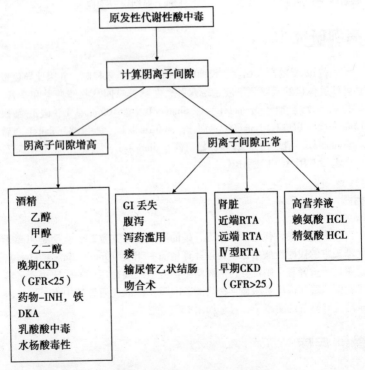

图 15-1　代谢性酸中毒的不同诊断

肾功能正常骨质疏松患者的碱性疗法

碱性疗法用于预防无肾疾病的骨病发生的临床试验例如给予相对而言含碱性物质较多的蔬菜，得出的结论是意义不明。比如，一项有 276 名绝经妇女的随机试验，这些妇女食用指定的标准饮食，一份包括每天可生成 18.5mmol 碱性物质的定量蔬菜或使用定量含柠檬酸钾成分的饮食，同样需要每日生成 18.5mmol 或 55mmol 的碳酸氢盐。经过 2 年的观察，二者在骨转移或骨密度方面无区别。在曾患钙盐沉积的患者进行一次随机试验，结果显示柠檬酸盐在骨病方面有意义。另外，对健康绝经妇女作上述研究发现在骨密度方面有意义。

酸中毒不利于蛋白质代谢

大鼠实验，酸中毒可增加蛋白分解，使用碱性疗法后蛋白合成增加。代谢性酸中毒影响蛋白质代谢的各种酶途径，尤其是对蛋白质合成过程中其重要作用的氨基酸链。酸中毒也会增加皮质醇的释放，从而增加丙酮酸脱氢酶活性。酸中毒时骨骼肌蛋白的降解显著地导致整个机体的分解代谢加速。在酸中毒和皮质醇增多症患者中 ATP 依赖的蛋白分解上调。上述上调途径可被碱性物质阻断从而减少蛋白质降解。另外，酸中毒对碱性物质有直接抑制作用。

生长迟缓

生长迟缓是肾小管酸中毒儿童的常见特点，即便是保有部分肾功能的患儿也是如此。碱性补充剂可以帮助这些患儿改善生长发育问题。酸中毒的患者体内胰岛素样生长因子对生长激素的反应功能受损，并对胰岛素样生长因子作用抵抗。慢性代谢性酸中毒的患者外周循环的炎性生长因子水平较高，如 IL-1，IL-8，TNF，这些因子促进蛋白质降解，因而影响生长发育。

慢性肾脏疾病的进展

肾脏疾病的进展与肾小管间质病变程度相关，动物试验表明代谢性酸中毒可能促进肾小管间质病变的发展，同时也证明代谢性酸中毒与蛋白尿的加重、肾小管间质病变的进展、肾衰的进展相关。肾损害的几种发病机制如代偿性炎性改变、内皮缩血管肽介导的损伤。然而，也有其他实验尚未发现上述情况。实际上，这些研究表明酸中毒通过抑制钙、磷酸盐沉积在肾脏对高磷酸盐状态的肾脏有保护作用。在人群中，一项随机前瞻试验，该实验给慢性肾病患者补充碳酸氢盐或柠檬酸盐。其中一项研究，134 名慢性肾病患者，GFR 为 15 ~ 30ml/（min · 1.73m²），碳酸氢根 20mmol/L，随机接受碳酸氢盐补充疗法或标准疗法，平均每日尿蛋白排除 1.6g，12 个月时两组无差异，24 个月时接受碳酸氢盐组肾功能下降低于标准治疗组，终末期治疗者也较标准治在碳酸氢根疗组少。尽管钠负荷增加，血压并不增高。第二次研究无糖尿病且GFR 20 ~ 60ml/（min · 1.73m²），碳酸氢根小于 22mmol/L，建议每日补充柠檬酸盐已达到每天碳酸氢根升高 1mmol/L，其中 30 人接受此治疗，另外 29 人作为对照组随访 2 年，接受药物治疗组患者的GFR 下降幅度较对照组小，肾损害的尿液指标也低于对照组。

代谢性酸中毒的纠正

补碱量取决于酸中毒程度和每日蛋白摄入量。

碳酸氢盐不足

通过计算碳酸氢盐的不足量来指导补碱量，计算公式如下：HCO_3^- 缺乏量 = HCO_3^-（L）× 根据需要需增加的 HCO_3^- mmol/L，HCO_3^- 容积根据体重的 50% ~ 60% 估算增加所需 HCO_3^- mmol/L = 目标 HCO_3^- - 实际 HCO_3^-。实际上 HCO_3^- 的缺乏大于计算所得值，因为有大量缓冲物质存在于骨骼中。进一步而言，慢性代谢性酸中毒患者体内酸性物质不断产生大于其滤出或排泄的量。因此，单一补碱疗法可能是正确的：暂时存在的不会进展的酸中毒。慢性治疗要求维持血浆 HCO_3^- 接近于正常，慢性补碱治疗对每个人而言是不同的，选择是适量使 HCO_3^- 大于 22mmol/L 即可，近端肾小管酸中毒者目标维持 HCO_3^- 15mmol/L。

一般用于治疗的碱性药物

最常见的是碳酸氢钠片或碳酸氢钠与柠檬酸的混合物，每 650mg 碳

酸氢钠片约含 HCO_3^- 8mmol，每毫升混合液约含一定量的碳酸氢钠，代谢产生 HCO_3^- 1mmol，因此，每日口服 3 片碳酸氢钠片可提高 HCO_3^- 23mmol，而 3 当量的混合液可产生 HCO_3^- 45mmol。

柠檬酸钾

在骨质疏松症的预防和肾结石治疗方面的临床研究发现每日给予 20～55mmol 的柠檬酸钾。柠檬酸钾替代碳酸氢钠的优点是较好的耐受性和较少的钠符合，从而减少钙的排除，对肾结石尤为重要。慢性肾病患者予以补钾会导致或加重高钾血症。如果要补钾，推荐使用柠檬酸钾，且患者 GFR 大于 30ml/min 同时钾在正常范围方可使用。

病例研究 15.2

一位 27 岁的狼疮女性患者需要激素治疗，评估患者有无腹痛、恶心、呕吐失眠。她的药物包括钙片、VD、泼尼松。实验室检查钠 139mmol/L、钾 3.5mmol/L、氯 105mmol/L、碳酸氢根 30mmol/L、BUN 25mmol/L、肌酐 1.3mg/dl、钙 12mg/dl、磷 4.5mg/dl、清蛋白 3.7g/dl，尿蛋白/肌酐 0.5。

分析

结合实验室检查，可知患者高钾血症、代谢性碱中毒。进一步询问，该患者口服多种药物包括钙以维持骨骼健康。同时近两日口服过量的碳酸氢钠片治疗腹痛，通过以上情况提示患者高钙血症可能会导致钙-碱综合征，这件案例说明详细的询问病史对诊断电解质紊乱很重要。

补碱治疗的潜在风险

柠檬酸盐增加铝吸收

柠檬酸盐促进铝吸收，减少钙吸收。过去铝常与磷酸盐结合使用，现在作为抗酸治疗的非处方药。铝中毒会导致老年痴呆和骨病。由于铝在慢性肾病患者作用效果不佳，故用法不常见。因为可供选择的方案是很多的，铝化合物用于抗酸在慢性肾病患者禁用推荐使用柠檬酸盐。

钠负荷

使用碳酸氢钠或柠檬酸盐可产生潜在的张力，在心衰或肾衰患者可加重水肿。氯化钠的这种作用较碳酸氢钠更为显著。

低钙血症和碱中毒

对已经存在的低钙血症且可预知产生代谢紊乱的肾衰患者进行碱化会导致突发抽搐，这与血中钙降低有关。

低钾血症和碱化治疗

对肾衰患者进行纠酸治疗可导致代谢性碱中毒，也会导致或加重低钾血症。因为钾迅速进入细胞内，血钾降低。

钙-碱综合征

这个综合征最初叫牛奶-碱综合征。急性肾衰患者在治疗十二指肠溃疡时予以牛奶及抗酸药物为主的饮食中得以证明。由于抗酸药物及抗幽门螺杆菌的治疗，该综合征很少见到。然而，骨质疏松患者长期大量补钙及 VD 可能会产生一套自身的碱化养生疗法以维持骨质健康。他们可能使用氢氯噻嗪利尿剂降压或治疗肾病，这也是引起高钙血症的常见原因，同时增加钙-碱综合征的发生风险。这个综合征的发病机制是多种因素相互作用的结果，会涉及骨、肾、小肠等。为减少该病的发生，对合并骨质疏松的慢性肾病患者应限制补钙量，没有充足的依据证明患者必须补钙 600mg/d，除非予以碳酸钙。如果准备补 VD，在高危人群检测 25D 水平，若 25D 水平超过正常值范围的中间值尽量避免使用。若已经制定好纠正碱中毒的方案，血清 HCO_3^- 目标值小于 22mEq，同时密切监测避免 HCO_3^- 纠正过度。

碱治疗指南

尽管补碱存在潜在风险，但这种治疗存在大多数病人是可以耐受的。KDOQI 一致认为补充碱治疗所带来的利大于弊，每条 KDOQI 指南详尽地解释了补碱目标值 HCO_3^- 目标值小于 22mmol，再次，推荐的观点、看法并不是循证医学得来。最后，治疗肾病患者代谢性酸中毒的决心依赖于内科医生对每位患者权衡利弊治疗的把握。

代谢性碱中毒

由于慢性肾病患者有发展代谢性酸中毒的趋势，代谢性碱中毒与低钾血症一样并不常见而且通常是在使用利尿剂后出现，尤其是在细胞外水肿的起始阶段。代谢性碱中毒的概念 HCO_3^- 大于 30mEq/L。代谢性碱中毒在使用袢利尿剂时的发生率高，也可发生在使用噻嗪类利尿剂。由于远端肾小管有大量 Na，而 Na^+ 与 K^+、H^+ 进行交换，尤其是醛固酮水平升高时，交换作用增强，从而成为肾脏 K^+、H^+ 丢失的重要原因。代谢性碱中毒和低钾血症也可发生在高醛固酮血症时。然而，尿氯的测定可鉴别出血容量不足的原因是新近使用利尿剂还是高醛固酮血症。若有利尿剂引起，治疗上需减少利尿剂的使用并密切检测其不良反应。若有顽固性高血压、高醛固酮血症引起则治疗方法详见 20 章。在各种代谢性碱中毒和低钾血症发病原因不明的情况下、滥用泻药、自行诱导恶心也必须作为诊断方法的一部分。

低镁血症

使用利尿剂可诱导低镁血症，其可增加难治性心律失常发生的风险，同时也妨碍低钾血症的纠正。镁的替代治疗必须谨慎，尤其是第 4~5 期肾功能不全患者，因为此时患者肾脏对镁的代谢能力受损。

（孙元星　译）

参考文献及推荐阅读：

Alpern RJ, Sakhaee K. The clinical spectrum of chronic metabolic acidosis: homeostatic mechanisms produce significant morbidity. *Am J Kidney Dis.* 1997;29:291–302.

Arruda JA. Acidosis of renal failure. *Semin Nephrol.* 1981;1:275–280.

Arruda JA, Alla V, Rubinstein H, et al. Parathyroid hormone and extrarenal acid buffering. *Am J Physiol.* 1980;239:F533–F538.

Arruda JA, Alla V, Rubinstein H, et al. Metabolic and hormonal factors influencing extrarenal buffering in acute acid load. *Miner Electrolyte Metab.* 1982;8:36–43.

Arruda JA, Carrasquillo T, Cabria A, et al. Bicarbonate reabsorption in chronic renal failure. *Kidney Int.* 1976;9:481–488.

Arruda JA, Talor Z, Gold R, et al. Acid-base metabolism. *Curr Nephrol.* 1985;8:179–262.

Ausman LM, Oliver LM, Goldin BR, et al. Estimated net acid excretion inversely correlates with urine pH in vegans, lacto-ovo vegetarians, and omnivores. *J Ren Nutr.* 2008;18:456–465.

Ayli MD, Ayli M, Ensari C, et al. Effect of low protein diet supplemented with ketoacids on progression of disease in patients with chronic renal failure. *Nephron.* 2000;84:288–289.

Bailey JL. Metabolic acidosis: an unrecognized cause of morbidity in the patient with chronic kidney disease. *Kidney Int.* 2005;68:S15–S23.

Bailey JL, Mitch WE. Metabolic acidosis as a uremic toxin. *Semin Nephrol.* 1996;16:160–166.

Ballmer PE, McNurian MA, Hulter HN, et al. Chronic metabolic acidosis decreases albumin synthesis and induces negative nitrogen balance in humans. *J Clin Invest.* 1995;-95:39–45.

Bernstein AM, Treyzon L, Li Z. Are high protein vegetable based diets safe for kidney function? A review of the literature. *J Am Diet Assoc.* 2007;107:644–650.

Brungger M, Hulter HN, Krapf R. Effect of chronic metabolic acidosis on the growth hormone/IGF-1 endocrine axis: new cause of growth hormone insensitivity in humans. *Kidney Int.* 1997;51:216–221.

Cembrowski GS, Chan J, Zhang MM. Third NHANES used to create comprehensive health-associated reference intervals for 21 serum chemistry analytes measured by the Hitachi 737. *Clin Chem.* 2001;27:p.A118 (abstract).

Challa A, Chan W, Krieg RJ, et al. Effect of metabolic acidosis on the expression of insulin like growth factor and growth hormone receptor. *Kidney Int.* 1993;44:1224–1227.

De Brito-Ashurst I, Varagunam M, Raftery MJ, et al. Bicarbonate supplementation slows progression of CKD and improves nutritional status. *J Am Soc Nephrol.* 2009;20:2075–2084.

England BK, Grewal M, Bailey JL. Acidosis and glucocorticoids induce branched chain amino-acid catabolism. *Miner Electrolyte Metab.* 1996;22:69–71.

Eustace JA, Astor B, Muntner PM, et al. Prevalence of acidosis and inflammation and their association with low serum albumin in chronic kidney disease. *Kidney Int.* 2004;65:1031–1040.

Fenton TR, Lyon AW, Eliasziw M, et al. Meta-analysis of the effect of the acid-ash hypothesis of osteoporosis on calcium balance. *J Bone Miner Res.* 2009;24:1835.

Garibotto G. Muscle aminoacid acid metabolism and the control of muscle protein turnover in patients with chronic renal failure. *Nutrition.* 1999;15:145–155.

Halperin ML, Ethier JH, Kamel KS. Ammonium excretion in chronic metabolic acidosis: benefits and risks. *Am J Kidney Dis.* 1989;14:267–271.

Inase N, Ozawa K, Sasaki S, et al. Is the urine anion gap a reliable index of urine ammonium excretion in most situations? *Nephron.* 1990;54:180–181.

Jara A, Felsenfeld AJ, Bover J, et al. Chronic metabolic acidosis in azotemic rats on a high-phosphate diet halts the progression of renal disease. *Kidney Int.* 2000;58:1023–32.

Jehle S, Zanetti A, Muser J, et al. Partial neutralization of the acidogenic Western diet with potassium citrate increases bone mass in postmenopausal women with osteopenia. *J Am Soc Nephrol.* 2006;17:3213–3222.

KDOQI Nutrition Guidelines. *Am J Kidney Dis.* 2000;35:Supplement1;s39.

Kim GH, Han JS, Kim YS, et al. Evaluation of urine acidification by urine anion gap and urine osmolal gap in chronic metabolic acidosis. *Am J Kidney Dis.* 1996;27:42–47.

Kraut JA, Kurtz I. Metabolic acidosis of CKD: diagnosis, clinical characteristics, and treatment. *Am J Kidney Dis.* 2005;45:978–993.

Macdonald HM, Black AJ, Aucott L, et al. Effect of potassium citrate supplementation or increased fruit and vegetable intake on bone metabolism in healthy postmenopausal women: a randomized controlled trial. *Am J Clin Nutr.* 2008;88:465–474.

May RC, Bailey JL, Mitch WE, et al. Glucocorticoids and acidosis stimulate protein and amino-acid catabolism in vivo. *Kidney Int.* 1996;49:679–683.

McSherry E, Morris RC Jr. Attainment and maintenance of normal stature with alkali therapy in infants and children with classic renal tubular acidosis. *J Clin Invest.* 1978;61:509–527.

Mitch W. Metabolic and clinical consequences of metabolic acidosis. *J Nephrol.* 2006;19:S70–S75.

Nath KA, Hostetter MK, Hostetter TH. Pathophysiology of chronic tubulo-interstitial disease in rats. Interactions of dietary acid load, ammonia, and complement component C3. *J Clin Invest.* 1985;76:667–75.

Ong ACM, Fine LG. Loss of glomerular function and tubulointerstitial fibrosis: cause or effect? *Kidney Int.* 1994;45:345–351.

Papadoyannakis NJ, Stefanidis CJ, McGeown M. The effect of the correction of metabolic acidosis on nitrogen and potassium balance of patients with chronic renal failure. *Am J Clin Nutr.* 1984;40:623–627.

Patel AM, Goldfarb S. Got calcium? Welcome to the calcium-alkali syndrome. *J Am Soc Nephrol.* 2010;21:1440–1443.

Phisitkul S, Hacker C, Simoni J, et al. Dietary protein causes a decline in the glomerular filtration rate of the remnant kidney mediated by metabolic acidosis and endothelin receptors. *Kidney Int.* 2007;73:192–199.

Phisitkul S, Khanna A, Simoni J, et al. Amelioration of metabolic acidosis in patients with low GFR reduced kidney endothelin production and kidney injury, and better preserved GFR. *Kidney Int.* 2010;77:617–623.

Rose BD, Post TW. Metabolic acidosis. *Clinical Physiology of Acid-Base and Electrolyte Disorders.* 2001;5:578–646.

Rustom R, Grime JS, Costigan M, et al. Oral sodium bicarbonate reduces proximal renal tubular peptide catabolism, ammoniagenesis, and tubular damage in renal patients. *Ren Fail.* 1998;20:371–382.

Shah P, Isley WL. Ketoacidosis during a low carbohydrate diet. *N Engl J Med.* 2006;354:97–98.

Throsell D, Brown J, Harris KP. Metabolic acidosis does not contribute to chronic renal injury in the rat. *Clin Sci (Lond).* 1995;89:643–650.

Vescini F, Buffa A, La Manna G, et al. Long-term potassium citrate therapy and bone mineral density in idiopathic calcium stone formers. *J Endocrinol Invest.* 2005;28:218–222.

Workeneh BT, Mitch WE. Review of muscle wasting associated with chronic kidney disease. *Am J Clin Nutr.* 2010;91:1128S–1132S.

Wynn E, Krieg MA, Lanham-New SA, et al. Postgraduate symposium: Positive influence of nutritional alkalinity on bone health. *Proc Nutr Soc.* 2010;69:166–173.

第 16 章　　　血脂异常

Doris T. Chan, Ashley B. lrish,
and Gerald F. Watts

　　只有一小部分 1~4 级的肾病患者会发展到最后阶段, 大部分患者在受心血管死亡的威胁之前需要做肾替代治疗。肾功能紊乱的任何阶段, 心血管疾病的发病和死亡都会显著增加, 因此慢性肾病患者需要对心血管危险因素进行预防检查和治疗。虽然动脉粥样硬化可增加慢性肾病死亡的确切机制尚未明确, 但是与传统的和新发现的心血管的危险因素是有关联。

　　血脂异常在慢性肾病患者中很普遍。虽然在一般人群通过降脂的治疗, 可以降低心血管疾病的发病和死亡。处于尿毒症时期患者, 在心血管方面有不同的流行病学特征和生理生化特征, 因此不确定是否在晚期肾病患者中同样有治疗效果。在早期的慢性肾病患者中治疗血脂紊乱的好处比在一般人群中更显著。血脂异常与肾功能迅速降低有关, 正确的处理血脂异常可以使肾功能下降速度降低。

脂类吸收及代谢的回顾

脂蛋白

　　脂类不溶于水, 必须被转换为等离子体的脂蛋白颗粒。见图 16-1 脂蛋白颗粒由中心的亲水基团甘油三酸酯、磷脂、胆固醇酯组成。表面包裹着亲水性单层磷脂, 游离胆固醇及载脂蛋白。表面的载脂蛋白对于控制各种脂蛋白的命运很重要。载脂蛋白可以通过内皮、肝脏及其他细胞表面的端粒酶和特定的表面蛋白质, 来代谢甘油三酸酯或胆固醇。

脂蛋白密度

　　脂肪的密度比蛋白质的低。所以含脂肪比蛋白多的脂蛋白 (如甘油

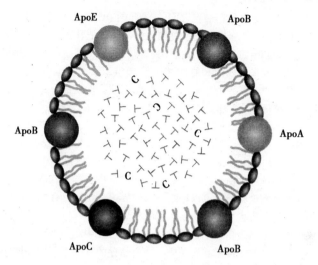

图 16-1 脂蛋白微粒（比如：乳糜微粒），显示载脂蛋白在其表面，甘油三酯（T）和胆固醇酯类（C）在里面

三酸酯，磷脂，胆固醇酯）比那些含蛋白比脂肪多的脂蛋白的密度轻。乳糜微滴是密度最轻的，通常含有 98% 的脂肪。低密度脂蛋白根据电泳和超速离心后的密度分成了 4 组：VLDL 极低密度的脂蛋白，IDL（中间密度的脂蛋白），LDL（低密度脂蛋白）HDL（高密度脂蛋白）。它们所含脂肪比例从低密度脂蛋白的 90% 到高密度脂蛋白的 70%。

脂蛋白的功能

所有的脂蛋白都含有甘油三酸酯、磷脂和胆固醇酯，乳糜微粒和极低密度脂蛋白含有大量甘油三酯（分别为 80% 和 50%）。乳糜微粒协助甘油三酯从肠道吸收，转运到肝脏，骨骼肌和脂肪组织。极低密度脂蛋白协助肝脏合成的甘油三酯转运到脂肪组织。大部分胆固醇储存在高密度脂蛋白和低密度脂蛋白中。低密度脂蛋白将自肝脏的胆固醇转运到全身各处的细胞。高密度脂蛋白将身体组织中的胆固醇转运到肝脏。

外部通道 外部通道用来分配肠道吸收的脂蛋白。小肠上皮细胞吸收甘油三酯、磷脂和胆固醇酯，并组装成初期的甘油三酯，被载脂蛋白 48 链接成一圈，这些物质分泌进入淋巴系统，从胸导管进入循环。一旦进入循环，需要与其他脂蛋白颗粒表面的载脂蛋白 C 和载脂蛋白 E 形成新的乳糜微粒。成熟乳糜微粒表面的载脂蛋白 C 和内皮细胞表面上的脂蛋白酶相互作用。脂蛋白酶是一种端粒酶，可以把乳糜微粒中的甘油三酯分解成甘油和脂肪酸，然后由肌肉、脂肪细胞和其他一些组织吸收用做能量或储存起来。甘油和脂肪酸运输到组织后，乳糜微粒变成了残余，通过肝脏中的载脂蛋白 E 表面受体结合残留的这部分，然后通过内吞作用进入循环，在肝脏淋巴系统中消化。

内部通路 在内部通路中，甘油三酯、胆固醇、磷脂来自肝脏而不是其他内脏。肝脏把这三种物质组装成极低密度脂蛋白，表面镶嵌有脂蛋白 B-100，和乳糜微粒中类似，形成的初期极低密度脂蛋白释放入循环，需要其他载脂蛋白表面的脂蛋白 C 和脂蛋白 E 结合在表面。和乳糜微粒一样，低密度脂蛋白可以把脂蛋白带入内皮细胞，释放一部分甘油三酯进入组织。失去甘油三酯后，它的密度会增加，然后极低密度脂蛋白变成了中密度脂蛋白，中密度脂蛋白会在肝脏中利用或处理，但这是有选择性的，这和内皮细胞酶一样。其余储存的甘油三酯能够被肝脏中的酶水解，分解成脂肪酸。再次失去甘油三酯后，颗粒密度进一步增大，使中密度脂蛋白变为低密度脂蛋白，低密度脂蛋白富含胆固醇，可以被肝脏或外部的细胞利用。一个细胞需要胆固醇的时候，合成低密度脂蛋白受体并将其插入细胞膜上，游离的低密度脂蛋白颗粒与这些受体结合被内皮细胞利用。同样肝脏可以吸收低密度脂蛋白并在溶酶体中消化清除，并释放剩余的油脂。

高密度脂蛋白的清除途径 高密度脂蛋白在肝脏中合成。它所含脂类的比例低，因此密度高。高密度脂蛋白表面上富含载脂蛋白 AI 和 AII。高密度脂蛋白通过血液循环结合各个细胞中的胆固醇和磷脂，并把他们运回到肝脏或表面含有载脂蛋白 B 的脂蛋白中。高密度脂蛋白仍然需极低密度蛋白中甘油三酯来置换胆固醇，最后转换成低密度脂蛋白。高密度脂蛋白和低密度脂蛋白中的胆固醇通过肝脏在血液循环中清除，从胆汁中排除，整个过程就是所谓的反胆固醇转运。

低密度脂蛋白和动脉粥样硬化

低密度脂蛋白的血清水平升高和动脉粥样硬化有关。一个相关的假设如下：低密度脂蛋白可以穿过内皮细胞的毛细血管进入位于血管内膜下层的蛋白多糖基质，然后低密度脂蛋白被氧化，吸引炎性细胞特别是巨噬细胞，而后引起一些列的炎性反应、钙化和凝集，最终凝集引发血栓形成。小的低密度脂蛋白比大的低密度脂蛋白更能引起动脉粥样硬化，可能是因为它更容易穿过内皮细胞核，但同时因为和动脉强的吸附力和易被氧化，低密度脂蛋白发生化学反应被糖化形成进一步的糖化产物，详细描述见第 13 章。糖化作用增加低密度脂蛋白的一半寿命，增加低密度脂蛋白促进动脉粥样硬化的作用。

高密度脂蛋白对动脉粥样硬化的预防作用

血清高密度脂蛋白水平高可以防止对动脉粥样硬化发生。主要的假设机制是：高密度脂蛋白从脂蛋白装载的巨噬细胞中中和并移除胆固醇，随后进入动脉经血小板运输到肝脏，分泌到胆汁（胆固醇反运输）。高密度脂蛋白也含有一些成分，可以抑制氧化、炎症、血小板凝集，提高内皮细胞功能。

磷脂酰胆碱胆固醇酰基转移酶

磷脂酰胆碱胆固醇酰基转移酶主要在高密度脂蛋白中发现，这种酶可以把游离胆固醇转换成更多的疏水性胆固醇酯基，它在脂蛋白颗粒中心被装配，这个过程维持了一个胆固醇凝集梯度，可以允许更有效地被高密度脂蛋白利用。磷脂酰胆碱胆固醇酰基转移酶的缺点是会导致胆固醇在各组织中凝集。低活性的磷脂酰胆碱胆固醇酰基转移酶和动脉粥样硬化有关。假设的机制包括：高密度脂蛋白清除通道功能受损，组装胆固醇进入高密度脂蛋白的有效性降低。

胆固醇酯转运

胆固醇酯蛋白是等离子体蛋白，可以促进胆固醇酯和甘油三酯在不同的脂蛋白颗粒之间转换，分别在极低密度脂蛋白和高密度值脂蛋白之间转换，胆固醇酯蛋白从极低密度脂蛋白中的甘油三酯与高密度脂蛋白的胆固醇交换，使极低密度脂蛋白转变为甘油三酯低而胆固醇高的颗粒。此刻富含甘油三酯的高密度脂蛋白颗粒很容易快速分解代谢，产生低密度脂蛋白-胆固醇。甘油三酯转化成高密度脂蛋白使其更易分解代谢。由于这个原因，高的胆固醇酯和低的高密度脂蛋白有关，并且被认为不需要。较低的高密度脂蛋白水平和心血管疾病风险增加有关。用胆固醇酯抑制剂增加高密度脂蛋白的水平可能会增加心血管疾病的危险。然而，利用首个甘油三酯抑制剂托彻普开展的临床试验因死亡和心血管疾病风险增加而被提前终止，虽然高密度脂蛋白增加达 72%（Barter et al. 2007）。这被认为与托彻普对血压的反作用相关。脱靶效应导致肾上腺的醛固酮复合物增加，许多的临床试验正在评估其他的胆固醇酯抑制剂如安塞曲匹，达塞曲匹的有效性和安全性不会增加心血管疾病和高血压风险。

脂蛋白

　　脂蛋白 a 由规则的低密度脂蛋白组成，包含一种特殊的载脂蛋白 a，通常和载脂蛋白的 b 一起在低密度脂蛋白中表达。载脂蛋白 a 由肝脏制造，主要由载脂蛋白 a 的环状结构域中的基因控制其表达。载脂蛋白 a 在不同人群中表达量差异很大，非洲裔美国人中水平较高。目前尚不认为载脂蛋白 a 有关键性作用的生理功能，它的益处尚没有得到充足的证明。高密度脂蛋白和动脉粥样硬化强相关。载脂蛋白 a 经肾脏代谢，肾功能受损时其含量增加。脂蛋白 a 和血纤维蛋白溶酶原类似，在动脉粥样硬化中血小板会阻止其附着，因此抑制纤维蛋白溶酶原的活性并且增加血小板形成血栓的危险性。

载脂蛋白Ⅲ

　　载脂蛋白Ⅱ促进脂蛋白酶，极低密度脂蛋白上的载脂蛋白Ⅲ或低密度脂蛋白颗粒抑制脂蛋白和肝脂肪酶的活性，这反过来延迟了极低密度脂蛋白和低密度脂蛋白的分解。临床上，载脂蛋白Ⅲ如果积聚在血管上，则会成为心血管疾病的高危危险因素。（Ooi 2008）这种不良效应可能通过抑制脂蛋白或通过其他的途径发生，例如增加低密度脂蛋白中载脂蛋白Ⅱ与血管中蛋白多糖的结合，但是具体机制还不是很清楚。

脂蛋白和总的目标值的测量

　　检测血清胆固醇和甘油三酯是临床上可行的血脂异常筛查试验。血清胆固醇检测分为总胆固醇、低密度脂蛋白、高密度脂蛋白、非高密度脂蛋白胆固醇。非高密度脂蛋白胆固醇的值是由总脂蛋白胆固醇减去高密度脂蛋白胆固醇得到，反映的是低密度脂蛋白和剩余的富含甘油三酯的脂蛋白的含量，这些测量方法的选择主要是依赖脂质和脂蛋白检测结果的相关性，及大量观测的心血管疾病数据。高的总胆固醇，高的低密度脂蛋白胆固醇和低的高密度脂蛋白水平，不仅与健康人而且与糖尿病和慢性肾病的患病风险增加有关。较高的血清甘油三酯水平可增加胰腺炎的风险，若血清甘油三酯水平小幅度增加，则可以增加冠状动脉发生的风险，但是它对总冠状动脉的影响目前还是有异议的。当前国际推荐是依据美国国际胆固醇教育计划成年治疗组 III 的建议，详情见网上链接：http://www. nhlbi. nih. gov/guidelines/cholesterol/atp3full. pdf. Acccessed January 10，2011。

总胆固醇

总胆固醇水平与动脉粥样硬化和心血管疾病的死亡率呈强相关。虽然胆固醇中含有导致动脉硬化的各种脂蛋白及载脂蛋白成分，但是胆固醇也是个人营养状况的标志，营养不良者胆固醇水平较低。胆固醇教育计划成人治疗组第三次报告确定一个合适的水平为 < 200mg/dl（5.18mmol/L）。

低密度脂蛋白胆固醇

低密度脂蛋白胆固醇是血浆中胆固醇的载体，从大型实验室、流行病学、临床研究的资料来看，胆固醇与动脉粥样硬化及心血管病成强相关，因此降低胆固醇是治疗的目标。胆固醇教育计划成人治疗组第三次报告推荐的治疗方法是根据低密度脂蛋白胆固醇的基线水平及与冠脉心脏病事件的联系程度来制定不同的针对低密度脂蛋白胆固醇的目标。对于相关危险度为 0～1 的人，低密度脂蛋白含量应小于 160mg/dl（4.14mmol/L），而危险度大于 2 的病人，低密度脂蛋白含量应小于 130mg/dl（3.37mmol/L）。低密度脂蛋白胆固醇对当前有冠脉心脏病的患者（或和冠脉心脏病危险性同等的）具有较高的危险性，对于这类病人含量应设为：< 100mg/dl（2.59mmol/L）。

较低的低密度脂蛋白目标

2004 年胆固醇教育计划对 2002 年的推荐给出了回顾建议：低密度脂蛋白胆固醇 < 70mg/dl（1.81mmol/L）水平应该定为极高危患者的目标（Grundy 2004）。2011 年秋天胆固醇教育计划成人治疗组第四次报告

将推荐下限进一步降低。

高密度脂蛋白胆固醇

　　高密度脂蛋白胆固醇对心血管疾病有保护作用。在男性中，高密度脂蛋白胆固醇＜40mg/dl（1.03mmol/L）被认为其含量低，增加患心血管疾病的危险性。女性中高密度脂蛋白胆固醇的水平高于男性，女性中高密度脂蛋白胆固醇＜50mg/dl（1.3mmol/L）会增加患心血管疾病的危险性。高密度脂蛋白胆固醇＞60mg/dl（1.55mmol/L）被认为是男女的最佳水平。

非高密度脂蛋白胆固醇

　　非高密度脂蛋白胆固醇代表导致动脉粥样硬化的极低密度脂蛋白，对于空腹甘油三酯很高（≥200mg/dl 或 2.26mmol/L），低密度脂蛋白胆固醇水平正常的人来说，非高密度脂蛋白是次要目标。非高密度脂蛋白胆固醇（总胆固醇少于高密度脂蛋白胆固醇）的治疗目标定为 30mg/dl（0.77mmol/L），这比低密度脂蛋白胆固醇目标要更高。

血清甘油三酯

　　美国心脏病学会设定了合适的甘油三酯水平。空腹值＜150mg/dl（1.69mmol/L）为正常，并考虑与心血管疾病关联低，当＞500mg/dl（5.56mmol/L）时，与胰腺炎及心血管疾病高相关。在控制高密度脂蛋白和低密度脂蛋白的比例后，动脉粥样硬化患者中高的甘油三酯水平单独效应呈直线反相关。人们逐渐认识到增加甘油三酯可以逆转心血管病结局，特别是冠状动脉相关疾病。基因多态性研究表明载脂蛋白 A5 基因和甘油三酯水平呈强相关，正如冠状动脉疾病的发病率一样，这个因果关系的联系引起了强烈的争论。

检测方法的问题

　　理想情况下应该测量所有患者12h隔夜空腹血浆脂质和脂蛋白水平，因为食物转换为甘油三酯和总胆固醇浓度，当前推荐所有慢性肾病3～5

级的患者，检测空腹脂质水平从初步诊断起以后每年至少检测一次。如果治疗改变或其他条件导致血脂异常时则推荐更频繁的检测（每 2 ~ 3 个月）。血浆胆固醇水平波动范围在 10% 左右，甘油三酯浓度最高波动 30%。显著影响血脂的因素包括：饮食摄入、饮酒、月经周期、体育锻炼、水化状态、急性病及炎症、败血症、最近做过手术、脑卒中、急性心肌梗死、移植抑制与低的总胆固醇和低密度脂蛋白胆固醇浓度，急性心肌梗死增加总的胆固醇和甘油三酯水平，对低密度脂蛋白胆固醇浓度影响小。

载脂蛋白 B 和载脂蛋白 AI 的检测

虽然目前大多数的指南没有指出载脂蛋白 B 和载脂蛋白 AI 浓度更有利于评价或比血浆标准更好地预测心血管疾病，但是我们会这样考虑。血清载脂蛋白 B 水平反应导致动脉粥样硬化的载脂蛋白 B-100 所含的颗粒数量，不需要测量空腹的蛋白。载脂蛋白 B 也包括极低密度脂蛋白颗粒。载脂蛋白 AI 与载脂蛋白 AI 的比例反映总胆固醇比与高密度脂蛋白相关。载脂蛋白 B 与低密度脂蛋白胆固醇和非高密度脂蛋白胆固醇的水平呈高度相关。

糖尿病、慢性肾病、肾病综合征患者体内脂蛋白的代谢转化

Ⅰ型糖尿病

Ⅰ型糖尿病脂质和脂蛋白异常，绝大部分依赖于血糖的控制和肾脏病变的存在（Verges 2009）。血糖控制好的糖尿病患者和那些没有糖尿病但高密度脂蛋白水平较高的患者情况相似，没有控制好血糖的Ⅰ型糖尿病，往往会出现较高的甘油三酯，低密度脂蛋白胆固醇随着小密度的低密度脂蛋白和正常高密度脂蛋白胆固醇数量的增加而增加。没有控制好常规胰岛素会导致脂蛋白脂质活性降低，结果导致其清除乳糜微粒的能力下降。此外，游离脂肪酸有效循环的增加导致极低密度脂蛋白的产物增加（表 16-1）。

Ⅱ型糖尿病

Ⅱ型糖尿病患者也称为代谢综合征。Ⅱ型糖尿病一般与高密度脂蛋

白胆醇的水平降低、甘油三酯升高、低密度脂蛋白水平正常有关。虽然低密度脂蛋白的颗粒大小有改变，变为更多的可导致动脉粥样硬化的低密度脂颗粒。这些改变是因为肝脏中极低密度脂蛋白产量的增加，但是没有将多余的极低密度脂蛋白和乳糜微粒清除，导致小密度低密度脂蛋白物质的增加。高密度脂蛋白胆固醇的增加主要是由于高密度脂蛋白胆固醇富含甘油三酯的脂蛋白中伴随甘油三酯，通过化学强化一级处理（CEPT）转换成高密度脂蛋白，然后这些富含甘油三酯的脂蛋白被肝脏脂肪酶水解快速分解代谢并清除。胰岛素残留增加肝脂肪酶的活性，然后肝脂肪酶水解低密度脂蛋白和高密度脂蛋白中的脂质产生小的密集的低密度脂蛋白颗粒，同时高密度脂蛋白 2 也增加。高密度脂蛋白 2 是高密度脂蛋白中的一种心血管保护性物质。

表 16-1　慢性肾病患者，糖尿病患者，肾病综合征患者中血浆脂质及脂蛋白浓度的改变

	慢性肾病 1～4 期或 5 期血液透析前无尿蛋白	Ⅰ型糖尿病无尿蛋白	Ⅰ型糖尿病有尿蛋白	Ⅱ型糖尿病（代谢综合征）	肾病综合征
总胆固醇	↔	↔	↔或↑	↑	↑↑
甘油三酯	↔或↑	↔或↑	↑	↑	↑↑
低密度脂蛋白胆固醇	↔或↑	↔或↑	↔或↑	↑	↑
高密度脂蛋白胆固醇	↓或↔	↔或↓	↓	↓	↓
小的密集的低密度脂蛋白	↔或↑	↔或↑			↑
脂蛋白	↑	↔或↑	↑	↔或↑	↑

慢性肾病

从肾病的病因学来看，慢性肾病的患者的正常的脂质和脂蛋白代谢

在质量和数量上出现异常。尿毒症患者血脂异常的特征是甘油三酯增加、高密度脂蛋白降低、总胆固醇密度正常。这些量的缺陷随着肾功能的下降（4~5级）变得更加显著，并随着合并症如糖尿病和合并用药（如类固醇环孢素）而有所变动。未出现肾脏病变的慢性肾病患者随着肾功能的退化，富含甘油三酯的载脂蛋白 B（含有脂蛋白和载脂蛋白 a）导致甘油三酯水平增加。在无肾脏病变的早期非透析患者中延迟的分解代谢是富含甘油三酯的脂蛋白累积的关键机制。这可能与脂肪分解酶（脂肪酶和肝脏酶）活性下降及载脂蛋白 C-Ⅲ 的浓度上升有关（Chan et al，2009）。由于载脂蛋白 A-Ⅰ 和载脂蛋白 A-Ⅱ 表达的减少，导致更多的动脉粥样硬化相关的小密度的低密度脂蛋白颗粒的累积以及高密度脂蛋白浓度降低。

肾病综合征

肾病综合征的患者和肾小球滤过率（GFR）异常者一样存在较高的血脂水平，表现为血浆胆固醇水平和甘油三酯浓度显著地上升以及极低密度脂蛋白、低密度脂蛋白、中密度脂蛋白和载脂蛋白水平的上升，伴随甘油三酯浓度的增加，血浆高密度脂蛋白胆固醇累积。这些改变可能是由于结合的复合物增加以及脂蛋白的分解代谢减少所致。高胆固醇血症是由于 3-羟基 3-甲基戊二酰辅酶 A 还原酶上调和低密度脂蛋白受体缺陷。高甘油三酯血症的出现是由于肝脏极低密度脂蛋白综合体的增加。受肝脏酰基辅酶 A 二甘酰基油酰基转移酶上调的影响，富含甘油三酯的脂蛋白分解代谢降低与脂蛋白脂肪脂解酶、肝脏酶、极低密度脂蛋白受体活性降低有关。LCAT 酶的活性降低和 CETP 活性的升高、高密度脂蛋白成熟受损可能解释高密度脂蛋白浓度的抑制。

慢性肾病患者血脂异常治疗指南

和非肾病人一样，一些干预指南建立了慢性肾病患者血脂异常的评估和治疗的方法。

国际肾病学会肾脏疾病预后质量改善

北美国际肾脏基金会肾脏疾病预后质量促进指南推荐的管理血脂异

常的标准是引用胆固醇教育计划成年治疗组Ⅱ列出了成年人控制血脂水平的方法（图 16-2）（KDQI 2003）在一般人群中低密度脂蛋白胆固醇最低基线（≤100mg/dl 或 2.59mmol/L）为治疗提供有利的证据，低密度脂蛋白胆固醇水平降低和心血管疾病的发生率和死亡率降低有关。这个指南推荐：甘油三酯浓度显著提高（>500mg/dl 或 5.6mmol/L）时应该得到治疗，而不考虑低密度脂蛋白的含量，因为此时增加了胰腺炎危险。当低密度脂蛋白的目标达到并且空腹甘油三酯仍然上升时（≥200mg/dl 或 2.26mmol/L），非高密度脂蛋白胆固醇是治疗的第二目标，应降低至小于 100mg/dl 或 2.59mmol/L。

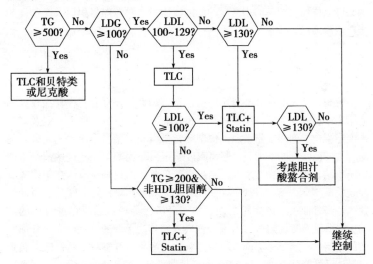

图 16-2　肾脏疾病患者生存质量指导，治疗慢性肾病中的血脂异常
缩写：triglyceride 甘油酸三脂；LDL 低密度脂蛋白；TLC 治疗性生活方式改变；甘油酸三脂和低密度脂蛋白的量单位是 mg/dl。甘油酸三脂由 mg/dl 改变为 mmol/L，乘以 0.01129；低密度脂蛋白由 mg/dl 改变为 mmol/L，乘以 0.02586。（来自国家肾脏基金，治疗慢性肾病中的血脂异常 K/DOQI 临床实践指南）

欧洲的指南

最近的欧洲科学指南指出，异常的肾小球滤过率及尿微量蛋白

水平会显著增加心血管疾病的发病风险。因此，他们推荐修改与心血管疾病密切相关的危险因素（Graham 2007）。对已经有心血管疾病、糖尿病、特别是尿微量蛋白的患者，以及 10 年患致命性心血管疾病危险性超过 5% 的无症状患者来说，治疗目标与国际肾病学会肾脏疾病预后质量改善目标相似，总的胆固醇目标应 < 175mg/dl（4.5mmol/L），低密度脂蛋白胆固醇的目标 < 100mg/dl（2.59mmol/L）。如果可以的话，总胆固醇目标推荐进一步下调 < 155mg/dl（4.0mmol/L），低密度脂蛋白 < 77mg/dl（2.0mmol/L）。甘油三酯和高密度脂蛋白胆固醇水平无特殊的目标值。

澳大利亚指南

澳大利亚国际心脏病学会/澳大利亚社会心脏病学会及新西兰脂质管理指南均考虑到肾病的所有阶段会导致心血管疾病的危险性（Tonkin et al. 2005）。根据预期的临床试验结果，指南建议对慢性肾病患者的个体治疗并避免使用高剂量的他汀类药物，因为高剂量的他汀类药物有致病的危险性。和其他指南类似，低密度脂蛋白胆固醇是焦点，治疗的目标设定为 < 77mg/dl（2.0mmol/L），高密度脂蛋白胆固醇水平的目标为 >38.7mg/dl（1.0mmol/L）。同样推荐甘油三酯的水平为 < 133mg/dl（1.5mmol/L）。澳大利亚肾功能不全患者的护理指南由澳大利亚新西兰神经和肾健康的社会组织创办。主要是缺乏实验证据，对心血管疾病患者预防慢性肾病给予降脂治疗特殊的推荐。澳大利亚肾功能损害患者的护理指南显示：轻度慢性肾病患者和冠状动脉疾病患者可能会从降脂治疗中获利，但无冠状动脉疾病病史的患者还有待试验。不像其他指南，澳大利亚肾功能损害患者的护理指南推荐使用他汀类药物，推迟肾功能损害的进一步发展。

慢性肾病患者血脂异常管理

绝大多数患者甚至慢性肾病的患者，血脂异常主要是因为饮食、体育活动、吸烟、饮酒、肥胖、酗酒及药物使用，引起血脂异常的基因也是很重要的，特别是那些目前血浆胆固醇甘油三酯水平显著升高并且合并肌腱瘤和油心血管疾病史的患者会成一级相关。

营养及生活方式干预

　　健康的生活方式对管理血脂异常和预防心血管疾病也是一个重要的因素。和总的脂肪摄入量比，摄入的脂肪的形式决定血清胆固醇水平。特别是低密度脂蛋白胆固醇。当前美国心血管疾病学会推荐的低密度脂蛋白的方法有：推荐用不饱和脂肪酸代替饱和脂肪酸，降低反式脂肪酸到 <1% 并限制总脂肪摄入，限制总的脂肪摄入占总热量的 25% ~ 35%（Lichtenstein 2006）。增加可溶性或黏性纤维的摄入（10 ~ 25g/d）及植物性胆固醇（2g/d）也可降低低密度脂蛋白胆固醇。

　　摄入鱼特别是鱼油（其富含长链 omega-3 多不饱和脂肪酸）每周两次，有助于取代饱和脂肪酸和食物中的反式脂肪酸，同时也有助于降低血浆甘油三酯。大量流行病学和临床对照试验数据证明此类饮食可以有效地降低普通人群冠状动脉疾病的风险。虽然对于肾病患者是否有利，还缺乏证据，但是早期肾病患者应该坚持推荐的饮食。来自肾病营养学家的饮食推荐应该坚持降低膳食脂肪、蛋白质、磷与钾的摄入，并且维持足够的营养达成平衡，特别是对于进展期的慢性肾病患者。

　　所有人都应该坚持规律的体育锻炼，因为有效的数据已经显示：规律的体育锻炼对降低脂质脂蛋白有益处。研究已经显示：耐力训练可以降低血浆胆固醇，增加载脂蛋白 A-I 水平，增加高密度脂蛋白胆固醇的密度。持续的锻炼与脂质和脂蛋白的改变无关（Durstine 2002）。总胆固醇低密度脂蛋白胆固醇和脂蛋白 a 水平通常不受有氧运动的影响。

药物治疗

　　当饮食和生活方式干预无法改善脂质水平时，药物治疗是必须的，特别是对于那些心血管疾病高危人群和那些尚不确定是否有心血管疾病的人。

他汀类药物

　　他汀类药物是 HMG-CoA 还原酶竞争性抑制剂，是整个脂代谢通路中重要的限速酶。抑制限速酶会导致胆固醇化合物增加，补偿性增加低密度脂蛋白受体活性。此受体促进低密度脂蛋白的清除。他汀类药物降低低密度脂蛋白胆固醇、甘油三酯和微增加高密度脂蛋白胆固醇。依据其脂质调节效应，他汀类药物也可以改善炎症、内皮功能、氧化应激、血管形成、血栓形成血小板稳定性，这与多重效应有关（Campese et al. 2007）。他汀类药物降低甲羟戊酸的积聚，甲羟戊酸是类异戊二酸化合物的重要前体。类异戊二酸的下降可显著损害细胞标志物及活性转移因子，其可以释放和引进不同的化学增活物如细胞因子、生长因子。

各种不同他汀类药物有不同的降低低密度脂蛋白效果，代谢和药代动力学特性，这些可以影响不同病情下一个人对药物的选择（Toth 2010）。对于肾脏滤过作用较低的他汀类药物，慢性肾病患者不需要调整剂量。多数他汀类药物具有较低的肾脏滤过作用，即便是普伐他汀等存在显著肾脏清除的药物，也会主要靠肝脏来清除。然而这些肾功能受损的患者，首次服用他汀类药物应该从小剂量开始，并且仔细监控。见29 章附加信息。

虽然服用他汀类药物对慢性肾病患者是安全的，但是当他汀类药物（例如辛伐他丁、阿伐他丁）经 CYP4503A4 途径代谢时，合并症的危险性特别是肌肉病变和横纹肌溶解可能会增加。合并用药通过相同的途径代谢。当合并用药不可避免时，小心经 CYP450 代谢的他汀类药物低剂量会增加肌病变和横纹肌溶解的危险性。也许有的人会服用不通过CYP450 途径代谢的他汀类药物（如氟伐他汀、普伐他汀、罗伐他汀），临床医师也应该警惕大量葡萄柚红曲素的摄入，这些物质会影响细胞色素途径，可以增加血浆他汀类药物的水平，特别是通过 P4503A4 途径代谢的药物。

慢性肾病患者中他汀类药物

在非肾病患者中进行的大规模一级和二级预防试验显示：他汀类药物可增加心血管疾病的发病和死亡（Chan，2008），此外，临床试验显示：低密度脂蛋白降低（＜70mg/dl 或 1.8mmol/L）对冠状动脉疾病高风险的患者来说会带来更大的临床获益。但是，因为肾功能损害的患者一般会避免服用他汀类药物，所以目前数据有限。大型血液透析的随机试验［德国糖尿病透析研究和常规透析患者中使用罗苏伐他汀的疗效评价：生存和心血管事件评估（AURORA）］中发现他汀类药物可降低心血管疾病发病死亡，这表明在 CKD 患者中的动脉粥样硬化病的控制并不适用于所有肾病人群（Attman et al. 2009）。他汀类药物治疗大脑疾病的效果不确定，通过分析 4D 研究得出导致糖尿病患者脑卒中发生的增加。
AURORA 试验糖尿病患者最近报道，他汀类药物用在普伐他汀实验项目
中有服用普伐他汀的患者中的相关性。结果证明在慢性肾病 1～3 级的患
者中将治疗降低了心血管事件的发病及死亡。一个荟萃分析纳入了 50 多
个实验，涉及超过 3 万慢性肾病经血液透析的患者，服用他汀类药物降
低心血管事件和非致命性心血管事件的相关危险性（Strippoli 2008）。但
是此荟萃分析没有报道所有经他汀类药物治疗患者死亡的原因。从数据
来看是一个前瞻性临床试验：在早期肾病患者中使用他汀类药物治疗，
2×2 因素研究 PREVEND IT（预防肾病及心血管疾病发展到最后阶段的
干预试验）。目标是评估血管紧张素转化酶、福辛普利、普伐他汀在降
低心血管死亡及因尿微量蛋白而住院的患者的作用。（尿微量蛋白排泄
率 15～300mg/24h）（Asselbergs 2004）。普伐他汀和不显著的 13% 的降
低主要的终点结局有关。不幸的是这项研究有一些缺陷：样本量少和低
的事件发生率。

表 16-2　经 CYP450 同工酶代谢的他汀类及其他药物

CYP 3A4	CYP 2C9	CYP 2C19
阿托伐他汀	瑞舒伐他汀	瑞舒伐他汀
辛伐他汀	氟伐他汀	
洛伐他汀		
大环内酯类抗生素	非甾体抗感染药	质子泵抑制剂
- 红霉素	环氧化酶抑制剂	- 奥美拉唑
- 克拉霉素	苯妥英	- 拉美唑
磷酸酶抑制剂	血管紧张素受体阻断剂	抗抑郁药
- 环孢霉素	- 依贝沙坦	三环抗抑郁药
- 他克莫司	- 氯沙坦	选择性血清再吸收抑制剂
- 西罗莫斯	华法林阻滞剂	双氯芬酸
	磺酰脲类	苯妥英
		安定

CYP 3A4	CYP 2C9	CYP 2C19
钙通道阻滞剂		
-维拉帕米（异搏定）		
-地尔硫草		
-氨氯地平		
唑类抗真菌药		
-酮康唑		
-依曲康唑		
-伏立康唑		
华法林		
胺碘酮		
三环抗抑郁药		
选择性血清再吸收抑制剂		
HIV 蛋白酶抑制剂		
质子泵抑制剂		
-奥美拉唑		
-拉美唑		
葡萄汁（>1 夸脱）		
红曲米		

减缓慢性肾病的进展

通过调节脂质来减缓慢性肾病的进展能降低心血管疾病在人群中的发病率。动物实验及临床试验已经证明血脂异常可促进慢性肾病患者的进展（Ruan 2009）。血脂异常促进肾小球硬化症和蛋白尿的机制包括：

促炎和促纤维化因子的释放、肾小球系膜的增生、氧化应、内质网应激、内质网功能紊乱。

一些荟萃分析和大的干预试验分析证实他汀类药物可以缓慢降低GFR。然而最近的荟萃分析显示，血液透析之前患者、血液透析患者、肾脏移植病人尿蛋白下降不明显，对肾功能没有影响。来自最近完成的一项平行试验（进展期肾脏病合并糖尿病患者的尿蛋白 A 与肾脏功能的一项前瞻性研究）研究评估了增加高剂量阿伐他汀和罗伐他汀对糖尿病患者尿蛋白及肾功能患者中疗效的比较，非糖尿病患者合并轻微高胆固醇和轻微尿蛋白已经接受血管紧张素转移酶抑制剂/血管紧张素转移酶受体治疗。慢性肾病患者开展的研究 10mg 阿伐他汀减缓肾脏疾病作用的一项 3 年期随机双盲安慰剂对照试验仍然在进行中（LORD：脂质降低肾病发作）（Attman et al. 2009）。需要以如双倍血清肌酸酐及 ESRD 为终点的临床试验进一步证实他汀类药物对肾脏的保护作用。

苯氧芳酸类

苯氧芳酸类诱导细胞内脂肪酸代谢基因的表达，对氧化物酶体有扩增活化受体（PPAR）-α 的作用，苯氧芳酸类能够显著降低血浆胆固醇，中度降低低密度脂蛋白胆固醇，增加高密度脂蛋白的浓度。研究显示苯氧芳酸类对脂蛋白调节通过以下途径：（a）脂蛋白介导；（b）肝脂肪酸刺激肝脏甘油三酯产物的降低；（c）低密度脂蛋白颗粒清除增加（d）极低密度脂蛋白向高密度脂蛋白转化的中间脂质增加；（e）诱导胆固醇转化（Staels 1998）。大的随机试验和荟萃分析研究苯氧芳酸类治疗肾病患者一致报道降低冠脉风险（Jun, 2010），加辛伐他汀和非诺贝特同时用药会同时降低微量蛋白尿和大量蛋白尿，防止视网膜病变的进展，特别是对 2 型糖尿病患者提高甘油三酯并降低高密度脂蛋白（Ginsberg 2010）。然而令人遗憾的，是苯氧芳酸类缺乏持续性影响降低心血管疾病的发病率（Fievet et al. 2009）。苯氧芳酸类通常有很好的耐受性，副作用低，使用非诺贝特通常和血清肌苷酸增加有关，但该作用通常是可逆的（Sica 2009）。肌苷酸随着苯氧芳酸类的上升也许不能真实反映肾功能的降低，他汀类药物内源性产物来自肌肉组织的肌素。机制也许和血清同型半胱氨酸的增加相关。上升的另外一个推荐的机制是由于 PPARs 的活性，肌酐的损害生成使血管舒张的前列腺素，大部分研究需要研究这个机制以及苯氧芳酸类介导的肌酐增加，血清肌酐水平的增加及肾消除率的增加。国际肾脏学会推荐的当肾小球滤过率

（GFR）在60～90ml/min 时降低苯氧芳酸类剂量，而当肾小球滤过率（GFR）低于15ml/min 时应该完全避免用药（Harper et al. 2008）。

慢性肾病患者中的苯氧芳酸类 高甘油三酯血症和低高密度脂蛋白的正常脂蛋白异常化，在慢性肾病、糖尿病、胰岛素抑制及代谢综合征患者中常见。苯氧芳酸类可以有效降低心血管疾病得益于他汀类药物，而且对于慢性肾病患者可能是理想的疗法。苯氧芳酸类治疗已经显示可以降低尿蛋白并且可以改善肾脏组织病理学在糖尿病肾病模型的改变（Park 2006）。许多干预研究分析及最近荟萃分析一致报道了苯氧芳酸类药物可降低清蛋白，这种降低在清蛋白分泌转化能否改善严重的肾病结局，仍需要一些长期的随机试验，在慢性肾病患者中 VA-HIT 干预后分析显示：二甲苯氧庚酸用于肌酐清除率＜75ml/min 100 名男性中心血管事件发生降低（Tonelli 2004）。

胆固醇吸收抑制剂

依替米贝有效降低低密度脂蛋白胆固醇和甘油三酯，抑制膳食中在小肠中的吸收，通过特异性结合到转运分子上 Niemann pick C1 Like-1（NPC1L1）蛋白来提高高密度脂蛋白胆固醇。因为依替米贝主要在肝脏中经醛糖酸化反应代谢经粪便排泄，肾功能不全的患者不需要考虑剂量问题。使用该药物的慢性肾病患者得到的初步数据显示该药有良好的耐受性，肝毒性和肌病变风险低，对肾功能损害小。为了进一步降低低密度脂蛋白胆固醇在服用他汀类药物的基础上加上依替米贝可以导致糖尿病患者的预防颈动脉内膜的厚度（CIMT）的增厚，缺血性心血管患者大动脉狭窄发生降低（SEAS：辛伐他汀和依替米贝主动脉瓣狭窄 Simvastatin and Ezetimibe in Aortic Stenosis）（Ahmed 2010）。然而，发表的两篇随机对照试验（ENHANCE：依替米贝和辛伐他汀在高胆固醇血症患者中加强动脉粥样硬化进展）后，及冠脉疾病（ARBITER 6-HALTS：动脉生物学干预治疗降低胆固醇 6-高密度脂蛋白和低密度脂蛋白治疗策略的影响），试验报道了添加依替米贝到辛伐他汀中对 CIMT 的进展无影响，此后依替米贝预防心血管疾病的有效性逐渐受到关注。心脏及肾脏保护保护研究试验比较了辛伐他汀加依替米贝和安慰剂降低主要的心血管事件能力，研究对象包括 6000 名血液透析前的慢性肾病患者及 3000 名血液透析患者（定义为男性血清水平高于 1.7mg/dl 或 150μmol/L，女性血清水平高于 1.5mg/dl 或 130μmol/L），选择没有心肌梗死及冠状动脉狭窄病史的患者（SHARP Collaborative Group 2010）。最近以摘要形式发表的一篇文章中，作者报道了依替米贝和辛伐他汀合并用药和 17% 的最终结局发生降低有关，但是对慢性肾病的进展，所有病死率或癌症发生率没有显著性差异（SHARP 团队合作，2010，摘要）。另外一项旨在评估依替米贝和辛伐他汀合并用药结局的大型临床试验（改善结局事件的降低：维多灵干预的有效性，IMPROVE-IT）将纳入 18000 名患者，计划在 2012 年报道结果。

烟酸

烟酸是维生素 B3 的一种，高剂量用药对慢性肾病患者血脂异常有很好的治疗效果，可以有效降低甘油三酯，低密度脂蛋白-载脂蛋白 B 及脂蛋白（a），增加高密度脂蛋白胆固醇。临床试验中使用烟酸单一治疗或合并其他脂蛋白调节剂如胆汁酸螯合剂、他汀类等用药一致表明可以改善心血管疾病发病率和死亡率，使动脉粥样硬化患者恢复正常。最近一项 ARBITER 6-HALTS 试验因发现增加缓释烟酸与依泽替米贝相比会显著有效低地降低 CIMT 而提早结束。两个大的临床试验，AIM HIGH（代谢综合征合并低水平高胆固醇血症高甘油三酯的患者进行动脉粥样硬化血栓形成干预及全球健康结局的影响研究）及 HPS-2 THRIVE（心脏保护研-2：治疗高密度脂蛋白降低心血管事件的发生率试验），曾招募相当一部分比例代谢综合征和糖尿病的患者，将进一步证实在服用他汀类药物治疗的基础上加服烟酸对心血管疾病的显著作用。对于慢性肾病患者，额外添加的烟酸会有额外的好处，就像过去常用的无钙磷酸结合剂如司维拉姆（Maccubbin 2010），不幸的是对于身体条件差的患者使用烟酸的限制性大，副作用主要是皮肤发红。前列腺素介导的发红，在额外使用时比快速释放形式的要轻，阿司匹林的吸收，饱和脂肪酸摄入的降低，伴随调节拉罗皮兰（前列腺素 D2 蛋白抑制剂的受体）主要由于烟酸导致肾脏消除障碍使高尿酸，血糖代谢障碍的风险增加（Guyton 2007）。因此慢性肾病患者在服用烟酸时需要注意烟酸对血小板有影响，它可以导致血小板减少。

N-3 脂肪酸乙酯

众多非肾病患者的流行病学调查、观察性研究及干预研究支持长链 n-3 脂肪酸的心脏保护作用，以及降低在降低心血管疾病，冠状动脉疾病，心肌衰弱，心肌梗死，脑卒中及其他原因的死亡方面的作用（Lee 2009）。意大利的 GISSI-预防试验第一次显示，每天 1 克的 N-3 脂肪酸乙酯脂肪酸，服用一粒乙酯降低所有有心血管疾病史的患者的发病与死亡，冠状动脉风险降低是日本的一项二十碳五烯酸脂肪酸干预试验，试验对象仍然服用低剂量的他汀类药物。N-3 每天服用 2~4 克脂肪酸乙酯，根据患者的甘油三酯基线水平则大约可以降低 20%~50%。在这些研究中低剂量的 N-3 脂肪酸乙酯的效果可能与抗心律失常与主要改变血清甘油三酯的作用有关。其他潜在的心血管方面的好处有降低血压、抗血栓形成、对内皮的保护性。

慢性肾病患者中的 n-3 脂肪酸 慢性肾病患者中短期 n-3 脂肪酸供应可有效降低血压，心率，血清甘油三酯，但对心脏功能测量没有效果（Mori 2009）。一个有关血液透析患者的前瞻性随机试验报道 n-3 脂肪酸使心肌衰竭的风险显著降低，但不会导致死亡降低（Svensson 2006）。

其他药物

胆汁酸螯和剂（BASs）（例如考来烯胺树脂和考来替泊或考来维仑盐酸聚合物）阴离子转换树脂可以通过结合在胆囊中结合胆汁酸来降低低密度脂蛋白胆固醇，BASs 是一个重要作用的降低葡萄糖的物质，现已证明考来维仑是一个重要的控制血糖的药物，在糖尿病患者中可通过甘氨酸同位素来测量（Sonnett 2009）。虽然慢性肾病患者使用有低毒性胃肠耐受性干预其他临床治疗中药物的吸收，一项回顾性干预后分析临床冠脉初期干预试验，对肾小球滤过率 <60ml/min 的患者使用考来烯胺树脂时，和安慰剂相比较对肾功能没有逆转效应。无钙磷酸盐司维拉姆盐酸盐含有胆汁酸的属性，可有效降低低密度脂蛋白胆固醇（Nikolov 2006）。已经显示效果与对做血液透析患者使用司维拉姆治疗的患者中已经证实脂蛋白解释降低冠状动脉及大动脉的危险性。虽然在慢性肾病患者中没有专门的研究植物固醇通过干预胆固醇的吸收来能够降低胆固醇提高他汀类药物的效果。

联合治疗

当患者通过改变生活方式，使用最大剂量他汀类药物剂量仍无法有效控制低密度脂蛋白胆固醇或非高密度脂蛋白胆固醇水平时，联合治疗为必要的选择，治疗时应考虑对不同脂质水平控制的有效性及联合他汀类药物时是否有副反应（表 16-3）。

肌病变及横纹肌溶解症是贝特类药物治疗带来的副作用。当同时服用他汀类药物时、对使用贝特类药物有显著肾排泄的患者（比如已经完成注册的降脂苯酰、氯贝特）、在肾功能损害的患者中使用时这种潜在的危险增加。因为评估慢性肾病患者贝特类及他汀类合并用药的安全性的数据有限，因此我们认为应该尽量避免联合用药。对于那些不能使用他汀类，或不能大剂量使用他汀类药物的患者，单独使用依折麦布或/和低剂量的他汀类药物一起达到降低低密度脂蛋白胆固醇的目标。尤其在糖尿病患者中也应该考虑使用胆汁酸结合树脂制剂考来维仑，该药物已经美国食品药品监督局批准。对于一项以上脂质类结果异常的患者或单一疗法无法达到脂质水平的患者来说，烟酸和他汀类药物联合治疗是一个理想的选择，比如尿毒症及血脂异常患者。然而，考来维仑及烟酸单一治疗或联合治疗慢性肾病患者的试验是有限的。

表 16-3　针对血清低密度脂蛋白胆固醇，甘油三酯，高密度脂蛋白胆固醇浓度药物治疗的效果

	低密度脂蛋白胆固醇	甘油三酯	高密度脂蛋白胆固醇
他汀类药物	↓↓↓	↓↓	↑
贝特类	↓	↓↓↓	↑↑
依折麦布	↓↓	↓↓	↔
烟酸	↓	↓↓↓	↑↑↑
n-3 脂肪酸	↔	↓↓	↔
胆汁酸螯合剂	↓↓	↑	↔

摘要及结论

血脂异常在慢性肾病患者中很常见，且是心血管疾病重要危险因素。一项针对心血管疾病非肾病患者的大型临床试验开展的事后分析显示：他汀类药物可以显著降低心血管疾病的发生及早期肾病患者（1～3级）的进展。然而他汀类药物在治疗胰腺炎和肾移植患者中的疗效却没有得到随机试验的证实。在使用脂质控制疗法对1～4级慢性肾病患者进行治疗时，考虑一些额外的因素如矿物质代谢调节，血管钙化等，可能会有更好的治疗效果作用，特别是对于晚期肾功能的患者。

在慢性肾病患者中，脂质及脂蛋白的改变发生较早，并且对心血管疾病及早期肾病患者进展的有较大的影响。许多干预指南推荐对慢性肾病患者严格控制血脂异常，因为降低脂质在慢性肾病患者中是相对安全的方法。对于血脂异常的管理，可以通过改变生活方式（例如改善营养，增加体育锻炼，控制体重）和药物治疗相结合的方式来控制血脂水平。虽然目前没有确切实验证明综合疗法在慢性肾病患者中的效果，但是在一些患者中还是值得推荐的。在选择降脂治疗时应综合考虑脂质异常的类型、每个药物对脂质参数的不同影响、肾功能损害的程度及药物的代谢等。

（王力 译）

参考文献：

Ahmed MH. Ezetimibe and recent clinical trials: a look on the bright side. *Expert Opin Drug Saf.* (2010);9:511–514.

Asselbergs F.W, Diercks GFH, Hillege HL, et al. Effects of fosinopril and pravastatin on cardiovascular events in subjects with microalbuminuria. *Circulation.* 2004;110:2809–2816.

Attman PO, Samuelsson O. Dyslipidemia of kidney disease. *Curr Opin Lipidol.* 2009;20:293–299.

Barter PJ, Caulfield M, Eriksson M, et al. Effects of torcetrapib in patients at high risk for coronary events. *N Engl J Med.* 2007;357:2109–2122.

Campese VM, Park J. HMG-CoA reductase inhibitors and the kidney. *Kidney Int.* 2007;71:1215–1222.

Chan DT, Dogra GK, Irish AB, et al. Chronic kidney disease delays VLDL-apoB-100 particle catabolism: potential role of apolipoprotein C-III. *J Lipid Res.* 2009;50:2524–2531.

Chan DT, Irish AB, Dogra GK, et al. Dyslipidaemia and cardiorenal disease: mechanisms, therapeutic opportunities and clinical trials. *Atherosclerosis.* 2008;196:823–834.

Devaraj S, Jialal I. The role of dietary supplementation with plant sterols and stanols in the prevention of cardiovascular disease. *Nutr Rev.* 2006;64:348–354.

Durstine JL, Grandjean PW, Cox CA, et al. Lipids, lipoproteins, and exercise. *J Cardiopulm Rehabil.* 2002;22:385–398.

Fievet C, Staels B. Combination therapy of statins and fibrates in the management of cardiovascular risk. *Curr Opin Lipidol.* 2009;20:505–511.

Ginsberg HN, Elam MB, Lovato LC, et al. Effects of combination lipid therapy in type 2 diabetes mellitus. *N Engl J Med.* 2010;362:1563–1574.

Graham I, Atar D, Borch-Johnsen K, et al. European guidelines on cardiovascular disease prevention in clinical practice: executive summary. *Eur Heart J.* 2007;28:2375–2414.

Grundy SM, Cleeman JI, Merz CN, et al. Implications of recent clinical trials for the National Cholesterol Education Program Adult Treatment Panel III guidelines. *Circulation.* 2004;110:227–239.

Guyton JR. Niacin in cardiovascular prevention: mechanisms, efficacy, and safety. *Curr Opin Lipidol.* 2007;18:415–420.

Harper CR, Jacobson TA. Managing dyslipidemia in chronic kidney disease. *J Am Coll Cardiol.* 2008;51:2375–2384.

Jun M, Foote C, Lv J, et al. Effects of fibrates on cardiovascular outcomes: a systematic review and meta-analysis. *Lancet*. 2010;375:1875-1884.

Kidney Disease Outcomes Quality Initiative. K/DOQI clinical practice guidelines for management of dyslipidemias in patients with kidney disease: treating dyslipidemias. *Am J Kidney Dis*. 2003;41:S39-S58.

Kshirsagar AV, Shoham DA, Bang H, et al. The effect of cholesterol reduction with cholestyramine on renal function. *Am J Kidney Dis*. 2005;46:812-819.

Lee JH, O'Keefe JH, Lavie CJ, et al. Omega-3 fatty acids: cardiovascular benefits, sources and sustainability. *Nat Rev Cardiol*. 2009;6:753-758.

Lichtenstein AH, Appel LJ, Brands M, et al. Diet and lifestyle recommendations revision 2006: a scientific statement from the American Heart Association Nutrition Committee. *Circulation*. 2006;114:82-96.

Maccubbin D, Tipping D, Kuznetsova O, et al. Hypophosphatemic effect of niacin in patients without renal failure: a randomized trial. *Clin J Am Soc Nephrol*. 2010;5:582-589.

Mori TA, Burke V, Puddey I, et al. The effects of [omega]3 fatty acids and coenzyme Q10 on blood pressure and heart rate in chronic kidney disease: a randomized controlled trial. *J Hypertens*. 2009;27:1863-1872.

Nikolov IG, Joki N, Maizel J, et al. Pleiotropic effects of the non-calcium phosphate binder sevelamer. *Kidney Int Suppl*. 2006;105:S16-S23.

Ooi EM, Barrett PH, Chan DC, et al. Apolipoprotein C-III: understanding an emerging cardiovascular risk factor. *Clin Sci (Lond)*. 2008;114:611-624.

Park CW, Zhang Y, Zhang X, et al. PPAR[alpha] agonist fenofibrate improves diabetic nephropathy in db/db mice. *Kidney Int*. 2006;69:1511-1517.

Ruan XZ, Varghese Z, Moorhead JF. An update on the lipid nephrotoxicity hypothesis. *Nat Rev Nephrol*. 2009;5:713-721.

Sarwar N, Sandhu MS, Ricketts SL, et al. Triglyceride-mediated pathways and coronary disease: collaborative analysis of 101 studies. *Lancet*. 2010;375:1634-1639.

SHARP Collaborative Group. Study of Heart and Renal Protection (SHARP): randomized trial to assess the effects of lowering low-density lipoprotein cholesterol among 9,438 patients with chronic kidney disease. *Am Heart J*. 2010;160:785-794.e10.

SHARP Collaborative Group. Should we reduce LDL cholesterol in Patients with Chronic Kidney Disease? The Results of the Study of Heart and Renal Protection Study (abstract). In: 43rd Annual Meeting and Scientific Exposition of the American Society of Nephrology; 2010 November 16-21; Denver, CO. JASN 2010.

Sica DA. Fibrate therapy and renal function. *Curr Atheroscler Rep*. 2009;11:338-342.

Sonnett TE, Levien TL, Neumiller JJ, et al. Colesevelam hydrochloride for the treatment of type 2 diabetes mellitus. *Clin Ther*. 2009;31;245-259.

Staels B, Dallongeville J, Auwerx J, et al. Mechanism of action of fibrates on lipid and lipoprotein metabolism. *Circulation*. 1998;98:2088-2093.

Strippoli GF, Navaneethan SD, Johnson DW, et al. Effects of statins in patients with chronic kidney disease: meta-analysis and meta-regression of randomised controlled trials. *BMJ*. 2008;336:645-651.

Svensson M, Schmidt EB, Jorgensen KA, et al. N-3 fatty acids as secondary prevention against cardiovascular events in patients who undergo chronic hemodialysis: a randomized, placebo-controlled intervention trial. *Clin J Am Soc Nephrol*. 2006;1:780-786.

Tonelli M, Collins D, Robins S, et al. Gemfibrozil for secondary prevention of cardiovascular events in mild to moderate chronic renal insufficiency. *Kidney Int*. 2004;66:1123-1130.

Tonkin A, Barter P, Best J, et al. National Heart Foundation of Australia and the Cardiac Society of Australia and New Zealand: position statement on lipid management—2005. *Heart Lung Circ*. 2005;14:275-291.

Toth PP. Drug treatment of hyperlipidaemia: a guide to the rational use of lipid-lowering drugs. *Drugs*. 2010;70:1363-1379.

Verges B. Lipid disorders in type 1 diabetes. *Diabetes Metab*. 2009;35:353-360.

Walker R. The CARI guidelines. Cardiovascular risk factors. Lipid-lowering therapy in patients with chronic kidney disease. *Nephrology (Carlton)*. 2005;10:S231-S234.

Westover MB, Bianchi MT, Eckman MH, et al. Statin Use Following Intracerebral Hemorrhage: A Decision Analysis. *Arch Neurol*. 2011; epub 10 January 2011.

第 17 章

糖尿病和肾病中的葡萄糖控制

Allison J. Hahr and Mark E. Molitch

在美国，共有约 24 000 000 的儿童和成人，占约 7% 的美国人口患有糖尿病。糖尿病是美国人肾衰竭最常见的原因，而且在世界范围内，糖尿病也是肾衰竭的最常见原因之一。只是，许多糖尿病患者并不知道自己患有糖尿病，所以，对高危人群的筛查，将保证这些人不会长期漏诊。关于高危人群的筛查，详见表 17-1，最常见的高危因素是体重超标，有糖尿病亲属，糖尿病高危人种。

糖尿病肾病会影响 20% ~ 40% 的糖尿病患者（美国糖尿病协会 2010年），详细筛查可以发现、鉴别糖尿病肾脏疾病的早期阶段。肾脏疾病预后倡议（KDOQI）2007 指南和临床实践都为同时患有糖尿病和慢性肾病（CKD）的患者提出一些关于减少风险的普遍原则（详见表17-2）。指南强调频繁的筛查，严格控制血糖、血压、脂类，注意饮食，适量活动，和维持一个健康的生活方式。慢性肾病患者需要每年进行糖尿病的筛查，而且糖尿病患者也应该每年进行一次肾脏疾病的筛查，筛查的项目集中在微量清蛋白尿的检测与肾小球滤过率（GFR）的评估。筛查糖尿病患者的眼部疾病以及周围血管疾病和神经系统疾病是病人全面管理的一个重要组成部分。高血糖患者一般应控制糖化血红蛋白到 7% 的目标或更低，血压应该保持在 130/80mmHg 或更低，通过使用血管紧张素转化酶（ACE）抑制剂或血管紧张素受体阻滞剂（ARB），必要时可以联合使用利尿剂（见 18 章）。如第十六章所述，降脂目标应设定为低密度脂蛋白（LDL）胆固醇 <100mg/dl（2.6mmol/L），甚至可以更低，低于 70mg/dl（1.8mmol/L）。因为 CKD 患者并发心血管疾病的风险很高，其降脂目标应设定为低密度脂蛋白（LDL）胆固醇低于 70mg/dl（1.8mmol/L）。当患者血清低密度脂蛋白（LDL）> 100mg/dl（2.6mmol/L）的时候，1-4 级的 CKD 患者推荐使用他汀类药物（透析前 5 期的患者或许也可以使用）。营养管理包括限制蛋白质以及低糖碳水化合物和不饱和脂肪酸的摄入，其中蛋白质的摄入控制在 0.8g/kg 体重，具体详见第九章。当肾病进展，特别是进展迅速或者是对肾脏疾病的病因有疑问的时候，考虑转诊肾病科以求进一步治疗。

筛查

慢性肾脏病患者的糖尿病筛查

对于抗胰岛素和其他与其相关病况，除列于表 17-1 的高风险患者外，处于 3-5 级的 CKD 患者也应该每年进行一次糖尿病筛查（KDOQI 2007）。曾行肾移植治疗的患者或者因其他原因接受免疫抑制药物治疗的患者，需要更频繁地进行筛查，因为他们的风险更高。众所周知，糖皮质激素可以导致抗胰岛素，而且他克莫司（某种程度上，环孢素和西罗莫司也是）对胰岛细胞有毒。

表 17-1 无症状的糖尿病成人患者监测标准

1. 测试应考虑所有超重（BMI >25kg/d），并有额外危险因素的成年人：
   体能活动不足
   直系亲属中有糖尿病患者
   高风险的种族人群（例如非裔美国人、拉丁美洲人、印第安人、亚裔美国人、太平洋岛上居民）
   诞下一个婴儿重 >4kg 或被诊断患有妊娠期糖尿病的
   高血压患者（≥140/90mmHg 或正在治疗的高血压患者）
   HDL 胆固醇水平 < 35mg/dl，（0.90mmol/L）和/或甘油三酯 > 250mg/dl（2.82mmol/L）
   多囊卵巢综合征
   先前曾检查显示血清葡萄糖异常
   其他与胰岛素抵抗有关的临床条件（例如：严重肥胖、黑棘皮症）
   有心血管病史
2. 在缺乏上述标准时，检查发现前驱糖尿病且血糖在 45 岁前开始升高
3. 如果检查结果是正常的，检查应该至少 3 年的间隔，根据风险状况和初步检查结果，考虑反复或更频繁的检查。

BMI：体重指数　　　　　　HDL：高密度脂蛋白
处于危险中的体重指数（BMI）在某些族群可能较低。

糖尿病检测

关于糖尿病的诊断，有数种方法可供采用。表 17-3 给出了诊断标准，在 2010 年，美国糖尿病协会最新加入了糖化血红蛋白来辅助诊断。(美国糖尿病协会，2010)。当血糖得到调整和祛除额外的影响糖化血红蛋白的其他因素后，糖化血红蛋白在黑人要比白人高大约 0.2% ~ 0.3%；因此，对于不同族群的诊断，糖化血红蛋白是唯一的指标时，应谨慎。实际上，在实践中空腹血糖（>126mg/dl 或 7.0mmol/L）或糖化血红蛋白（≥6.5%）仍是首选，因为简便、快速、经济。口服糖耐量试验（OGTT）比较敏感，但也更费时。OGTT 可以用来筛选那些空腹血糖轻度增高或空腹血糖正常的糖尿病患者（例如，一个曾患妊娠期糖尿病的妇女）。

糖尿病患者筛查肾脏疾病

糖尿病患者需要每年筛查肾脏疾病。1 型糖尿病患者，应该在首次诊断 5 年后每年筛查一次。通常 1 型糖尿病患者的首发症状是特征性的由高血糖所致的症状，如烦渴，并因此而迅速就医。1 型糖尿病患者首次确诊后 5 年或更长的时间内，因为高血糖的过度累积，可逐渐出现典型的微血管病变，这个，可以通过微量清蛋白尿反映出来。与此相反，2 型糖尿病患者应该在首次确诊后就开始筛查肾脏疾病。2 型糖尿病确切发病日期通常是未知的，患者往往血糖升高许多年仍未发觉，当糖尿病首次确诊的时候，可能已经在发肾脏疾病了。

推荐的肾脏疾病的筛查方法

糖尿病肾病首发的征象通常是尿中清蛋白水平升高。那些有蛋白尿的患者，慢性肾病的进展率比那些没有蛋白尿的要高。然而，大约三分之一的同时患有 1 型和 2 型糖尿病的患者，可能进展到慢性肾病第三级或者更糟，尽管他们从来都没有过进展性的蛋白尿；这些患者是否具有相同的病理学改变从而发展为蛋白尿，尚不清楚（MacIsaac 2004）。因此，除了年度筛查蛋白尿以外，还应该一年一次估算肾小球滤过率、监测血清肌酐。

微量和大量蛋白尿的监测

对于微量和大量蛋白尿的监测，在第 1 章已有详细讨论，当前 KDOQI 推荐的方法是分析随机尿样的蛋白与肌酐比率，被称为蛋白-肌酐比或 ACR。尿蛋白的量也可以用一个时间段内（24h 或其他时段，如 4h）的总尿量中蛋白含量来检测；当然，这是以往的建议。目前，大多数指南推荐都更倾向于即时尿检，因为在临床环境中，这样更可靠实用。异常的尿屏障的定义是在 6 个月内，至少有 2 到 3 次尿检中蛋白水平升高。微量清蛋白尿的定义为一次即时尿检中蛋白-肌酐比 ≥30：299mg/g 或 ≥30：299mg/24h 尿量。蛋白尿或大量清蛋白尿被定义为一次随机尿检中蛋白-肌酐比值 ≥300mg/g 或 ≥300mg/24h 尿量。如第 1 章中讨论过的一样，因为某些并发的条件和疾病可以增加尿蛋白排泄，所以在评价尿蛋白排泄时，应考虑到这些因素，并尽量处理或者避免。这些因素包括泌尿道感染、体位性蛋白尿、锻炼、出血（如月经）和极端高血压。

肾脏疾病是糖尿病的结局吗？

根据 KDOQI/CKD 指南（KDOQI，2007），在大多数糖尿病患者，如果大量蛋白尿存在或发现有微量清蛋白尿的存在时已经有了糖尿病视网膜病变，或者是患有 1 型糖尿病至少 10 年，那么，CKD 通常归因于糖尿病。不过，除了糖尿病，许多疾病都能影响肾脏引起蛋白尿和肾小球滤过率降低。如果没有糖尿病视网膜病变，或者有进行性的尿蛋白增加或肾小球滤过减少，或者有难治性高血压、活跃的尿沉积物、或者是症状或体征提示有另一个系统性疾病影响肾脏，或者是在使用血管紧张素转换酶抑制剂或 ARB 治疗 2 到 3 个月内出现肾小球滤过率下降大于 30%（KDOQI 2007）时，就应该考虑到，除了糖尿病，还有可能是其他因素导致的肾病。

表 17-2　慢性肾脏疾病和糖尿病筛查指南

病人组	检测项目	注解
CKD 患者	空腹血糖和/或 HbA1c	每年一次，当患者接受免疫抑制剂治疗时应更频繁
糖尿病患者	视网膜病变，糖尿病足	至少每年一次

续表

病人组	检测项目	注解
糖尿病患者	微量蛋白尿，结合血肌酐评估肾小球率过率	每年一次，1 型糖尿病自确诊之日 5 年开始，2 型患者自确诊之日起
同时患有糖尿病及 CKD 的患者	HbA1c 控制≤7.0%	使用 ACEI 和 ARB 作为降压的首选药，尤其是患者已经出现蛋白尿
	Bp 控制目标＜130/80	随机试验显示，更低的血压没有益处
	LDL＜100mg/dl	也考虑＜70mg/dl，许多糖尿病专家建议以此为目标，为了减小冠心病发病率
	蛋白摄入 0.8g/（kg·d）	
	BMI＜25kg/m²	

CKD：慢性肾脏疾病；GFR：肾小球滤过率；DM：糖尿病；ACEI：血管紧张素转换酶抑制剂；ARB：血管紧张素受体阻滞剂；BP：血压；LDL：低密度脂蛋白

表 17-3　糖尿病诊断标准

1. 实验室检查结果示：HbA1c≥6.5%
   或
2. 空腹血糖≥126mg/dl（7.0mmol/L）。禁食的定义是至少有 8h 没有热量的摄取。
   或
3. 在口服葡萄糖耐量试验中 2h 血糖≥200mg/dl（11.1mmol/L）。这个试验应当如世界卫生组织描述的方法来施行，测定葡萄糖耐量，相当于 75g 无水葡萄糖溶解在水里
   或
4. 有高血糖的症状且随机血糖≥200mg/dl（11.1mmol/L）。随机的定义为一天的任何时候，而不考虑最后的就餐时间，高血糖典型的症状包括多尿、烦渴、不明原因的体重减轻

在缺乏这些明确的高血糖标准时，应该在不同的日期重复测试

改编自美国糖尿病协会。糖尿病的医疗保健标准-2011。糖尿病保健2011；34s11-s61

眼部疾病的筛查

糖尿病肾病患者应该全面评估相关并发症，所有患者应该持续评估其他小血管及大血管的并发症。包括由合格的眼睛护理专业人员所行的视网膜病筛检包括瞳孔放大检测应至少每年一次。

外周血管疾病及神经病变的筛检

糖尿病肾病患者发生难治性溃疡和截肢的风险很高，应该教育病人时常检查自己的脚。此外，应该有健康护理人员定期施行足部检查，包括振动感、单丝测试和踏板脉冲评估。周边血管疾病筛检详见 21 章讨论。

血糖控制和慢性肾脏疾病

HbA1c 控制目标 <7.0%

糖尿病患者整体的血糖控制目标是保持其 HbA1c <7.0%。通过对 1 型和 2 型糖尿病患者严格控制血糖进行大量的前瞻性对照性研究，所得研究数据都强烈地支持这一论断。糖尿病控制及并发症试验（DCCT），及糖尿病干预的流行病学和并发症（EDIC）研究都集中于加强血糖控制的 1 型糖尿病患者病情的发展和长期并发症（DCCT 1993）。强化治疗降低了微量清蛋白尿、蛋白尿和有风险的肌酐水平的发生（DCCT 1993，DCCT 1995，EDIC 2003）。有几项研究，包括英国前瞻性糖尿病研究（UKPDS）和强化血糖控制与 2 型糖尿病患者的血糖转归研究（ADVANCE），都证明，在 2 型糖尿病患者，强化血糖控制对遏制肾病的发展是有益的（UKPDS 1998，Patel 2008）。

许多的研究集中在糖尿病的非肾脏主要并发症，特别是视网膜病变。至于肾脏，所有的研究数据都强烈地支持严格控制血糖有助于延缓微量清蛋白尿的进展。随着血糖进一步控制，病情进一步发展，如蛋白尿和肾小球滤过率下降的病人，其人数都有显著下降。许多这样的效益与少数病人一开始就严格控制微量清蛋白尿的进一步发展有关。然而，即使有这些更好的结果，证据仍然支持健康有益的目标是达到 HbA1c

在 7% 的范围内（Nathan 2009）。

降低 HbA1c 水平至 7% 以上的好处

血糖控制好转可以减少视网膜病变、蛋白尿、肾病的发生，即便仅仅是将糖化血红蛋白水平降低至 7% 以上，尽管比较而言，这仍然是一个较高的糖化血红蛋白水平。即使对一个特定的病人，糖化血红蛋白水平很难达到 7%，也应尽量去控制。

HbA1c 控制在 7% 的范围内的潜在风险

实现 HbA1c 小于 7% 的目标是很困难的，而且一般被低血糖风险增加所限制。HbA1c 的控制目标应该个体化。HbA1c >7% 的目标考虑应用于儿童和在那些有严重低血糖史的患者，或预期寿命较短的患者，或有特定并发症的患者，或者是糖尿病病史较长但并发症小的患者（美国糖尿病协会 2010）。老年患者，往往有更严重的 CKD，冠心病风险也高，避免低血糖应该被优先考虑，所以，对于老年患者而言，可能需要更高的葡萄糖和 HbA1c 的控制目标。

HbA1c 降低至 7% 以下没有益处

目前，控制糖尿病危险行动研究（ACCORD）显示，相对于一组糖化血红蛋白控制在 7.0% 到 7.9% 之间，且实际达到 7.5% 的患者，另一组糖化血红蛋白控制目标为 <6.0% 并且实际达到 6.4% 的患者，其低血糖症、体重增加、死亡的风险都增加（Gerstein 2008）。同样的设计在强化糖尿病控制与 2 型糖尿病患者的血糖转归研究（ADVANCE）中，强化治疗组平均糖化血红蛋白达到 6.5%，对照组平均糖化血红蛋白为 7.3%，强化治疗组死亡率并未增加。两组研究都显示，从紧控制血糖并不能有效减少心血管疾病的风险。因此，目前，糖化血红蛋白的控制目标推荐为 <7.0%，而不是 <6.5%。

慢性肾病患者糖化血红蛋白测量的准确性

对慢性肾病患者而言，其周围血糖化血红蛋白测量有些不精确，某些因素，包括：红细胞寿命减低，溶血，铁缺乏，不仅会使所测数据价值降低，还可能引起血红蛋白氨甲酰化和酸中毒。氨基果糖和糖化清蛋白及综合测量葡萄糖负荷可作为替代措施。但是前两者与慢性肾病患者的平均血糖是否相关，仍存在争议。有研究显示，糖化清蛋白在评估透析病人的血糖控制上较之糖化血红蛋白更具优势（Freedman 2010，Peacock 2008）。

糖化血红蛋白和空腹血糖监控目标

当血糖稳定且处在允许的目标范围内时，糖化血红蛋白应平均每年测量两次；如果血糖控制的目标改变或者降糖措施改变，糖化血红蛋白的测量应该每 3 个月一次。餐前血糖理想的目标应该是 80～130mg/dl，餐后血糖应于餐后 1～2h 测量，数值应 <180mg/dl（美国糖尿病学会 2011）。

糖尿病药物治疗：胰岛素

长效胰岛素

甘精胰岛素

甘精胰岛素是第一种长效胰岛素类似物，可溶于酸性液体，但在生理 pH 时溶解差，所以，皮下注射可以导致沉淀且吸收缓慢，注射后没有一个清晰的峰值浓度，持续大约 22h（表 17-4）。

地特胰岛素

地特胰岛素注射后和清蛋白结合，可长时间存在于循环系统中，延长其半衰期且推迟进入细胞。这也导致其有更低的峰值浓度，持续约 20h。

中效胰岛素：中性鱼精蛋白锌胰岛素

低精蛋白锌胰岛素是一种中效胰岛素，由普通胰岛素添加鱼精蛋白合成，其起效时间大约是 2～4h，峰值持续 4～10h，效果能够持续 10～18h。存在的问题是其在吸收上存在大量的变异。

短效（普通）胰岛素

所谓普通胰岛素，其起效时间为注射后 30 到 60 分，峰值持续 2 ~ 3h，效果持续 5 ~ 8h，长期用药应该于餐前半小时注射。

速效胰岛素

速效胰岛素类似物包括门冬胰岛素，赖脯胰岛素，赖谷胰岛素，较之普通胰岛素吸收更快，更早达到峰值，效果持续时间更短，也比普通胰岛素更加类似生理胰岛素的分泌。速效胰岛素可以饭前即时给药，从而更方便病人使用。三种短效胰岛素都于用药后大约 30 ~ 90min 达到峰值，效果持续约 5h。胃轻瘫患者于饭后应用速效胰岛素治疗有时会给患者带来更匹配的胰岛素峰值，从而更有利于患者饭餐中葡萄糖的吸收。食欲差的患者并不能吃完一顿饭应吃的量，所以，饭后给予速效胰岛素，可以更有针对性地根据所摄入的食物量来调整胰岛素用量。

预混组合

有各种各样的胰岛素预混制剂，其中包含两种固定比例的不同类型的胰岛素。

100U 与 500U 剂量

几乎所有的胰岛素制剂都是 100U 剂量，定义为 100U/ml。500U 的制剂即每毫升 500 单位胰岛素，使用的是普通胰岛素。500U 的高浓度改变了其药代动力学，使其皮下注射后更加类似 NPH 胰岛素。

慢性肾病会延长胰岛素作用时间

大约三分之一的胰岛素通过肾脏代谢，肾功能降低会延长胰岛素的半衰期。胰岛素制剂的描述都可以用来治疗同时有慢性肾病的糖尿病。使用胰岛素，目的是达到血糖控制目标和减少低血糖，对于任何的糖尿病肾病患者，胰岛素使用的类型和剂量必须个性化。

表 17-4　各种类型胰岛素的起效时间，达到峰值时间，效果持续时间

胰岛素	起效	达峰	持续
长效胰岛素			
甘精胰岛素	2～4h	没有峰值	20～24h
地特胰岛素	1～3h	6～8h	18～22h
中效胰岛素			
NPH	2～4h	4～10h	10～18h
短效胰岛素			
普通胰岛素	0.5～1h	2～3h	5～8h
速效胰岛素			
门冬胰岛素	5～15min	0.5～2h	3～5h
赖脯胰岛素	5～15min	0.5～2h	3～5h
赖谷胰岛素	5～15min	0.5～2h	3～5h
预混的胰岛素			
70% NPH/30%	普通0.5～1h	3～12h（双峰）	10～16h
50% NPH/50%	普通0.5～1h	2～12h（双峰）	10～16h
75% NPL 25%	普通5～15min	1～4h（双峰）	10～16h
50% NPL 50%	普通5～15min	1～4h（双峰）	10h～16h
70% NPA 30%	普通5～15min	1～4h（双峰）	10～16h

　NPH：中性精蛋白锌胰岛素；NPL：中性精蛋白赖脯胰岛素；NPA：中性精蛋白门冬胰岛素

表 17-5 治疗糖尿病和慢性肾病的胰岛素和口服药物

药物	慢性肾病 3 级，4 级的治疗
胰岛素	
甘精胰岛素	不建议调整剂量
地特胰岛素	不建议调整剂量
中性精蛋白锌胰岛素	不建议调整剂量
胰岛素	不建议调整剂量
门冬胰岛素	不建议调整剂量
赖脯胰岛素	不建议调整剂量
赖谷胰岛素	不建议调整剂量
第一代磺脲类	
醋酸己脲	避免使用
氯磺丙脲	GFR $50 \sim 80\text{ml}/(\text{min} \cdot 1.73\text{m}^2)$：剂量降低 50%
	GFR $<50\text{ml}/(\text{min} \cdot 1.73\text{m}^2)$：避免使用
甲磺氮草脲	避免使用
甲苯磺丁脲	避免使用
第二代磺脲类	
格列吡嗪	不需调整剂量
格列美脲	以 1mg/d 谨慎开始
格列本脲	避免使用
格列齐特	不需调整剂量
苯甲酸衍生物	
瑞格列奈	不需调整剂量
那格列奈	以 60mg/餐谨慎开始

续表

药物	慢性肾病3级，4级的治疗
双胍类	
二甲双胍	不宜使用男 Cr≥1.5mg/dl
	女 Cr≥1.4mg/dl
噻唑烷二酮类	
吡格列酮	不需调整剂量
罗格列酮	不需调整剂量
α-葡糖苷酶抑制剂	
阿卡波糖	GFR <26ml/（min·1.73m^2） 时避免使用
米格列醇	避免使用
DPP-4 抑制剂	
西格列汀	GFR >50ml/（min·1.73m^2）：100mg/d
	GFR 30～50ml/（min·1.73m^2）：50mg/d
	GFR <30ml/（min·1.73m^2）：25mg/d
沙格列汀	GFR >50ml/（min·1.73m^2）：5mg/d
	GFR ≤50ml/（min·1.73m^2）：2.5mg/d
肠降血糖素类似物	
艾塞那肽	GFR <30ml/（min·1.73m^2） 时不推荐使用
利拉鲁肽	不需调整剂量
糊精类似物	
普兰林肽	不需调整剂量

CKD：慢性肾病　NPH：低精蛋白锌胰岛素　GFR：肾小球滤过率

DPP：二肽基肽酶

根据患者的反应调整剂量

口服药和非胰岛素类注射药

目前有六类口服药物和 2 类非胰岛素注射药被批准用于治疗 2 型糖尿病。

磺脲类

磺脲类药物通过与胰岛 β 细胞膜上磺酰脲类受体结合，可以促进胰岛素分泌增加。这是最古老有效的口服药。被称为第一代磺脲类药物的有：醋酸己脲，氯磺丙脲，妥拉磺脲，甲苯磺丁脲；后来又开发出第二代，包括：格列吡嗪，格列美脲，格列本脲，格列齐特（在美国不可用）。磺脲类药物一日一次或一日两次给药，可以平均降低糖化血红蛋白 1.5% 到 2.0%，常见的副作用是低血糖症，氯磺丙脲或格列本脲可以增加低血糖发生率。

磺脲类在慢性肾病的应用

第一代磺脲类药物通过肾脏代谢，慢性肾病时延长半衰期增加低血糖风险，所以禁用于慢性肾病，第二代磺脲类格列本脲和格列美脲也应小心使用。服用格列吡嗪与格列齐特，降低剂量是没有必要的，因为他们没有活性代谢物并且不是经肾脏排泄（表 17-5）。

苯甲酸衍生物（非磺脲类促泌剂）

苯甲酸衍生物（瑞格列奈，那格列奈）通过关闭胰岛 β 细胞膜上 ATP 依赖性钾通道来增加胰岛素分泌。血清葡萄糖升高是苯甲酸衍生物使用的必要条件，它可以促进胰岛素快速、短暂地释放。因为他们比磺脲类更快起效且持续时间更短，是每餐之前理想的用药。当然，其副作用，也是可以导致低血糖症的发生。

苯甲酸衍生物在慢性肾病的使用

慢性肾病患者使用那格列奈，其血清可以发现那格列奈活性代谢产物增加，而在瑞格列奈则没有。

双胍类（二甲双胍）

双胍类（二甲双胍）通过减少肝脏糖异生且增加胰岛素敏感性来降低血糖。二甲双胍平均降低糖化血红蛋白 1.0% 到 2.0%，且单独使用时不会引起低血糖。同时，它不会引起体重增加并且可导致甘油三酯与低密度脂蛋白（LDL）含量适度降低。最常见的副作用是腹胀、腹泻。有报道称，长期使用会导致维生素 B12 缺乏症（Wile 2010）。乳酸性酸中毒是一种非常罕见但严重的副作用，可能是由于二甲双胍在体内累积导致血清二甲双胍水平太高，如在 CKD 患者。在美国食品药品管理局（FDA）强制规定，二甲双胍的药品信息表中必须强调乳酸酸中毒的风险以提供给医生和病人。

二甲双胍用于慢性肾病

二甲双胍经肾脏清除，可能造成轻度肾损害，使病人有发生乳酸性酸中毒的风险，尽管乳酸性酸中毒的发生率在使用二甲双胍治疗中很罕见（Saltpeter 2003）。FDA 指出，二甲双胍不应该为血清肌酐值 ≥ 1.5 mg/L（133 μmol/L）的男性，或 ≥ 1.4 mg/dl（124 μmol/L）的女性患者使用（当前在美国黑框警告），同时也不应该为 80 岁以上肾小球滤过率降低的患者使用。血清肌酐清除取决于种族、体重和年龄。因此，需要谨慎地使用以 GFR 为基础的二甲双胍使用指南。也许可以通过肾小球滤过率 <60ml/（min·1.73m^2）来作为停止使用的指针，尽管这些数据缺乏明确的研究支持（Herrington 2008，Shaw 2007）。当肌酐清除 <60ml/min，且随年龄的增长，二甲双胍的清除率下降，乳酸酸中毒的风险随之增高。所以，使用二甲双胍时，患者肾小球滤过率 <60ml/（min·1.73m^2）时必然相应地增加乳酸性酸中毒的风险。

噻唑烷二酮类

噻唑烷二酮类（吡格列酮，罗格列酮）属于过氧化物酶体增生物激活受体（PPARr）激动剂，可以增加外周胰岛素敏感性。可以使糖化血红蛋白平均降低 0.5%~1.5%（Yki-Jarvinen 2004）。其副作用主要是体重增加和水肿，所以不应该用于心力衰竭患者和有水肿表现的患者。FDA 在 2010 年的夏天，对罗格列酮在糖尿病患者的血糖调控及心血管病预后中的作用（Home，2009）及其他的研究进行了评论，并于 2010 年 9 月，禁止对使用其他药物不能控制血糖的 2 型糖尿病患者使用本药物。它要求医生以文字的形式证明病人适合使用罗格列酮，而病人将被要求熟知使用罗格列酮相关的心血管问题。病人已使用罗格列酮且他们确实受益于它的可以继续使用该药物，但是他们得确认他们了解其风险。

噻唑烷二酮类用于慢性肾病

罗格列酮与吡格列酮由肝脏清除，有肾功能损害的病人也不需要降低剂量。因此，对于慢性肾病患者，罗格列酮与吡咯列酮不会增加患者的低血糖的风险；然而，他们有使水潴留恶化的可能。最近，这类药物被发现可减少骨吸收和增加骨折发生率。这种对骨吸收的影响是否会恶化肾性骨营养不良还不为人所知，但它确是一种潜在的关注。

α- 葡萄糖苷酶抑制剂

α- 葡萄糖苷酶抑制剂（阿卡波糖，米格列醇）可减少低聚糖和双糖在小肠的分解，因此延缓消化碳水化合物和减缓餐后葡萄糖吸收。主要的副作用是胃胀气，腹部绞痛。可使糖化血红蛋白平均下降 0.5% 至 1.0%。

阿卡波糖和米格列醇用于慢性肾病

阿卡波糖只是最低吸收，但是因为肾功能降低，所以血清药物及其代谢物仍会显著增加。虽然没有不良反应的报道，但 GRF < 26ml/$(\min \cdot 1.73m^2)$ 的患者不推荐使用。米格列醇有更多的组织吸收，并且经过肾脏排泄，也不应该用于 GRF 降低的患者（Snyder 2004）。

二肽基肽酶抑制剂

二肽基肽酶-4（DPP）抑制剂，包括西格列汀，沙格列汀，通过减少肠降血糖素的分解来控制血糖，比如胰高血糖素样肽-1（GLP-1），通常情况下隐藏在胃肠道内，在食物的刺激下分泌，可以促进胰岛素的分泌和降低胰高血糖素的分泌。同时，GLP-1 也可以减慢胃排空，西格列汀可同时改善空腹血糖及餐后血糖水平。

西格列汀和沙格列汀用于慢性肾病

西格列汀和沙格列汀可用于慢性肾病患者，但是需要下调剂量，详见表 17-5。

胰高血糖素样肽-1（GLP-1）受体激动剂

艾塞那肽和利拉鲁肽是可注射的肠降血糖素类似物。他们已经被 FDA 认可，可作为糖尿病患者使用磺酰脲类和/或二甲双胍外的辅助治疗。在实践中，他们和胰岛素一起使用，可同时有效地降低糖化血红蛋白和体重。此外，它们还可以作用于饱食神经中枢，有助于降低食欲，且有效控制体重。所以，有时候也被用于一些胰腺炎患者。

艾塞那肽和利拉鲁肽用于慢性肾病

艾塞那肽被着眼于暂时性肾功能不全。在一项研究中，受试者大多数没有糖尿病，都被注射一次艾塞那肽，研究结果认为，拥有轻度到中度肾功能不全的患者，能够耐受该药物而不需要调整剂量（Linnebjerg 2007）。与此相反，在一个单一的病案报告中，一个 2 型糖尿病患者合并有肾脏损害，使用艾塞那肽导致了血肌酐上升且肾小球滤过率下降，停药后恢复（Johansen 2008）。所以，当肾小球滤过率 < 30ml/（min·1.73m^2）时，不推荐使用艾塞那肽，此外，在一些病例中，已发现艾塞那肽可以导致肾衰竭（FDA 2009）。利拉鲁肽完全是在体内代谢，不是主要经肾脏消除。给予 CKD4 级或 5 级的受试者单一剂量的利拉鲁肽后，与正常受试者相比，其血浆药物浓度没有明显差异（Jacobsen 2009）。

普兰林肽

普兰林肽是一种可注射的胰淀素类似物，可作为胰岛素治疗的补充。通常都在餐时给药。胰淀素是由胰岛 β 细胞伴随分泌胰岛素而分泌的激素，糖尿病患者缺乏该激素，这种激素可减少胰高血糖素的释放，减缓胃排空，还可以抑制食欲。

普兰林肽用于慢性肾病

普兰林肽主要是经肾脏代谢和消除。然而，由于普兰林肽有着广泛的治疗指数，轻至中度肾功能不全的患者通常都不需要调整剂量。

糖尿病的血糖治疗：策略

1 型和 2 型糖尿病使用胰岛素治疗有很大的区别。

1 型糖尿病

1 型糖尿病患者需要一个能模拟内源性胰岛素分泌的方案。胰岛素联合治疗是最好的方法，使用一种长效的胰岛素为基础，每日进餐时多注射一种短效胰岛素（即胰岛素）或速效胰岛素。

一日两次 NPH 和胰岛素

在胰岛素类似物可用之前，综合使用低精蛋白锌胰岛素和胰岛素试图模仿内源性胰岛素分泌。

典型的用法是二者在早餐及晚餐前同时给药。因为这两种类型的胰岛素都是用来降低空腹和餐后血糖水平，但是使用这样的方案很难达到目标血糖控制水平。而且这样固定的胰岛素组合要求病人每日维持相似的进餐时间和膳食种类，也不能模仿正常生理胰岛素的分泌。

甘精胰岛素或地特胰岛素替代 NPH

甘精胰岛素没有一个明显的峰值，优于一日两次使用 NPH 来降低空腹血糖，使空腹血糖值更稳定，同时可较少出现低血糖。有研究报道，甘精胰岛素跟 NPH 相比，糖化血红蛋白也降低了（Rossetti 2003）。而且与 NPH 相比，甘精胰岛素已被证实于个体内有更小的变异性和更大的可预测性和可重复性。地特胰岛素也可以选择用来做 1 型糖尿病治疗的基础胰岛素，较之 NPH，有更小的变异性。临床实践中，几乎没有甘精胰岛素与地特胰岛素的比较研究。

应用速效胰岛素类似物以代替胰岛素

应用速效胰岛素类似物，如赖脯胰岛素，门冬胰岛素，赖谷胰岛素，联合使用似乎可以从整体上提高血糖的控制。在许多以 NPH 作为基础胰岛素的研究中，联合使用赖脯胰岛素或门冬胰岛素类似物与胰岛素做比较，表现出良好的餐后血糖控制并减少低血糖；在部分研究中，甚至可降低糖化血红蛋白。同样的结果，也见于以下研究：以甘精胰岛素作为基础胰岛素，饭前使用赖谷胰岛素与饭前使用胰岛素或饭后使用赖谷胰岛素相比较，其中，餐前使用赖谷胰岛素降低糖化血红蛋白的幅度最大（Garg 2005）。

1 型糖尿病的胰岛素疗法：小结

1 型糖尿病患者采用胰岛素疗法应采取个性化方案，作为基础胰岛素，每日一次使用甘精胰岛素会是一个最佳首选方案，其次是每日两次地特胰岛素，然后是 NPH，于进餐时可补充使用任何速效胰岛素类似物。

2 型糖尿病的血糖调控

初期使用口服药

有几种可供选择的方案治疗 2 型糖尿病。在 2 型糖尿病患者，当开始药物治疗时，如果病情温和，可以口服药物入手，这样既简单而且低血糖风险也低。如果肾功能允许，使用二甲双胍，可以减少低血糖反应，也可能降低体重。理想的起始剂量是 500mg 每日一次，以后可逐步增加至 2 000mg 每日一次，这取决于患者的体内葡萄糖响应度及胃肠道耐受性。没有低血糖反应时，西格列汀或者沙格列汀也可以考虑。当患者肾小球滤过率 >60ml/（min·1.73m²）时西格列汀起始剂量为 100mg/d，或者沙格列汀 5mg/d，但是需要根据肾小球滤过率调整剂量（表 17-5）。吡格列酮是一个理想的选择，因为它减少了胰岛素抵抗，但是主要的副作用体重增加，液体潴留。最后，第二代磺脲类是有效的，但是因为有低血糖风险，使用时需要医生和患者更加密切地关注。总之，从最低剂量开始，然后再进一步调整药物剂量，如果基础血糖控制不佳，可以考虑提高起始剂量或者一日两次给药。如果单一药物控制不佳，可以考虑添加第二、第三种药物。

添加胰岛素来减缓进行性的胰腺 β 细胞衰竭

2 型糖尿病患者中，因为胰岛素功能缺陷导致胰岛素抵抗和胰岛 β 细胞进行性损害。在那些有严重胰岛素抵抗或缺乏的患者，要达到最理想的血糖控制，胰岛素通常是必要的，而单独使用口服降糖药物往往无法做到。对于什么样的患者使用什么样的方案，目前还没有明确的共识。当高血糖发生时，需要根据不同患者具体情况制定每日胰岛素疗法。

胰岛素联合口服药物

一种精蛋白锌胰岛素可以被加入到口服降糖药物治疗中。典型的疗法是在睡前加用胰岛素来治疗空腹血糖水平欠佳的患者；这可能是由于不适当的口服药物引发肝糖原异生所致。

初始的基础胰岛素剂量及其调整

开始，可以于睡前给予基础胰岛素 10～15U。基础胰岛素可以是甘精胰岛素，NPH 或地特胰岛素，但使用 NPH 时可能会有夜间低血糖的风险。随后，不用太频繁，最多每隔 3 天，在空腹血糖在 100mg/dl 到 139mg/dl 之间时，胰岛素剂量可以按照每 20mg/dl 增加 1U 的胰岛素量来调整，如果空腹血糖大于等于 140mg/dl 时，胰岛素剂量可以按照每 20mg/dl 增加 2U 的胰岛素来调整（Mooradian 2006）。

进餐时补充胰岛素的剂量

对于日间血糖水平较高，但空腹血糖控制良好的病例，需要添加餐时胰岛素注射。小瓶装的预混胰岛素笔使用起来很方便，但是患者需要每日保持类似的饮食。因为胰岛素比率是固定的，很少能自由调整基础的或餐时的胰岛素剂量，经常保持严格控制从而完全避免频繁低血糖是很难实现的。

仅有日间高血糖的患者，需要餐时补充胰岛素。餐后高血糖的发生会增加心血管疾病的风险，所以餐后血糖控制也同样重要。例如，在一项研究中使用赖脯胰岛素加磺脲类药物相比单独磺脲类药物可使餐后血糖水平显著降低，糖化血红蛋白减少了 1.9%，并降低了空腹血糖水平。

低血糖的风险

糖化血红蛋白小于 7.0% 的患者，其主要问题是血糖较低，易发生低血糖，尤其是对于正在接受胰岛素治疗的 1 型糖尿病患者。而对于正在接受胰岛素治疗的 2 型糖尿病患者，尽管低血糖的风险在增加，但是仍然是相当小的。UKPDS（英国前瞻性糖尿病研究）研究证实，磺脲类很少引起低血糖（UKPDS 1998，Shichiri 2000）。

同时患有慢性肾病可增加低血糖风险

有显著肌酐水平升高［平均 2.2mg/dl（195μmol/L）］的 1 型糖尿病患者接受胰岛素治疗时，严重低血糖反应发生的风险将增加 4 倍（Hasslacher 2003，Muhlhauser 1991）。因此，接受强化治疗的患者必须密切监视其血糖水平，并因此调整药物剂量。肾小球滤过率下降的进行性肾脏疾病患者低血糖反应风险增加有以下三个原因：（a）如上所述的胰岛素清除降低；（b）一些口服降糖药清除降低，见表 17-5；（c）肾脏糖异生受损。肾脏受损，导致由肾脏进行的糖异生减少，而糖异生的下降会降低患者适应因过多使用胰岛素或口服降糖药或缺乏足够的食物摄入而导致低血糖的能力。在某些病人，厌食和体重体重下降与尿毒症相关，但可能增加胰岛素的敏感性。

胰腺-肾脏移植

通过胰腺移植成功治疗糖尿病已经被证实，在经过十年的正常血糖期以后，糖尿病造成的肾脏损害被明显逆转，包括肾小球、肾小管基底膜增厚，肾小球系膜扩张（Fioretto 1998）。然而，胰腺移植必须兼顾对手术后终身服用免疫抑制药的风险，和潜在的严重的对钙调磷酸酶的抑制从而造成肾脏结构和功能损害。

减少心血管病变和代谢危险因子的重要性

糖尿病是心血管疾病一个强烈的危险因素，心血管疾病是 CKD 患者死亡的主要起因。因此，糖尿病和慢性肾病的结合强烈地增加心血管疾病风险。伴有糖尿病的五级 CKD 患者，其每年死亡率比不伴有糖尿病的五级 CKD 患者死亡率高出大约 40%。相反，将糖尿病患者根据有无 CKD 证据分为两组，有证据显示那些糖尿病肾脏疾病的患者心血管疾病风险更高，甚至是在早期只有微量蛋白尿的阶段就有，随着肾脏疾病的进展直到出现临床蛋白尿甚至肾小球滤过率降低，风险逐步升高。因此，对于任何同时存在糖尿病和慢性肾病的患者，控制心血管疾病风险因素是特别重要的，而同时患有糖尿病和慢性肾病患者，有许多心血管疾病的危险因素如吸烟、血脂异常、高血压、肥胖症，应该追求降低尽可能多的危险因素。

在 Steno-2（Steno 为一家丹麦的糖尿病研究中心）研究中，对于 2型糖尿病患者，严格控制血糖、血压、及胆固醇，评估其微血管病变导致的微量清蛋白尿、心血管疾病的死亡率（Gaede 2003，Gaede 2008）。在最初的研究中，病人经过强化治疗会降低肾病（相对危险比 0.39）与心血管疾病的几率（相对风险比 0.47）（Gaede 2003）。然后随访超过 13年，强化治疗组可显著降低心血管事件发生的几率，降低心血管相关死亡和任何其他原因导致的死亡（Gaede 2008）。然而，究竟是血糖控制影响较大还是血压或胆固醇控制影响较大，尚不明确。通过风险计算，作者推断血压控制联合使用他汀类药物可能最为有效，其次是糖尿病的治疗联合使用阿司匹林（Gaede 2008）。

糖尿病血脂异常

详见第十六章，在非糖尿病和糖尿病人群中，血脂异常是心血管疾病的一个主要的风险因子。由于心血管疾病风险非常高，大多数的患者的低密度脂蛋白（LDL）控制目标应该 <70mg/dl（1.8mmol/L）。他汀类药物仍然是治疗的基础，近期的研究数据显示非诺贝特和辛伐他汀联合治疗相对于单独使用辛伐他汀，对心血管事件没有明显好处（Ginsberg 2010）。也请参阅第 11 章。

血压控制

高血压在糖尿病患者中很常见，是心血管疾病发生发展的一个主要的危险因素。在 1 型糖尿病患者，高血压通常是由于肾病引发。而在 2型糖尿病，高血压可能独立于肾病出现。糖尿病患者的血压升高与慢性肾病的进展相关，优化控制血压对于降低肾病的进展是很重要的。有几项研究已经证明了肾病的进展和高血压之间的相关性。

血压控制目标

血压测量应采取随访的形式，尽管家庭血压测量可能有特殊的用途，如第十八章描述。推荐血压控制目标详见表 17-2，收缩压 ≤130mmHg 或舒张压≤80mmHg。最近研究表明糖尿病患者收缩压控制目

标准一步降低 < 120mmHg（Cushman 2010），并不一定于心血管有利，因为没有降低主要的心血管事件，尽管降低了脑卒中的风险。

使用血管紧张素转化酶抑制剂或血管紧张素受体拮抗剂

血管紧张素转化酶抑制剂（ACE inhibitors）或血管紧张素受体拮抗剂（ARBs）是高血压药物治疗的首选药物。研究显示在 2 型糖尿病患者使用 ACEI 控制血压可以减缓从微量清蛋白尿到大量蛋白尿的进展过程，也可以延缓肾小球滤过率下降。2 型糖尿病患者合并有大量蛋白尿的时候，ARBs 可以有效减缓肾小球滤过率的下降和肾衰竭的进展（见KDOQJ CKD 糖尿病指南 2007）。为了延缓糖尿病肾脏疾病的进展，通常需要两种或两种以上的抗高血压药物联合治疗。也请参阅 18 章。

营养和体重控制

改变生活方式是糖尿病患者管理不可分割的一部分。同时患有糖尿病和慢性肾脏病的患者，其营养管理是复杂的，因为蛋白质、钾、钠、磷和其他营养物质的吸收，必须认真考虑。糖尿病一般来说，体重减轻能降低胰岛素抵抗，从而体重指数 < 25kg/m² 的目标是可取的。这可以通过进食低热量食物、限制碳水化合物或限制脂肪的摄入来达到。在任何饮食，限制饱和脂肪酸及反式脂肪酸以及高糖碳水化合物都是很重要的。任何患有糖尿病的个人都需要评估碳水化合物的吸收以及严格随访。如前面所提到的，限制蛋白质摄入 0.8g/（kg·d）可能会有助于延迟肾病的进展（KDOQI 2007）。流行的高蛋白低脂肪饮食如 Atkins、South Beach、Protein Power、Sugar Busters 和 Zone 减肥饮食应谨慎遵循或避免。减少蛋白质的摄入，一定要自然地增加碳水化合物和脂肪的摄入且需要与热量的消耗平衡。因此，同时患有 CKD 和糖尿病的饮食调控是一个挑战，参照营养师的推荐是很必要的。

（李海潮　译）

参考文献：

American Diabetes Association. Standards of Medical Care in Diabetes—2011. *Diabetes Care.* 2011;34:S11–S61.

Cushman WC, Evans GW, Byington RP, et al. for the ACCORD Study Group. Effects of intensive blood-pressure control in type 2 diabetes mellitus. *N Engl J Med.* 2010;362:1575–1585.

The Diabetes Control and Complications Research Group. Effect of intensive therapy on the development and progression of diabetic nephropathy in the Diabetes Control and Complications Trial. *Kidney Int.* 1995;47:1703–1720.

The Diabetes Control and Complications Research Group. The effect of intensive treatment of diabetes on the development and progression of long-term complications in insulin-dependent diabetes mellitus. *N Engl J Med.* 1993;329:977–986.

The Epidemiology of Diabetes Interventions and Complications Study. Sustained effect of intensive treatment of type 1 diabetes mellitus on development and progression of diabetic nephropathy: the Epidemiology of Diabetes Interventions and Complications (EDIC) study. *JAMA.* 2003;290:2159–2167.

Feinglos MN, Thacker CH, English J, et al. Modification of postprandial hyperglycemia with insulin lispro improves glucose control in patients with type 2 diabetes. *Diabetes Care.* 1997;20:1539–1542.

Fioretto P, Steffes MW, Sutherland DE, et al. Reversal of lesions of diabetic nephropathy after pancreas transplantation. *N Engl J Med.* 1998;339:69–75.

Freedman BI, Shenoy RN, Planer JA, et al. Comparison of glycated albumin and hemoglobin A_{1c} concentrations in diabetic subjects on peritoneal and hemodialysis. *Perit Dial Int.* 2010;30:72–79.

Gaede P, Lund-Andersen H, Parving HH, et al. Effect of a multifactorial intervention on mortality in type 2 diabetes. *N Engl J Med.* 2008;358:580–591.

Gaede P, Vedel P, Larsen N, et al. Multifactorial intervention and cardiovascular disease in patients with type 2 diabetes. *N Engl J Med.* 2003;348:383–393s.

Garg SK, Rosenstock J, Ways K. Optimized basal-bolus insulin regimens in type 1 diabetes: insulin glulisine versus regular human insulin in combination with basal insulin glargine. *Endocr Pract.* 2005;11:11–17.

Gerstein HC, Miller ME, Byington RP, et al. for the Action to Control Cardiovascular Risk in Diabetes Study Group. Effects of intensive glucose lowering in type 2 diabetes. *N Engl J Med.* 2008;358:2545–2559.

Ginsberg HN, Elam MB, Lovato LC, et al. for the ACCORD Study Group. Effects of combination lipid therapy in type 2 diabetes mellitus. *N Engl J Med.* 2010;362:1563–1574.

Hasslacher C, Wittmann W. [Severe hypoglycemia in diabetics with impaired renal function]. *Dtsch Med Wochenschr.* 2003;128:253–256.

Herrington WG, Levy JB. Metformin: effective and safe in renal disease? *Int Urol Nephrol.* 2008;40:411–417.

Home PD, Pocock SJ, Beck-Nielsen H, et al. for the RECORD Study Team. Rosiglitazone evaluated for cardiovascular outcomes in oral agent combination therapy for type 2 diabetes (RECORD): a multicentre, randomised, open-label trial. *Lancet.* 2009;373:2125–2135.

Jacobsen LV, Hindsberger C, Robson R, et al. Effect of renal impairment on the pharmacokinetics of the GLP-1 analogue liraglutide. *Br J Clin Pharmacol.* 2009;68:898–905.

Johansen OE, Whitfield R. Exenatide may aggravate moderate diabetic renal impairment: a case report. *Br J Clin Pharmacol.* 2008;66:568–569.

Kidney Disease Outcomes Quality Initiative. KDOQI Clinical practice guidelines and clinical practice recommendations for diabetes and chronic kidney disease. *Am J Kidney Dis.* 2007;49:S12–S154.

Linnebjerg H, Kothare PA, Park S, et al. Effect of renal impairment on the pharmacokinetics of exenatide. *Br J Clin Pharmacol.* 2007;64:317–327.

MacIsaac RJ, Tsalamandris C, Panagiotopoulos S, et al. Nonalbuminuric renal insufficiency in type 2 diabetes. *Diabetes Care.* 2004;27:195–200.

Mooradian AD, Bernbaum M, Albert SG, et al. Narrative review: a rational approach to starting insulin therapy. *Ann Intern Med.* 2006;145:125–134.

Muhlhauser I, Toth G, Sawicki PT, et al. Severe hypoglycemia in type I diabetic patients with impaired kidney function. *Diabetes Care.* 1991;14:344–346.

Nathan DM, Buse JB, Davidson MB, et al. Medical management of hyperglycemia in type 2 diabetes: a consensus algorithm for the initiation and adjustment of therapy: a consensus statement of the American Diabetes Association and the European Association for the Study of Diabetes. *Diabetes Care*. 2009;32:193–203.

Patel A, MacMahon S, Chalmers J, et al. for the ADVANCE Collaborative Group. Intensive blood glucose control and vascular outcomes in patients with type 2 diabetes. *N Engl J Med*. 2008;358:2560–2572.

Peacock TP, Shihabi ZK, Bleyer AJ, et al. Comparison of glycated albumin and hemoglobin A(1c) levels in diabetic subjects on hemodialysis. *Kidney Int*. 2008;73:1062–1068.

Rossetti P, Pampanelli S, Fanelli C, et al. Intensive replacement of basal insulin in patients with type 1 diabetes given rapid-acting insulin analog at mealtime: a 3-month comparison between administration of NPH insulin four times daily and glargine insulin at dinner or bedtime. *Diabetes Care*. 2003;26:1490–1496.

Salpeter SR, Greyber E, Pasternak GA, et al. Risk of fatal and nonfatal lactic acidosis with metformin use in type 2 diabetes mellitus: systematic review and meta-analysis. *Arch Intern Med*. 2003;163:2594–2602.

Sambol NC, Chiang J, Lin ET, et al. Kidney function and age are both predictors of pharmacokinetics of metformin. *J Clin Pharmacol*. 1995;35:1094–1102.

Shaw JS, Wilmot RL, Kilpatrick ES. Establishing pragmatic estimated GFR thresholds to guide metformin prescribing. *Diabet Med*. 2007;24:1160–1163.

Shichiri M, Kishikawa H, Ohkubo Y, et al. Long-term results of the Kumamoto Study on optimal diabetes control in type 2 diabetic patients. *Diabetes Care*. 2000;23:B21–29.

Snyder RW, Berns JS. Use of insulin and oral hypoglycemic medications in patients with diabetes mellitus and advanced kidney disease. *Semin Dial*. 2004;17:365–370.

UK Prospective Diabetes Study (UKPDS) Group. Intensive blood-glucose control with sulphonylureas or insulin compared with conventional treatment and risk of complications in patients with type 2 diabetes (UKPDS 33). *Lancet*. 1998;352:837–853.

U.S. Food and Drug Administration. Information for Healthcare Professionals. Reports of altered kidney function in patients using exenatide (marketed as Byetta). Nov. 2, 2009. http://www.fda.gov/Drugs/DrugSafety/PostmarketDrugSafetyInformationforPatients andProviders/DrugSafetyInformationforHeathcareProfessionals/ucm188656.htm. Accessed January 11, 2011.

U.S. Food and Drug Administration. FDA significantly restricts access to the diabetes drug Avandia. Sept. 23, 2010. http://www.fda.gov/Drugs/DrugSafety/PostmarketDrugSafetyInformationforPatientsandProviders/ucm226956.htm. Accessed January 11, 2011.

Wile DJ, Toth C. Association of metformin, elevated homocysteine, and methylmalonic acid levels and clinically worsened diabetic peripheral neuropathy. *Diabetes Care*. 2010;33: 156–161.

Yki-Jarvinen H. Thiazolidinediones. *N Engl J Med*. 2004;351:1106–1118.

Ziemer DC, Kolm P, Weintraub WS, et al. Glucose-independent, black-white differences in hemoglobin A_{1c} levels: a cross-sectional analysis of 2 studies. *Ann Intern Med*. 2010;152: 770–777.

第18章　优化血压和减少蛋白尿

Rigas Kalaitzidis and George L. Bakris

慢性肾病患者常常并发高血压，例如，在第三次世界卫生和营养普查时，有3%的人口血清肌酐升高，他们中的70%有高血压（Coresh 2001）。

慢性肾病并发的高血压及其发病过程

一些证据表明，高血压在慢性肾病及其发病过程中作为一个危险因素起着重要作用。在一个对30多万中年男患者多危险因素干预实验并包括随后16年的跟踪随访中，高血压是终末期肾病发病过程中的一个极强预警信号。糖尿病肾病发展到终末期肾病的第二个常见原因是高血压导致的肾血管硬化。另外，在个别的慢性肾病患者中出现的许多异常，或者在终末期肾病患者及移植肾受者的治疗中使用的特殊药物，可能是导致血压升高的原因（表18-1）。

表18-1　和慢性肾病患者高血压相关的潜在因素

预先存在的原发高血压

细胞外液体扩容

肾素-血管紧张素-醛固酮系统激活

交感神经活动增加

内源性的类似洋地黄因子

前列腺素/缓激肽

内皮因子变化（一氧化氮/内皮缩血管肽）

体重增加

使用红细胞生成素

分泌甲状旁腺激素/细胞内钙离子增加/高钙血症

动脉硬化

环孢素、他克莫司或者其他的免疫抑制剂和皮质类固醇治疗

肾动脉疾病

一般情况下，年龄老化导致的肾小球滤过率（GFR）下降开始于50岁左右，以每年 $0.6 \sim 1.1 \text{ml/min}$ 的速度下降。年龄老化导致的肾功能损害和血压水平成正比。如果收缩期血压不在标准范围之内，肾小球滤过率下降的速度可以达到每年 10ml/min （Sarafidis 2007）。

干预实验表明，降低肾病患者血压水平往往能够减慢肾衰竭速度。一项对糖尿病及非糖尿病肾病患者的长期临床实验研究明确的显示，血压控制的越好（控制在 $132 \sim 134 \text{mmHg}$ 左右）肾功能保存的越好（图18-1）。在一项肾病患者饮食调控的研究（MDRD）中，把有慢性肾病及高蛋白排泄率的患者随机分配到较低的血压组（平均动脉压 $< 92 \text{mmHg}$）和较高血压组（平均动脉压 $< 107 \text{mmHg}$）。四年以后结果显示，分配到较低血压组的患者肾小球滤过率下降的速度也明显较慢。对实验进行总结后认为，这种保护效应可以持续7年。

蛋白尿在高血压疾病过程中的重要性

正像下面详细讨论的那样，控制血压可以明显的减少蛋白尿。所谓蛋白尿，即尿蛋白排泄每天大于300mg，它强烈的预示着肾功能的下降。现在也很清楚，越是有显著蛋白尿的患者，降低血压越能减慢慢性肾病的病程。例如，对一个非糖尿病肾病的研究 meta 分析，尿蛋白排泄每天大于1克的患者，收缩期血压控制在 $110 \sim 129 \text{mmHg}$ 时，肾病的进展最慢（Jafar 2003）（图18-2）。然而，对于尿蛋白排泄水平较低的患者，降低血压的有益效果没有得到明确的证实。在上面提到的 MDRD 研究中，对于尿蛋白排泄低的患者，没有得到降低血压有益的有力证据。另一个不能证明降低血压有益的实验是针对非洲裔美国人进行的肾病和高

血压的研究（AASK）（appel 2008）。在这个实验中，对有高血压肾病
［GFR 在 20 ~ 65ml/（min・1.73m^2）］的非洲裔美国人进行了研究。平均
尿蛋白排泄小于每天 1g，所有这些患者都有相对低的蛋白尿，仅有 5%
排泄每天大于 1g。研究对象随机分配到低血压组（平均动脉压≤
92mmHg）和一个更常见的 102 ~ 107mmHg 的平均动脉压组。实验最终
没能找到降低血压可以减慢慢性肾病进程的有利证据。

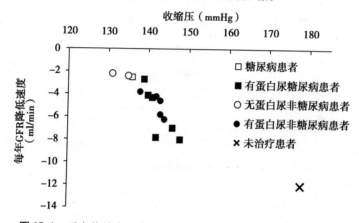

图 18-1　研究糖尿病（方块）及非糖尿病的肾病患者（圆圈）
的血压控制和肾小球滤过率下降的关系的临床试验，试验中有
蛋白尿的患者被标记为实心的圆圈或方块，那些有少量蛋白尿
的患者标记为空心的方块或圆圈。"X"显示的是一组未处理的
高血压患者，作为对照

高血压、慢性肾病和心血管疾病危险因素

除了减慢慢性肾病病程以外，还有其他理由控制血压。肾病患者更
容易发生心血管事件。发生心血管事件的风险随着 GFR 的下降而升高。
例如，慢性肾病患者发生心衰的可能性比没有慢性肾病患者高 4 倍。
（第 22 章和 23 章对心脏病进行了详细的讨论）实际上，大多数慢性肾
病患者在他们发展到需要透析之前已经死于心脏病。众所周知，高血压
是心脏疾病主要独立的危险因素之一。控制血压可以减少慢性肾病患者
发生心血管事件、脑卒中和所有原因导致的死亡率的风险。

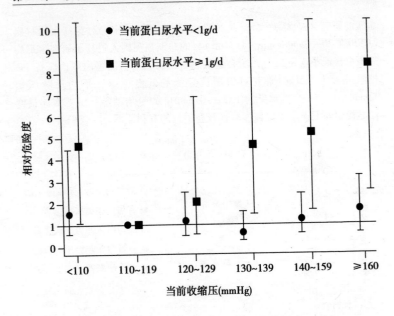

图 18-2　收缩压和尿蛋白排泄对于肾脏疾病进展的相对危险度

血压目标

　　根据美国国家联合委员会的第七次报道（JNC7），原发性高血压病人控制血压的一般标准是低于 140/90mmHg（Chobanian 2003）。在过去的几年里发放的所有主要的国际指南里，其中包括来自（JNC7）的组织、欧洲高血压学会和欧洲心脏病学会、致力于慢性肾病和糖尿病工作的美国国家肾脏基金会肾病结局质量行动工作组（the National Kidney Foundation- Kidney Diseas）以及美国糖尿病协会，推荐了一个更低的血压标准，即对于有慢性肾病和/或糖尿病的患者，血压低于 130/80mmHg。KDOQI 推荐的每天蛋白尿大于 300mg 的慢性肾病患者的目标血压是小于 125/75mmHg。最近，对于没有蛋白尿的慢性肾病患者是否需要把血压降到 130/80mmHg 以下，正在被质疑（Kalaitzidis et al. 2009，Lewis 2010）。对糖尿病患者的心血管危险因素对照研究实验回答了对于糖尿病患者是否把目标血压降到更低而有益，这个实验显示，糖尿病病人收缩期血压低于 120mmHg 在致命的和非致命的心血管事件发生率上和低于 140mmHg 的对照组比较并没有减低（Cushman 2010）。事实上，有些证据表明分配到低血压组的一些病人的肾功能发生了恶化，这暗示着过低的血压可能是有害的。适度控制血压的标准可能会被正在进行的收缩期血压干预实验给出细分。这个实验旨在研究超过 55 岁的非糖尿病病人，收缩期血压低于 120mmHg 与低于 140mmHg 哪个更好。这些病人同时进行了慢性肾病的亚标准亚群的分类。在老年慢性肾病患者中适度控制血压的标准（低于 130/80mmHg 可能太低）受到了特别关注，在第 32 章进行了专题讨论。

血管紧张素转换酶抑制剂和血管紧张素受体阻滞剂的重要性

所有降血压药物都能降低心血管事件的风险，但是特定的抗高血压制剂在减慢肾病病程中更有利，特别是对于合并有糖尿病和/或蛋白尿的患者更有利。JNC7 和 KDOQI 中的血压指南明确指出，对于合并有糖尿病或肾病的患者特别强调使用血管紧张素转换酶抑制剂或者血管紧张素受体阻滞剂来降血压。

微量蛋白尿

按照 NKF-KDOQI 指南，微量蛋白尿是指每天排除尿蛋白在 30 ~ 300mg 之间，如果是收集尿的话，则是 30 ~ 300mg/g 之间，假如是使用首选的针对肌酐的定点蛋白测试方法，则是 30 ~ 300mg/g（参考第一章的表 1-6）。几个研究其他心血管危险因子的实验，有的是针对普通群体或者个人的，都说明微量蛋白尿的存在和增加心血管事件的风险有关。为此，在许多指南里，微量蛋白尿被认为是一个心血管风险指标（Chobanian 2003）。对于糖尿病患者，微量蛋白尿的存在是增加死亡风险的一个可靠指标（O'Hare 2010）。一些证据支持使用抑制肾素-血管紧张素-醛固酮（RAAS）系统的药物可以很好地降低微量蛋白尿。想要看这个题目更彻底的综述，请看 Kunz 等（2008）。

减少微量蛋白尿是否和减少心血管终末事件有关并不能确定。减少终末期事件的洛沙坦干预实验（LIFE）前瞻性地衡量了用洛沙坦或阿替洛尔治疗有高心血管疾病风险的一群高血压患者的微量蛋白尿。在这个实验里，微量蛋白尿减少最多的群体发生心血管事件的概率也最低。在这个预防肾及血管终末期疾病的干预实验里（PREVEND IT），荷兰 Groningen 市的 864 名伴有微量蛋白尿（尿蛋白排泄每天在 15～300mg）的居民被随机分成每天服福辛普利 20mg 组和安慰剂组。这两组又均进一步随机接受每天 40mg 的普伐他汀或者安慰剂（Ibsen 2005）。在平均随访 46 个月期间，福辛普利减少了 26% 的尿蛋白排泄，但是用福辛普利治疗的患者在减少心血管死亡率和心血管住院率方面仅有一个统计学上的趋势。心血管事件的总样本数量少和 ACE 抑制剂使用的亚最大剂量限制了这个研究的结论。

蛋白尿

NKF-KDOQI 指南定义的清蛋白尿或者临床蛋白尿是指，收集 24h 尿测量其中的清蛋白或蛋白排泄量大于每天 300mg（见第一章的表 1-6）。存在蛋白尿与加快肾衰及增加心血管病的风险有关。减少蛋白尿可以保护肾功能和减少心血管死亡率。有蛋白尿的病人治疗目标是减慢肾病的发展速度和减少心血管疾病的风险。要达到一个好的治疗结果需要达到指南要求的血压目标并减少至少 50% 的蛋白尿（Kalaitzidis et al. 2009）。这些不能减少蛋白尿的抗高血压药物，主要是指钙离子通道阻滞剂、α 肾上腺素阻滞剂、肼屈嗪和米诺地尔，不同时服用可以减少蛋白尿的降压药物，就不能减慢肾病的进程或者减少死亡率。

血管紧张素转换酶抑制剂和血管紧张素受体阻滞剂的作用

血管紧张素转换酶抑制剂、血管紧张素受体阻滞剂和新介绍进来的肾素抑制剂是可以持续减少蛋白尿的降压药。血管紧张素转换酶抑制剂和血管紧张素受体阻滞剂也可以减慢糖尿病和非糖尿病肾病患者肾功能衰退的速度。要看这个证据的详细描述，请看 KDOQI CKD 和糖尿病指南（2004）。最近有个研究试图比较血管紧张素转换酶抑制剂和血管紧张素受体阻滞剂的不同。研究用替米沙坦和依那普利治疗的糖尿病患者（Barnett 2006），在 250 例尿蛋白排泄在 11～999μg/min 的 2 型糖尿病高血压患者中比较依那普利 10 到 20mg 和替米沙坦 40～80mg 的长期肾脏保护作用。跟踪随访 5 年以后发现，第一个终末期指标，肾小球滤过率没有明显的不同，同样第二个终末期指标也没有不同。

高剂量的血管紧张素受体阻滞剂

有证据表明，单一使用高剂量的肾素-血管紧张素-醛固酮系统药物要比使用常规剂量时更有效的降低蛋白尿。例如，在一个蛋白尿课题的研究中，给使用 16mg 坎地沙坦的患者使用每天 64mg 四周后发现，蛋白排泄减少了 29%，然而使用 32mg 的没有明显的效应。而且，把两组的坎地沙坦均减少到每天 16mg 后，先前使用 64mg 的患者蛋白尿增加了，但是先前使用 32mg 的蛋白尿保持稳定没有改变（Schmieder 2005）。在另一个研究中也提到了相似的发现，他们的实验中坎地沙坦从低剂量增加到每天 128mg（Weinberg 2004）。

两种阻滞药物合用

同时使用两种肾素-血管紧张素-醛固酮系统药物，即合并使用血管紧张素转换酶抑制剂和血管紧张素受体阻滞剂对肾脏的保护作用有多少，还没有进行广泛的研究。最近对所有实验的一个 mete 分析明确的表明，两种阻滞剂合用比单一使用其中的任一种可以减少 20% 的尿蛋白排泄（Kunz 2008）。同样，在糖尿病实验中用肾素抑制剂降压药阿利克仑评价蛋白尿时发现，当肾素抑制集和最大量的血管紧张素受体阻滞剂合用时，蛋白尿可以进一步减少 20%（Parving 2008）。值得一提的是，这两个随机实验并不主要关注蛋白尿患者，仅仅包括一些合并有蛋白尿的患者。最初于 2003 年发表的对于非糖尿病肾病患者联合使用血管紧张素受体阻滞剂和血管紧张素转换酶抑制剂的实验结果，由于科学行为不当而被收回。单用替米沙坦和合用雷米普利的实验，比较了雷米普利、替米沙坦和它合用的效果，发现在心血管方面和肾脏终末期事件上，和单独使用血管紧张素受体阻滞剂或血管紧张素转换酶抑制剂具有相同的效应。即使对蛋白尿患者进一步细分，联合治疗确实减少了大量蛋白尿，但没有发现其他的效应。通过观察接受两种阻滞剂的人们，关注到越来越多的副作用，包括症状性低血压、肾衰竭和高钾血症。

醛固酮受体拮抗剂

给已使用血管紧张素受体阻滞剂或血管紧张素转换酶抑制剂的患者进一步使用肾素-血管紧张素-醛固酮系统阻滞剂醛固酮受体拮抗剂例如

螺内酯或依普利酮，可能更有益。像血管紧张素转换酶抑制剂这种肾素-血管紧张素-醛固酮系统阻滞药并不能肯定导致血浆醛固酮水平的持续下降，它或者保持彻底抑制，或者因为所谓的醛固酮缺失效应，在最初的长时间抑制之后反而会升高。慢性肾功能不全的患者血浆醛固酮水平会升高，这对肾脏损坏起着重要作用。对于已经使用血管紧张素受体阻滞剂或血管紧张素转换酶抑制剂的蛋白尿肾病患者，一些研究认为加用螺内酯可以减少尿蛋白排泄（Rachmani 2004，Rossing 2005，Bomback 2009）。依普利酮，最新的醛固酮受体拮抗剂，没有男子乳房女性化的副作用，当和血管紧张素转换酶抑制剂合用时，能够进一步减少伴有高血压和左心室肥大患者的尿蛋白排泄（Epstein 2006，Pitt 2003）。有必要对慢性肾病患者联合使用醛固酮阻滞剂和血管紧张素受体阻滞剂或血管紧张素转换酶抑制剂进行大样本的进一步研究来确定联合用药对保护肾功能是否有效。

新药

尤其是对于糖尿病患者，正在研究一些新药来减少蛋白尿或者减慢慢性肾病进程。在它们中间，帕立骨化醇（见第10章）减少蛋白尿。还有一种叫 bardoxolone 的新药，它是通过激活中性白细胞释放因子2，进而减少氧化应激和炎症介质来起作用的，在早期的随机实验中显现出减慢慢性肾病进程的作用。

控制血压

对于肾病患者达到小于 130/80mmHg 的目标血压是很困难的，既需要生活方式的改变也需要使用大量的抗高血压药物。最重要的生活方式改变是限制钠盐的摄入，因为慢性肾病患者的排泄钠盐的能力已被损坏。事实上，来自临床的研究表明，对于慢性肾病患者平均需要四种不同的抗高血压药物来达到目标血压。肾病并发高血压的病理生理学包括水钠滞留和激活肾素-血管紧张素-醛固酮系统和交感神经系统导致的血管收缩。对于慢性肾病患者选择抗高血压药物，应该基于这些病理生理学基础之上。

量血压

现在越来越强调患者在医院以外的血压状况，主要是指通过在家规律测量血压或监测24h活动血压。有重要的证据表明，所谓的"面具"高血压（正常的医院血压，高的活动血压）和蛋白尿增加和/或慢性肾病进程加快这些相反的结果有关（Bangash et al. 2009，Akpolat 2010，Kanno 2010）。缺少监测活动血压中的夜间低血压是和左心室肥大（Cuspidi 2010）的风险加大以及慢性肾病进程（Felicio 2010）加快有关。没有很好建立通过家庭血压监测来识别"面具"高血压的能力（Andersen 2005，Viera 2010），家庭血压监测和活动血压可能会用来识别不同的具体的"面具"血压。然而，使用家庭血压监测很方便，越来越被各种学术团体的指南所推荐，这些学术团体包括：欧洲高血压协会（Parati 2010）和美国心脏病协会（Pickering 2005）。当使用家庭血压监测时，必须仔细购买一个系统有效能够给出正确血压记录的血压计。家庭监测的血压实际值可能比在诊室里测到的血压低5mmHg（Pickering 2005）。对于慢性肾病患者进行活动血压监测的指征包括：可疑的轻度高血压、持久地高血压、不可解释的降压药症状的存在和自发性功能不全的患者（KDOQI 2004）。对于这个主题的综述，看关于慢性肾病的高血压和抗高血压药物的KDOQI指南附件3。

低盐饮食

在第7章里对低盐饮食的好处有详细的讨论，同时也对慢性肾病患者饮食中的钠钾摄入进行了广泛讨论。实现低盐饮食的办法在第8章里有详细描述。低盐饮食和使用血管紧张素受体阻滞剂或血管紧张素转换酶抑制剂在控制蛋白尿方面有协同效应，在控制持续的高血压方面也是很有帮助的。

血管紧张素转化酶抑制剂和血管紧张素受体拮抗剂

若干证据显示，对于慢性肾病患者，一般来说，应该选用阻断RAAS的药物。对于糖尿病肾病患者，高血压患者，微量清蛋白尿患者和不论其是否同时患有糖尿病、是否有蛋白尿的慢性肾病患者，证据仍然强烈地支持优先使用 ACEI/ARBs（表 18-2）。

表 18-2 慢性肾病患者推荐的血压控制

肾病类型	目标血压（mmHg）	合并或不合并高血压的慢性肾病患者的首选药物	其他减少心血管疾病风险和达到目标血压的药物
糖尿病肾病	<130/80	ACE 抑制剂或 ARB	首选利尿剂，其次是 BB 或 CCB
非糖尿病肾病患者，尿总蛋白与肌酐比率≥200mg/g	<130/80[a]	ACE 抑制剂或 ARB	首选利尿剂，其次是 BB 或 CCB
非糖尿病肾病患者，尿总蛋白与肌酐比率<200mg/g	<130/80[b]	无首选药物	首选利尿剂，其次是 ACE 抑制剂、ARB、BB 或 CCB

CKD：慢性肾病；ACE：血管紧张素转换酶；ARB：血管紧张素受体阻滞剂；BB：β-阻滞剂；CCB：钙离子通道阻滞剂

[a]ACCORD（在糖尿病研究组积极控制心血管风险）实验（2010）显示，目标的心脏收缩压<120mmHg 与<140mmHg 比较，并没有心血管和肾脏上的优势

[b]这组的目标血压应该是个体化的，特别是在早期（见讨论的内容）

目前尚没有强有力的证据建议优先使用 ACEI 还是 ARBs，虽然大多数关于 1 型糖尿病患者使用血管紧张素转换酶抑制剂的研究已经完成。如上对蛋白尿的论述，将 ACEI 与 ARB 进行比较，发现其是等效的。ARB 具有极好的可耐受性（Elliott et al. 2007），而且与 ACEI 比较没有致咳嗽的副作用。在美国，许多 ACE 抑制剂为非专利药物，相对于专利药物 ARBs 是相当便宜的；然而，随着一些基因 ARBs 投入使用，比较费的不等式可迅速改变。血管紧张素转换酶抑制剂和血管紧张素受体拮抗剂具有强致畸作用，禁用于妊娠妇女、有生育能力且未采取避孕措施的女性（见第 31 章）。ACEI 能够导致血管性水肿，因此禁用于有血管性水肿病史的患者，而且患有血管性水肿的患者，使用 ARB 也必须小心谨慎。

ACEI 在血浆和细胞内都可以抑制 ACE，特别是在内皮细胞内。在细胞内起作用，血管紧张素转换酶抑制剂必须通过细胞膜，其组织的穿透性与任何一种亲脂性的药物相当。四种亲脂性最强的 ACEI 分别是：群多普利、雷米普利、贝那普利、奎那普利。那些组织穿透性最差的药物是卡托普利和赖诺普利，但是这些药物在更高的剂量时也是很有效的。当前的观点认为 ACEI 的亲脂性在临床上并不重要（Ruzicka 2010）。

血管紧张素转换酶抑制剂或血管紧张素受体拮抗剂的剂量

RAAS 阻滞剂的剂量低了不行，而通常需要中等剂量至高剂量，才能达到目标血压且减少蛋白尿。一般来说，血管紧张素转换酶抑制剂和血管紧张素受体拮抗剂的副作用不与剂量相关。

使用血管紧张素转换酶抑制剂或血管紧张素受体拮抗剂时血清肌酐的增高

尽管可靠的证据证明血管紧张素转化酶抑制剂和血管紧张素受体拮抗剂可以减缓 CKD 的进展，但是在临床实践中，医师决定开这些药给那些在临床试验中显示确实有效的病人时仍然犹豫不决，即：血清肌酐 > 1.4mg/dl（125μmol/L）的患者。这是由于使用血管紧张素转化酶抑制剂或血管紧张素受体拮抗剂会导致血清肌酐升高。长期的临床试验分析证实血管紧张素转换酶抑制剂在两个月内可以诱导肾功能平台降低（Bakris et al. 2000）。如果使用 RAAS 阻滞剂治疗，血清肌酐水平增高 30% 或 3 个月后继续上升，就需要考虑是否是祛除容量、毫无疑问的左心室功能障碍或双侧肾动脉狭窄。

这些研究数据进入到了指南当中。所有主要的美国原发性高血压指南都强调，所有血清肌酐值 < 3.0mg/dl（265μmol/L）且年龄 < 65 岁的患者，在降压治疗开始的最初 3~4 个月里，血清肌酐值在基础水平上增长 30% 到 35% 是可以接受的，只要血清肌酐不继续上升且不发生高钾血（KDOQI 2004，Chobanian 2003）症。因此，在降压治疗的最初 3~4 个月中，只有血清肌酐上升超过基础水平的 30% 到 35%，或者出现高钾血（血清钾 > 5.6mmol/L）症，血管紧张素转换酶抑制剂或血管紧张素受体拮抗剂才应该停药。

ACEI/ARB 联合使用利尿剂和非甾体类抗感染药物（NSAIDs）会增加肌酐水平升高的风险（Loboz and Shenfield 2005）。接受 ACEI/ARBs 治疗的患者，应尽量避免使用非甾体抗感染药，如果认为确实有使用的必要，应尽可能缩短使用时间。为限制联合使用利尿剂和 ACEI/ARBs 带来的负面效应，最好不要一开始就同时使用，而是要首先调整 ACEI/ARBs 的剂量，然后根据需要添加利尿剂。

使用血管紧张素转换酶抑制剂或血管紧张素受体拮抗剂时的高钾血症

血管紧张素转换酶抑制剂和血管紧张素受体拮抗剂常常因为导致血清钾升高而终止使用。正像第七章讨论的那样，钾浓度大于 5.5mmol/L 和短期死亡率风险的显著增高有关，这时需要迅速的找出原因。如果早期监测，血清钾的升高常常可以通过使用或增加袢利尿剂的剂量而得以纠正。如果可行的话，人们也应该永久停止伴随使用任何已知升高血清钾的药物，特别是储钾利尿剂（氨苯蝶啶、阿米洛利、醛固酮拮抗剂）、NSAIDs、肝素和甲氧苄啶。像第七章和第八章描述的关于含钾食物的饮食教育也是很关键的。对于更早期的慢性肾病患者，血清钾急性升高到高浓度后可能需要急诊处理甚至透析（见第 38 章）。

醛固酮阻滞剂

如上所述，对于已接受 RAAS 阻滞剂治疗的患者，醛固酮阻滞剂可进一步减少蛋白尿的发生。醛固酮阻滞剂如螺内酯或依普利酮，可以以小剂量使用于有蛋白尿的 CKD 患者，尤其是并发心力衰竭的时候（Pitt 2001）。然而，当使用螺内酯或依普利酮时，必须密切注意血清钾的水平，因为血钾水平与醛固酮阻滞剂使用的剂量相关，常常联合使用常规利尿剂（袢利尿剂或噻嗪类利尿剂），并且时常调整其剂量以对抗醛固酮阻滞剂所致的升血钾作用。在最近的一项研究中，那些使用醛固酮阻滞剂后发展为高钾血症的风险最高的人群是基础 GFB < 45ml/(min·1.73m^2) 且基础血钾 >4.5mmol/L 的已经在使用利尿剂且正在接受最大剂量的 ACEI 或 ARBs 治疗的患者（Khosla 2009）。

利尿剂

由于肾功能恶化导致盐和水的潴留增加，所以利尿剂经常出现在同时患有肾病的高血压患者的降压方案中。当肾小球有效滤过率低于 40ml/(min·1.73m^2) 时，噻嗪类利尿剂疗效下降。这种下降与肾血流量减少、有机酸代谢终产物的蓄积有关，后者通过影响利尿剂释放进入肾小管从而降低其利尿效果。因此，必须使用高剂量的药物以使其充分作用于肾小管的相应靶位。适当地控制肾功能不全患者的血压就非常有可能需要一种袢利尿剂（例如，呋塞米，托拉塞米，布美他尼）来作为其降压疗法的一部分，因为与噻嗪类相比，这些化合物有较高的内在功效。同时，袢利尿剂增加远端肾小管钠的排泄，而在远端肾小管，钾的排泄依赖于一个带正电的离子（如钠），这个离子可以被吸收并在肾小管终端膜上形成一个负电荷（见第 15 章）。

保钾利尿药（氨苯蝶啶、阿米洛利）应该避免用于存在高血钾的患者，即血清钾 > 5.5mmol/L。然而，需要警惕的是，在慢性肾病患者，低钾血症也伴随着高死亡率（bowling 2010）。因此，应努力调整血钾的水平 < 3.5 ~ 4.0mmol/L。在合并有低钾血症的 CKD 患者，假设排除了膳食方面的原因，如果以前没有用过 ACEI 或 ARBs 的话可以再添加一种 ACEI 或 ARBs，或者添加一种低剂量的醛固酮拮抗剂，可既有助于纠正低钾血症，又额外提供一些减少肾性蛋白尿和心脏保护的好处。同时，如第 20 章中所讨论的，醛固酮拮抗剂或阿米洛利可以提高顽固性高血压的疗效。

噻嗪类以及袢利尿剂的副作用并不总是良性的。噻嗪类利尿药可增加血清尿酸水平（见第 12 章），以及血糖和血清低密度脂蛋白（LDL）胆固醇。他们可能导致低钾血症和低镁血症，两者都使心血管病的风险增加。虽然氢氯噻嗪最常使用，但是许多关于记录这类药物疗效的研究所使用的都是氯噻嗪，因为这种药物具有较长的持续时间。

RAAS 阻断剂加上一种钙通道阻断剂

指南明确指出，如果血压超过目标血压（ < 130/80mmHg）20/10mmHg 以上，那么，在降压治疗的初期即应该联合使用两种或两种以上降压药。大多数 CKD 患者欲达到目标血压，需要一种合适的利尿剂以恰当的剂量加入到血管紧张素转换酶抑制剂或血管紧张素受体拮抗剂的治疗方案中，而不在乎 CKD 的病因学（图 18-3）（KDOQI 2004）。为避免心血管事件，通过联合治疗收缩期高血压（ACCOMPLISH）试验，RAAS 阻滞剂（贝那普利）与一种钙拮抗剂（氨氯地平）配伍较之贝那普利与一种利尿药配伍可以更大程度降低不利的心血管结局。一个预设的肾亚群分析，随机给予 RAAS 阻滞剂和钙拮抗剂，研究显示可减慢肾

病进展（Bakris 2010），但这种效应与降低微量清蛋白尿无关。

在肾病后期存在蛋白尿的时候，使用 RAAS 阻滞剂前强制低钠饮食可以最大限度地减少蛋白尿。事实上，众所周知，即使有血压降低，在不限盐之前使用 RAAS 阻滞对降低蛋白尿也几乎没有效果。因此，限制钠盐的摄入应该成为患者教育的一个重要组成部分，尤其是当利尿剂并不在初始药物治疗方案中时。

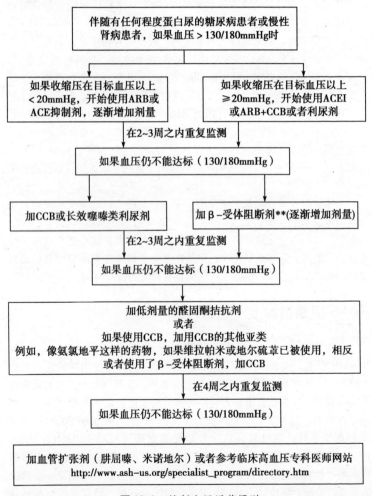

图 18-3 控制血压用药原则

β-阻滞剂

β-阻滞剂通常被用于心肌梗死早期或冠状动脉疾病。这类药物的某些成员（卡维地洛，美托洛尔，或比索洛尔）对于心衰合并心脏收缩功能紊乱的患者预防二次事件同样有效，其他成员却对心脏衰竭相对禁忌。β-受体阻滞剂也可能导致哮喘、慢性阻塞性肺疾病、以及严重的周围血管疾病恶化。他们不能用于心动过缓的患者，或者二度、三度心脏传导阻滞的患者，尤其不能与非二氢吡啶类钙拮抗剂联合使用，因为他们可能导致或加重心动过缓和心脏传导阻滞。正在接受血管舒张药物治疗的高血压患者通常会并发心动过速，有时会导致心脏骤然停跳或心绞痛，β-受体阻断剂可以用来减轻这些血管舒张药物的副作用。许多β-阻滞剂的另一个副作用是代谢异常，与利尿剂类似，可导致高血糖、低密度脂蛋白增加。使用β-阻滞剂会增加糖尿病发生、发展的风险。β-受体阻断剂可以抑制肾素和醛固酮释放，并且可以通过损害细胞摄钾而导致血钾水平升高。

常规的β-受体阻断剂降压疗效还可以，而且研究证实他们可以减少高危患者心血管疾病死亡率（Turnbull 2008），但并没有直接的证据表明这些药物可以提供额外的肾脏保护作用。是否β-受体阻断剂可以降低慢性肾病进展的风险目前仍有争议的。在一项研究中，2型糖尿病且有蛋白尿的患者采用阿替洛尔或维拉帕米缓释片来治疗。在4.5年的随访中，接受维拉帕米治疗的患者相比阿替洛尔治疗的患者表现出更小的血清肌酐水平上升水平（Bakris 1996）。英国前瞻性糖尿病研究小组39（1998）对2型糖尿病合并有初期肾病的患者使用卡托普利作为初始方案与阿替洛尔进行比较。使两组患者达到同等水平的血压，相似比例的使用研究外药物，卡托普利组有5%显著进展为肾病，而阿替洛尔组是9%，但这种差异无统计学意义。更新的具有血管舒张作用的β-受体阻断剂与常规的β-受体阻断剂相比，具有更好的代谢效果（Sarafidis et al. 2006）。如卡维地洛可减少同时患高血压和糖尿病患者的微量清蛋白尿的风险（Cice 2003）。

根据NKF-KDOQI指南（2004），对于CKD患者，当适宜剂量的ACEI或ARBs与利尿剂联合使用无法降低血压至低于130/80mmHg的目标时，β-受体阻断剂应该被常规使用（KDOQI 2004）。卡维地洛有益于代谢的属性提示：这样的高危患者使用这种β-受体阻断剂也许更合适。

未来的研究应该着眼于调查该种药物对 CKD 患者肾功能的影响。

钙通道阻滞剂

CCBs 是肾脏疾病患者的有效的降压药。然而，各种不同的 CCBs 除了降低血压的效果外，对蛋白尿具有不同的效应，这是因为各种药物具有不同的肾小球渗透性。非二氢吡啶类 CCBs（维拉帕米、地尔硫䓬）减少晚期肾病患者的蛋白尿，而二氢吡啶类 CCBs（硝苯地平，非洛地平，氨氯地平）没有这个效果，除非联合使用一种 RAAS 阻滞剂。此外，二氢吡啶类 CCBs 很少能有效减缓肾脏疾病的进展。例如，在厄贝沙坦糖尿病肾病试验（IDNT）的研究中，由 2 型糖尿病引起的蛋白尿使用厄贝沙坦（一种 ARB）或氨氯地平治疗。与氨氯地平治疗组相比，厄贝沙坦治疗组降低了 23% 的主要综合结局（成倍于基线的血清肌酐，开始出现终末期肾病，或任何原因导致的死亡），以及更显著地降低尿蛋白排泄（Lewis 2001）。类似的结果也见于二氢吡啶类 CCBs 治疗有蛋白尿的非糖尿病性肾病患者。在高血压研究（AASK）试验中，给予患高血压肾硬化症的非洲裔美国人雷米普利治疗，较之使用氨氯地平治疗，可减少 36% 综合结局（GFR 下降 50%，终末期肾病或死亡）（wright Jr 2002）。

综上所诉，尽管二氢吡啶类 CCBs 能有效降低 CKD 患者的血压，但不能单一使用该药用来治疗慢性肾病患者的蛋白尿，而是应该联合使用 ACEI 或 ARBs（KDOQI 2004）。在雷米普利治疗肾病疗效研究的第二部分（REIN-2）中，研究二氢吡啶类 CCBs 除了可有效降低血压，是否具有使非糖尿病但是有蛋白尿的肾病患者逆转其恶化的肾功能的功效。在这项研究中，选取 335 例已经在接受雷米普利治疗的非糖尿病的尿蛋白排泄 >1 克每天的肾病患者，分为常规治疗组（舒张压 <90mmHg）或强化治疗组（血压 <130/80mmHg），后者为在降压方案中加入二氢吡啶类 CCBs 非洛地平。在 19 个月的中位随访中，尽管在血压控制上有 4.1/2.8mmHg 的差异，整个研究过程也都赞同强化治疗方法，但是 ESRD 累计发生率、GFR 下降比率，和残余蛋白尿在两组中没有差异（Ruggenenti 2005）。这些发现反对使用二氢吡啶类 CCBs 于有蛋白尿的肾病患者，但是这个结果必须由其他研究经过更长时间的随访以进一步验证。

CCBs 也可以用于治疗心绞痛和心脏舒张功能不全导致的心力衰竭，在挑选降压药物的时候，应该牢记这些潜在的效益。非二氢吡啶类 CCBs 可能加重心脏收缩功能障碍导致的心衰，应该避免用于心脏二、三度传导阻滞的患者。必须牢记，非二氢吡啶类 CCBs 与 β 受体阻滞剂联合使用对心动过缓和心脏传导阻滞的患者会产生协同不利的后果，尤其在老年患者。

主要的 α 受体激动剂

这类药物中最常用的是可乐定。其他还包括胍法辛和甲基多巴。其作用原理是减轻 CKD 中交感神经活动的增加。可乐导致镇静、口干、心动过缓，可能使抑郁症恶化，经皮给药可使许多这样的副作用减少。甲基多巴目前很少用，主要使用于孕妇，且有着良好的安全记录（见31章）。本类药物不应该与 β 受体阻断剂联合使用，因为他们会造成严重的心动过缓。

血管舒张剂

作为四线药物，米诺地尔或肼屈嗪在其他降压治疗如钙离子拮抗剂、RAAS 阻断剂、利尿剂都已经失败的时候才会选用。使用血管舒张药治疗高血压并未显示出可改善肾功能的效果，而且这类药物可以引起反射性心动过速，使心绞痛恶化，应该与 β 肾上腺素受体阻滞剂联合使用。尽管有时可以用于服用可乐定或非二氢吡啶类 CCBs 的病人以控制脉率。但是，这可能会导致明显的液体潴留，有时需要袢利尿剂与美托拉宗（一种噻嗪类利尿剂，认为其在慢性肾病晚期仍然保持效果）联合使用。使用血管舒张剂治疗时应该密切监测体重以防止体重增加和（当同时使用美托拉宗的时候）体重过度减轻，从而导致快速急性肾衰竭。米诺地尔的副作用包括增加头发的生长以及心包积液。尤其在 CKD 患者，可使心包积液的风险增加（Sica 2004）。肼屈嗪的问题和米诺地尔类似，只是不会发生头发生长。肼屈嗪也会导致药源性狼疮综合征，有自身免疫性疾病史的患者应该避免使用。在遗传性肼屈嗪酰化能力低下的人群中，药源性狼疮综合征发病率会升高。心包炎可能是肼屈嗪所致的药源性狼疮综合征的一部分。

α 肾上腺素受体阻滞剂

虽然 α-阻滞剂结合有效的降压于代谢是有益的，但他们不能减缓肾脏疾病的进展或持续减少 2 型糖尿病且有蛋白尿的患者的肾动脉栓塞发生率。此外，在降压、降脂治疗预防心脏病试验（ALLHAT）中，这类药物也不能减少心血管事件的发生，出于安全的考虑，在 ALLHAT 中，α-阻滞剂组早早停药，因为服用多沙唑嗪的患者心衰的发生率相对增加（Wright Jr 2009）。

抗高血压药物使用于肾小球滤过率减低的患者需调整剂量

虽然推荐的某些抗高血压药物通过剂量调整可用于 CKD 患者，严重的副作用导致减少剂量失败并不常见。通常在 CKD4～5 级的患者，β 肾上腺素受体拮抗剂和血管紧张素转化酶抑制剂，两种主要的降压药需要作剂量调整，因为他们主要经由肾脏排泄。几乎在每一类药物中都能找到主要经肝脏排泄的药物，对此，严格的剂量调整是不必要的。因为在严重 CKD 患者，即使肝消除药物减少（见 29 章），适度降低最大推荐剂量仍然可以避免随着时间的流逝药量的过度积累和比意欲高的药量交付。详细的药品表见第 29 章。

(李海潮 译)

参考文献及推荐阅读：

Akpolat T. Home sphygmomanometers: what should a nephrologist know? *J Nephrol.* 2010 May 2. pii: 3BA7A12E-5733-4AB5-B3BB-CB57535A73EF. [Epub ahead of print]

Andersen MJ, Khawandi W, Agarwal, R. Home blood pressure monitoring in CKD. *Am J Kidney Dis.* 2005;45:994–1001.

Appel LJ, Wright JT Jr, Tom Greene T, et al. Long-term effects of renin-angiotensin system-blocking therapy and a low blood pressure goal on progression of hypertensive chronic kidney disease in African Americans. *Arch Intern Med.* 2008;168:832–839.

Asselbergs FW, Diercks GF, Hillege HL, et al. Effects of fosinopril and pravastatin on cardiovascular events in subjects with microalbuminuria. *Circulation.* 2004;110:2809–2816.

Bakris GL, Copley JB, Vicknair N, et al.. Calcium channel blockers versus other antihypertensive therapies on progression of NIDDM associated nephropathy. *Kidney Int.* 1996;50:1641–1650.

Bakris G, Weir MR. Angiotensin-converting enzyme inhibitor-associated elevations in serum creatinine: Is this a cause for concern? *Arch Intern Med.* 2000;160:685–693.

Bakris GL, Siomos M, Richardson D, et al. ACE inhibition or angiotensin receptor blockade: impact on potassium in renal failure. VAL-K Study Group. *Kidney Int.* 2000a;58:2084–2092.

Bakris GL, Williams M, Dworkin L, et al. Preserving renal function in adults with hypertension and diabetes: a consensus approach. National Kidney Foundation Hypertension and Diabetes Executive Committees Working Group. *Am J Kidney Dis.* 2000b;36:646–661.

Bakris GL, Weir MR, Secic M, et al. Differential effects of calcium antagonist subclasses on markers of nephropathy progression. *Kidney Int.* 2004;65:1991–2002.

Bakris GL. *Microalbuminuria: Marker of Kidney and Cardiovascular Disease*. London: Current Medical Group; 2007.

Bakris GL, Sarafidis PA, Weir MR, et al. Renal outcomes with different fixed-dose combination therapies in patients with hypertension at high risk for cardiovascular events (ACCOMPLISH): a prespecified secondary analysis of a randomised controlled trial. *Lancet*. 2010;375:1173-1181.

Bangash F, Agarwal R. Masked hypertension and white-coat hypertension in chronic kidney disease: a meta-analysis. *Clin J Am Soc Nephrol*. 2009;4:656-564.

Barnett A. Preventing renal complications in type 2 diabetes: results of the diabetics exposed to telmisartan and enalapril trial. *J Am Soc Nephrol*. 2006;17:S132-S135.

Bidani A. Controversy about COOPERATE ABPM trial data. *Am J Nephrol*. 2006;26:629, 632.

Bomback AS, Muskala P, Bald E, et al. Low-dose spironolactone, added to long-term ACE inhibitor therapy, reduces blood pressure and urinary albumin excretion in obese patients with hypertensive target organ damage. *Clin Nephrol*. 2009;72:449-456.

Bowling CB, Pitt B, Ahmed M, et al. Hypokalemia and outcomes in patients with chronic heart failure and chronic kidney disease: findings from propensity-matched studies: *Circ Heart Fail*. 2010;3:253-260.

Brenner BM, Cooper ME, de Zeeuw D, et al. Effects of losartan on renal and cardiovascular outcomes in patients with type 2 diabetes and nephropathy. *N Engl J Med*. 2001;345:861-869.

Chobanian AV, Bakris GL, Black HR, et al. Seventh report of the Joint National Committee on Prevention, Detection, Evaluation, and Treatment of High Blood Pressure. *Hypertension*. 2003;42:1206-1252.

Cice G, Ferrara L, D'Andrea A, et al. Carvedilol increases two-year survivalin dialysis patients with dilated cardiomyopathy: a prospective, placebo-controlled trial. *J Am Coll Cardiol*. 2003;41:1438-1444.

Coresh J, Wei GL, McQuillan G, et al. Prevalence of high blood pressure and elevated serum creatinine level in the United States: findings from the third National Health and Nutrition Examination Survey (1988-1994). *Arch Intern Med*. 2001;161:1207-1216.

Cushman WC, Evans GW, Byington RP, et al. Effects of intensive blood-pressure control in type 2 diabetes mellitus. *N Engl J Med*. 2010;362:1575-1585.

Cuspidi C, Giudici V, Negri F, et al. Nocturnal nondipping and left ventricular hypertrophy in hypertension: an updated review. *Expert Rev Cardiovasc Ther*. 2010;8:781-792.

Egan BM, Zhao Y, Axon RN. US trends in prevalence, awareness, treatment, and control of hypertension, 1988-2008. *JAMA*. 2010;303:2043-2050.

Elliott WJ, Meyer PM. Incident diabetes in clinical trials of antihypertensive drugs: a network meta-analysis. *Lancet*. 2007;369:201-207.

Epstein M, Williams GH, Weinberger M, et al. Selective aldosterone blockade with eplerenone reduces albuminuria in patients with type 2 diabetes. *Clin J Am Soc Nephrol*. 2006;1:940-951.

Felicio JS, de Souza AC, Kohlmann N, et al. Nocturnal blood pressure fall as predictor of diabetic nephropathy in hypertensive patients with type 2 diabetes. *Cardiovasc Diabetol*. 2010; 9:36.

Ibsen H, Olsen MH, Wachtell K, et al. Reduction in albuminuria translates to reduction in cardiovascular events in hypertensive patients: losartan intervention for endpoint reduction in hypertension study. *Hypertension*. 2005;45:198-202.

Ishikawa J, Hoshide S, Eguchi K, et al. Masked hypertension defined by ambulatory blood pressure monitoring is associated with an increased serum glucose level and urinary albumin-creatinine ratio. *J Clin Hypertens (Greenwich)*. 2010;12:578-587.

Jafar TH, Stark PC, Schmid CH, et al.; AIPRD Study Group. Progression of chronic kidney disease: the role of blood pressure control, proteinuria, and angiotensin-converting enzyme inhibition: a patient-level meta-analysis. *Ann Intern Med*. 2003;139:244-252.

Kalaitzidis RG, Bakris GL. The current state of RAAS blockade in the treatment of hypertension and proteinuria. *Curr Cardiol Rep*. 2009a;11:436-442.

Kalaitzidis R, Bakris GL. Lower blood pressure goals for cardiovascular and renal risk reduction: Are they defensible? *J Clin Hypertens (Greenwich)*. 2009b;11:345-347.

Kanno A, Metoki H, Kikuya M, et al. Usefulness of assessing masked and white-coat hypertension by ambulatory blood pressure monitoring for determining prevalent risk of chronic kidney disease: the Ohasama study. *Hypertens Res*. 2010;33:1192–1198.

Khosla N, Kalaitzidis R, Bakris GL. Predictors of hyperkalemia risk following hypertension control with aldosterone blockade. *Am J Nephrol*. 2009;30:418–424.

Kidney Disease Outcomes Quality Initiative. K/DOQI clinical practice guidelines on hypertension and antihypertensive agents in chronic kidney disease. *Am J Kidney Dis*. 2004;43:1–290.

Kunz R, Friedrich C, Wolbers M, et al. Meta-analysis: effect of monotherapy and combination therapy with inhibitors of the renin angiotensin system on proteinuria in renal disease. *Ann Intern Med*. 2008;148:30–48.

Lewis EJ, Hunsicker LG, Clarke WR, et al. Renoprotective effect of the angiotensin-receptor antagonist irbesartan in patients with nephropathy due to type 2 diabetes. *N Engl J Med*. 2001;345:851–860.

Lewis JB. Blood pressure control in chronic kidney disease: is less really more? *J Am Soc Nephrol*. 2010l;21:1086–1092.

Loboz KK, Shenfield GM. Drug combinations and impaired renal function—the "triple whammy." *Br J Clin Pharmacol*. 2005;59:239–243.

Lu Y, Ku E, Campese VM. Aldosterone in the pathogenesis of chronic kidney disease and proteinuria. *Curr Hypertens Rep*. 2010;12:303–306.

Mailloux LU, Haley WE. Hypertension in the ESRD patient: pathophysiology, therapy, outcomes, and future directions. *Am J Kidney Dis*. 1998;32:705–719.

Mann JF, Schmieder R, McQueen M, et al., on behalf of the ONTARGET investigators. Renal outcomes with telmisartan, ramipril, or both in people at high vascular risk: results from a multicenter, randomised, double-blind, controlled trial. *Lancet*. 2008;372:547–553.

O'Hare AM, Hailpern SM, Pavkov ME, et al. Prognostic implications of the urinary albumin to creatinine ratio in veterans of different ages with diabetes. *Arch Intern Med*. 2010;170:930–936.

Parati G, Stergiou GS, Asmar R, et al. European Society of Hypertension Practice Guidelines for home blood pressure monitoring. *J Hum Hypertens*. 2010;24:779–785.

Parving HH, Persson F, Lewis JB, et al. Aliskiren combined with losartan in type 2 diabetes and nephropathy. *N Engl J Med*. 2008;358:2433–2446.

Pergola PE, Meyer C, Grossman EB, et al. Effect of bardoxolone methyl on renal function in patients with chronic kidney disease. Late-Breaking Clinical Trial Session. *Am Soc Nephrology Ann Mtg*. November 20, 2010. Denver, CO.

Pickering TG, Hall JE, Appel LJ, et al.; Council on High Blood Pressure Research Professional and Public Education Subcommittee, American Heart Association. Recommendations for blood pressure measurement in humans: an AHA scientific statement from the Council on High Blood Pressure Research Professional and Public Education Subcommittee. *J Clin Hypertens (Greenwich)*. 2005;7:102–109.

Pitt B, Reichek N, Willenbrock R, et al. Effects of eplerenone, enalapril, and eplerenone/enalapril in patients with essential hypertension and left ventricular hypertrophy: the 4E-left ventricular hypertrophy study. *Circulation*. 2003;108:1831–1838.

Pitt B, Williams G, Remme W, et al. The EPHESUS trial: eplerenone in patients with heart failure due to systolic dysfunction complicating acute myocardial infarction. Eplerenone Post-AMI Heart Failure Efficacy and Survival Study. *Cardiovasc Drugs Ther*. 2001;15:79–87.

Rachmani R, Slavachevsky I, Amit M, et al. The effect of spironolactone, cilazapril and their combination on albuminuria in patients with hypertension and diabetic nephropathy is independent of blood pressure reduction: a randomized controlled study. *Diabet Med*. 2004;21:471–475.

Rossing K, Schjoedt KJ, Smidt UM, et al. Beneficial effects of adding spironolactone to recommended antihypertensive treatment in diabetic nephropathy: a randomized, double-masked, cross-over study. *Diabetes Care*. 2005;28:2106–2112.

Ruggenenti P, et al. Blood-pressure control for renoprotection in patients with non-diabetic chronic renal disease (REIN-2): multicentre, randomised controlled trial. *Lancet*. 2005;365:939–946.

Ruzicka M, Coletta E, White R, et al. Effects of ACE inhibitors on cardiac angiotensin ii and aldosterone in humans: relevance of lipophilicity and affinity for ACE. *Am J Hypertens*.

2010;23:1179–1182.

Sarafidis PA, Bakris GL. Do the metabolic effects of beta blockers make them leading or supporting antihypertensive agents in the treatment of hypertension? *J Clin Hypertens (Greenwich).* 2006;8:351–356.

Sarafidis PA, Khosla N, Bakris GL. Antihypertensive therapy in the presence of proteinuria. *Am J Kidney Dis.* 2007; 49:12–26.

Schmieder RE, Klingbeil AU, Fleischmann EH, et al. Additional antiproteinuric effect of ultra-high dose candesartan: a double-blind, randomized, prospective study. *J Am Soc Nephrol.* 2005;16:3038–3045.

Sica DA. Minoxidil: an underused vasodilator for resistant or severe hypertension. *J Clin Hypertens.* 2004;6:283–287.

Singer DR, Markandu ND, Cappuccio FP, et al. Reduction of salt intake during converting enzyme inhibitor treatment compared with addition of a thiazide. *Hypertension.* 1995;25:1042–1044.

Turnbull F, Neal B, Ninomiya T, et al. Effects of different regimens to lower blood pressure on major cardiovascular events in older and younger adults: meta-analysis of randomised trials. *BMJ.* 2008;336:1121–1123.

U.K. Prospective Diabetes Study Group. UKPDS 39. Efficacy of atenolol and captopril in reducing risk of macrovascular and microvascular complications in type 2 diabetes. *BMJ.* 1998;317:713–720.

Viera AJ, Hinderliter AL, Kshirsagar AV, et al. Reproducibility of masked hypertension in adults with untreated borderline office blood pressure: comparison of ambulatory and home monitoring. *Am J Hypertens.* 2010;23:1190–1197.

Weinberg AJ, Zappe DH, Ashton M, et al. Safety and tolerability of high-dose angiotensin receptor blocker therapy in patients with chronic kidney disease: a pilot study. *Am J Nephrol.* 2004;24:340–345.

Weir MR, Bakris GL. Editorial perspective: Should microalbuminuria ever be considered as a renal endpoint in any clinical trial? *Am J Nephrol.* 2010;31:469–470.

Werner C, Pöss J, Böhm M. Optimal antagonism of the renin-angiotensin-aldosterone system: do we need dual or triple therapy? *Drugs.* 2010;70:1215–1230.

Wright JT Jr., Bakris G, Greene T, et al. Effect of blood pressure lowering and antihypertensive drug class on progression of hypertensive kidney disease: results from the AASK trial. *JAMA.* 2002;288:2421–2431.

Wright JT Jr, Probstfield JL, Cushman WC, et al.; ALLHAT Collaborative Research Group. ALLHAT findings revisited in the context of subsequent analyses, other trials, and meta-analyses. *Arch Intern Med.* 2009;169:832–842.

第 19 章　　　肾血管疾病

Vincert J. Canzanello

患病率和临床重要性

　　肾血管疾病，尤其是动脉粥样硬化引发的，是引起难治性高血压（肾血管性高血压）和/或缺血性肾病的一个相对常见的原因。肾血管疾病是左心室肥大的一个独立危险因素，可能反映长期激活肾素-血管紧张素系统的副作用。同时也是进展性肾功能不全和终末期肾病一个重要原因。肾血管疾病是继发性高血压最常见的原因，在普通高血压人群中占到的比例为5%，在老年顽固性高血压即特发性高血压的临床症状中占到的比例可高达45%。在非选择性的65岁及以上受试者中采用肾动脉双功能超声进行的人群研究显示在血流动力学方面显著的肾动脉狭窄发生率约为7%（男性9%，女性5%）（Dworkin and Cooper，2009）。肌纤维发育不良，通常是中度纤维素增生，是肾血管性高血压的另外一个主要原因，但其发生比显著低于动脉粥样硬化，更少发生进展，而且很少与进展性肾功能不全相关。

　　动脉粥样硬化性肾血管疾病在进行影像学检查对其他血管床中动脉粥样硬化疾病的进行评估的患者中的检出率为增加趋势。在进行冠状动脉造影检查的患者中，发现至少一处伴显著狭窄的肾动脉损害的几率约为20%，在对主动脉或下肢进行阻塞性疾病动脉造影检查的患者中，这个几率可以达到50%。在这些患者中，肾动脉狭窄是所有导致死亡原因中的一个独立的风险因素，肾动脉狭窄程度越高，风险越大（Chrysochous and Kalra，2009）。

临床特征

　　表19-1显示了肾血管疾病的临床特征。如果在相对年轻的女性中突

302

然出现高血压，应马上意识到有发生纤维肌性发育不良的可能。因为这种形式的肾血管病很少导致肾功能不全，并且血清肌酐水平升高也不常见。对于年长的弥漫性动脉粥样硬化血管疾病患者，当突然（几周或几个月内）出现血压升高时，应该强烈怀疑存在动脉粥样硬化性肾血管病的可能。

然而，在绝大多数老年患者中，动脉粥样硬化性肾血管病的发生情况常较微妙。通常存在长时间的基础性高血压，观察到的血压控制的缓慢恶化可能仅表示为进展性系统性小动脉硬化。动脉粥样硬化性肾血管病和小动脉硬化（通常由衰老导致）的高血压通常都表现为收缩压逐渐增高。在纤维肌性发育不良患者中，由于相对年轻患者的更具顺应性的脉管系统被波及，因此舒张压增高更常见。在动脉粥样硬化性肾血管病，肾功能的恶化-缺血性肾病的发生通常非常微妙，很难将其从影响肾脏的并存疾病的效应当中区分开来，比如糖尿病，或是由于暴露到潜在的肾毒素导致肾脏损伤，比如非甾体类消炎药或放射造影剂。

表 19-1　诊断肾血管性高血压和局部缺血性
肾病的临床线索

高血压发生在儿童、青年、或 50 岁以后。
在任何年龄，高血压突然发生或出现恶化
加速型或恶性高血压
顽固性高血压（三种药物联用（包括利尿剂）控制血压失败）
吸烟
并存的冠脉、颈动脉、腹主动脉和髂动脉疾病
其他无法解释的经常发生的或突发的肺水肿
低血钾（可以反映继发性高醛固酮症）
由血管紧张素转换酶抑制剂或血管紧张素受体拮抗剂导致的急性或亚急性肾功能降低。
其他由任何类型的抗高血压治疗产生的无法解释的肾功能障碍或肾功能降低，存在单侧小肾脏
存在腹部或侧腹部杂音

在采用血管紧张素转换酶抑制剂（ACEI）或血管紧张素受体阻断剂（ARBs）之后，尤其在已知有动脉粥样硬化性血管疾病的老年高血压患者，相对突然发生（几天到几周）的肾功能恶化提示有双侧肾动脉狭窄，或供应一个单个有功能肾脏的动脉狭窄。在一项针对怀疑或随后证实有动脉粥样硬化性肾血管病的患者的大规模前瞻性系列研究中，加入一种 ACEI（伴有或不伴有环利尿剂）后血清肌酐从基水平可逆性增高了 20%，该现象对严重双侧肾动脉狭窄或单一有功能肾脏的动脉的狭窄来说 100% 敏感，尽管假阳性率达 25%（van de Ven 1998）。

预测因素的联合应用，比如吸烟、并存的动脉粥样硬化性血管病、腹部杂音、年龄大于 70 岁、基础肾功能损害、血清胆固醇升高（或需要服用降胆固醇药物），形成了临床对动脉粥样硬化性肾血管病的预测规则，敏感度和特异度分别为 72% 和 90%，这些值与通过肾闪烁扫描法得到的结果相似（Krijnen 1998）。

诊断试验和影像学检查

做出决定进行诊断性检查

现有很多诊断试验可用于提示性临床特征的患者选择。在一些病例中，肾血管病的可能性很大，该患者是接受干预的合适人选，可以对合适的病例直接进行肾血管造影检查。这样的病例可能是突然出现严重的高血压和腹部的杂音的年轻女性患者。在这种情况下，现有的可能的影像学手段都不足够以确定排除疑似的肌纤维发育不良。另一个病例可能是一位有高血压、弥漫性动脉粥样硬化性血管病的 60 岁左右的男性，当应用 ACEI 后出现慢性肾功能不全急性进展，另外检查时还会出现腹部杂音。在这种情况下，发现血流动力学上有意义的肾血管病的可能性大于 50%（Krijnen 1998），增加了无创性诊断试验结果出现假阴性的风险，此时停止处理将会让患者失去可能有益的干预。相反的情况可能出现在那些只有很少肾血管病的临床风险因素的患者中，这些患者该病的发病率较低（例如，< 10%）。在这些患者中一次阳性的无创性筛查试验结果可能为一个假阳性结果，这可能会导致进行一次不必要的创伤性检查。根据下文对进行的无创性检查的讨论，绝大多数诊断试验和/或影像学检查在患肾血管病可能性为 20% ~ 30% 的患者人群中有很大的适

用性（Garovic et al. 2005）。

选择最佳的诊断试验

适合的试验或影像学检查在部分程度上有赖于临床问题的性质。理想的检查应该能够解决下列问题：是否存在动脉狭窄？如果存在，它是否很大程度上导致了患者的高血压和/或肾功能不全？是否减轻这种狭窄就能使得患者的高血压和/或肾功能获得临床的显著改善？

不幸的是，现在还不存在哪种试验或影像学检查能完全满足上述标准，仅有部分能够接近该标准。总之，诊断试验可以分成两个组：一组试验用来评估高血压是否由于肾动脉狭窄引起；另一组评估是否存在肾动脉狭窄和可能导致肾小球滤过率降低（即缺血性肾病）。

自从出现新的、更有效的和耐受性更好的抗高血压药物（钙通道阻断剂、ACEI 类和 ARBs 类）后，已经使肾血管性高血压患者的血压控制得到了显著的改善。这使得诊断的重点转移到缺血性肾病上，并推测技术上成功的干预将会改善或保持肾功能。

检测肾血管性高血压的检查

用来检测肾血管性高血压的检查通常是为了证实肾素血管紧张素系统有显著的活性。这些检查包括：卡托普利试验、卡托普利肾图、肾静脉肾素测量。这些检查取得了有限的临床成功，因为诸如：高血压的重叠机制（例如：高肾素原发性高血压）、抗高血压药物对血浆肾素活性的作用、基础肾功能、食物中钠的摄入水平不同的影响。

检测缺血性肾病的检查

缺血性肾病的检测通常包括肾动脉无创造影诊断检查。在过去的几年里，这些造影检查已经发生了显著的技术变革，因此优于以前的操作，比如经静脉肾盂造影术和原子核同位素肾 X 线照相，尽管之前的技术，尤其是卡托普利肾图，可能在以下指出的临床状况下有帮助。最常用造影检查的优点和缺点见表 19-2（Vasbinder 2004，Textor 2008a）。金标准的检查是数字减影血管造影。该检查有创伤并需要使用动脉内造影剂。因此伴随的风险包括机械性并发症（血管损伤，出血）、造影剂肾病、动脉粥样硬化栓塞。在之前存在肾功能不全的患者中，为了减少造影剂肾病的风险，采用的措施有将碘化造影剂更换成含钆造影剂（Ailawadi 2003)，尽管最近认识到的肾源性系统纤维化风险已经大大减少了该造影剂在估计肾小球滤过率<30ml/min 患者中的应用。不含钆的磁共振可提供近端肾动脉较好的影像，但可能造成对狭窄程度估计过高（Tan 2002）。采用二氧化碳气体的数字减影血管造影对于氮血症的患者来说是另外一种选择（Beese 2000）。

表 19-2　疑似肾动脉狭窄/缺血性肾病的诊断检查

检查方法	敏感度（%）	特异性（%）	注释
双功能超声波检查	78	89	有赖于操作者水平、肠腔道气体干扰，可以通过系列研究跟踪疾病进展，抵抗指数可以帮助预测对血管再形成的反应
计算机 X 线断层血管造影	97	95	需要使用碘造影剂，图像不受支架等的影响
磁共振血管造影	98	93	有肾源性系统纤维化的风险；放有支架、幽闭恐惧症、病态肥胖症等可能会限制使用

关于诊断检查需要问的关键临床问题

在决定进行诊断性检查和选择最佳的检查方法时，临床医生需要考虑的问题在表 19-3 中进行了描述。

表 19-3　在甄选一位肾血管病患者时需要考虑的问题

该患者是否有肾血管病明显的临床发现或危险因素？
该患者是否是血运重建术的候选人（依照患者的选择）和可能获益于该手术（血压控制，肾功能改善或得到保持）？
现在患该病的可能性如何？
如果可能性在 40%~50%，考虑直接进行肾动脉造影；

如果可能性在 20%～30%，无创性筛查具有最大的诊断价值；

如果可能性在 10% 或更低，阴性筛查应有所帮助，但假阳性检查的风险会增加。

本机构可以进行哪些影像学检查，本地的经验有哪些？

还有哪些临床因素可指导进行最佳的检查选择？

是否有明显的肥胖？如果有，将会降低双功能超声检查的敏感度。

是否有肾功能不全 [血清肌酐大于 1.5～2.0mg/dl（130～175μmol/L）]，是否正在服用 ACEI 或血管紧张素受体阻断剂？如果是，将会降低卡托普利肾图的敏感度，进行计算机 X 线断层血管造影时会增加造影剂肾病的风险，进行钆基磁共振血管造（MRA）影时会增加肾源性系统性纤维化的风险。

患者是否有幽闭恐惧症，或带有心脏起搏器或肾动脉支架？如果有，MRA 将会很难进行（幽闭恐怖症），或操作时相对风险增大（如有起搏器），或者 MRA 将不能提供太多的有用的信息（如果安装肾动脉支架）。

治疗

　　肾血管疾病的治疗可以选择外科手术、血管内治疗（经皮球囊血管成形术，利用或不利用支架）、内科治疗。最佳治疗方案的选择必须根据患者的具体情况而定并有赖于期望达到的具体目标，比如血压控制得到改善（即，肾血管性高血压的治疗）和/或肾功能的改善或维持（即，缺血性肾病的治疗）。其他需要考虑的因素可能有并存的腹部大动脉疾病，这种情况倾向于采用外科手术治疗；单纯性纤维肌性发育异常，这种情况倾向于采用血管内治疗；晚期肾实质疾病（例如糖尿病肾病），这种情况下，干预所产生的效果很小，所以倾向于采用内科治疗。成功的肾血管再形成或可允许广泛使用 ACEI 或 ARBs（该药物的使用常表明患者有较高的心衰比率和/或冠状动脉疾病），导致肾功能恶化的风险要小一些。能从血管再形成治疗获益的患者群包括那些患有复发性突发性肺水肿（Gray 2002）或不稳定性心绞痛（Khosla 1997）的患者。

手术治疗

在过去的十年，手术治疗已经不太常用，部分原因是因为患者年龄增大，内科并发症增多，还有血管内技术的进步。在患有纤维肌性发育异常的患者，经皮球囊血管成形术已经取代手术用于主要治疗方法，尽管手术治疗对于复合型末梢分支病或复发性狭窄仍有作用（Slovut et al. 2004）。对于动脉粥样硬化性肾血管病的患者，手术疗法仅限于那些血管成形术/支架失败或那些有广泛性大动脉和/或肠系膜动脉粥样硬化性疾病且也需要修复的患者（Kaplan 2006）。采用手术治疗肾血管性高血压，对于存在纤维肌性发育异常和动脉粥样硬化性肾血管病的患者，血压改善率分别达到 88% 和 80%。手术治疗动脉粥样硬化性肾血管病患者的缺血性肾病，肾功能改善、无变化、恶化的比例分别为 41%、37% 和 22%（Textor 2008a）。很少对手术疗法直接与血管内治疗进行比较。在一个小样本研究中，动脉粥样硬化性肾血管病患者被随机分成手术组和球囊血管成形术组（不用支架），远期的血管通畅率相似，但后一组需要再次进行血管成形术（Weibull 1993）。在最近的一项回顾性研究中，对手术治疗和进行过血管内治疗进行了队列比较，在肾功能方面的远期结果相似，但在血压的控制方面，血管内治疗组的效果明显要好（Galaria et al 2005）。在之前研究中，血管内治疗组需要额外的干预，以取得长期的可以与手术治疗组相比的血管通畅率。

发病率和死亡率

通过对患者更仔细选择和术前评估使与手术相关的发病率和死亡率均发生了降低，通常包括对颈动脉和冠脉疾病的筛选和治疗。这些措施会部分被患者增大的年龄和并发病的情况所抵消。手术相关的死亡率介于低风险患者的 4% 或更低和高龄患者，肾功能不全［如血清肌酐大于 2.7mg/dl（240μmol/L）］或主动脉或其他动脉的明显动脉粥样硬化疾病患者的 15% 或更高之间（Textor 2008a）。

血管内治疗

自 20 世纪 70 年代末第一例经皮血管腔内肾血管成形术（PTRA）用于治疗肾血管病以来，又出现了巨大的进步。早期的研究结果很令人鼓舞，尤其是那些针对纤维肌性发育异常导致的肾血管性高血压患者的研究。随着越来越多的动脉粥样硬化性肾血管病患者的入选，在开口病变的患者中比较明确的是，球囊血管成形术本身的技术成功是有限的，远期再狭窄的发生率相对较高。血管内支架的发展和广泛应用已经引起了巨大的进步，不仅表现在血管成形术的技术成功，还有远期再狭窄率方面（Dorros 2002）。目前，在动脉粥样硬化性开口狭窄进行血管成形术后使用支架，同时采用或不用一个末端栓子保护装置，被认为是标准治疗方案。

血管内治疗的临床效果

如同手术治疗，血管内治疗的临床效果可以从两方面考虑：高血压的改善和/或肾功能的改善或维持。难以对不同血管成形术系列治疗效果进行比较，这是因为：如患有动脉粥样硬化性肾血管病或纤维肌性发育异常的患者被入选，不同支架的使用，还有就是绝大多数患者至多仅有中度的肾功能损害的事实。

血管内治疗和内科治疗的比较

对动脉粥样硬化性肾血管病进行的血管内治疗和内科治疗的比较为一些初始前瞻性随机研究的目的（Plouin 1998，Webster 1998，van Jaarsveld 2000）。与内科治疗相比，血管成形术仅需要相同或更少的抗高血压药物，通常就可以使血压控制得到改善，而在治疗后的肾功能方面则没有显著的不同。需要注意的是，被研究的大多数患者都有相对正常的肾功能，行血管成形术的患者极少带有支架。由 Nordmann 对这些研究所进行的荟萃分析得出结论为 PTRA "对血压有适度但明显的作用，应考虑用于动脉粥样硬化性肾动脉狭窄且血压控制较差的患者"（Nordmann 2003）。这些作者还得出结论认为没有证据表明 PTRA 可以比内科治疗更好的改进或维持肾功能，但同时指出，这些试验没有一个在设计时考虑到要解决这个问题。最近的几个针对动脉粥样硬化性肾血管病患者的研究系列结果表明，这些带有支架的且有不同程度的肾功能障碍的患者，有 48% 在治疗后出现肾功能改善，40% 稳定不变（Zeller 2003a，Gill and Fowler 2003，Nolan 2005）。

STAR，ASTRAL 和 CORAL 随机试验

基于血管成形术结合支架用于治疗动脉粥样硬化性肾血管病的明显

的优势还没有得到承认的事实，使医疗保险需要对该治疗程序是否纳入其支付范围进行审查，也导致了正在进行的前瞻性多中心临床试验的发生（CORAL：伴有肾脏的动脉粥样硬化性损害的心血管后果），在用于动脉粥样硬化性肾血管病治疗时，对有支架的血管成形术和加强的内科治疗进行比较（Textor 2008a）。该试验的主要结果将是避免心血管和肾的不良反应。不管该试验（计划纳入超过1000名患者）的结果如何，两个比较带支架的血管成形术和内科治疗用于动脉粥样硬化性肾血管病的前瞻性随机临床试验的结果近期已经发表。

在对动脉粥样硬化肾动脉狭窄和肾功能受损（STAR）患者放置支架的试验中，对随机进行干预和药物治疗的160例肌酐清除率 < 80ml/$(min \cdot 1.73m^2)$ 的患者进行了比较（Bax 2009）。在24个月结束时，肾功能不全的进展、血压控制、或心血管疾病发生率和死亡率均无显著差异。本项研究的限制为单侧病变和狭窄的患者超过50%，许多研究者对该值的血流动力学重要性提出质疑。

第二项研究是肾动脉病变（ASTRAL）的血管成形术和支架置入术试验（Wheatley 2009）。在本研究中，有806例患者被随机分为干预治疗与医疗管理组，并进行平均34个月的随访。与STAR试验一样，在两组间肾功能的下降率、血压控制、心血管事件或死亡均无显著差异。与将每例肾动脉狭窄随机进行血管内或药物治疗的CORAL试验不同，AS-TRAL试验仅对正确治疗不明确的患者进行了随机化。这可能对尚未完成的CORAL试验引人一定程度的偏差。其他限制包括多数为肾功能正常的患者、单侧发病和/或狭窄 < 70%——换言之，多数临床医生认为没必要对该患者组患者进行干预。

血管成形术

如前所述，在通过外周动脉进行冠脉造影时发现肾动脉狭窄的几率在50%或更高并不少见。许多此类损伤患者的血压控制良好并且有轻度且稳定的肾功能不全。目前仍无前瞻性的对照研究对在这种条件下进行干预（即，血管成形术）提供支持，因此在这里不推荐进行该操作（Dear 2007）。

糖尿病

糖尿病和肾功能不全患者并一定不能进行PTRA和支架放置。Zeller等对99例有肾血管性高血压的糖尿病患者进行血管成形术的结果进行了研究。平均血清肌酐为 1.6mg/dl（140μmol/L），多数患者 > 2.5mg/dl（220μmol/L）。对该糖尿病患者组进行了平均 27 个月的随访，与非糖尿病患者和那些推测由高血压性肾硬化导致的肾损害患者相比，血压控制和肾功能改善结果相似。

血管内干预的并发症

使用支架进行血管成形术并发症的发生率约为 13%（Textor 2008a）。庆幸的是，大多数并发症为轻度，例如穿刺点创伤、腹股沟血肿和肾功能暂时下降。需要注意使用低渗造影剂和提前使用 N-乙酰半胱氨酸对有基础肾功能损害的患者进行治疗可降低发生更严重造影剂相关性肾病的风险。可有发生率低但更严重并有可能致死的并发症发生，例如需要输血的出血、主动脉或肾动脉撕裂/划破和肾/外周动脉粥样硬化栓塞。远端肾动脉粥样硬化栓塞的发生更为常见并且可能为技术满意的操作后肾功能缺乏改善的原因。在 Holden 等（2006）在放置支架时使用了远端保护装置的前瞻性研究中对本概念进行了支持。在术后平均随访 16 个月期间，有 94% 的患者肾功能出现了改善或保持稳定并且与其他历史系列研究相比改善程度显著更高。感兴趣的是，对血管内操作来说，有三分之二的保护装置含有栓塞材料。

成功或失败的预测

受影响（狭窄）肾脏的偏侧化卡托普利肾图或肾静脉肾素水平可对血运重建后血压的结果进行预测；然而，也有很大比例的未经这两项检查的患者也出现了获益，因此，一般不推荐在干预前进行这些检查。可以使用肾动脉双功超声来测量阻力指数，从而推测舒张期结束时的肾血流量。阻力指数超高 0.8 表示由于小血管疾病导致血流量降低。Rader-macher 等（2001）在对他们经验的回顾性研究中发现阻力指数大于 0.8 可预测在血运重建后血压控制的获益会较低。另一方面，Zeller 等（2003b）在包括大量糖尿病患者和推测有高血压性肾硬化患者的系列研究中未发现此类结果。认为 BOLD（血氧水平依赖）肾脏磁共振造影可对梗阻解除后向下到狭窄处的肾组织肾功能可能恢复的情况进行评估（Textor 2008）。使用 BOLD 来对肾血运重建的结果进行预测仍仅为一项研究措施。最后，一组研究者发现干预前其他原因无法解释的高水平脑利钠肽为干预后血压结果的预测因素（Silva 2005）。

何时进行手术或血管内干预

通过对前述讨论的总结，以下显示的为对肾动脉狭窄患者进行干预的适应证：

最大药物治疗无法控制的高血压

在双侧肾动脉狭窄或单一有功能肾脏狭窄的情况下肾功能持续下降。

在双侧肾动脉狭窄或单一有功能肾脏狭窄的情况下，有其他原因无法解释的反复发作的肺水肿或心绞痛。

内科治疗

抗高血压药治疗

动脉粥样硬化肾血管疾病患者在肾动脉粥样硬化前通常有多年的基础原发性高血压史。对于大多数患者来说，在成功的血运重建后他们将继续需要药物治疗，但是可能使用更少或更低剂量的药物就可达到更好的血压控制。

对于未选择血运重建、技术上不成功、或治疗失败的患者来说，抗高血压的内科治疗在过去几十年已经取得了很大的进展。成功的药物对血压的控制目前已接近80%（Canzanello 2004）。一些大规模的前瞻性临床试验已证实了ACEI在肾血管性高血压患者中，甚至在那些有双侧狭窄或单一功能肾脏动脉狭窄的患者中使用的安全性和有效性。此外，ACEI或ARB在血清肌酐水平为4mg/dl（350μmol/L）的患者中有效且耐受性良好。为了使血压过度降低或肾功能急剧下降的风险降到最低，我们的经验是在对患者给予ACEI或ARBs前1~2天不给患者使用利尿药并使用低的每日开始剂量（如：赖诺普利2.5mg或氯沙坦25mg）。可通过避免采用非类固醇类抗感染药物、保钾利尿剂、限制高钾食物的摄取使高血钾的风险降到最低。血清电解质、血尿素氮和血清肌酐应该在开始治疗一周内进行测量。在那些肾功能不全的患者 [血清肌酐 > 1.5mg/dl（130μmol/L）] 中，我们倾向于采用袢利尿剂替代噻嗪类利尿剂。大多数患者应该已经在采用β阻断剂和钙通道阻断剂治疗。在这种情况下还可以增加血管扩张剂。我们倾向于对女性患者采用肼屈嗪，男性患者采用米诺地尔治疗，同时适当的提高他们的袢利尿剂的剂量，以最大限度地减少液体潴留。

辅助内科治疗

除了进行抗高血压药物治疗，动脉粥样硬化性疾病的其他危险因素也应该积极的控制，这包括戒烟，采用减少液体潴留和抗血小板治疗，尽力对糖尿病患者的血糖进行有效的控制。

随访

在内科治疗的微调整期，我们鼓励患者随身携带的正规的自动数字式臂带式血压计，并经常测量血压。根据所采用的药物，血清电解质和肾功能的测量应该每 2 周进行一次。当血压稳定之后，应该每 3～6 个月测量血清肌酐一次。在可能需要进行血管再生治疗的患者，每年应该做一次肾动脉双功能超声检查。

内科治疗失败患者的治疗选择

对不适合做血管成形术，而且推测高血压将继续发展，肾缺血（比如遇到其他引起抵抗性高血压的原因）将继续恶化的患者有两个选择。第一，联合采用 ACEI 和 ARBs，或联合 ACEI 和 ARBs 其中任意一种和螺内酯，可能在此情况下有效，但要注意监测以避免出现高钾血症。第二，可以考虑切除一个严重缺血、萎缩和无功能的肾脏。Kane 等人（2003）已对 Mayo 医学中心关于此种情况下肾切除术的经验进行了回顾。74 例平均随访期为 4 年的肾切除术后患者，平均血压显著降低，抗高血压药物的用量也降低了，而肾功能仍然保持不变。这些研究者并未发现肾静脉肾素偏侧化有任何帮助，尽管其他研究者指出偏侧化可提示肾动脉完全阻塞，因此，表明可能会从肾切除术获益（Rossi 2002）。腹腔镜肾切除的广泛使用增加了在潜在高外科手术风险患者中该治疗方法的使用。

（尉永太 译）

参考文献及推荐阅读：

Ailawadi G, Stanley JC, Williams DM, et al. Gadolinium as a nonnephrotoxic contrast agent for catheter-based arteriographic evaluation of renal arteries in patients with azotemia. *J Vasc Surg.* 2003;37:346–352.

Bax L, Woittiez AJ, Kouwenberg HJ, et al. Stent placement in patients with atherosclerotic renal artery stenosis and impaired renal function: a randomized trial. *Ann Intern Med.* 2009;150:840–848.

Beese RC, Bees NR, Belli AM. Renal angiography using carbon dioxide. *Br J Radiol.* 2000;73:3–6.

Canzanello VJ. Medical management of renovacular hypertension. In: Mansoor GA, ed. *Secondary Hypertension: Clinical Presentation, Diagnosis, and Treatment.* Totowa, NJ: Humana Press; 2004:91-107.

Chrysochous C, Kalra PA. Epidemiology and natural history of atherosclerotic renovascular disease. *Prog Cardiovasc Dis.* 2009;52:184-195.

Dear JW, Padfield PL, Webb DJ. New guidelines for drive-by renal arteriography may lead to an unjustifiable increase in percutaneous intervention. *Heart.* 2007;93:1526-1530.

Dorros G, Jaff M, Mathiak L, et al. Multicenter Palmaz stent renal artery stenosis revascularization registry report: four-year follow-up of 1,058 successful patients. *Catheter Cardiovasc Interv.* 2002;55:182-188.

Dworkin LD, Cooper CJ. Renal-artery stenosis. *N Engl J Med.* 2009;361:1972-1978.

Galaria II, Surowiec SM, Rhodes JM, et al. Percutaneous and open renal revascularizations have equivalent long-term functional outcomes. *Ann Vasc Surg.* 2005;19:218-228.

Garovic VD, Kane GC, Schwartz GL. Renovascular hypertension: balancing the controversies in diagnosis and treatment. *Cleve Clin J Med.* 2005;72:1135-1147.

Gill KS, Fowler RC. Atherosclerotic renal arterial stenosis: clinical outcomes of stent placement for hypertension and renal failure. *Radiology.* 2003;226:821-826.

Gray BH, Olin JW, Childs MB, et al. Clinical benefit of renal artery angioplasty with stenting for the control of recurrent and refractory congestive heart failure. *Vasc Med.* 2002;7:275-279.

Holden A, Hill A, Jaff MR, et al. Renal artery stent revascularization with embolic protection in patients with ischemic nephropathy. *Kidney Int.* 2006;70:948-955.

Kane GC, Textor SC, Schirger Z, et al. Revisiting the role of nephrectomy for advanced renovascular disease. *Am J Med.* 2003;114:729-735.

Kaplan NM. Renovascular hypertension. In: Kaplan NM, ed. *Kaplan's Clinical Hypertension.* 9th ed. Philadelphia: Lippincott Williams & Wilkins; 2006:347-368.

Khosla S, White CJ, Collins TJ, et al. Effects of renal artery stent implantation in patients with renovascular hypertension presenting with unstable angina or congestive heart failure. *Am J Cardiol.* 1997;80:363-366.

Krijnen P, van Jaarsveld BC, Steyerberg EW, et al. A clinical prediction rule for renal artery stenosis. *Ann Intern Med.* 1998;129:705-711.

Nolan BW, Schermerhorn ML, Rowell E, et al. Outcomes of renal artery angioplasty and stenting using low profile systems. *J Vasc Surg.* 2005;41:46-52.

Nordmann AJ, Woo K, Parkes R, et al. Balloon angioplasty or medical therapy for hypertensive patients with atherosclerotic renal artery stenosis? A meta-analysis of randomized clinical trials. *Am J Med.* 2003;114:44-50.

Plouin PF, Chatellier G, Darne B, et al. for the Essai Multicentrique Medicaments vs Angioplastie (EMMA) Study Group. Blood pressure outcomes of angioplasty in atherosclerotic renal artery stenosis: a randomized trial. *Hypertension.* 1998;31:823-829.

Radermacher J, Chavan A, Bleck J, et al. Use of Doppler ultrasonography to predict the outcome of therapy for renal artery stenosis. *N Engl J Med.* 2001;344:410-417.

Rossi GP, Cesari M, Chiesura-Corona M, et al. Renal vein renin measurements accurately identify renovascular hypertension caused by total occlusion of the renal artery. *J Hypertens.* 2002;20:975-984.

Silva JA, Chan AW, White CJ, et al. Elevated brain natriuretic peptide predicts blood pressure response after stent revascularization in patients with renal artery stenosis. *Circulation.* 2005;111:328-333.

Slovut DP, Olin JW. Fibromuscular dysplasia. *N Engl J Med.* 2004;350:1862-1871.

Tan KT, van Beek EJ, Brown PW, et al. Magnetic resonance angiography for the diagnosis of renal artery stenosis: a meta-analysis. *Clin Radiol.* 2002;57:617-624.

Textor SC. Renovascular hypertension and ischemic nephropathy. In: Brenner BM, ed. *Brenner and Rector's The Kidney.* 8th ed. Philadelphia: Saunders; 2008a:1528-1566.

Textor SC. Atherosclerotic renal artery stenosis: overtreated but underrated? *J Am Soc Nephrol.* 2008b;19:656-659.

Textor SC, Glockner JF, Lerman LO, et al. The use of magnetic resonance to evaluate tissue oxygenation in renal artery stenosis. *J Am Soc Nephrol.* 2008c;19:780-788.

van de Ven PJG, Beutler JJ, Beek FJA et al. Angiotensin converting enzyme inhibitor-induced renal dysfunction in atherosclerotic renovascular disease. *Kidney Int.* 1998;53:986-993.

van Jaarsveld BC, Krijnen P, Pieterman H, et al. For the Dutch Renal Artery Stenosis Intervention Cooperative Study Group. The effect of balloon angioplasty on hypertension in atherosclerotic renal artery stenosis. *N Engl J Med.* 2000;342:1007–1014.

Vasbinder GBC, Nelemans PJ, Kessels AGH, et al. Accuracy of computed tomographic angiography and magnetic resonance angiography for diagnosing renal artery stenosis. *Ann Intern Med.* 2004;141:674–682.

Webster J, Marshall, F, Abdalla M, et al. for the Scottish and Newcastle Renal Artery Collaborative Group. Randomised comparison of percutaneous angioplasty vs continued medical therapy for hypertensive patients with atheromatous renal artery stenosis. *J Hum Hypertens.* 1998;12:329–335.

Weibull H, Bergqvist D, Bergentz SE, et al. Percutaneous transluminal renal angioplasty versus surgical reconstruction of atherosclerotic renal artery stenosis: a prospective randomized study. *J Vasc Surg.* 1993;18:841–850.

Wheatley K, Ives N, Kalra P, et al. Revascularization versus medical therapy for renal-artery stenosis (ASTRAL). *N Engl J Med.* 2009;361:1953–1962.

Zeller T, Frank U, Muller C, et al. Predictors of improved renal function after percutaneous stent-supported angioplasty of severe atherosclerotic ostial renal artery stenosis. *Circulation.* 2003a;108:1–6.

Zeller T, Muller C, Frank U, et al. Stent angioplasty of severe atherosclerotic ostial renal artery stenosis in patients with diabetes mellitus and nephrosclerosis. *Catheter Cardiovasc Interv.* 2003b;58:510–515.

第 20 章　　　　顽固性高血压

Krishna K. Gaddam, Carolina C.
Gonzaga, and David A. Calhoun

　　顽固性高血压定义：尽管联合使用不同程度的三种抗高血压药物血压仍然保持较高水平。理论上讲，三种药物中的一个是利尿剂，并且所有药物都应在最优剂量使用，病人的血压需要四种或者更多治疗来控制也同样认定为对抗治疗。

患病率，病人特质和预后

　　尽管顽固性高血压治疗流行病学数据尚无评定，但它可通过观察和试验结果来推定。三个美国人中有一个人患有高血压，交叉研究表明经过治疗高血压的那些人有一半血压控制在了小于 140mmHg。大约有 30% ~ 50% 使用密集抗压治疗的观察对象保持高于目标血压水平，或者在临床试验中需要三种或者更多药物来达到预期血压水平。这些病人有很高的器官损伤和副作用的风险，在 Framingham 的研究中，血压失控最强力的指征是高龄，与小于等于 60 岁的参与者相比，大于 75 岁的参与者中将收缩压控制好的不到其四分之一。其他指征包括心室肥大，肥胖（体重指数大于 $30kg/m^2$），黑种人，糖尿病，慢性肾病（CKD）和女性。

　　生活方式因素，包括身体不灵便和严重的酒精摄入对顽固性高血压发展很重要，同时伴有高盐饮食摄入，药理学制剂利于顽固性血压治疗（表 20-1）。最常用的非固醇抗感染性药物，包括阿司匹林，环加氧酶-2 抑制剂。它们对血压的效果主要在年纪大的病人和潜在肾功能不全的患者报道的多。

个性化分析

　　对患有顽固性原发性高血压人确诊很必要，因为他们有不同的原因和经成功治疗的潜在好处。血压失控也可能导致假性抗药，这不同于真正治疗顽固性高血压，不适当药物是低效控制高血压的主要原因。对抗高血压低依赖（药物副作用，成本，剂量不便）是另一个主要原因。不规则服药很难辨认。没有按时就诊和缺乏治疗的生理学证据，如服用β阻滞剂仍出现快速心律，提示没有规则服药。

由于技术不精而致的血压测量不准确和白大褂综合征（持续升高的临床血压但出院后血压读数正常或显著降低）可能产生对顽固性高血压的误诊。便携式家用血压计利于评估血压失控的病人并排除白大褂综合征。对那些病人正在进行治疗有持续性高血压但没有迹象表明对靶器官的伤害或者对那些病人存在反复性过度治疗，这些评估手段已经得以证实。这种差异在临床上很重要，正如对低效控制高血压继而缺乏依赖性的病人的管理，不恰当的治疗或白大褂综合征完全不同于经过了正确治疗的病人。

继发性高血压

继发性高血压在患有顽固性高血压的病人中很普遍。醛固酮增多症，阻塞性呼吸暂停，CKD 和肾动脉狭窄最为普遍，然而嗜铬细胞瘤，库氏综合征，甲状旁腺功能亢进症，主动脉缩窄，颅内瘤是第二诱因。

阻塞性呼吸暂停

阻塞性呼吸暂停在顽固性高血压患者中均有发现，有报告称有多于80%的患病率。交叉研究表明，尽管多种治疗方式，呼吸暂停愈严重血压越不易控制。呼吸暂停导致高血压的机制至今并未阐明。一个较好的解释是间歇性的血氧不足和/或上气道阻力的增加导致了交感神经系统持续兴奋。交感神经系统兴奋可以通过增加心输出量和外周阻力，还有增加液体潴留，使血压升高。研究提出肥胖，醛甾酮过量与呼吸暂停的关系。采用正向导管压力治疗呼吸性暂停可改善血压的控制效果。

原发性醛固酮增多症

原发性醛固酮增多症几乎很少是原发性高血压因却在顽固性高血压患者中很普遍，大约有接近20%的患病率。由位于 Birmingham 的 Alabama 大学所做的对 88 名连续的患者的抵抗性高血压的评估中，18 名研究对象被确诊原发性醛固酮增多症，这是在进食高钠食物后基于抑制性肾素活力和 24h 尿醛甾酮分泌量。顽固性高血压中原发性醛固酮增多症的患病率同样在其他中心也有报道。鉴于高患病率，患顽固性高血压所有病人要评估一下高醛固酮。

在上述研究报告确诊患有原发性醛固酮症中几乎很少注意血浆钾水平很低，这一点很重要。尽管低钾血症和肾上腺瘤代表原发性醛固酮增多症经典案例，但这个症状没必要来确诊和诊断。在研究中用 279 个顽固性原发性高血压患与 53 个对照比较，尽管使用利尿剂，在顽固性高血压患者醛固酮过量和血管内血容量扩张需要引起注意。尽管醛固酮和肾素比率在正常水平，这提示醛固酮过量利于血管内血容量扩张和对治疗产生抗性。

肾血管疾病

肾血管疾病在经过支气管导管插入术后在顽固性高血压患者中很多见，有超过 20% 病人有单侧或双侧的狭窄。大多数肾动脉损伤的病因是动脉粥样硬化，患病率随年龄增加，即动脉粥样硬化病，出现无法解释的肾功能不全的。在出现一过性或间断出现肺水肿的患者，尤其是超声心动图提示心脏收缩功能尚存的，应怀疑存在双侧肾动脉狭窄。尚无足够证据支持血运重建技术胜过医学治疗，然而如果用了优化药物仍不能有效控制血压，血运重建技术值得推荐，但显著的降压效果并不确定。肾血管疾病的更多细节将在 19 章讨论。

肾实质疾病

CKD 是顽固性高血压的原因，也是血压控制不好的结果。ALLHAT 试验中，CKD 可通过血浆肌酐（>1.5mg/dl）确定，它是血压控制失败的主要指标。对患者 CKD 抗性治疗很大程度上依赖肾素-拮抗剂-醛固酮体系和钠浓度及液体潴留。

嗜铬细胞瘤

嗜铬细胞瘤是第二个不常见但很重要的顽固性高血压诱因。在活动方便的人群中高血压发生率是 0.1%～0.6%。嗜铬细胞瘤特点是血压高，头痛，心悸，阵发性发病是其典型。在顽固性高血压中，诊断需要综合考虑这些症状。

评定

表 20-1 列举对患有顽固性原发性高血压人评估细则。详尽病史和询问高血压期间身体状况；治疗依赖；对前期治疗的反应，包括副作用；当前药物使用，包括中药和非处方药；和可能作为高血压的次要原因的体征。这有助于把真正的治疗抵抗与由于治疗不足和/或不规范治疗导致的血压控制较差区别开来。

表 20-1　影响血压控制的外源因素

酒精

食物中的盐

药物：

　非类固醇类的抗感染症药物，包括环加氧酶-2 抑制剂，对乙酰氨基酚

　拟交感神经药因素（消肿剂，减肥药，可卡因）

　激动剂（哌甲酯，dexmethylphenidate，右苯丙胺，苯丙胺，甲基苯丙胺）

　口服避孕药

　环孢素

　促红细胞生成素

甘草

中药化合物（麻黄属或麻黄）

血压测定

有效的血压测定手段对准确诊断顽固性高血压很重要。血压要用袖带包裹 80% 手臂进行测定，在测量期间病人应该坐在凳子上静息 5min，双脚着地，手臂和心脏保持同一水平。综上所述，家用便携式血压检测仪的使用排除白大褂综合征。

确定治疗抵抗
患有糖尿病或CKD的病人血压>140/90或130/80mmHg
和
病人用了最优剂量3种或更多治疗药物，包括可能的利尿剂
或
血压在目标范围内但需要4种或更多种药物治疗

↓

排除假抗性
病人是否坚持计划治疗？
获得家庭，工作，或血压波动以排除白大褂综合征

↓

确定和不利的生活因素
肥胖
身体不灵便
嗜酒
高盐，低纤维饮食

↓

停止或降低干预药物
非类固醇类的抗感染症药物
拟交感神经药（减肥药，消肿剂）
激动剂
口服避孕药
甘草
麻黄属植物

↓

排除高血压次要原因
阻塞性睡眠呼吸暂停（打鼾，有目击的呼吸暂停，过度白天嗜睡）
原发性醛固酮增多症(醛固酮/肾素比升高)
CKD（肌酐清除率<30ml/min）
肾动脉狭窄(年轻女性，已知的动脉粥样硬化性疾病患者，肾功能衰退)
嗜铬细胞瘤（间断出现高血压心悸，发汗，头痛）
库欣综合征（满月脸，中心性肥胖，腹部条纹，肩胛间脂肪堆积）
主动脉狭窄（肱动脉或股动脉的差异，收缩期杂音）

↓

药物治疗
最大限度的利尿剂治疗，包括盐皮质激素受体拮抗剂
联合不同作用机制的药物
患有CKD病人用环形利尿剂或使用血管扩张药(如米诺地尔)

↓

求助专科医师
求助专科医师寻找已知的或可能的高血压的次要原因
治疗6个月后血压仍未得到控制，求助高血压专科医师

图 20-1　顽固性高血压：诊断和治疗建议

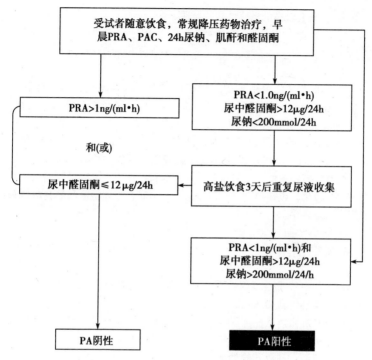

图 20-2 确诊原发性醛固酮增多症检测的流程图

Na：钠 PAC：血浆醛固酮浓度 PRA：血浆肾素活性

实验室检查

　　顽固性高血压患者生化评定应该包括常规代谢分析，尿液分析，成对的晨血样本用于检测血浆醛固酮和血浆肾素活性（PRA）以筛查原发性醛固酮增多症。高血浆醛固酮/PRA 比率［通常 20～30，醛固酮测量以 ng/dl 为单位，PRA 测量以 ng/（ml·h）为单位］，可提示原发性醛固酮增多症，确诊还需进一步评定（图 20-2）。收集病人日常饮食摄入期间 24h 尿液来分析钠吸收，计算肌酐清除率，并测量醛固酮的排泄。

　　对于肾动脉狭窄程度较高的患者应保留非侵入性肾影像学检查。同样，肾上腺造影仅在生化上确定激素分泌过量并提示肾上腺肿瘤以后方可实行。对嗜铬细胞瘤最优筛查是无血浆肾上腺素（异丙肾上腺素和肾上腺素），具有较高的敏感性和特异性。

治疗

生活方式改变包括减肥，规律性锻炼，高纤维、低盐、低脂肪饮食，适度饮酒（每天不超过 2～3 杯），应在适当的时候给予鼓励。兴奋剂以及其他增高血压的物质在（表 20-1）已经列出来。每一种方法降低血压的效果通常不大，但在临床上很重要。准确诊断和适量对继发性高血压治疗以及有效药物控制对顽固性高血压治疗是必要的。尤其注意相关低依赖的因素，如成本和副作用，可以提高病人依从性和治疗效果，包括护士、药剂师、营养学家、心理学家和健身教练都能提高治疗效果。

利尿药物使用

过多的血容量是顽固性高血压患者的共有特征。在随机交叉研究中，我们发现低盐摄入（50mmol/24h）与高盐摄入（250mmol/24h）相比，收缩和舒张血压各自下降 22.7mmHg 和 9.1mmHg。在低盐摄入期间血浆肾素活性增加而脑钠肽和肌酐清除率下降，这提示血管容量下降可能是一种机制。利尿药物能最大限度控制血压，除非禁忌或不可耐受。在大多数病人中，使用长效噻嗪类利尿药物是最有效的。近期研究发现每天 25mg 氯噻酮提供 24h 血压下降远比 50mg 氢氯噻嗪更好，因此建议在治疗顽固性高血压时优先使用。在晚期的 CKD 患者中（肌酐清除率 <30ml/min），髓袢利尿药对血容量和血压控制很必要。

联合药物治疗

很少有关于特定三种或者更多种药物联合药效评估的数据。三联方案：ACE 抑制剂或血管紧张素受体阻断剂，钙通道阻断和噻嗪类利尿药物是有效的，通常可耐受。尽管 β-肾上腺素能拮抗剂在冠心病和/或充血性心衰的情况下，联合 α-β 拮抗剂，因为他们的双重作用，可能是更有效的抗高血压药物。对多种药物方案更详细的讨论见第 18 章。

醛固酮拮抗剂

几项研究表明，当添加到现有多药物治疗方案时，盐皮质激素受体拮抗剂可提供与醛固酮和肾素水平无关的显著的抗高血压效果。在早期研究报告中，Ouzan 等评估了 25 个研究对象（临床血压和 24h 血压 > 140mmHg），虽然他们用了至少两种抗高血压治疗药物（包括利尿药物和 ACEI 或者 ARBs），额外每天摄入螺内酯（1mg/kg）可显著降低血压和 24h 血压，三个研究对象血浆钾 > 5mmol/L。在这三个研究对象中，螺内酯剂量随钾的正常化可降低用量。在另一项由位于 Birmingham 的 Alabama 大学所做研究中，经过三种或者多种治疗后血压仍不可控制的 76 个研究对象，在已用药物治疗中额外加入 12.5 ~ 50mg 螺内酯后，其效果已经得到证实。基本上来说，研究对象使用了平均四种抗高血压的治疗药物，包括噻嗪类利尿药物、ACEI、ARB。基于肾素活力受到抑制（每小时 < 1.0ng/ml），在摄入高钠饮食（每 24h 大于 200mmol）后有较高水平的尿醛固酮分泌（ > 12μg/24h），34 名研究对象被诊断患有原发性醛固酮增多症。在 6 个月跟踪之后，螺内酯的平均剂量大约每天 30mg，血压平均降了 25/12mmHg。螺内酯对血压治疗结果在非裔美国人和白人中很相似。有趣的是，在原发性醛固酮增多症患者和没有这种诊断的患者中，血压反应并没有什么不同，也没有与醛固酮排泄率或醛固酮/肾素比相关的血压反应。

在大规模顽固性高血压人群（1411 名参与者）中一个类似程度的降压结果，在 Anglo-Scandinavian 心脏预后试验 - 降压分支被报道。加入螺内酯（每天 20 ~ 50mg）作为四线用药后，收缩压和舒张压各自降低了 22mmHg 和 9.5mmHg。

使用盐皮质激素受体拮抗剂，高钾血症，尽管不是很普遍，尤其是老年人可能会发生。患有 CKD 和糖尿病的病人，曾接受过 ACEI 和 ARBs 或抗感染药物的病人，在这些高危病人中，螺内酯可调整至 12.5mg/d，螺内酯联合噻嗪类利尿药物可增强抗高血压效果并同时降低高钾血症的风险。在服用螺内酯之后血钾和肌酐水平要受到严密监控。胸痛，不管有或无男子女性型乳房，其发生率会随着螺内酯高剂量的使用而急剧升高，特别是超过 25mg/d。

更具有选择性的盐皮质激素受体拮抗剂比螺内酯更好。它已被证明有效降低顽固性高血压的血压且副作用低，高钾血症可能发生需要严密监测。

阿米洛利

阿米洛利是一种间接的盐皮质激素受体拮抗剂，其可阻断上皮的钠通道。它已被证实可有效治疗顽固性高血压，但用它针对性治疗原发性醛固酮症仍缺乏经验。可以很好地耐受，没有任何螺内酯的性激素相关的副作用。像直接的盐皮质激素受体拮抗剂一样，其仍有高钾血症的风险。

（任艳军　译）

参考文献及推荐阅读：

Aqel RA, Zoghbi GJ, Baldwin SA, et al. Prevalence of renal artery stenosis in high-risk veterans referred to cardiac catheterization. *J Hypertens.* 2003;21:1157–1162.

Calhoun DA, Jones D, Textor S, et al. AHA Scientific Statement. Resistant hypertension: diagnosis, evaluation, and treatment: a scientific statement from the American Heart Association Professional Education Committee of the Council for High Blood Pressure Research. *Hypertension.* 2008;51:1403–1419.

Calhoun DA, Nishizaka MK, Zaman MA, et al. Hyperaldosteronism among black and white subjects with resistant hypertension. *Hypertension.* 2002;40:892–896.

Chapman N, Dobson J, Wilson S, et al. Effect of spironolactone on blood pressure in subjects with resistant hypertension. *Hypertension.* 2007;49:839–845.

Chobanian AV, Bakris GL, Black HR, et al. Seventh report of the Joint National Committee on Prevention, Detection, Evaluation, and Treatment of High Blood Pressure. *Hypertension.* 2003;42:1206–1252.

Cuspidi C, Macca G, Sampieri L, et al. High prevalence of cardiac and extracardiac organ damage in refractory hypertension. *J Hypertens.* 2001;19:2063–2070.

Eide IK, Torjesen PA, Drolsum A, et al. Low-renin status in therapy-resistant hypertension: a clue to efficient treatment. *J Hypertens.* 2004;22:2217–2226.

Ernst ME, Carter BL, Goerdt CJ, et al. Comparative antihypertensive effects of hydrochlorothiazide and chlorthalidone on ambulatory and office blood pressure. *Hypertension.* 2006;47:352–358.

Gaddam KK, Nishizaka MK, Pratt-Ubunama MN, et al. Characterization of resistant hypertension: association between resistant hypertension, aldosterone and persistent intravascular volume expansion. *Arch Intern Med.* 2008;168:1159–1164.

Gaddam K, Corros C, Pimenta E, et al. Rapid reversal of left ventricular hypertrophy and intracardiac volume overload in patients with resistant hypertension and hyperaldosteronism: a prospective clinical study. *Hypertension.* 2010;55:1137–1142.

Gallay BJ, Ahmad S, Xu L, et al. Screening for primary aldosteronism without discontinuing hypertensive medications: plasma aldosterone-renin ratio. *Am J Kidney Dis.* 2001;37:699–705.

Garg JP, Elliott WJ, Folker A, et al. Resistant hypertension revisited: a comparison of two university-based cohorts. *Am J Hypertens.* 2005;18:619–626.

Grassi G, Facchini A, Trevano FQ, et al. Obstructive sleep apnea dependent and independent adrenergic activation in obesity. *Hypertension.* 2005;46:321–325.

Grote L, Hedner J, Peter JH, et al. Sleep-related breathing disorder is an independent risk factor for uncontrolled hypertension. *J Hypertens.* 2000;18:679–685.

Lavie P, Hoffstein V. Sleep apnea syndrome: a possible contributing factor to resistant hypertension. *Sleep.* 2001;24:721–725.

Lloyd-Jones DM, Evans JC, Larson MG, et al. Differential control of systolic and diastolic blood pressure: factors associated with lack of blood pressure control in the community. *Hypertension.* 2000;36:594–599.

Logan AG, Perlikowski SM, Mente A, et al. High prevalence of unrecognized sleep apnoea in drug-resistant hypertension. *J Hypertens*. 2001;19:2271–2277.

Nishizaka MK, Zaman MA, Calhoun DA. Efficacy of low-dose spironolactone in subjects with resistant hypertension. *Am J Hypertens*. 2003;16:925–930.

Ouzan J, Perault C, Lincoff AM, et al. The role of spironolactone in the treatment of patients with refractory hypertension. *Am J Hypertens*. 2002;15:333–339.

Pickering TG, Hall JE, Appel LJ, et al. Recommendations of blood pressure measurement in humans and experimental animals. Part 1: blood pressure measurement in humans. A Statement for Professionals from the Subcommittee of Professional and Public Education of the American Heart Association Council on High Blood Pressure Research. *Circulation*. 2005;111:697–716.

Pimenta E, Gaddam KK, Oparil S, et al. Effects of dietary sodium reduction on blood pressure in subjects with resistant hypertension: results from a randomized trial. *Hypertension*. 2009;54:475–481.

Pratt-Ubunama MN, Nishizaka MK, Boedefeld RL, et al. Plasma aldosterone is related to severity of obstructive sleep apnea in subjects with resistant hypertension. *Chest*. 2007;131:453–459.

Strauch B, Zelinka T, Hampf M, et al. Prevalence of primary hyperaldosteronism in moderate to severe hypertension in the Central Europe region. *J Hum Hypertens*. 2003;17:349–352.

Somers VK, Dyken ME, Clary MP, et al. Sympathetic neural mechanisms in obstructive sleep apnea. *J Clin Invest*. 1995;96:1897–1904.

Taler SJ, Textor SC, Augustine JE. Resistant hypertension: comparing hemodynamic management to specialist care. *Hypertension*. 2002;39:982–988.

第 21 章　外周动脉和脑血管疾病

Stephanine S. DeLoanch and Emile
R. Mohler Ⅲ

外周动脉疾病

外动脉疾病 PAD 在成年人中的发病率一般为 5%。有肾脏病的人更容易患 PAD，患病的具体数量取决于 PAD 的定义。根据最近的全国健康和营养检查调查，以臂-踝指数 <0.9 作为诊断 PAD 的标准，慢性肾脏病 CKD 人的 PAD 患病率估计为 24%。和 CKD 的 7% 相比，间歇性跛行在成年人中的发病率一般为 1%~5%。CKD 病人更容易患复杂的 PAD，需要血管形成术和截肢术。PAD 患病率增加可能更多的归功于在这一组合中传统危险因素的过度表达，例如高龄、糖尿病、血脂障碍、高血压。然而，即使调整了这些并存病，CKD 仍然是一个独立的危险因素。

预防

危险因素调整

PAD 是动脉粥样硬化的表现。和 CKD 一样，PAD 是冠状动脉疾病的一个等价危险情况，所以许多预防措施类似是不奇怪的。糖尿病、高血压、血脂障碍和吸烟的预防措施目标控制和心血管疾病和 CKD 病人目标的控制目标相似，在这本手册的其他章节中有描述。研究显示实现这些目标对 PAD 的结果而言并无太大好处。例如目前的证据不支持严格的血糖控制对影响 PAD 的进展起到满意的效果。相似的，没有研究已经证实血压控制影响 PAD 的过程。在 PAD 的一般患病人群中，他汀类药物治疗可能增加无痛行走，但是没有研究表明他汀类药物治疗在 CKD 人群中能提高 PAD 的治疗效果。

对 PAD 而言一个极端重要的危险因素是烟草的使用。优先考虑的事应该是劝告 PAD 病人停止吸烟和提供药物治疗协助他们的治疗。停止吸烟已经被明确地证实减少了 PAD 进程，导致低的截肢率。

糖尿病足的护理

糖尿病是 PAD 的一个主要危险因素。糖尿病人也有神经变性病的风险，这将导致足溃疡。没有对待和治愈的足溃疡能导致肢体的缺失。尽管没有足的护理对 PAD 和减少在一般 CKD 人群中减少足缺失的风险的影响的预期研究，研究已经显示病人教育和和合理的足护理能减少截肢率。糖尿病足的护理应该涉及卫生学、病人和足的护理提供者足的定期检查、合理的鞋的使用和没有能够在 2 周内治愈的足溃疡的血管评价的早期指引。一旦溃疡发展了，有严重 PAD 的糖尿病人将需要血管再通来达到伤口治愈。

外周动脉疾病筛查

美国心脏病学学院/美国心脏协会指南推荐对下列高危 PAD 人群进行筛查：年龄≥70；年龄 50 ~ 69，有吸烟史和/或糖尿病；年龄40 ~ 49，糖尿病和其他动脉粥样硬化危险因素；间歇性跛行、静息痛、或不正常的下肢血管检查或在别的地方的显著的动脉粥样硬化的任何人（图 21-1）。国际社会对 PAD 指南共识是，推荐筛查有 PAD 危险因素的个人和有间歇性跛行症状或肢体功能低下的人群。根据指南，筛查应该在所有有糖尿病年龄≥40 的 CKD 患者中进行。

臂-踝压力指数

筛查的标准的非侵入性测试是 ABI。ABI 是腿压与臂压的比值。首先测量两臂的血压，保证两者之差 < 10mmHg，高的一个作为臂压。然后用多普勒仪放在胫后动脉上测左腿压。袖套在腓肠肌上方膨胀，直到多普勒动脉流信号消失。袖套萎缩直到信号重新出现，标出腿压的读数。之后用足背动脉对腿部血压进行重新测量。两者中较高的作为腿压，臂与腿压力的比值便是 ABI。健康人的 ABI 值为 1 ~ 1.1。0.9 ~ 1.3 是可以接受的。ABI < 0.9 被定义为 PAD。有血管钙化尤其是内部动脉钙化的病人，ABI 可以 > 1.3。最近的研究表明异常的 ABI 用于预测心血管疾病是不够的。

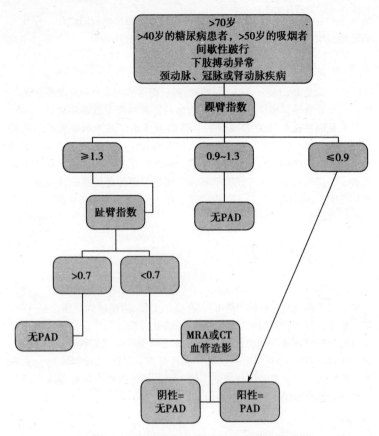

图 21-1　慢性肾病患者外周血管病的诊断规则

甲状腺素结合指数

　　筛查钙化血管病人的另一个方法是 TAI。它与 ABI 的计算方法相似，但是使用的是大脚趾的压力。大脚趾的压力可以被测量靠放一个环绕在大脚趾周围的小袖套和扎在大脚趾尖肉内的体积描记法探针测量出。TAI 小于 0.6 具有诊断意义。诊断 PAD 比低值的 ABI 可能更加精确。许多初级保健医生的办公室都配备了 ABI 测量仪。如果不能在这些环境中使用，病人应该被推荐到一个专业的血管实验室。

PAD 的诊断

不正常的 TAI、ABI、别的非侵入性的检查的病人通常继续寻求更加详细的血管图谱。多数情况下图谱是用碘化造影表现出来的，这可能对于那些有复杂的 CKD 病人尤其是合并有糖尿病的病人是非常值得关注的，因为相对的肾病风险。检查的潜在好处应该用对抗使肾脏功能恶化的风险来衡量。

磁共振血管造影术渐渐地被 CKD 病人所选择。然而磁共振血管造影术不是没有风险。对于患有复杂 CKD 的病人，磁共振血管造影术所普遍使用的基于钆的对比剂，可能增加肾源性系统纤维化的风险。因此对于患有复杂 CKD 的病人钆的使用应该在仔细的衡量这个过程的风险与利益之后使用。

PAD 的药物和非侵入性（无创性）治疗

在 PAD 管理过程中的护理目标是预防 PAD 进展和减少突发心血管事件的风险。危险因素的改变被推荐去预防心血管事件。间歇性跛行的病人通常被立即用抗血小板药物治疗，同时进行锻炼。在 CKD 病人中抗血小板药物对于减少 PAD 进程的作用并没有被研究，但是在一般人群中，阿司匹林和氯吡格雷已经被证实可以减少心血管风险和提高肢体血管再通手术后移植开放的程度。对于那些经锻炼不能充分减轻和不是血管再通的适应证的间歇性跛行的病人可以选择使用西洛他唑药物。西洛他唑是一个磷酸二酯酶抑制剂，它可以减少血小板积聚并且是一个温和的血管舒张剂。在 CKD 人群中它没有被进行专门研究，但是有关 CKD 的课题在大多数西洛他唑的试验中被涉及。根据包装说明书，肌酐清除率小于 25ml/min 的病人应该小心使用。

锻炼通常和药物治疗联合使用作为间歇性跛行的一线治疗方案。结构性的锻炼项目已经被证实可以减轻症状和改善非无痛苦的行走时间。经典的锻炼项目应该被监护，并且病人应该每周进行三次以上 45~60 分钟的有氧锻炼。这种项目对 CKD 病人的好处和安全性没有被进行研究。

PAD 的侵入性治疗

危急的肢体局部缺血以静息痛、溃疡和坏疽为特征。有危急的肢体局部缺血的病人应该立即选择血管评价。对药物治疗没有反应的间歇性跛行的病人，血管再通是适应证。对那些失用的间歇性跛行的病人只要他们有一个合理的预期寿命，也被期望从这个过程中受益。当手术血管再通与高的手术期间死亡率联系在一起时，大多数的 CKD 病人选择血管再通中的经皮腔内血管成形术。进行手术的病人和这些进行经皮腔内血管成形术的病人的肢体挽救率没有差别。对于损伤了的病人血管手术被考虑而不是义务的去选择经皮腔内血管成形术。与经皮腔内血管成形术相比手术是一个高风险的过程，CKD 病人应该进行适当的手术前筛选。手术期间的 β 肾上腺素能阻滞药的使用可能会有一些益处。

血管再通失败了的病人或不是这些过程的适应证的病人可以选择截肢术。在回顾性的分析中，和接受了截肢术的病人相比进行血管再通手术的病人的死亡率较低。然而这种通过观察得到的数据容易产生选择偏差。随机的试验对于更加具有概括性的血管再通手术的好处的证实是需要的。比起一般的人群 CKD 病人的截肢发生率更高。这可能导致 CKD 病人表现出更加严重的 PAD 形式，例如危急的肢体局部缺血。就像血管再通一样，相比非 CKD 病人 CKD 病人在截肢后表现出更高的手术后死亡率。

CKD 对脑血管病的影响

在美国脑卒中是第三大死亡原因。相比一般人群 CKD 病人可能面对高达百分之四十三的高脑卒中风险。根据 NHANES 数据，在美国 55 岁以上的成年人中，微清蛋白尿和降低的肾小球滤过率与脑卒中有独立的联系。在这一组合中传统危险因素的过度表达解释了脑卒中危险增加的大多数并非全部。在对传统危险因素做出调整后，脑卒中的发生率仍然很高。

脑卒中可以是缺血性或出血性。出血性脑卒中中可以是大脑内或蛛网膜下的。缺血性脑卒中非常普遍可以由闭塞、栓塞或血管炎发展而来。随着 CT 和 MRI 的不断增加的可利用性，静止性的脑部梗死被更普遍地诊断出来。静止性脑部梗死在神经影像上是偶然的发现，神经影像常常没有一个伴随的临床脑卒中历史但是有认知缺损。受损的肾脏功能和增加的静止性脑部梗死风险有关系。

一级预防

CKD 病人的脑卒中预防策略通常处理传统的心血管危险因素，例如高血压、吸烟、糖尿病、肥胖症、血脂障碍和久坐生活方式。药物治疗应该和改变生活方式联合使用，包括减轻体重、规律的有氧运动以及限制酒精摄入。对于脑卒中的预防血压控制可能是最重要的治疗。在年长病人中盛行的单纯收缩期高血压与脑卒中有密切的联系。血压变异，尤其是面对面的收缩期血压变异最近也已经被鉴定为是随后脑卒中的一个强大的危险因素。研究已经证实了用各种各样抗高血压药物治疗的血压降低对脑卒中降低的好处。这些药物包括 ACEI，ARBs，CCBS。有证据表明在脑卒中预防上 ARBs 比 ACEI 的作用强，原因是因为 ARBs 不止有降低血压的作用。例如，氯沙坦阻止血小板积聚和降低血清尿酸。血小板积聚和高血清尿酸增加了脑卒中的风险。与像 CCBS、β 受体阻滞剂的抗高血压药相比 Telmisartan，Valsartan 和氯沙坦已经降低了新病初糖尿病人的风险。然而相比别的抗高血压药，CCBS 已经降低了血压变异。对于降低脑卒中危险，这可能有一些独特的好处。不考虑抗高血压药物选择，关键是去把血压降低到全国联合委员会在高血压预防、诊断、评价、治疗指导意见中的建议目标。在 ACCORD 血压降低的研究中，尽管不是所有的好处并且在低血压目标组中有增加的有害事件，它评价了在糖尿病人中将收缩期血压降低到 <120mmHg 的好处。一个预先被确定的二次结果，脑卒中的风险被降低了。然而，在年龄 >80 岁和有双侧严重的慢性非特异性呼吸系统狭窄的病人中，在降低血压的同时尤其应该关注体位性改变。在老年人中，血压降低到 <130mmHg 没有被证实有一个可以接受的利害比，应该被小心的使用。这将在 32 章中讲到。

即使相对保守的血压降低目标也已经基本的减少了老年人脑卒中风险。在一般脑卒中人群一级和二级预防中，降脂药物尤其是他汀类药物已经被证实有效。用他汀类药物降低 CKD 病人脑卒中风险的好处是不明确的。在 CARE 试验的后期分析中，用帕伐他汀治疗的 CKD 病人在脑卒中风险上没有表现出有意义的降低。然而在另一项研究中，与接受了小剂量的人相比接受了长期大剂量的他汀类药物治疗后的被研究涉及的 CKD 病人的大多数心血管事件降低了。心肾保护研究是关于他汀类药物对 CKD 病人心脏病和脑卒中预防治疗结果的一个前瞻性研究。在 16 章中描述。

阿司匹林的使用对脑卒中的一级预防是有争议的。根据来自美国 PSTF 的推荐，在低风险冠心病的病人中，减少心血管事件的好处可能不会超过阿司匹林所产生的风险。然而在有适度高风险的病人中，阿司匹林的好处是比较明确的。美国糖尿病协会和美国心脏病协会推荐处于高风险心血管病的糖尿病人日常使用阿司匹林。减少二次危险事件风险，每天 ≤100mg 的阿司匹林剂量应该被使用，研究已经证实高于此剂量没有额外的益处。

不像一般人群，CKD 病人更容易贫血，这与增加的脑卒中风险有关。CKD 病人贫血常常用促红细胞生成素治疗。用促红细胞生成素更正贫血到 Hb > 12.5g/dl 增加了心血管事件的风险，包括了脑卒中。与促红细胞生成素治疗相关的血压增加、高血黏度、相关的血小板增多症和与高血红蛋白相关的低二次趋势导致了脑卒中事件的增加。关于 CKD 病人的贫血管理的更多信息见 26 章。

二级预防

一旦病人脑卒中复发的风险高达 20%。因此，二次脑卒中预防也是重要的。风险因素修饰是关键的。策略应该积聚在高血压、糖尿病、高脂血症的控制和吸烟的终止。重复的研究已经检验了抗高血压治疗在脑卒中的二级预防上的好处。例如 PROGRESS 试验证实，在抗脑卒中复发和心血管事件方面联合抗高血压治疗比单一治疗有更强的保护作用。CKD 病人尤其是合并糖尿病，常常需要各种各样的因子来进行足够的血压控制。ACEI 和 ARBs 被有糖尿病和其他形式的 Pr 尿肾病的病人所选用。它们提供了降低肾脏病进程的额外好处。

考虑到血脂障碍，他汀类药物是唯一一类被证实减少复发脑卒中风险的降脂药物。SPARCL 试验证实阿伐他汀减少了复发脑卒中和心血管事件。这种效应独立于胆固醇水平，他汀类药物的这种降脂效应解释了它们的保护益处。对于高脂血症病人低密度脂蛋白的目标是 <100mg/dl，高危险人群应 <70mg/dl。他汀类药物对减少 CKD 病人的复发脑卒中的

好处是不清楚的。

抗血小板药物被推荐用于脑卒中的二级预防。阿司匹林用于CKD 病人的脑卒中一级和二级预防的安全性和有效性没有数据。因此，被推荐在很大程度上是从一般人群中推断出来的。阿司匹林和双嘧达莫或氯吡格雷优于阿司匹林单用。一个最近的随机试验证实阿司匹林和双嘧达莫和氯吡格雷在对抗复发性脑卒中方面有相同的保护作用。对阿司匹林过敏的病人，氯吡格雷是一个好选择。对于用阿司匹林和双嘧达莫或氯吡格雷是一个经济负担的病人可以选择单一阿司匹林治疗。基于每个病人的脑卒中风险或二次风险，抗血小板治疗应该个体化。

根据来自慢性肾脏病非充分人群研究的一个报告，相比一般人群CKD 病人的房颤发生率高了 2～3 倍。这一组合的最佳管理是不清楚的。华法林适用于有脑卒中史和心源性栓塞的病人，常常在房颤的开始使用。然而，在对接受了华法林治疗的房颤的血液透析的 CKD 病人进行回顾性的人群研究后，发现相比不使用者脑卒中的风险增加。这些结果将需要用前瞻性研究来证实。对于不能忍受华法林的病人，全剂量的阿司匹林是一个选择。如果在一般房颤人群中不好于华法林，凝血酶抑制药达比加群也是好的，但是在 CKD 病人中还没有被很好地研究。达比加群是经肾脏排泄的，在 CKD 病人中这种作用将需要被合理的降低。需要补充的是，一个血栓栓塞的通常来源，左心房附属物的机械性排除是华法林不耐受患者的另一选择。

诊断

有脑卒中临床表现或历史性暗示的病人应该立即进行诊断性试验。非对比的 CT 扫描通常是第一选择。CT 扫描是一项可以快速鉴别出血性脑卒中的快速检查。早期缺血性脑卒中不能在 CT 或 MRI 上表现出来。一旦诊断出来，病人在急性发作的过程中稳定下来，就需要进一步诊断脑卒中的原因。如果被怀疑为栓子性脑卒中，就需要检查来决定栓子的来源。在观察的首个 24h，心脏监测通常被推荐用于监查房颤的表现。颈动脉双功能超声造影可能用于评价临床上具有重要意义的颈动脉狭窄。栓子来源的进一步证实中可能需要经胸壁超声心动图。经食道超声心动图尤其适用于诊断心房内血栓和卵圆孔未闭。

急性脑卒中的治疗

一旦做出诊断，治疗应该立即去阻止神经系统功能损害的恶化。急性缺血性脑卒中之后血压通常升高。这可能部分由于尝试维持阻塞血管远端灌注的身体反应。因此，在开始的时候高血压是允许的。指导推荐仅仅当血压超过 220/120mmHg 时才需要治疗。在首个 24h 之后，抗高血压药物可以被重新开始，经过 7~10d 血压逐渐降低。然而，如果一个病人是血栓溶解的适应证，在开始应用组织纤溶酶原活化因子之前血压必须降低到 <180/110mmHg。在急性脑卒中开始时选择的抗高血压治疗药物是拉贝洛尔。

二级预防的非药物/侵入性治疗

有脑卒中历史和严重颈动脉狭窄的病人可能适用于由有经验外科手术医生进行的颈动脉内膜切除术。CKD 病人有高的手术期间脑卒中和死亡率。因此，颈动脉支架或抗血小板治疗在开始的时候可能被选用。不幸的是，有关 CKD 病人的颈动脉支架的利益/风险的数据是缺乏的。

（丁建东　译）

参考文献及推荐阅读：

ACCORD Study Group, Cushman WC, Evans GW, Byington RP, et al. Effects of intensive blood-pressure control in type 2 diabetes mellitus. *N Engl J Med.* 2010;362:1575–1585.

Adams RJ, Albers G, Alberts MJ, et al. Update to the AHA/ASA recommendations for the prevention of stroke in patients with stroke and transient ischemic attack. *Stroke.* 2008;39:1647–1652.

Amarenco P, Goldstein LB, Szarek M, et al. Effects of intense low-density lipoprotein cholesterol reduction in patients with stroke or transient ischemic attack: the Stroke Prevention by Aggressive Reduction in Cholesterol Levels (SPARCL) trial. *Stroke.* 2007;38:3198–3204.

Ani C, Ovbiagele B. Relation of baseline presence and severity of renal disease to long-term mortality in persons with known stroke. *J Neurol Sci.* 2010;288:123–128.

Baber U, Mann D, Shimbo D, et al. Combined role of reduced estimated glomerular filtration rate and microalbuminuria on the prevalence of peripheral arterial disease. *Am J Cardiol.* 2009;104:1446–1451.

Beckett NS, Peters R, Fletcher AE, et al.; HYVET Study Group. Treatment of hypertension in patients 80 years of age or older. *N Engl J Med.* 2008;358:1887–1898.

Chan KE, Lazarus JM, Thadhani R, et al. Warfarin use associates with increased risk for stroke in hemodialysis patients with atrial fibrillation. *J Am Soc Nephrol.* 2009;20:2223–2233.

Cruz-Gonzalez I, Yan B, Lam YY, et al. Left atrial appendage exclusion: state-of-the-art. *Catheter Cardiovasc Interv.* 2010;75:806–813.

DeLoach SS, Mohler ER III. Peripheral arterial disease: a guide for nephrologists. *Clin J Am Soc Nephrol.* 2007;2:839–846.

Everett BM, Glynn RJ, MacFadyen JG, et al. Rosuvastatin in the prevention of stroke among men and women with elevated levels of C-reactive protein: justification for the Use of Statins in Prevention: an Intervention Trial Evaluating Rosuvastatin (JUPITER). *Circulation.* 2010;121:143–150.

Hirsch AT. ACC/AHA practice guidelines for the management of patients with peripheral arterial disease (lower extremity, renal, mesenteric and abdominal aortic). *Circulation.* 2005;113:e463.

Kobayashi M, Hirawa N, Yatsu K, et al. Relationship between silent brain infarction and chronic kidney disease. *Nephrol Dial Transplant.* 2009;24:201–207.

Norgren L, et al. Inter-Society Consensus for the Management of Peripheral Arterial Disease (TASC II). *J Vasc Surg.* 2007;45: S5–67.

O'Hare AM, Sidawy AN, Feinglass J, et al. Influence of renal insufficiency on limb loss and mortality after initial lower extremity surgical revascularization. *J Vasc Surg.* 2004;39:709–716.

PROGRESS Collaborative Group. Randomised trial of a perindopril-based blood pressure-lowering regimen among 6,105 individuals with previous stroke or transient ischemic attack. *Lancet.* 2001;358:1033–1041.

Rothwell PM, Howard SC, Dolan E, et al. Prognostic significance of visit-to-visit variability, maximum systolic blood pressure, and episodic hypertension. *Lancet.* 2010;375:895–905.

Sacco RL, Diener HC, Yusuf S, et al. Aspirin and extended-release dipyridamole versus clopidogrel for recurrent stroke. *N Engl J Med.* 2008;359:1238–1251.

Shepherd J, Kastelein JJ, Bittner V, et al. Intensive lipid lowering with atorvastatin in patients with coronary heart disease and chronic kidney disease: the TNT (Treating to New Targets) study. *J Am Coll Cardiol.* 2008;51:1448–1454.

Soliman EZ, Prineas RJ, Go AS, et al. Chronic kidney disease and prevalent atrial fibrillation: the Chronic Renal Insufficiency Cohort (CRIC). *Am Heart J.* 2010;159:1102–7.

Stangier J, Rathgen K, Stähle H, et al. Influence of renal impairment on the pharmacokinetics and pharmacodynamics of oral dabigatran etexilate: an open-label, parallel-group, single-centre study. *Clin Pharmacokinet.* 2010;49:259–68.

Tonelli M, Moye L, Sacks FM, et al. Pravastatin for secondary prevention of cardiovascular events in persons with mild chronic renal insufficiency. *Ann Intern Med.* 2003;138:98–104.

Townsend RR. Stroke in chronic kidney disease: prevention and management. *Clin J Am Soc Nephrol.* 2008;3:S11–S16.

Webb AJS, et al. Effects of antihypertensive-drug class on interindividual variation in blood pressure and risk of stroke: a systematic review and meta-analysis. *Lancet.* 2010;375:906–915.

Wu CK, Yang CY, Tsai CT, et al. Association of low glomerular filtration rate and albuminuria with peripheral arterial disease: the National Health and Nutrition Examination Survey, 1999–2004. *Atherosclerosis.* 2010;209:230–234.

第 22 章

急性冠脉综合征的诊断和治疗

Richard Kuk and Christopher deFilippi

一例有原发性高血压史的 62 岁白人女性患者，由上腹部不适 6h 来到急诊科，无放射痛且不能被抗酸剂缓解。该患者无功能受限但是不经常锻炼，无心脏病既往史。该患者的心电图（ECG）显示了左室肥大的电压标准以及与左室肥大相符的复极化异常相关的非特异性 ST 段和 T 波异常。该患者的肌酐为 1.6mg/dl 或 [140μmol/L，肾小球滤过率估算值为（eGFR/1.73m^2）34ml/min]，她的初次心肌肌钙蛋白 T 水平为 0.06ng/ml（正常值上限为 0.03ng/ml）。进一步的诊断和治疗方法是什么？

术语：

ACS 急性冠脉综合征

MI 心肌梗死

STEMI ST-段抬高的心肌梗死

NSTE-ACS 非 ST-段抬高的急性冠脉综合征

NSTEMI 非 ST-段抬高的心肌梗死

UA 不稳定心绞痛

绪论

大规模人群研究和注册数据证实在肾功能降低的受试者汇总冠状动脉疾病的发病率较高。国家健康和营养流行病学研究（NHANES）估计有 30% 的中度肾功能不全患者伴有冠状动脉疾病，而在更晚期慢性肾病

（CKD）患者中冠状动脉疾病的发生率约为 60%（表 22-1）（Gupta 2004，USRDS 2008）。CKD 为心血管事件和死亡率的一个有意义的不良预测因素。当肾小球滤过率（eGFR/1.73m^2）降低到 60ml/min 以下时发生风险就会明显增高。在中度到重度 CKD（≥T3）患者中，最常见的死亡原因与心血管疾病相关，并且大多数 CKD 患者在进展到晚期肾病（ESRD）前就死于心血管疾病（Sarnak 2003）。

表 22-1　在一般人群和慢性肾病患者中冠状动脉疾病发病情况

目标人群	CAD（%）
一般人群	5~12
1 期 CKD	7.7
2 期 CKD	18.4
3 期 CKD	31.4
4-5 期 CKD	62.8
RTR	15

CAD，冠状动脉疾病；CKD，慢性肾病；RTR，肾移植受体

除了可预测心血管不良事件发生外，在心血管事件后 CKD 预测了一个更差的临床结果。例如，一项关于医保接受者的回顾性研究中，对超过 130000 例患者在发生心肌梗死（MI）后的临床结果进行了回顾。对于肾功能正常的个体患者，1 年的死亡率为 24%，对于轻度 CKD 患者死亡风险加倍为 46%，对于中度到重度的 CKD 患者风险为 66%（Shlipak 2002）。在一个包括 14500 例急性 MI 后存活并伴有心衰或左室功能不全以及血清肌酐水平≤2.5mg/dl（220μmol/L）的患者人群中，一项亚组分析证实 eGFR/1.73m^2 在 80 以下每降低 10ml/min，所有原因导致的死亡和非致死性心血管并发症的相对风险将增加 10%（Anavekar 2004）。在无 ST 段抬高的进行冠脉综合征（NSTE-ACS）患者中，eGFR/1.73m^2 每降低 10ml/min 则 6 个月的死亡率就增加 16%（Gibson 2004）。对于伴 ACS 的 CKD 患者这种不良心血管结果风险增加的解释为基线时心脏风险因素更多和在 ACS 发生前和发生过程中降低心血管疾病风险的传统治疗方案的使用降低。

急性冠脉综合征概述

急性冠脉综合征（ACS）包括反应心肌缺血范围和共同病理生理学表现的即脆弱的或高风险的动脉粥样斑块破裂的一组临床疾病。ST段抬高型 MI（STEMI）涉及心肌坏死标记物的增高和降低以及 ST 段抬高的 ECG 表现和一些缺血性症状，在心电图中出现病理性 Q 波，和有新缺少的存活心肌或新区域室壁运动异常的影像学证据（Thygesen 2007）。NSTE-ACS 的诊断的依据为提示有心肌缺血联合心电图的 ST 段压低或突出的 T 波倒置和/或心肌坏死标记物异常增高（例如，心肌肌钙蛋白 I 或 T）（Anderson 2007）。增高的心肌坏死生物学标记物可将非 ST 段抬高型 MI（NSTEMI）从不稳定型心绞痛（UI）中区分出来。

病理生理学

ACS 导致的常见病理生理学改变为心肌氧供求之间的失衡。ACS 通常为动脉粥样硬化斑块破裂或糜烂导致血栓形成和降低冠脉血流（Anderson 2007）。在动脉粥样硬化斑块的纤维帽处活化的巨噬细胞和 T 淋巴细胞，可促进蛋白水解酶的表达，如基质金属蛋白酶，可降低斑块的完整性，造成裂缝、糜烂或破裂。相关的内皮损伤和动脉粥样化的内容物暴露到血流当中可促进产生血小板活化、粘附和积聚、凝血酶产生物质的释放，并最终形成血栓。血栓形成和血小板积聚的远端微栓塞血栓与破裂的斑块被认为是随后发生心肌坏死的原因。其他降低心肌氧供的原因包括动力性阻塞（即可逆的阻塞，通常是因为冠状动脉段阵发性痉挛所致），没有痉挛或斑块破裂的粥样硬化斑块进行性收缩，和冠状动脉切开。

所谓的继发性 NSTE-ACS 是由于沉淀条件为冠状动脉床的外在条件时出现的心肌氧供和需求失衡，尽管冠状动脉床常有有一定程度的动脉粥样硬化狭窄。继发性 NSTE-ACS 可由心肌需氧量增加导致，如发热、心动过速或甲状腺毒症；通过冠脉灌注可逆性降低，如低血压；或通过降低心肌氧输送，例如贫血或低氧血症（Anderson 2007）。

STEMI 出现的机制与在 NSTE-ACS 中发现的动脉粥样硬化斑块破

裂相同。然而，形成的血栓将阻塞供应梗死部位心肌的冠状动脉。根据侧支血流的范围和影响心肌氧耗和氧输送的因素，在冠状动脉阻塞后15min内会发生从心内膜到心外膜蔓延的心肌坏死（Reimer 1977）。在 STEMI 患者中超过90%可见冠脉血栓形成，在 NSTE-ACS 患者中为35%到75%，在稳定性心绞痛患者中仅为1%（Antman 2008）。

慢性肾病中的冠状动脉

对 ESRD 患者冠状动脉的尸检发现，与年龄和性别相配的对照组相比中膜增厚和动脉腔内有一个较小的横截面。在肾功能正常的患者中冠状动脉斑块多为纤维粥样化斑块，在 CKD 患者中的斑块常为钙化斑块。例如，电子束计算机断层摄影检查显示在92%的 ESRD 患者中有冠脉钙化，冠脉钙化评分大于10倍的第95百分数。有证据显示在 CKD 患者中的冠脉钙化为几毫米厚并且不能确定其位置是在血管的中膜层还是内膜层。冠脉钙化在所有严重程度的 CKD 患者中可能为冠脉疾病的替代称谓（McCullough 2009，Shantouf 2010）。

急性冠脉综合征的临床表现

典型的心绞痛为深部缺乏局限性的胸部和臂部不适，发生与体力活动和情绪激动有关。心绞痛的不适感可通过休息和/或舌下含服硝酸甘油（NTG）得到缓解。值得注意的是非典型的特点，如触诊时有可重复出现的胸部不适和胸膜炎性胸痛，不应排除 ACS 的可能。患者由于 ACS 导致的心肌缺血可能不会出现胸部不适。Framingham 研究显示所有 MI 患者中约有一半无临床症状（Kannel 1986）。一些患者可能有胸部不适以外的症状。如果这些症状与劳累或压力有明显的关系且可通过 NTG 使用得到缓解那么就被认为时心绞痛症状。国家心肌梗死注册数据证实有超过三分之一的 MI 患者有胸部不适以外的症状发生。这些症状包括呼吸困难；疲劳；发汗；昏厥或接近昏厥；在颌部、颈部、耳部、臂部、肩部、背部、或上腹部不适。无胸部不适或发生非典型心绞痛症状的 MI 患者多为年龄较大、女性、伴有糖尿病、心衰、伴 CKD 的患者（Canto 2000）。

评价

必须对有疑似 ACS 症状的患者进行评价，根据美国心脏病学院（ACC）和美国心脏协会（AHA）指南（图 22-1）（Anderson 2007）对急性 STEMI 和 UA/NSTEMI 进行快速临床区分。综合病史、检查结果、心电图和心脏生物学标记物数据，医生必须确定患者表现是否与非心脏过程、非缺血性心绞痛、慢性稳定性心绞痛及可能或确定 ACS 相一致（Anderson 2007）。

病史

最重要的因素为胸部不适，然后是既往有冠状动脉疾病病史、年龄、性别和存在的常见风险因素的数量。

在慢性肾病患者中非典型或缺乏症状

一项对美国肾脏数据系统（USRDS）和国家心肌梗死注册数据的回顾性分析中对 9418 例 5 期 CKD 患者进行了研究，发现几乎一半的患者未显示有胸部不适的症状并且在入院时未初步诊断为 ACS。相比之下，仅有 21% 的非透析患者，包括未说明严重程度的 CKD 患者，为表现为胸痛并且在住院时未被诊断为 ACS（Herzog 2007）。在 CKD 患者中，ACS 胸部不适的特异性可能由于伴随的贫血、控制差的高血压、或左室肥大而降低。呼吸困难可能与容量超负荷、贫血或舒张期功能障碍而不是心绞痛等同症状有关。对 CKD 患者报告的症状甚至提示为心脏病病因的症状必须进行认真考虑和彻底调查。

体格检查

体格检查的目的为：（a）评价心血管事件的严重程度；（b）确定影响治疗的心肌缺血可能的继发因素，例如未控制的高血压、甲状腺毒症、或胃肠道出血；和（c）确定表现症状的非缺血性和非心脏性原因。对每例疑似 ACS 的患者应进行全面的心血管和胸部检查，关注生命体征，左心室功能不全的表现（啰音，S3 奔马律）、器官血流灌注不足、杂音。

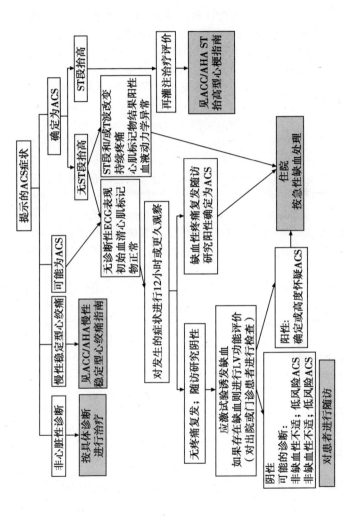

图 22-1 对疑似有急性冠脉综合征的患者进行的评价和处理系统

心电图

目标是在发作的 10min 内进行 ECG 检查。ECG 为 ACS 评估中最重要的数据，因为根据 ECG 可确定哪些患者可获益于通过经皮冠脉介入（PCI）进行的快速再灌注治疗和溶栓治疗。这个人群包括那些至少在两个邻近导联出现 ST 段抬高≥1mm（0.1mV）、新发的左束支传导阻滞患者，或那些通过 V1～V2 导联 ST 段压低或在 ECG 后壁导联出现 ST 段抬高证实的有后壁 MI 的患者。这些结果可对 90% 的病例进行 MI 的准确预测，与一系列心脏生物标记确认的结果相似（Anderson 2007）。初始的未诊断 STEMI 的 ECG 结果仍可用来支持临床疑似的 NSTE-ACS（Savonitto 1999）。推测为新的 ECG 改变和在症状出现时获得的心电图显示 ST 段压低 >1/2mm（0.05mV）或明显压低，对称的心前区 T 波倒置 >2mm（0.2mV）在患者无症状时得到解决则强烈建议为 NSTE-ACS 过程中的进行心肌缺血期（Anderson 2007）。在 1% 到 6% 的病例中有可能表示进展期 MI 的完全正常 ECG，有 15% 可能发展到 UA（Rouan 1989）。因此，如果初始心电图未诊断 ACS 且患者仍有症状，那么就应进行连续心电图检查。

用来支持 ACS 的相同 ECG 方案可应用于 CKD 患者。然而，由于 CKD 人群高血压和左室肥大的高发生率，在疑似发生 ACS 的 CKD 患者中进行的心电图检查通常显示易混淆的 ST 段压低和 T 波倒置，这可降低 ACS 心电图表现的特异性。晚期 CKD 患者还可能有电解质异常，从而导致心电图结果出现尖形 T 波或 ST 段抬高。在该人群中，需要基线和连续心电图对 ACS 的诊断进行支持。关于在 ACS 中心电图变化解释的进一步信息可参阅 ACC/AHA 指南中 UA/NSTEMI 和 STEMI 部分（Anderson 2007，Antman 2008）。

心脏生物标记

心肌肌钙蛋清蛋白（cTn）对在 NSTE-ACS 患者确认 MI 和风险分层来说是必要的。在进行 ACS 评价时，可选择肌钙蛋白作为 CK-MB 和肌红蛋白相对生物标记（Thygesen 2007）。在出现症状后的 2～4 小时可在血中检测到肌钙蛋白，但升高可延迟 8～12 小时。增高的水平可在血液中保持 5～14 天。在 CKD 或非 CKD 患者在从出现症状开始的首个 24 小时内出现持续增高或下降的心肌肌钙蛋白水平（图 22-2）时，则高度提示为来自 ACS 的心肌坏死，而未变化的水平更符合无 ACS 的慢性疾病状态。尽管 cTn 的存在可提示心肌坏死的发生，但是不能确定坏死的原因和程度。肌钙蛋白可由于心律失常、创伤、急性失代偿性心衰、炎症或感染、神经系统损伤、败血症、药物毒性、肺栓塞伴右室劳损导致的心脏损害而升高，或有慢性疾病引发，如左心室肥大、稳定型心衰或肾功能不全（Tyhgesen 2007）。

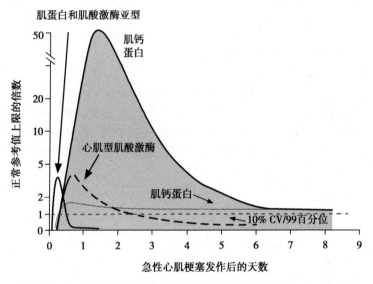

图 22-2　在急性心梗后不同生物标记的释放时间（Anderson JL, Adams, CD, Antman EM 等，不稳定型心绞痛/非 ST 段抬高型心梗患者处理的 ACC/AHA 2007 指南：一份得到美国心肺复苏协会和急诊医学学会认可的由美国急诊医师学会、心血管造影和介入学会和胸外科医生学会合作提出美国心脏病学院/美国心脏协会专责小组实践指南的报告

在未进行透析的无症状 CKD 患者中可检测的 cTnI 的水平是一个活动的靶点，因为 cTnI 分析随着准确性的改善而得到发展。例如，Lamb 等（2007）最近的研究显示 18% 的无症状 CKD 患者可通过标准分析检测到 cTnI，但是使用来自同一供应商的新一代检测则 cTnI

的检出率为33%。在另一项研究中，证实有15%到53%的CKD患者cTnI水平增高，包括ESRD患者（Khan 2005）。在CKD和ESRD患者中不同cTn亚基（cTnI和cTnT）的出现不同检测水平确切原因仍然未知，但是新一代cTnI检测中阳性结果的发生率结果相似。心肌肌钙蛋白应在患者病史、检查和ECG结果的背景下进行诠释，来支持而不是确定急性MI的诊断。如2007版对MI定义所推荐的内容，在两次肌钙蛋白测量间浓度的变化可提示MI的诊断。确切的变化未明确说明，但是在出现再次梗死时推荐的变化为 > 20%（Thygesen，2007）。

风险评估

由于ATEMI发生时需要立即进行PCI或溶栓治疗，所以在对疑似的ACS患者中初始和最主要的风险分层主要为根据心电图结果鉴别STEMI的发生。由于严重的风险、不良临床结果，还需要对NSTE-ACS发生的可能性进行评价，这可根据病史，检查结果，心电图，和生物标记数据来完成。

近期病史

病史与较高的短期死亡风险或非致死性MI有关，包括在进展的48小时出现加快的缺血性症状或静息疼痛时间延长 > 20分钟；近期使用过阿司匹林；年龄；既往有记录的冠状动脉疾病、MI、或心衰；或有多个冠状动脉疾病的风险因素（Anderson 2007，Antman 2000）。如前所述，肾功能不全为ACS患者中不良死亡结果的一个独立预测因素（Shlipak 2002，Anavekar 2004，Gibson 2004）。

检查结果

预测发生较差的ACS事件和造成医疗紧急情况的检查结果包括符合心源性休克的体征（例如，低血压、排尿量减少、颈静脉压增高、皮肤湿冷），符合急性肺水肿的新的或加重的啰音，新的或加重的二尖瓣关闭不全杂音，或出现S3奔马律心音。

高风险心电图结果

一些研究证实死亡和进一步缺血的风险梯度的基础是心电图异常的情况。例如，NSTE-ACS 患者和新产生的左束支传导阻滞表示 1 年内死亡或 MI 的风险最高，然后是 ST 段偏移 >2mm（Cannon 1997），然后是显著的 T 波倒置 <2mm（0.02mV），最后是非特异性孤立的 T 波倒置 <2mm（0.02mV）和正常心电图。此外，ST 段偏移的程度和 T 波倒置的存在均可用于预后的预测。尽管 ST 段抬高预示有死亡的高风险，入院时心电图显示的 ST 段压低可预测在 6 个月内有高死亡风险，ST 段压低的程度与结果强烈相关。最后，显示 ST 段抬高的导联数量增加与死亡的高风险有关（Antman 2008）。

心肌肌钙蛋白的预后价值

根据在急性 MI 期间 cTn 增高的量、梗死灶的大小和总体死亡风险之间明显的、定量关系，表明心肌肌钙蛋白对 CKD 和非 CKD 人群均有重要的预后价值。GUSTO IV 试验进一步证实了 cTnT 对预后的价值，显示 CKD 和疑似 ACS 的患者比那些肾功能较好的患者死亡率要高（Aviles 2002）。

风险预测系统

开放了一些风险评估工具来辅助对 NSTE-ACS 患者进行总体死亡风险和缺血时间的评价，来指导进一步的治疗干预从而降低心血管疾病的发病率和死亡率。这些系统有助于提供 1 年内死亡和 MI 发生预测的准确性，从而确认哪些患者可能获益于积极治疗，包括早期心肌血运重建或糖蛋白 IIb/IIIa 血小板抑制剂治疗。在由 Antamn 等（2000）制定的心梗（TIMI）风险评分可对所有原因的死亡、新发或再发的 MI、或需要血运重建的严重复发性缺血风险进行计算，根据 7 项标准在第 14 天进行溶栓。尽管应用广泛，TIMI 风险评分未考虑肾功能，因此可能会低估在 CKD 患者中不良结果的风险。另外，全球急性冠脉事件注册（GRACE）风险模型可用来预测住院的 STEMI 和 NSTE-ACS 患者的死亡率或 MI 发生率（Eagle 2004）。对于 ESRD 患者来说，MI 的预后较差，住院死亡风险比无肾病的患者高8倍。

治疗的基本原则

　　根据12导联心电图对ACS患者进行分类。一般情况下，应对ST段抬高的患者立即进行药物或PCI再灌注治疗评价以便迅速恢复阻塞的心外膜梗死相关的动脉血流，按照ACC/AHA指南中对STEMI患者的治疗方案进行治疗（Antman 2008）。非ST段抬高（NSTE-ACS）的患者可在专门的病房（例如胸痛病房或急诊科）或医院进行进一步的观察（图22-1）。尽管NSTE-ACS患者无需立即进行药物灌注，治疗为直接针对症状的抗缺血治疗（表22-2），防止不良心血管事件的抗血栓治疗和导管介入治疗。确定为ACS低风险的患者（例如，那些低风险心电图结果，心肌生物标记物阴性，和压力试验或CT血管造影检查阴性的患者）可出院并进行门诊随访（图22-1）（Anderson 2007）。在无禁忌证的情况下，无论是否有ST段抬高，均应对所有ACS患者进行抗血栓治疗和抗血小板治疗。

表22-2　推荐的 I 类抗缺血治疗：持续缺血/其他临床高风险因素

卧床/坐椅休息进行持续ECG监测

动脉氧饱和度低于90%、呼吸窘迫、或其他低氧血症的高风险因素的患者进行吸氧。脉搏血氧饱和度可用来测量SaO_2

NTG 0.4mg 每5min舌下含服，总共进行3次给药；随后进行IV NTG

在UA/NSTEMI后的首个48h进行NTG IV治疗持续的缺血、HF、或高血压

使用NTG IV给药时不应排除其他降低死亡率的干预，例如β受体阻滞剂或ACE抑制剂

不论是否伴有PCI，在无禁忌证（例如，HF）的情况下可使用β受体阻滞剂（口服）在24h内给药

当禁忌使用β受体阻滞剂时，在无左室功能不全或其他禁忌证的情况下，应给予非二氢吡啶类钙离子拮抗剂（例如，维拉帕米或地尔硫䓬）作为初始治疗

在无低血压（收缩压低于100mmHg或比基线值降低30mmHg）或已知的用药禁忌的情况下，在肺瘀血，或LVEF≤0.40时的首个24h内进行ACE抑制剂（口服）给药

对无法耐受ACE抑制剂和有心衰的临床征象或放射影像表现或LVEF小于或等于0.40的UA/NSTEMI患者应进行ARB治疗

慢性肾病的影响

由于多种原因，对诊断为ACS的CKD患者的治疗具有挑战性。多数临床ACS试验都排除了中度到中度肾脏损害的患者，因此在CKD人群中建立的ACS治疗没有确凿的依据。根据Charytan和Kuntz（2006）的分析，在过去10年有75%的主要治疗ACS的研究排除了中度到重度CKD患者。因此，在CKD患者中ACS治疗的有效性的认识是有限的，多数为来自大规模随机对照试验（Charytan et al. 2006，Han 2006）亚组分析的推论。患ACS的中度到重度CKD患者与抗血栓、抗血小板和抗缺血药物，诊断性冠脉造影，溶栓治疗和PCI使用的减少有关（Freeman 2003，Charytan et al. 2006，Berger 2003，Wright 2002）。这种使用不足还反映了这类人群中其他高风险的特点。这种未能按照ACC/AHA指南关于UA/NSTEMI事件处理的原因包括担心使用抗血栓或抗血小板治疗引发的出血并发症，暂时或长期的造影剂相关性肾衰更高的风险，许多ACS药物需要肾脏给药，以及这些治疗在CKD人群中的获益并不清楚。直到在大规模随机对照试验中对CKD人群中建立传统ACS治疗进行了进一步的研究后，目前推荐的方法才可能被作为指南进行合理的使用。

抗缺血和止痛治疗

硝酸盐类

硝酸甘油（NTG）为一种内皮依赖性血管扩张剂可通过一些机制来缓解心肌缺血。NTG可通过扩张冠脉增加心肌的血流量。由于扩张外周静脉可降低心肌的需氧量，这可导致前负荷和最终室壁应力降低。同

时，NTG 还可通过系统动脉扩张来降低（适度的）心肌的需氧量，可导致收缩期室壁应力降低（降低了后负荷）。对疑似 ACS 患者进行的大规模的随机试验显示在 NSTEMI 或 STEMI 患者中使用硝酸甘油治疗无任何死亡率获益；然而，硝酸甘油仍为持续性心肌缺血、心衰或高血压的常规治疗，除非由于低血压、严重的心动过缓或心动过速、心源性休克、或近期使用过西地那非或相关成分而禁忌使用。

硫酸吗啡

硫酸吗啡为 NTG 使用无法缓解（例如，在经过三次舌下 NTG 给药或合理的静脉 NTG 给药后）的持续缺血症状时合理使用的止痛剂，除非有低血压、不能耐受、或呼吸抑制的禁忌证。除了其止痛和抗焦虑作用外，硫酸吗啡还可通过适当的降低静脉舒张前负荷和心率而减轻缺血的症状。目前仍无随机对照试验对硫酸吗啡在 ACS 中的有效性进行评价。

β- 肾上腺素能受体阻滞剂

在再灌注治疗出现之前，已证实 β- 受体阻滞剂治疗可在死亡率、非致死性梗死和心脏停搏方面明显获益。在目前的纤维蛋白溶解时代，加用 β- 受体阻滞剂的获益结果有所不同。在一项研究中，未显示 β- 受体阻滞剂在死亡率方面有明显获益，尽管可降低非致死性 MI 的发生率（Freemantle 1999）。在一项使用氯吡格雷和美托洛尔的心肌梗死试验中（COMMIT），在 24h 内对 46000 例患者（93% STEMI，7% NSTEMI）在口服 β- 受体阻滞剂后进行早期静脉给药，结果显示 28 天内的死亡、再梗死或心脏停搏的综合发生率无差异（Chen 2005）。事实上，COMMIT 和其他研究证实急性静脉给予 β- 受体阻滞剂有较差的死亡率趋势，尤其是在那些伴有不稳定血流动力学、有心衰证据或心源性休克高风险因素的 MI 患者中（Chen 2005）。尽管如此，当把不稳定的血流动力学或心源性休克高风险因素的患者排除出分析后，β- 受体阻滞剂在 STEMI 和 NSTE-ACS 患者中与死亡率、再梗死和心脏停搏的显著降低有关（Chen 2005，Ells 2005，Dargie 001）。

关于短期 β- 受体阻滞剂在有 ACS 的 CKD 患者中的有效性和安全性的数据有限。回顾性队列分析显示在 CKD 和非 CKD 患者中使用 β- 受体阻滞剂后的死亡率优势相似（Berger 2003，Chonchol 2008）。总之，在缺乏以下高风险因素的条件下，推荐早期对 ACS 患者，包括合并 CKD 的患者，口服 β-受体阻滞剂治疗：低血压、心动过缓、高度房室传导阻滞、急性肺水肿、哮喘或肺气肿病史、心源性休克或低输出状态的证据。

钙通道阻滞剂

除了短效二氢吡啶硝苯地平显示在缺乏 β-受体阻滞剂伴随用药时对 ACS 患者有危险外（Furberg 1995），对钙通道阻滞剂（CCB）的荟萃分析显示该类药物是安全的，并且有助于控制症状，但在死亡或再梗死的发生率方面无获益（Held 1989）。对 CCB 在 ACS 和 CKD 患者中作用的评价数据有限。需要进一步的研究证明在无 CCB 治疗禁忌证的情况下，如不稳定的血流动力学、心源性休克、肺水肿、或中度到重度左室功能不全（左室射血分数≤40%），非二氢吡啶 CCB 可合理的用于治疗伴有变异性心绞痛的 ACS 患者、或尽管接受了足够量的硝酸盐和 β-受体阻滞剂治疗仍有症状的患者、或在那些不能耐受硝酸盐或 β-受体阻滞剂的患者中发生的持续性缺血症状。

肾素血管紧张素醛固酮系统抑制剂

以证明血管紧张素转化酶抑制剂（ACEI）可对急性 MI 患者短期死亡率和伴左室收缩功能不全急性 MI 患者的长期死亡率改善约 23%（Pfeffer 1992，ACE 抑制剂心肌梗死协作组 1998）。在对四项包括许多有左室收缩功能不全的 10 万例 ACS 患者的 ACEI 试验的荟萃分析中，结果显示有在第 30 天死亡率降低了 7%，但是死亡率的绝对降低值并不明显，仅从 7.6% 降到了 7.1%（ACE 抑制剂心肌梗死协作组，1998）。在 VALIANT 研究中，血管紧张素受体抑制剂（ARB）对并发左室收缩功能不全、心衰和肌酐水平≤2.5mg/dl（220μmol/L）的急性 MI 患者的效果与 ACEI 相同（Pfeffer 2003）。另外，ACEI/ARBs 在 eGFR/1.73m^2 < 45ml/min 的亚组患者中有良好的耐受性，仅有 5% 患者由于肾脏原因终止了药物治疗；仅有 0.7% 的患者由于高钾血症终止了药物治疗（Anavekar 2004）。依普利酮为一种选择性的醛固酮受体抑制剂，发现该药在伴发左室功能不全和心衰的 MI 患者中可显著降低发病率和死亡率（Pitt 2003）。对于肌酐≥1.1mg/dl（100μmol/L）患者来说，无显著的死

亡率获益，高钾血症在肌酐清除率 <50ml/min 患者中的发生率为 10%，而安慰剂组为 6%（Pitt 2003）。目前的指南推荐在无低血压或已知这类药物的禁忌证的前提下，在伴有肺瘀血或左室射血分数≤40% 的 ACS 患者中使用 ACEI，如果患者不能耐受 ACEI 可选用 ARBs。根据 VALIANT 研究的结果这些建议可应用于轻度到中度 CKD 患者；然而，这些药物在那些更晚期的肾功能不全患者总的有效性仍然未知。

抗血小板和抗凝治疗

抗血小板和抗凝治疗是 ACS 重要的治疗，可改变血栓形成的病理生理进程和改变死亡或复发性 MI 的自然进程。联用抗凝剂阿司匹林和抗血小板治疗已被确认为 ACS 治疗中最有效的抗血栓方案（Anderson 2007）。

阿司匹林

阿司匹林在防止死亡和非致死性再发性 MI 方面益处众所周知。一项对 11 项关于有 MI、不稳定型心绞痛、脑卒中、或短暂性脑缺血发作病史患者随机试验的荟萃分析显示，在每天接受 75 到 325mg 治疗的患者中死亡、再发性 MI、脑卒中降低了 25%（抗血小板试验者协作组 1994）。对注册和观察到的数据的分析显示在 MI 后，在降低死亡率方面的阿司匹林获益与在 CKD 和非 CKD 患者中相似（McCullough 2002，Berger 2003）。需要指出的是，阿司匹林可通过延长尿毒症情况下的出血时间增加重度到完全肾功能不全患者的出血风险（Livio 1986）。一项最近的研究显示低剂量（100mg）阿司匹林在一个肾功能谱中与轻度出血增加的风险有关（与安慰剂相比）（Baigent 2005）。尽管目前仍无有效性和安全性的随机对照试验，回顾性数据显示在 ESRD 患者和非 ESRD 患者中 30 天死亡的相对风险降低无显著差异（Berger 2003）。因此，在无禁忌的情况下，阿司匹林仍为一种在伴发 ACS 的 CKD 患者中推荐的一线治疗。

噻吩吡啶类：噻氯匹啶和氯吡格雷

噻氯匹啶为在血小板中发现的不可逆的二磷酸腺苷受体拮抗剂。当在 ACS 患者中与阿司匹林联用时，可对心血管病的发生率和死亡率提供额外的获益。在一项研究中（CURE 试验），对 NSTE-ACS 事件的患者添加长期使用氯吡格雷到阿司匹林可将 1 年的心血管疾病死亡、再发性MI、或脑卒中降低 20%，从 11% 降到 9%（Yusuf 2001）。尽管两组在危及生命的出血或颅内出血方面无显著差异，但是与安慰剂组相比严重出血的发生率显著较高。 （Yusuf 2001）。根据现有的证据，目前关于NSTE-ACS 和 STEMI 的指南建议对无法耐受阿司匹林使用的患者、使用PCI 的高风险患者、或接受保守的非介入治疗的患者可使用噻吩吡啶类药物（Anderson 2007，Antman 2008）。对于有轻度到中度肾功能不全的患者，关于噻吩吡啶类安全性和有效性数据非常有限，根据之前对CURE 试验的事后分析显示：在轻度 CKD 患者中主要结果的获益相似，但是与使用安慰剂的中度 CKD 患者无差异。与那些肾功能正常的患者相比，轻度出血的风险在所有分期的 CKD 患者中较高；危及生命的和严重出血的发生率在最低 eGFR/1.73m^2 组增高（Keltai 2007）。在另一项研究中，出血风险未增高，但是在 CKD 患者中氯吡格雷对心肌的保护程度出血降低。根据药代动力学，常用剂量的噻氯匹啶和氯吡格雷可在 CKD患者中使用（表 29-16，第 29 章）。目前的处方模式显示与肾功能正常的患者相比 CKD 患者很少会得到氯吡格雷治疗（Fox 2010）。

使用普通肝素或低分子肝素的抗凝治疗

　　肝素为另一种 NSTI-ACS 的基础治疗。已证实在 ACS 患者中使用普通肝素（UFH）加阿司匹林治疗可提供显著的短期获益，在 1 周后可使死亡率和 MI 发生率降低一半（Anderson 2007）。一项对 6 项关于大规模随机对照试验荟萃分析对在 NSTE-ACS 患者中使用低分子肝素个普通肝素治疗的有效性进行了评价，结果证实第 30 天在死亡和再发性 MI 的发生率方面可显著获益-从 11% 降到了 10.1% ~但是在第 30 天，死亡率无总体差异（Petersen 2004）。目前的指南推荐在侵入性或保守的 NSTE-ACS 治疗以及接受纤溶治疗的 STEMI 患者中使用依诺肝素或 UFH（Antman 2008，Anderson 2007）。关于 LMWH 在伴 ACS 的 CKD 患者中使用的证据有限。

　　一项来自 GRACE 注册的 12000 例伴有轻度到重度 CKD 的 NSTE-ACS 患者的亚组分析证实，在严重出血方面单用 LMWH 比单用 UFH 有更好的耐受性，在第 30 天降低死亡风险方面更有效（4.2% 与 6.2%）。然而，不论使用何种肝素，对于严重的 CKD 患者严重出血并发症的比例增高了一倍（Collet 2005）。尽管证据表明 LMWH 与 UFH 在轻度伴有 ACS 的 CKD 患者中有效性相当，临床医生在对那些有更严重肾功能损害伴潜在增高的轻度和严重出血并发症的患者使用 LMWH 时需要注意。美国的包装说明建议对肌酐清除率 < 30ml/min 的患者降低依诺肝素的剂量。

璜达肝素

这是一种因子 Xa 抑制剂，在 ACS 人群中被证明是有益的（Yusuf 2006）。在缺血综合征评估策略组织 5（OASIS-5）研究中，显示磺达肝素在超过 20000 例 NSTE-ACS 患者中 6 个月的死亡率优于依诺肝素，并且在主要出血事件中使用更安全，可降低出血发生率的一半——从 4.1% 到 2.2%（Yusuf 2006）。对在 OASIS-5 研究中（三分之二有轻度 CKD，三分之一有中度 CKD）的 15000 例伴肾功能不全的患者进行的亚组分析证实，在第 9 天和 180 天，对两个治疗组间所有 eGFR 值患者的有效率无显著差异。另外，在 eGFR/1.73m^2 < 70ml/min 患者中，磺达肝素在第 180 天的严重出血低于依诺肝素（Fox 2007）。因此，磺达肝素可用于伴有 ACS 的轻度到中度 CKD 患者。然而，磺达肝素在美国未获批用于治疗 ACS。美国的包裹插入警告说，当肌酐清除率 < 30ml/min 时由于增加出血风险，禁忌使用磺达肝素。

血小板糖蛋白（GP）Ⅱb/Ⅲa 受体抑制剂

血小板糖蛋白Ⅱb/Ⅲa 受体抑制剂主要用于计划进行 PCI 的高风险 NSTE-ACS 患者。尽管有达到了的关于 GPⅡb/Ⅲa 受体抑制剂针对一般人群中 ACS 事件的数据，但是 GPⅡb/Ⅲa 受体抑制剂在 CKD 患者中的有效性数据却很有限，主要是基于对轻度到中度肾功能损害患者的一些亚组和单中心队列分析。在对 ACS 的 PRISM-PLUS 试验中，在轻度到中度 CKD 患者中使用肝素加替罗非班在第 2 天、7 天和 30 天降低的死亡和 MI 发生率与无肾功能不全的患者相当（Januzzi 2002）。肾功能不全或加用替罗非班后均为导致有统计学意义的 TIMI 定义的严重出血增加（例如，颅内出血或血红蛋白下降 > 5mg/dl）（Januzzi 2002）。然而，小样本量的 CKD 亚组可能会限制该研究对这些 CKD 患者出血风险的检测。在一项使用血小板Ⅱb/Ⅲa 受体强化抑制剂埃替巴肽治疗（ESPRIT）试验中得出了相似的结果，该试验对选择接受 PCI 的患者中使用埃替巴肽进行了评价。该试验证实在所有水平的肾功能损害（轻度到中度）患者中有获益效果，并且未增加出血的风险（Reddan 2003）。相反，在一项对来自 GRACE 注册的 12000 例 NSTE- ACS 患者和轻度到重度 CKD 患者的亚组分析证实，使用 GP Ⅱ b∕Ⅲ a 抑制剂可显著增加进展性肾功能不全患者的出血发生率（Collet 2005）。尽管现有证据表明在轻度到中度肾功能不全并伴有 NSTE- ACS 患者中使用有临床获益，但是临床医生必须将该效果与涉及的出血风险进行权衡，尤其是对那些血小板减少症、进展性肾功能不全、严重高血压、近期做过大手术、或脑卒中的患者。在中度到重度 CKD 患者中使用时必须对这些药物的剂量进行调整（表 22-3）。仍需要对 GP Ⅱ b∕Ⅲ a 抑制剂在肾功能不全患者中使用的临床有效性和安全性进行评价的进一步研究和靶向临床试验。

表 22-3 血小板 GP Ⅱ b∕Ⅲ a 抑制剂的比较

分类	半衰期	可逆性	血小板功能恢复	肾脏清除率（%）	肾剂量调整
阿昔单抗嵌合人-鼠单克隆抗体	10 ~ 30min，但是可在循环中与血小板结合长达 10 天	慢	慢（>48h）	无	否
依替巴肽合成肽	2.5h	快	快	50	是
替罗非班合成的非肽类	2.0h	快	快	65	是

直接凝血酶抑制剂（比伐卢定）

现有的三种直接凝血酶抑制剂中，仅有比伐卢定获批可用于进行 PCI 治疗的 NSTE- ACS 患者。已证实在这些患者中，单用比伐卢定在降低缺血事件发生率方面可达到与 GP Ⅱ b∕Ⅲ a 抑制剂相似的结果，并且还可将严重出血并发症显著降低到 53%（3% 与 5.7%）（Stone 2006）。与肝素和 GP Ⅱ b∕Ⅲ a 抑制剂相比比伐卢定可显著降低进行 PCI 的 STEMI 患者中严重不良心血管事件以及严重出血事件的发生率（Stone 2008）。在肾功能不全和 ACS 个体患者中使用比伐卢定的安全性和有效性数据有限。然而，在一项 PCI 联合比伐卢定降低临床事件发生的次级随机评价（REPLACE-2）的亚组研究分析中，证实比伐卢定与肝素和 GP Ⅱ b/Ⅲ a 抑制剂相比在 eGFR <60ml/min 的患者中使用和在非 CKD 患者使用无差异（Chew 2005）。美国的包装说明建议在肌酐清除率 <30ml/min 时需要降低比伐卢定的输注率。

再灌注治疗

在过去几十年开始使用再灌注对最关键和基本的 ACS 进行治疗来降低不良事件发生的风险，尤其是在 STEMI 人群中。在 20 世纪 80 年代，发现非纤维蛋白特异性制剂如链激酶和尿激酶可降低 STEMI 患者的死亡率和再梗死率，并在如 GISSI-1（Gruppo Italiano per lo Studio della Sopravvivenza nell'Infarto）和 ISIS-2（the Second International Study of Infarct Survival）（Baigent 1998，Franzosi 1998）中得到了证实。纤维蛋白特异性抑制剂如替奈普酶和瑞替普酶最终由于易于使用、可降低系统性出血发生率、可达到更好的血管通畅性而取代了非纤维蛋白特异性制剂。在 20 世纪 90 年代，证实 PCI 在降低死亡率、再梗死率和脑卒中方面优于纤维蛋白溶解（Keeley 2003a）。在 NSTE-ACS 人群中，溶栓药物不能提供相似的死亡率获益，事实上显示其可增加再梗死的发生。在该年代对噻吩吡啶类药物的多项研究和荟萃分析显示，在 NSTE-ACS 患者中，常规侵入性方案与传统治疗方案相比可将两年的死亡风险降低 25%，MI 复发率降低 17%，还降低了缺血性症状的复发率（Fox 2005）。

再灌注治疗在 CKD 患者中未得到充分使用；晚期肾损害的患者接受再灌注治疗的比例为肾功能正常患者的四分之一（Wright 2002），在所有严重程度的 CKD 患者中均观察到了该趋势。此外，接受冠脉造影检查的 MI 和肾功能不全患者几乎为肾功能正常患者的三分之一，进行血运重建的患者为非 CKD 患者的一半（Charytan 2006）。不愿对肾功能受损患者进行再灌注治疗部分原因为显著增高的并发症发生率，如出血、脑卒中、再狭窄和由于造影剂相关性肾病导致肾功能不全进展。

关于再灌注治疗在 CKD 患者中的有效性和安全性的证据非常少，尽管在这些患者中有死亡和再梗死的高风险。存在数据有限的原因是复杂和多样的。一项 4000 例至少伴发轻度 CKD 的 ACS 患者相关的回顾性队

列分析证实使用纤维蛋白溶解和 PCI 方案治疗使相对死亡率分别降低了
11% 和 15%（Keough-Ryan 2005）。相反，近期一项关于 GRACE 注册的
时候分析显示在使用纤维蛋白溶解治疗的 STEMI 或心房左束支传导阻滞
和伴发 CKD 的患者中未出现死亡率降低，该分析包括了 2974 例中度
CKD 患者和 467 例重度 CKD 患者。事实上，对于有 STEMI 的中度 CKD
患者来说，使用纤维蛋白溶解治疗时住院死亡的风险更高，虽然这个结
果可通过降低 6 个月死亡率的趋势而抵消（Medi 2009）。在不考虑肾损
害的严重程度时，与未使用纤维蛋白溶解方案治疗的患者相比，使用纤
维蛋白溶解治疗的患者脑卒中和严重出血的风险增高（表 22-4）
（Medi 2009）。

表 22-4　根据肾功能分层的住院期间脑卒中和严重出血的发生率

	正常肾功能 （n = 8937）	中度肾功能不全 （n = 2924）	重度肾功能不全 （n = 495）
首次 PCI（n = 3350）			
脑卒中,%	0.2（p = 0.04）	1.3（p = 0.71）	1.4（p = 0.77）
严重出血,%	2.7（p < 0.001）	6.8（p < 0.001）	7.3（p = 0.23）
纤维蛋白溶解（n = 3723）			
脑卒中,%	1.2（p = 0.004）	1.7（p = 0.53）	2.7（p = 0.64）
严重出血,%	1.9（p = 0.02）	3.4（p = 0.11）	8.2（p = 0.12）
未进行再灌注（n = 5247）			
脑卒中,%	0.6	1.3	1.9
严重出血,%	1.4	2.5	4.2

　　N = 12320。P 值以"未进行再灌注"为参考组并使用 GRACE 风险评分进行
调整。

　　Dragu 等（2006）对在 2002 ACS 以色列研究（ACSIS）中对 132 例
至少伴有轻度 CKD 的 STEMI 患者再灌注方案治疗进行了评价，结果显
示第 7 天和第 1 年死亡率在初次 PCI 治疗的患者中比纤维蛋白溶解治疗
高。然而，在一项包括 654 例 ACS 和中度 CKD 患者的随机观察队列显示
经皮血运重建与显著的长期生存率有关（Keeley 2003b）。GRACE 注册
的事后分析对该结果进行了支持，分析结果显示和未使用再灌注治疗的

患者相比，在 STEMI 和中度 CKD 患者中进行的初次 PCI 与出现的 6 个月显著的死亡率获益有关，但是无显著地获益与纤维蛋白溶解治疗有关。对于重度肾功能不全的患者，在 6 个月的随访中，与未接受再灌注治疗的患者相比，PCI 和纤维蛋白溶解治疗均与更高的死亡率有关（Mei 2009）。当决定在轻度到中度 CKD 患者中使用再灌注方案时，显示与接受纤维蛋白溶解治疗的患者相比，初次 PCI 治疗脑卒中的风险更低并可能有更高的中期死亡率获益。目前的证据尚不能对重度到晚期 CKD 患者明确的推荐进行再灌注治疗。

冠脉血管成形术

在 ESRD 和未进行透析的 CKD 患者中，与使用经皮冠脉介入（PCI）相比，对多支冠脉疾病进行传统的冠状动脉旁路移植术（CABG）治疗与良好的治疗结果有关（Herzog 2002）。然而，现在目前常用的在药物释放支架和在 PCI 之前进行的两种抗血小板药物（阿司匹林和氯吡格雷）预治疗之后的冠脉支架治疗对该推断提出了挑战。在一项对来自 ARTS 试验（多支冠脉疾病随机进行 CABG 或使用金属裸支架的 PCI）的 142 例中度 CKD 患者的亚组分析显示 PCI 和 CABG 治疗的患者相比，5 年生存率无显著差异。例如，一项关于 725 例非透析 CKD 患者的研究显示在三支冠脉疾病患者中使用 CABG 治疗有更好长期生存率，但是在两支冠脉疾病有相似的结果（Ashrith 2010）。有趣的是，对于使用药物释放支架的 PCI 治疗良好的长期结果，CKD 患者可能比非 CKD 患者更依赖于成功的血小板抑制剂治疗（Morel 2011）。这就意味着使用更有效的血小板抑制方法可能会明显提高 PCI 对 CKD 患者的治疗结果。

二级预防

鉴于 CKD 患者明显增高的死亡和心血管疾病发病率，作为住院患者的 ACS 治疗，长期的二级预防治疗非常重要。对 MI 后有严重长期不良事件高风险的重度肾功能不全的患者，常规应至少使用指南推荐的药物治疗方案进行治疗。这与在肾功能不全和 ACS 患者中与肾功能正常的患者相比在抗血小板、抗缺血、抗凝和再灌注治疗不成比例的使用不足情况相似（McCullough 2002，Keough- Ryan 2005，Fox 2010）。另外，关于未进行这些治疗的根源为出血、由于其他并存疾病（例如，心衰）的禁忌证方面较差的风险/获益特点，和缺乏前瞻性的随机对照研究证据对使用这些长期治疗提供支持。

尽管大多数关于二级预防的前瞻性随机试验排除了 CKD 患者，但是回顾性和亚组分析显示抗血小板治疗，β 受体阻滞剂、他汀类药物、尤其是 ACEI 的获益在无禁忌证的情况下也可能会在 CKD 人群中出现（Dargie 2001，Ellis 2003，Keltai 2007，Yusuf 2001，Harpe et al. 2008）。其他二级预防的措施包括生活方式风险因素的调整，包括戒烟、控制体重和锻炼或心脏康复治疗，荟萃分析以证明所有这些方法可对一般人群提供明显的持久的死亡率获益（Clark 2005）。需要关于目前二级预防治疗的前瞻性随机试验来确定其在 CKD 患者中的获益。

（丁建东　译）

参考文献及推荐阅读：

ACE Inhibitor Myocardial Infarction Collaborative Group. Indications for ACE inhibitors in the early treatment of acute myocardial infarction: systematic overview of individual data from 100,000 patients in randomized trials. *Circulation*. 1998;97:2202–2212.

Anavekar NS, McMurray JJ, Velazquez EJ, et al. Relation between renal dysfunction and cardiovascular outcomes after myocardial infarction. *N Engl J Med*. 2004;351:1285–1295.

Anderson JL, Adams CD, Antman EM, et al. ACC/AHA 2007 guidelines for the management of patients with unstable angina/non-ST-Elevation myocardial infarction: a report of the American College of Cardiology/American Heart Association Task Force on Practice Guidelines (Writing Committee to Revise the 2002 Guidelines for the Management of Patients with Unstable Angina/Non-ST-Elevation Myocardial Infarction) developed in collaboration with the American College of Emergency Physicians, the Society for Cardiovascular Angiography and Interventions, and the Society of Thoracic Surgeons endorsed by the American Association of Cardiovascular and Pulmonary Rehabilitation and the Society for Academic Emergency Medicine. *J Am Coll Cardiol*. 2007;50:e1–e157.

Antiplatelet Trialists' Collaboration. Collaborative overview of randomised trials of antiplatelet therapy—I: Prevention of death, myocardial infarction, and stroke by prolonged antiplatelet therapy in various categories of patients. *BMJ*. 1994;308:81–106.

Antman EM, Hand M, Armstrong PW, et al. 2007 Focused Update of the ACC/AHA 2004 Guidelines for the Management of Patients With ST-Elevation Myocardial Infarction: a report of the American College of Cardiology/American Heart Association Task Force on Practice Guidelines: developed in collaboration With the Canadian Cardiovascular Society endorsed by the American Academy of Family Physicians: 2007 Writing Group to Review New Evidence and Update the ACC/AHA 2004 Guidelines for the Management of Patients with ST-Elevation Myocardial Infarction, Writing on Behalf of the 2004 Writing Committee. *Circulation*. 2008;117:296–329.

Aoki J, Ong AT, Hoye A, et al. Five year clinical effect of coronary stenting and coronary artery bypass grafting in renal insufficient patients with multivessel coronary artery disease: insights from ARTS trial. *Eur Heart J*. 2005;26:1488–1493.

Ashrith G, Lee VV, Elayda MA, et al. Short- and long-term outcomes of coronary artery bypass grafting or drug-eluting stent implantation for multivessel coronary artery disease in patients with chronic kidney disease. *Am J Cardiol*. 2010;106:348–353.

Aviles RJ, Askari AT, Lindahl B, et al. Troponin T levels in patients with acute coronary syndromes, with or without renal dysfunction. *N Engl J Med*. 2002;346:2047–2052.

Baigent C, Collins R, Appleby P, et al. ISIS-2: 10 year survival among patients with suspected acute myocardial infarction in randomised comparison of intravenous streptokinase, oral aspirin, both, or neither. The ISIS-2 (Second International Study of Infarct Survival) Collaborative Group. *BMJ*. 1998;316:1337–1343.

Baigent C, Landray M, Leaper C, et al. First United Kingdom Heart and Renal Protection (UKHARP-I) Study: biochemical efficacy and safety of simvastatin and safety of low-dose aspirin in chronic kidney disease. *Am J Kidney Dis*. 2005;45:473–484.

Berger AK, Duval S, Krumholz HM. Aspirin, beta-blocker, and angiotensin-converting enzyme inhibitor therapy in patients with end-stage renal disease and an acute myocardial infarction. *J Am Coll Cardiol*. 2003;42:201–208.

Best PJM, Steinhubl SR, Berger PB, et al. The efficacy and safety of short- and long-term dual antiplatelet therapy in patients with mild or moderate chronic kidney disease: Results from the Clopidogrel for the Reduction of Events During Observation (CREDO) Trial. *Am Heart J*. 2008;155:687–693.

Cannon CP, McCabe CH, Stone PH, et al. The electrocardiogram predicts one-year outcome of patients with unstable angina and non-Q wave myocardial infarction: results of the TIMI III Registry ECG Ancillary Study. Thrombolysis in Myocardial Ischemia. *J Am Coll Cardiol*. 1997;30:133–140.

Canto JG, Shlipak MG, Rogers WJ, et al. Prevalence, clinical characteristics, and mortality among patients with myocardial infarction presenting without chest pain. *JAMA*. 2000; 283:3223–3229.

Charytan D, Kuntz RE. The exclusion of patients with chronic kidney disease from clinical trials in coronary artery disease. *Kidney Int*. 2006;70:2021–2030.

Charytan D, Mauri L, Agarwal A, et al. The use of invasive cardiac procedures after acute myocardial infarction in long-term dialysis patients. *Am Heart J*. 2006;152:558–564.

Chen ZM, Pan HC, Chen YP, et al. Early intravenous then oral metoprolol in 45,852 patients with acute myocardial infarction: randomised placebo-controlled trial. *Lancet*. 2005; 366:1622–1632.

Chew DP, Lincoff AM, Gurm H, et al. Bivalirudin versus heparin and glycoprotein IIb/IIIa inhibition among patients with renal impairment undergoing percutaneous coronary intervention (a subanalysis of the REPLACE-2 trial). *Am J Cardiol*. 2005;95:581–585.

Chonchol M, Benderly M, Goldbourt U. Beta-blockers for coronary heart disease in chronic kidney disease. *Nephrol Dial Transplant*. 2008;23:2274–2279.

Clark AM, Hartling L, Vandermeer B, et al. Meta-analysis: secondary prevention programs for patients with coronary artery disease. *Ann Intern Med*. 2005;143:659–672.

Collet JP, Montalescot G, Agnelli G, et al. Non-ST-segment elevation acute coronary syndrome in patients with renal dysfunction: benefit of low-molecular-weight heparin alone or with glycoprotein IIb/IIIa inhibitors on outcomes. The Global Registry of Acute Coronary Events. *Eur Heart J*. 2005;26:2285–2293.

Dargie HJ. Effect of carvedilol on outcome after myocardial infarction in patients with left-ventricular dysfunction: the CAPRICORN randomised trial. *Lancet*. 2001;357:1385–1390.

Dragu R, Behar S, Sandach A, et al. Should primary percutaneous coronary intervention be the preferred method of reperfusion therapy for patients with renal failure and ST-elevation acute myocardial infarction? *Am J Cardiol*. 2006;97:1142–1145.

Eagle KA, Lim MJ, Dabbous OH, et al. A validated prediction model for all forms of acute coronary syndrome: estimating the risk of 6-month postdischarge death in an international registry. *JAMA*. 2004;291:2727–2733.

Ellis K, Tcheng JE, Sapp S, et al. Mortality benefit of beta blockade in patients with acute coronary syndromes undergoing coronary intervention: pooled results from the Epic, Epilog, Epistent, Capture and Rapport Trials. *J Interv Cardiol*. 2003;16:299–305.

Fernandez JS, Sadaniantz BT, Sadaniantz A. Review of antithrombotic agents used for acute coronary syndromes in renal patients. *Am J Kidney Dis*. 2003;42:446–455.

Fox CS, Muntner P, Chen AY, et al. Use of evidence-based therapies in short-term outcomes of

ST-segment elevation myocardial infarction and non ST-segment elevation myocardial infarction in patients with chronic kidney disease: a report from the National Cardiovascular Data Acute Coronary Treatment and Intervention Outcomes Network Registry. *Circulation.* 2010;121;357-365.

Fox KA, Bassand JP, Mehta SR, et al. Influence of renal function on the efficacy and safety of fondaparinux relative to enoxaparin in non ST-segment elevation acute coronary syndromes. *Ann Intern Med.* 2007;147:304-310.

Fox KA, Poole-Wilson P, Clayton TC, et al. 5-year outcome of an interventional strategy in non-ST-elevation acute coronary syndrome: the British Heart Foundation RITA 3 randomised trial. *Lancet.* 2005;366:914-920.

Franzosi MG, Santoro E, De Vita C, et al. Ten-year follow-up of the first megatrial testing thrombolytic therapy in patients with acute myocardial infarction: results of the Gruppo Italiano per lo Studio della Sopravvivenza nell'Infarto-1 study. The GISSI Investigators. *Circulation.* 1998;98:2659-2665.

Freeman RV, Mehta RH, Al Badr W, et al. Influence of concurrent renal dysfunction on outcomes of patients with acute coronary syndromes and implications of the use of glycoprotein IIb/IIIa inhibitors. *J Am Coll Cardiol.* 2003;41:718-724.

Freemantle N, Cleland J, Young P, et al. Beta blockade after myocardial infarction: systematic review and meta regression analysis. *BMJ.* 1999;318:1730-1737.

Furberg CD, Psaty BM, Meyer JV. Nifedipine: dose-related increase in mortality in patients with coronary heart disease. *Circulation.* 1995;92:1326-1331.

Gibson CM, Dumaine RL, Gelfand EV, et al. Association of glomerular filtration rate on presentation with subsequent mortality in non-ST-segment elevation acute coronary syndrome; observations in 13,307 patients in five TIMI trials. *Eur Heart J.* 2004;25:1998-2005.

Go AS, Chertow GM, Fan D, et al. Chronic kidney disease and the risks of death, cardiovascular events, and hospitalization. *N Engl J Med.* 2004;351:1296-1305.

Gupta R, Birnbaum Y, Uretsky BF. The renal patient with coronary artery disease: current concepts and dilemmas. *J Am Coll Cardiol.* 2004;44:1343-1353.

Han JH, Chandra A, Mulgund J, et al. Chronic kidney disease in patients with non-ST-segment elevation acute coronary syndromes. *Am J Med.* 2006;119:248-254.

Harper CR, Jacobson TA. Managing dyslipidemia in chronic kidney disease. *J Am Coll Cardiol.* 2008;51:2375-2384.

Held PH, Yusuf S, Furberg CD. Calcium channel blockers in acute myocardial infarction and unstable angina: an overview. *BMJ.* 1989;299:1187-1192.

Herzog CA, Littrell K, Arko C, et al. Clinical characteristics of dialysis patients with acute myocardial infarction in the United States: a collaborative project of the United States Renal Data System and the National Registry of Myocardial Infarction. *Circulation.* 2007;116:1465-1472.

Herzog CA, Ma JZ, Collins AJ. Comparative survival of dialysis patients in the United States after coronary angioplasty, coronary artery stenting, and coronary artery bypass surgery and impact of diabetes. *Circulation.* 2002;106:2207-2211.

Januzzi JL Jr, Snapinn SM, DiBattiste PM, et al. Benefits and safety of tirofiban among acute coronary syndrome patients with mild to moderate renal insufficiency: results from the Platelet Receptor Inhibition in Ischemic Syndrome Management in Patients Limited by Unstable Signs and Symptoms (PRISM-PLUS) trial. *Circulation.* 2002;105:2361-2366.

Kannel WB. Silent myocardial ischemia and infarction: insights from the Framingham Study. *Cardiol Clin.* 1986;4:583-591.

Keeley EC, Boura JA, Grines CL. Primary angioplasty versus intravenous thrombolytic therapy for acute myocardial infarction: a quantitative review of 23 randomised trials. *Lancet.* 2003a;361:13-20.

Keeley EC, Kadakia R, Soman S, et al. Analysis of long-term survival after revascularization in patients with chronic kidney disease presenting with acute coronary syndromes. *Am J Cardiol.* 2003b;92:509-514.

Keltai M, Tonelli M, Mann JF, et al. Renal function and outcomes in acute coronary syndrome: impact of clopidogrel. *Eur J Cardiovasc Prev Rehabil.* 2007;14:312-318.

Keough-Ryan TM, Kiberd BA, Dipchand CS, et al. Outcomes of acute coronary syndrome in a large Canadian cohort: impact of chronic renal insufficiency, cardiac interventions, and anemia. *Am J Kidney Dis.* 2005;46:845-855.

Khan NA, Hemmelgarn BR, Tonelli M, et al. Prognostic value of troponin T and I among asymptomatic patients with end-stage renal disease: a meta-analysis. *Circulation*. 2005;112:3088–3096.

Lamb EJ, Kenny C, Abbas NA, et al. Cardiac troponin I concentration is commonly increased in nondialysis patients with CKD: experience with a sensitive assay. *Am J Kidney Dis*. 2007;49:507–516.

Livio M, Benigni A, Vigano G, et al. Moderate doses of aspirin and risk of bleeding in renal failure. *Lancet*. 1986;1:414–416.

Mann JF, Gerstein HC, Pogue J, et al. Renal insufficiency as a predictor of cardiovascular outcomes and the impact of ramipril: the HOPE randomized trial. *Ann Intern Med*. 2001; 134:629–636.

McCullough PA, Agarwal M, Agrawal V. Review article: Risks of coronary artery calcification in chronic kidney disease: Do the same rules apply? *Nephrology*. 2009;14:428–436.

McCullough PA, Soman SS, Shah SS, et al. Risks associated with renal dysfunction in patients in the coronary care unit. *J Am Coll Cardiol*. 2000;36:679–684.

McCullough PA, Sandberg KR, Borzak S, et al. Benefits of aspirin and beta-blockade after myocardial infarction in patients with chronic kidney disease. *Am Heart J*. 2002;144:226–232.

Medi C, Montalescot G, Budaj A, et al. Reperfusion in patients with renal dysfunction after presentation with ST-segment elevation or left bundle branch block: GRACE (Global Registry of Acute Coronary Events). *J Am Coll Cardiol Intv*. 2009;2:26–33.

Morel O, El Ghannudi S, Jesel L, et al. Cardiovascular mortality in chronic kidney disease patients undergoing percutaneous coronary intervention is mainly related to impaired P2Y12 inhibition by clopidogrel. *J Am Coll Cardiol*. 2011;57:399–408.

Petersen JL, Mahaffey KW, Hasselblad V, et al. Efficacy and bleeding complications among patients randomized to enoxaparin or unfractionated heparin for antithrombin therapy in non-ST-segment elevation acute coronary syndromes: a systematic overview. *JAMA*. 2004;292:89–96.

Pfeffer MA, Braunwald E, Moye LA, et al. Effect of captopril on mortality and morbidity in patients with left ventricular dysfunction after myocardial infarction: results of the survival and ventricular enlargement trial. The SAVE Investigators. *N Engl J Med*. 1992;327:669–677.

Pitt B, Remme W, Zannad F, et al. Eplerenone, a selective aldosterone blocker, in patients with left ventricular dysfunction after myocardial infarction. *N Engl J Med*. 2003;348: 1309–1321.

Reddan DN, O'Shea JC, Sarembock IJ, et al. Treatment effects of eptifibatide in planned coronary stent implantation in patients with chronic kidney disease (ESPRIT Trial). *Am J Cardiol*. 2003;91:17–21.

Reimer KA, Lowe JE, Rasmussen MM, et al. The wavefront phenomenon of ischemic cell death. 1. Myocardial infarct size vs duration of coronary occlusion in dogs. *Circulation*. 1977;56:786–794.

Rouan GW, Lee TH, Cook EF, et al. Clinical characteristics and outcome of acute myocardial infarction in patients with initially normal or nonspecific electrocardiograms (a report from the Multicenter Chest Pain Study). *Am J Cardiol*. 1989;64:1087–1092.

Sarnak MJ, Levey AS, Schoolwerth AC, et al. Kidney disease as a risk factor for development of cardiovascular disease: a statement from the American Heart Association Councils on Kidney in Cardiovascular Disease, High Blood Pressure Research, Clinical Cardiology, and Epidemiology and Prevention. *Hypertension*. 2003;42:1050–1065.

Savonitto S, Ardissino D, Granger CB, et al. Prognostic value of the admission electrocardiogram in acute coronary syndromes. *JAMA*. 1999;281:707–713.

Shantouf RS, Budoff MJ, Ahmadi N, et al. Total and individual coronary artery calcium scores as independent predictors of mortality in hemodialysis patients. *Am J Nephrol*. 2010;31:419–425.

Shlipak MG, Heidenreich PA, Noguchi H, et al. Association of renal insufficiency with treatment and outcomes after myocardial infarction in elderly patients. *Ann Intern Med*. 2002;137:555–562.

Stone GW, McLaurin BT, Cox DA, et al. Bivalirudin for patients with acute coronary syndromes. *N Engl J Med*. 2006;355:2203–2216.

Stone GW, Witzenbichler B, Guagliumi G, et al. Bivalirudin during primary PCI in acute myocardial infarction. *N Engl J Med*. 2008;358:2218–2230.

Thygesen K, Alpert JS, White HD. Universal definition of myocardial infarction. *J Am Coll Cardiol*. 2007;50:2173–2195.

U.S. Renal Data System (USRDS). 2008 Annual Data Report: Atlas of Chronic Kidney Disease and End-Stage Renal Disease in the United States. In. 2008 ed; 2008.

Wright RS, Reeder GS, Herzog CA, et al. Acute myocardial infarction and renal dysfunction: a high-risk combination. *Ann Intern Med*. 2002;137:563–570.

Yusuf S, Sleight P, Pogue J, et al. Effects of an angiotensin-converting-enzyme inhibitor, ramipril, on cardiovascular events in high-risk patients. The Heart Outcomes Prevention Evaluation Study Investigators. *N Engl J Med*. 2000;342:145–153.

Yusuf S, Mehta SR, Chrolavicius S, et al. Comparison of fondaparinux and enoxaparin in acute coronary syndromes. *N Engl J Med*. 2006;354:1464–1476.

第23章　　　　心力衰竭

Roland R. J. van Kimmenade and
James L. Januzzi Jr

　　人口的老龄化以及急性心肌梗死之后生存的改善导致了患心力衰竭病人的数量快速增长，因此在他或她的一生中，1/5 的患者最终发展成为心力衰竭（Llovd-Jones 2002）。危险因素见表 23-1。

表 23-1　　心脏衰竭的危险因素

高血压	过多的食盐摄入
缺血性心脏病	心脏毒性因子
糖尿病/代谢综合征	家族史/遗传标记
高脂血症	低射血功能
吸烟	舒张期功能受损
肥胖	左心室肥大
高龄	升高的神经激素生物标记
男性	异常心电图
种族	心胸比例增加
身体静止状态	微量清蛋白
大量饮酒	静止状态下心率加快

概述

　　心力衰竭是一个复杂的临床综合征，可由任何结构或功能性的心脏疾病引起。这些心脏疾病损害了心室充血或射血能力。其主要的表现是呼吸困难、疲劳和体液潴留，呼吸困难和疲劳可以限制运动耐量，体液潴留可以导致肺充血和外周性水肿（Hunt 2005）。尽管两者异常可以损害其功能和降低生活质量，但它们的临床症状不一定会同时出现。因为不是所有的病人在评估时都存在容量超负荷，与旧术语"充血性心力衰竭"相比更优先选择术语"心力衰竭"（Hunt 2005）。

心力衰竭严重性的分级

对心力衰竭没有专一的诊断检查，诊断根据临床病史、特殊的体征和症状、实验室检查（如：利钠肽浓度）以及影像检查（如：超声心动图）做出。疾病出现和严重性的分级有些主观性；目前有两种得到广泛接受的分类法：由纽约心脏病协会（NYHA）和美国心脏病学院（ACC）提出的疾病分期系统（表 23-2）。NYHA 功能的分类法常被用于描述症状的严重性，对疾病预测是一个有用的工具。AHA/ACC 著作委员会对心力衰竭评估和治疗设计的独特分类法用于描述心脏结构异常的疾病进展阶段（Hunt 2005）。尽管两者常常重叠，但更严重的级别并不一定相对应地出现更严重的症状。

表 23-2 心力衰竭严重程度的分类

NYHA 分类法	AHA/ACC 心衰分级
Ⅰ. 身体活动不受限制	A. 高度危险，但没有结构性心脏病和症状
Ⅱ. 体力活动轻度受限	B. 没有心力衰竭征兆或症状的结构性心脏病
Ⅲ. 体力活动明显受限	C. 结构性心脏病和存在心力衰竭症状
Ⅳ. 休息状态下出现心衰症状	D. 需要特别关注的难治的心力衰竭

NYHA：纽约心脏病协会；AHA：美国心脏病协会；ACC：美国心脏病学会

左心室肥大

左心室肥大（LVH）被认为是 AHA/ACC 心力衰竭的 B 阶段，因为 LVH 常常在保留射血分数的心力衰竭之前发生。确实，LVH 不是一个良性过程，并伴随有大量的不利因素，包括心肌的局部缺血、心房和心室的心律失常、心室的功能障碍以及增加了心血管的和各种原因导致的发病率和死亡率。通常地，LVH 伴随有高血压、糖尿病、肥胖、高胆固醇血症和主动脉狭窄，在美国黑人中是最普遍的。在慢性肾脏疾病（CKD）中，LVH 同时伴随有贫血和矿物性骨质失调（见第 10 到 26 章），包括成纤维细胞成长因子 23、甲状旁腺激素、维生素 D-25 和血磷水平。

由于各种神经介质刺激，左心室扩大和/或肥大成为更大的球形，这一过程称为心室重塑。心电图（ECG）和超声心动图是发现 LVH 的两个最常用的诊断方法：ECG 高度特异但与超声心动图相比几乎不敏感。

左心室结构正常的心脏具有正常的局部心室壁厚度和左心室体积指数（LVMI）。LVMI 正常、局部心室壁厚度增加的表现为同心的重塑；LVMI 增强但局部心室壁厚度正常者表现为偏心的左心室肥大；室壁厚度和 LVMI 均增加表现为同心的左心室肥大。LVH 可能通过治疗得以恢复，尽管所有的抗高血压药物（米诺地尔和肼屈嗪除外）均可降低 LVH，但肾素-血管紧张素-醛固酮系统（RAAS）抑制剂和钙通道阻滞剂似乎优于 β-阻滞剂（Artham 2009）。

收缩性心力衰竭与保留射血分数的心力衰竭的比较

通过超声心动图、心脏磁共振成像（MRI）、核技术检查发现左心室射血分数（LVEF）≤50% 作为收缩期心力衰竭的判断标准，但 1/2 的心力衰竭患者 LVEF 正常，并由于许多可能的原因患上心力衰竭，心室顺应性下降就是重要的病因。在老年女性和患有高血压、糖尿病、心房颤动或左心室肥大的病人中保留射血分数的心力衰竭比收缩期心衰更多见。

对于导致心力衰竭的舒张期舒张功能异常，有几种使用多普勒超声心动图来进行诊断的标准。然而，这些图像同样受非特异性和心脏灌流瞬间改变的影响，受心率变化的影响，受存在二尖瓣反流的影响，以及年龄的影响。的确，对于保留射血分数的心力衰竭仍然没有唯一的特异标准。然而，把超声心动图图像和增高的利钠肽浓度结合起来可能提高诊断的准确性。

只有很少的临床试验研究过心力衰竭和保留射血分数病人的治疗，其死亡率几乎可能像收缩期心力衰竭病人一样高。在缺乏对照的临床试验中，这些病人的治疗是基于控制对心室舒张有重要影响的生理因素（血压，心率，血容量和心肌缺血）来进行的，并同时注意心力衰竭的其他影响因素，比如瓣膜性心脏病。

心脏和肾脏之间的（病理）生理和相互影响

由于心脏和肾脏具有共同常见的危险因素，比如高血压、糖尿病和动脉粥样硬化，所以它们的功能障碍常常同时存在。而且，心脏和肾脏功能通过几个神经介质和炎性系统强烈的相互作用。通常地假设是心搏出量降低激活系统和其他反应比如 RAAS、交感神经系统、内皮素和精氨酸加压素，以保证血循环和心搏出量。这是通过血管舒张，尿钠排泄激素和细胞因子系统来相互作用而完成的，其中包括尿钠肽、前列腺素、缓激肽和氧化亚氮。在生理情况下，这些物质可以维持血容量，但在心力衰竭时可以引起恶性循环最终导致慢性肾组织缺氧、炎症和氧化应激，在这种情况下可能反过来影响心脏和肾脏的结构和功能。另外，尿毒症本身影响心脏收缩力，同时长期的尿毒症导致肌细胞纤维化和坏死。

因此，85% 的终末期肾脏疾病（ESRD）患者并发有各种形式的严重心脏异常并不奇怪，严重心脏异常如 LVEF 降低、左心室扩大或在超声心动图上表现为左心室肥大，而且 85% 诊断为心力衰竭的病人肾小球滤过率（GFR）< 90ml/min（Parfrey 1996，McAlister 2004a）。有趣的是，这种病理生理的相互作用可能是可逆的，因为一个对接受肾移植的 ESRD 病人的研究显示，LVEF 平均值从移植前的 32% 增加到了肾移植 12 个月后的 52%（Wali 2005）。

肾功能恶化

肾功能恶化常常使心衰患者在院外用药的剂量难以把握，在急性心力衰竭的治疗中尤其是一个显著的问题，大约有 1/3 急性心力衰竭失代偿病人出现血清肌酐增高≥0.3mg/dl（27μmol/L）。恶化的肾功能使失代偿的急性心力衰竭变得复杂化，这除了会影响有效的治疗，还可以独立用来预测发病率和死亡率。

相对血容量不足

如果肾功能恶化由相对血容量不足情况下肾脏灌流减少引起，那么肾功能恶化通常是可以治疗的。然而有趣的是，当病人血容量过多时，急性心力衰竭失代偿通常出现在病人入院后的前3到5天期间。另外，直到心指数降到 <1.5L/m² 标准时肾血流才可能降低，虽然强利尿剂和血管舒张剂治疗可能不减少心搏出量而调节充盈压。因此，那种相对血容量不足引起肾功能出现恶化的假设可能是幼稚的，必须重新思考，并需要一个可替代的假设性解释。

静脉充血

在急性心力衰竭时肾功能恶化的一个潜在原因是静脉充血。的确，肾灌流不单独依赖动脉压，而是取决于改变的灌流压力梯度，灌流压力梯度为平均动脉压减中心静脉压。因此，肺动脉高压和三尖瓣反流导致严重的肾静脉高压，同样可能引起低肾灌流压力梯度（Damman 2009）。

腺苷

腺苷和肾小管球间反馈在肾功能恶化的病理生理中可能起到一定作用。腺苷引起局部的入球小动脉收缩，因此减少了肾血流量，然而它也增加了近端和远端小管的钠重吸收，引起钠水潴留。使用利尿疗法使排到远端小管的钠急剧增加，通过致密斑和入球小动脉的肾小管球间反馈引起腺苷浓度的增加，进一步减少了肾小球滤过率。尽管这个解释听上去很具有说服力，但不使用利尿剂而只是机械地改变血容量，肾功能恶化不会得到预防，表明远端小管钠排除和肾小管球间反馈不是反映肾功能恶化的唯一机制。

血管紧张素

尽管血管紧张素可以通过收缩肾出球小动脉来维持 GFR，但是对于急性心力衰竭失代偿患者住院期间的肾功能恶化，血管紧张素转化酶抑制剂（ACEI）或血管紧张素受体阻断剂（ARBs）治疗似乎不起主要作用，虽然对相对长期的心力衰竭病人使用这些药物常得到有效的治疗。

尿毒症心包炎

尿毒症心包炎可能并发于早期的慢性肾脏疾病，发病过程中尿毒症毒素大量蓄积充分地刺激心包膜引起心包积液。太多的心包渗出液可能引起血流动力学损害，急诊和持续稳定的透析是改善渗出的有效方法。如果不进行治疗，尿毒症心包炎可能导致患者死于心包填塞。

动静脉瘘和高排血量心力衰竭

CKD4 和 5 期的病人，动静脉瘘常出现在透析早期。瘘不会轻易形成，其形成需要几个月的时间。通常，需要几个步骤。起初，动静脉（AV）瘘绝大多数出现在较低部位如手臂，同时通过这些瘘的流率通常 <1L/min。然而，在正常静脉缺失部位，上臂的瘘通常出现在将来透析的早期部位。上臂瘘可能流率为 1.5~2.0L/min 或更高。动静脉瘘的出现伴随交感神经系统活动增强，利钠肽浓度的增加，显著影响收缩期和舒张期功能，外周阻力的减小以及更高的心搏出量，这可能会导致高排血量心力衰竭（MacRae 2004）。血管通路协会的指南对高流量瘘的定义为分流 >1~1.5L/min 以及瘘流量占心搏出量比例 >20%。已发表的病例报道描述的高排血量心力衰竭通常地表现出流率 >2L/min 的高流量瘘以及瘘流量超过心搏出量的 30%（MacRae 2004）。很明显，动静脉瘘的出现与左心室体积指数增加有关（Cridlig 2008）。通道流率与左心室体积指数改变的关系还不清楚（Hiremath 2010），所以与下臂瘘相比是否上臂瘘发生高排血量心力衰竭会有更高的风险仍然需要确定。在目前影响心脏的动静脉瘘是由于高流率，对于静脉导管通路来说因为瘘的闭合将导致其血管通路位置丧失，故流量减少可能利于瘘的闭合。透析的静脉导管通道与动静脉通道相比增加了患病率和死亡率，这个风险足以抵消由于使用动静脉通路引起左心室体积指数增加的理论风险。

诊断评价

病史

心力衰竭的症状包括疲乏和呼吸困难。

体格检查

体征包括颈静脉隆起，伴或不伴 Kussmaul 征。Kussmaul 征，指随着吸气颈静脉逐渐隆起，是右心衰竭的体征，同时可以在慢性心包炎中见到。如果压迫肝脏会导致明显的颈静脉隆起（肝颈静脉的回流），这可能是右心衰竭的明显体征。对于左心衰竭失代偿，肺啰音是一个特殊的体征，但这个体征对心力衰竭不是特别敏感。心脏听诊时心脏杂音通常可在心力衰竭病人中发现，比如奔马律。患有舒张期心力衰竭者心脏收缩前期奔马律（S4）十分常见。而第三心音奔马律提示容量负荷过度，并更多伴随在收缩期心力衰竭。低垂肢体端可能出现水肿，但没有水肿并不能排除心力衰竭；四肢发凉可能提示限制性的心搏出量。连续性杂音超出早期动静脉瘘区（包括活组织检查区，比如自体或移植肾）可能提示血流动力学显著分流，这种分流引起高排血量心力衰竭。

实验室检查

心力衰竭病人最初的实验室检查应该包括全部血细胞计数，尿液检查，血清电解质（包括钠、钾、钙和镁），糖化血红蛋白，血脂，以及肾和肝功能检查。同时应该检查甲状腺功能，因为不管是甲状腺功能亢进还是甲状腺功能减退都可能引起心力衰竭。快速转铁蛋白饱和度对检测血红蛋白沉着病有用。当病人到过疫区比如巴西农村，应该考虑对南美洲锥虫病的筛查（Hunt 2005）。

低钠血症

血清钠浓度低对于低搏出量心力衰竭是一个危险标志。对于多数早期心力衰竭，低钠血症可能仅仅是一个标志。用抗利尿激素拮抗药进行治疗，正像下面描述的那样，对纠正血清钠浓度有效，尽管有效性还没有得到最终证实。有趣的是，最近发现，钠浓度低在末端为氨基、前端为 B 型的利钠肽（NT-proBNP）浓度升高的心力衰竭病人中是唯一的预测指标，不仅预测死亡率而且预测肾功能的恶化（Mohammed，2010）。

低钾血症

尽管在心力衰竭中经常强调避免血钾过高，但低血清钾并不少见。在心力衰竭中低血清钾常提示预后不良。通过改变利尿药和/或饮食中增加钾摄入是否可以消除这个危险尚不清楚（Bowling，2010）。

低镁血症

虽然慢性肾脏疾病早期镁的肾脏排泄已经受损，但是心力衰竭病人中仍然常常发生低镁血症，同时也提示预后不良。通过利尿药治疗可能引起或加重镁缺乏，特别是使用噻嗪类利尿药治疗时。因为低镁血症可以引起室性心动过速，同时由于心力衰竭病人容易出现室性心动过速，故应该避免低镁血症。

监测

当病人已经诊断为心力衰竭，应该从治疗开始就经常重复的进行实验室检查以发现可能的副作用，特别是当使用利尿药，肾素-血管紧张素-醛固酮系统抑制剂和/或洋地黄药物时。

利钠肽

B 型利钠肽（BNP）和它的分裂物，N-末端前 B 型利钠肽（NT-proBNP）是心功能的血清学标记物（Januzzi 2005，Maisel 2002）。两种分子来自于同样的过程，换句话说，由它们共同的前体物前 B 型利钠肽分裂而成，前 B 型利钠肽是当心肌病受到刺激时快速产生。B 型利钠肽是活性激素，可引起多尿和尿钠增多，而 N-末端前 B 型利钠肽被认为是无活性的。患有典型的慢性肾脏疾病病人有一定程度的结构性心脏病以及不定的容量负荷过度。对这些利钠肽释放有两个有力的触发因素，所以在慢性肾脏疾病中他们的浓度特别地高。一对一的比较未发现减少的肾小球滤过率和升高的 B 型利钠肽与减少的肾小球滤过率和升高的 N-末端前 B 型利钠肽之间有显著性差异。在慢性肾脏疾病中任一肽的高浓度提示低左心室射血分数，左心室肥大和冠状动脉疾病病史，这不依赖肾小球滤过率水平或常见的心血管危险因素（van Kimmenade，2009）。

血红蛋白

贫血很少成为心力衰竭的唯一原因，因为血红蛋白浓度必须降到 < 5g/dl 才会引起高排血量心力衰竭。另一方面，由于有许多原因可以导致严重心力衰竭，而这些心力衰竭病人常遭受贫血的痛苦，这样患贫血的心力衰竭病人实际上心搏出量更少。在慢性肾脏疾病病人的观察性研究中，贫血明显地伴随左心室肥大，干预实验表明尽管红细胞刺激因子（ESAs）通常能升高慢性肾脏疾病病人的血红蛋白浓度，但没有发现左心室肥大得到改善。最近对慢性肾脏疾病病人研究显示用 ESAs 增加的血红蛋白可能会使风险增加，而这些血红蛋白超过了仍处于正常范围以下（如 12mg/dl）的血红蛋白。这个论题会在第 26 章进行更详细的论述。

心力衰竭和慢性肾脏疾病的药理学治疗和对策

虽然对患有慢性肾脏疾病的心力衰竭病人需要进行药物治疗是公认的，但是还没有找到特效的治疗方法。大多心力衰竭的大型临床试验中，肌酐浓度 > 2.5mg/dl（220μmol/L）为通常的排除标准。使用药物治疗必须要把相对禁忌证和某种药物可能的副作用计算在内，比如心动过缓、低血压和高钾血症。治疗心力衰竭的药物有三类：利尿药，β-肾上腺素能阻断药和血管紧张素转化酶抑制剂或血管紧张素受体阻断剂（ARBs）。也常常使用许多其他药物。

袢利尿剂和噻嗪类利尿剂

通过增加在细尿管袢滤过钠的排泄到 25%，袢利尿剂增强了自由水清除率，使液体潴留的多数临床症状立即减轻。静脉内给药还有舒张血管的作用，5～10min 内使肺动脉楔压降低。髓袢利尿剂在中期改善心功能、临床症状和运动耐力。目前，尽管髓袢利尿剂被大量处方应用，但长期使用髓袢利尿剂出现的实际好处不仅没有得到证实甚至连研究还没有；心力衰竭时利尿剂的长期使用甚至可能引起持续的有害神经介质兴奋（Vaz Perez，2008）。

利尿剂治疗的最终目的是消除液体潴留的临床症状，利尿剂通常配合限制饮食中钠摄入（2g/d）以及应该同时服用 β 肾上腺素能阻断药和肾素-血管紧张素-醛固酮系统阻断剂（Hunt 2005）。在紧急情况下，通过及时连续输注负荷量的袢利尿剂比单纯的注入大剂量髓袢利尿剂更加有效（见表 23-3 的推荐剂量）。在非紧急情况下，必须注意使用一半的药物用量。通常情况下呋塞米必须每日最少给予 2 次。如果噻嗪类利尿剂有效，长效噻嗪类利尿剂如氯噻酮可能比短效利尿剂如氢氯噻嗪效果更好。当肾小球滤过率已经降低时，噻嗪类利尿剂对消除液体潴留的意义不大，与袢利尿剂作用相反，袢利尿剂通常有效。利尿剂可能的副作用包括电解质紊乱、低血压和肾脏衰竭加剧。皮疹和听觉异常常出现在特异反应中或使用超大剂量时见到。

利尿剂的电解质紊乱

利尿剂可能导致阳离子减少（如钾和镁）和低氯血性碱中毒从而诱发心律失常，特别是存在洋地黄糖苷时。电解质紊乱的危险由肾素-血管紧张素-醛固酮系统激活引起。钾不足可以通过补钾纠正。如果低钾血症严重，补钾同时补镁也可能是非常必需的，但是大多数早期的病人补镁必须谨慎，因为慢性肾脏疾病时镁的排泄是受损的。同时使用血管紧张素转化酶抑制剂或保钾利尿剂（如螺内酯）基本可以避免长期使用口服钾补充剂。

利尿剂耐药性

当利尿和尿钠增多的时候，身体的本能反应是保留钠维持钠平衡，这可能导致继续使用初始剂量的利尿剂效用减弱，也就是大家所熟知的利尿剂耐药性。利尿剂耐药性伴随有预后不良。削弱利尿剂作用的其他机制有肾素-血管紧张素-醛固酮系统的激活，另外可能还有肾神经活动增强或者远端小管上皮细胞肥大。

在急性情况中，克服利尿剂耐药性，连续输注袢利尿剂显示比间断口服更加有效。其他方法是同时使用袢利尿剂和噻嗪类利尿剂或添加可增加肾血流量的药物，如正性肌力药。对于难治性水肿开始联合袢利尿剂或噻嗪类利尿剂治疗时，应该小心监测病人的全部血液尿素氮水平、体重和血清钾。有些病人，只有在严密的监测下进行这种治疗，才能在快速脱水时不至于发生急性肾衰竭。

表 23-3 心力衰竭通常使用的药物及药物剂量（见第 29 章，表 29-7，严重慢性肾脏疾病对药物剂量的调整）

药 物	起始剂量	最大剂量	备 注
袢利尿剂			
呋塞米口服	40mg	160～200mg	
呋塞米静脉注射	40mg 负荷量	10～40mg/h 灌注	
丁尿酸口服	1mg	4～8mg	
丁尿酸静脉注射	1mg 负荷量	0.5～2mg/h 灌注	
托塞米口服	10mg	100～200mg	
托塞米静脉注射	20mg 负荷量	5～20mg/h 灌注	
β - 阻滞剂			
比索洛尔	1.25mg 1 次／日	10mg 1 次／日	
卡维洛尔	3.125mg 2 次／日	25mg 2 次／日	病人体重 >85kg
美托洛尔	12.5～25mg 1 次／日	50mg 2 次／日	
琥珀酸盐		200mg 1 次／日	延长释放

续表

药物	起始剂量	最大剂量	备注
血管紧张素转换酶抑制剂			
卡托普利	6.25mg 3 次／日	50mg 3 次／日	
依那普利	2.5mg 2 次／日	10～20mg 2 次／日	
福森普利	5～10mg 1 次／日	40mg 1 次／日	
赖诺普利	2.5～5mg 1 次／日	20～40mg 1 次／日	
培哚普利	2mg 1 次／日	8～16mg 1 次／日	
喹那普利	5mg 2 次／日	20mg 2 次／日	
雷米普利	1.25～2.5mg 1 次／日	10mg 1 次／日	
群多普利	1mg 1 次／日	4mg 1 次／日	
血管紧张素受体阻断剂			
坎地沙坦	4～8mg 1 次／日	32mg 1 次／日	
氯沙坦	25～50mg 1 次／日	50～100mg 1 次／日	
缬沙坦	20～40mg 2 次／日	160mg 2 次／日	

续表

药物	起始剂量	最大剂量	备注
醛固酮拮抗剂			
螺内酯	12.5~25mg 1 次/日	25mg 2 次/日	
依普利酮	25mg 1 次/日	50mg 1 次/日	
噻嗪类利尿剂[a]			
氯噻嗪	500mg 1 次/日	1000mg 1 次/日	
氢氯噻嗪	12.5mg 1 次/日	25mg 1 次/日	
美托拉宗	2.5mg 1 次/日	10mg 1 次/日	
直接血管扩张药/硝酸盐类			
20mg 异山梨醇二硝酸盐/37.5mg 盐酸肼屈嗪	1 片 2 次/日	2 片 2 次/日	固定剂量

续表

药物	起始剂量	最大剂量	备注
洋地黄			
地高辛	0.125mg 1 次／日 [b]	0.25~0.5mg 1 次／日	
		0.0625~0.125mg 1 次／日	年龄 >70 岁，身体偏瘦或适度地严重肾损伤

[a] 对于严重心力衰竭，噻嗪类利尿剂常伴随使用袢利尿剂。当肾小球滤过率 <30 时氨噻嗪利氢氯噻嗪可能比美托拉宗作用要差。
[b] 对于早期慢性肾脏疾病的病人，每隔一日的起始剂量可以为 0.0625

β 肾上腺素能阻断药（比索洛尔，持续释放的美托洛尔和卡维地洛）

β 肾上腺素能阻断药在心力衰竭时主要对抗交感神经系统持续兴奋的不良后果，其好处一般超过这些药物的负性肌力作用。尽管肾上腺素能药最初通过刺激增加心室容积和外周血管收缩压以及减少钠的排泄维持衰竭心脏的功能，但长期的交感神经系统兴奋是有害的。在心力衰竭的急性期不应该使用 β-受体阻断剂，只有当病人病情稳定时才可以使用。

重要地是，只有 3 种 β-受体阻断剂显示出对心力衰竭有益：选择性β1 受体阻断剂比索洛尔，持续释放的美托洛尔和 α1，β1，β2 受体阻断剂卡维地洛。因此，心力衰竭时这三种阻断剂的积极效应不应该被看作β-受体阻断剂的共同效应，因为这些效应或次效应已经在使用布新洛尔或短效的美托洛尔治疗心力衰竭中见到（hunt，2005）。比索洛尔，卡维地洛或缓慢释放的美托洛尔最初的口服剂量小，然后缓慢增加到试验中刊登的目标剂量，同时应该适合个体的反应，因为 β-受体阻断剂可能会引起液体潴留、降低血压和心率。除外必须给予正性肌力治疗的时候，如果病人已经在使用 β-受体阻断剂，临床上可能的话，应继续使用并增加利尿剂的剂量。

肾素-血管紧张素-醛固酮系统抑制剂

肾素-血管紧张素-醛固酮系统的抑制作用可在血管紧张素 I 转化为血管紧张素 II 时（通过血管紧张素转化酶抑制剂）产生，由血管紧张素受体（通过肾上腺素能受体结合剂），或由醛固酮受体（醛固酮拮抗剂）产生。血管紧张素转化酶抑制剂已经在 30 个以上临床对照试验中评估了7000 个以上心力衰竭参与者中得到评估。到目前为止，所有这些参与试验的病人都有左心室射血分数减低，都在同时行利尿剂治疗，他们合并或未合并使用洋地黄糖苷治疗；保留有收缩功能、低血压（收缩压 < 90mmHg）、或肾功能受损 [血清肌酸酐 > 2.5mg/dl（220μmol/L）] 的病人通常排除在外。尽管如此，血管紧张素转化酶抑制剂还是被明确地证实能改善临床症状和降低死亡和/或住院治疗。除有禁忌证者，这类药物应该用于所有由于左心室功能异常造成的心力衰竭病人；伴有很低血压，高肌酐血清浓度［＞3mg/dl（265μmol/L）］，双侧肾动脉狭窄或钾浓度增高（＞5.5mmol/L）的病人必须谨慎用药。可能的话，血管紧张素转化酶抑制剂治疗应联合使用β-阻滞剂；低血压的风险可能通过在一天的不同时间用药来降到最低。

有效的数据显示在改善症状和存活率方面，现有的血管紧张素转化酶抑制剂之间没有差别。血管紧张素转化酶抑制剂治疗应该从小剂量开始然后逐渐地增加剂量。1～2周内应该评估肾功能和钾，以后也要定期评估，特别对于高钾血症的病人更是如此。尽管较高的剂量在降低住院治疗的风险方面效果更好，但低剂量在改善症状和降低死亡率方面效果一样很好（Massie，2001）。

副作用

心力衰竭病人使用血管紧张素转化酶抑制剂最常见的副作用是低血压、肾功能降低、高钾血症和咳嗽。要注意症状性低血压的发生。虽然使用初始剂量时出现了症状性低血压，但重复使用同样剂量的药物时，症状性低血压可能不会再出现。当肾小球滤过依赖血管紧张素介导的传出小动脉血管收缩时，血管紧张素转化酶抑制剂可能会引起肾功能不全。当双侧肾动脉狭窄或正在使用非类固醇类非甾体抗感染药物时这种风险是非常大的。相应地减少利尿剂剂量后肾功能通常地得到改善，在很少情况下必须停用血管紧张素转化酶抑制剂。咳嗽频率的范围从白种病人的5%～10%到中国病人的50%左右。咳嗽是永久停药的最常见原因。不过，停用血管紧张素转换酶抑制剂之前，应该排除咳嗽的其他原因（特别是肺充血），咳嗽的原因应该通过停药后再次给药试验证实。另外也可以选择换用血管紧张素受体阻断剂。服用血管紧张素转化酶抑制剂的病人有＜1%出现血管性水肿，但更常见于黑色人种。由于血管性水肿的威胁生命特性，所以临床上一旦察觉到血管性水肿的证据就要永远地避免使用血管紧张素转化酶抑制剂，有血管性水肿病史的病人也不应使用血管紧张素受体阻断剂。

血管紧张素受体阻断剂与血管紧张素转化酶抑制剂的比较

作为血管紧张素转化酶抑制剂的相互替换药物，血管紧张素受体阻断剂在大量长期的对照研究中明显显示出产生有利的血流动力学效应、神经激素效应和临床效应；在仅有的一对一比较中，血管紧张素受体阻断剂氯沙坦不优于或者是次于血管紧张素转化酶抑制剂卡托普利。由于咳嗽或血管性水肿不能耐受血管紧张素转化酶抑制剂的病人，血管紧张素受体阻断剂已经被证实减少了收缩期和舒张期心力衰竭病人住院治疗和死亡率。已经证明心力衰竭时坎地沙坦联合血管紧张素转化酶抑制剂有利于减少死亡率，但很少有其他的关于血管紧张素受体阻断剂联合血管紧张素转化酶抑制剂或醛固酮拮抗剂治疗后搏出量的有用数据，特别在慢性肾脏疾病中。

很多人认为血管紧张素受体阻断剂和血管紧张素转化酶抑制剂相类似。血管紧张素受体阻断剂同样可能产生类似于血管紧张素转化酶抑制剂的低血压、肾功能恶化和高钾血症作用，但是咳嗽症状很少见。在开始使用血管紧张素转化酶抑制剂或血管紧张素受体阻断剂治疗后的 1~2 周内应该检查血压、肾功能以及血钾，同时在剂量改变后密切监测。血管紧张素受体阻断剂联合其他肾素—血管紧张素—醛固酮系统抑制剂一起使用时出现低血压、肾功能不全和高钾血症的风险更高。

醛固酮拮抗剂

醛固酮不通过血管紧张素 II 也能对心脏的结构和功能产生有害作用。尽管使用血管紧张素转化酶抑制剂或血管紧张素受体阻断剂进行短期治疗降低了循环中的醛固酮浓度，但在长期治疗时这种效果不再存在。有研究显示，两个醛固酮拮抗剂（螺内酯和依普利酮）都降低了左心室射血分数下降病人的死亡率和再入院次数（Pitt 2001）。另外，虽然醛固酮拮抗剂的利尿作用微弱，但一些病人感觉到，在联用醛固酮拮抗剂后使其他利尿疗法的作用得到增强。

当使用醛固酮拮抗剂治疗时，为了使高钾血症的风险降到最低，病人最初的血清肌酐浓度应该小于 2.5mg/dl（220μmol/L），病人最近未出现恶化和血清钾小于 5.0mmol/L，病人最近没有严重高钾血症的病史。推荐的螺内酯的每日初始剂量是 12.5mg 或依普利酮每日初始剂量是 25mg。治疗开始后应该 3 天之内检查一次血钾浓度和肾功能，1 周时再检查一次，在这些检查之后可以增加剂量。随着较大剂量的血管紧张素转化酶抑制剂或血管紧张素受体阻断剂的使用，高钾血症的风险会增加。应该避免使用非类固醇类抗感染药和环氧化酶 2 抑制剂，同时应该及时处理腹泻或脱水的原因。使用螺内酯治疗，特别是每天用量≥25mg 时会出现男子乳腺发育或其他抗雄激素效应，而使用依普利酮则不会出现。

盐酸肼屈嗪-硝酸盐联合

美国黑人心力衰竭试验评估了盐酸肼屈嗪和硝酸盐的联合使用，并把它加入到了心力衰竭黑人患者的标准治疗方案里。据显示这种联合治疗降低了43%的死亡率（Taylor，2004）。正在进行标准治疗的非黑人心力衰竭病人其疗效还不清楚。当肾功能不适合使用血管紧张素转化酶抑制剂或血管紧张素受体阻断剂时，使用盐酸肼屈嗪联合硝酸盐类是一个合理的选择。

洋地黄糖苷

尽管洋地黄糖苷使用已有将近200年历史，但洋地黄糖苷（知道最多的是地高辛）在现在的心力衰竭治疗中使用越来越少。洋地黄糖苷抑制钠-钾三磷酸腺苷酶（Na^+/K^+-ATPase）同时增加心脏的收缩功能，降低交感神经兴奋和抑制肾小管钠的重吸收。地高辛常规用于患有慢性心房颤动的心力衰竭病人，特别是在急性期有β-受体阻断剂禁忌时。正在进行利尿剂和血管紧张素转化酶抑制剂治疗的窦性心律心力衰竭病人，地高辛能减少其住院但不能降低其死亡率。一些分析显示存在剂量效应，与安慰剂比较地高辛处于低血清浓度可降低死亡率，而在高浓度则无效。

使用洋地黄糖苷的禁忌证是心动过缓、二度和三度房室传导阻滞、病态窦房结综合征、颈动脉窦综合征、沃-帕-怀综合征、肥厚性梗阻性心肌病、低钾血症及高钙血症。早期的慢性肾脏疾病病人更需要细心护理。起初应该从小剂量开始（如隔日 0.0625mg 或 0.125mg）。一般不使用负荷量。护理包括复杂的服药方法，比如很多药物会影响地高辛的浓度。

抗凝或抗血小板因子

心力衰竭病人由于扩张血管里的血液瘀滞、心脏收缩功能减退和周围血管血流停滞以及形成血栓的因子活动增强导致血栓栓子形成的风险增加。然而，在大型的研究中，临床上病情稳定的病人，甚至是射血分数低和超声心动图显示有心内血栓的病人每年发生血栓栓塞的风险也只有 1% 到 3%。有关华法林对于较大心血管疾病和患有心力衰竭疾病的心衰患者死亡的效果，研究数据是矛盾的。少量数据显示抗凝的好处远远超过以下提到的各类风险：射血分数 <20%、左心室收缩功能障碍、脑卒中病史以及明确的左或右心室血栓（Ahnert 2008）。短期的研究发现，阿司匹林在心力衰竭病人中降低了血管紧张素转化酶抑制剂的血流动力学作用；然而，回顾性系统观察未显示阿司匹林与血管紧张素转化酶抑制剂一起使用时显著的影响搏出量，同时缺乏阿司匹林不能常规地单独用于肾功能损伤的病人的更多证据（Harjai 2003，Teo 2002）。

钙拮抗剂

虽然钙拮抗剂有抗高血压、抗局部缺血和全身血管扩张作用，但它会增加收缩期心力衰竭病人的症状和死亡率。因此，钙拮抗剂禁用于收缩期心力衰竭。相反，已证明所有类型的钙拮抗剂对保留射血分数的心力衰竭可能有好处（Zile et al. 2002）。

他汀类药物

尽管已很明确，羟甲基戊二酸酶-辅酶 A 还原酶抑制因子（他汀类药物）降低冠状动脉疾病病人的死亡率和发病率，尽管在心力衰竭时观察到与体外研究一样的良好效果，但唯一对他汀类药物在心力衰竭中的更多价值的大型前瞻性干预试验研究未显示出对搏出量有良好效应（Kjekshus 2007）。因此，虽然他汀类药物不是心力衰竭的禁忌药物，但心力衰竭本身不是使用他汀类药物的适应证。

新药物

直接的肾素抑制剂

直接的肾素抑制剂可能对血管紧张素转化酶抑制剂或血管紧张素受体阻断剂提供了选择的余地或者可以联合用药。血管紧张素转化酶抑制剂和血管紧张素受体阻断剂可能会诱导肾素和下游的肾素-血管紧张素-醛固酮系统元件代偿性增高，最终可能超过肾素-血管紧张素-醛固酮系统阻断效应。直接的肾素抑制剂可阻断这个代偿的肾素-血管紧张素-醛固酮系统活化。一个小的初步研究，随机的给 302 个患有 Ⅱ - Ⅳ 级的心力衰竭病人联合使用直接的肾素抑制剂阿利吉仑与血管紧张素转化酶抑制剂或血管紧张素受体阻断剂，并联合使用 β-阻滞剂，确实显示出良好的神经介质效应，在短期内阿利吉仑显示出很好的耐受性（McMurray 2008）。直接的肾素抑制剂在心力衰竭中进一步的作用需要大型的试验研究。

奈西立肽

B-型利钠肽促进利尿和尿钠排泄，具有血管舒张功能，间接引起心搏出量增加以及抑制神经激素的活化。来自人体基因重组的 B-型利钠肽（如奈西立肽）已经批准用于急性心力衰竭的治疗。然而，仍有对其改善发病率和死亡率效果的争论。三个临床试验的 Meta 分析中比较奈西立肽与急性心力衰竭时非肌收缩力的控制显示，奈西立肽可能伴随短期死亡的风险增加和肾功能的恶化（Sackner- Bernstein 2005）。然而，最近的 7 个 Meta 分析、随机对照试验以及住院的心力衰竭病人的数据库，未发现使用奈西立肽使死亡风险直接增加或延缓死亡，也未发现伴随肾功能减退（Costanzo 2007）。大量的证实性研究需要完成来确定奈西立肽在心力衰竭治疗中的作用。

血管加压素受体阻断剂

血管加压素受体阻断剂降低肾脏集合小管的水渗透性，因此加快了潴留水的排泄和调整低钠血症。需要注意的是，低钠血症是心血管及所有心衰病人导致死亡的危险因素。对血管加压素受体阻断剂研究显示，它能很好的改变血流动力学和尿排除量而不会显著改变血压和心率。对于心力衰竭住院的病人，血管加压素受体阻断剂托伐普坦在第一天就明显改善患者的症状，同时在出院之前减少了体重；对于血钠过少的病人，血清钠浓度得到了改善而且肾功能没有下降，但是没有降低长期死亡率（Konstam 2007）。

非药物治疗

超滤法

使用祛除液体的非药物疗法对伴有液体潴留的心力衰竭病人可以产生好的临床效果，特别是利尿剂耐药性增强时。另外，有人猜测还有其他超过液体祛除的好处。一个潜在好处可能是避免了高剂量利尿剂的副作用，显著地增强的肾素—血管紧张素—醛固酮系统兴奋和交感神经系统的激活。超滤法运用一个高筛选系数的血液滤过器除去心力衰竭时对组织有副作用的细胞因子。以前发表的研究显示有利作用包括少量相对短期随访的高选择病人以及没有对照组。然而，对心力衰竭病人的一项大型的随机研究结果显示与使用利尿剂治疗的对照组相比使用超滤法治疗组在血清肌酐或血压未发生变化的前48h里出现极大量的液体排除（Costanzo 2007）。在随访的90天期间超滤法病人组也很少有再住院及无预定的就诊。

急性腹膜透析也是祛除心力衰竭病人潴留液体的有效方法。然而，还没有证据表明腹膜透析的优越性超过体外的超滤法。从实际出发考虑，比如对腹膜透析导管配置的需要应该计算在内（Cnossen 2006）。任何超滤法治疗在心力衰竭中的确切作用仍需要研究确定。

心脏再同步治疗和埋藏式复律除颤器

大约1/3的Ⅲ-Ⅳ级心力衰竭和左心室射血分数低的病人，QRS波持续时间 > 120ms，这反映了心室间传导延迟或心脏不同步。不同步的后果包括心室充盈不足、反常中隔运动、心室压上升比率降低（dP/dt）和延长的二尖瓣反流。心力衰竭时不同步伴随死亡率的增加。不同步可以通过使用两心室起搏点的心室同步电活动纠正，即所谓的心脏再同步治疗。这种治疗增强心室收缩，降低二尖瓣反流和伴随心脏血流动力学的改善而不伴随氧需求增加。一项 meta-分析发现心脏再同步治疗对心力衰竭病人的住院治疗降低了32% 及各种原因的死亡率降低了25%（McAlister 2004b）。然而，大多数试验仅包含在心电图上表现为左束支传导阻滞或平均 QRS 持续时间超过150ms 的病人。

患有慢性肾脏疾病和反复住院的心力衰竭病人有突然心脏骤停的危险。一项对最佳药物疗法，最佳药物治疗加心脏再同步治疗，或最佳药物治疗加心脏再同步治疗和埋藏式复律除颤器的联合治疗的随机研究，结果发现与仅用最佳药物治疗相比，两种方法都有效降低了 20% 的各种原因导致的住院和死亡率风险；此外，心脏再同步治疗和置入型复律除颤器联合治疗降低了 36% 的各种原因导致的死亡率（Bristow 2004）。

置入型复律除颤器

置入型复律除颤器是 NYHA II - IV 级症状病人和左心室射血分数 < 35% 或由于发生至少 40 天的陈旧性心肌梗死引起的左心室射血分数 < 30% 的 NYHAI 级病人的指征；同样也是左心室射血分数 ≤ 35%，NYHA II - IV 级的非缺血性扩张型心肌病的指征；非缺血性心力衰竭左心室射血分数 ≤ 35%、NYHAI 级的患者也可考虑在内（Zipes 2006）。对于 1 年以上的有合适功能状态但没有合理生存希望者，不是置入型复律除颤器治疗的指征。

慢性肾脏疾病感染的危险

重要的是，一个大型的起搏器和埋藏式复律除颤器的回顾性研究（n-5000）显示中度到重度肾脏疾病（肾小球滤过率 ≤ 60ml/（min·1.73m^2））是感染的最主要危险因素，与对照组相比被感染病人的患病率达到 42%，而对照组为 13%（Bloom 2006）。当评估患有慢性肾脏疾病的心力衰竭病人时，对装置植入的这些后果都应该给予考虑；不过慢性肾脏疾病病人绝对不能否认这些装置潜在的好处。

心室辅助装置

心室辅助装置是机械的血泵，它支持或代替左心室或右心室功能。当前使用心室辅助装置有三个目的：（a）作为急性心室衰竭时心肌修复的桥梁；（b）作为慢性心室衰竭时移植术的桥梁；（c）作为对慢性心力衰竭末期的永久治疗，也就是众所周知的终点治疗（Kale and Fang 2008）。当前最通用的装置是外科手术植入装置和植入期间需要心肺分流的装置；不过，经皮植入的辅助装置已经研制，一个这样的装置已经可以使用。心室辅助装置的主要适应证是医学上的顽固性心力衰竭，顽固性心力衰竭通常定义为心脏指数 < 2.0L/（min·m^2），肺毛细血管楔压

> 20mmHg 以及尽管进行最大医疗支持包括药理剂和主动脉内气囊泵，收缩压仍 < 80mmHg 者（Kale et al. 2008）。大多数需要心室辅助装置支持的病人都患有慢性肾脏疾病，确实，心室辅助装置植入后随着血流动力学的改善可能看到肾功能得到一定程度的好转，尽管最早期的慢性肾脏病人可能对植入这种装置有相对的禁忌证。

心脏移植

心脏移植是顽固性心力衰竭当前唯一肯定的外科治疗，但在美国总共 5 000 000 的心力衰竭病人中每年只要不到 2500 人进行心脏移植（Miller 1998）。类似于心室辅助装置，肾功能常常在移植之后得到改善，但这种治疗不是万能的，当患有严重慢性肾脏疾病的病人考虑心脏移植时必须考虑免疫抑制药对肾功能的潜在副作用。

（李海潮　译）

参考文献及推荐阅读：

Ahnert AM, Freudenberger RS. What do we know about anticoagulation in patients with heart failure? *Curr Opin Cardiol.* 2008;23:228–232.

Artham SM, Lavie CJ, Milani RV, et al.. Clinical impact of left ventricular hypertrophy and implications for regression. *Prog Cardiovasc Dis.* 2009;52:153–167.

Bloom H, Heeke B, Leon A, et al. Renal insufficiency and the risk of infection from pacemaker or defibrillator surgery. *Pacing Clin Electrophysiol.* 2006;29:142–145.

Bowling CB, Pitt B, Ahmed MI, et al. Hypokalemia and outcomes in patients with chronic heart failure and chronic kidney disease: findings from propensity-matched studies. *Circ Heart Fail.* 2010;3:253–260.

Bristow MR, Saxon LA, Boehmer J, et al. Cardiac-resynchronization therapy with or without an implantable defibrillator in advanced chronic heart failure. *N Engl J Med.* 2004;350:2140–2150.

Costanzo MR, Johannes RS, Pine M, et al. The safety of intravenous diuretics alone versus diuretics plus parenteral vasoactive therapies in hospitalized patients with acutely decompensated heart failure: a propensity score and instrumental variable analysis using the Acutely Decompensated Heart Failure National Registry (ADHERE) database. *Am Heart J.* 2007;154:267–277.

Cnossen N, Kooman JP, Konings CJ, et al. Peritoneal dialysis in patients with congestive heart failure. *Nephrol Dial Transplant.* 2006;21:ii63–66.

Cridlig J, Selton-Suty C, Alla F, et al. Cardiac impact of the arteriovenous fistula after kidney transplantation: a case-controlled, match-paired study. *Transpl Int.* 2008;21:948–954.

Damman K, van Deursen VM, Navis G, et al.. Increased central venous pressure is associated with impaired renal function and mortality in a broad spectrum of patients with cardiovascular disease. *J Am Coll Cardiol.* 2009;53:582–588.

Harjai KJ, Solis S, Prasad A, et al. Use of aspirin in conjunction with angiotensin-converting enzyme inhibitors does not worsen long-term survival in heart failure. *Int J Cardiol.* 2003;88:207–214.

Hiremath S, Doucette SP, Richardson R, et al. Left ventricular growth after 1 year of haemodialysis does not correlate with arteriovenous access flow: a prospective cohort study.

Nephrol Dial Transplant. 2010;25:2656–2661.

Hunt SA, Abraham WT, Chin MH, et al. ACC/AHA 2005 Guideline update for the diagnosis and management of chronic heart failure in the adult: a report of the American College of Cardiology/American Heart Association Task Force on Practice Guidelines (Writing Committee to Update the 2001 Guidelines for the Evaluation and Management of Heart Failure): developed in collaboration with the American College of Chest Physicians and the International Society for Heart and Lung Transplantation: endorsed by the Heart Rhythm Society. *Circulation.* 2005;112:e154–235.

Januzzi JL Jr, Camargo CA, Anwaruddin S, et al. The N-terminal Pro-BNP Investigation of Dyspnea in the Emergency department (PRIDE) study. *Am J Cardiol.* 2005;95:948–954.

Kale P, Fang JC. Devices in acute heart failure. *Crit Care Med.* 2008;36:S121–128.

Kjekshus J, Apetrei E, Barrios V, et al. Rosuvastatin in older patients with systolic heart failure. *N Engl J Med.* 2007;357:2248–2226.

Konstam MA, Gheorghiade M, Burnett JC Jr, et al. Effects of oral tolvaptan in patients hospitalized for worsening heart failure: the EVEREST Outcome Trial. *JAMA.* 2007;297:1319–1331.

Lloyd-Jones DM, Larson MG, Leip EP, et al. Lifetime risk for developing congestive heart failure: the Framingham Heart Study. *Circulation.* 2002;106:3068–3072.

MacRae JM, Pandeya S, Humen DP, et al. Arteriovenous fistula-associated high-output cardiac failure: a review of mechanisms. *Am J Kidney Dis.* 2004;43:e17–22.

Maisel AS, Krishnaswamy P, Nowak RM, et al. Rapid measurement of B-type natriuretic peptide in the emergency diagnosis of heart failure. *N Engl J Med.* 2002;347:161–167.

Massie BM, Armstrong PW, Cleland JG, et al. Toleration of high doses of angiotensin-converting enzyme inhibitors in patients with chronic heart failure: results from the ATLAS trial. The Assessment of Treatment with Lisinopril and Survival. *Arch Intern Med.* 2001;161: 165–171.

McAlister FA, Ezekowitz J, Tonelli M, et al. Renal insufficiency and heart failure: prognostic and therapeutic implications from a prospective cohort study. *Circulation.* 2004a;109: 1004–1009.

McAlister F, Ezekowitz J, Wiebe N, et al. Cardiac resynchronization therapy for congestive heart failure. *Evid Rep Technol Assess (Summ).* 2004b;106:1–8.

McMurray JJ, Ostergren J, Swedberg K, et al. Effects of candesartan in patients with chronic heart failure and reduced left-ventricular systolic function taking angiotensin-converting-enzyme inhibitors: the CHARM-Added trial. *Lancet.* 2003;362:767–771.

McMurray JJ, Pitt B, Latini R, et al. Effects of the oral direct renin inhibitor aliskiren in patients with symptomatic heart failure. *Circ Heart Fail.* 2008;1:17–24.

Miller LW. Listing criteria for cardiac transplantation: results of an American Society of Transplant Physicians–National Institutes of Health conference. *Transplantation.* 1998;66: 947–951.

Mohammed AA, van Kimmenade RR, Richards M, et al. Hyponatremia, natriuretic peptides, and outcomes in acutely decompensated heart failure: results from the International Collaborative of NT-proBNP Study. *Circ Heart Fail.* 2010;3:354–361.

Parfrey PS, Foley RN, Harnett JD, et al. Outcome and risk factors for left ventricular disorders in chronic uraemia. *Nephrol Dial Transplant.* 1996;11:1277–1285.

Pitt B, Williams G, Remme W, et al. The EPHESUS trial: eplerenone in patients with heart failure due to systolic dysfunction complicating acute myocardial infarction. Eplerenone Post-AMI Heart Failure Efficacy and Survival Study. *Cardiovasc Drugs Ther.* 2001;15:79–87.

Sackner-Bernstein JD, Kowalski M, Fox M, et al. Short-term risk of death after treatment with nesiritide for decompensated heart failure: a pooled analysis of randomized controlled trials. *JAMA.* 2005;293:1900–1905.

Taylor AL, Ziesche S, Yancy C, et al. Combination of isosorbide dinitrate and hydralazine in blacks with heart failure. *N Engl J Med.* 2004;351:2049–2057.

Teo KK, Yusuf S, Pfeffer M, et al. Effects of long-term treatment with angiotensin-converting-enzyme inhibitors in the presence or absence of aspirin: a systematic review. *Lancet.* 2002;360:1037–1043.

Vaz Perez A, Anker SD, Dietz R, et al. Are diuretics overused in the treatment of chronic heart failure? *Nat Clin Pract Cardiovasc Med.* 2008;5:238–239.

van Kimmenade RR, Januzzi JL Jr, Bakker JA, et al. Renal clearance of B-type natriuretic peptide and amino terminal pro-B-type natriuretic peptide a mechanistic study in hypertensive subjects. *J Am Coll Cardiol.* 2009;53:884–890.

Wali RK, Wang GS, Gottlieb SS, et al. Effect of kidney transplantation on left ventricular systolic dysfunction and congestive heart failure in patients with end-stage renal disease. *J Am Coll Cardiol.* 2005;45:1051–1060.

Zile MR, Brutsaert DL. New concepts in diastolic dysfunction and diastolic heart failure: Part II: causal mechanisms and treatment. *Circulation.* 2002;105:1503–1508.

Zipes DP, Camm AJ, Borggrefe M, et al. ACC/AHA/ESC 2006 Guidelines for management of patients with ventricular arrhythmias and the prevention of sudden cardiac death: a report of the American College of Cardiology/American Heart Association Task Force and the European Society of Cardiology Committee for Practice Guidelines (writing committee to develop Guidelines for Management of Patients with Ventricular Arrhythmias and the Prevention of Sudden Cardiac Death): developed in collaboration with the European Heart Rhythm Association and the Heart Rhythm Society. *Circulation.* 2006;114:e385–484.

第 24 章　　　血尿的调查与管理

Timothy Mathew

血尿是指尿液内红细胞数量不正常，它可以是有形或无形的，可能是肉眼能观测到，或者只有通过显微镜或试纸（镜下血尿）（Kelly，2009）检测出来。不论是否血尿是宏观或微观的，它可能是一个存在严重潜在疾病的迹象，如膀胱或其他尿路上皮癌肾实质疾病。

筛选

检查镜下血尿试纸测试尿液，详细描述如下。筛选检测无症状尿路癌症成人患者没有被推荐认为缺乏成本效益（美国。预防服务工作队1996）。一个已经被用于筛选高危膀胱癌人群的病例，尤其是老年男性（Messing 1995，Messing 1989）；然而，对于筛查镜下血尿是否比传统检测膀胱癌的方法更有效，并没有被证明。关于检查的目的是检测肾实质疾病，尚未完成成本效益分析。

检测血尿

健康的成年人尿液内发现几个红细胞是正常的，再审查指南，令人惊讶的是，rbc/hpf 领域（红细胞/高倍视野）定义镜下血尿，缺乏统一协议，从 2 到 5（Sutton 1990，Grossfeld 2001，Mariani 1989，Cohen 2003）。量化地使用计数/或时间，测红细胞排泄率是相当费时的，所以这一方法还没得到广泛的推广。最近一次审查（Rodgers 2006）并没有提到血尿已被量化，在一些更高领域，血尿已被量化，每升中红细胞数量非常接近。（Tomson et al. 2002）。

测试实验

临床实践中试纸测试血尿是最常见的临床检测手段，典型的试纸测定是敏感的，因此对于红细胞 1～2/hp 有过度诊断的问题，日常生活中，一部分医疗保险和就业考试仍是通过尿试纸测试血液和蛋白质，安排病人进行诊断，得出有积极意义的研究结果，5% 超过 25 岁的成年人，试纸测定存在有镜下血尿，随访，除去有尿路感染和潜在的污染，2.5% 呈阳性（3% 女性和 2% 男性）。随着年龄的增长，两性的镜下血尿患病率都在上升（Chadban 2003）。

试纸测试血红蛋白，依赖血红蛋白氧化有机过氧化物测试条上的过氧化物酶活性，完整的红细胞变化引起斑点状的颜色改变，如果存在游离的血红蛋白和肌红蛋白，能引起均匀的染色带。发生溶血或横纹肌溶解症患者被检出有血尿是相当罕见的。尿试纸测血尿假阳性很常见，但如果尿中存在有大量维生素 C，则假阴性结果更常见（Fraser 1985）。

相差显微镜

相差显微镜是定义镜下血尿的金标准：收集清洁中段尿，显示 > 2rbc/hpf，如果尿液标本存放超过 2h 再检查，红细胞已溶解，因此可能未被检出。同样重要的是这个标本不受污染或感染，常规光学显微镜可能很容易低估或完全不能检出红细胞，试纸阳性仍然是一个可靠的指征（Tomson and Porter 2002）。

变形的红细胞

使用相差显微镜计数尿液内的红细胞，可从红细胞外观中得出有价值的信息。肾小球性血尿通常的特点是不均一性红细胞（Birch. 1979），相反，非肾小球源性红细胞是均一性的。必须强调，对红细胞形态的确定，利用相差显微镜是必要的。

持续的镜下血尿？

偶尔的镜下血尿是很常见的，可能是由于泌尿道感染、锻炼、性交、月经污染或轻微的创伤，因而适当复查一次或两次尿样检测证实血尿是持续的。如果 1~2 周后复查为阴性，那么最初发现的血尿则无需进一步调查。血尿可持续到剧烈运动后 72h，（不一定是涉及身体对抗的运动），而这通常是肾小球源性的。根据公认，运动相关的镜下血尿是良性的，另一个独立原因的是较罕见的行军性血红蛋白尿，这可能是他们通过移动脚背血管导致红细胞创伤。尿路感染引起的镜下血尿可持续到感染后几个星期，因此，需要行尿培养排除，用血尿试纸检测，若为阳性，需抗感染治疗 6 周根除反复存在的尿路感染。

调查持续镜下血尿

一旦被证实为持续镜下血尿，那么应该做：

1. 仔细询问病史及体格检查。病人可能会回想起以前曾有过尿液测试，显示这种异常的时间。提示尿路感染症状，询问用药史是重要的。过去的滥用镇痛药（甚至从 20~30 年前）和环磷酰胺接触史。其他已知的膀胱癌或尿路异性细胞癌的风险是确定的，例如吸烟或接触有毒物质（例如，在皮革、染料、轮胎业的就业人数）。仔细审查可能导致间质性肾炎的药物（表 24-1）。以往的经验表明，抗凝疗法在治疗范围内本身通常不造成镜下血尿，若镜下血尿发生在口服抗凝剂的情况下应进行全面的调查。

表 24-1　引起镜下血尿公认的原因

肾

肾小球原因

急性肾炎损伤

法布里病

局灶性肾小球硬化

肺综合征

溶血性尿毒症综合征

混合型过敏性紫癜

遗传性肾炎（综合征）

免疫球蛋白肾病

续表

膜增殖性肾炎

韦格纳肉芽肿病

显微镜下多动脉炎

其他形式的性肾炎

感染后肾小球肾炎

系统性红斑狼疮

　膜病（家族性良性血尿）

系膜增生性肾小球肾炎

非肾小球的原因

急性肾损伤（急性肾小管坏死）

家族性

　肾髓质囊肿病

　多囊肾

　多囊肝

感染

　肾盂肾炎

　结核病

　巨细胞病毒

　EB 病毒

间质性肾炎

　药物诱导

　　青霉素，头孢菌素，利尿药，非甾体类消炎药，质子泵抑制
　　剂，环磷酰胺，抗惊厥药，合成镇痛药

全身性疾病引起间质性肾炎

　　结节病，干燥综合征，淋巴瘤

腰部疼痛血尿综合征

代谢

　　高钙尿症

　　高尿酸尿症

肾细胞癌

肾囊肿（简单）

血管疾病

　　动静脉畸形

　　肾动脉栓塞/血栓

　　肾静脉血栓形成

　　镰状细胞病

肾外

良性前列腺肥大

结石的

凝血障碍

　　原发

　　继发抗凝

子宫内膜异位症

人为的

异物

感染：膀胱、前列腺、尿道

抗感染药物或辐射诱导

续表

会阴不适

狭窄的

膀胱移行细胞癌/输尿管

创伤导管或闭合性损伤

其他原因

运动

月经污染

性交

2. 血清肌酐水平测定肾功能。应该经过血清肌酐水平测量估计肾小球滤过率。

3. 量化蛋白尿。如果试纸发现有蛋白尿，应该行24h尿蛋白定量，确定尿蛋白/肌酐比值，镜下血尿和微量蛋白尿（0.3~2.5g/d），肾活检显示70%的患者（Hall 2004）有潜在的和渐进性肾病。另一项研究中显示，相差显微镜测定肾小球性镜下血尿并发蛋白尿的指标优于测定非肾小球性的（Ohisa, 2008）。

4. 膀胱和肾脏超声。所有持续性镜下血尿患者都应行超声检查。

最初的相关检验

这个简单的测试，第一个系列的目的是，确定镜下血尿是肾小球源性或非肾小球源性。在临床实践中，确定问题是肾炎性或泌尿系统。尿液内的血液可以来自从肾脏到尿道泌尿系统的任何地方，任何肾小球疾病可，引起镜下血尿。急性肾炎通常伴有大量的红细胞和脱落细胞。较特别的是大量蛋白尿伴有少量红细胞（如肾病综合征，膜型肾炎），其他共同肾炎性原因包括：免疫球蛋白A（Ig）肾病，薄基底膜肾病，遗传性肾炎。泌尿系统常见的原因包括肿瘤、尿路结石症、尿路感染、良性前列腺增生（Ezz el Din 1996）。图24-2显示血尿常见的原因，按年龄，更完整的列表，在表24-1所示。

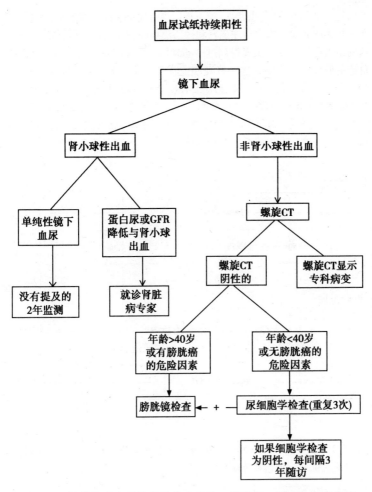

图 24-1 持续镜下血尿管理的简化章法。据建议，所有的患者都应该行早期超声诊断

临床关注的镜下血尿的问题一直缺乏对尿道癌风险的准确评估，然而防止肾实质疾病进展到肾衰竭，其可能同样重要或更严重。大量投入到镜下血尿的原因如癌症和结石，而很少关注到肾实质的原因，这实际上有助于处理大多数情况下年龄小于 40 至 50 岁患者的镜下血尿。在

这两组（共约 6000 名患者），镜下血尿患者尿道癌的发病率是 5% 左右，大多数为膀胱癌，肉眼血尿患肾和尿道癌疾病病的风险 4 倍于镜下血尿。这两组人群，55% 的患者得到过"正常""没有疾病"的诊断，大多的可能的原因是很少提到这些肾炎引起尿路出血（Edwards 2006，Khadra 2000）。另一项研究中，对有尿路上皮癌的 600 人随访 3 年（一组）20000 在美国预付健康计划）检测血尿，与被认为是没有血尿的普通人群风险是一样的（Matt 1994）。因此，对一些单纯的镜下血尿的随访被认为是良性的，不需要一定要受到质疑，但是出现肾脏病的风险要高于泌尿系的。

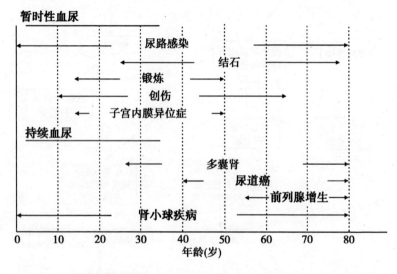

图 24-2 显微镜下血尿的常见原因与通常发生的年龄有关（水平轴），最常见的情况为黑色粗体字显示

是否存在镜下血尿预测终末期肾病？

从长远来看，筛查出镜下血尿已被证明是终末期肾衰竭的重要指征。超过了 17 年的随访，风险增加了 18%，血尿也放大了蛋白尿发展为肾衰竭的预测值（Iseki 2003。对单纯镜下血尿的一组人群进行随访超过 5 年，19% 发展为蛋白尿、高血压或肾衰竭（Chow 2004）。

进一步对非肾小球源或无明确原因出血的

在非肾小球源性、没有蛋白尿、肾功能正常的持续镜下血尿的患者，这是必要的，以确定在泌尿道是否有结构性的病变引起泌尿道出血。尿路上皮癌是主要的考虑因素。

螺旋计算机断层扫描

对于肾癌的检测和/或结石症，螺旋计算机断层扫描（CT）（增强或不增强）特别是利用薄层扫描，已经取代了双侧静脉肾盂造影（因为增加了诊断率）和超声（因为超声检测），如果怀疑有结石症，建议不使用增强的 CT，但在其他情况下，应遵循增强 CT 提供的有关肿瘤和囊肿的全部信息。在 600 例持续镜下血尿患者未能建立与膀胱镜检查、静脉肾盂造影诊断的研究。43% 的病例使用 2～5mm 增强螺旋 CT 技术，通过肾脏和较低的骨盆（Lang 2004）。对造影剂过敏的患者，可以使用超声和膀胱镜和逆行尿路造影。

在成人无症状镜下血尿，尤其是那些出血程度较轻，上尿路常规成像的必要性受到质疑，例如 Feldstein er al.（2005）进行了一项 278 例成年男性和女性的未经治疗的肾肿瘤进行回顾性病例的对照研究，是控制过肾肿瘤镜下血尿患病率的两倍，但这个临床意义提出了质疑，重点是对那些有症状或更高 RBC/HPF，是在个人决定的情况下做出。不过，一直的看法是有利于行常规成像，和美国泌尿协会的指南相应（Grossfeld 2001）。

膀胱镜检查

病人年龄超过 40 岁的患者患膀胱癌的风险增加（尤其是男性），如果影响诊断证明不良，建议行膀胱镜检查。年龄小于 40 岁，膀胱镜的检查诊断率极低，尤其是年轻妇女（Grossfeld 2001）。如果有长期的危险因素，膀胱镜检查又在任何年龄，如大量吸烟，长期应用止痛药，或过去曾有环磷酰胺治疗。

尿细胞学检查

尿细胞学用于那些阴性的影像诊断中的作用不太完善。从尿细胞学诊断随肿瘤的分级，检测样品的数量，和细胞病理学家的经验，尿细学检查报告已经从 40% 到 76% 不等，但与低分化移行细胞癌，灵敏度可能低 15% 至 25%。在低风险的移行细胞尿道癌，从连续三次明天清晨的尿液标本阴性结果可作为替代膀胱镜检查。任何积极的细胞学检查都需要进一步评估（Grossfeld 2001）。

检测持续的非肾小球性出血

如果调查的途径一直遵循，并检测到非肾小球性持续的镜下血尿，这是建议，行尿液细胞学检查，复查血压 6，12，24 和 36 个月，任何时候如果有新的进展性的症状或肉眼血尿，应遵循迅速转诊泌尿外科。

肾小球性出血

如果主要起源于肾小球（超过 80% 的红细胞出现畸形）或出现镜下血尿，或者出现蛋白尿，血尿的来源极有可能在肾实质。在一项研究表明，糖尿病患者，镜下血尿是由于糖尿病（Heine 2004），糖尿病肾病的发生（Zhou 2008），肾小球性出血，尿道癌的风险是低的。因此在这种情况下，一般没有迹象显示对病人进行详细的成像和泌尿系统的调查，除非是尿道癌的高风险状况。

肾脏活检和肾脏病转诊

单纯性镜下血尿的患者，通常不认为是行肾穿刺活检的指征，在已完成的活检中，约 50% 有病理发现，IgA 肾病，薄基底膜疾病是最常见的异常（Topham 1994，Tiebosch 1989）。同样如果是单纯性的肾小球性血尿（肾功能正常，无蛋白尿或红细胞破坏，没有其他肾脏疾病的迹象）通常不需要专科转诊，可以行后续的治疗。

后续行动和检测肾小球性血尿

高血压在该组的风险增加是一个有据可查的肾脏性能的测试，血清肌酐浓度，尿蛋白定量，和血压检查 6 个月后，其后每 2 年检测高血压（这些增加的危险因素可很好的被记录）并保证不发展更严重的实质病变。任何新的异常发展，应及时转诊肾脏科。

（王军卿　译）

参考文献及推荐阅读:

Birch DF, Fairley KF. Hematuria: glomerular or non-glomerular? *Lancet*. 1979;2:845–846.

Chadban SJ, Briganti EM, Kerr PG, et al. Prevalence of kidney damage in Australian adults: the AusDiab Kidney Study. *J Am Soc Nephrol*. 2003;14:S131–138.

Chow KM, Kwan BC, Li PK, et al. Asymptomatic isolated microscopic hematuria: long-term follow-up. *QJM*. 2004;97:739–745.

Cohen RA, Brown RS. Microscopic hematuria. *N Engl J Med*. 2003;348:2330–2338.

Edwards TJ, Dickinson AJ, Natale S, et al. A prospective analysis of the diagnostic yield resulting from the attendance of 4020 patients at a protocol-driven hematuria clinic. *BJU Int*. 2006;97:301–305.

Ezz el Din K, Koch WF, de Wildt MJ, et al. The predictive value of microscopic hematuria in patients with lower urinary tract symptoms and benign prostatic hypertrophy. *Eur Urol*. 1996;30:409–413.

Feldstein MS, Hentz JG, Gillett MD, et al. Should the upper tracts be imaged for microscopic hematuria? *BJU Int*. 2005;96:612–617.

Fraser CG. Urine analysis: current performance and strategies for improvement. *BMJ*. 1985;291:321–323.

Grossfeld GD, Litwin MS, Wolf JS, et al. Asymptomatic microscopic hematuria in adults: summary of AUA Best Practice recommendations. *Am Fam Physician*. 2001;63:1145–1154.

Hall CL, Bradley R, Kerr A, et al. Clinical value of renal biopsy in patients with asymptomatic microscopic hematuria with and without low-grade proteinuria. *Clin Nephrol*. 2004;62:-267–272.

Heine GH, Sester U, Girndt M, et al. Acanthocytes in the urine: useful tool to differentiate diabetic nephropathy from glomerulonephritis? *Diabetes Care*. 2004;27:190–194.

Hiatt RA, Ordonez JD. Dipstick urinalysis screening, asymptomatic microhematuria and subsequent urological cancers in a population based sample. *Biomarkers Prev*. 1994;3:439–443.

Iseki K, Ikemiya Y, Iseki C, et al. Proteinuria and the risk of developing end-stage renal disease. *Kidney Int*. 2003;63:1468–1474.

Kelly JD, Fawcett DP, Goldberg LC. Assessment and management of nonvisible haematuria in primary care. *BMJ*. 2009;338:a3021.

Khadra MH, Pickard RS, Charlton M, et al. A prospective analysis of 1930 patients with hematuria to evaluate current diagnostic practice. *J Urol*. 2000;163:524–527.

Lang EK, Thomas R, Davis R, et al. Multiphasic helical CT for the assessment of microscopic hematuria: a prospective study. *J Urol*. 2004;171:237–243.

Mariani AJ, Mariani MC, Macchioni C, et al. The significance of adult hematuria: 1000 hematuria evaluations including a risk-benefit and cost-effectiveness analysis. *J Urol*. 1989;141:350–355.

Messing EM, Young TB, Hunt VB, et al. Hematuria home screening: repeat testing results. *J Urol*. 1995;154:57–61.

Messing EM, Young TB, Hunt VB, et al. Urinary tract cancers found by home screening with hematuria dipsticks in healthy men over 50 years of age. *Cancer*. 1989;64:2361–2367.

Ohisa N, Yoshida K, Matsuki R, et al. A comparison of urinary albumin-total protein ratio to phase-contrast microscopic examination of urine sediment for differentiating glomerular and nonglomerular bleeding. *Am J Kidney Dis*. 2008;52:235–241.

Rodgers M, Nixon J, Hempel S, et al. Diagnostic tests and algorithms used in the investigation of hematuria; systematic reviews and economic evaluation. *Health Technol Assess*. 2006;10.

Sutton JM. Evaluation of hematuria in adults. *JAMA*. 1990;263:2475–2480.

Tiebosch AT, Frederick PM, van Breda Vriesman PJ, et al. Thin-basement membrane nephropathy in adults with persistent hematuria. *N Engl J Med*. 1989;32:14–18.

Tomson C, Porter T. Asymptomatic microscopic or dipstick hematuria in adults: which investigations for which patients? A review of the evidence. *BJU Int*. 2002;90:185–198.

Topham PS, Harper SJ, Furnss PN, et al. Glomerular disease as a cause of isolated microscopic hematuria. *QJM*. 1994;87:329–335.

U.S. Preventive Services Task Force. *Guide to Clinical Preventive Services; Report to U.S. Preventive Services Task Force*. 2nd ed. Baltimore: Williams & Williams, 1996.

Zhou J, Chen X, Xie Y, et al. A differential diagnostic model of diabetic nephropathy and non-diabetic renal diseases. *Nephrol Dial Transplant*. 2008;23:1940–5.

第 25 章　　　　肾性蛋白尿

Jeroen K. J. Deegens and Jack F. M. Wetzel

肾性蛋白尿的定义是：每日尿液内蛋白分泌 >3 ~ 3.5g，或尿液内尿蛋白与肌酐的比例 >3 ~ 3.5 克蛋白/克肌酐（克蛋白/10mmol 肌酐）。许多肾小球疾病可以引起肾性蛋白尿（见表 25-1）。这些肾小球疾病可以是特发性的（不明原因），也可以继发于糖尿病、全身性红斑狼疮等全身系统疾病，甚至可以由药物、感染、肿瘤引起。在现阶段，成人引起肾性蛋白尿最常见的原因是糖尿病肾病。非糖尿病的成人中局灶性节段性肾小球硬化症（FSGS）和膜性肾病占多数。

临床表现

肾性蛋白尿患者常表现为肾病综合征。肾病综合征是一种以重度蛋白尿为特征的综合征，其次表现为水肿和低蛋白血症［<3.0g/dl（30g/L）］及高脂血症。另外，患者还可能因为一些潜在的因素或肾病综合征引起并发症（见表 25-1）。并非所有的患者都会进展为肾病综合征，正常或者轻度的肾性蛋白尿会降低血清清蛋白水平，这是局灶性节段性肾小球硬化症的特征性表现。一般来说此类患者并无症状，在经过常规检查或出现慢性肾衰竭症状后才会引起关注。

表 25-1　与肾性蛋白尿相关的普通肾小球疾病

糖尿病肾病
局灶性节段性肾小球硬化症
　原发性
　继发性
　家族性/基因性（足细胞/足细胞裂孔隔膜蛋白质的突变）

病毒性（细小病毒 B19，HIV）

药物性（氨羟二磷酸二钠/阿屈膦酸盐，锂，海洛因，干扰素）

异常状况伴随的肾单位功能缺失（肥胖，高血压，单侧肾发育不全，反流性肾病，肾发育异常）

恶性肿瘤（淋巴瘤）

其他肾小球疾病引起的肾脏瘢痕形成（膜性肾病，IgA 肾病，糖尿病）

膜性肾病

原发性

继发性

恶性肿瘤（肺癌，乳腺癌，结肠癌）

感染性疾病（乙肝、丙肝）

药物及毒性药剂（大麻，青霉素，卡托普利）

自身免疫疾病（系统性红斑狼疮，肖格伦氏综合征，糖尿病）

微小病变肾病

原发性

继发性

恶性肿瘤（淋巴瘤，白血病）

药物（非甾体抗感染药等）

特应性反应（真菌，花粉，室尘，毒常春藤，蜂蛰伤）

感染（梅毒，HIV，支原体肺炎）

IgA 肾病

原发性

继发性

过敏性紫癜

感染性疾病（HIV，乙肝）

胃肠道疾病（乳糜泻）

自身免疫性疾病（结节病，风湿性关节炎，Reiter 病，脊柱炎，疱疹样皮炎）

膜性增生性肾小球肾炎

原发性

继发性

感染（乙肝，丙肝，心内膜炎）

混合性冷沉球蛋白血症

自身免疫性疾病（系统性红斑狼疮，肖格伦氏综合征）

恶性肿瘤（淋巴瘤，慢性淋巴细胞白血病，肾细胞癌）

后天获得性补体缺乏症（C4 肾炎因子，C3 肾炎因子）

肾淀粉样变性

AL 型淀粉样变性

AA 型淀粉样变性

慢性感染

炎性疾病（风湿性关节炎，强直性脊柱炎，牛皮癣关节炎，克罗恩病，囊性纤维化，家族性地中海热）

狼疮肾炎

HIV，人类免疫缺陷病毒；IgA，免疫球蛋白 A。该表报告的次要原因仅说明，并不详尽。

肾性蛋白尿的并发症

肾性蛋白尿的并发症主要源自于肾病综合征引起的代谢改变。

外周性水肿

一般来说，外周性水肿晨起定位于眼，白天及傍晚定位于下肢及足。还有一些类型，水肿可以是全身性的，并且伴有胸腔积液和/或腹水。可以这么说，肾病性水肿是继发于血管内容量不足的进行性肾性钠潴留的结果，而血管内容量不足又是由低清蛋白血症和低血浆膨胀压引起的。这种"充盈不足性水肿"仅仅发生于急性发作的轻微改变型肾病和极低血清清蛋白水平［＜1.0g/dl（10g/L）］的患者。大多数成年肾病患者的血容量并无明显变化甚至会增加，这些患者原本固有的肾性钠潴留可以引起水肿形成。

心血管并发症

肾病综合征的患者几乎都存在异常的脂类代谢。肝脏合成的脂蛋白不断增长以及脂质代谢的不断减少在其中起重要作用。最明显的就是低密度脂蛋白（LDL）胆固醇水平的增长、高甘油三酯血症和脂蛋白水平的增长。这些都是导致动脉粥样硬化的高致病因素，可以使心肌梗死的风险提高 5~6 倍，冠心病死亡率提高 2~3 倍。

血栓事件

肾病综合征的患者血栓形成的风险在不断增加，特别是深静脉血栓形成、肾静脉血栓形成以及肺栓塞。自发的动脉血栓形成也可能发生，但几率要比静脉血栓小的多。对进行性血栓形成的风险评估各不尽同，在 1.5% 至 45% 之间，其中纤溶酶 <2.0g/dl（20g/L）的膜性肾病患者风险最高。不断增加的风险是由于趋血栓形成与抗血栓形成因素的失衡，血小板积聚作用增强以及受损的溶解血栓能力。

蛋白质营养不良

泌尿系统流失蛋白质，肾脏蛋白质降解以及摄入不足均可以导致负氮平衡，并且进一步导致显著的瘦弱体质。

感染

在抗生素被广泛应用前，感染是肾病综合征患者一项重要的死因。其对细菌感染敏感的原因是泌尿系 IgG 和补体的缺乏以及减少的细胞免疫，所以患者对有荚膜的细菌格外敏感，比如链球菌和嗜血菌属。

急性肾衰竭

急性肾衰竭是肾病综合征患者发生概率较小的并发症。由微小病变型肾病或局灶性节段性肾小球硬化症引起严重低清蛋白血症的老年患者更容易进展为急性肾衰竭，可以归因于由损坏的足突引起的肾小球通透性降低，缺血性肾损伤（有效动脉容量减少，尤其是动脉粥样硬化以及高血压的老年患者），或是管状结构破坏引起的肾内水肿。很多报道提出大多数患者的肾功能可以恢复，但这种看法可能过于乐观，而且最近的数据表明髓质囊性病（MCD）患者的肾功能可以不完全恢复（Waldman 2007)。

在肾病综合征患者中，使用药物诸如非甾体抗感染药，血管紧张素转换酶抑制剂以及利尿剂均可以导致急性肾衰。在这种情况下，急性肾衰与容量不足、肾脏自身调节被阻碍有关。药物造成的小管间质性肾炎、双侧肾静脉血栓形成、合并有膜性肾病或IgA肾病的毛细血管外肾小球肾炎则是急性肾衰竭少有的病因。IgA肾病中严重肾小球性血尿可以导致由红细胞堵塞肾小管引起的急性肾衰竭。

钙代谢紊乱和骨损害

血清中25-羟-维生素D是有活性的维生素D的前体（骨化三醇），在肾病综合征患者体内水平会降低，这是因为泌尿系统会丢失维生素D结合蛋白。但是如果肾功能尚未受损，血清中游离的骨化三醇水平通常是正常的。仅有一小部分肾功能正常的肾病患者体内骨化三醇水平较低，结果会导致低钙血症（低离子化的血清钙折合为清蛋白浓度）。如果任其发展，这种代谢紊乱可以导致继发性的甲状旁腺功能亢进和骨损害，例如骨软化症以及纤维性骨炎。某些患者的骨损害可能继续发展，而不合并钙和维生素D代谢的改变。这种潜在的机制仍未明了，但肾病综合征以及高水平蛋白尿患者在持续进展期间仍具有高危性。慢性肾功能不全以及使用皮质醇治疗是肾病患者骨损害的其他原因。

预后和先兆因素

对糖尿病及非糖尿病性肾病来说，蛋白尿是一个重要的危险因素，对终末期肾脏疾病的进展来说也是一个最佳的预测因素。蛋白尿与危险性息息相关。其他评估终末期肾脏疾病的因素还包括肾功能基础水平以及血压。对于有利结果，单个最佳评估因素是蛋白尿完全（蛋白尿 < 0.2g/d）或部分（蛋白尿 0.2~2.0g/d）缓解。想要缓解蛋白尿的患者，需要注意长期维持稳定的肾功能。因此，治疗的主要目标就是最大化的减少蛋白尿。减少蛋白尿可以通过 non-disease-specific 的办法达到。但是，额外的特殊疾病治疗有时会更有效，更有益处。因此，肾性蛋白尿患者必须充分评估以确定根本的病因。

初始评估

对肾性蛋白尿病人的初始评估应当包括量化蛋白尿，评估现有并发症，确定引起肾性蛋白尿的潜在因素。对特殊疾病来说，限定研究是有必要的。

蛋白尿的量化

如果有可疑蛋白尿，可以利用测试片进行筛查。如果结果是阳性的，蛋白尿应该定量。每日蛋白尿可以用总的蛋白/肌酐的比例来评估，时间通常是第一个早晨或任一时间点。蛋白/肌酐的比例（表示为 mg/mg 或 g/10mmol）可以用区分尿浓缩蛋白（mg/dl 或 mmol/L）来计算。这是个简单可行的办法。大多数患者蛋白/肌酐的比例与蛋白质日排泄联系紧密。但是，这种方法对由于肌肉质量减少引起低肌酐排泄的病人会评估过高（比如营养不良或老年病人，妇女，这些群体比男性肌酐排泄平均低 15% ~ 25%），而对肌肉发达的病人又会评估过低。因此，一些研究认为 24h 尿检验是最佳办法。我们相信，对于随访病人，虽然我们曾坚定地认为每个病人都要收集 24h 尿样本，但定量定点测量蛋白尿样本已经足够。如果尿液内尿素排泄能像第 10 章描述的那样分析，基于总肌酐排泄的 24h 尿样本可以为我们提供其他有用的信息。

并发症的评估

详细的病史，体格检查，基于实验室的研究都可以用来评估并发症是否会发生（表 25-2）。大多数并发症可以被容易的认知。我们不推荐无症状肾静脉血栓形成的筛选，因为缺乏由此能带来好处的证据。但是，急性肾静脉血栓形成的特征（胁腹痛、肉眼血尿、LDH 的显著升高）要通过螺旋 CT 血管造影进行远期评价诊断。MRI 是合适的备选，虽然其敏感性和特异性都比 CT 血管造影低。评价方法的选择还应该因地制宜，不能一概而论。众所周知，这些放射学成像技术不能完全断言对肾功能不全患者没有危险。碘化放射性造影剂可造成中毒性肾损害，而且含有钆的造影剂可以带来肾系统性纤维化的危险，最近一项研究表明可危及生命。读者应权衡利弊，考虑技术带来的益处和危险（第 28

章）。CT血管造影术被指疑似有可能造成肺栓塞。通气灌注肺扫描虽然不算精确，但仍可用于肾功能不全的患者。

表 25-2　肾性蛋白尿患者的评估

病史　水肿，侧腹痛，血尿，呼吸困难，发热，用药，感染，糖尿病，恶性肿瘤标记物，皮肤损害，家族史，肾疾病，高血压。

体格检查　水肿，血压，体重，身高，皮肤，关节，乳房，淋巴结。

检查　前列腺直肠指诊。

实验室检查基本项目

血液：全血计数，血清肌酐，血液尿素氮，血清电解质（钠，钾，钙），血清清蛋白，肝功能，葡萄糖和快速脂质测定。

尿液：尿蛋白与肌酐的比例，相对蛋白质清除指数，24h内蛋白质与肌酐总量，尿沉渣中红细胞管型。

胸片：针对于恶性肿瘤及胸腔积液的检查。

超声检查：检查肾脏的大小，肾积水及泌尿系梗阻。

肾活检：应咨询肾脏病学家。

CT血管造影：为了进一步了解肾血栓或肺栓塞形成。

基于潜在肾小球疾病的附加检查[a]

局灶性节段性肾小球硬化症：HIV检测，血清和尿蛋白电泳
膜性肾病：乙型肝炎或丙型肝炎，50岁以上男性患者测定前列腺特异型抗原，抗核抗体（假如积极一些，反式双链DNA和C3/C4也应该测定），大便潜血试验，40岁以上的女性患者进行乳房X线摄影术检查。急性肾衰竭的患者：如果初次肾活检后急性肾衰又开始进展，可以进行抗核抗体检查以及重复肾活检。检测尿液内的IgG和β_2微球蛋白（判断自发膜性肾病预后的可选项）。
微小病变型肾病：HIV检测（可疑患者）

IgA肾病：HIV检测（可疑患者），如果初次肾活检后急性肾衰竭继续进展，急性肾衰竭的患者再次进行肾组织活检前不会有肉眼血尿。在严重的肉眼血尿后急性肾衰竭在一周内会短暂进展，如果在一周后无明显改善，可再次进行肾组织活检。

续表

膜性增生性肾小球肾炎：乙型肝炎，丙型肝炎，冷球蛋白类，C3 和 C4，血清和尿蛋白电泳，反式双链 DNA。
狼疮性肾炎：抗核抗体，反式双链 DNA。
AL 淀粉样变性：血清和尿蛋白电泳。
AA 淀粉样变性：C 反应蛋白。

HIV：人类免疫缺陷病毒；IgG，免疫球蛋白 G；IgA，免疫球蛋白 A
[a]更多的检验应依赖于病史和体格检查

确定潜在原因

许多肾性蛋白尿患者根据临床特征可以确诊。病历、影像学检查和实验室检查对定义潜在的肾脏疾病来说很有帮助，尤其是对继发于系统性红斑狼疮的肾小球疾病、肉瘤样病、药物滥用、慢性感染或者副蛋白相关性疾病。对患有胰岛素依赖性糖尿病的患者来说，蛋白尿极有可能由糖尿病肾病引起。1 型糖尿病患者中糖尿病肾病的通常会进展 10 年以上。2 型糖尿病肾病通常会较早发生，但起始时症状不典型。肾性蛋白尿发生前有多年的微量清蛋白尿。确诊为糖尿病肾病的病人几乎都有糖尿病视网膜病变。因此，具有上述症状的糖尿病患者通常不需要肾活检。

在非糖尿病患者中，不合并低清蛋白血症的肾性蛋白尿极有可能造成局灶性节段性肾小球硬化症的后果。发育不全的肾脏、肾脏瘢痕形成、长时间的高血压或病态肥胖都可能存在局灶性节段性肾小球硬化症。对于此类患者，肾活检需推迟，治疗效果也有可能需要等待。

尽管如此，肾性蛋白尿的患者仍有必要行肾活检以明确诊断，因为以上提到的症状的特异性不够高，不能保证积极的疗法治疗特异性疾病。在咨询过肾脏病专家后方可进行肾活检。假如特异性肾小球疾病已经被诊断，那么对潜在的、继发性病因来说，进一步研究是必要的（表25-2）。对自发性和继发性肾病区别治疗十分重要，免疫抑制治疗对自发性肾小球疾病来说很有效，但大多数继发性肾小球疾病对免疫抑制剂都不敏感。

肾性蛋白尿的对症疗法

对症疗法和非特异性疾病疗法的目标是减少蛋白尿以避免或延缓终末期肾病的进展，并且可以缓解肾病综合征的症状和并发症（表25-3）。

水肿

在大多数情况下，水肿是由肾脏钠潴留引起的。因此，水肿的患者应当限制钠摄入量在50mmol/d（1.15g/d）。中度水肿和重度水肿且对限制钠摄入治疗无效的患者可以应用利尿剂。水肿的治疗应循序渐进，以防止急性血容量不足和急性肾功能不全。大剂量的髓袢利尿剂可以达到有效的肾脏钠外排，原因是过度的肾小管钠潴留、利尿剂抵抗、低清蛋白血症，这些都可以导致肾脏中清蛋白结合利尿剂过程受损。

初始治疗包括每日一次应用袢利尿剂（图25-1）。患者应每日称重，剂量以使体重每日下降0.5~1kg为宜。摄入袢利尿剂是低管利尿剂浓缩物的适应证，可以导致显著利尿作用的缺失。增大剂量是有指征的。髓袢利尿剂的半衰期更短，而且它的初始利钠作用在服药时间之外能被快速限钠中和。因此，对初始适当利尿的患者来说如果体重下降不足，可以尝试每日两次给药，这样会更有效。每日总剂量可高至500~1000mg的呋塞米。

对于严重肾病综合征的患者来说，袢利尿剂治疗有时会不足，因为在肾脏其他部位存在醛固酮介导的急性钠潴留。在这种情况下，需要加用螺内酯和噻嗪类利尿剂。联合应用不同类型的利尿剂会增加容量不足和钾丢失过多的风险，认识到这一点十分重要。在应用双重利尿剂一周内以及以后应监测电解质和肾功能（比如尿素氮和肌酐）、体重、血压。

对于不能适应口服利尿剂的患者，可以应用静脉注射髓袢利尿剂。某些学者甚至建议对有严重全身性水肿的低清蛋白血症患者使用呋塞米和低盐清蛋白。但没有更多的研究进一步评估这种治疗是否会更有效。

表 25-3 肾性蛋白尿患者的对症疗法

治疗	针对人群	治疗目标
利尿剂	水肿患者	水肿消退（见图 25-1）
ACEI 类药物	肾性蛋白尿患者	蛋白尿 <0.5g/d， 如果蛋白尿 <1.0g/d，血压 ≤125/75mmHg 如果蛋白尿 >1.0g/d，血压 ≤130/80mmHg
限钠	肾病综合征患者正在接受 ACEI/ARB、持续性高血压或持续性蛋白尿 >1g/d 的患者	50mmol/d（1.15g）钠摄入量 100mmol/d（2.3g）钠摄入量
限蛋白质	肾病综合征患者 eGFR <60ml/（min·1.73m^2）的患者	0.8g/（kg·d）
抑制素	肾病综合征患者或 eGFR <60ml/（min·1.73m^2）的，且 LDL 胆固醇 130mg/dl（3.35mmol/L）或 LDL 100~129mg/dl（2.59~3.34mmol/L），未抗凝治疗的患者	LDL 胆固醇 100mg/dl（2.59mmol/L）

续表

治疗	针对人群	治疗目标
预防性抗凝	膜性肾病和血清蛋白 <2g/dl 的患者，或血清蛋白 <2g/dl 合并有血栓形成风险的患者[a]	华法林治疗后 INR 2.0~3.0
维生素 D	肾病综合征、低钙血症和血清中低水平 25- 羟维生素 D 的患者	血钙浓度以及 25- 羟维生素 D 浓度正常
二碳磷酸盐化合物	3 个月大于 15mg/d 泼尼松的期望治疗 3 个月大于 5mg/d 泼尼松的期望治疗和一项附加的危险因素[b]	减少骨疾病以及骨折

[a] 血栓形成的风险：既往发生过血栓事件，长期卧床，充血性心力衰竭

[b] 危险因素：绝经后状态，男性 >70 岁，易碎性骨折或骨矿物质密度 T 评分 < −1

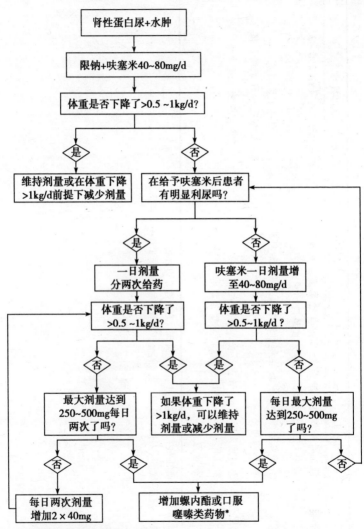

*：如果静脉注射袢利尿剂无效

图 25-1　肾性蛋白尿患者水肿的治疗

蛋白尿

减少蛋白尿可以延缓肾衰竭的进展，减少与肾病综合征相关的并发症，例如低清蛋白血症，高脂血症以及水肿。减少蛋白尿最重要的办法就是严格控制血压。ACEI 类药物可以优先考虑，如果有副作用，可以选择血管紧张素 2 受体阻滞剂（ARBs）。它们可以减少蛋白尿，并且同其他降压药物比较更能有效的延缓肾病的发展。ACEI 和 ARBs 通过降低球内压以及改善肾小球毛细血管壁的选择性来发挥作用，这两种途径都可以减少蛋白分泌。

ACEI 和 ARBs 类药物抗蛋白尿及抗高血压的作用在很大程度上依赖于钠缺失的程度。因此，对于水肿的病人，每日钠摄入量应严格控制在 50mmol（1.15g）。ACEI 和 ARBs 类药物不可同时与袢利尿剂合用，因为有可能造成血管内容量不足和自身调节损害，从而增加急性肾衰的风险。小剂量的 ACEI 和 ARBs 偶尔可以和固定剂量的袢利尿剂合用。在监测血压、肾功能、血钾的前提下可以逐步提高 ACEI 和 ARBs 的剂量。如果肌酐增长 >30%，治疗应该是间断性的。中度高钾血症的患者在停药前可先低钾饮食以及通过树脂钾离子交换来治疗。

对于蛋白尿 >1g/d 的患者，目标血压是 125/75mmHg；蛋白尿 <1g/d 的患者目标血压是 130/80mmHg（Jafar 2003，KDOQI 2004）。肾病综合征患者的尿蛋白应下降到 <0.5g/d，但通常很难达到。如果那些尚未准备好应用袢利尿剂的患者应用 ACEI 及 ARBs 药物仍不能达到理想的血压和尿蛋白水平，那么应该加用利尿剂。如果血压和尿蛋白水平未达标，其他的治疗方式包括联合应用 ACEI 和 ARBs，或加用钙离子阻滞剂、螺内酯或 beta- 受体阻滞剂。对患者的治疗应个体化，根据临床及实验室数据而定，比如血管疾病发病率、血钾水平或醛固酮增多症的证据。联合应用 ACEI 和 ARBs 应慎重（见第 18 章）。双重用药可以导致低血压、晕厥等并发症。收缩压低于 110mmHg，舒张压低于 60 ~ 70mmHg 会增加死亡的风险，特别是那些既往存在血管疾病的患者（Mann 2008）。

曾经有学者研究表明应用非二氢吡啶类钙离子拮抗剂比较二氢吡啶类钙离子拮抗剂而言尿蛋白更低。但最近的一项研究未能提供非二氢吡啶类钙离子拮抗剂维拉帕米有任何益处（Ruggenenti 2005）。

蛋白尿患者应避免单一应用二氢吡啶类钙离子拮抗剂，但是可以安全的用于同时使用 ACEI 类药物的患者。最佳建议是从降低尿蛋白的角度出发管理和评估降低尿蛋白的疗法和效果。甚至治疗不以蛋白尿为目标时，收缩压也不应低于110mmHg。许多研究都显示了在这种评估下肾脏疾病恶化的高危性（KDOQI 2004，Jafar 2003）。患者的肾功能恢复正常后，治疗就应该逐步逐步停止。

其他治疗还包括应用非甾体抗感染药。但是，非甾体抗感染药可能会有严重的并发症，例如消化道出血、钠潴留、急性肾衰竭、高钾血症等等。所以，我们并不十分愿意应用此类药物。

高脂血症

伴有或不伴有肾病综合征的肾性蛋白尿患者濒临罹患心血管疾病的风险。如果已有肾功能不全或蛋白尿持续数月，那么降脂治疗就有指征。治疗的目标是将 LDL 胆固醇降至 100mg/dl（KDOQI，2003）。对于 LDL 在 100~129mg/dl（2.59~3.34mmol/L）之间的患者，在治疗之前调整饮食是合理的。更高程度的 LDL 应用 HMG-CoA 还原酶抑制剂来治疗。患者对这些药物有很好的耐受性。此外，这些药物可以延缓合并有蛋白尿的患者肾功能恶化。如果 LDL 胆固醇仍有 130mg/dl，那么可以尝试应用胆汁酸螯合剂，但是此类药物引起的并发症限制了其应用。

血栓并发症

肾病综合征可以为血栓形成带来高风险。一直以来，关于是否应该预防性抗凝治疗的争论一直存在（Glassock 2007）。唯一可以借鉴的资料来自基于假说的决策分析研究。这项研究显示，预防性抗凝治疗对于有出血危险的膜性肾病患者很重要，但由于其他原因，肾病综合征患者并不在此列。膜性肾病和严重的低清蛋白血症患者风险最高。因此在没有禁忌证的情况下，对于膜性肾病和血浆清蛋白 <2g/dl（20g/L）的高危患者，我们倾向于预防性抗凝治疗。如果不考虑潜在的并发症，预防性抗凝治疗也可以应用于严重的低清蛋白血症患者和其他危险因素形成血栓的患者。例如既往有血栓形成史，充血性心力衰竭，长期卧床的患者。

起始预防包括联合应用华法林和未分级肝素或低分子量肝素，因为患者在初期应用华法林时并未完全抗凝化。如果 INR 连续两次达到目标数值（2.0~3.0），未分级肝素治疗可以停止。血清清蛋白浓度达到或超过 30g/L 之前，或还存在危险因素，抗凝治疗不应停止。

应用肝素/低分子肝素和华法林的抗凝治疗适用于患有深静脉血栓、肺栓塞、肾静脉血栓形成的患者。对于肾病综合征患者，华法林治疗应至少持续 6 ~ 12 个月。

尽管证据有限，也没有禁忌证，对于延长至对侧肾静脉的肾静脉血栓形成者、肺栓塞复发者或严重肋腹痛者，可以考虑应用溶解血栓治疗联合/不联合血栓切除术。

膳食蛋白摄入量

肾病综合征患者应避免过高的膳食蛋白摄入量，因为可以增高蛋白质分解代谢速率和尿蛋白排泄。与此相反，限制蛋白质可以延缓糖尿病和非糖尿病肾病患者的肾功能恶化。但是蛋白质摄入的最佳水平尚无定论，而且必须避免由此带来的营养不良。因此，合并慢性肾功能不全的肾病综合征或肾性蛋白尿患者，0.8mg/（kg·d）的蛋白摄入量是适度的，可以维持正常的能量要求。最理想的治疗是安排营养医师，我们极力推荐。

感染

虽然肾病综合征是细菌感染的易患因素，但如何有效预防的资料却不多。虽然其有效性缺乏有力的证据支持，美国国家疾病控制与预防中心向所有的肾病综合征患者推荐肺炎球菌接种。一项针对儿童的研究显示肾病综合征患儿的抗体反应受损。另一项开放研究显示在静脉应用 IgG 后细菌感染率降低（Ogi 1994）。对于反复发生的细菌感染患者（肺炎、丹毒、腹膜炎），应该检测其血清 IgG 浓度。如果存在低丙球蛋白血症，预防性应用 IgG 有可能是有效的。反复皮肤感染的患者也可以用青霉素来替代治疗。治愈后仍应对肾病综合征患者的症状和体征保持警惕，以便尽早使用抗生素治疗。

急性肾衰竭

如果急性肾衰已经出现，那么应停止应用可以导致急性肾衰的药物（如非甾体类抗感染药、ACEI 或 ARBs 类药物）。如果出现容量不足的症状,利尿剂也应该停用。最重要的是对潜在的肾小球疾病的特殊治疗可以减轻蛋白尿。显然,由双侧深静脉血栓形成或毛细血管外增生性肾小球肾炎引起的急性肾衰竭应当得到相应的治疗。

维生素 D 和钙代谢紊乱

对维生素 D 和钙代谢紊乱的治疗目标是预防继发性甲状旁腺功能亢进症的进展以及骨疾病,例如骨软化、纤维性骨炎及骨质疏松症。但遗憾的是能知道治疗指南的资料很少。对于肾病综合征患者和正常肾功能来说,如果因体内缺乏 25-羟维生素 D 导致血清钙水平降低,可以应用 1000IU 的维生素 D(维生素 D3 或维生素 D2)。如果有反应,也许需要高剂量的治疗。在开始治疗前,应排除其他原因引起的低钙血症,例如低镁血症、甲状旁腺功能减退症或应用降低血钙的药物(双磷酸盐类,钙模拟类药物)。

对于合并或不合并(建议翻译为表现或不表现为)肾病综合征的肾性蛋白尿以及慢性肾功能不全患者来说,通过食物摄取维生素 D 来预防骨病通常是不够的。与肾功能丧失伴随的磷潴留,会干扰肾脏将 25-羟维生素 D 转化为骨三醇,继发性甲状旁腺功能亢进也随之出现。治疗包括限制饮食中磷酸盐和骨化三醇的摄取量,具体讨论见第 10 章。

糖皮质激素引起的骨质疏松症

肾病综合征的患者往往需要长期使用皮质类固醇类药物来降低蛋白尿。使用皮质类固醇类药物超过 3 个月就会造成海绵骨的严重流失,股骨头和脊柱骨折的风险也大为增加(Compston 2010)。与绝经后骨质疏松症相比较,更高的骨矿物质密度更易发生骨折。我们应尽早预防和治疗糖皮质激素引起的骨质疏松症,最好是在最初的 6～12 月内。我们推荐所有患者每日摄入钙量在 1000～1500mg,同时每日摄入 800IU 的维生素 D,以纠正由皮质类固醇类药物引起的负钙平衡。如果通过食物摄入不足,那么应该提前补充。对糖皮质激素引起骨质疏松症的风险来说,足够的钙以及维生素 D 摄入量是不够的。因此对于应用泼尼松 > 15mg/d,预期疗程超过 3 个月的患者来说,应该预防应用双磷酸盐。对于应用泼尼松介于 5～15mg/d,预期疗程超过 3 个月的患者来说,如果合并某些高危因素(例如绝经的女性，大于 70 岁的男性，骨折，或骨矿物质密度 T-评分 < -1），也推荐使用双磷酸盐（Geusens 2004）。对于肾小球滤过率（eGFR/ 1.73 m^2）< 30 ~ 35 ml/min 的患者来说，不推荐使用双磷酸盐，因为双磷酸盐对于此类患者的疗效和安全性均未知。对于孕妇来说，应用双磷酸盐应格外小心，因为药物可以蓄积在胎儿的骨骼中。绝经前女性应用此类药物时应采取避孕措施。

专业实验室检测

对依赖于潜在肾小球疾病的继发性原因来说，额外的研究是有必要的（表 25-2）。对于随访的起始以及在其过程中，额外的研究对指导治疗来说也是有意义的。

尿液的生物标记

尿液内的 IgG（肾小球大小选择性的一个标记）和 beta-微球蛋白（小管间质性损害的一个标记）对于预后来说是有价值的。对于原发性膜性肾病且肾功能正常的患者来说，尿液内的 IgG 和 beta-微球蛋白的高排泄量（图 25-2）与进展性终末期肾疾病的高危性有关（Branten 2005）。最近，一些新的有关急性肾损伤的尿液生物标记一直被提及，包括肾损伤分子（KIM-1）和与明胶酶有关的中性粒细胞脂质运载蛋白（NGAL）。这些生物标记与肾小球疾病的临床进展有重要的关系（Bonventre 2009，Soni 2010）。但对于有蛋白尿的肾疾病来说，这些生物标记的预测价值仍然待定。

选择性指数

蛋白尿选择性指数（SI）可以用来评估肾小球对蛋白质通透性的改变。尿蛋白的丢失可分为选择性（由丢失小分子量蛋白引起，例如清蛋白）和非选择性（由丢失大分子量蛋白引起，例如免疫球蛋白）。选择性蛋白尿（SI < 0.2）主要出现于微小病变肾病和一些局灶性节段性肾小球硬化症患者中。对于原发性局灶性节段性肾小球硬化症患者，出现选择性蛋白尿往往意味着高自行缓解率（图 25-3）（Deegens 2005）。选择性指数（SI）可以通过下面的公式计算：

SI = 尿液内 IgG × 血清转铁蛋白/尿液内 IgG × 尿液内转铁蛋白

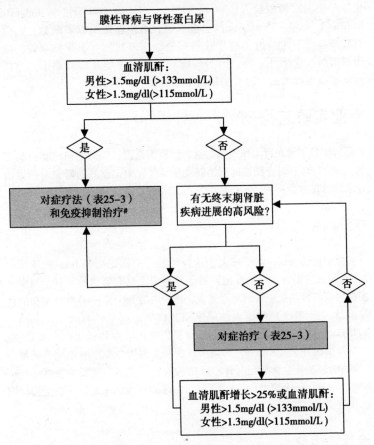

图 25-2 特发性膜性肾病诊断、治疗的流程图

其他实验

对于 AL 淀粉样变性来说，治疗的效果可以通过测量副蛋白类和轻链来衡量。对于 AA 淀粉样变性，C 反应蛋白可以用来反映炎症的严重程度。对于狼疮性肾炎，抗 dsDNA（抗双链抗 DNA 抗体水平）和补体

C3 反映的是疾病的活跃程度。

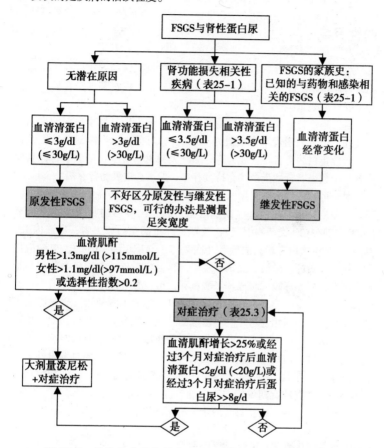

图 25-3 局灶性节段性肾小球硬化症诊断、治疗的流程图

原发性肾小球疾病的治疗

所有肾性蛋白尿的患者都应接受降低蛋白尿以及对症治疗，控制肾病综合征的并发症，不论是否由继发性原因引起。对于原发性肾小球疾病来说，自发缓解偶有发生，有时可以期待；但另一方面，对症治疗可以缓解肾性蛋白尿以及能预防终末期肾脏疾病进展的证据不足。对于高

危患者，针对疾病的特效药物治疗对减轻蛋白尿是有必要的。

膜性肾病

膜性肾病组织形态学的特点是上皮下免疫沉着物形成以及肾小球毛细血管伴增厚。膜性肾病可以是原发性的，也可以由其他潜在疾病演变为继发性（表25-1）。

自发膜性肾病的自然病史是变化的。从未出现肾性蛋白尿的患者预后较好，10 年肾脏存活率大概为 100%。相反的，近半数的自发膜性肾病和肾性蛋白尿患者将进展为肾衰竭。大约 30%～40% 的患者可以自发缓解。少数患者肾性蛋白尿会持续存在，但不会进展为肾衰竭。

对于可以进展为终末期肾脏疾病的自发膜性肾病高危患者来说，应当采取免疫抑制治疗，这些高危因素包括：已确诊的肾功能不全患者（非利尿剂/ACEI 类药物引起）；长期且严重的蛋白尿患者；尿液内 IgG 及 beta2 微球蛋白含量高的患者（图 25-2）（KDIGO 2010c）。单独应用泼尼松是无效的。随机对照试验表明，联合应用皮质类固醇类药物和细胞毒制剂，例如环磷酰胺或苯丁酸氮芥，可以显著地提高肾存活率以及症状缓解率。由于疗效更好，安全性更高，我们推荐使用环磷酰胺而不是苯丁酸氮芥。应用麦考酚酸吗乙酯的证据不如环磷酰胺多，但可应用于年轻患者，以降低环磷酰胺引起不育的风险。钙神经素抑制剂环孢素或他克莫司联合应用小剂量的泼尼松可以对肾功能正常的自发膜性肾病患者产生其他疗效。但是如果停用钙神经素抑制剂，症状经常会复发，而且其对肾功能的远期作用亦不明确。抗 CD20 抗体引起 B 细胞耗尽的药物，例如利妥昔单抗，对其的疗效正在评估中。

局灶性节段性肾小球硬化症

局灶性节段性肾小球硬化症（FSGS）是一个组织学概念，意指部分（局灶）或某些（节段），并不是指全部。除了标准的分类（局灶性节段性肾小球硬化症不另行说明），最近还有四种组织学类型（FSGS 微小损害，断裂型 FSGS，周围型 FSGS，细胞型 FSGS）根据肾小球损害程度及特征被定义。虽然这些类型与预后有一定的联系，但并不用于指导治疗（Deegens 2008b）。

一般来说，原发性 FSGS 与继发性 FSGS 的区别可以通过病史、实验学、放射学来区分（表25-2）。原发性FSGS患者的血清清蛋白水平通常不同，当其水平降低时非常有诊断价值；当其水平接近正常时，FSGS会继发不正常的反应。当存在疑问时，电镜下测量足突细胞宽度是有益的（Deegens 2008a）。

如果原发性FSGS患者肾功能正常且有选择性蛋白尿，症状就会自然缓解。对能被对症治疗控制的肾病综合征患者，我们建议在进行免疫抑制治疗前先等待至少3个月时间（图25-3）（Deegens，2008b）。起始免疫抑制治疗包括应用泼尼松1mg/（kg·d）（每日不得超过80mg），连续4~6个月。对于老年患者，采用2mg/kg（最多不超过120mg）的隔日疗法，这样可以有效的降低并发症的风险。完全缓解率在30%~60%。对于皮质类固醇依赖性患者以及反复复发的原发性FSGS患者，环磷酰胺联合泼尼松应用2~3个月更能稳固疗效。对皮质类固醇类无效的患者应用小剂量的泼尼松联合环孢素也可以得到确切的疗效（KDIGO，2010a）。如果症状缓解，环孢素的治疗应再持续一年，并逐渐减量，以防止复发。在未缓解的情况下，环孢素的治疗应在6个月后停止。由于并发症日渐增加的风险，例如肾毒性，我们不建议对中到重度肾功能不全的患者使用环孢素。

微小病变性疾病（MCD）

MCD的定义缺乏组织学的证据，包括肾小球畸形，除此之外在电镜下还应发现上皮足突消失。多数案例都是原发性的MCD（iMCD）。一般认为iMCD是相对良性的疾病。事实上，终末期肾脏疾病的进展十分缓慢，进行性肾衰竭的起始通常与FSGS损害的发展相关，如果iMCD反映出FSGS损害，或由于采样误差的原因使得FSGS错过了之前的活检，在这种情况下都是不明确的。之前曾有建议对于未经治疗的成年人自行缓解率可以高达70%，虽然过程可能会长达三年。这些资料看起来有偏差，因为许多患者都需要对肾疾病的并发症进行治疗。而且大多数患者对类固醇治疗都有疗效。因此，泼尼松治疗的风险与发生肾疾病并发症的风险相平衡，而且对大多数病人来说，推荐使用泼尼松治疗。

治疗方案包括泼尼松1mg/（kg·d）或2mg/kg，隔日一次（最大剂量每日80mg，或隔日120mg）（KDIGO 2010d）。如果症状完全缓解，初始剂量应该以最小值持续4周；如果症状未完全缓解，应以最大值持续

16 周。为了减少复发率，一旦症状完全缓解，类固醇类药物应该在 24 周内逐渐减量。按照此种治疗方案，90% 的成年患者症状均能缓解。

在症状得到缓解的 iMCD 患者中，有 65% ~ 80% 会复发。初次复发可以使用泼尼松来治疗。对于皮质类固醇依赖性患者或频繁复发的患者来说，应用环磷酰胺和泼尼松 8 ~ 12 周，症状可以得到强有力的缓解。环孢素结合低剂量的泼尼松可以用来治疗肾功能正常的激素抵抗型 iMCD 患者、环磷酰胺治疗后复发的患者以及对环磷酰胺有禁忌证的患者。停用环孢素后复发率较高，而且很多患者需要继续应用环孢素来缓解症状（Kyrieleis 2009）。

对于儿童来说，青春期后 iMCD 一般症状较轻，而且会停止复发。但仍有较多的患儿成年后继续复发。这些患者频繁的遭受着由长期免疫抑制治疗带来的副作用，而且在症状缓解与不利的处理效应之间很难达到平衡。

IgA 肾病

IgA 肾病的特征是肾小球血管系膜上有大量 IgA 沉着物。大多数患者会有血尿（肉眼或镜下）或非肾性蛋白尿。肾性蛋白尿是次常见的症状。IgA 肾病患者可分为出现急性发作肾病综合征的亚组和肾活检发现最小肾小球变化并能维持肾功能的亚组。这些患者可能患有两种相同的肾小球疾病（如：有 IgA 沉着物的 MCD 患者）。此类患者的治疗应和 iMCD 患者一致。多数 IgA 肾病和肾性蛋白尿患者肾活检都显示出肾小球结构的损害和进行性肾功能不全。对症疗法包括 ACEI 和 ARBs 类药物，可以有效的缓解蛋白尿以及终末期肾脏疾病的进展。在随访期间尿蛋白稳定的小于 1g/d 预后往往良好（Reich 2007）。蛋白尿持续性大于 1 ~ 2g/d 的患者虽然经过最大化对症治疗，可以应用 6 个月疗程的类固醇类药物治疗（KDIGO 2010b）。一项前瞻性研究资料显示，对于进展性疾病（血清肌酐 1.5 ~ 2.8g/dl，133 ~ 250mmol/L）、肾性蛋白尿、肾功能快速损害（一年内血清肌酐上升 >15%）的患者，应用硫唑嘌呤后使用泼尼松和环磷酰胺可能对病情有益处（Ballardie et al. 2002）。对于 IgA 肾病患者来说，鱼油的作用尚不明确。鱼油可能会减轻肾脏的炎症，缓解肾功能减退，但是证据不足。

继发性肾小球疾病的治疗

在潜在原因固定的情况下，继发性肾小球疾病是条件性的。治疗应主要指向潜在的病因（表 25-1）。对于所有患者来说，降低尿蛋白的治疗对延缓肾疾病的发展是很重要的。

糖尿病是肾性蛋白尿最常见的继发性原因。严格控制血糖、减少蛋白尿、降低血压是糖尿病肾病的主要治疗方向，第 17 章已阐述。

肥胖症

局灶性节段性肾小球硬化症（FSGS）是进行性肾衰竭的标准。对于许多患者来说，FSGS 是残存肾单位超滤的次要原因，典型的例子包括发育不全的肾脏，反流性肾病以及长期高血压。最近十年有害基因对肥胖的作用已浮出水面。肥胖（人体质量指数 > 30kg/m^2）对于进展性肥胖相关性肾小球疾病的风险越来越大，同时肾活检时发现肾小球增大，常常伴有 FSGS 损害。其病理生理学尚不明确，但可能包括超滤或增加的肾静脉压。肾性蛋白尿在与肥胖相关的肾小球疾病中很常见，但其他原因造成 FSGS 继发不适者，血清清蛋白是正常的，也并无水肿。蛋白尿的减少与体重下降的百分比有明显的关联，适度减少 5% 的体重或更少可以使尿蛋白下降 30% 或更多（Morales 2003）。但维持体重减轻十分困难，许多患者会复发。

狼疮性肾炎

系统性红斑狼疮是一种慢性的炎性疾病，可以影响许多器官，多数发病人群为孕龄女性。60% 以上的患者合并肾疾病。肾脏在任何时间都可被累及，但通常在确诊后一年最易发生。基于肾活检的发现，狼疮肾炎分为六级。肾性蛋白尿可发生于局灶增生性狼疮肾炎（级别 3），弥漫增生性狼疮肾炎（级别 4）以及膜性狼疮肾炎（级别 5）。

肾性蛋白尿患者以及活动性狼疮肾炎（级别 3、4 或 5）应该应用免疫抑制治疗。如果在病程中早期应用免疫抑制治疗，结果会更佳。在长时间基础治疗后进行密集的免疫抑制治疗会使症状缓解。关于最佳治疗的方案很多，但对于 3 或 4 级的引导治疗往往将口服泼尼松、静脉注射环磷酰胺及甲泼尼龙联合起来。最近的尝试提出口服麦考酚酸吗乙酯的效果可能与静脉注射环磷酰胺相当，而且副作用更少。当症状缓解时应继续应用免疫抑制治疗，以避免复发或疾病再度活跃。环磷酰胺可以预防复发，但仍存在显著的发病率和性腺毒性。与之相反，应用麦考酚酸吗乙酯和硫唑嘌呤的维持疗法更安全，而且疗效较环磷酰胺相仿或更好。

泼尼松单一疗法对不合并增殖的单纯膜性肾病来说已足够。但很多患者另外需要免疫抑制治疗（例如硫唑嘌呤或环磷酰胺与泼尼松合用），不然会引起复发或允许使用小剂量泼尼松。

无论疾病有多严重或是否在病程中怀孕，多数系统性红斑狼疮的患者在整个病程中应该应用羟氯喹。最近的一项 meta 分析显示，羟氯喹可以预防狼疮耀斑，增加系统性红斑狼疮患者的存活率，防止不可逆的组织损害，血栓形成以及骨量丢失（Ruiz-Irastorza 2010）。虽然很少发生，但患者应当及时检查与羟氯喹相关的眼毒性。在进行羟氯喹治疗之前或 1 年之内，患者都应该接受眼科检查。如果检查结果正常，就可以执行每年一次的随访检查。

淀粉样变性

表现为肾病综合征的肾性蛋白尿是肾淀粉样变性的常见表现。其特征性病理改变是肾脏内纤维蛋白的沉积。对于 AL 淀粉样变性，恶性浆细胞的单一无性系制造了轻链单克隆免疫球蛋白，累积于肾小球。虽然多发性骨髓瘤可能会出现，骨髓检查通常不能发现浆细胞无性系。治疗的目标是抑制或清除浆细胞无性系。骨髓根除治疗结合干细胞的治疗是否有效正在争论。持续存在的疾病往往会导致 ESRD 的快速进展。AA 型淀粉样变性是一种复杂的慢性感染和慢性炎症。AA 淀粉样蛋白由血清淀粉样蛋白 A 而来，血清淀粉样蛋白 A 是肝脏产生的一种急性期反应物。治疗潜在的炎症性过程对缓解蛋白尿来说是最有效的办法。最近的试验指出通过防止与葡糖氨基聚糖类相互影响来防止淀粉样蛋白沉淀是有益的（Manenti 2008）。

患有肾性蛋白尿的老年患者

糖尿病肾病和膜性肾病是引起老年患者（＞65 岁）肾性蛋白尿最常见的原因。与年轻患者相比而言，肾病综合征的临床表现并无不同之处。然而水肿常常被错误的归因于心衰或下肢的静脉功能不全。因此，老年患者合并水肿时应该能掩盖部分蛋白尿。对于老年患者来说，恶性肿瘤是肾小球疾病的重要原因。20%～25%的老年膜性肾病患者会罹患恶性肿瘤（Deegens et al. 2007）。成功的治疗肿瘤后蛋白尿可以得到缓解。在蛋白尿缓解之前可能会持续18个月的时间。对早期肾性蛋白尿的患者也可以采取对症疗法。对膜性肾病和肾病综合征来说，老年患者比年轻患者更容易发生血栓并发症。对症治疗必须严密监测，因为老年患者更容易对降压药和利尿剂产生副作用（见第32章）。虽然不良反应普遍存在，免疫抑制剂对老年患者有效。因此，免疫抑制治疗应当根据具体情况针对特定人群，要考虑到共病，预期寿命以及日常生活活动。

案例研究 25.1

一名53岁的男性向他的初级保健医师主诉恶心、呕吐并且头晕。5年前在常规检查时发现有高血压和蛋白尿，无特殊既往史。他并没有接受高血压治疗。体格检查时发现其血压显著增高，达到200/110mmHg，身高170cm，体重90kg（BMI 31.1kg/m²），无外周性水肿。实验室检查显示血清电解质正常，肌酐1.4mg/dl（124mmol/L），清蛋白4.0g/dl（40g/L），LDL胆固醇263mg/dl（6.8mmol/L），选择性指数0.25，蛋白尿4.1g/g肌酐，eGFR为56ml/（min·1.73m²）。超声显示双侧肾脏形态正常。

尽管肾性蛋白尿强烈支持继发于高血压和/或肥胖的局灶性节段性肾小球硬化症的诊断，由于没有出现低蛋白血症和水肿，肾活检被推迟，等待对症治疗的疗效。尽管已限盐而且应用ACEI类药物，血压仍较高。24h尿液收集显示不符合低盐饮食（尿液钠外排为200mmol，约4.6g/d）。因此应用噻嗪类利尿剂，使血压显著降低。因为高血压和蛋白尿不是目标，所以还应用β受体阻滞剂。第二年患者的蛋白尿降低到<0.2g/d，在6年多的随访中肾功保持稳定。

案例研究 25.2

一名45岁的女性就诊于她的医生，因为她自觉疲劳三个月，伴有明显的下肢水肿。既往有高血压史，口服β受体阻滞剂，效果良好。家族史明显，她的姐姐患有系统性红斑狼疮。体格检查：血压180/

100mmHg，体重 67kg，身高 160cm（BMI 26.2kg/m^2）。两侧下肢均有凹陷性水肿，但没有皮肤损伤。实验室检查：血清电解质正常，肌酐 0.9mg/dl（80mmol/L），清蛋白 1.8g/dl（18g/L），LDL 胆固醇 275mg/dl（7.12mmol/L），BUN 10mg/dl（3.6mmol/L）。尿液分析显示尿蛋白为 10.8g/g 肌酐。胸片及肾超声未见异常。患者开始使用利尿剂以及低钠低蛋白饮食。肾活检提示膜性肾病。其余研究包括乙肝和丙肝，抗细胞核抗体，大便潜血以及乳房 X 线摄影结果均为阴性，所以诊断为特发性膜性肾病。

为了评估肾衰竭进展的危险因素，我们测量了尿液内分泌 IgG（160mg/d）和 β 微球蛋白（0.25μg/min）含量。二者的价值在于预示病程的低风险，ACEI 的对症治疗，抑制素并且开始预防性抗凝。因为高血压和蛋白尿并不是目标，可以加用钙离子拮抗剂。一年半后血清清蛋白进行性增高，蛋白尿开始降低。2 年后症状完全缓解。

（张建华　译）

参考文献及推荐阅读：

Ballardie FW, Roberts IS. Controlled prospective trial of prednisolone and cytotoxics in progressive IgA nephropathy. *J Am Soc Nephrol*. 2002;13:142–148.

Bonventre JV. Kidney injury molecule-1 (KIM-1): a urinary biomarker and much more. *Nephrol Dial Transplant*. 2009;24:3265–3268.

Branten AJ, du Buf-Vereijken PW, Klasen IS, et al. Urinary excretion of {beta}2-microglobulin and IgG predict prognosis in idiopathic membranous nephropathy: a validation study. *J Am Soc Nephrol*. 2005;16:169–174.

Compston J. Management of glucocorticoid-induced osteoporosis. *Nat Rev Rheumatol*. 2010;6:82–88.

Deegens JK, Assmann KJ, Steenbergen EJ, et al. Idiopathic focal segmental glomerulosclerosis: a favourable prognosis in untreated patients? *Neth J Med*. 2005;63:393–398.

Deegens JK, Dijkman HB, Borm GF, et al. Podocyte foot process effacement as a diagnostic tool in focal segmental glomerulosclerosis. *Kidney Int*. 2008a;74:1568–1576.

Deegens JK, Steenbergen EJ, Wetzels JF. Review on diagnosis and treatment of focal segmental glomerulosclerosis. *Neth J Med*. 2008b;66:3–12.

Deegens JK, Wetzels JF. Membranous nephropathy in the older adult: epidemiology, diagnosis and management. *Drugs Aging*. 2007;24:717–732.

Geusens PP, de Nijs RN, Lems WF, et al. Prevention of glucocorticoid osteoporosis: a consensus document of the Dutch Society for Rheumatology. *Ann Rheum Dis*. 2004;63:324–325.

Glassock RJ. Prophylactic anticoagulation in nephrotic syndrome: a clinical conundrum. *J Am Soc Nephrol*. 2007;18:2221–2225.

Jafar T, Stark P, Schmid C, et al. Progression of chronic kidney disease: the role of blood pressure control, proteinuria, and angiotensin-converting enzyme inhibition: a patient-level meta-analysis. *Ann Intern Med*. 2003;139:244–252.

Kidney Disease: Improving Global Outcomes (KDIGO) Clinical Practice Guideline on Glomerulonephritis. Treatment of adult patients with idiopathic focal segmental glomerulosclerosis (FSGS). *www.kdigo.org*. 2011a

Kidney Disease: Improving Global Outcomes (KDIGO) Clinical Practice Guideline on Glomerulonephritis. Kidney Disease: Improving Global Outcomes (KDIGO). Treatment of IgA nephropathy. *www.kdigo.org. 2011b*

Kidney Disease: Improving Global Outcomes (KDIGO) Clinical Practice Guideline on Glomerulonephritis. Treatment of membranous nephropathy. *www.kdigo.org. 2011c*

Kidney Disease: Improving Global Outcomes (KDIGO). Clinical practice guidelines for glomerulonephritis. Treatment of minimal change disease in adults. *www.kdigo.org. 2011d*

Kidney Disease Outcomes Quality Initiative (KDOQI). Clinical practice guidelines for management of dyslipidemias in patients with kidney disease. *Am J Kidney Dis.* 2003;41:1–91.

Kidney Disease Outcomes Quality Initiative (KDOQI). Clinical practice guidelines in hypertension and antihypertensive agents in chronic kidney disease. *Am J Kidney Dis.* 2004;43:S1–S175.

Kyrieleis HA, Lowik MM, Pronk I, et al. Long-term outcome of biopsy-proven, frequently relapsing minimal-change nephrotic syndrome in children. *Clin J Am Soc Nephrol.* 2009;4:1593–1600.

Manenti L, Tansinda P, Vaglio A. Eprodisate in amyloid A amyloidosis: a novel therapeutic approach? Expert Opin Pharmacother. 2008;9:2175–80.

Mann JF, Schmieder RE, McQueen M, et al. Renal outcomes with telmisartan, ramipril, or both, in people at high vascular risk (the ONTARGET study): a multicentre, randomised, double-blind, controlled trial. *Lancet.* 2008;372:547–553.

Morales E, Valero MA, Leon M, et al. Beneficial effects of weight loss in overweight patients with chronic proteinuric nephropathies. *Am J Kidney Dis.* 2003;41:319–327.

Ogi M, Yokoyama H, Tomosugi N, et al, Risk factors for infection and immunoglobulin replacement therapy in adult nephrotic syndrome. *Am J Kidney Dis.* 1994;24:427–436

Reich HN, Troyanov S, Scholey JW, et al. Remission of proteinuria improves prognosis in IgA nephropathy. *J Am Soc Nephrol.* 2007;18:3177–3183.

Ruggenenti P, Perna A, Loriga G, et al. Blood-pressure control for renoprotection in patients with non-diabetic chronic renal disease (REIN-2): multicentre, randomised controlled trial. *Lancet.* 2005;365:939–946.

Ruiz-Irastorza G, Ramos-Casals M, Brito-Zeron P, et al. Clinical efficacy and side effects of antimalarials in systemic lupus erythematosus: a systematic review. *Ann Rheum Dis.* 2010;69:20–28.

Soni SS, Cruz D, Bobek I, et al. NGAL: a biomarker of acute kidney injury and other systemic conditions. *Int Urol Nephrol.* 2010; 42: 141–150.

Waldman M, Crew RJ, Valeri A, et al. Adult minimal-change disease: clinical characteristics, treatment, and outcomes. *Clin J Am Soc Nephrol.* 2007;2:445–453.

第 26 章　　　　　　贫　血

Lain C. Macdougall

贫血是一种常见的慢性肾病的并发症，通常不断病情的恶化会导致肾功能下降，尤其在慢性肾病（CKD）的第 3 至第 5 期尤为普遍。最重要的原因之一是病变肾脏所分泌的促红细胞生成素过低，但是缺铁性贫血，炎症，甲状旁腺功能亢进症，以及其他的一些病因也起到了重要作用。

病理生理

促红细胞生成素

促红细胞生成素（EPO）是红细胞的调节关键。在成年人中，肾脏是促红细胞生成素生产的主要场所，肝脏也有小部分的贡献。在肾脏的肾小管周围间隙的成纤维细胞，是促红细胞生成素的合成中的主要细胞。促红细胞生成素的作用主要是通过防止骨髓红系祖细胞的细胞凋亡，以增加红细胞的数量。

缺氧诱导因子

缺氧是促红细胞生成素产生的主要刺激因素。两者之间的关键环节是分子缺氧诱导因子（HIF）。缺氧诱导因子能刺激促红细胞生成素基因的转录。通常情况下，缺氧诱导因子是关闭状态，因为存在足够的氧在组织中，缺氧诱导因子不断被一种称为脯氨酰羟化酶的酶灭活。但如果缺氧发生，脯氨酰羟化酶被抑制，并停止抑制 HIF，从而增加缺氧诱导因子活性进一步增加促红细胞生成素的产生。

Hepcidin 和铁转运蛋白

Hepcidin 的是炎症性贫血的一个关键调解物。Hepcidin 的作用是阻止肠上皮细胞（肠黏膜），肝细胞，网状内皮细胞（巨噬细胞）的铁外流。此前对这些细胞基膜的研究证明 Hepcidin 确实造成内化并最终降解铁转运蛋白导致铁转出。因此，Hepcidin 的水平在高血清铁水平或炎症反应发生时都很高，而铁吸收不良正因为它从肠黏膜释放导致。Hepcidin 还可以防止铁释放进入肝脏和网状内皮储存场所流通。

铁

铁是红细胞（RBC）生产的关键矿物质，在红细胞的发展阶段，被广泛分布在红细胞的血红素中。许多 CKD 患者负的铁平衡是因为增加铁的损失和/或减少铁的吸收负的铁平衡。食欲不振会减少铁的摄入并可能加剧缺铁。肠道吸收铁降低，可能是因为 Hepcidin 的炎症增加发挥了重要作用。

炎症

CKD 是一种慢性炎症的状态。炎性细胞因子减少红细胞在几个方面：他们强烈的刺激 Hepcidin 产生；直接抑制 EPO 的产生；以及他们对抗促红细胞生成素对红细胞祖细胞的抗凋亡作用。

慢性肾脏病贫血患病率

在 CKD 的贫血患病率取决于贫血的定义是什么。一种常用的现在很老的分类，是基于从 1968 年世界卫生组织的报告，定义为贫血的血红蛋白（Hb）在男子 < 13g/dl 和妇女 < 12g/dl。在一项研究中（Levin，1996），CKD 患者被分为四组，根据他们的肌酐清除率（ > 50ml/min，35 ~ 49ml/min，25 ~ 34ml/min，和 <25ml/min）。根据上述定义，贫血患病率在早期肾功能不全的患者为 25% 左右，在肌酐清除率 <25ml/min 的一组上升至 80% 以上。来自第三次全国健康和营养调查数据统计显示（Hsu 2002）在肌酐清除率 <70ml/min 的男性及肌酐清除率 <50ml/min

的女性中血红蛋白显著下降。男性肌酐清除在 20 和 30 之间的，血红蛋白 1.4g/dl，低于肌酐清除率正常的男性，女性肌酐清除在 20 和 30 之间的，血红蛋白 1.0g/dl，而女性减少为 1g/dl。

纠正贫血的潜在效益

中度贫血

为纠正严重贫血（血红蛋白的范围 6.0 ~ 9.0g/dl，这在 EPO 有用之前常见于透析患者，纠正贫血的好处是无需异议的。纠正贫血可以显著降低输血的需要及风险，同时降低伴随而来的病毒感染和免疫致敏（这可能会使将来肾移植更加复杂）。运动耐量，生活质量和认知功能的显著提高，如同心脏的强心剂一般。此外，当血红蛋白 < 10g/dl，由于出血时间的延长有增加出血的风险。纠正血红蛋白可以使出血时间趋于正常。据推测大概是由于在较高的血红蛋白水平，外周血管的血小板功能改善，同时也增加纤维蛋白原和凝血因子Ⅷ水平。

矫正轻度贫血

透析患者经过红细胞生成刺激剂纠正重度贫血，注意力集中在轻度贫血（范围在 9 ~ 11g/dl）纠正在正常或接近正常程度（范围 12 ~ 14g/dl）的潜在好处。然而好处并非如此明确，在几个重要的公开随机对照试验结果中，相关治疗风险的增加较为明显。

心血管研究点的结果

对于所谓的硬性措施结果，包括死亡率，住院和心血管事件，在观测数据和获得随机对照试验之间是有差异。大量的观测数据提示高血红蛋白浓度（13g/dl）可降低死亡率和心血管并发症，且通过比较高的血红蛋白水平这种趋势能继续下去。然而，在随机对照试验这种情况的结果相反，并都显示了类似的模式。在透析患者的第一较大的试验中（CREATE Drueke 2006），患者随机按血红蛋白分为 10.5 ~ 11.5g/dl 对比 13 ~ 15g/dl），显示在结果终点并无差异（八种组合的心血管事件）。第二项研究（CHOIR Singh 2006）患者随机分为血红蛋白 13.5g/dl 与那些随机分为血红蛋白 11.3g/dl 的试验终点表明病情严重恶化（四种复合心血管试验终点)。在第三次大的临床试验 TREAT 研究（Pfeffer 2009）中，通过透析糖尿病 CKD 患者均给予促红细胞生成素类药物（darbepoetin alfa）或目标血红蛋白水平在 13g/dl 给予安慰剂。心血管终点的发生率分别在两个血红蛋白组之间的不同。在接受 darbepoetin alfa 组的输血治疗略低，会有一些患者出现适度疲劳，但价格因素却在脑卒中统计学显著增加。

生活质量的提高

观测数据显示，生活质量的增加对比正常的血红蛋白浓度在一个相对线性的相关，在 CREATE 随机对照研究中表明，约 14g/dl 血红蛋白对比血红蛋白约在 10～11g/dl 之间的患者生活质量明显改善。大多数其他的对照研究也显示了类似的结果。唯一的例外是在 CHOIR 的研究，在这两组之间的递增中的血红蛋白值是能够探测差别太小并无显著性差异。在 TREAT 研究试验，在 darbepoetin 的治疗组，目标血红蛋白水平是 13g/dl 的 darbepoetin 的治疗组与对照组相比乏力要减少。

左心室肥厚的回归

左心室肥大和血红蛋白测量的观测研究表明，两者之间存在显著的负相关，甚至在接近正常的范围内血红蛋白值中也体现出（Cerasola 2011）。然而，在加拿大的随机试验（Levin 2005），红细胞生成刺激剂（ESAs）的实施结果并没有显示任何与左室质量指数的差异变化相比，在对照组中，超过 24 个月的时间内没有给予 ESAs；在加拿大的试验结束时，两组的血红蛋白程度分别为 12.7g/dl 与 11.5g/dl，各组差别都不是非常不同，可能导致为负面的结果。与观察研究的一致，在这些患者的 Hb 水平下降，左室质量指数相应增加。

避免输血

轻度贫血纠正后输血也可能减少，例如，当病人遭受出血或其他事件导致血红蛋白降低了 3g/dl 不需要输血，因为病人现在处于一个较高的血红蛋白基线，该事件后血红蛋白未降低到一个需要输血的值。

慢性肾病贫血的方法

在发表的许多详细的治疗指南中都提出对贫血的 CKD 患者的方法。

所有这些都与作者简化的三个步骤相一致：(a) 排除贫血的其他原因，(b) 现阶段纠正铁的不足，(c) 如果血红蛋白在使用 ESA 治疗，如果血红蛋白仍处于不理想范围内。

确定贫血的原因

第一步就是排除贫血的其他原因。在所有阶段的 CKD 患者中这都是有着重要意义的，尤其是对 CKD 的第 1 至第 3 阶段，EPO 的单独缺乏不太可能是唯一的原因。因此，对于贫血应当包括以下基本的检验：对胃肠道的血液损失的调查（如果存在铁的丢失是重要的和测量有关红细胞生成的因素，即血清铁蛋白（铁营养状况的反映），血清维生素 B12，叶酸水平。C-反应蛋白（CRP）的水平可能有助于筛查潜在的炎症状况。维生素 D25 的低水平与贫血风险的增加是相关的，甚至会导致甲状旁腺激素水平的改变（Patel 2010）。尽管现在没有明显的干预试验的证据表明纠正维生素 D25 的低水平表达有助于纠正贫血，但这是一种适当的推荐，维生素 D25 的低水平应当被探索及纠正。甲状旁腺功能亢进可引起贫血，因为其继发导致骨髓纤维化；血清甲状旁腺激素水平应确定和纠正，以尽可能在第 10 章中所述。在个别情况下可能显示为溶血和初级骨髓疾病的调查。在某些地区和种族，血红蛋白病的筛选可能会对排除地中海贫血或镰状细胞疾病有所帮助。在肾功能损害和贫血病因尚未确定的患者中，有血清免疫球蛋白及蛋白电泳法被用来排除多发性骨髓瘤这一原因。

缺铁性贫血的诊断

红细胞的铁贮备的金标准是骨髓穿刺检查铁染色骨髓。现在这些很少做，会有其他几个血液的化验被用来评估病人是否存在缺铁性贫血。

铁蛋白

铁蛋白是一种无处不在的蛋白质，以一种无毒的形式存储铁。游离铁对细胞是有毒性的，因为它作为形成自由基的作用的催化剂。细胞内铁是安全的储存在铁蛋白中。铁蛋白可以被认为是作为一个铁桶，实际上它是作为一个大的空心球体连接，并且铁能够通过它可以进入通道的结构。铁蛋白是一种存储的分子，而不是铁的转运者。然而，一些铁由

细胞漏出，并且在血清中发现，所以血清铁蛋白水平通常可以反映体内
铁的储备。血清铁蛋白通常是由肝脏清除，在肝功能不全的情况下，这
种清除机制难以继续。血清铁蛋白水平可以在没有任何铁超负荷摄入的
情况下显著增加。铁蛋白是一种应急蛋白，在某些癌症，营养不良，与
炎症反应时血清铁蛋白水平显著增加。但如果同时伴随炎症（CRP 水平
可能是一个线索），即使铁蛋白水平超过 $100\mu g/L$，仍可能与缺铁性
并存。

转铁蛋白，血清铁和转铁蛋白饱和度

血液中铁的转运主要依靠转铁蛋白，它是一种主要在肝脏产生的糖
蛋白。每一个转铁蛋白有能力携带两个铁分子。当一个载入铁分子的转
铁蛋白遇到受体细胞，它将停在细胞周围通过囊泡的内吞作用进入细
胞。一旦进入细胞内，转铁蛋白将释放铁分子，然后空的蛋白被排除。

存在血清中的铁并不是所有都绑定到血红蛋白中。正常的血清铁的
范围 $60 \sim 175\mu g/dl$（$11 \sim 31\mu mol/L$）。作为血清转铁蛋白的替代，通常
可测量总铁结合力（TIBC）。这个测试测量血清可携带的铁的最高值。
实际上，总铁结合力可以反映转铁蛋白，因为负荷后的血清样品中的
铁，在完全载入血清中浓度是成正比的，但它反映的是铁的单位。TIBC
的正常值是 $240 \sim 450\mu mol/L$（$43.0 \sim 80.6\mu mol/L$）。转铁蛋白饱和度
（TSAT）计算是血清铁除以总铁结合力的百分比，大约是 30%（一般范
围 20% ～50%）。

在真正的（或绝对的）缺铁的情况下，血清铁水平低而转铁蛋白水
平升高（这是一种代偿性反应），导致低转铁蛋白饱和度 <20%。血清
铁蛋白水平也很低。在功能性缺铁的情况发生时，铁正在迅速利用红细
胞，总铁存储（血清铁蛋白反映）可能不会被耗尽。然而，TSAT 可用
来反映这种快速的利用率。第三综合征称为网状内皮细胞阻断会导致炎
症发生。肝脏抗菌多肽的级别在网状内皮细胞降低 ferroportin 的密度后
会升高。Ferroportin 密度的降低会严重抑制铁由肠道进入血液（通过肠
上皮细胞）和回收（通过网状内皮细胞）。在这种情况下，血清铁也是
低的。TSAT 可能不会大幅减少，同时转铁蛋白可以抑制炎症的发生。
所以鉴于 TIBC 与 TSAT 的共同点也会像血清铁一样降低。炎症时，铁蛋
白可能是正常或高于正常值，但体内的铁已经耗尽。因而在营养不良或
炎症时会增加血清铁蛋白含量，导致其作为标记缺铁敏感性的降低。炎
症会降低血清转铁蛋白，提高 TSAT 和任何血清铁水平都可能掩盖缺铁

431

的事实。在退伍军人医院对 461 名美国慢性肾病非透析男性患者进行 TSAT 和铁蛋白与死亡率之间的关联评估（Kovesdy 2009）。当 TSAT 在 20% ~30% 较低数值间，死亡率是低的，在较低值时死亡率会显著降低。死亡率在铁蛋白 >300 时增加，并可能反映出炎症。当铁蛋白 >100 或 TSAT >15% 时死亡率是最低的。

网织红细胞血红蛋白含量

很容易用标准的自动化完整的血细胞计数测试网织红细胞血红蛋白含量。它衡量的是新产生的红细胞中网织红细胞血红蛋白量。正因为如此，它是一个衡量促红细胞生成所需铁的可用性。这项试验的影响相比炎症时铁蛋白或转铁蛋白饱和度要小。它的正常值为 24.5 至 31.8pg。数值小于 26pg 表明缺铁，如果数值小于 28pg 则提示缺铁。

铁的非血液效应

缺铁性贫血的纠正已表明对机体有显著的影响，这些似乎与血红蛋白水平变化无关。这包括在生理功能和认知功能以及对于冷刺激反应以维持核心体温的恢复能力的提高，对于不宁腿综合征的改善，中性粒细胞和巨噬细胞功能的改善。缺铁症还可以增加肠道（Agarwal 2007）对于铝元素的吸收。另一方面，大量的细菌需要铁元素以维持生长，铁元素的补充也会增加营养不良的儿童因传染性因素的死亡率。

补充铁

尚未透析的患者和那些经历血液透析的病人是不一样的，因为他们对于维持铁的需求比较低。铁的补充可以通过口服或一些静推（IV）铁剂来实现。在 CKD 的进展期，也许是因为肝脏抗菌多肽的诱导引发的肠道吸收铁的减少，一般需要静推铁制剂。那些病人需要 ESA，静推铁制剂也是必须的，这是因为受刺激的血红细胞生成提高了对铁的需求。虽然大量的研究已经发现在使用口服铁质剂的情况下的 Hb 增长率以及最终 Hb 增长通常要比使用静推铁质的情况要低，但是口服铁制剂对于一些 CKD 病人维持铁元素储备已经足够了。

口服铁制剂

常见的有硫酸亚铁，富马酸或葡萄糖酸铁。常用剂量为200mg/d。虽然空腹铁吸收较高，然而其副作用可能更严重，特别是消化不良和腹胀。使用铁质剂的其他副作用包括便秘和腹泻，当然粪便在肠道会变黑，这是因为在胃pH较低的情况下铁的吸收会增加，当药物被用来增加胃pH时，例如同时使用的抑酸剂或H_2受体拮抗剂或质子泵抑制剂，口服铁剂的吸收会降低。铁缓释制剂是有效的，因为它最大限度的减少了铁在胃里的释放，从而达到了缓解消化不良的目的。铁多糖物（Niferex-150，Nu-iron）能够提供铁元素。血红素铁多肽，在睡前服用两到三片，每片含12mg铁元素，相比更普通的（但便宜得多）化合物有更好的耐受性和疗效（Barraclough 2009）；更好的耐受性部分原因是由于这种新化合物含有的铁元素要比传统的硫酸亚铁的元素铁所含的铁要少得多。

静脉铁制剂

静脉铁制混合物避免了口服铁制剂的问题，可靠的增加了铁状态的估量，如转铁蛋白的饱和度。因为铁是非常活跃的，它不能直接通过静脉输液而获取——必须被安全地包裹在载体中，将有生物活性的铁隔离开，直到载体被运输到网状内皮细胞并被吸收。葡萄糖酐铁是化合物的原型。其他形式载体的络合铁，包括葡萄糖酸铁，蔗糖铁，ferumoxytol，和ferric carboxymaltose。后两种化合物允许大量的铁被单独用来静脉注射，并且这对于那些恐针症的人、静脉条件差的人以及居住得离医院远的人来说尤其有用。

静脉补铁的潜在风险

静脉补铁的潜在风险包括罕见的但是有时却是致命的过敏反应，例如葡聚糖含铁化合物，以及发生并不少见的与其他静脉铁制剂输液相关的不太严重反应。理论的风险，这似乎是轻微的临床意义，包括加重感染和氧化应激风险，以及铁静脉铁质剂对肾功能潜在的不利影响。

过敏反应/过敏/铁反应 这些在使用任何静脉铁制剂的情况下都可能会发生，但是迄今为止最常见的是使用葡萄糖酐铁。有高分子量和低分子量的葡萄糖酐铁制剂，其中高分子量的产品更有可能导致致命的过敏反应（Rodgers 2008）。使用葡萄糖酸铁过敏反应很少发生，如果使用蔗糖铁就是更是很少发生了。关于 ferumoxytol 和 ferric carboxymaltose 的数据是非常初步的，但这些产品与老式的铁质剂化合物相比，可能会是较安全的。过敏反应的症状是在开始静脉铁质剂输液后的几秒钟到几分钟内突发低血压，呼吸困难，面色潮红，背部疼痛。

静脉铁剂葡萄糖酐的延迟反应 这些特点是淋巴结肿大、关节痛、肌肉痛、发热、头痛等症状。

非特异性输液相关反应 这些依靠输液速度以及静脉铁质剂的使用总量。它们的特点是低血压、头晕、乏力、疲劳、虚弱，或胸部、背部、侧腹或腹股沟重度疼痛。这些症状几乎总是在 1～2h 自行消失。由于这些反应的发生，每个铁剂的最大使用量在产品说明书上都有详细说明，这可作为单独使用的最大量，也可以当做是推荐的最大输注速率。

感染 铁是许多致病细菌，也包括葡萄球菌茁壮成长的关键养分。也可能会干扰铁的白细胞的吞噬能力。虽然没有强有力的证据表明静脉铁剂的使用会增加感染的风险（Hoen 2002），但是如果怀疑细菌性或真菌感染，那么静脉铁质剂也不应该被使用。

氧化及肾脏损害 一些铁总是逃脱注入的载体，体外研究表明在输入铁剂后会增加血清标志物。有些担心则来自 Agarwal 等人的研究（2004），因为静脉铁剂的输入不仅会导致血液氧化标志的损伤，还会造成短暂的蛋白尿和尿液内肾损害标志物的排泄。对于透析中 CKD 患者而言，大量使用静脉铁剂与口服制剂，还没有证据表明会加速肾功能下降（Van Wyck 2005），但是这一理论的风险的重要性还没有通过一个设计适当的，长期的随机试验来评价。

静脉补铁管理策略

在门诊病人管理方面，对于能够方便的管理铁制剂的适用量来说是一个挑战。有静脉通道需要的，对于静脉损坏的潜在风险在未来对于血管通路可能也是有需要的，以及对门诊病人重复预约也是有必要的。许多铁制剂有 125～200mg 的最高铁制剂的建议输液量，多次注射需要纠正铁的严重缺乏。然而，新的静脉铁制剂，如 ferumoxytol 和 ferric carboxymaltose，允许一次性的更快速的给予大剂量的铁制剂。

计算初始的缺铁量

作为所需的血红蛋白量以及病人体重增量的函数公式已经被设计出

来，用来计算身体的缺铁量。这些对于一些静脉铁制剂产品的说明是可用的。但是这些公式还没有被广泛的验证。其中一些公式是在这样的情况下建立的：他们建议将 500~1000mg 的铁作为需要的剂量甚至是当需求的血红蛋白的增量为零时。他们不考虑身体的铁的流失量，一些隐匿性消化道出血的病人的铁流失量可以从每天 1~2mg，到每天 7~8mg 不等。对于大多数病人来说初始的铁需求量在 600~1000mg 的范围内，这依据于初始的血红蛋白以及血清铁蛋白水平。

静脉葡萄糖酐铁输液

记住对于葡萄糖酐铁的测试剂量是强制性的，对缺铁量的估计可以通过几次静脉注射的反作用来确定的。美国产品说明上的葡萄糖酐铁每天总剂量 2ml（100mg 铁）；相当大的剂量（例如，高达 20mg/kg 的铁）可以作为一次单独的输液，即所谓的总剂量输注。然而，这并不在当前的美国说明指导准则内，葡聚糖等大剂量输注与以下典型的一个或多个迟发反应（1~2d）的症状相关：关节痛、背痛、寒战、头晕、中度至发高热、头痛、全身乏力、肌肉痛、恶心、呕吐。发病通常是在输液后 24~48h 后，症状一般在 3~4 天内消退。

非含葡萄糖酐静脉铁制剂

对于每一种静脉铁制剂而言，都有一个可以一次性安全使用的最大剂量，这个剂量依赖于铁剂产品是以低水平的静脉推注量或者是以低水平的静脉输液量而决定。医生应该参考产品安全说明。对于蔗糖铁，当前（最近经常检查更新指标）美国批准输液指南是静推 200mg，超过 2~5min。推注葡萄糖酸铁 125mg 需超过 10min。对于 ferumoxytol（某个药的名称），30ml 的小瓶含有 510mg 的元素铁可推注超过 30s（不超过 1ml/s 的速度）。羧基麦芽糖铁高达 1000mg 溶解在生理盐水中可以作为一个单一的输液超过 15min。对于 ferumoxytol 和羧基麦芽糖铁可单次给予大剂量使其疗程减少。

静脉补铁的治疗试验

贫血的非透析 CKD 患者，即使在证实铁缺乏的情况下，大量的血红蛋白可能对于静推的铁剂做出反应。例如，在一项研究中，在三分之一的患者中血红蛋白每升增加 1g，其铁指数和骨髓穿刺并不是与所有的缺铁一致（Stancu 2010）。这种给予铁剂的治疗试验（例如给予 400~

1000mg 铁）的潜在益处需要对照研究的检验，但由于下文讨论的 ESA 治疗潜在的风险，这可能是一个有价值的研究。

促红细胞生成素的治疗

治疗 CKD 贫血的最后一步方法是 ESA 治疗。现在欧洲和世界其他地方都有许多代理商。专利问题限制了美国的可用产品数量。大多数指南建议 ESA 治疗应在 Hb 水平持续低于 10g/dl（或在一些国家 11g/dl）的 CKD 患者开始，提供其他引起贫血的原因，包括已排除和/或治疗缺铁性贫血。

促红细胞生成素类似物

促红细胞生成素 a 是通过重组 DNA 技术生产的一种基因工程促红细胞生成素。类似天然的激素，它是一个大型的糖蛋白，分子量为 30 400Da。它有一个红细胞祖细胞的促红细胞生成素受体的高亲和力，但它的半衰期短，当静推时约 8h，皮下注射约 16~24h。促红细胞生成素 β 与促红细胞生成素 a 的半衰期不同，只有在其糖基化方面非常相似。Darbepoetin alfa 是被另外两个额外的碳水化合物侧链修饰过的促红细胞生成素分子，这样延长了其半衰期。阿法达贝泊汀静推和皮下注射时其半衰期约 25h 和 50h，分别为促红细胞生成素 a 的 3 倍。CERA（促红细胞生成素受体持续激动剂）是聚乙二醇化的促红细胞生成素 β，它不受促红细胞生成素受体那么紧密的制约，无论是静推还是皮下注射该制剂均明显延长了其半衰期，约 130h。在临床试验中，尽管半衰期显著不同，上述每一项准备工作已报道每月使用一次以维持或增加血红蛋白水平，虽然使用促红细胞生成素 a 时每 4 周需要给予 40000IU 的大剂量（Spinowitz 2008）。然而在临床实践中，在维持阶段，促红细胞生成素通常是每周两至三次皮下注射，阿法达贝泊汀每周或每两周一次，CERA 每月一次。越来越多的报道表明，CERA 能够在相当长的时间稳定 Hb 水平。

红细胞寿命的影响

在实践中，调整 ESA 剂量维持 Hb 在一个小的范围是很困难的。这个困难的很大一部分是在特定时间刺激细胞生成的效果，然后说明这个

"婴儿潮"在全部细胞整个生存时间中的影响。如图 26-1 所示，在红细胞出生率增加将不断增加血细胞比容，直到一个平均红细胞寿命已经结束。同样，如图 26-2 所示，较长的红细胞寿命，不仅需要较长的时间间隔实现新的稳态血细胞比容或血红蛋白，而且最终增加的程度是红细胞寿命的功能。此外，ESA 剂量和红细胞出生率的剂量反应曲线不成线性，而且高剂量时出现高水平。所有这些药效学方面的考虑，使血红蛋白难以保持稳定的目标水平，往往随着时间的推移血红蛋白出现预料之外的幅度较大的升高（Kalicki et al. 2008）。健康患者的红细胞寿命为 120 天，一项研究显示透析患者的红细胞寿命较短，从 39~97 天不等（Kruse 2009）。非透析 CKD 的红细胞寿命没有相关数据提供，但其寿命可能在透析患者和健康人之间。

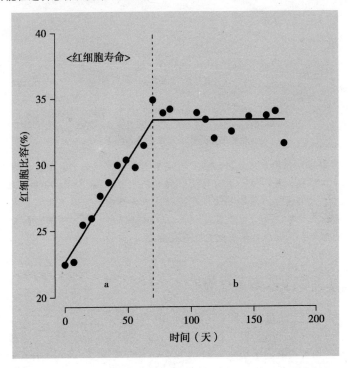

图 26-1 恒定剂量促红细胞生成素治疗病人的血细胞比容变化：（a）红血细胞增加的"出生率"导致细胞的逐步的增加，直到（b）红细胞平均寿命已达到

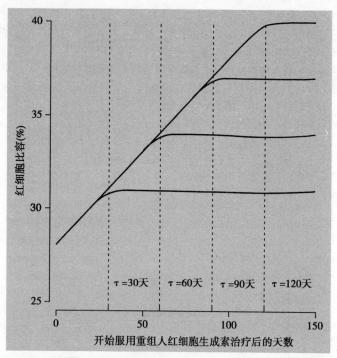

图 26-2 使用恒定的促红细胞生成素剂量治疗的患者，假设其理论血细胞比容数值，不同的红细胞寿命分别为 30、80、90 和 120 天。一个较长的寿命不仅与时间的稳定状态有关，而且与其血细胞比容最终增长的程度有关。增加红细胞"出生率"引起血细胞比容增加，同样也延长红细胞寿命值

促红细胞生成素治疗的风险

既往已讨论过 ESA 和更高的血红蛋白浓度之间的相互作用可增加心血管疾病（CHOIR 研究）和脑卒中（TREAT 研究）的风险。是否较高水平的血红蛋白是有害的，或者使用 ESA 治疗刺激血红蛋白上升至较高水平可能会引起这些副作用，这仍然是不明确的。ESA 治疗可能有害的确切机制尚不清楚。

缺铁性贫血，脑卒中的风险，促红细胞生成素治疗和血小板增多

缺铁被认为可使血小板计数增加且可增加血栓发生的风险（Keung et al. 2004）。在一些缺铁引起的血栓风险的报道中，指出高的血小板计数的独立。在 ESA 治疗的随机试验中，这两个因素在可见的死亡率增加中可能发挥着作用，其中死亡率可能与较高的 ESA 剂量有关（Szczech 2008）。大剂量的 ESA 可能会增加血小板计数，给予 EPO 和血小板生成素刺激血小板生成，有密切的关系。而且，大剂量 ESA 可能会通过创建一个功能性缺铁的状态增加血小板计数（Besarab 2009）。在大量的透析患者的观察研究中，那些血红蛋白水平 > 13g/dl 的患者，如果共存血小板增多则显示死亡率增加的风险（Streja 2008）。这些概念的临床意义尚未完全清楚。

促红细胞生成素治疗的其他风险

不断恶化的高血压，罕见的相关性脑病和癫痫发作是已经知道的 ESA 治疗的副作用，而且在血红蛋白升高时容易发生且非常迅速。此外，根据报道 ESA 在围手术期使用还有增加静脉血栓形成的风险。当 ESA 被用于提高恶性肿瘤患者的血红蛋白，某些肿瘤患者 ESA 与其肿瘤进展有关。

促红细胞生成素的非刺激红细胞生成的影响

通过在非刺激红细胞生成的组织上的 EPO 受体，ESAs 激活许多器官上的组织保护机制，包括脑、肾。新的 ESA 化合物已开发，仍继续激活这些器官的保护机制，然而对于红细胞的影响不大（Fliser 2010）。目前这些新的影响在临床应用中没有明显的显示出来。

血红蛋白水平的标准

当前对于 CKD 透析患者贫血的血红蛋白标准不同的指南略有不同，但都在 10～12g/dl 之间。美国食品和药品监督局（FDA）坚持所有 EPO 类似物（如 ESAs）携带一个"黑盒子警告"提醒医生和患者使用 ESA 治疗出现高 Hb 的风险。说明书上提示的理想的血红蛋白水平为 10～12g/dl，而且警告反对超过理想值的上线 12g/dl。这比较保守的数值也已反映在最新的 KDOQI 的目标范围内，它在下述的 CREATE 和 CHOIR 研究的报道中减少到 11~12g/dl。这样一个狭窄的目标范围的难度是较大的，不可避免地导致一大部分比例的患者在此范围之外。欧洲和澳大利亚最新的 KDOQI 目标范围的建议非常相似，英国 NICE 的指南建议的标准范围为 10~12g/dl。

促红细胞生成素的剂量建议

如果有缺铁性贫血的证据不应该开始 ESA 治疗。如果铁的储备充足，最初的 ESA 治疗可以开始。给药频率取决于使用的产品（表 26-1）。如果使用促红细胞生成素治疗，初始剂量范围在 2000IU，每周两次或三次是适当的有时促红细胞生成素每周一次）。对于阿法达贝泊汀一个合理的起始剂量为每周 20~30μg（或每周 40~60μg）。CERA 的起始剂量为每 2 周 30~50μg，或者每月 75~50μg。虽然往往在 ESAs 产品说明书和产品特点总结中推荐。每公斤体重计算的剂量，但其通常不要求。

表 26-1　慢性肾病贫血的管理步骤

排除其他原因引起的贫血，尤其是 eGFR >60ml/min。

通过检测排除和治疗缺铁性贫血，必要时静推铁剂。

如果血红蛋白持续 <10g/dl、eGFR <60ml/min 且铁不缺乏，然后再考虑开始 ESA 治疗。

· 促红细胞生成素　2000IU 2~3 次/周或 6 000IU 每周一次

· 阿法达贝泊汀　30μg 每周或 60~75μg 每两周

· CERA　30~50μg 每 2 周或每月 75μg 监测血红蛋白每 2~4 周

如果血红蛋白在最初 4 周反应 <1g/dl，血红蛋白仍低于标准，再增加 50% ESA 剂量。

如果 2 个月后没有反应，寻找 EPO 无效的原因，并考虑图 26-3 所示的情况。

每 3 个月监测铁的水平（铁蛋白，转铁蛋白饱和度），必要时进行补充。

初始促红细胞生成素的管理

美国食品和药品监督局规定建立详细的患者信息手册讨论关于 ESA 治疗的潜在风险，包括增加心血管疾病的风险以及在癌症患者中加剧一些恶性肿瘤增长的风险。ESA 使用时可以静推也可以皮下注射，但皮下注射常被优先考虑。当促红细胞生成素是皮下注射，用量可能将需要略有下降。

调整剂量和监测

开始 ESA 治疗后 2 周复查血红蛋白很重要，可以评估并根据需要调整 ESA 剂量。美国食品和药品监督局在 ESA 包装写上在任何两周内血红蛋白上升速度应不超过 1g/dl 的警告。血红蛋白应继续间隔两周监测一次直到稳定，在给定 ESA 剂量后 60 天至 100 天才会出现稳定状态。在使用 ESA 一个月期间其剂量增加不应超过一次，而不是在所有的第一个月，即使在最初的两周内血红蛋白没有明显增加，因为 ESA 的延迟效应可出现反应不明显。如果血红蛋白超过 12g/dl，ESA 的剂量应减量大概 25%，如果血红蛋白超过 13g/dl 应停药，一旦血红蛋白降至 12g/dl 重新开始低剂量治疗。应定期监测血压，若出现收缩压/舒张压以 10/5mmHg 持续增加应立即报告，并提示评估 Hb 水平和 ESA 的剂量。虽然目前的指南不要求监测血小板，但血小板计数较高的患者在给予大剂量 ESA 时应特别谨慎，并应考虑确保铁的储备充足。

促红细胞生成素无效的原因

促红细胞生成素无效的原因包括炎症、感染、隐性失血、有时既往未被发现的恶性肿瘤。严重的甲状旁腺功能亢进症可以减少红细胞的生成，非透析的与透析的 CKD 患者相比，这种情况要少得多。

促红细胞生成素无效

由于 ESA 剂量反应曲线趋向于高水平，而且由于无论何种原因，随机研究如 CHOIR 研究（Szczech 2008）显示大剂量 ESA 与预后较差相关，应避免诱导 ESA 剂量显著增加。注意力应该集中在确保铁的储备充足，可能进行静推铁剂实验并观察隐匿性出血，炎症或恶性肿瘤（图 26-3）。

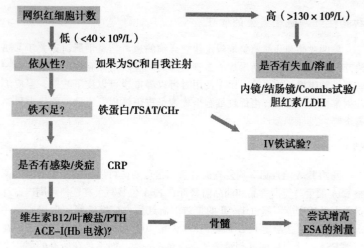

图 26-3 显示对于促红素治疗反应差的临床法则。SC，皮下注射；CHr，网织红细胞血红蛋白量；CRP，C 反应蛋白；LDH，乳酸脱氢酶

纯红细胞再生障碍性贫血和抗促红细胞生成素抗体

ESA 治疗的一个非常罕见的并发症是抗促红细胞生成素诱导抗体，引起严重的输血依赖性的纯红细胞再生障碍性贫血。这是一个美国以外的国家（Eprex Erypo in Germany）促红细胞生成素 a 准备上市几年前的一个主要问题，虽然后来报道称，也发生于促红细胞生成素 β 和阿法达贝泊汀。实验证据表明，这可能是由于多个因素的相互作用，包括包括注射器使用的橡皮释放物质导致产生免疫佐剂。其他因素包括冷藏过程中链的破坏和可能的破坏或由于其他因素引起的蛋白质积聚。欧洲联盟20 世纪 90 年代末授权的有关 Creudzfelt-Jacob 病最重要的一个因素是从血液中祛除人血清蛋白。

将 Eprex 注射器橡胶活塞更换为 Teflon 塞似乎已经减少这种情况的发生，但这种情况确切的诱发机制目前尚不清楚。它似乎与 ESA 和储存条件有关，它和世界不发达国家生产的促红细胞生成素的仿制品有明显的关联。在未来很可能生产出以非蛋白质为基础的 ESA，这些可能免疫性较差，完全避免这种并发症。

Peginesatide（Hematide）

Peginesatide（Hematide）是以 ESA 为基础的研究肽，现已完成Ⅲ期临床试验，与内源性或重组 EPO 不产生抗体交叉反应，因此理论上不会引起纯红细胞再生障碍性贫血。事实上，由于抗 EPO 抗体不消除这种肽为基础的 ESA，Hematide 已成功地用于治疗使用其他 ESA 治疗引起的抗体诱导的纯红细胞再生障碍性贫血的患者（Macdougall 2009）。

（陈惠庆 译）

参考文献及推荐阅读：

Agarwal R, Vasavada N, Sachs NG, et al. Oxidative stress and renal injury with intravenous iron in patients with chronic kidney disease. *Kidney Int.* 2004;65:2279–2289.

Agarwal R. Nonhematological benefits of iron. *Am J Nephrol.* 2007;27:565–71.

Agarwal R. Individualizing decision-making—resurrecting the doctor-patient relationship in the anemia debate. *Clin J Am Soc Nephrol.* 2010;5:1340–1346.

Barraclough KA, Noble E, Leary D, et al. Rationale and design of the oral HEMe iron polypeptide Against Treatment with Oral Controlled Release Iron Tablets trial for the correction of anaemia in peritoneal dialysis patients (HEMATOCRIT trial). *BMC Nephrol.* 2009;10:20.

Besarab A, Hörl WH, Silverberg D. Iron metabolism, iron deficiency, thrombocytosis, and the cardiorenal anemia syndrome. *Oncologist.* 2009;14(Suppl 1):22–33.

Cerasola G, Nardi E, Palermo A, et al. Epidemiology and pathophysiology of left ventricular abnormalities in chronic kidney disease: a review. *J Nephrol.* 2011;24:1–10.

Devine BJ. Gentamicin therapy. *Drug Intell Clin Pharm.* 1974;8:650–655.

Drueke TB, Locatelli F, Clyne N, et al. Normalization of hemoglobin level in patients with chronic kidney disease and anemia. *N Engl J Med.* 2006;355:2071–2084.

Fliser D, Haller H. Erythropoietin and treatment of non-anemic conditions—cardiovascular protection. *Semin Hematol.* 2007;44:212–217.

Hsu CY, McCulloch CE, Curhan GC. Epidemiology of anemia associated with chronic renal insufficiency among adults in the United States: results from the Third National Health and Nutrition Examination Survey. *J Am Soc Nephrol.* 2002;13:504–10.

Kalicki RM, Uehlinger DE. Red cell survival in relation to changes in the hematocrit: more important than you think. *Blood Purif.* 2008;26:355–360.

KDIGO Anemia Guidelines. (scheduled for publication in 2011). www.kdigo.org.

Keung YK, Owen J. Iron deficiency and thrombosis: literature review. *Clin Appl Thromb Hemost.* 2004;10:387–391.

Kovesdy CP, Estrada W, Ahmadzadeh S, et al. Association of markers of iron stores with outcomes in patients with nondialysis-dependent chronic kidney disease. *Clin J Am Soc Nephrol.* 2009;4:435–441.

Kruse A, Thijssen S, Kotanko P, et al. Relationship between red blood cell lifespan and inflammation. *J Am Soc Nephrol.* 2009;20:173A(abst).

Levin A, Singer J, Thompson CR, et al. Prevalent left ventricular hypertrophy in the predialysis population: identifying opportunities for intervention. *Am J Kidney Dis.* 1996;27:347–54.

Levin A, Djurdjev O, Thompson C, et al. Canadian randomized trial of hemoglobin maintenance to prevent or delay left ventricular mass growth in patients with CKD. *Am J Kidney Dis.* 2005;46:799–811.

Macdougall IC, Rossert J, Casadevall N, et al. A peptide-based erythropoietin-receptor agonist for pure red-cell aplasia. *N Engl J Med.* 2009;361:1848–1855.

McMahon LP, Kent AB, Kerr PG, et al. Maintenance of elevated versus physiological iron indices in non-anaemic patients with chronic kidney disease: a randomized controlled trial.

Nephrol Dial Transplant. 2010;25:920–926.

Patel NM, Gutiérrez OM, Andress DL, et al. Vitamin D deficiency and anemia in early chronic kidney disease. *Kidney Int.* 2010;77:715–720.

Peters HP, Laarakkers CM, Swinkels DW, et al. Serum hepcidin-25 levels in patients with chronic kidney disease are independent of glomerular filtration rate. *Nephrol Dial Transplant.* 2010;25:848–853.

Pfeffer MA, Burdmann EA, Chen CY, et al for the TREAT Investigators. A trial of darbepoetin alfa in type 2 diabetes and chronic kidney disease. *N Engl J Med.* 2009;361:2019–32.

Rodgers GM, Auerbach M, Cella D, et al. High-molecular weight iron dextran: a wolf in sheep's clothing? *J Am Soc Nephrol.* 2008;19:833–834.

Sazawal S, Black RE, Ramsan M, et al. Effects of routine prophylactic supplementation with iron and folic acid on admission to hospital and mortality in preschool children in a high malaria transmission setting: community-based, randomised, placebo-controlled trial. *Lancet.* 2006;367:133–43.

Singh AK, Szczech L, Tang KL, et al. Correction of anemia with epoetin alfa in chronic kidney disease. *N Engl J Med.* 2006;355:2085–2098.

Spinowitz B, Germain M, Benz R, et al. Epoetin Alfa Extended Dosing Study Group. A randomized study of extended dosing regimens for initiation of epoetin alfa treatment for anemia of chronic kidney disease. *Clin J Am Soc Nephrol.* 2008;3:1015–1021.

Stancu S, Bârsan L, Stanciu A, et al. Can the response to iron therapy be predicted in anemic nondialysis patients with chronic kidney disease? *Clin J Am Soc Nephrol.* 2010;5:409–416.

Szczech LA, Barnhart HX, Inrig JK, et al. Secondary analysis of the CHOIR trial epoetin-alpha dose and achieved hemoglobin outcomes. *Kidney Int.* 2008;74:791–798.

Van Wyck DB, Roppolo M, Martinez CO, et al.; for the United States Iron Sucrose (Venofer) Clinical Trials Group. A randomized, controlled trial comparing IV iron sucrose to oral iron in anemic patients with nondialysis-dependent CKD. *Kidney Int.* 2005;68:2846–2856.

World Health Organization Technical Report Series. No. 405. Nutritional Anemias. Geneva, 1968. http://whqlibdoc.who.int/trs/WHO_TRS_405.pdf. Accessed January 16, 2011.

第 27 章　酒精性肝病和病毒性肝炎的肾脏影响

Phuong-Chi T. Pham, Phuong-Thu T. Pham, and Alan H. Wilkinson

酒精性肝炎和 B 型或 C 型肝炎和患者可能遭受体液变化，电解质紊乱和肾功能障碍。及时的认识和最佳的方式处理这些问题可能改善预后。

腹水

发病机制

腹水在进展期肝衰竭的发病原因尚不被充分理解。尽管如此，门脉高压，尤其是正性高血压被认为是刺激因素。门脉高压开始于局部产生的有效血管舒张剂如一氧化氮。作用在内脏的血管床引起血管舒张和渗透增加，内脏血管容量增加，淋巴生成增多，最终过量流入腹膜形成腹水。由于内脏血容量增加，减少了循环血量的作用和同时发生的先于肝衰竭的全身血管阻力下降导致了全身动脉血压的显著下降。因此肾素血管紧张素（RAAS），交感神经和抗利尿激素系统激活促进水钠潴留。这种结果不适用于神经激素的激活伴有肝衰竭引起的持续腹水形成。

轻度和中度腹水的管理

限盐和利尿

腹水的管理取决于腹水的程度（表 27-1）。轻度腹水时，仅能通过超声波检测，仍不能通过物理检查发现，日常限盐 < 2g/d（88mmol）通常能足够减少进一步的腹水形成（Runyon 2009）。一旦涉及中度到重度腹水，出现腹胀，推荐加用利尿剂。利尿剂也被考虑应用到持续的腹水积聚患者中。这归因于钠潴留的证据无论是低的尿钠排泄率（24h 尿钠少于

445

78mmol）还是尿中随机钠钾比例 <1.0。随机尿钠浓度比钾浓度高与24h尿钠排泄 >78mmol/d 有 90% 的精确性（Stiehm 2002，Kuiper 2007）。

表 27-1　腹水的管理

严重性	治疗计划
轻度	
腹水仅仅通过影像学检测（如：腹部超声）	限盐（<2g 或 88mmol/d）
中度	
腹水明显	限盐加用利尿剂：每天使用呋塞米 + 螺内酯（分别为 40mg:100mg）；为达到预期效果每 3~5 天可增加药物剂量
顽固性腹水	排除违规：
来自利尿剂无法忍受的副作用	24h 尿钠 >2g 或 88mmol/d
	每 2 周需要 >10L 的穿刺抽液
最大剂量的利尿剂的没有效果	允许静脉注射利尿剂以减少全身水肿和肠水肿，其次是重建口服药物治疗
	如果血浆清蛋白 <2g/dl 认为静脉给予利尿剂可加用白蛋白
	再次强调遵守利尿剂应用和饮食限盐
	如果非侵入性的方法失败
	重复大量穿刺抽液治疗
	门脉分流程序（TIPS[a]）
	肝移植

TIPS[a] 经颈静脉肝内门体分流术

绝对禁忌证：初步预防曲张静脉出血，充血性心衰，多发肝囊肿、不能控制的系统感染或败血症，长期胆道梗阻，严重的肺动脉高压。相对禁忌证：肝癌、尤其是中心性，肝管梗阻，门静脉血栓、严重凝血功能障碍、血小板减少症、中度高血压

醛固酮受体拮抗剂

虽然袢利尿剂是比醛固酮受体拮抗剂更有力的利尿药，能抑制 Henle 袢升支粗段大量的钠的重吸收，这种作用在肝病患者中会减弱。RAAS 系统激活伴有早期肝衰竭，在对醛固酮敏感的 Henle 袢集合管中，钠被强力的重吸

收。甚至适当的祥利尿剂抑制 Henle 祥中钠的重吸收，许多未被吸收的尿钠最终在下游醛固酮敏感的集合管中重吸收。醛固酮受体拮抗剂螺内酯是被推荐的治疗腹水的一线用药。螺内酯单独应用开始剂量每日 100mg（最高400mg），合用祥利尿剂时开始剂量每日 20~40mg（最高 160mg），是被推荐的维持血钾正常、优化利尿剂、减少螺内酯用量和男性乳房发育的方案。呋塞米和螺内酯代表性的开始使用比例为 100mg∶40mg（例如：100mg 螺内酯和40mg 呋塞米）。可能每 3~5 天需要调整药物剂量以达到期望的利尿率。作为一种选择，阿米洛利和依普利酮可能与螺内酯合用，来避免螺内酯引起的男性乳房女性化。然而这两种保钾利尿剂的功效不能跟螺内酯相比。

腹水患者中调整液体丢失率

虽然腹水患者的体液极度超负荷，但是移动腹水到血管空间内的活动是受限制的。过度的利尿能很容易的导致血管容量的减少，少尿、显著的血尿素氮（BUN）和血清肌酐的升高，引起急性肾损伤。为了避免过量利尿带来的急性肾损伤，利尿率在没有临床症状的外周水肿患者中应该被限制在每天液体丢失 0.3~0.5L。高的利尿率在容易从外周水肿转运水到血管的患者中可能是安全的。

难治性腹水

虽然联合每日钠盐限制和利尿剂的应用在大多数情下能影响控制腹水，但难治性腹水发生高达 5%~10%。难治性腹水定义为尽管采用了每日钠盐限制和全面的利尿治疗（例如：螺内酯 400mg/d 和呋塞米160mg/d），或因副作用和/或难以依从而选用次优的利尿剂治疗时持续的体液积累。如果每日钠盐限制和利尿剂都最优化应用并且失败时，连续穿刺大量放液或门体分流术应该被考虑。

判定患者钠盐限制的依从性

24h 尿液收集包括钠和肌酐能被用来判定患者的依从性。10mmol 是非肾源性钠每日丢失的标准。当每日钠盐限制为 78mmol/d 时，24h 尿钠收集 >78mmol/d 将高度表明没有患者依从性。

确定利尿治疗的全面效果

过度的容量超负荷和全身水肿的患者，胃肠水肿能明显地降低口服药物的吸收。在这种情况下，在口服利尿剂治疗前，必须住院静脉输注利尿剂减轻小肠水肿。此外，在严重低蛋白血症的肝病患者中，由于药物在其体内作用降低，可进一步阻碍利尿剂的利尿效果。结合到血浆白蛋白空隙中的利尿剂，随血浆转运到肾小管特定的位置，分泌到小管内腔。虽然对注重共同管理白蛋白和袢利尿剂在肝硬化低蛋白血症患者的益处的数据有冲突，但是笔者认为输用白蛋白（按公斤体重 $1g/(kg \cdot d)$ 分 3 次输用）在白蛋白低于 2g/dl 和不连续的偶尔白蛋白高于 2g/dl 的患者应该被考虑（Chalasani 2001，Gentilini 1999）。

大量放液穿刺术

当所有的无创选择都用尽时，难治性腹水可能需要重复大量放液穿刺术、门体分流术或肝移植。多种治疗穿刺术在控制难治性腹水中是有效的，但是注意必须采取避免穿刺引发循环功能紊乱的措施。穿刺术已经表现出引起全身血管阻力降低和 RAAS 系统的过度激活（Ruiz del Arblo 1997）。血流动力学改变的结果被认为是穿刺引发循环功能紊乱和肾损伤有关联。

考虑到这些问题，血浆扩容剂一直被建议使用。虽然担心没有一个全面生存益处，但是输用清蛋白可能在最小化穿刺引发循环功能紊乱有益。穿刺术在 4 ~ 5L，静脉胶体替代通常不是必须的。对于大量放液的穿刺术，推荐每放腹水 1L 输用白蛋白 6 ~ 8g（Runyon 2009）。虽然没有存活率的优势被呈现，但是已经主张使用无白蛋白血浆扩容剂，例如葡萄糖酐 70，羟乙基淀粉和盐。

患者每两周需要穿刺放液超过 10L 应该考虑饮食依从性差。假定每日摄入 88mmol 钠盐，10mmol 钠盐通过非肾脏途径排除，和肾脏钠排泄零，最大钠盐 14 天收集是 78mmol × 14 或 1092mmol。因为腹水钠浓度与血清相近（假定 130mmol/L），10L 腹水量钠盐含量接近于 1300mmol。14 天累计摄入钠盐（1092mmol）应该很容易的控制在 10L（1300mmol）穿刺液内。高的容量穿刺需求表明过多的日常钠盐摄入。

门体分流术

经颈静脉肝内门体分流术（TIPS）是特定的某些难治性腹水患者的选择之一。TIPS 设计转移入口血流入肝静脉，因此增加中心静脉的血容量。相关的禁忌证在表 27-1 展现。TIPS 风险包括肝性脑病的恶化，进一步的肾脏损伤和感染。对于不能选择穿刺术，肝移植和 TIPS 的患者，应考虑由经验丰富的外科医生行腹腔穿刺放置引流管。

评估进行性肝病患者的肾功能

很多时候肝病患者的血清肌酐比相对应的可比较肾功能水平的患者低。这种低血清肌酐取决于大量的液体潴留稀释了高浓度肌酸血、减少的肌肉量、低蛋白饮食、严重的高胆红素血症、减少肌酐在肝脏产生和肌酐生成的基质，或者以上各因素共同的作用（Pham 2000）。

例如： 患者 50 岁 80kg，体重包含 10kg 腹水，有明显的肌肉萎缩和血清肌酐 1.0mg/dl。那么肾小球滤过率（GFR）是多少？收集 24h 尿液，肌酐排泄为 350mg/24h。（注意：平均 50 岁，体重 70kg，24h 尿肌酐是 15~20mg/kg，或者 70kg × （15~20mg/kg） = 1050~1400mg 肌酐）。肌酐清除率计算 $UCr × V/PCr$，分钟肌酐排泄率为 （350/1440） = 0.24mg/min，PCr 为 0.01mg/ml，结果是 24h 肌酐清除率 ml/min （与 50 岁没有肝衰竭的患者 73~97ml/min 对比）。这是一个比从 Cockcroft-Gault 公式估算的肌酐清除率或从 MDRD （肾脏疾病修正饮食后） 公式估算的 GFR/1.73m² 值 （80ml/min） 低很多。

用 SI 联合计算的例子： 血清肌酐 88.4μmol/L。尿肌酐排泄率为 3.1mmol/24h，然而预计这样的患者排泄率为 9.3~12.4mmol/24h。清除率计算 3100/1440 = 2.15μmol/min。PCr 为 0.0884μmol/ml，结果肌酐清除率 2.15/0.0884 = 24ml/min。

类似的，BUN 一个经常用来表明进展期肾衰肾功能和累积尿毒症毒性的标志物。但在进展性肝病患者中失去敏感性。在严重的肝脏疾病中，由于缺乏蛋白的摄入和肝脏由氨合成尿素的影响，BUN 的水平使人沮丧。

虽然胱抑素 C 在肝硬化患者中因不依赖肌肉量被建议为一个更好的肾功能标记物，但是不是没有限制的。已表明胱抑素 C 随年龄、种族和性别变化，并且不总是容易地被应用。虽然花费更多更复杂，传统研究评估肾脏清除用菊粉或放射性标记物如 I¹²⁵ 复合物、铬-51-乙二胺四乙酸 （⁵¹Cr-EDTA） 仍是评估肝病患者肾功能的金标准。

电解质紊乱

低钠血症

低钠血症或许是肝病患者最常见的电解质紊乱，尤其是在肝硬化的患者中。主要的潜在致病源包括上游抗利尿激素（ADH）的分泌，前列腺代谢的改变，减少亨氏襻升支的滤过引起自由水二次生成，导致严重肾血管收缩并避免邻近钠水重吸收；为了足够自由水的排泄需要日常饮食溶质负荷减少；因没有替代钠盐的丢失引起负钠平衡（Castello 2005）。低钠血症的情形被持续的高自由水的摄入维持。管理无症状的低钠血症（血清钠浓度 <136mmol）特别包括水的限制和日常饮食足够的溶质维持好的渗透率使液体流过肾小管。ADH 受体拮抗剂"Vaptans"理论上应该对进展期肝病和低钠血症的患者有益。这取决于过量的 ADH。然而，使用 Vaptans 的慢性患者，胃肠道出血的并发症仍是主要副作用。如果发生有症状的低钠血症伴随明显的精神萎靡症状和其他神经病合并症如：癫痫，建议灌输高渗钠急剧的升高血钠浓度，用 1 ~ 2mmol/（L·h），超过 2 ~ 3h（例如：总量增加 2 ~ 6mmol/L 超过 3h）或直到解决威胁生命的神经合并症（Adrogue et al. 2000，Portilla 2007）。

低钾血症

低钾血症作为过量利尿治疗，胃肠液体丢失，相关的低镁症，饮食摄入不足，或者以上因素综合的结果而发生。

高钾血症

高钾血症可能在过量使用保钾利尿剂（如：螺内酯）和或伴随肾功能损害的情况下见到。其他因素也不应被忽视包括高钾饮食，药物（包括血管紧张素转换酶抑制剂，甲氧苄啶），严重电解质异常（如：低磷血症）导致的横纹肌溶解，溶血（例如：溶血性贫血，升高的肝酶，低血小板血症 [HELLP]），肠或其他组织感染和尿路梗阻（Portilla 2007）。

低磷血症

最常见的低磷血症出现在重新进食或体积重新膨胀的营养不良患者，当发生摄取大量的细胞内磷酸盐支持新的合成代谢状态。慢性胃肠疾病和肾脏丢失或严重急性呼吸性碱中毒是其他的原因。轻微的低磷酸盐血症可以通过口服磷酸盐补充，但是严重地不足（<1mg/dl [0.32mmol/L]）需要静脉补充。

低镁血症

低镁血症不常见，主要是由于营养失调、胃肠和尿液丢失。由于镁在对甲状旁腺激素分泌的调节中起着重要作用且影响甲状旁腺对骨的作用，所以它可以诱导低钙血症。然而医生需避免过度诊断低镁血症患者临床相关的低钙血症，因为总血清钙水平可能反映出钙结合蛋白的低比例并不反映生理相关离子钙的比例。

酸碱失衡

呼吸性碱中毒

肝病患者最多见的酸碱失衡是呼吸性碱中毒。这可能是对疼痛、焦虑、发热、血氧不足、存在大量腹水、贫血、肝肺综合征、胸腔积液或细菌性败血症的反应而增加了通气量。其他因素包括进展期肝病黄体酮和或雌二醇积累导致的中枢性换气过度（Ahya 2006）。

呼吸性酸中毒

呼吸性酸中毒发生较少并且通常取决于过量使用镇静剂或麻醉剂抑制呼吸运动。呼吸肌疲劳或薄弱归因于严重的电解质异常——包括低磷酸盐血症、低镁血症、低钾血症或高钾血症，低血钙症也起一定的作用。特别地，在伴随阻塞性肺疾患和 CO_2 潴留的患者中使用袢利尿剂能减少血中碳酸过多。这是由于补偿对袢利尿剂减少的代谢性碱中毒的过度反应而产生呼吸性酸中毒引起。

代谢性酸中毒

高和正常的阴离子隙代谢性酸中毒可能在进展期肝病患者中观察到。高阴离子隙代谢性酸中毒可能作为 A 型或 B 型乳酸酸中毒的结果发生。B 型出现在肝衰竭患者中，A 型以败血症或胃肠液体或体液丢失引起严重的低血压为背景。其他引起高阴离子隙代谢性酸中毒因素包括食用甲醇、三聚乙醛、乙二醇、酗酒或急慢性高剂量对乙酰氨基酚在营养不良伴有多种合并症的患者中使用。非阴离子隙代谢性酸中毒可能发生的背景是腹泻，很多时候药物减少（例如：乳果糖）、静脉输入营养液或小管管状酸化缺陷。最后一个因素不是功能性就是固有的小管功能缺陷。功能性小管功能缺陷可由保钾利尿药或不正常的末梢小管钠转运（例如：肝肾综合征引起严重肾血管收缩）。提供必须的钠盐给小管中质子（H^+）分泌有利的电化学梯度。固有小管功能缺陷可由单独的小管间质疾病或小管损伤引起。最终，代谢性酸中毒能简单的反映肾脏功能不足和程度（见 15 章）。

代谢性碱中毒

代谢性碱中毒能在体重消耗伴或不伴过量使用利尿剂、一再呕吐、鼻胃管吸出过多患者中被观察到。

肾损伤

无论是酗酒还是病毒性肝炎的患者可能遭受一系列肾脏并发症包括先于肝脏疾病的相同病理学改变、肝脏疾病并发症、治疗肝脏疾病和并发症或所有因素综合。

腹腔间隔综合征

患者伴有张力性腹水和伴随的腹膜炎或急腹症可能是腹腔间隔综合征的危险因素。感染的患者能发展为一个快速增加的腹内压增高并引起中心静脉回流的下降，增加肾静脉压力，导致心输出量和肾灌注下降。大量液体穿刺放液术或重复穿刺术合并利尿剂管理和治疗任何刺激腹腔内炎症的条件都能减轻肾功能紊乱（de Laet et al. 2007）。

自发性细菌性腹膜炎

自发性细菌性腹膜炎（SBP）必须小心管理祛除所有可疑的因素。因为 SBP 趋向低生存率和潜在成为肝肾综合征（Sort 1999）。因此患者发生自发性细菌性腹膜炎的高危因素包括胃肠出血和曾经发生过 SBP、可能得益于 SBP 喹诺酮类药物的预防，例如诺氟沙星或环丙沙星。虽然观点不统一，但是患者伴有低腹水蛋白浓度（<10g/L）也可以考虑长期喹诺酮药物治疗。

肝肾综合征

国际腹水社团（IAC）定义肝肾综合征（HRS）作为"临床上发生在慢性肝脏疾病，以进展期肝衰竭和以门脉高压为特点，并影响肾功能和显著地动脉循环异常和活跃的内源性血管活性系统。在肾脏有明显的肾血管收缩导致很低的 GFR。在肾外循环有显著的动脉血管舒张导致总的循环系统血管阻力下降和低血压。"最近的 IAC 诊断标准 HRS 包括（a）肝硬化伴腹水；（b）血清肌酐>1.5mg/dl（130μmol/L）；（c）停用利尿剂后最近两周血清肌酐无进行性升高和清蛋白扩容（推荐剂量 1～1001g/(kg·d)）；（d）无休克；（e）无当前或近期服用对肾脏有毒性的药物；（f）无肾脏实质性疾病，其中包括蛋白尿>500mg/d，镜下血尿>50 个红细胞/高倍视野和/或肾脏超声异常所提示的肾脏疾病（Salerno 2007）。

HRS 有两种类型。1 型特点是快速的肾脏功能减少。其定义是两倍以上的最初血清肌酐水平>2.5mg/dl（220μmol/L）或 24h 肌酐清除率减少 50% 到<20ml/min<2 周内。2 型特点无快速的肾脏功能减少。

早期的数据报告肝硬化发展为 HRS 的可能性在 1、2、5 年分别是 18%、32%、40%（Gines 1993）。一个更近的具有代表性的研究涉及 240 名慢性肝病和腹水的患者以 IAC 诊断标准发生 HRS 比例为 47%（Kumar 2005）。危险因素（表27-2）包括细菌感染象 SBP 或败血症，急性酒精性肝病或大量穿刺放液而无清蛋白输入。

发病机制

肝肾综合征是由显著肾内动脉收缩引起的功能性肾脏功能缺陷。正如前面讨论的，异常关键是 HRS 之后肾外动脉血管舒张包括内脏血管床和次要血管系统。代偿性激活 RAAS 和交感神经系统导致严重的血管收缩，因此其他脏器灌注不足，包括肾脏、肝脏和脑组织。另外，心脏灌注不足累及的肾脏灌注不足可能被减少的外周血管阻力所补偿。进展期肝病患者独立于其他心脏疾病表现在减少的心脏前负荷，功能受损的工作，和或受损的左心室功能（Salerno 2007）。脑血管的收缩归因于进展期肝病的肝性脑病。

表 27-2 肝肾综合征：预测和诱发因素

预测因素	预防措施
低钠血症	在诊断为 SBP 时输注白蛋白
高模型晚期	使用喹诺酮类药物时 SBP 的预防
肝病	急性胃肠道出血的短期预防
（MELD）得分	
低动脉压	如果有 SBP 的历史长期预防
升高的神经激素：	白蛋白支持及穿刺抽液 >5L
血浆肾素活性	己酮可可碱管理
醛固酮	质子泵抑制剂或低剂量
去甲肾上腺素	临床指出的 β 受体阻滞剂
低心输出量	
升高的肾内抵抗指数	**治疗**
诱发因素	门体静脉的分流过程.（如经静脉肝内分流 [TTPS][a]）
感染	血管升压类药物：
特发性细菌性腹膜炎（SBP）	特利加压素 ± 白蛋白（仅仅欧洲）
没有白蛋白支持的	米多君 ± 奥曲肽 ± 白蛋白
大容量穿刺抽液	等待肝移植前过渡治疗
急性酒精性肝炎	传统的肾替代治疗
+/－胃肠道出血	分子吸附再循环系统（MARS）[b]
	肝移植

[a] 见 TIPS 的禁忌在图表 27-1
[b] 因数据很少不能广泛应用

腹水的处理

肝病患者伴病因不明的肾功能损害，AIC 推荐停用利尿剂，当可行时，试用清蛋白扩容，推荐起始剂量 1 ~ 100g/（kg·d）。2 周内肾功能无明显改善提示肝肾综合征或其他肾脏本身疾病（Salerno 2007）。

肾脏功能稳定，无持续的体液丢失，液体管理应该与常规推荐的日常钠盐限制 88mmol 一致。患者如无法进食或忍受口服，静脉输液钠盐应该限制在每天 0.6 ~ 0.75L 生理盐水或 1.2 ~ 1.5L 浓度减半的生理盐水。相当于每天摄入 88 ~ 166mmol 钠盐。低钠血症的患者使用生理盐水优于半浓度生理盐水。

患者体液丢失过多，输注对应体积的生理盐水或半浓度生理盐水可以被用来预防血管内容量的减少。选择半浓度生理盐水取决于液体丢失的类型和当前血清钠的浓度。全血丢失或任何类型的体液丢失伴有低钠血症可能需要生理盐水。然而液体丢失低血压昏迷可能只需要半浓度生理盐水。

病情稳定的肝病患者伴有低钠血症，应强制限制自由水的摄入。因为已表明低钠血症与高死亡率有关即使在终末期肝脏疾病模型（MELD）分数调整。我的观点是，自由水限制在 10 ~ 20ml/（kg·d），应该强制患者血清钠 <136mmol/L 并且推迟到出现神经症状。限制水的程度应该以患者血容量的状态和低钠血症的严重程度调整。低钠血症的患者伴有严重的低蛋白血症（<2g/dl）或贫血，加用白蛋白和血制品改善血管内血压优于单用生理盐水。大量低渗盐水（例如：>1.5L 半浓度生理盐水每天）应避免在低钠血症并且无持续性体液丢失的患者中使用。

肝病患者常常需要限制盐和水。但是要严密监测体液量和过量限制导致的血流动力学组成改变的信号或体征。

预后

肝肾综合征的预后很差。那些患者在 2 周内肾功能降低 50% 或更多（1 型肝肾综合征）。从一开始就需要监测 3 个月（Gines 1993）。2 型肝肾综合征肾脏损害是中度，但是肌酐清除率持续减少，有报道无肝转移患者的中位生存期仅有 6 个月。

危险因素

最容易引 1 型 HRS 的独立因素是细菌感染，主要是自发细菌性腹膜炎（Follo 1994）。发展为 HRS 的潜在因素在表 27-2 中给出，包括低钠血症 <133mmol/L，显著地动脉低血压（平均动脉压 <85mmHg），心输出量 <6.0L/min 和高 MELD 评分。MELD 评分依据血清胆红素，前凝血酶时间延长的程度和血清肌酐的水平。过去常常被用做评估急性肝损伤的预后。

$$MELD = 3.78 \times [\ln 血清胆红素] + 11.2 \times [\ln INR] + 9.57 \times [\ln 血清肌酐] + 6.43$$

Ln 是自然对数，INR 是国际标准化凝血时间，血清胆红素、血清肌酐单位 mg/dl。

预防性治疗

在 SBP 和急性肝病患者中应该采取措施阻止发展成为 HRS。在前面的条件下，输注清蛋白每公斤体重 1.5g/kg 在诊断和加用抗菌治疗 48h 之后使用清蛋白 1g/kg 已经被证明能阻止循环紊乱和迟发的 HRS（10% 对比 33%），还有生存率（10% 对比 29%）（Sort 1999，Sigal 2007）。清蛋白的有效作用归因于最小化动脉血压的下降和随后由细菌感染引起的血管收缩系统的激活。值得注意的是，羟乙基淀粉没有相似的作用。

使用己酮可可碱，一个抑制肝脏合成使肿瘤坏死物质，近期的 Cochrane 克伦回顾系统数据表明与对照组相比在酒精肝病患者中此药"可能积极介入作用所有导致死亡和 HRS 的死亡的因素"。然而这种证据说服力较弱（Whitfield 2009）。虽然确切的保护机制尚不清楚，可以想象己酮可可碱减少肿瘤坏死因素引起肝脏损害和增加肝脏血流。

药物治疗

现在 3 种理论上有益的药物治疗可能用于治疗 HRS：肾脏血管扩张剂、内脏血管床收缩剂和循环系统血管收缩剂。

肾脏血管扩张已经被测试用于治疗 HRS，包括：肌丙抗增压素（血管紧张素受体拮抗剂）、多巴胺、米索前列醇（合成的前列腺素 E 类似物）和内皮素 A 拮抗剂。内皮素 A 拮抗剂的数据不足，其他的药物结果令人失望但有较少的副作用。当前这些药物尚未为了肾脏血管扩张剂的目的而使用。

内脏血管床收缩剂评估治疗 HRS 包括：加压素，一种当减少抗利尿特性合成的抗利尿激素的类似物和奥曲肽，一种由胰腺合成生长抑素的类似物。临床上，加压素是唯一合成的抗利尿激素类似物被证明可有效治疗 HRS。加压素仅在欧洲可以使用，由于缺乏足够对生存率有益的数据而未在美国使用（Gluud 2006，Triantos 2010）。奥曲肽的内脏血管收缩作用被认为出现在通过抑制胰高血糖素和其他血管舒张肽。单独应用奥曲肽没有被发现是有效的。然而，奥曲肽联合米多君，一种 α_1-肾上腺素受体激动剂和全身血管收缩剂，能改善肾脏功能。美国肝脏疾病研究协会当前推荐清蛋白输注加用血管活性药物例如奥曲肽和米多君来治疗 1 型 HRS。

其他报道的有益的药物包括 N-乙酰半胱氨酸和去甲肾上腺素。N-乙酰半胱氨酸是一种自由基清除剂被用做改善肾髓质灌注。去甲肾上腺素，主要地初始肾上腺素活性的儿茶酚胺，已经被测试用来治疗 HRS，理论上能抵消导致 HRS 的循环系统存在的血压下降。然而 N-乙酰半胱氨酸和去甲肾上腺素由于效果的数据不足而没有常规应用。

过渡治疗

用间歇透析持续肾脏替代治疗试图用以等待肝移植和或急性肝肾损伤的恢复的患者的肾脏替代治疗。需要加强清除肝衰竭相关的清蛋白结合毒性物质需要肾脏替代系统为分子吸附重循环系统（MARS）。MARS 加用清蛋白循环到传统的透析装置上。前面装置移除肝衰竭相关的清蛋白结合的毒性物质，后面装置移除肾衰竭相关的积聚的水溶性物质。然而有效、安全和可行性的 MARS，仍然还没确定。

B 型肝炎病毒感染

B 型肝炎病毒慢性感染（HBV）能导致肝衰竭和严重肾脏并发症。HBV 引起肾小球肾病的关系被流行性学报道和感染患者沉积在肾小球上免疫复合物中病毒抗体所支持。

B 型肝炎病毒相关的肾小球肾炎的发病机制

虽然发病机制归因于大量抗体反应，但是更精确的结果仍然需被说明。可能表明包括上皮下被动俘获含有病毒抗原循环免疫复合物、原位免疫复合物或自身抗体形成。主要蛋白伴随出现病毒抗原出现的代表非特异性反应的原位免疫复合物抗体和其他自身抗体。

HBV 感染被报道与膜性肾小球肾炎，膜增生性肾小球肾炎

（MPGN），系膜增生性肾小球肾炎和少见的结节性多动脉炎有关（表 27-3）。3 种主要的抗原（HBsAg、HBeAg、HBcAg）都能出现在 HBV 感染患者。出现任何一种抗原都不能指向特殊的肾小球组织病理学；尽管如此，HBeAg 和 HBsAg 分别与膜性肾小球肾炎和 MPGN 相关。当前在缺少其他可能病因的情况下诊断 HBV 相关性肾炎依靠出现循环或肾小球 HBV 抗体或 DNA。诊断确切的肾小球病理类型需要肾脏活检。

发生和预后因素

　　HBV 相关性肾小球肾炎发生在男性儿童。虽然 HBV 相关性膜性肾小球肾炎的预后在小儿患者中有很高的自然康复率，相同的基本进展到终末期肾病占到成人患者的 1/3。预后不良的暗示包括出现肾脏一定程度的蛋白尿和不正常的肝功能（Lai et al. 2006）。关于 HBV 相关性肾肾小球肾炎预后的其他不常见因素缺少数据。

治疗

　　治疗任何肾小球疾病，传统上要求积极控制血压 < 125/75mmHg（尤其伴随存在尿蛋白 > 1g/d），饮食钠盐限制，在耐受的情况下抑制肾脏血管紧张素系统最大限度的压制蛋白尿。不幸的是，在进展期肝脏疾病的患者中，由于全身系统基础血压很低，这些日常的管理策略具有很差的耐受性。HBV 相关性肾小球肾炎的治疗选择包括干扰素-α（INF-α）和核苷酶或核苷类逆转录酶抑制剂（表 27-3）。

表 27-3　肾脏受累的乙型肝炎的管理

肾脏受累	治疗
膜性肾小球肾炎	拉米夫定（约 100mg/d 或直到 HBeAg 转换为 HBeAb）
膜性增生性肾小球肾炎	万一拉米夫定耐药，改为去羟肌苷加或恩替卡韦
系膜增生性肾小球肾炎	获得 HBV DNA（PCR）和根据美国肝脏病协会实践指南治疗

续表

肾脏受累	治疗
结节性多动脉炎	三联疗法：（a）皮质类固醇对于有威胁生命的静脉炎症状治疗。例如：脑炎、肠梗阻、高血压危象（泼尼松 1mg/（kg/d）至1周，1周后逐渐停止）。然后（b）血浆祛除法，3/周至3周，接着2/周，持续2周，然后，1/周直到转阴为 HBeAb 或直到2～3个月保持临床痊愈。和（c）同时拉米夫定 100mg/d 一直到6个月

HBV，乙型病毒；PCR，聚合酶链反应

注释：当病人有代谢性肝衰竭时禁止使用干扰素-α，拉米夫定必须小心使用，肌酐清除率<50ml/min 时调整剂量

干扰素-α

干扰素-α（INF-α）是广泛的多种免疫细胞对病毒反应而自然产生的细胞因子。干扰素能保护宿主主要通过抑制病毒复制，激活自然杀伤细胞和巨噬细胞，增加抗原介导到淋巴细胞，包括宿主细胞抵抗病毒感染。单独使用干扰素-α 治疗 HBV 相关性肾小球肾炎结果令人失望。然而干扰素-α 在儿童可能是有效的（一组治疗高缓解率），结果显示减少了尿蛋白和 HBeAg 的血清转化，在成人中不产生持续的治疗效果（一组有不良预后）（Fabrizi 2006）。是否使用聚乙二醇干扰素 INF-α（INF-α 共价聚乙二醇被设计推迟蛋白清除率和减少免疫原性）提供更好的肾脏治疗结果仍是未知。值得注意的是，干扰素-α 禁用于肝脏失代偿患者，并且应该被小心使用，在肌酐清除率<50ml/min 的患者中需要减量。

拉米夫定

治疗 HBV 相关性肾小球肾炎使用核苷类似物比 INF-α 能提供更好的结果。拉米夫定是人工合成的胞嘧啶核苷类似物，已经被用来抑制病毒 DNA 的合成从而抑制病毒复制。据报道在成人和儿童 HBV 相关性肾小球肾炎的患者中，使用拉米夫定减少缓解肾病综合征或至少减少蛋白尿，并通过抑制病毒改善肾脏预后和阻止肝脏疾病进程，避免肝硬化或肝癌（膜性肾小球肾炎的数据比膜增生性肾小球肾炎的数据更多）。重

要限制是长期治疗后出现病毒耐药性增强。

恩替卡韦、替诺福韦、阿德福韦

使用核苷/核苷酸类似物治疗 HBV 近来认识到能提供更强的病毒抑制并且低耐药率的出现和低毒性。在最近的几年，恩替卡韦和替诺福韦已经成为治疗慢性 B 型病毒性肝炎的首选一线用药（Cooke 2010）。阿德福韦，一种无环核苷类似物，已经被证明对患者有益，但是由于抗病毒活性弱并具有潜在肾毒性，使用受到限制。值得注意的是，替诺福韦被涉及范可尼综合征和肾脏损害的进程。

结节性多动脉炎

如果发生 HBV 相关结节性多动脉炎（HBV-PAN），患者可能表现出全身症状，包括发热；心神不安；体重减轻/厌食和特定器官症状，包括中枢和外周神经病变，结节性脉管炎皮肤改变，因梗死或微血管炎相关的肾衰，腹痛或胃肠出血，涉及心肺功能，睾丸痛或弱视和眼痛。通常能发现嗜伊红细胞过多。诊断 PAN 可通过行器官血管造影术和活组织检查感染的皮肤损害组织学发现中小血管白细胞分裂性脉管炎，出现动脉瘤或动脉血管闭塞来确定。

治疗结节性多动脉炎

治疗结节性多动脉炎的策略尚未建立。已宣称有 3 种治疗包括（a）第一个 2 周激素治疗威胁生命的结节性多动脉炎症状，例如大脑炎，急性肠梗阻和高血压危象；（b）血浆置换控制疾病进程和（c）抗病毒药物例如拉米夫定或联用 INF-α，给药直到血清转化或直到临床持续恢复 2~3 个月（表 27-4）。细胞毒性药物例如环磷酰胺或咪唑硫嘌呤由于涉及加快 HBV 的复制，所以不应被用于 HBV-PAN。

表 27-4　肾脏受累的丙型肝炎的管理

肾脏受累	治疗
膜性增生性肾小球肾炎	peg-IFN-α-2a（180μg）或 peg-IFN-α-2b（1.5μg/kg）

肾脏受累	治疗
有冷球蛋白血症	因丙肝的基因型 1～4 结合 1000～1200mg 的每日利巴韦林 48 周
或无冷球蛋白血症	因丙肝的基因型 2～3peg-IFN-α 合并 800mg 每天的利巴韦林 24 周
	利巴韦林不推荐于肌酐清除率 < 50ml/min 的病人

IFN 干扰素

注释：利巴韦林的溶血性贫血，剂量相关性副作用，被注意到。当贫血好转后需要剂量调整和停药

病人快速进展期膜性增生性肾炎 + 冷球蛋白血症 + 肾源型蛋白尿、或者 2 种都有，认为可增加清除率和减少 B 细胞产物冷球蛋白的治疗。（a）血浆置换，（b）利妥西单抗或环磷酰胺或环磷酰胺或霉酚酸酯至 2～4 个月，（c）甲泼尼龙酸酯

特别地持续治疗 HBV 相关的肾脏损伤，通过聚合酶链式反应（PCR）检测 HBV DNA 和测量、跟踪监测丙氨酸转氨酶。更多的信息能在美国协会研究肝脏疾病的网站 http：//aasld. org 上得到

C 型肝炎病毒感染

C 型肝炎病毒（HCV）相关 GN 发病机制被认为涉及肾小球毛细血管 HCV-RNA 循环免疫复合物的沉积。

膜增生性肾小球肾病和冷沉球蛋白血症

最常见的 HCV 相关性 GN 是膜增生性肾小球肾病伴有冷沉球蛋白血症。观测的冷沉球蛋白血症被认为增加了 HCV 刺激 B 细胞克隆产生的免疫球蛋白 M（IgM）κ（kappa）抗体并伴随风湿活动多克隆的 IgG 抗 HCV 抗体增加。最常见的已知 II 型或估计混合型冷沉球蛋白血症，观察到 HCV 相关性冷沉球蛋白血症涉及的冷凝蛋白质由伴随风湿活动产生的单克隆 IgM，多克隆的 IgG 抗 HCV 抗体，和 HCV-RNA 组成。在已知 III

型混合冷沉球蛋白血症和 HCV-MPGN 患者中观察到冷凝蛋白质涉及多克隆 IgM。

其他肾脏损害

其他 HCV 相关性肾脏损害包括非冷沉球蛋白血症的 MPGN，膜性 GN，系膜细胞增生型 GN，少见的和可能意外的肾脏损伤，包括局灶性节段性硬化性肾小球肾炎，肾脏微血管血栓，纤维性和免疫性肾小球肾病。

实验室查找冷沉球蛋白血症的膜增生型肾小球肾病

实验室查找包括风湿活性相关的循环冷沉球蛋白，尤其 C4 和 C1q 的降低，伴或不伴 C3 下降，HCV 抗体活性和 RNA（Lai and Lai 2006）。

治疗

治疗冷沉球蛋白血症的 MPGN 的目标包括清楚感染的病毒，移除存在的冷球蛋白和抑制后期冷球蛋白的产生。

INF-α 和利巴韦林

单用 INF-α 治疗冷球蛋白之后复发率很高。当前推荐治疗方案仍是由当基因型是 1 和 4 时，使用 48 周聚乙二醇干扰素和利巴韦林；当基因型是 2 和 3 时，使用 24 周的疗程（见表 27-4）组成。溶血性贫血是使用利巴韦林观察到的一个严重的剂量相关的副作用（Mallet 2010）。利巴韦林不被推荐用于慢性肾脏疾病 4 期或更差的患者中。

血浆取出法和利妥昔单抗

在更快的肾衰进展期患者中，肾病范围的蛋白尿，需要附加增加清除和减少 B 细胞产生的冷沉球蛋白的治疗。这些包括血浆取出法，利妥昔单抗或其他细胞毒性药物，例如环磷酰胺或霉酚酸酯和口服阶段逐渐减少的甲基泼尼松龙（详见表 27-4）。然而，必须注意长期使用类固醇和环磷酰胺可能促进 HCV 复制。

（王力　史世鹏　译）

参考文献及推荐阅读：

Adrogue HJ, Madias N. Hyponatremia. *N Engl J Med*. 2000;342:1581–1589.

Ahya SN, Soler MJ, Levtsky J, et al. Acid-base and potassium disorders in liver disease. *Semin Nephrol*. 2006;26:466–470.

Castello L, Piris M, Sainaghi PP, et al. Hyponatremia in liver cirrhosis: pathophysiological principles of management. *Dig Liver Dis*. 2005;37:73-81

Chalasani N, Gorski JC, Horlander JC Sr, et al. Effects of albumin/furosemide mixtures on responses to furosemide in hypoalbuminemic patients. *J Am Soc Nephrol*. 2001;12:1010–1016.

Cooke GS, Main J, Thursz MR. Treatment of hepatitis B. *BMJ*. 2010;340:87–91.

de Laet IE, Malbrain M. Current insights in intra-abdominal hypertension and abdominal compartment syndrome. *Med Intensiva*. 2007;31:88–99.

Fabrizi F, Dixit V, Martin P. Meta-analysis: anti-viral therapy of hepatitis B virus-associated glomerulonephritis. *Aliment Pharmacol Ther*. 2006;24:781–788.

Follo A, Llovet JM, Navasa M, et al. Renal impairment after spontaneous bacterial peritonitis in cirrhosis: incidence, clinical course, predictive factors and prognosis. *Hepatology*. 1994;20:1495–1501.

Gentilini P, Casini-Raggi V, Di Fiore G, et al. Albumin improves the response to diuretics in patients with cirrhosis and ascites: results of a randomized, controlled trial. *J Hepatol*. 1999;30:639–645.

Gines A, Escorsell A, Gines P, et al. Incidence, predictive factors, and prognosis of hepatorenal syndrome in cirrhosis. *Gastroenterology*. 1993;105:229–236.

Gluud LL, Kjaer MS, Christensen E. Terlipressin for hepatorenal syndrome. *Cochrane Database Syst Rev*. 2006;4:CD005162.

Johnson RJ, Couser WG. Hepatitis B infection and renal disease: clinical, immunopathogenetic and therapeutic considerations. *Kidney Int*. 1990;37:663–676.

Kuiper JJ, De Man RA, Van Buuren HR. Review article: management of ascites and associated complications in patients with cirrhosis. *Aliment Pharmacol Ther*. 2007;26:183–193.

Kumar R, Ahmed R, Rathi SK, et al. Frequency of hepatorenal syndrome among cirrrhotics. *J Coll Physicians Surg Pak*. 2005;15:590–593.

Lai AS, Lai KN. Viral nephropathy. *Nat Clin Pract Nephrol*. 2006;2:254–262.

Mallet V, Vallet-Pichard A, Pol S. New trends in hepatitis C management. *Presse Med*. 2010;39:446–451.

Pham PT, Pham PC, Wilkinson AH. The kidney in liver transplantation. *Clin Liver Dis*. 2000;4:567–590.

Portilla D, Andreolie TE, Parikh C, et al. Fluid and electrolyte disorders. In: Feehally J, Floege J, Johnson RJ, eds. *Comprehensive Clinical Nephrology*. 3rd ed. Philadelphia: Mosby Elsevier; 2007:77–167.

Ruiz del Arbol L, Monescillo A, Jimenez W, et al. Paracentesis-induced circulatory dysfunction: mechanism and effect on hepatic hemodynamics in cirrhosis. *Gastroenterology*. 1997;113:579–586.

Runyon BA. Practice Guidelines Committee, American Association for the Study of Liver Diseases (AASLD). Management of adult patients with ascites due to cirrhosis: an update. *Hepatology*. 2009;49:2087–2107.

Salerno F, Gerbes A, Gines P, et al. Diagnosis, prevention and treatment of hepatorenal syndrome in cirrhosis. *Gut*. 2007;56:1310–1318.

Salerno F, Guevara M, Bernardi M, et al. Refractory ascites: pathogenesis, definition and therapy of a severe complication in patients with cirrhosis. *Liver Int*. 2010;30:937–947.

Sigal SH, Stanca CM, Fernandez J, et al. Restricted use of albumin for spontaneous bacterial peritonitis. *Gut*. 2007;56:597–599.

Sort P, Navasa M, Arroyo V, et al. Effect of intravenous albumin on renal impairment and mortality in patients with cirrhosis and spontaneous bacterial peritonitis. *N Engl J Med*. 1999;341:403–409.

Stiehm AJ, Mendler MH, Runyon BA. Detection of diuretic-resistance or diuretic-sensitivity by the spot urine Na/K ratio in 729 specimens from cirrhotics with ascites: approximately 90% accuracy as compared to 24-hr urine Na excretion [abstract]. *Hepatology*. 2002;36:222A.

Triantos CK, Samonakis D, Thalheimer U, et al. Terlipressin therapy for renal failure in cirrhotics. *Eur J Gastroenterol Hepatol*. 2010;22:481–486.

Whitfield K, Rambaldi A, Wetterslev J, et al. Pentoxifylline for alcoholic hepatitis. *Cochrane Database Syst Rev*. 2009;4:CD007339.

第 28 章 碘化和含钆类造影剂的使用

Steven G. Coca and Mark A. Perazella

碘造影剂相关性肾病

在过去十年，使用造影剂的影像学检查和侵入性操作的数量明显增多（Katzberg 2006），同时，慢性肾病（CKD）患者的数量也在增加。目前，造影剂相关性肾病（RCIN）已成为急性肾损伤需要住院治疗的第三大因素，并且与住院和长期死亡率的风险增高有关。预先存在肾功能损害是最重要的风险因素之一。

RCIN 最常见的定义是在 48～72h 内血清肌酐增加 0.5mg/dl（44μmol/L）或从基线值增加 25%。在 CKD 患者中，根据从基线增加的百分比来进行定义更为恰当，因为这样能更好地适应不同的初始值。通常情况下，肌酐在暴露后 24h 内开始上升，在 2～5 天达到峰值，并在 7～14天回落到基线水平。

流行病学

暴露时评估的肾小球滤过率（eGFR）是最重要的风险决定因素之一。正常情况下造影剂会通过肾小球滤过快速清除；当肾功能受损时，则会延长造影剂清除的半衰期，增加对肾组织的暴露时间，从而增加了肾脏受损的几率。肾小球滤过率下降的 CKD 患者（如，eGFR/1.73m^2 < 60ml/min）发生 RCIN 的风险是肾功能正常患者的 2～5 倍（Dangas 2005），并且风险随着 GFR 的下降而上升。根据 RCIN 和研究人群的定义，绝对发病率有所不同，但局限在 5%～40% 范围内。

患者相关的风险因素

除了慢性肾病，患者相关的风险因素还包括糖尿病，充血性心力衰竭，高龄，高血压和低血压，以及贫血（Mehran 2004）。急迫性操作可增加患者疾病的严重程度并且由于缺乏足够的预防时间而使风险增加。由于多种因素主动脉内气囊反搏术可导致风险增加，包括增加了粥样硬化栓子的形成或恰好阻断了肾血流量，或者是因为它的应用意味着心功能很差。

可变风险因素

非患者相关性可变因素为使用造影剂的剂量、途径、渗透压和性质（渗透压、黏度、离子组成）。

剂量

在造影剂的使用量和 RCIN 的发生率之间有明确的剂量-反应关系（Briguori 2002）。欧洲泌尿研究学会建议血清肌酐水平在 1.5～3.4mg/dl（130～300μmol/L）之间的患者用量不超过 150ml，血清肌酐水平超过 3.4mg/dl（300μmol/L）的患者，最大剂量不应超过 100ml。谨慎的做法是使用能有效进行血管造影的最小剂量。

给药途径

动脉内给药导致 RCIN 的风险最高。例如，在非急诊计算机断层扫描（CT）中通过静脉途径给予造影剂时，即使是 CKD 患者，发生 RCIN 的风险也很小；尽管有证据显示，很少人会使用补液或 N-乙酰半胱氨酸进行充分的预防并且不会被指示停用非类固醇抗感染药（NSAIDs）。经动脉给予对比剂时 RCIN 的风险较高，冠状动脉造影的风险高于非冠状动脉血管检查。

渗透压

溶液渗透压是每公斤溶液中的渗透性数值（mOsm/kg）。不同制品的渗透压千差万别。高渗透压造影剂（HOCM）产品的渗透压范围为 1800～2000mOsm/kg。低渗透压造影剂（LOCM）的渗透压约为 600～

800mOsm/kg，是血浆渗透压的两倍多。等渗造影剂（IOCM）与血浆有相同的渗透压：290~300mOsm/kg。一些常用的产品和他们的渗透压范围见表28-1所示。

表 28-1　不同造影剂的渗透压和黏度

分类	离子型分类	产品名称	渗透压（mOsm/kg 水）	黏度（37℃的 mPa）
高渗（HOCM）	离子型单体	泛影葡胺（Hypaque 50）甲泛影钠（Isopaque Coronar 370）Iothalamate	1500~2100	3~5
低渗（LOCM）	离子型二聚体 非离子型单体	Ioxaglate（Hexabrix）Iopamidol（Isovue 370）Iohexol（Omnipaque 350）Ioxilan（Oxilan）Iopromide Ioversol	580 500~900	7.5 4.5~6.5
等渗	非离子型二聚体	Iotrolan Iodixanol（Visipaque 320）	300	8~11

黏度是液体对抗由剪切或拉伸应力导致变形的测量方法。在日常用语中，黏度被认为是稠度（如，水为稀而蜜为稠），黏度并不一定与渗透压相关，如表28-1所示，IOCM 溶液（如，碘曲仑和碘克沙醇）的黏性是 LOCM 产品的两倍，但是渗透压却较低。

离子型与非离子型，单体与二聚体

目前的造影剂为基于附着碘分子的 6 碳环，每个环有 3 个碘分子

（图 28-1）。碘可在单环中以离子型或非离子型的形式存在，或以形式交联到二聚体在患者显示。当以离子型形式存在时，在单环或双环的某处连接有 COO⁻基，阳离子为 Na⁺ 或葡甲胺⁺。由于达到良好显影的碘分子数量或多或少为一常量，因此，达到良好显影效果所需的粒子数有赖于环是否被离子型以及是否使用了双环。当环被离子型时，与非离子型的环相比，其添加的阳离子会使粒子数加倍从而使渗透压增高。这样就降低了碘量：粒子比例从自 HOCM（离子型，单环化合物）中的 3∶2 到 IOCM（非离子型，双环化合物）中的 6∶1。可通过使用非离子型单环或使用离子型双环来产生 IOCM。这两种方法均可使粒子数和渗透压降低（图 28-1）。由于 IOCM 为大的非离子型双环粒子组成，因此它们的黏度很高，是 LOCM 的两倍。

渗透压和黏度以及离子型/非离子型特性对造影剂引发的肾病的影响

一般情况下，RCIN 在使用 HOCM 患者中的发生率比使用 LOCM 和 CKD 的患者要高，相关风险加倍。在大多数国家，LOCM 和 IOCM 已广泛替代了 HOCM，所以，使用 HOCM 溶液带来的 RCIN 高风险仍未确定。关于 LOCM 与 IOCM，一些随机对照试验在高风险个体中对它们的使用进行了对比。对 16 项试验的荟萃分析显示使用 IOCM 明显优于 LOCM。在 CKD 患者中 RCIN 的相关风险降低最明显，总体优势比为 0.3（Mc-Cullough 2006）。血清肌酐最大值在给予 ICOM 的 CKD 患者比 LOCM 增高的幅度小（0.07 vs 0.16mg/dl）。然而，一项在 414 例患者进行的比较 IOCM 与非离子型 LOCM 单体碘帕醇溶液的完全随机试验显示在 RCIN 的发生率无显著差异（Solomon 2007）。因此，除了渗透压本身的其他特性，如黏度，可能为 RCIN 中的重要介质并可能平衡较低渗透压的其他有益影响。

在造影剂间的硬终点（例如需要进行透析）差别方面的研究很少。在 880 例患者入选的三项同时进行的 IOCM 与 LOCM 比较的研究中，仅有两例患者需要进行急性肾脏替代治疗（Solomon 2007）；因此，考虑到 IOCM 的成本比 LOCM 高和 IOCM 和 LOCM 相比优势的临床重要性较小，坚持使用 IOCM 无法得到现有证据的支持。然而，美国心脏病学会/美国心脏病协会指南中对于 CKD 患者急性冠脉综合征的处理中指出，使用 IOCM 替代 LOCM 作为 1 级，A 水平的推荐证据。

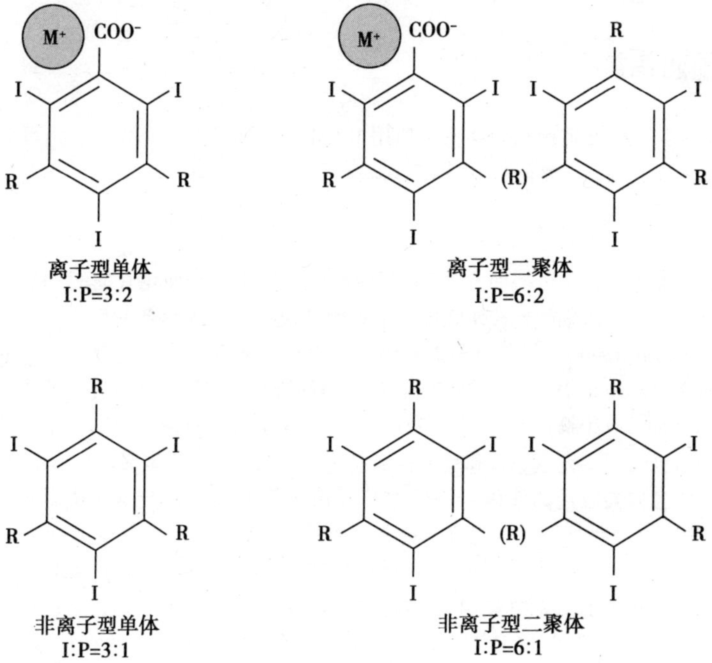

图 28-1　不同造影剂碘与粒子（I∶P）的比例。从离子型到非离子型使粒子数量和渗透压降低了一半，因为不再需要阳离子(M＋,钠或葡甲胺)。使含碘碳环增加一倍也可降低（一半）既定的碘分子数量。高渗性造影剂（HOCM）多为离子型单体，低渗性造影剂通常为离子型二聚体或非离子型单体，等渗性造影剂为非离子型二聚体

病理生理学

注射造影剂可引起入球小动脉收缩，使肾血流量降低和肾髓质缺血。多种血管活性物质例如腺苷和内皮素作为介质参与了血管收缩作用。另外，碘化的造影剂可导致直接肾小管毒性，这可能是由高渗透压部分介导，导致近端肾小管细胞空泡化。然而，肾上皮细胞坏死也可在

469

使用等渗造影剂时发生，相对高黏度的 IOCM 可导致管周毛细血管血流缓慢，这是缺氧性肾损伤的另一个机制。

预防措施

除了限制造影剂的剂量和使用 IOCM 或非离子型 LOCM 外，仍可采取一些其他措施来降低 RCIN 的风险。

静脉或口服补液

血容量不足可增加发生 RCIN 的风险。使用或不使用甘露醇的静脉补液或与利尿剂的比较研究中显示单用补液在造影剂给药前后均有优势（Solomon 1944），尽管有至少一例报道显示利尿剂可达到与补液相同的效果（Stevens 1999）。在非 CKD 患者中的研究证实等渗液体优于低渗液体（Muller 2002），但是这些结果未在 CKD 患者中出现。目前仍未就关于最佳时间、输液率，和总体补液量的最有效方案进行定义。

含碳酸氢盐的液体   假设碱化尿液可降低损伤性羟基，从而减少 RCIN 的发生。一项早期研究证实在 CKD 患者中碳酸氢钠优于氯化钠（Merten 2004）。在使用碳酸氢钠方案的患者中仅有 2% 发生了 RCIN，而使用氯化钠的患者中有 14%。随后进行了一些关于使用含碳酸氢盐方案预防在 CKD 患者中 RCIN 发生的研究（Hoste 2010）。在这些研究中，RCIN 的发生率（定义为血清肌酐的值的变化）均 <5%，使用碳酸氢钠明显有益。然而，对 23 项 2009 年研究的荟萃分析（Zoungas 2009）显示含碳酸氢盐溶液可降低 RCIN 发生风险的 38%，但是获益更易在小样本和低质量研究当中。在含有较高数量的终点和更高质量的大样本量研究中未显示出 RCIN 发生率降低。此外，在导致透析、心衰，或总体死亡率方面未证实有获益效应（Zoungas 2010），因此，尽管无害，但是含碳酸氢钠溶液未必优于含等渗氯化钠溶液。

在门诊环境下的补盐或补液   许多患者进行了选择性的门诊操作。对于这些患者来说，住院进行静脉输液既麻烦而且费用又高。少数研究对门诊患者口服补液量在预防 RCIN 中的作用进行了评价，结果尚未定论。单纯通过口服补液可能不够，但是在操作前进行氯化钠口服补液两天可提供足够的容积扩张来防止在 CKD 患者中发生 RCIN。关于确定门诊口服补液量的最有效方案仍需进一步研究。在表 28-2 中提供了不同的推荐方案。

药物

N-乙酰半胱氨酸　N-乙酰半胱氨酸（NAC）为一种抗氧化剂和血管扩张药，常用于预防 RCIN 的发生（Tepel 2000）。大量评价其有效性的随机对照试验结果已被发表，约有一半证实其有益。多个荟萃分析也表明其有益（Kelly 2008），尽管大多数被视为"不明原因的异质性"，这也就意味着在一些研究中获益很多，而在其他研究中无明显获益，但是在一项荟萃分析中（Gonzales 2007），证实四项研究中（样本数约占总数的 11%）对照组的血清肌酐有明显升高而 NAC 治疗组的血清肌酐有明显下降，而在剩余的含有 89% 患者的研究中，无明显的获益。这四项获益研究发表的时间相对较早，为小样本低质量研究，并且均提供了依靠低渗盐水的次级水化方案。

尽管入选了近 3000 例患者并且在这些 NAC 试验中有 >80% 专门入选了 CKD 患者，在造影剂使用后需要进行急性透析的比例很小（0.4%），这样也就无法证实 NAC 在临床结果中的有利效应。一项关于急性心肌梗死患者的单中心研究中有降低进行透析使用和显著降低死亡率的报道；但是，该研究被指对照组死亡率过高（Marenzi 2006）。很显然，这些结果需要在多中心研究中进行确认。尽管关于临床相关结果的 NAC 预防用药益处的最终意见仍未确定，我们认为，考虑到良好的安全性特点、费用低、易于给药和易于获得，NAC 仍应在 CKD 患者中按此目的进行使用。

其他药物　对其他药物有效性的评价研究未显示出有益结果。根据此目的使用茶碱的有效性出现了矛盾性结果。除非有关于茶碱使用确定性的结果出现，否则在临床常规实践中不应为此目的使用该药。同样，在多项研究中未证实血管扩张药多巴胺和非诺多泮有益处（Kelly 2008）。

预防性透析或血液滤过

造影剂可通过血液透析得到有效清除。约 80% 的注射剂量可在 4h 内通过高通量透析得到清除。多数研究均证实了高通量透析或血液透析优于低通量透析。根据此结果，许多随机试验对使用造影剂检查后进行血液透析对 RCIN 发生率的影响进行了研究。对八项此类研究的荟萃分析显示在影像学检查操作后进行一次或更多的透析（或血液透析）对 RCIN 的发生率或后续由于 RCIN 需要治疗性透析的发生无显著影响

（Cruz 2006）。未能降低 RCIN 发生率的假设的原因之一为未能在影像学检查操作立即进行透析。这样做有其合理性，因为肾脏灌注不足和肾损伤发生在造影剂给药后 15～20min 内。然而，两项在给予造影剂同时进行透析的研究未显示降低 RCIN 的发生率。该结果的原因可能为造影剂峰值血浆浓度出现在注射后 15min，并且该峰值水平不会通过同时透析得到显著改变。

表 28-2　预防在研究相关性肾病推荐的补盐/补液方案

临床情况	推荐方案
住院	对于住院患者，可在操作前和操作后使用等渗补液方案，0.9%（154mmol/L NaCl）或 D 5% W 加 150mmol/L NaHCO₃，以 1ml/h 的速率补液 12h。在操作前一天和当天给予 NAC 600mg PO 每日两次
1 天操作	对于 1 天操作，例如冠脉置管或选择性造影剂增强 CT 扫描，CKD 患者应在操作前数小时增加口服补液量。 然后，在介入当天，应在操作前以 3ml/h 的速率进行静脉补液（等渗 NaCl 或 NaHCO₃）1h 并在操作后以 1ml/h 补液 6h。 在操作前一天和当天给予 NAC 600mg PO 每日两次
急诊住院操作	对于急诊住院操作，可在操作前使用 154mEq/L 等渗 NaCl 或 NaHCO₃ 进行 3ml/kg 的一小时快速输注并在操作后进行 1ml/kg 的快速输注。
门诊患者	在操作前进行 2 天的 NaCl 口服补液。 在操作前一天和当天给予 NAC 600mg PO 每日两次

PO，口服；CT，计算机断层摄影；CKD，慢性肾病

一项关于 CKD 患者接受冠脉介入术的意大利研究证实在操作前（4～6h）和操作后（18～24h）进行血液透析有显著的保护效应（Marenzi 2003）。在该研究中，不仅 RCIN 的发生率显著降低，而且住院的发生

率、需要急性肾脏替代治疗，和入院和 1 年死亡率也出现了降低。一项随访研究指出在操作前后进行血液透析出现的获益（降低了 RCIN 和需要急性血液透析的发生，并改善了住院的死亡率），而未进行血透组和操作后血透组无此结果。该研究总共仅入选了 92 例患者，并且未说明为什么在操作前进行血液透析可获得益处。另一项来自台湾的小样本研究（Lee 2007）证实在 T5CKD 患者中进行造影后进行预防性血透可降低出院后需要急性或长期透析的需要。这些显著的单中心研究结果需要在使用大量预防性措施的多中心研究中进行确认。同时，还需要进一步研究来对哪些 CKD 患者可获益与该侵入性的和费用高的方案进行定义。

禁用药物

尽管无相关决定性的研究，在暴露的造影剂前停用潜在肾损害药物是合理的。这些药物包括 NSAID、钙调神经磷酸酶抑制剂、氨基糖苷类和大剂量袢利尿剂。关于禁用血管紧张素转化酶（ACE）抑制剂和血管紧张素受体阻滞剂（ARB）的数据仍有争议。一些研究证实可增加 RCIN 发生的风险，而另一些证实有保护效应。ACE 抑制剂或 ARB 通过血管紧张素 II 阻断使出球小动脉张力降低，以及同时发生的由造影剂引发的血管收缩作用可导致 GFR 降低，从而在理论上可加重 RCIN。另一方面，血管紧张素 II 抑制剂可保护肾小管受到造影剂肾毒性的影响。

检测造影剂相关性疾病

血清肌酐的变化仍为检测 RCIN 最有效的方法。然而，更新的和可能更可靠的 GFR 标记物，如半胱氨酸蛋白酶抑制-C，已被证实对于 RCIN 的诊断敏感度更高。半胱氨酸蛋白酶抑制剂-C 由于以下原因可能为 RCIN 诊断更加可靠的标记物：血清肌酐浓度受肌肉质量的影响，可能由 NAC 本身而降低，还可能受到降低小管肌酐分泌药物的影响。未显示半胱氨酸蛋白酶抑制剂-C 会受这些因素的影响，因此可能更加可靠。然而，需要对半胱氨酸蛋白酶抑制剂-C 进一步的确认；即使它已被确认诊断 RCIN 的敏感度更高，这个结果会对临床护理产生什么样的影响仍然未知，因为目前针对已发生的 RCIN 仍无有效的治疗方法。

含钆造影剂：概述

使用含钆造影剂（GBC）进行磁共振（MR）成像增强为对多个器官系统常用的成像技术。通常，它可提供优于 CT 扫描的影像，并且可避免碘化造影剂毒性。因此，在进行对比增强成像时，认为 MR 成像相对 CT 更安全。发生 CKD 的患者，尤其那些有发生 RCIN 风险的 T3 或 T4 的 CKD 患者，进行影像学检查时可获益于使用 GBC。然而，最近这些造影剂出现了两种相关并发症。首先，在过去十年，在 CKD 和其他合并症患者中有 GBC 相关性肾病发生的报道。其次，更值得关注的是认识到了晚期 CKD［eGFR < 30ml/（min·1.73m^2）］患者暴露到 GBC 可诱发肾源性系统纤维化（NSF），一种潜在的破坏性疾病（Grobner 2006，Thomsen 2006）。

一般性质

钆为镧系金属，其常磁性特点可通过缩短水质子的弛豫时间干扰水质子的弛豫性，从而增强了 MRI 的信号强度。这就使钆作为造影剂可用于增强 MR 成像产生的图像。作为一种金属，钆必须为溶于水的离子形态用于形态注射（Sherry 2009，Perazella 2007）。然而，以自由离子形式（Gd$^+$）存在的钆有很高的毒性；可阻止钙通过肌肉和神经组织细胞的离子通道，因此，降低了神经肌肉传导，并干扰了细胞内酶和细胞膜。为了避免这种毒性，钆必须通过螯合物进行隔离，一个大的有机分子与钆离子形成了稳定复合物，表现为生化惰性（Sherry 2009）。GBC 根据生化结构被分为四类（线性和大环）和螯合物（离子型和非离子型）。连接到 Gd^{3+} 的螯合物最佳测量方法为动力学稳定性，反映了 Gd^{3+} 从其螯合物释放的时间，并以半衰期进行表示。由于在人类血液中大环螯合物比线性螯合物有更强的动力学惰性，所以它们与钆离子结合更加紧密，可防止自由钆离子释放，此过程为转移金属化（Sherry 2009）。这种现象意味着自由钆离子从其螯合物配体释放；这个配体随后与其他内源性金属结合（锌、铁或铜），使自由钆离子与内源性配体结合，例如磷。此外，离子线性制剂比非离子线性制剂有更强的动力学稳定性，使它们不易参加转移金属化过程。在表 28-3 中列出了已获批在美国和欧盟使用的 GBC。

药代动力学

在静脉注射后，GBC 快速分布到细胞外空间，在血浆和间质隔室间达到平衡。它们的蛋白结合有限并呈少量分布。GBC 通过肾小球滤过排出，如果肾功能受损，它们的血浆半衰期就会显著延长。GBC 相对小的分子量、少量分布和有限的蛋白结合特点使它们成为血透清除理想的靶点（Saitoh 2006）。通过一次血液透析治疗清除的平均量为 74%，两次治疗为 92%，三次治疗为 99%（Saitoh 2006）。另一方面，腹膜透析对它们的清除无效。

肾毒性

在 T1 到未透析的 T5 CKD 患者中 GBC 相关性肾毒性的程度仍有一些争议。动物研究证实大剂量（0.6～3.0mmol/kg）的肾毒性特点为肾小管上皮细胞空泡化和坏死。在健康受试者和轻度到中度 CKD 患者中进行的早期研究表明其有良好的肾脏安全性特点。根据这些早期观察结果，认为 GBC 在 CKD 患者中使用相对安全，即使是在肾血管造影需要大剂量使用时也一样。在这个问题上需要强调许多认为是 RCIN 高风险的患者被给予 GBC 并不是因为其"肾安全性"的特点。一些在 1995 年到 2002 年发表的研究（Perazella 2009b）表明 GBC 缺少显著的肾毒性。在碘化造影剂标准时为轻度到中度风险的患者肾功能仍保持稳定。这些患者为 T2 到 T3 CKD（平均血清肌酐为 1.5～3.6mg/dl [133～230μmol/L]）并且有几个肾脏毒性的主要风险因素（糖尿病、心脏病、高血压）。在这些研究中的平均 GBC 剂量为 0.29mmol/kg。这些患者中有约一半使用了高渗 GBC（1960mOsm/L）。然而，在随后发表的四项研究（Perazella 2009b）中证实了在 CKD 患者中使用 GBC 的肾毒性。这些研究中描述的为 T3 到 T4 CKD 患者；许多患者有心脏病、高血压和糖尿病。描述的患者接受了较高的 GBC 剂量（平均 ～0.4mmol/kg）并且更多时候是暴露于高渗 GBC 中。根据这些数据，显示 GBC 有潜在的足够的肾毒性，需要在 T2 到非透析 T5CKD 患者中使用时注意，尤其是在晚期糖尿病肾病患者中。更高剂量（>0.4mmol/kg）和动脉注射 GBC 显示可增加风险，因此谨慎使用可达到足够成像质量的最低剂量的 GBC。更高渗透压的 GBC 是否有增加的肾毒性仍然未知，因为该问题未被系统研究过。

表 28-3　在美国和欧洲使用的含钆造影剂

钆制剂 [常用剂量]	渗透压 (mOsm/L)	分子结构	电荷	GFR 或 CrCl (mL/min)	清除半衰期 (h)	动力学稳定性[a]
钆双胺 (Omniscan) [0.1mmol/kg]	900	线性	非离子型	正常 28 <15	1.3 6.0 27.4	<5 秒
钆弗塞胺 (OptiMARK) [0.1mmol/kg]	1110	线性	非离子型	正常 10~80	1.7~1.9 4.4~7.6	<5 秒
钆喷酸葡胺 (Magnevist) [0.1mmol/kg]	1960	线性	离子型	正常 7.2~70 （中位数 25）	1.56 6.45 （最大 29）	<5 秒
钆贝酸盐 (MultiHance) [0.05~0.1mmol/kg]	1970	线性	离子型	正常 31~60 10~30	1.95~2.02 5.61 9.18	<5 秒
钆塞酸二钠 (Primovist, Eovist) [0.025~0.1mmol/kg]	690	线性	离子型	正常 （50% 肝脏清除）	0.95	<5 秒

续表

钆制剂[常用剂量]	渗透压(mOsm/L)	分子结构	电荷	GFR 或 CrCl (ml/min)	清除半衰期(h)	动力学稳定性[a]
钆膦维司(Vasovist) [0.03mmol/kg]	820	线性	离子型	正常	18.5	<5秒
钆特醇(Prohance) [0.1mmol/kg]	630	大环	非离子型	正常 31~60 10~30	1.57 6.9 9.5	4h
钆布醇(Gadovist) [0.1mmol/kg]	1600	大环	非离子型	正常	1.5	18~43h
钆特酸葡甲胺(Dotarem) [0.1~0.2mmol/kg]	1350	大环	离子型	正常	1.5	85~338h

含钆造影剂以每种剂型显示如下(以mmol/kg表示); GFR, 肾小球滤过率; CrC, 肌酐清除率。

[a]动力学稳定性有 Port 测量, 2008

含钆造影剂和肾源性系统纤维化

在 1997 年，报道了在肾移植失败的移植肾受体患者、进行长期透析的晚期肾病（ESRD）患者，和在一例肾损伤患者出现了之前未描述过的纤维化皮肤疾病（Galan 2006）。这种新出现的疾病被称为肾纤维化皮肤病。后来，由于纤维化发生在系统器官此名称被更换为肾源性系统纤维化。

肾源性系统纤维化临床特点

NSF 更易于对四肢而不是躯干产生系统影响，面部一般不会受侵。开始的几周到几个月皮肤会出现红斑和肿胀一直发展到出现皮肤广泛纤维化，通常会出现严重的关节挛缩和明显的活动受限（Galan 2006）。涉及的系统器官包括肝脏、心脏、肺脏、肾脏、横膈膜、食管和骨骼肌，并与致死性结果有关。

在该初次病例报告后的 NSF 文献主要由所有原因可能为一定制剂使用的病例报告和少数系列病例组成。在 2006 年，当 Grobner（2006）报道了 5 例暴露于 GBC 的 ESRD 患者中发生了 NSF 时，使对该病的认识产生了主要突破。随后的多篇报道支持了 GBC 在造成 NSF 发生中的作用，并且确认了 GBC 为该病的主要原因。

患病率

在暴露的 ESRD 患者中经活检证实的 NSF 的患病率为 1.5% 和 5%（Galan 2006），并且在使用主要临床标准时可增加到 13%。有超过 80% 的伴 NSF 的 ESRD 患者需要进行透析；剩余患者在暴露到 GBC 时有 T4 或 T5 CKD 和/或急性肾损伤。仅有 5 例 T4 CKD 患者记录有 NSF 发生。需要指出的是，在 T1 到 T3 CKD 患者中无明确的 NSF 病例出现。在一项对未透析的 CKD 患者进行含钆 MR 检查的大样本研究中，有 918 例（45%）T3 CKD 患者，491 例（24%）T4 和 117（6%）例 T5 CKD 患者。在平均为 29 个月的随访中未发现有 NSF 病例出现。

肾源性系统纤维化和使用的含钆造影剂类型

一般来说，线性螯合物如钆双胺和钆弗塞胺的动力学稳定性最低，也就是说有高的离解率，而大环螯合物如钆特醇有更高的动力学稳定性，因此离解率较低。较高动力学稳定性的螯合物将不易释放钆离子。

临床证据似乎支持了动力学稳定性对 NSF 发生风险的重要性，因为大多数被报道的使用 GBC 的病例有相对低的动力学稳定性，例如钆双胺和钆弗塞胺，而报道钆特醇的使用更广泛，即使是在 ESRD 患者中，且发生 NSF 的风险更低。例如，一项研究指出暴露到钆特醇的 ESRD 患者在 7 年时间内无一例 NSF 发生，钆特醇为一种有高动力稳定性的大环制剂（Reilly 2008）。有过暴露到大环制剂的患者出现 NSF 的单一病例报道（Emholdt 2010），但是作为群组研究，使用大环螯合物导致 NSF 的发生并不常见。

对肾功能和剂量的影响

晚期肾病预示着有发生转移金属化的高风险，因为显著延长了 GBC 的清除半衰期（表 28-3）（Perazella 2009a）。使用的 GBC 剂量也很重要。对于钆双胺，使用 0.2mmol/kg 剂量时发生 NSF 的风险为 0.1mmol/kg 剂量时的 12 倍。另外在一系列 ESRD 患者中，接受钆双胺（剂量为 0.28mmol/kg）的有 8/312 例患者有发生 NSF 的证据，相比之下，在 784 例接受较低剂量（0.16mmol/kg）的钆贝酸盐的患者中无 NSF 发生的证据（Martin 2010）。发表的文献和耶鲁肾源性系统纤维化注册数据支持了在增高的风险和较高的累积 GBC 剂量之间有相关性。如钆钡酸盐这类制剂，可通过肾脏和肝脏进行清除，这可能也与较低的 NSF 风险有关。

辅助因素

晚期肾病和 GBC 暴露本身是 NSF 发生的必要但非充分条件。已经提出了一些公认的辅助因素。这些因素包括各种全身促炎性疾病，例如感染、手术和血管手术。炎症状态可增加促纤维化细胞因子和趋化因子的产生，它们可促进促纤维化细胞进入含 Gd^{3+} 组织并增加胶原蛋白的形成。代谢紊乱，例如高磷血症、高钙血症和代谢性酸中毒，可通过增强转移金属化而增加 NSF 发生的风险。最后，如促红细胞生成素和静脉补铁也可增加 NSF 在暴露到 GBC 的肾病患者中发生的风险（Perazella 2009a）。

FDA-规定的警告

在 2010 年 12 月，美国食品和药物管理局（FDA 2010）更新了现有的含钆造影剂的黑框警告，针对三种此类制剂：钆双胺（Omniscan）、钆弗塞胺（OptiMARK）和钆喷酸葡胺（Magnevist），认为它们不应用于急性肾损伤或严重 CKD 的患者。新的标签说明还强调在进行任何此类制剂给药前需要对肾功能或肾损伤程度进行评估。

预防

对于 T3 到非透析的 T5 CKD 患者使用 GBC-MR 检查时应给予什么样的建议呢？在 $eGFR/1.73m^2 < 30ml/min$ 或任何形式的急性肾衰患者中，如果可能，应选择无 GBC 的成像。当仅有 GBC 增强的 MR 成像可提供所需信息时，则需要采用个体化的方案。这包括与患者和其他涉及的医生进行 GBC 暴露风险-获益的讨论。如果预计诊断信息的获益超过了风险，那么就需要采用以下合理方法：在获得知情同意书后，使用高动力学稳定性的 GBC 合剂，例如大环 GBC 制剂。钆钡酸盐和新的 GBC 制剂也不易导致 NSF 的发生。这可能与成像需要的剂量较低（钆钡酸盐）或双通路排泄（钆钡酸盐有 50% 通过肝脏排泄）有关。不管选择哪种制剂，尽量使用可达到足够诊断成像效果的最低剂量（美国食品和药物管理局，2010）。在成像操作后立即进行血液透析清除 GBC 的作用仍不清楚，尽管有其合理性，但是并不总是可行。

（林梅　译）

参考文献及推荐阅读：

Bellin MF. MR contrast agents, the old and the new. *Eur J Radiol*. 2006;60:314–323.

Brar SS, Hiremath S, Dangas G, et al. Sodium bicarbonate for the prevention of contrast induced-acute kidney injury: a systematic review and meta-analysis. *Clin J Am Soc Nephrol*. 2009;4:1584–1592.

Briguori C, Manganelli F, Scarpato P, et al. Acetylcysteine and radiocontrast agent-associated nephrotoxicity. *J Am Coll Cardiol*. 2002;40:298–303.

Chrysochou C, Power A, Shurrab AE, et al. Low risk for nephrogenic systemic fibrosis in non-dialysis patients who have chronic kidney disease and are investigated with gadolinium-enhanced magnetic resonance imaging. *Clin J Am Soc Nephrol*. 2010;5:484–489.

Cruz DN, Perazella MA, Bellomo R, et al. Extracorporeal blood purification therapies for prevention of radiocontrast-induced nephropathy: a systematic review. *Am J Kidney Dis*. 2006;48:361–371.

Dangas G, Iakovou I, Nikolsky E, et al. Radiocontrast-induced nephropathy after percutaneous coronary interventions in relation to chronic kidney disease and hemodynamic variables. *Am J Cardiol*. 2005;95:13–19.

Emholdt TR, Jorgensen B, Ramsing M, et al. Two cases of nephrogenic systemic fibrosis after exposure to the macrocyclic compound gadobutrol. *Nephrol Dial Transplant Plus.* 2010;3:285–287.

FDA (U.S. Food and Drug Administration) Drug Safety Communication. New warnings for using gadolinium-based contrast agents in patients with kidney dysfunction. http://www.fda.gov/Drugs/DrugSafety/ucm223966.htm. Accessed January 19, 2011.

Galan A, Cowper SE, Bucala R. Nephrogenic systemic fibrosis (nephrogenic fibrosing dermopathy). *Curr Opin Rheumatol.* 2006;18:614–617.

Gonzales DA, Norsworthy KJ, Kern SJ, et al. A meta-analysis of N-acetylcysteine in contrast-induced nephrotoxicity: unsupervised clustering to resolve heterogeneity. *BMC Med.* 2007;5:32.

Grobner T. Gadolinium—a specific trigger for the development of nephrogenic fibrosing dermopathy and nephrogenic systemic fibrosis? *Nephrol Dial Transplant.* 2006;21:1104–1108.

Hoste EAJ, De Waele JJ, Gevaert S, et al. Sodium bicarbonate for prevention of contrast-induced acute kidney injury: a systematic review and meta-analysis. *Nephrol Dial Transplant.* 2010;25:747–758.

Katzberg RW, Haller C. Radiocontrast-induced nephrotoxicity: clinical landscape. *Kidney Int Suppl.* 2006:S3–S7.

Kelly AM, Dwamena B, Cronin P, et al. Meta-analysis: effectiveness of drugs for preventing radiocontrast-induced nephropathy. *Ann Intern Med.* 2008;148:284–294.

Lee PT, Chou KJ, Liu CP, et al. Renal protection for coronary angiography in advanced renal failure patients by prophylactic hemodialysis. A randomized controlled trial. *J Am Coll Cardiol.* 2007;50:1015–1020.

Marenzi G, Assanelli E, Marana I, et al. N-acetylcysteine and contrast-induced nephropathy in primary angioplasty. *N Engl J Med.* 2006;354:2773–2782.

Marenzi G, Marana I, Lauri G, et al. The prevention of radiocontrast-agent-induced nephropathy by hemofiltration. *N Engl J Med.* 2003;349:1333–1340.

Martin DR, Krishnamoorthy SK, Kalb B, et al. Decreased incidence of NSF in patients on dialysis after changing gadolinium contrast-enhanced MRI protocols. *J Magn Reson Imaging.* 2010;31:440–446.

McCullough PA, Bertrand ME, Brinker JA, et al. A meta-analysis of the renal safety of isosmolar iodixanol compared with low-osmolar radiocontrast media. *J Am Coll Cardiol.* 2006; 48:692–699.

Mehran R, Aymong ED, Nikolsky E, et al. A simple risk score for prediction of radiocontrast-induced nephropathy after percutaneous coronary intervention: development and initial validation. *J Am Coll Cardiol.* 2004;44:1393–1399.

Merten GJ, Burgess WP, Gray LV, et al. Prevention of radiocontrast-induced nephropathy with sodium bicarbonate: a randomized controlled trial. *JAMA.* 2004;291:2328–2334.

Mueller C, Buerkle G, Buettner HJ, et al. Prevention of contrast media-associated nephropathy: randomized comparison of 2 hydration regimens in 1620 patients undergoing coronary angioplasty. *Arch Intern Med.* 2002;162:329–336.

Perazella MA. Nephrogenic systemic fibrosis, gadolinium, and chronic kidney disease: Is there a link? *Clin J Am Soc Nephrol.* 2007;2:200–202.

Perazella MA. Advanced kidney disease, gadolinium and nephrogenic systemic fibrosis: the perfect storm. 2009a;18:519–525.

Perazella MA. Current status of gadolinium toxicity in patients with kidney disease. *Clin J Am Soc Nephrol.* 2009b;4:461–469

Port M, Idée JM, Medina C, et al. Efficiency, thermodynamic and kinetic stability of marketed gadolinium chelates and their possible clinical consequences: a critical review. *Biometals.* 2008;21:469–490.

Reilly RF. Risk for nephrogenic systemic fibrosis with gadoteridol (ProHance) in patients who are on long-term hemodialysis. *Clin J Am Soc Nephrol.* 2008;3:747–751.

Saitoh T, Hayasaka K, Tanaka Y, et al. Dialyzability of gadodiamide in hemodialysis patients. *Radiat Med.* 2006;24:445–451.

Sherry AD, Caravan P, Lenkinski RE. Primer on gadolinium chemistry. *J Magn Reson Imaging.* 2009;30:1240–1248.

Solomon R, Werner C, Mann D, et al. Effects of saline, mannitol, and furosemide to prevent acute decreases in renal function induced by radiocontrast agents. *N Engl J Med*. 1994; 331:1416–1420.

Solomon RJ, Natarajan MK, Doucet S, et al. Cardiac Angiography in Renally Impaired Patients (CARE) study: a randomized double-blind trial of radiocontrast-induced nephropathy in patients with chronic kidney disease. *Circulation*. 2007;115:3189–3196.

Stevens MA, McCullough PA, Tobin KJ, et al. A prospective randomized trial of prevention measures in patients at high risk for contrast nephropathy: Results of the P.R.I.N.C.E. Study. Prevention of Radiocontrast Induced Nephropathy Clinical Evaluation. *J Am Coll Cardiol*. 1999;33:403–411.

Tepel M, van der Giet M, Schwarzfeld C, et al. Prevention of radiographic-radiocontrast-agent-induced reductions in renal function by acetylcysteine. *N Engl J Med*. 2000; 343:180–184.

Thomsen HS, Morcos SK, Dawson P. Is there a causal relation between the administration of gadolinium based contrast media and the development of nephrogenic systemic fibrosis? *Clin Radiol*. 2006;61:905–906.

U. S. Food and Drug Administration (FDA). FDA Drug Safety Communication: New warnings for using gadolinium-based contrast agents in patients with kidney dysfunction. 09 Sep 2010. http://www.fda.gov/Drugs/DrugSafety/ucm223966.htm. Accessed 23 September 2010.

Zoungas S, Ninomiya T, Huxley R, et al. Systematic review: sodium bicarbonate treatment regimens for the prevention of contrast-induced nephropathy. *Ann Intern Med*. 2009;151:631–638.

第 29 章　慢性肾病的药物定量

Ali J. Olyaei and Gregory Roberti

肾功能受损改变多种药物的新陈代谢，肝药物代谢的效率也一样被影响。多种具有活性代谢物的药理学因子经肾脏排泄加上慢性肾疾病非特异性抑制基于肝细胞色素 P450 的药物代谢。在肾细胞内通过酶参与的各种代谢在这些新陈代谢中起重要的作用。为此，为避免药物毒性和保证对慢性肾病的治疗效果，许多药物剂量的调整是必须的。在这一章，对被肾功能不全改变的药理学参数做一个概述，并描述一下药物剂量调整的方法。

药代动力学在肾衰竭中改变原则

特定的药物在被代谢前可能会到达身体的各个部分（图 29-1）。肾功能改变会影响生物利用率，容积、蛋白结合、生物转化、或药物的消除。

生物利用率

药物的生物利用率指的是能达到整个体循环的药物部分（用百分比表示）。药物的比例及给药途径决定生物利用率。一般来说，经静脉给药有100%的生物利用率，因为指定的药物全部到达体循环。当我们经口服、肌注或皮下途径给药，只有很少的一部分到达靶组织。例如，呋塞米经静脉给药有100%的利用率，但是经口给药只有50%的生物利用率。这个现象就可以解释病人由静脉给药改为口服给药时要用双倍静脉给药时呋塞米的量。患慢性肾病的病人，呋塞米生物利用率的范围为10%到50%。有肾病的患者因为各种原因药物吸收率可能被改变。（例如，因为尿毒症呕吐或胃轻瘫使得神经性改变伴随的糖尿病及老化）患

483

有慢性肾病、心衰或肾病综合征的病人，通常有肠壁水肿，这可能会引起吸收减少。与药物共存的磷酸盐或结合树脂可导致含有这种药物的不溶性复合物形成，这种复合物可限制药物的吸收和肠道的活力。例如铁、钙、碳酸盐补充、阿扎那韦和酮康唑等吸收的药物，会被同时摄入的增加胃 pH 值的药物破坏。

分布容积

具有药理作用的物质的分布容积能够用来计算需要的剂量，以获得全身药物浓度。分布容积剂量不是指具体的解剖学部位，是一个假设的容积，它是一个和体内药物血浆浓度相关连的比例常数。一般来说，血浆浓度与分布容积是负相关的。水肿与腹水，由于身体总水量增加，倾向于增加水溶性物质的分布容积，导致低血浆浓度。换句话说，地高辛和胰岛素都可显著地减少肾衰病人的分布容积，相对地增加所给药物的血浆浓度。

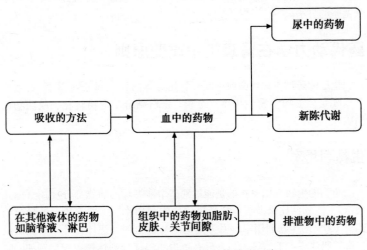

图 29-1　改变药物代谢和药效的因素

蛋白结合

尽管复合物在与蛋白结合或不结合的形态之间转换，仅仅不结合的形态被分布各处且具有生物活性。与血浆蛋白结合的部分药物被认为是储存库。肾功能不全减少与大多数因子的蛋白结合，因为器官产生的废物阻断了载体蛋白的连接部位，因此取代了具有药理作用的物质。因此，更大比例的药物以非结合、活性态循环。因为标准的药物分析要测量药物的浓度，（即结合与非结合的药物水平）当药物的治疗系数很窄时检测非结合药物水平尤其应小心翼翼，（例如一个病人正在接受苯妥英钠治疗的情况下）大多数酸性药物结合在清蛋白上，大多数基本药物结合在非清蛋白上。这是减少 CKD 蛋白结合的抵消因素：大多数非清蛋白是急性期反应物，和有慢性肾疾病的病人，它的血浆水平通常是提高的，导致在增加碱性药物如普萘洛尔和万古霉素的蛋白结合。

生物转化

一般来说，肝脏和肾脏被设定为结合废物处理系统。尽管肠、肺、肾的细胞都含有参加这个反应的酶，但生物转化大部分发生在肝脏。这些代谢反应被分为 2 个阶段，阶段 1，这个反应通过 CYP 系统、解毒药和另一些物质起效，这个反应包括氧化、还原、水解等。阶段 2 生物转化反应最初通过转移原药或阶段 1 反应的代谢产物进入水溶性复合物，水溶性复合物通过尿液或胆汁很容易排泄。

对慢性肾病患者通过 CYP 系统能降低第一阶段生物转化反应的活性，这个 CYP 系统归功于肝酶的非特异抑制系统和 CYP 系统的一小部分发生在肾组织的事实。降低慢性肾病患者的 CYP（细胞色素）活性可增加药物的蓄积和引起潜在的药物毒性，甚至药物不通过肾脏排泄。CYP 酶有很多，最重要的 CYP 酶都展示在表 29-1。当给的第二种药被和第一种药一样的 CYP 酶代谢，第一种药的 CYP 生物转化就降低了，药物的血液浓度就会增加。环孢霉素有一个例子就是一个正在使用环孢霉素的病人在饮用葡萄柚果汁的情况下：两个都通过细胞色素 3A 代谢，由于细胞色素 3A 被葡萄柚果汁抑制，血浆的环孢霉素浓度本质上是增加的。

尽管生物转化反应经常产生惰性的代谢产物，但也不总是这种情况。例如，抗心律不齐药乙酰卡尼，代谢产物有药理学活性，这取决于肾脏消除。另一个例子是处方药麻醉剂哌替啶，哌替啶被代谢为去甲哌替啶，这也取决于肾脏消除。尽管去甲哌替啶还有一点点麻醉作用，它是中枢神经系统刺激剂，也能在病人体内蓄积损害肾脏，降低癫痫发作

第29章　慢性肾病的药物定量

的阈值。吗啡经过新陈代谢成为 M3G 和 M6G（吗啡-6-葡萄糖苷 glucu-ronide）。对于慢性肾病患者，两种代谢产物均可蓄积，M3G 可减低癫痫发作的阈值，M6G 可引起呼吸抑制。

除外以上对生物转化反应第一及第二阶段的讨论，肾脏在药物代谢中也扮演着一个角色。胰岛素被肾脏代谢的例子在 17 章被讨论。胰岛素在肾小球被过滤，在肾近端小管被代谢。因慢性肾炎这个过程被抑制，因此，胰岛素延长了作用持续期。抗生素亚胺培南被称为肽酶的肾酶代谢，它的半衰期因慢性肾病基本上被改变了，关于本题目更完整的讨论，请见 Dowling（2002）。

表 29-1　药物被 P450、CYP3A4/5、CYP2C9/19 和 CYP2D6 酶系统代谢

CYP3A4/5	CYP2C9/19	CYP2D6
胺碘酮	胺碘酮	卡维地洛
氨氯地平	阿米替林	地昔帕明
阿奇霉素	吡咯抗真菌药	去甲替林
大麻素类	氯霉素	普萘洛尔
克拉霉素	塞来考昔	美托洛尔
环孢霉素	西咪替丁	噻吗洛尔
达那唑	双氯芬酸	
地拉夫定	氟西汀	
地尔硫䓬	氟伐地汀	
红霉素	氟伏沙明	
氟康唑	格列吡嗪	
氟西汀	格列本脲	
氟伏沙明	布洛芬	
葡萄柚汁	依贝沙坦	
印地那韦	氯沙坦	
依曲康唑	甲硝唑	
酮康唑	奥美拉唑	

续表

CYP3A4/5	CYP2C9/19	CYP2D6
甲硝唑	苯妥英	
咪拉地尔	利托那韦	
咪康唑	罗西格列酮	
萘法唑酮	罗苏伐他汀	
那非那韦	甲苯磺丁脲	
诺氟沙星	华法林	
奥美拉唑		
右丙氧芬		
奎宁		
利托那韦		
沙奎那韦		
舍曲林		
醋竹桃霉素		
维拉帕米		
扎鲁司特		

CYP：细胞色素 P

药物基因组学

基因组药物在新陈代谢和肾毒性的不同之处可能是最适药物剂量和鉴别病人亚群的重要标志，这些病人可能对所给的药物有显著地抗性和敏感性。例如 N-乙酰转移酶在表达上的遗传变异对病人在抗结核病、抗高血压、抗心律不齐上能引起标志性的药物毒性。Snips 基因变异被称为"snips"，或单一核苷酸的多形性。基因经多种修饰的变异性被称为多态现象。对于糖蛋白和细胞色素 P450 有意义的多形性在不同的个体上已经被观察到。细胞色素 P 同工酶和 P-糖蛋白的多形性会直接或间接影响相对的药物反应和药物之间的相互反应。就像另一个例子，重大意义的异质性是血管紧张素转换酶的表现。通过基因插入或删除的多形性控制

ACE 表达可影响药理学阻断 RAAS 后的临床结果。因为免疫抑制因子素、非洲、美国、西班牙的病人比其他国家病人达到相同的目标血药浓度需要口服更高的剂量。这些不同之处与肠内的 p-糖蛋白和细胞色素 P450-ⅢA 不同多形性的相关性表达有关。在美国,食物和药物的管理部门为了个体化给予华法林治疗已经认可细胞色素 P 450 2C9 药理基因学检测。病人低或高表达 CYP-450 2C9 分别增加了出血和血栓形成的风险。基因多样性的知识的出现可给这些低或高华法林剂量的病人带来希望。患慢性肾病的病人,微数列的研究可展示肾疾病在不同阶段基因表达的调控。尽管如此,大量的基因标志将来应用于临床实践有多大的用处还不是很清楚。

对于肾功能及药物定量的年龄相关性影响

老化过程能影响肌肉质量、蛋白结合、肝肾功能和相关的细胞质量与身体脂肪容积分布。这些变化改变了药物的药代动力学及药效动力学。年龄相关性肾功能退化发生是因缺乏病理障碍。在 30~80 岁之间伴随有相应的肾功能损伤的患者,其肾脏长度缩短 0.5~1cm,质量减少 20%~30%。关于肾病理活检,人们发现纤维化、肾小管萎缩、血管硬化增加,和微血管疾病及降低血管反应性一样。随着年龄的增长肝脏也发生一样的变化,肝脏的大小和血液流动减少一样,减慢了生物转化反应第一和第二阶段的速率和延长药物制剂的半衰期。因此,当调整老年人的药物剂量时,超出的估计肾小球滤过率需要被认识。

神经认知紊乱对于老年人很普遍。原因是多因素的,但是经常药物治疗很引人注目的。地西泮和其他镇静催眠药常被用来治疗焦虑和睡眠紊乱。大约 15% 患肾病的患者用这些药,妇女、吸烟者、慢性阻塞性肺疾病患者,这些药使用更多。地西泮被联合应用于慢性及急性意识错乱药物引起的意识错乱和谵妄是药物依赖性的,老化和慢性肾疾病延长那些药物的半衰期和延长与这些药物的接触时间。通过评估老年人的认知紊乱,尤其是有慢性肾疾病的患者,考察所有的药物很重要。

许多不同种类的药剂可以引起意识错乱;尽管如此,锂,地高辛、茶碱、类固醇抗抑郁药、多巴胺受体激动剂、麻醉药、碳酸酐酶抑制剂、β 受体阻滞剂都能增加药物引起意识紊乱的风险。药物使液体沉淀和电解质紊乱可损伤神经传递,已经暗示了慢性肾疾病患者意识紊乱和谵妄的发病机制。引起电解质异常的药剂被列在表 29-2。

在老年性病人中,跌倒是受伤和死亡的主要原因。大约 50% 私人疗养院和医院的病大于 65 岁的病人，每年经历一次跌倒。复方药剂怎么增加跌倒的风险。镇静催眠药的应用是老年人跌倒最大危险因素。尤其是这有预防跌倒的教训。腐蚀性的液体移去，复方药剂能影响大脑皮层，和引起电解质紊乱的药物一样谨慎使用。

药物能改变肾功能或引起肾损伤

如大家所知的能显著地改变肾功能或引起肾损害的药物被列在表 29-3。在大多数情况下，损伤的途径是多因素的，如药物的相互作用，疾病，以及一些危险因素加重肾损害。一些药物通过引起肾血管收缩，减少血液流向肾的深层被称为肾髓质的部分，从而损伤肾脏。当这种药给病人使用后，因其有额外的血流动力学原因使肾血管收缩，GFR 降低，血尿素氮和肌酐会显著地提高。尽管损伤通常可逆的，但也可产生持久的，局部缺血性损伤。肾血管收缩也能影响肾排泄自由水的能力，因为其减少钠向远侧肾单位释放。这些反过来可引起低钠血症，其可增加老年人步态不稳、摔跤、骨折的风险。并且减少远端钠的传递阻碍酸和钾的排泄，至于详细内容请看第 15 章。通过肾血管收缩引起肾损伤的值得注意药物是非甾体抗感染药和碘化的对照物因子（进一步的讨论在第 28 章），因此 2 种药物有时也能通过其他机制引起肾损伤。ACEI 和 ARBs 也能可逆地损伤肾功能，因为他们扩张出球小动脉。这引起肾小球内压力降低，血浆进入肾小球仅仅是通过，只有较少的超滤液进入肾小管。因此患 CKD 的病人在接受这种治疗时，其 GRF 减少通常能被注意到。

表 29-2　药物可改变电解质和矿物质的值

异常	药物治疗	机制
低钠血症	噻嗪类利尿剂	损伤集合管尿液的稀释能力
	ACEI	刺激渴感经由血管紧张素 I 或 II 的转换
	甲氧苄啶	阻塞集合管阿米洛利敏感的钠通道
	非甾体抗感染药	抑制肾小管前列腺素和抗利尿激素增效剂

异常	药物治疗	机制
	质子泵抑制剂、环磷酰胺、吗啡、巴比妥类药物、长春新碱卡马西平、对乙酰氨基酚、去氨加压素、催产素、抗抑郁药	不适当抗利尿激素分泌综合征
	甘露醇	对渗透压增加所致的容积膨胀
高钠血症	髓袢利尿剂	增加肾对水的清除
	甘露醇	血容不足
	两性霉素B、地塞米松	肾性糖尿病
	多巴胺、锂	尿崩症
	氧氟沙星	
	奥利司他、膦甲酸	
	高渗盐水	外源性钠载体
	普通盐水	
	高渗碳酸氢钠、含钠抗生素	
	渗透性导泻药	胃肠道丢失
低钾血症	噻嗪类髓袢利尿剂	增加输送钠到远侧肾单位，同时促进钾的排泄
	肾上腺素受体激动剂	刺激钠钾ATP酶，引起钾进入细胞
	巴多酚丁胺、茶碱	
	氨茶碱	增加输送钠到远侧肾单位
	碳酸酐酶抑制剂	阻滞近端钠吸收，更多到达远侧肾单位
	糖皮质激素	增加远端肾小管对钠的重吸收
	青霉素、氨基青霉素抗青霉素酶青霉素	促进钾排泄，增加钠到远侧肾单位
	氨基糖苷类、膦甲酸	钾的消耗可引起镁缺乏症
	顺铂、两性霉素B	抑制集合管分泌

续表

异常	药物治疗	机制
高钾血症	阳离子交换树脂	肠腔内交换钠与钾
	柠檬酸钾、盘尼西林 G、肠内外营养	钾过剩管理
	螺内酯、阿米洛利	抑制钾排泄
	美托洛尔、普萘洛尔、拉贝洛尔、氨苯蝶啶、甲氧苄啶	抑制 Na-κ ATP 酶，把钾转移出细胞外
	ACEI、ARBs、NSAIDs	降低醛固酮合成和分泌
	华法林	
	琥珀酰胆碱	将钾转移出细胞外
低钙血症	化疗药	减少骨重吸收
	氟化物、中毒、乙醇、二膦酸盐、降钙素、两性霉素 B、西咪替丁	
	膦甲酸、磷酸盐、柠檬酸盐	钙的螯合作用
	清蛋白、脂肪乳	
	肝素钠、苯妥英钠、苯巴比妥	维生素 D 缺乏
	利福平、异烟肼、酮康唑、扑米酮	
	阿司匹林、雌激素	降低甲状旁腺激素分泌
	硫酸镁、秋水仙素	
	丙硫氧嘧啶	
	氨基糖苷类	低镁血症
	髓袢利尿剂	增加尿钙排泄
高钙血症	维生素 D、维生素 A、雌激素	多方面增加钙的吸收抑制钙通过细胞膜转移
	他莫昔芬	
	噻嗪类利尿剂、锂	
低磷酸盐血症	抗酸剂、硫糖铝	减少肠吸收
	磷酸盐结合剂	
	阿司匹林、沙丁胺醇、肾上腺素、多巴胺、胰岛素、碳酸氢钠	转移磷酸盐进入细胞内
	对乙酰氨基酚利尿剂、皮质激素茶碱化学治疗药物	尿液排泄

续表

异常	药物治疗	机制
高磷（酸盐）血症	磷酸盐灌肠剂、缓泻药	过量磷酸盐管理
低镁血症	氨基糖苷类、两性霉素 B、顺铂环孢霉素 A 地高辛、利尿剂膦甲酸、甲氨喋呤、喷他脒、多粘菌素 B、替卡西林	增加肾的排泄
高镁血症	锂、磷酸盐灌肠液	降低肾的排泄，镁管理

ACE，血管紧张素转换酶；ARB，血管紧张素受体阻滞剂；K，钾；Na，钠；NSAIDs，非甾体抗感染药；PTH，甲状旁腺激素；SSRIs，选择性 5-羟色胺再摄取抑制剂；TCAs，三环类抗抑郁药；5-Fu，5-氟尿嘧啶

环孢霉素 A 和他克莫司可引起严重的剂量依赖性和不可逆的肾损伤。对使用他克莫司和环孢霉素 A 非肾转移的病人肾活检提示血管损伤，尤其是入球小动脉，也损伤肾小管及间质。氨基糖苷类、两性霉素 B、抗病毒因子、顺铂、唑来膦酸被相信直接损伤肾小管引起急性肾损伤。许多抗微生物药和质子泵抑制剂通过肾小管和周围组织的炎性损伤引起肾损伤，被称为间质性肾炎。另一种药物性肾损害的机制归咎于药物和代谢产物结晶在肾小管的沉积。这不仅引起肾小管流出道阻塞也能损伤肾小管细胞。阿昔洛韦，甲氨蝶呤、膦甲酸和其他几种抗病毒药物与这种肾损伤有关。

慢性肾疾病的药物剂量调整

下面这五步为慢性肾疾病患者的药物剂量调整提供了一个框架。应着重强调这种阶梯式的方法仅仅是一个起点，剂量的调整必须在一个接一个的病人基础上严密地监控和修改。

第一步 获得过去的用药历史和进行体检

第一步确定所有病人需要的剂量调整，需获得完整的和详细的过去用药的历史，并进行体检。肾功能障碍可被分为急性或慢性，如果可能，应该确定肾功能障碍的原因。应获得之前不能耐受的药，变态反应、肾毒性的用药史。用药历史包括过去和目前的用药，偶然的药物变态反应，用以上的非处方药，维生素，健康食物，和草药的供应。坚持

处方药治疗应回顾及记录。

在急性肾功能不全患者中，患者的容积状态实际上每天变化，因此应仔细评估患者的容积状况，因为药物的分布容积通过细胞外液体容积的变化被改变。最后，除了肾功能障碍，临床医生应该确定病人是否有肝功能障碍，因为伴随的肝功能障碍可能需要更大的药物剂量调整，影响更大范围的药物。

第二步　评估肾功能

评估肾功能的方法在第一章讨论过，不在此重复，但要强调几个重要的原则。

1. 在提供校正肾功能减少之前，应该对剂量进行预先优化，因为推荐的方法是根据身体表面积对肾功能的程度进行调整。大多数药物在明显肥胖患者中的药代动力学并没有得到很好的研究（Boullata，2010）。缺乏更好的信息，对于非脂溶性的药物，调整后的体重用来计算初始剂量以限制超剂量的风险。

2. GFR 一般比肌酐清除率略少点，因为后者还包括肾小管分泌的肌酐。GFR/CrCL < 1 取决于种族和 GFR 的程度。在中度肾功能损害患者中，GFR/CrCl 约为 0.8。

3. 对于一个健康成年人（中年），GFR 和肌酐期望的正常值取决于身体的表面积，GFR 平均 $100ml/(min \cdot 1.73m^2)$，CrCl 平均为 $120ml/(min \cdot 1.73m^2)$。对于年轻成年人（20~29 岁），期望的 GFR 正常值和预期的 CrCl 值会稍高些，分别是 $116ml/(min \cdot 1.73m^2)$ 和 $130ml/(min \cdot 1.73m^2)$。

4. 通过 MDRD 或 CKD-EPI 公式计算的 $eGFR/1.73m^2$ 值是标准化的 $1.73m^2$ 的身体表面积。在第一章被描述的 CG 和 Lx 公式给予一个实际的 BSA 到 1.73 到计算的 $CrCl/1.73m^2$ 相似的 $eGFR/1.73m^2$。

5. 病态肥胖的病人，CG 和 Lx 公式会高估初始的 CrCL。这些公式预测 24h 基于体重的肌酐分泌，但是 LBM 的肌酐分泌比肥胖患者更容易预测，计算 LBM 的公式参考附录 2，因为 LBM/W 不同于体重、年龄、性别、索引。他需要使用规范化的有不同的年龄、性别和体重系数的简单的 LBM 的 CG 和 Lx 公式，这样的公式还没有得到验证。直到有了该等式，eCrCl 可使用 Salazar-Corcoran 公式计算，这个公式在附录 1 有描述，通过使用 MDRD 公式来估计肥胖病人的初始 GFR，需要通过 BSA/1.73 增加 eGFR/1.73 的值。因为肥胖相关性肾小球高滤过肥胖病人的真实

$eGFR/1.73m^2$ 增加。

第三步 确定负荷剂量

稳态药物浓度在约 5 个半衰期后达到。CKD 显著延长药物的半衰期，如果不给予负荷剂量，稳态水平的完成和治疗效果会显著推迟。一般来说，给予肾功能正常的病人的负荷剂量也应该给予肾功能不全的患者以快速达到治疗水平。地高辛对于这个规则例外：仅仅 $50\% \sim 75\%$ 正常负荷剂量的地高辛可给予肾衰的病人，因为在公式中地高辛的 Vd 减少。负荷剂量可通过下面的公式计算，Vd 的单位是 L/kg Cp 是需求的血浆浓度，单位是 mg/L：

$$负荷剂量 = Vd \times Cp$$

第四步 确定维持剂量

两种办法能够用来调整 CKD 患者的维持剂量。一种是延长给药间隔保持剂量不变，第二种方法是减少剂量而保持给药间隔不变。

对于许多药，维持剂量是产品标签推荐的。对于肾功能正常的病人，推荐的维持剂量可能会也可能不会根据身体尺寸调整。例如抗生素的剂量一般给予 250mg、2 次/日，500mg、2 次/日用于严重感染。那时这产品标签，尤其是老药，当 CrCl 或 GFR <30ml/min 时可能推荐减少剂量。

在这种情况下，直接计算 CrCl 的预计值或 GFR 来明确是否接近于 30ml/min。对于一个普通体形的病人，用 $MDRD/1.73m^2$ 公式通常是足够的，因为 $30ml/(min \cdot 1.73m^2)$ 是接近于 30ml/min 的，只要 BSA 在 $1.73m^2$ 的 $10\% \sim 15\%$ 之内。尽管如此，对于 $1.4m^2$ 的 BSA 小患者，GFR 30，等于 30ml/min 的 $eGFR/1.73m^2$。因此在略高水平的 $eGFR/1.73m^2$ 应该开始减少剂量。相反的，对于体形大的病人，BSA 为 2.3，例如，原 GFR 30 相对的 $eGFR/1.73m^2$ 的 $30 \times 1.73/2.3 = 26$，因此推荐的剂量调整应该被做出直到 $eGFR/1.73m^2$ 下降到 26ml/min。基础剂量调整原为反对 GFR 值正常化，被 NKDEP 推荐的，尽管这个推荐是建议。

因为一些药几乎全部都是通过肾脏分泌，合乎逻辑的步骤是减少 50% 给药间隔或当 $eGFR/1.73m^2$ 降低至正常成人 50% 的值要加倍给药间隔。因这种剂量减少的方法，如果 GFR <50ml/min 需要计算 $eGFR/1.73m^2$ 和申请调整。如果 $eGFR/1.73m^2$ <25ml/min 需要申请更严重的调整。尽管如此，因为实行这个办法没有尺寸偏差，在根据肾功能采用剂量调整之前根据身体尺寸预优化维持剂量很重要。以 mg/kg 或 mg/m^2 的方式给药是最合适的方法。

最终，极度肥胖的患者，计算的负荷剂量和维持剂量充满潜在的错误，几乎没有临床信息指导临床医师。因药物分布在所有的体液中，LMB 可用 Janmahasatian 公式估算（见附录2）。用这个公式为肥胖病人计算 LMB，相比于理想和标准体重的患者的 LMB，适当增加剂量。因药物分布在身体脂肪，需要给予肥胖患者更多的药物。详见第1章和附录2。Ix 和 CG 公式低估了显著肥胖病人的 CrCl。这是一个主动调查的领域，直到验证公式是可行的，沙拉萨尔珂珂伦的 CrCl 估计值可用。另外，MDRD 和 CKD-EPI 公式在肥胖症患者表现得很好，$eGFR/1.73m^2$ 值能够被增加的 BSA 转换为原 GFR，就像上面描述的那样。

关于 CrCL 是否能够用于药物剂量估计，或者是否能够应用上述的 MDRD 公式，仍然存在争议。一些赞成使用 CG 公式相关的年龄 eCrCl，其下降可用 CG 公式预测，这个公式与老年人的一些肾性分泌药物如庆大霉素的清除率明显降低的结果更加一致。然而，与年龄相关的 CG 公式并没有被最近预测 24h 肌酐清除率的公式证实。无论使用什么校正方法，都必须谨慎使用。尤其是老年人，其肾功能和药物代谢的机制降低。和肥胖病人一样，基于巨大体型补偿不足或误判肾功能程度，都有潜在的风险。

第五步 药物浓度

因药物有狭窄的治疗窗，调整剂量和给药间隔还不足以避免药物毒性和确保治疗效果，治疗药物监测指的是根据测量的血浆浓度调整药物剂量。治疗药物监测在给予合适的负荷剂量和 3~4 个维持剂量，确定已经达到稳态浓度。在开始快速的分布阶段之后峰水平反映了最高的药物浓度，往往与药物疗效相关联。在下一次注射之前最低浓度水平通常会立即获得，查明体内药物的最低浓度，从而全身清除。

药物剂量调整表

在器官系统和临床关注集中的表中列出了剂量调整建议（表 29-5 到 29-16）。对现行医学文献进行了广泛的审查，以获得这些剂量的建议。但在这个领域的研究经常是矛盾的或受人口数量的限制，剂量调整推荐几乎从未基于前瞻性对照试验。因此，开处方的保健提供者不能仅仅依赖这里的表格，而是应该把它们作为起点。针对病人的共病情况，年龄，且必须考虑体重，以及和药物相互作用的风险。而且最新的产品处方信息应仔细阅读并注意。美国 FDA 包装说明书能够方便地从国家医学网站下载。

表 29-3　药物导致的肾损伤

药物	危险因素	病理生理学	预防	治疗
NSAIDs	慢性肾疾病、心衰、脱水、利尿剂	血流动力学变化引起急性肾衰，是由于前列腺素产生减少和急慢性肾小管血管收缩导致的血管收缩 慢性间质性肾炎、肾乳头坏死、钠潴留、高钾血症高血压、水肿	避免同时使用利尿剂 当 SCr > 1.5mg/dl（130mcmol/L），限制使用。可用有短半衰期的 NSAIDs	停药。更换止痛药
氨基糖苷类	过度的达到峰值和波谷，持续时间（>7 天）共存的肾毒性	在 PTC 内蓄积，引起肾小管镁坏死非少尿的肾损伤、镁消耗	维持治疗剂量 如果需要可用 1 天给 1 次的剂量	低剂量减、减少使用频率、持续的治疗 如果有镁消耗就口服补镁

续表

药物	危险因素	病理生理学	预防	治疗
阿昔洛韦	高剂量，静脉快速注射	晶状肾病	避免快速静脉输入，调整 CKD 患者剂量，先前的水合作用减慢，药物输注超过 1～2h	如果可能就停药、水化，停止袢利尿剂
阿德福韦酯	≥30mg/d，肾损害，治疗前的肾小管功能障碍	线粒体 DNA 缺失，急性小管退化	CKD 患者剂量调控	如果可能就停止用药
西多福韦	剂量和持续时间，轻度肾功能障碍	Fanconi 综合征，减低 PTC 的细胞凋亡，糖尿病崩症	BK 肾病的水合作用和丙磺舒使用仅为 0.25mg/(kg·w)	如果可能就进行水化并停止用药
替诺福韦	剂量和持续时间，轻度肾功能障碍，使用 ACEI，利托那韦和低体重基因的多态现象	肾毒性间接作用于肾小管上皮细胞，Fanconi 综合征	水合和剂量的判断	如果可能就进行水化并停止用药
茚地那韦	大剂量	水晶神经病变，肾炎阻塞性急性肾衰	水合作用引起高的尿流量可避免大剂量	停药 6～8 周直到肾功能正常

续表

药物	危险因素	病理生理学	预防	治疗
膦甲酸	剂量和持续时间, 轻度肾功能障碍	水晶神经病, 直接小管毒性急性小管坏死, 肾结石, 糖尿病尿崩症	在每个剂量之前静水 0.5~1L 生理盐水 CKD 的不同阶段要调整给药	降低剂量
干扰素		肾前急性肾功能衰竭, 肾间质性肾炎, 血栓性微血管病, 膜性肾小球肾病		水化, 停药
IVIG	蔗糖包含的产品, 脱水	蔗糖以 PTC 形式小囊积蓄, 渗透性和空泡性↑	避免放射性增强检查, 避免含蔗糖的产品	终止蔗糖包含产物
锂	肾损害, 来自发热、吸吐、曝光量、低钠血症、利尿剂, 尤其是噻嗪类的水合作用	肾小管功能障碍, 慢性肾小管性肾病肾小球硬化症	治疗的跨度 (0.6~0.12mEq/L) 阻止水合作用, 避免低钠饮食避免噻嗪类和肾毒性药物	阿米洛利治疗, 肾原性尿病尿崩症低体再生, 血透
硫酸软骨素 A 他克莫司	剂量, 年龄, CKD	钙调磷酸蛋白磷酸酶抑制剂肾毒性降低前列腺素, 血管收缩、降低 GFR, 局部缺血血栓陷、刺激肾小球, 局部区域肾小管萎缩间质纤维化	维持治疗剂量, 避免药物浓度升高	剂量减少

续表

药物	危险因素	病理生理学	预防	治疗
口服磷酸钠	剂量、重复剂量、年龄、ARB, ACEI 和 CKD	肾小管和间质磷酸钙沉淀	如果可能尽量避免，积极水化，减少口服磷酸钠盐的量	停止水化
ACEI	伴随的利尿剂治疗，NSAIDs	扩张出球微动脉、降低 GFR，未知的机械损伤	避免两侧的肾动脉狭窄	停药
甲氨喋呤	酸性尿液，高剂量	尿中的沉淀物、降低小管损伤	优先的水化、碱化，尿液 pH > 7.0	袢利尿剂、亚叶酸钙救援
异环磷酰胺	同时使用顺铂	直接小管损伤和线粒体损害，fanconi 综合征，肾源性尿崩症，低钾血症	使用美司钠	停药
顺铂可加镁	低氯、高剂量用于骨髓消融	急性肾小管坏死、肾源性尿崩症，低镁血症	积极水化，加强利尿 治疗几小时之前和之后 2500ml NS/L 甘露醇、呋塞米、氨磷汀	停药、当需要时

续表

药物	危险因素	病理生理学	预防	治疗
氨苯磺胺	高剂量治疗 AIDS 病人弓形体病，尿液 pH <5.5	水晶性肾病、肾炎	液体摄入 > 3L/d，控制尿液晶体，如果晶状体是可见的，碱化尿液是 pH >7.15	水化
放射性造影剂	剂量和使用频率相对的介质浓度	高渗和髓血管收缩	治疗前后水化；治疗后使用乙酰半胱氨酸或 NaHCO$_3$	水化
马兜铃酸	同时使用血管收缩剂如芬氟拉明、女性、遗传因素	慢性间质肾小管肾炎、尿路上皮肿瘤	避免！小心草药可能包含马兜铃酸	停药 皮质激素
两性霉素 B	剂量和持续时间	入球小血管收缩、降低肾血流	使用脂质体配方	水化、减少剂量

续表

药物	危险因素	病理生理学	预防	治疗
	其他肾毒性因子	远侧小管损伤、低钾血症引起的高镁血症、小管酸中毒、肾源性糖尿病尿崩症引起的多尿	钠负荷（给药前30min静点500~1000ml生理盐水监测钾、镁、钠的血浆浓度	

注：①AIDS 获得性免疫缺陷综合征；ARF 急性肾功能衰竭；CKD 慢性肾病；CsA 环孢素；CYP 细胞色素 P；CFR 肾小球滤过率；IV 静脉注射物；IVIG 静脉注射用免疫球蛋白；K 钾；Mg 镁；Na 钠；NS 生理盐水；NSAIDS 非甾体抗炎药；PCT 近曲小管；SCR 血清肌酸酐

②所有以上药物都应基于肾功能开具

③避免对肾脏有害的药物和利尿剂同时使用

④以上药物的患者相关风险因素包括：年龄、前期肾功能不全、脱水、高渗透性和高钠血症、损害肾脏的药物共用、慢性肾衰竭，糖尿病性神经病，严重的充血性心力衰竭

⑤高渗透性和高钠血症引发的急性肾衰竭在治疗前和治疗中的充分水化是重要的风险因素之一

⑥获取基线血清肌酸酐、血清肌酐和电解质，并在监测治疗期间密切监测肾功能

表29-4 慢性肾疾病药物剂量监测

药物名字	抽样时间	治疗范围	检验药物浓度频率
氨基糖苷类（常规剂量）：庆大霉素，妥布霉素，阿米卡星	低谷：服药前立即抽样 峰值：30~45min 输完液后30min	庆大霉素和妥布霉素 低谷：<2mg/L 峰值：5~8mg/L 阿米卡星 低谷：20~30mg/L 峰值：<5~10mg/L	检验第三剂药的峰值和低谷 治疗<72h，水平不足必须的 如果肾功能变化或每周重复给药
氨基糖苷类（24h剂量）庆大霉素，妥布霉素，阿米卡星	获得给药12h后随机药物浓度	0.5~3mg/L	初次给药后，1周内重复给药，或根据肾功能调整用药
卡马西平	给药前立即抽样	4~12μg/ml	第一次给药或改变剂量后检验2~4d
环孢素	给药前立即抽样	150~400ng/ml	第一周每天，然后每周
地高辛	维持剂量后12h	0.2~2.0ng/ml	肝肾功能正常的病人第一次给药5~7d，无肾患者15~20d
依诺肝素	第二或第三次给药后4h	0.7~1.1抗Xa IU/UL	每周或当需要时

续表

药物名字	抽样时间	治疗范围	检验药物浓度频率
利多卡因	静脉滴注开始或改变后4h	1~5μg/ml	当需要时
锂	低谷：上次给药至少12h后及早晨给药前	急性：0.8~1.2mmol/L 慢性：0.6~0.8mmol/L	当需要时
苯巴比妥	低谷：给药前立即	15~40μg/ml	第一次给药和改变剂量后检测2周，维持浓度1~2个月
苯妥因钠：游离苯妥因	低谷：给药前立即	10~20μg/ml（总量）1~2μg/ml（游离）	第一次给药或改变剂量后
普鲁卡因胺：N-普鲁卡因胺-即鲁卡因胺的代谢	低谷：下次给药前立即或开始改为静滴后12~18h	4~10μg/ml 低谷：4μg/ml 峰值：8μg/ml	当需要时，普鲁卡因胺+ NAPA浓度：5~30μg/ml
西罗莫司	低谷：下一次给药前立即	10~20ng/ml	当需要时第一个月每周

续表

药物名字	抽样时间	治疗范围	检验药物浓度频率
他罗利姆	低谷：下一次给药前立即	5~10ng/ml	第一周每天，然后每周
丙戊酸	低谷：下一次给药前立即	40~100μg/ml	第一次给药或改变剂量后检测2~4d
万古霉素	低谷：给药前立即 峰值：静滴60min后60min	低谷：10~20mg/L 峰值：25~40mg/L	第三次给药，治疗<72h 浓度不是必须的。如果肾功能变化，重复药物浓度

表29-5 慢性肾疾病患者抗菌剂量

药物	正常剂量	肾脏排泄百分率	慢性肾疾病患者剂量调整		注释
			GFR 30~60	GFR 10~29	
氨基糖苷类					肾毒性、耳毒性、当高胆红素血症时毒性更强测量纤溶酶水平明确功效和毒性，出现炎症时腹膜吸收增加。Vd增加水肿、肥胖和腹水

续表

药物	正常剂量	肾脏排泄百分率	慢性肾疾病患者剂量调整			注释
			GFR 30~60	GFR10~29		
庆大霉素	1.5mg/kg q8h	95%	100% q12~24h	100% q24~48h		峰值 5~8mg/L，低谷 <2mg/L
妥布霉素	1.5mg/kg q8h	95%	100% q12~24h	100% q24~48h		峰值 5~8mg/L，低谷 <2mg/L
奈替米星	2mg/kg q8h	95%	100% q12~24h	100% q24~48h		或许比其他的经典药有更低的毒性，峰值 5~8mg/L，低谷 <2mg/L
阿米卡星	7.5mg/kg q12h	95%	100% q12~24h	100% q24~48h		检测浓度。峰值 20~30，低谷 <5~10mg/L
头孢类抗生素						当给予严重慢性肾病患者高剂量滴注剂量时，出现凝血功能异常、尿素氮短暂升高、皮疹、血清病样综合征、癫痫发作及紊乱
口服头孢克洛	250~500mg 3 次／日	70%	100%	50%~100%		

续表

药物	正常剂量	肾脏排泄百分率	慢性肾疾病患者剂量调整		注释
			GFR30~60	GFR 10~29	
头孢羟氨苄	500mg 到 1g 2 次/日	80%	100%	50%~100%	
头孢克肟	200~400mg q12h	85%	100%	50%~100%	
头孢泊肟	200mg q12h	30%	100%	50%~100%	
头孢布烯	400mg q24h	70%	100%	50%~100%	
头孢呋辛酯	250~500mg 2 次/日	90%	100%	50%~100%	和食物一起吸收更好
头孢氨苄	250~500mg 3 次/日	95%	100%	50%~100%	罕见的过敏性间质性肾炎，因损伤凝血酶原合成可能引起出血
头孢拉定	250~500mg 3 次/日	100%	100%	50%~100%	罕见的过敏性间质性肾炎，因损伤凝血酶原合成可能引起出血
头孢孟多酯	1~2g 静点 q6-8h	100%	100%	50%	
头孢唑林	1~2g 静点 q8h	80%	100%	50%	

续表

药物	正常剂量	肾脏排泄百分率	慢性肾疾病患者剂量调整		注释
			GFR 30~60	GFR 10~29	
头孢吡肟	1~2g 静点 q8h	85%	100%	50%	从蛋白质转移到胆红素，黄疸病人减少 50% 的剂量
头孢美唑	1~2g 静点 q8h	85%	100%	50%	
头孢哌酮	1~2g 静点 q12h	20%	100%	100%	可能延长凝血酶原时间
头孢噻肟	1~2g 静点 q6~8h	60%	100%	50%	在终末期肾病的活性代谢，合并肝肾衰竭进一步减少药物剂量
头孢替坦	1~2g 静点 q12h	75%	100%	50%	
头孢西丁	1~2g 静点 q6h	80%	100%	50%	可能产生虚假的血肌酐增加干扰检测
头孢他啶	1~2g 静点 q8h	70%	100%	25%~50%	
头孢曲松	1~2g 静点 q24h	50%	100%	100%	
头孢呋辛钠	0.75~1.5g 静点 q8h	90%	100%	50%	罕见的过敏性间质性肾炎，因损伤凝血酶原合成可能引起出血

续表

药物	正常剂量	肾脏排泄百分率	慢性肾脏疾病患者剂量调整		注释
			GFR 30~60	GFR 10~29	
青霉素					
口服					
阿莫西林	500mg　3 次/日	60%	100%	50%	
氨苄西林	500mg　q6h	60%	100%	50%	
双氯西林	250~500mg　q6h	50%	100%	50%	
青霉素 V	250~500mg　q6h	70%	100%	50%	
静点					
阿莫西林	1~2g 静点　q6h	60%	100%	50%	
萘夫西林	1~2g 静点　q4h	35%	100%	100%	
青霉素 G	200 万~300 万 U 静点　q4h	70%	100% q4~6h	50%	癫痫发作，尿蛋白反应
哌拉西林	3~4g 静点　q4~6h	70%	100%	50%	钠含量：1. 9mmol/g

续表

药物	正常剂量	肾脏排泄百分率	慢性肾脏疾病患者剂量调整		注释
			GFR 30~60	GFR 10~29	
替卡西林	3.1g 静点 q4~6h	85%	100%	50%	钠含量：5.2mmol/g
哌拉西林舒巴坦	3.375 g 静点 q6~8h	75%~90%	100%	50%	钠含量：1.9mmol/g
喹诺酮类					光敏性、肌腱断裂、食物、管饲、减少药物吸收
氟罗沙星	400mg q24h	70%	100%	50%	
环丙沙星	200~400mg 静点 q24h	60%	100%	50%	抗酸治疗时吸收很少，硫糖铝，磷酸盐链接直接降低苯妥英钠的水平
洛美沙星	400mg q24h	76%	100%	50%	在镁、钙、铝、铁等这些成分出现是药物吸收减少，苯碱代谢受损
左氧氟沙星	500mg qd	70%	100%	50%	左旋氧氟沙星、有一样的药代动力学和毒性

续表

药物	正常剂量	肾脏排泄百分率	慢性肾脏疾病患者剂量调整		注释
			GFR 30~60	GFR 10~29	
莫西沙星	400mg　qd	70%	100%	100%	在镁、钙、铝、铁等这些成分出现时药物吸收减少，茶碱代谢受损，离口服剂量需要治疗透析性腹膜炎
萘啶酸	1.0g　q6h	高	100%	避免	
诺氟沙星	400mg　q12h	30%	100%	100%	同上
氧氟沙星	200~400mg q12h	70%	100%	50%	同上
杂项药剂					
阿奇霉素	250~1000mg qd	6%	100%	100%	与他克莫司无药物相互作用
克拉霉素	500mg bid	20%	100%	100%	
克林霉素	250~500mg qid	15%~20%	100%	100%	增加的 CsA/他克莫司浓度
红霉素	150~450mg tid	10%	100%	100%	增加艰难梭菌感染的风险

续表

药物	正常剂量	肾脏排泄百分率	慢性肾疾病患者剂量调整			注释
			GFR 30～60	GFR 10～29		
亚胺培南/西司他丁	250～500mg 静点 q6h	50%	100%	50%		终末期肾病癫痫发作。急性肾衰的非肾清除比慢性肾衰更少，给予亚胺培南可防止肾代谢的肾毒性
美罗培南	1g 静点 q8h	65%	100%	50%		
甲硝唑	500mg 静点 q6h	20%	100%	100%		周围神经病变，增加 LFTs，和酒精的双硫仑反应
喷他脒	4mg/(kg·d)	5%	100%	50%		吸入剂可引起支气管痉挛，静脉给药可引起高血压、低血糖、肾毒性
甲氧苄啶/磺胺甲噁唑	800/160mg bid	70%	100%	25%～50%		增加血肌酐，能引起高钾血症
万古霉素	1g 静点 q12h	90%	75%～100%	50%		肾毒性、耳毒性、延长肌肉松弛的神经肌肉阻滞作用
	口服 125～250mg qid	0%	100%	100%		峰值 30，低谷 5～10 口服万古霉素仅使用于治疗艰难梭菌

续表

药物	正常剂量	肾脏排泄百分率	慢性肾疾病患者剂量调整		注释
			GFR 30～60	GFR 10～29	
抗结核药					
利福平	300～600mg qd	20%	100%	100%	降低 CsA/他克莫司浓度许多药物相互作用
两性霉素 B	0.5～1.5mg/kg 每天	<1%	100%	100%	肾毒性、注射相关性反应，在给予剂量前向给予 250cc 生理盐水
两性霉素 B 粉针剂	4～6mg/kg 每天	<1%	100%	100%	
两性霉素 B 脂质体复合物注射剂	5mg/d	<1%	100%	100%	
两性霉素 B 脂质体注射剂	3～5mg/kg 每天	<1%	100%	100%	
氟康唑	200～800mg 静点 qd 或 bid	<1%	100%	100%	
氟胞嘧啶	37.5mg/kg	90%	q12d	50%	肝功能异常增加的 CsA/他克莫司浓度
唑类和其他抗真菌药					

续表

药物	正常剂量	肾脏排泄百分率	慢性肾脏疾病患者剂量调整		注释
			GFR 30~60	GFR 10~29	
灰黄霉素	125~250mg q6h	1%	100%	100%	
伊曲康唑	200mg q12h	35%	100%	100%	很低的口服吸收率
酮康唑	200~400mg qd	15%	100%	100%	肝毒性
咪康唑	1200~3600mg qd	1%	100%	100%	
特比萘芬	250mg qd	>1%	100%	50%	可引起充血性心力衰竭
伏立康唑	4mg/kg q12h	<2%	100%	100%	GFR<50时避免公式化静点，肾毒性，如果注射大快容易引起心衰
抗病毒药物					
阿巴卡韦	300~600mg/d	<2%	100%	100%	
阿昔洛韦	200~800mg/d	50%	100%	25%~50%	吸收很少，严重CKD的神经毒性，肾毒性，如果注射大快注射容易引起心衰
金刚烷胺	100~200mg q12h	90%	50%	25%	严重的CKD避免使用

续表

药物	正常剂量	肾脏排泄百分率	慢性肾疾病患者剂量调整		注释
			GFR 30~60	GFR 10~29	
西多福韦	5mg/kg/周×2	90%	避免	避免	剂量限制的肾毒性伴蛋白尿、糖尿，肾功能不全
	5mg/kg 每2周				和丙磺舒同时给药肾毒性和肾清除率下降
地拉韦啶	400mg q8h	5%	没有数据	没有数据	
去羟肌苷	200mg q12h	40%~69%	100%		胰腺炎
依法韦伦	600mg/d	<1%	100%	100%	
恩曲他滨	200mg/d	100%	200 q48h	200 q72h	
泛昔洛韦	250~500mg 口服 bid-tid	60%	100%	50%	VZV: 500mg po tid HSV: 250mg po bid 代谢为活化的喷昔洛韦
膦甲酸	40~80mg 静点 q8h	85%	50%	25%	肾毒性、神经毒性、低钙血症、低磷血症、低镁血症、低钾血症
更昔洛韦注射液	5mg/kg q12h	95%	100%	25%~50%	粒细胞和血小板减少

续表

药物	正常剂量	肾脏排泄百分率	慢性肾疾病患者剂量调整		注释
			GFR 30 ~ 60	GFR 10 ~ 29	
更昔洛韦口服	1000mg tid	95%	100%	50%	仅仅用于预防 CMV 也可用注射剂治疗
拉米夫定	150mg bid	80%	75% ~ 100%	50%	丙型肝炎
奈非那韦	750mg q8h	没有数据	没有数据	没有数据	
奈韦拉平	400mg bid	7% ~ 14%	100%	100%	
雷特格韦	200mg q24h ×12 天	<3	没有数据	没有数据	
利巴韦林	500 ~ 600mg q12h	30%	100%	100%	溶血性尿毒综合征
利福布汀	300mg q24h	5% ~ 10%	100%	100%	
金刚乙胺	100mg bid	25%	100%	100%	
利托纳韦	600mg q12h	3.5%	100%	100%	许多药物相互作用
沙奎那韦	600mg q8h	<4%	100%	100%	
司他夫定	30 ~ 40mg q12h	35% ~ 40%	100%	100%	

续表

药物	正常剂量	肾脏排泄百分率	慢性肾疾病患者剂量调整		注释
			GFR 30~60	GFR 10~29	
泰诺福韦	300mg/d	100%	300 q48h	300 q72~96h	当 GFR <50 时认为替代药物可引起急性肾衰或 Fanconi 综合征
伐昔洛韦	500~1000mg q8h	50%	100%	50%	溶血性尿毒综合征/血栓性血小板减少性紫癜
阿糖腺苷	15mg/kg 注射 q24h	50%	100%	100%	吸入和全身暴露而吸收的药物生物利用度很低
扎那米韦	吸入量 bid×5 天	1%	100%	100%	
扎昔他宾	0.75mg q8h	75%	100%	q12h	病人变化巨大,代谢物的肾脏排泄
齐多夫定	200mg q8h, 300mg q12h	8%~25%	100%	75%	

表 29-6 慢性肾疾病患者止痛药剂量

止痛药	正常剂量	肾脏排泄百分率	慢性肾疾病患者剂量调整		注释
			GFR 30~60	GFR 10~29	
毒品和麻醉药品拮抗剂					
阿芬太尼	麻醉诱导 8~40g/kg	<1%	100%	100%	滴定剂量方案

续表

止痛药	正常剂量	肾脏排泄百分率	慢性肾疾病患者剂量调整			注释
			GFR 30~60	GFR 10~29		
布托啡诺	2mg q3~4h	<1%	100%	75%		哌替啶、活性代谢产物、严重CKD 的蓄积引起癫痫发作
可待因	30~60mg q4~6h	<1%	100%	75%		
芬太尼	麻醉诱导	<1%	100%	75%		
哌替啶	50~100mg q3~4h	<1%	100%	避免		在严重 CKD 减少蛋白链接,当 GFR <20 时避免用药
吗啡	2.5~50mg q4h	<1%	100%	75%		活性代谢产物,在严重 CKD 增加药物作用的敏感性
美沙酮	2.5~5mg q6~8h	<1%	100%	100%		
纳洛酮	2mg 静点	<1%	100%	100%		
喷他佐辛	50mg q4h	<1%	100%	75%		
舒芬太尼	麻醉诱导	<1%	100%	100%		
非乙酰氨基酚	650mg q4h	<1%	100%	100%		
对乙酰氨基酚						
阿司匹林	650mg q4h	<1%	100%	100%		

表 29-7　抗高血压和心血管药物在慢性肾疾病的剂

抗高血压和心血管药物	正常剂量	肾脏排泄百分率	慢性肾疾病患者剂量调整 GFR 30~60	慢性肾疾病患者剂量调整 GFR 10~29	注释
ACEI					
贝那普利	10mg qd	20%	100%	75%	高钾血症、急性肾衰、血管神经性水肿、皮疹、咳嗽、贫血，肝毒性和 ARB 交叉的血管神经水肿性风险
卡托普利	6.25~25mg tid 100mg tid	35%	100%	75%	罕见的蛋白尿、肾病综合征、味觉障碍、粒细胞减少增加血地高辛浓度
依那普利	5mg qd 20mg qd	45%	100%	75%	依那普利拉，肝脏的活性成分
福辛普利	10mg qd 40mg bid	20%	100%	100%	福辛普利拉，肝脏的活性成分，很少向其他药物一样肾衰时蓄积

续表

抗高血压和心血管药物	正常剂量	肾脏排泄百分率	慢性肾疾病患者剂量调整		注释
			GFR 30~60	GFR 10~29	
赖诺普利	2.5mg qd 20mg bid	80%	100%	50%~75%	赖氨酸模拟依那普利药理动力学代谢活性
喷托普利	125mg q24h	80%~90%	100%	50%~75%	
培哚普利	2mg q24h	<10%	100%	75%	活性代谢产物是培哚普利拉,清除药物及其代谢产物仅仅靠肾脏排泄,约60%循环的培哚普利与蛋白结合,培哚普利拉仅仅10~20是结合的
喹那普利	10mg qd 20mg qd	30%	100%	75%~100%	活性代谢产物是喹那普利拉,96%通过肾脏排泄
雷米普利	2.5mg qd 10mg bid	15%	100%	50%~75%	活性代谢产物是雷米普利拉,数据是雷米普利拉
群多普利	1~2mg qd 4mg bid	33%	100%	50%~100%	

续表

抗高血压和心血管药物	正常剂量		肾脏排泄百分率	慢性肾疾病患者剂量调整		注释
				GFR 30～60	GFR 10～29	
血管紧张素 2						
受体拮抗剂						
坎地沙坦	16mg qd	32mg bid	33%	100%	100%	高钾血症、血管神经性水肿和 ARB 交叉的血管神经水肿性风险
依普罗沙坦	600mg qd	400～800mg qd	25%	100%	100%	坎地沙坦快速的和完全的生物活性，在吸收期间被酯水解
厄贝沙坦	150mg qd	300mg qd	20%	100%	100%	其药代动力学在 CKD 更多样，尿毒症减少蛋白结合
氯沙坦	50mg qd	100mg qd	13%	100%	100%	
缬沙坦	80mg qd	160mg qd	7%	100%	100%	
替米沙坦	20～80mg qd		<5%	100%	100%	
β-阻滞剂						
醋丁洛尔	400mg q24h 或 bid	600mg q24h 或 bid	55%	100%	50%	活性代谢产物的长的半衰期

续表

抗高血压和心血管药物	正常剂量		肾脏排泄百分率	慢性肾脏疾病患者剂量调整			注释
				GFR 30~60	GFR 10~29	严重 CKD 可蓄积	
阿替洛尔	25mg qd	100mg qd	90%	100%	50%~75%		
倍他洛尔	20mg qd	80%~90%	100%	100%	50%		
波吲洛尔	1mg q24h		<10%	100%	100%		
卡替洛尔	0.5mg q24h	10mg q24h	<50%	100%	50%		
卡维地洛	3.125mg q24h	25mg q24h	2%	100%	100%		
塞利洛尔	200mg q24h		10%	100%	100%		
地来洛尔	200mg bid	400mg bid	<5%	100%	100%		
艾司洛尔	50μg/(kg·min)	300μg/(kg·min)	10%	100%	100%		肾衰时可出现活性代谢产物
拉贝洛尔	50mg po bid	400mg po bid	5%	100%	100%		超过 2min, 20mg 缓慢静脉推注, 经过 10min 再次给药直到总浓度 300mg
美托洛尔	50mg po bid	100mg po bid	<5%	100%	100%		

521

续表

抗高血压和心血管药物	正常剂量	肾脏排泄百分率	慢性肾疾病患者剂量调整		注释
			GFR 30~60	GFR 10~29	
纳多洛尔	80mg qd	90%	100%	25%~50%	开始延长时间间隔和滴定
喷布洛尔	10mg q24h 40mg q24h	<10%	100%	100%	
吲哚洛尔	10mg bid 40mg bid	40%	100%	100%	
普萘洛尔	40~160mg tid 320mg/d	<5%	100%	100%	在终末期肾病、生物活性可能增加，代谢可引起胆红素增加，干扰终末期肾病检测
索他洛尔	80mg bid 160mg bid	70%	100%	25%~50%	严重 CKD 要避免有心律失常的风险
噻吗洛尔	10mg bid 20mg bid	15%	100%	100%	
钙离子通道拮抗剂					二氢吡啶：头痛、关节水肿、牙龈增生和发红；非二氢吡啶：心动过缓，便秘、牙龈增生

续表

抗高血压和心血管药物	正常剂量	肾脏排泄百分率	慢性肾疾病患者剂量调整		注释
			GFR 30~60	GFR 10~29	
氨氯地平	2.5mg qd　10mg qd	10%	100%	100%	弱血管扩张和抗高血压
苄普地尔	没有数据	<1%	没有数据	没有数据	
地尔硫䓬	30mg tid　90mg tid	10%	100%	100%	急性肾功能不全、加剧高钾血症、可能增加地高辛和环孢素浓度
非洛地平	5mg bid　20mg qd	1%	100%	100%	可能增加地高辛浓度
伊拉地平	5mg bid　10mg bid	<5%	100%	100%	可能增加地高辛浓度
尼卡地平	20mg tid　30mg tid	<1%	100%	100%	尿毒症抑制肝脏代谢，可能增加地高辛浓度
硝苯地平	30mg qd　90mg bid	10%	100%	100%	避免短效硝苯地平公式化
尼莫地平	30mg q8h	10%	100%	100%	可能出现血压变低
尼索地平	20mg qd　30mg bid	10%	100%	100%	可能增加地高辛浓度
维拉帕米	40mgtid　240mg/d	10%	100%	100%	急性肾功能不全、活性代谢产物蓄积

续表

抗高血压和心血管药物	正常剂量		肾脏排泄百分率	慢性肾疾病患者剂量调整		注释
				GFR 30~60	GFR 10~29	
利尿药						
乙酰唑胺	125mg tid	500mg tid	90%	100%	50%	低钾血症/高钾血症、高尿酸血症、高血糖、低镁血症、增加血清胆固醇
阿米洛利	5mg qd	10mg qd	50%	100%	100%	可能导致严重酸中毒，利尿剂在严重 CKD 中无效，可能导致严重 CKD 的神经系统副作用
布美他尼	1~2mg qd 2~4mg qd		35%	100%	100%	GFR < 30mL/min 时高钾血症，尤其是糖尿病患者，高氯代谢性酸中毒
氯噻酮	25mg q24h		50%	100%	100%	终末期肾病合并使用氨基糖苷类时耳毒性增加，严重 CKD 高剂量有效，肌肉疼痛，乳房发育

更多的药剂用于 CKD 患者的高血压，当 GFR < 30 时作用很小

续表

抗高血压和心血管药物	正常剂量	肾脏排泄百分率	慢性肾疾病患者剂量调整 GFR 30~60	GFR 10~29	注释
依他尼酸	50mg qd 100mg bid	20%	100%	100%	CKD 合并使用氨基糖苷类时耳毒性增加
呋塞米	40~80mg qd 120mg tid	70%	100%	100%	CKD 合并使用氨基糖苷类时耳毒性增加
吲达帕胺	2.5mg q24h	<5%	100%	100%	当 GFR <30ml/min，不相信其有效
美托拉宗	2.5mg qd 10mg bid	70%	100%	100%	严重 CKD 高剂量有效，乳房发育，性功能障碍
吡咯他尼	6mg q24h 12mg q24h	40%~60%	100%	100%	严重 CKD 高剂量有效，耳毒性
螺内酯	100mg qd 300mg qd	25%	100%	100%	活性代谢产物有着长的半衰期，当 GFR <30ml/min 时高钾血症，尤其是糖尿病病人，乳房发育，高尿酸血症，血清免疫干扰

525

续表

抗高血压和心血管药物	正常剂量		肾脏排泄百分率	慢性肾疾病患者剂量调整		注释
				GFR 30~60	GFR 10~29	
噻嗪类	25mg qd	50mg qd	>95%	100%	100%	当 GFR <30ml/min 时无效
托拉塞米	5mg bid	20mg qd	25%	100%	100%	终末期肾病高剂量有效，耳毒性
氨苯蝶啶	25mg bid	50mg bid	5%~15%	100%	100%	当 GFR <30ml/min 时高钾血症，尤其是糖尿病病人，对于严重活性代谢产物有着长的半衰期，叶酸拮抗剂、尿路结石，尿酸结晶，可能引起急性肾衰
杂项药剂						
氨力农	5mg/(kg·min) 每天剂量 <10mg/kg	10mg/(kg·min) 每天剂量 <10mg/kg	10%~40%	100%	100%	终末期肾病血小板减少症、恶心、呕吐
可乐定	0.1 bid /tid	1.2mg/d	45%	100%	100%	性功能障碍、头晕、低血压

续表

抗高血压和心血管药物	正常剂量	肾脏排泄百分率	慢性肾疾病患者剂量调整			注释
			GFR 30~60	GFR 10~29		
地高辛	0.125mg qd 0.25mg qd	25%	100%	100%		对于严重 CKD 患者减低 50% 负荷剂量，放射免疫分析法可能估计尿毒症水平，因氨碘酮、螺内酯、奎尼丁、和维拉帕米清除率下降，低钾血症和低镁血症加强了毒性，在严重的 CKD 患者 Vd 和总身体清除率下降。对于严重的 CKD 患者 12h 后的药物水平是最好的指导，地高辛免疫体可治疗严重的毒性
肼屈嗪	10mg qid	100mg qid	25%	100%	100%	狼疮样反应
米多君	没有数据	75%~80%	5~10mg q8h	5~10mg q8h		增加血压
米诺地尔	2.5mg bid	10mg bid	20%	100%	100%	心包积液、液体潴留、多毛症、心动过速

续表

抗高血压和心血管药物	正常剂量	肾脏排泄百分率	慢性肾疾病患者剂量调整		注释
			GFR 30~60	GFR 10~29	
硝普钠	1μg/(kg·min) 10μg/(kg·min)	<10%	100%	100%	氰化物毒性
多巴酚丁胺	2.5μg/(kg·min) 15μg/(kg·min)	10%	100%	100%	
米力农	0.375μg/(kg·min) 0.75μg/(kg·min)	—	100%	100%	

表 29-8 慢性肾疾病患者内分泌和代谢药物剂量。

降血糖药	正常剂量	肾代谢%	CKD 患者剂量调整		注释
			GFR >30~60	GFR 10~29	
阿卡波糖	100mg tid	35%	100%	50%	避免使用 CRRT 中的所有口服降糖药。腹痛、恶心、腹胀
乙酰苯 磺酰环己脲	250mg q24h 1500mg q24h	无	避免	避免	利尿作用。可导致血清肌酐增高。在健康受试者中的半衰期为 5~8 小时。延长氮质血症患者的低糖血症

续表

降血糖药	正常剂量	肾代谢%	CKD患者剂量调整		注释
			GFR >30~60	GFR 10~29	
氯磺丙脲	100mg q24h 500mg q24h	47%	50%	避免	妨碍水代谢。延长氮质血症者的低血糖症
格列波脲	12.5mg q24h 100mg q24h	没有数据	没有数据	没有数据	
格列齐特	80mg q24h 320mg q24h	<20%	50%~100%	避免	
格列吡嗪	5mg qd 20mg bid	5%	100%	50%	
格列本脲	2.5mg qd 10mg bid	50%	100%	50%	
二甲双胍	500mg bid 2550mg 每日（bid 或 tid）	95%	100%	避免	乳酸酸中毒，应避免在 SCr 大于 1.5mg/dl（130mcmol/L）患者中使用
瑞格列奈	0.5~1mg 4mg tid				
甲磺氨草脲	100mg q24h 250mg q24h	7%	100%	100%	利尿作用
甲磺丁脲	1g q24h 2g q24h	<1%	100%	100%	可能妨碍水分代谢
曲格列酮	200mg qd 600mg qd	3%	100%	避免	降低环孢素 A 水平，肝毒性，根据血糖水平调整剂量
非口服制剂					
胰岛素	可变	肾代谢	100%	75%	胰岛素的肾代谢随氮质血症降低
赖脯胰岛素	可变	没有数据	100%	75%	

续表

降血糖药	正常剂量	肾代谢%	CKD 患者剂量调整		注释
			GFR >30～60	GFR 10～29	
阿托伐他汀	10mg 每天	<2%	100%	100%	肝功能不全、肌痛、横纹肌溶解
苯扎贝特	200mg bid～qid 400mg SRq24h	50%	50%～100%	25%～50%	
考来烯胺	4g bid 24g 每天	<1%	100%	100%	无相关数据
氯苯丁酯	500mg bid 1000mg bid	40%～70%	q6～12h	q12～18h	无相关数据
考来替泊	5g bid 30g 每天	<1%	100%	100%	无相关数据
氯伐他汀	20mg 每天 80mg 每天	<1%	100%	100%	没有数据
吉非罗齐	600mg 一天两次 600mg 一天两次	<1%	100%	100%	没有数据
洛伐他汀	5mg 每天 20mg 每天	<1%	100%	100%	没有数据
烟酸	1g 一天三次 2g 一天三次	<1%	100%	50%	没有数据
普伐他汀	10～40mg 每天 80mg 每天	<10%	100%	100%	没有数据

续表

降血糖药	正常剂量	肾代谢%	CKD患者剂量调整		注释
			GFR >30~60	GFR 10~29	
普罗布考	500mg 一天两次	2%	100%	100%	
罗苏伐他汀	5~40mg 每天 40mg 每天	10%	100%	100%	5mg 每天一次，维持不超过每天10mg
辛伐他汀	5~20mg 每天 20mg 每天	3%	100%	100%	没有数据
甲硫咪唑	5~20mg 一天三次 7	100%	100%	100%	
丙基硫氧嘧啶	100mg 一天三次 <10	100%	100%	100%	

表 29-9 慢性肾病患者的胃肠道药物剂量

降血糖药	正常剂量		肾脏排泄百分率	慢性肾疾病患者剂量调整		注释
	开始剂量	最大剂量		GFR 30~60	GFR 10~29	
抗溃疡药物						
西咪替丁	300mg tid	800mg bid	60%	100%	25%~50%	多种药物相互作用 β受体阻滞剂、磺脲类、茶碱华法林，可能升高血肌酐

续表

| 降血糖药 | 正常剂量 | | 肾脏排泄 | 慢性肾疾病患者剂量调整 | | 注释 |
	开始剂量	最大剂量	百分率	GFR 30~60	GFR 10~29	
法莫替丁	20mg bid	40mg bid	70%	100%	25%~50%	头痛、疲劳、血小板减少、脱发
兰索拉唑	15mg qd	30mg bid	<1%	100%	100%	头痛、腹泻
尼扎替丁	150mg bid	300mg bid	20%	100%	75%	头痛、疲劳、血小板减少、脱发
奥美拉唑	20mg qd	40mg bid	<1%	100%	100%	头痛、腹泻
雷贝拉唑	20mg qd	40mg bid	<1%	100%	100%	头痛、腹泻
泮托拉唑	40mg qd	80mg bid	<1%	100%	100%	头痛、腹泻
雷尼替丁	150mg bid	300mg bid	80%	100%	50%~75%	头痛、疲劳、血小板减少、脱发
西沙必利	10mg tid	20mg qid	5%	100%	100%	避免唑类抗真菌药、大环内酯类抗生素和另一些 P450 3A-4 受体阻滞剂。延长了 QT 间期

续表

降血糖药	正常剂量		肾脏排泄百分率	慢性肾疾病患者剂量调整		注释
	开始剂量	最大剂量		GFR 30~60	GFR 10~29	
甲氧氯普胺	10mg tid	30mg qid	<1%	15%	100%	增加头孢类或他克莫司浓度神经毒性
米索前列醇	100μg bid	200μg qid	<1%	100%	100%	腹泻、疲劳、呕吐、堕胎药
硫糖铝	1g qid	1g qid	<1%	100%	100%	便秘

表 29-10 慢性肾病患者的抗惊厥药物剂量

抗惊厥药	正常剂量	肾脏排泄百分率	慢性肾疾病患者剂量调整		注释
			GFR 30~60	GFR 10~29	
卡马西平	2~8mg/d, 根据副作用和监测的药物浓度调整	2%	100%	100%	血浆浓度：4~12μg/ml 双重视野、液体潴留、骨髓抑制

续表

抗惊厥药	正常剂量		肾脏排泄百分率	慢性肾疾病患者剂量调整		注释
				GFR 30~60	GFR 10~29	
氯哨西泮	0.5mg tid	2mg tid	1%	100%	100%	尽管没有剂量减少的推荐，这种药还没有有病人肾损伤的相关研究。推荐值是基于所知药物特性，而非临床试验数据
乙琥胺	5mg/(kg·d)，根据副作用和监测的药物浓度调整		20%	100%	100%	血浆浓度：40~100μg/ml，头痛
非尔氨酯	400mg tid	1200mg tid	90%	100%	50%	厌食、恶心、呕吐、失眠
加巴喷丁	150mg tid	900mg tid	77%	100%	50%	相比于其他药物很少有中枢神经系统副作用
拉莫三嗪	25~50mg/d	150mg/d	1%	100%	100%	自身诱导，与丙戊酸钠的主要药物相互作用
左乙拉西坦	500mg bid	1500mg bid	66%	100%	50%	

续表

抗惊厥药	正常剂量	肾脏排泄百分率	慢性肾疾病患者剂量调整			注释
			GFR 30~60	GFR 10~29		
奥卡西平	300mg bid　600mg bid	1%	100%	100%		相比于卡马西平对 P450 的作用很小
苯巴比妥	20mg/(kg·d) 根据副作用和监测的药物浓度调整	1%	100%	100%		血浆药物浓度：15~40μg/ml、失眠
苯妥英	20mg/(kg·d) 根据副作用和监测的药物浓度调整	1%	100%	100%		血浆药物浓度：10~20μg/ml，眼球震颤
扑米酮	50mg　100mg	1%	100%	100%		血浆药物浓度：5~12μg/ml，
丙戊酸钠	7.5~15mg/(kg·d) 根据副作用和监测的药物浓度调整	1%	100%	100%		血浆药物浓度：50~150μg/ml，体重增加、肝炎
噻加宾	4mg qd 每天增加 4mg 每周滴定增加	2%	100%	100%		在每周的时间间隔每日总剂量增加 4~8mg 直到临床反应出现或每天达到 32mg 总的日剂量应分为 3~4 次

续表

抗惊厥药	正常剂量	肾脏排泄百分率	慢性肾疾病患者剂量调整		注释
			GFR 30~60	GFR 10~29	
托吡酯	50mg/d 200mg bid	70%	100%	50%	终末期肾病活性代谢产物半衰期延长、肾病综合征
三甲双酮	300mg tid-qid 600mg tid-qid	<1%	q8h	q8~12h	药物蓄积致脑病
氨己烯酸	1g bid 2g bid	70%	100%	50%	生产厂家推荐不要用于肾衰病人，关于药物剂量和毒性已经有功能不全的经历。初始剂量应该是每天100mg
唑尼沙胺	100mg qd 100~300mg qd-bid	30%	100%	75%	

表29-11 慢性肾病患者的风湿病药物剂量

关节炎及痛风药	正常剂量	肾脏排泄百分率	慢性肾疾病患者剂量调整		注释
			GFR 30~60	GFR 10~29	
别嘌呤醇	300mg q24h	30%	75%	50%	间质性肾炎、肾功能正常时排泄石、活性代谢产物的时间是半衰期25h，半衰期1周的病人有严重的CKD，剥脱性皮炎

536

续表

关节炎及痛风药	正常剂量	肾脏排泄百分率	慢性肾疾病患者剂量调整		注释
			GFR 30~60	GFR 10~29	
金诺芬	6mg q24h	50%	50%	避免	蛋白尿和肾病综合征
秋水仙碱	急性：2mg 然后 0.5mg q6h	5%~17%	100%	50%~100%	如果 GFR <50mL/min 避免长期使用
金钠	25~50mg	60%~90%	50%	避免	蛋白尿，肾病综合征，膜性肾炎
青霉胺	250~1000mg q24h	40%	100%	避免	肾病综合征
丙磺舒	500mg bid	<2%	100%	避免	
非甾醇类的抗感染药					
二氯酚酸	25~75mg bid	<1%	50%~100%	避免	
二氟尼柳	250~500mg bid	<3%	100%	避免	
依托度酸	200mg bid	<1%	100%	避免	
非诺洛芬	300~600mg qid	30%	100%	避免	
氟比洛芬	100mg bid-tid	20%	100%	避免	

续表

关节炎及痛风药	正常剂量	肾脏排泄百分率	慢性肾疾病患者剂量调整		注释
			GFR 30 ~ 60	GFR 10 ~ 29	
布洛芬	800mg tid	1%	100%	避免	
吲哚美辛	25 ~ 50mg tid	30%	100%	避免	
酮洛芬	25 ~ 75mg tid	<1%	100%	避免	
酮咯酸	30 ~ 60mg 负荷量之后 15 ~ 30mg q6h	30% ~ 60%	100%	避免	严重 CKD 急性听力损失
甲氯芬那酸	50 ~ 100 tid ~ qid	2% ~ 4%	100%	避免	
甲芬那酸	250mg qid	<6%	100%	避免	
萘丁美酮	1. 0 ~ 2. 0g q24h	<1%	100%	避免	
萘普生	500mg bid	<1%	100%	避免	
奥沙普秦	1200mg q24h	<1%	100%	避免	
保泰松	100mg tid ~ qid	1%	100%	避免	
吡罗昔康	20mg q12h	10%	100%	避免	
舒林酸	200mg bid	7%	100%	避免	严重 CKD 活性硫化物代谢产物
托美丁	400mg tid	15%	100%	避免	

表 29-12 慢性肾病患者的风湿病用药（生物类）

生物制剂	正常剂量	肾脏排泄百分率	慢性肾疾病患者剂量调整		注释
			GFR 30~60	GFR 10~29	
依那西普	50mg 安全 每周	<1%	100%	100%	增加结核和其他感染
英利西单抗	3mg/kg 静点 在第 0、2、6 周 然后每 8 周 + 甲氨蝶呤	<1%	100%	100%	增加结核和其他感染
阿达木单抗	40mg 安全，每隔一周	<1%	100%	100%	在治疗期间可能继续进展；可以增加 40mg 安全 每周，病人没有收到伴随的甲氨蝶呤，可能引起肾小球肾炎
阿那白滞素	100mg/d 安全	<25%	100%	100%	肾损伤、有严重肾疾病时血浆清除率下降到 75%，还没有正式研究指导
利妥昔单抗	375mg/m² 每隔一周	<1%	100%	100%	增加结核和其他感染

表 29-13　慢性肾病患者的镇静剂给药

镇静剂	正常剂量	肾脏排泄百分率	慢性肾疾病患者剂量调整		注释
			GFR 30~60	GFR 10~29	
巴比妥类					
戊巴比妥	30mg q6~8h	<1%	100%	100%	可能引起过度镇静，严重 CKD 患者增加肾性骨病
苯巴比妥	50~100mg q8~12h	<1%	100%	100%	碱性利尿改变 50% 的药物排泄
司可巴比妥	30~50mg q6~8h	<1%	100%	100%	对于中毒患者术炭血液灌流和透析比腹膜透析更有效。
硫喷妥钠	麻醉诱导	<1%	100%	100%	
苯二氮䓬类					
阿普唑仑	0.25~5.0mg q8h	<1%	100%	100%	严重 CKD 可能引起过度镇静脑病
氯氮䓬	15~60mg q24h	<1%	100%	100%	
氯氮䓬	15~100mg q24h	<1%	100%	100%	

续表

镇静剂	正常剂量	肾脏排泄百分率	慢性肾疾病患者剂量调整		注释
			GFR 30～60	GFR 10～29	
氯硝西泮	1.5mg　q24h	<1%	100%	100%	尽管预计从药代动力学没有剂量的减低，对于严重肾损害的病人还没有相关的研究
地西泮	5～40mg　q24h	<1%	100%	100%	肾衰时活性代谢产物、去甲基安定、奥沙西泮等可能蓄积，长期给药应减量，尿毒症患者蛋白结合会减少
艾司唑仑	1mg　qhs	<1%	100%	100%	
氟西泮	15～30mg　qhs	<1%	100%	100%	
劳拉西泮	1～2mg　q8～12h	<1%	100%	100%	
咪达唑仑	根据个体因素	<1%	100%	100%	
奥沙西泮	30～120mg　q24h	<1%	100%	100%	
夸西泮	15mg　qhs	<1%	100%	100%	
替马西泮	30mg　qhs	<1%	100%	100%	
三唑仑	0.25～0.50mg　qhs	<1%	100%	100%	

苯二氮䓬类:

续表

镇静剂	正常剂量	肾脏排泄百分率	慢性肾疾病患者剂量调整		注释
			GFR 30~60	GFR 10~29	
苯二氮䓬受体拮抗剂					
氟马西尼	0.2mg iv 超过15秒	<1%	100%	100%	严重 CKD 可能引起过度镇静脑病
杂项镇静剂					
丁螺环酮	5mg q8h	<1%	100%	100%	被血液移走、过度镇静
乙氯维诺	500mg qhs	<1%	100%	避免	高血压、过度镇静
氟哌啶醇	1~2mg q8~12h	<1%	100%	100%	肾毒性、肾性尿崩症、肾病综合征
碳酸锂	0.9~1.2g q24h	100%	100%	50% 随着浓度	当血清 >1.2mmol/L 急性中毒、半衰期剂量不能反映反应后反馈,血浆透析后蓄积,肾小管酸中毒、周围组织容量不足,非留体抗感染药、利尿药加强毒性

续表

镇静剂	正常剂量	肾脏排泄 百分率	慢性肾疾病患者剂量调整		注释
			GFR 30~60	GFR 10~29	
甲丙氨酯	1.2~1.6g q24h	25%	100%	100%	过度镇静、强迫利尿症增强分泌

表 29-14　慢性肾病患者的抗帕金森药物

抗帕金森药物	正常剂量	肾脏排泄 百分率	慢性肾疾病患者剂量调整		注释
			GFR 30~60	GFR 10~29	
卡比多巴	30~200mg qd	30%	100%	100%	根据临床反应小心调整剂量
左旋多巴	300~2000mg qd	<1%	100%	50%~100%	活性和无效代谢产物经尿排泄，严重
雷沙吉兰	1mg qd	<1%	100%	100%	CKD患者活性代谢产物半衰期延长

表 29-15　慢性肾病患者的抗精神病药物

抗精神病药物	正常剂量	肾脏排泄 百分率	慢性肾疾病患者剂量调整		注释
			GFR 30~60	GFR 10~29	
吩噻嗪类					
氯丙嗪	300~800mg q24h	<1%	100%	100%	体位性低血压、锥体外系症状、出现混乱

续表

抗精神病药物	正常剂量	肾脏排泄百分率	慢性肾疾病患者剂量调整		注释
			GFR 30~60	GFR 10~29	
异丙嗪	20~100mg q24h	<1%	100%	100%	严重 CKD 患者过度镇静
硫利达嗪	50~100mg po tid 逐渐增加，最大 800mg/d	<1%	100%	100%	
三氟拉嗪	1~2mg bid 增加不超过 6mg	<1%	100%	100%	
奋乃静	8~6mg po bid tid qid 每天增加直到 64mg	<1%	100%	100%	
替沃噻吨	2mg po tid 逐渐增加到 15mg，	<1%	100%	100%	
氟哌啶醇	1~2mg q8~12h	<1%	100%	100%	低血压、过度镇静
洛沙平	12.5~50mg im q4~6h	<1%	100%	100%	不能静脉给药
氯氮平	12.5mg po 每天增加 25~50mg 至最后 2 周，到 300~450mg 最大每天 900mg	<1%	100%	100%	
利哌立酮	1mg po bid. 增加到 3mg bid	<1%	100%	100%	
奥氮平	5~10mg	<1%	100%	100%	潜在的减压作用

续表

抗精神病药物	正常剂量	肾脏排泄百分率	慢性肾疾病患者剂量调整		注释
			GFR 30~60	GFR 10~29	
喹硫平	25mg po bid 增加 25~50mg bid 或 tid，直到第4天 每天 300~400mg	<1%	100%	100%	
齐拉西酮	20~100mg q24h	<1%	100%	100%	

表 29-16　慢性肾病患者的抗凝血病药物

抗凝血剂	正常剂量	肾脏排泄百分率	慢性肾疾病患者剂量调整		注释
			GFR 30~60	GFR 10~29	
阿替普酶	60mg，超过1h 然后 20mg/h 持续2h	<1%	100%	100%	组织型纤溶酶原激活剂
阿尼普酶	30U	<1%	100%	100%	
阿司匹林	81~325mg/d	10%	100%	100%	胃肠道刺激症状和出血倾向
氯吡格雷	75mg/d	50%	100%	100%	胃肠道刺激症状和出血倾向
普拉格雷	10mg	<1%	100%	100%	胃肠道刺激症状和出血倾向

续表

抗凝血剂	正常剂量	肾脏排泄百分率	慢性肾疾病患者剂量调整		注释
			GFR 30~60	GFR 10~29	
亭扎肝素	175U/kg	没有数据	100%	避免	175U/kg 用于治疗深静脉血栓，肾功能不全患者第二次给药 4h 后检测凝血因子 Xa 活性，一些证据表明肾衰患者有药物蓄积
达肝素	100U/kg	没有数据	100%	避免	肾功能不全患者第二次给药 4h 后检测凝血因子 Xa 活性
双嘧达莫片剂	50mg tid	没有数据	100%	100%	
依诺肝素	1mg/kg q12h	8%	100%	75%~50%	1mg/kg 用于治疗深静脉血栓，肾功能不全患者第二次给药 4h 后检测凝血因子 Xa 活性，一些证据表明肾衰患者有药物蓄积
磺达肝素	2.5~10mg 皮下	<1%	100%	避免使用	肾衰增加半衰期。仅用于 HIT 患者
肝素	75U/kg 负荷量，然后 15U/(kg·h)	<1%	100%	100%	半衰期随剂量增加而增加

续表

抗凝血剂	正常剂量	肾脏排泄百分率	慢性肾疾病患者剂量调整 GFR 30 ~ 60	慢性肾疾病患者剂量调整 GFR 10 ~ 29	注释
伊洛前列素	0.5 ~ 2.0mg/(kg·min) 维持 5 ~ 12h	<1%	100%	100%	
链激酶	25 万 U 负荷量，然后 10 万 U/h	<1%	100%	100%	急性肾衰。低 GFR 促尿酸排泄
苯磺唑酮	200mg bid	25% ~ 50%	100%	100%	
噻氯匹啶	250mg bid	2%	100%	100%	降低 CsA 水平。可能引起严重的中性粒细胞减少症和血小板减少
氨甲环酸	25mg/kg tid ~ qid	90%	50%	25%	
尿激酶	4400U/kg 负荷量，然后 4400U/kg qh	<1%	100%	100%	
华法林	5mg/d 然后每 INR 调整	<1%	100%	50% ~ 100%	密切监测 INR。初始 5mg/d，1mg 维生素 K 30 分钟静脉注射，或 2.5 ~ 5mg 口服用于标准化 INR

bid，一天两次；tid，每天三次；qid，每天四次；CsA，环孢素；DVT，深静脉血栓形成；GFR，肾小球滤过率；HIT，肝素诱导的血小板减少症；INR，国际标准化比率

（闫润林　译）

参考文献及推荐阅读：

American College of Physicians. Prescribing in Renal Failure: Dosing Guidelines for Adults. 4th ed. Philadelphia: American College of Physicians;1999:39–62.

Aymanns C, Keller F, Maus S, et al. Review on pharmacokinetics and pharmacodynamics and the aging kidney. *Clin J Am Soc Nephrol*. 2010:5;314–327.

Boullata JI. Drug disposition in obesity and protein-energy malnutrition. *Proc Nutr Soc.* 2010;10:1–8.

Cockcroft DW, Gault MH. Prediction of creatinine clearance from serum creatinine. *Nephron.* 1976:16;31–41.

Davison SN, Mayo PR. Pain management in chronic kidney disease: the pharmacokinetics and pharmacodynamics of hydromorphone and hydromorphone-3-glucuronide in hemodialysis patients. *J Opioid Manag*. 2008;4:335–344.

Dowling TC. Drug metabolism considerations in patients with chronic kidney disease. *J Pharm Practice.* 2002;15:419–427.

Golik MV, Lawrence KR. Comparison of dosing recommendations for antimicrobial drugs based on two methods for assessing kidney function: Cockcroft-Gault and modification of diet in renal disease. *Pharmacotherapy.* 2008;28:1125–1132.

Hassan Y, Al Ramahi R, Abd AN, et al. Drug use and dosing in chronic kidney disease. *Ann Acad Med Singapore*. 2009;38:1095–1103.

Issa N, Meyer KH, Arrigain S, et al. Evaluation of creatinine-based estimates of glomerular filtration rate in a large cohort of living kidney donors. *Transplantation*. 2008;86:223–230.

Ix JH, Wassel CL, Stevens LA, et al. Equations to estimate creatinine excretion rate: the CKD Epidemiology Collaboration. *Clin J Am Soc Nephrol*; 2011, in press.

Levey AS, Kramer H. Obesity, glomerular hyperfiltration, and the surface area correction. *Am J Kidney Dis.* 2010;56:255–258.

Lindeman RD, Tobin J, Shock NW. Longitudinal studies on the rate of decline in renal function with age. *J Am Geriatr Soc.* 1985;33:278–285.

National Kidney Disease Education Project. NKDEP's suggested approach to drug dosing. 2009. www.nkdep.nih.gov/professionals/drug-dosing-information.htm#recommended-approach. Accessed August 25, 2010.

Nolin TD. Altered nonrenal drug clearance in ESRD. *Curr Opin Nephrol Hypertens*. 2008;17:555–559.

Olyaei AJ, Bennett MW. Drug dosing in older patients with renal impairment. *Clin Geriatr Med.* 2009;25:459–527. Review.

Olyaei AJ, Bennett MW. Drug dosing in the elderly patients with chronic kidney disease. *Clin Geriatr Med* 2009; 25:459–527.

Pai MP. Estimating the glomerular filtration rate in obese adult patients for drug dosing. *Adv Chronic Kidney Dis*. 2010;17:e53–e62.

Salazar DE, Corcoran GB. Predicting creatinine clearance and renal drug clearance in obese patients from estimated fat-free body mass. *Am J Med*. 1988:84;1053–1060.

Spruill WJ, Wade WE, Cobb HHIII. Continuing the use of the Cockcroft–Gault equation for drug dosing in patients with impaired renal function. *Clin Pharmacol Ther*. 2009;86:468–470.

Stevens LA, Levey AS. Use of the MDRD equation to estimate kidney function for drug dosing. *Clin Pharmacol Ther*. 2009;86:465–467.

Stevens LA, Nolin TD, Richardson MM, et al. Comparison of drug dosing recommendations based on measured GFR and kidney function estimating equations. *Am J Kidney Dis*. 2009;54:33–42.

Verbeeck RK, Musuamba FT. Pharmacokinetics and dosage adjustment in patients with renal dysfunction. *Eur J Clin Pharmacol*. 2009;65:757–773.

Walker DB, Walker TJ, Jacobson TA. Chronic kidney disease and statins: improving cardiovascular outcomes. *Curr Atheroscler Rep.* 2009;11:301–308.

Zhang YD, Zhang L, Abraham S. Assessment of the impact of renal impairment on systemic 614 exposure of new molecular entities—evaluation of recent new drug 615 applications. *Clin Pharmacol Ther.* 2009;85:305–311.

第 30 章

儿童慢性肾病

Agnes Trautmann and Franz Schaefer

　　儿童的慢性肾病不同于成年人，因为其人口统计数据的无序性，一系列潜在的疾病，与之相伴随的并存病以及并发症的严重性。对于儿童来说，与社会心理学和伦理学相关的治疗对 CKD 也有独特的疗效。

儿科慢性肾病的人口统计数据及病原学

　　在美国，儿童和 13 ~ 18 岁人群终末期肾病（CKD）的患病率是 80 ~ 90 人/百万人。这仅仅是年轻成年人患病率的 10%，不到老年患者患病率的 2%。儿童轻中度 CKD 的人口统计数据尚不明确，但类似于成年患者的数据。在近亲婚姻流行的国家或地区，儿童 CKD 的患病率数倍于西方国家。

　　儿童 CKD 非常不同于成年人。大约 70% 的患者出生时即患有肾脏先天畸形，和/或由发育不良引起的不同程度的泌尿系梗阻。梗阻性尿路病变（后尿道瓣膜、远端输尿管狭窄）经常于新生儿期被发现，如果功能尚可，则可通过外科治疗来解决。CKD 的发生取决于肾脏先天发育不良的程度。大约 50% 合并尿道瓣膜的男婴在余生中将进展为 ESRD。肾脏的单基因遗传是儿科 CKD 另外一个主要的原因，额外累积 15% ~ 20% 的病例。肾消耗性疾病，多囊肾，草酸盐沉积症，胱氨酸贮积症以及家族性出血性肾炎病因可认为由遗传缺失引起。大部分儿童局灶性节段性肾小球硬化症和非典型溶血尿毒症综合征通常也可由遗传缺失造成。其他原因还包括由局部缺血引起的慢性肾损伤（尤其是围产期窒息和败血症）。与之相反，儿科患者的统计数据并未发现显著数目的患儿患有糖尿病和高血压肾病，二者是成年 CKD 患者最常见的病因。后天获得性肾小球疾病导致的 CKD 少见于 IgA 肾病或过敏性紫癜性肾炎和系统性血管炎（例如红斑狼疮和韦氏肉芽肿病）。

与儿童慢性病相关的并存疾病

由于儿童肾病主要为遗传起源的原因，儿童 CKD 经常与许多肾外异常情况相关，极大的患病率与近年增长的并发症相关，越来越多患有严重疾病的儿童接受了 CKD 和 ESRD 的治疗模式。在国际儿科 PD 网络统计的数据中，13% 的 CKD 患儿在遭受确定的并发症或具有一项或几项肾外表现后已经开始进行透析。神经系统的识别异常进展占 16%，心脏畸形占 15%，眼部畸形占 13%，听觉异常占 5%。

神经功能受损、感觉功能异常在最无能力的整体残障之中受到心理社会适应和整合作用的干扰。通过对神经发育适当的婴幼儿（0 ~ 2 岁）测试发现，有 20% ~ 25% 存在中度到重度的发育延迟，在成功的肾移植后通常不可改变。学龄儿童的 IQ 测试显示，相比较于健康对照组，通过完整的动作和行为 IQs，IQ 分布是可以改变的。但患者的测试实质上也许有偏差，因为通常他们都伴随着诸如听力及视觉等感觉障碍。

然而在 ESRD 人群中缺陷是非常惊人的。在 GFR 明显损害的儿童以及接受发展和介入项目的儿童中，显著的神经系统识别缺陷与记忆力和执行功能有关，这些项目包括优化发展和教育效果的个体化的教育计划。

儿童肾脏功能评估

肾小球滤过率的评估

在评估儿童肾功能时有几项内容需被考虑。儿童期是子宫外期最终成熟和发育阶段。在此期间，组织的代谢需要是一方面，另一方面肾功能的潜力也在遭受考验，二者同步改变。从出生到成人，体重增加 20 倍，身高增加 3 ~ 4 倍，体表面积（与基础代谢率最接近的指标）增加 8 倍。一般对成年人来说，平均体表面积对应固定的 GFR。

虽然肾单位构建在 30 孕周后就已经完成，但出生后肾单位仍在发育。在出生后早期，肾单位的尺寸及功能的增长不仅完全成形而且与体表面积有关，导致标准化整体肾功能显著的生理学进步。对婴儿来说平均 GFR/1.73m² 为 20 ~ 30ml/min，在出生后最初几个月增长迅速（见表

30-1）。从一岁半开始，GFR 的增长与体表面积的增长就精确匹配了，这也导致从儿童期至青春期体表面积与 GFR 有一个恒定的标准域值。2岁以后传统的 CKD 分期系统（见第一章）就可以应用了，这个分期系统依赖于多样的 eGFR/1.73m² （15～30ml/min）。

对于儿童 CKD 患者来说，在肾功能的分期及监测的过程中定期评定 GFR 非常重要。直接测量 GFR 对儿童来说是个挑战。虽然菊糖清除率仍被认为是金标准，但菊糖在许多国家都无法取得，而且稳态菊糖清除率研究应用于儿科十分困难，有技术上的难度，也有伦理方面的因素。放射性同位素单个注射菊糖的研究（例如使用 51-Cr-EDTA 铬或 99Tc-DTPA）也因其放射性被完全放弃。最近，一种简化的单个折射清除率治疗方案应用放射性造影剂碘海醇已被验证用于儿童 CKD 患者，至少从研究目的的角度来说，这可能会成为标准技术。但是，就算碘海醇的毒性小而明确，注射和定时血液采集治疗方案在繁忙的临床工作中不容易成为常规诊疗手段。因此，应用此种治疗方案依赖于有效的，非侵袭性供选方案的可用性。

表30-1　出生后按年龄（足月早产儿、儿童和青春期）
标准肾小球滤过率

年龄	GFR/1.73m² 平均值 ± 标准差（ml/min）
0～1 周，足月产	41 ± 15
1 周，早产（29～34 孕周）	15 ± 6
2～8 周，足月产	66 ± 25
2～8 周，早产（29～34 孕周）	29 ± 14
>8 周，足月产	96 ± 22
>8 周，早产（29～34 孕周）	51
2～12 岁	133 ± 27
13～21 岁，男性	140 ± 30
13～21 岁，女性	126 ± 22

GFR：肾小球滤过率；SD：标准差；GA：妊娠时间

检测儿童 GFR 最常见直接的方法是内生肌酐清除率，参考自第一章所述测量并标准化 1.73m² 体表面积。肌酐清除率的测量要求儿童有能力控制他们的排泄。为门诊病人设置短时段方案（3～6h 尿液采集）可以有效地替代24h方案。肌酐清除率可以准确的反映患者正常或中度受损的肾功能。随着GFR的降低，管状肌酐分泌增加可以导致真实GFR被高估。对于早期CKD（GFR/1.73m² <20ml/min），肌酐的均值以及尿素清除率是测量GFR的最佳指标。

在临床实践中对简单迅速测量GFR的需要导致了预测公式的发展，其可以通过血清标记物的水平来测量eGFR。应用最广的eGFR标记物是肌酐，它是肌肉的代谢产物，还有抑半胱氨酸蛋白酶蛋白，是一种低分子量蛋白（13kDa），同时是半胱氨酸蛋白酶抑制剂。

肌酐的产生和随之而来的稳态血清肌酐水平完全取决于肌肉的含量，而肌肉含量又取决于年龄和性别。在儿童期平均肌酐水平会逐渐增长，早期婴儿期为0.3~0.4mg/dl（26~35μmol/L），青春期男性为1.3mg/dl，女性为1.0mg/dl（分别为115μmol/L和88μmol/L）。因此，Schwartz设计了一种公式来评估根据血清肌酐评估出的GFR，而血清肌酐又由发展变化的肌酐评估得出。eGFR相当于超出血清肌酐数倍的常量K的比率（Schwartz 1987）。最初Schwartz的公式里K与年龄和性别有关。因为其简单及方便有效性，Schwartz公式广泛的应用于儿科学领域，但是有效性研究显示，在初始公式中其准确性和精确度很低。真实的GFR可被高估10%~15%，而且均值95%置信区间的极差一般分布于−40%~ +50%之间。因为血清肌酐与GFR呈指数关系，GFR低至50~60时血清肌酐变化极小，所以基于血清肌酐评估CKD2期GFR变化的方法十分不灵敏。另一个问题是实验室方法的改变。最初K值采用Jaffe方法计算评估肌酐。现在大多数实验室使用酶含量测定；尤其是最近，同位素稀释质谱法测定更是被用来精确计算肌酐。酶含量测定以及同位素稀释质谱法测定出的肌酐值一般会较低，结果导致当初始K值时GFR被过高评估5%~10%。最近的研究显示，Schwartz等（2009）证实了一种新的通过酶肌酐测定的方法，新Schwartz公式使用了统一的K值（不分性别，1~16岁均适用）：eGFR = 身高（cm）×0.413/血清肌酐（mg/dl）。

近年来，胱抑素C已经被提倡为GFR的血清标记物。胱抑素C是一种半胱蛋白酶抑制剂，在我们国内通常称为胱抑素C（包括笔者医院的化验单上写的都是胱抑素C）被认为是一种GFR的血清标记物。胱抑素C由所有有核细胞产生，而且有相对固定的比例。其排泄的主要途径是肾脏：胱抑素C可以被肾小球自由的滤过，并且在近端小管重吸收后被代谢掉。正因为如此，当GFR降低时，血清中的胱抑素C水平便随之增高。基于胱抑素 C 的 eGFR 对儿童来说更为适用，因为它的产生速率、修正后的 BSA 较血清肌酐来说受年龄影响较小，而且它的血清水平受性别以及肌肉含量影响。在出生后头一年胱抑素 C 水平会降低接近 50%，直到 50 岁时其水平仍然稳定。对 GFR 来说，胱抑素 C 较血清肌酐更敏感而且更可靠，尤其是对早期血清肌酐水平升高的 CKD 患者来说（表30-2）。Filler 和 Lepage（2003）通过使用 99Tc-DTPA 单个注射的清除率计算儿童血清胱抑素 C 从而派生出计算 GFR 的公式。对于儿童 CKD2 期患者来说，血清胱抑素 C 的敏感性是 74%，而血清肌酐的敏感性是46%。血清胱抑素 C 的置信区间较基于肌酐的 eGFR 来说更连贯。对于 CKD 3~5 期的儿童患者来说，胱抑素 C 的内部变异系数显著低于血清肌酐的。所以对于衡量 CKD 的长期进展来说，胱抑素 C 是一项更好的方法。

在最近的研究中，Schwartz 等给出了基于体重、血清肌酐胱抑素 C、血尿素氮以及性别的计算 GFR 的最佳公式。通过对北美儿童的碘海醇清除率的统计，这个精确的公式可以改良估计 GFR 的精度和准确度：

$$\text{eGFR} \ (\text{ml}/(\text{min.} 1.73\text{m}^2)) = 39.1 \ [\text{身高 (m)} / \text{血清肌酐 (mg/dl)}]^{0.516}$$
$$\times \ [1.8 \text{X胱蛋白酶抑制剂 C (mg/L)}]^{0.294}$$
$$\times \ [39/\text{血尿素氮 (mg/dl)}] \ 0.169 \times [1.099]^{男性}$$
$$\times \ [\text{身高 (m)} /1.4]^{0.188}$$

新公式对 GFR/1.73m² 在 15~75ml/min 范围内来说是有效的，但肾功能超过其范围后其准确度尚待研究，对非美国同龄人组来说也是这样。

表 30-2　胱抑素 C（血清胱抑素）的参考范围

参照区间（mg/L）	
足月前婴儿	1.34~2.57
足月儿	1.36~2.23
>8 天~1 岁	0.75~1.87
>1 岁~3 岁	0.68~1.90
>3 岁~16 岁	0.51~1.31

蛋白尿的评估

对儿童来说，蛋白尿是一项常见的实验室检查。蛋白尿的快速半定量实验可以用 dipstick 染色法测定。用考马斯亮蓝法测量 12～24h 的蛋白排泄量是最准确的蛋白测定方法。但对婴儿和儿童来说，准确的采集尿液十分困难。如果定时采集尿液有困难，那么测量随机尿样的蛋白/肌酐比例是很好的替代方法。大多数健康的儿童尿液内会有极少量的蛋白。生理性蛋白尿随着儿童年龄和身高体重而变化：经过 BSA 的校正后，蛋白排泄的正常上限是：1 个月婴儿为 $300mg/(m^2 \cdot d)$，1 岁婴儿为 250mg，10 岁儿童为 200mg，青春期为 150mg，任何超过 $1.0g/m^2/d$ 的蛋白排泄都可以称之为严重或肾性蛋白尿。

蛋白/肌酐的正常上限为：6 个月～2 岁为 0.5，年长儿童-青春期儿童为 0.2（Hogg，2003），蛋白/肌酐 >3.0 可称为肾性蛋白尿（Loghman Aadham 1999）。

在儿童中单独的、无症状的蛋白尿可以偶发（例如由发热引起、剧烈运动后、暴露于严寒中、给予肾上腺素、情绪激激、充血性心力衰竭等），也可以持续性异常。它可以发生于良性病变（例如直立性蛋白尿），也可以发生于严重的慢性肾病。

对儿童来说，流行病学调查显示孤立无症状蛋白尿的发生率在 0.6%～6% 之间。直立性蛋白尿大约占所有无症状蛋白尿患儿的 60% 以上，青少年比例甚至会更高。直立性蛋白尿的儿童蛋白尿排泄一般 <1g/d（蛋白/肌酐 <1.0）。虽然此类患者预后极好，但顽固性蛋白尿的患儿远期预后尚不明确（Loghman- Adham 1998）。

慢性肾病患儿的原发性高血压

患病率，病因学以及机制

与成年人不同，大多数合并高血压的儿童是继发型的高血压（国立心、肺、血液学会，2005）。至少 75% 的儿科病例会发生肾脏器质性疾病，另有 10% 会出现继发性高血压及肾血管病变。大动脉狭窄，内分泌疾病以及单基因类型遗传的高血压较不常见。原发性高血压的比例为

2%~75%，取决于区域及年龄。几乎所有的青春期前儿童都有明显的潜在原因，年龄较体重更能可靠的反映原发性高血压（Hadtstein et al. 2007）。

在 CKD 患儿中，动脉高血压在任何阶段都很常见。CKD 2~4 级患儿高血压的患病率在 40%~50% 之间，而且 ESRD 患者患病率达到了 90%。因为对于儿童来说，血压与靶器官损害程度有关，而且与肾衰竭进展的程度关系紧密，对动脉高血压的早期检测和后续治疗可以使长期肾脏存活率更佳，心血管并发症的风险也会降低（Mitsnefes 2003）。

CKD 伴随的高血压进展有多种病理生理机制（Hadtstein et al. 2008）。容量负荷过重、肾素血管紧张素系统的激活在此过程中很重要，此外交感神经激活、内皮细胞功能障碍、甲旁亢都可以造成小儿肾脏病变，就像对成人那样。一些药物例如促红细胞生成素、糖皮质激素、环孢素 a 都可以使血压升高，并且存在剂量依赖性。

表 30-3　男孩血压 50 百分位数

年龄（岁）（男孩）	高血压前期 >90% 百分位数（mmHg）	1 级高血压 >95% 百分位数（mmHg）	1 级高血压 >99% 百分位数 +5mmHg（mmHg）
1	99/52	103/56	115/99
2	102/57	104/61	118/74
3	105/61	109/65	121/78
4	107/65	111/69	123/80
5	108/68	112/72	125/85
6	110/70	114/74	126/87
7	111/72	115/76	127/89
8	112/73	116/78	128/91
9	114/75	118/79	130/92
10	115/75	119/80	132/93
11	117/76	121/80	134/93
12	120/76	123/81	136/94

年龄（岁）（男孩）	高血压前期 >90% 百分位数（mmHg）	1 级高血压 >95% 百分位数（mmHg）	1 级高血压 >99% 百分位数 +5mmHg（mmHg）
13	122/77[a]	126/81	138/94
14	125/78[a]	128/82	141/95
15	127/79[a]	131/83	143/96
16	130/80[a]	134/84	146/97
17	132/82[a]	136/87	148/99

a：对青少年（13～18 岁）慢性肾病患者来说，任意一次测量血压，收缩压 >120mmHg 或舒张压 >80mmHg，即可被认为是原发性高血压前期

表 30-4　女孩血压 50 百分位数

年龄（岁）（女孩）	高血压前期 >90% 百分位数（mmHg）	1 级高血压 >95% 百分位数（mmHg）	1 级高血压 >99% 百分位数 +5mmHg（mmHg）
1	100/54	104/58	116/69
2	101/59	105/63	117/75
3	103/63	107/67	119/79
4	104/66	108/70	120/82
5	106/68	110/72	122/84
6	108/70	111/74	124/86
7	109/71	113/75	125/87
8	111/72	115/76	127/88
9	113/78	117/77	129/89
10	115/74	119/78	131/91
11	117/75	121/79	133/92
12	119/76	123/80	135/93
13	121/77[a]	124/81	137/94
14	122/78[a]	126/82	138/95

续表

年龄（岁） （女孩）	高血压前期 >90%百分位数 （mmHg）	1 级高血压 >95%百分位数 （mmHg）	1 级高血压 >99%百分位数 +5mmHg（mmHg）
15	123/79[a]	127/83	139/96
16	124/80[a]	128/84	140/96
17	125/80[a]	129/84	141/96

a：对青少年（13～18 岁）慢性肾病患者来说，任意一次测量血压，收缩压 >120mmHg 或舒张压 >80mmHg，即可被认为是原发性高血压前期

儿童原发性高血压的定义

在儿科范畴内，高血压的定义一直是争议的焦点。因为儿童高血压的低死亡率和心血管并发症的长时间迟滞，严重的临床结果很难得到，所以关键性的临界值很难界定。而且，童年期及青少年期，血压随着年龄及身高体重的增长而变化。因此，儿童高血压通过基于人群的年龄、性别配对的血压数据的分布来定义。因为血压与独立于年龄的体重紧密相关，所以血压百分位数与年龄和相对体重都有关系。

高血压是通过至少随机三次测量收缩压和/或舒张压来定义的，测量结果大于等于 95% 百分位数，而 95% 百分位数与年龄、性别、体重相关。收缩压和/或舒张压水平在 90% ～95% 百分位数之间称为高血压前期。通过类比成年人定义，假如低于基于年龄和体重的 90% 百分位数，任何一次测量血压 >120/80mmHg 都可以被认为是高血压前期。高血压前期的治疗指向处于终末器官损害风险的儿童及青少年，包括 CKD 人群（来自国立原发性高血压教育项目下儿童、青少年高血压工作组 2004）。

对儿童和青春期少年中间百分位数来说，对血压升高的截断值的推荐指标见表 30-3 和 30-4（详见国际儿科高血压学会的主页 www. pediatrichypertension. org/BPLimitsChart. pdf）。以成人标准来看，在单次测量儿童血压升高时不一定会视为是高血压。例如，120/75mmHg 的血压对于 2 岁儿童来说是高血压 2 级，对 7 岁儿童来说是高血压 1 级，对 11 岁儿童来说是高血压临界值。除了年龄之外，身高对血压来说也是个重要的因素。图 30-1（A）和（B）按年龄及身高分别给出了男童女童收缩压的正常上限（95% 的置信区间）。

儿童血压的测量

在临床实际中，血压的测量通常可分为随意式和诊断式两种方法。随意式测量可重复性很差。从生理学角度来说血压每日都在变化，读数误差、缺乏标准的测量方法使血压读数的可重复性受到影响。在儿科不同的袖带尺寸都可以使用，实际上袖带的宽度应该是上臂长的40%，长度应该是上臂长的80%~100%。最重要的是，儿科患者易于受"白袍"影响。大于60%的儿童会产生这种警觉反应。白袍性高血压可以通过24h动态血压监测（ABPM）来测定持久高血压。ABPM对于大多数3岁以上儿童来说是可行的。对于6~18岁患者来说，日间、夜间的标准差以及24h血压均可参考（wuhl 2002）。同成年人不同，儿童日间ABPM值较临床血压更高，因为儿童日间的活动量更大（Hadtstein et al. 2008）。

对婴儿来说，夜间生理性血压降低（dipping现象）与正常睡眠一起发生。对CKD患儿来说，dipping现象通常不存在，而且对CKD患儿来说这是个独立的心血管危险因素，即便他们成人后也是如此。成年人CKD患者可以监测昼夜血压的变化模式，儿童也可以。这些儿童通常在日间血压正常的情况下会出现一过性夜间血压升高。对于CKD患儿来说，尽管其中10%可观察到正常血压，但动态血压还是在升高；在此条件下对这些病人来说，被左心室高血压证实的隐蔽性高血压发生在临床很有重要性（Lurbe 2005）。鉴于其对诊断的高度敏感性，ABPM成为诊断和治疗儿科CKD患者高血压的标准工具。

儿童高血压所致的终末器官损害

在心血管医学中一个普遍的假设是高血压和其他经鉴定的成年人高血压危险因素只会影响老年人。但是越来越多的证据显示：现在与CKD相关的心血管疾病已经发生于儿童，虽然是在CKD进展的相对早期（hadtstein et al. 2007）。虽然对于儿科患者来说心血管疾病的发生很少见，但对儿科ESRD来说心血管疾病的发病率和死亡率显著存在。对于小于19岁的ESRD患者来说，心脏病的死亡率是2.2%/年，其中白人占16%，黑人占26%。这表明当与总人群比较时，心脏病发生的危险性很高。高血压可能是最主要的危险因素，80%~90%的ESRD患儿患有高血压和/或接受抗高血压治疗。

对于儿童来说，高血压曾经通过很多重要的因素与心血管疾病相关联。左心室肥大以及增厚的颈动脉血管内膜表明进展期 CKD 患儿不仅仅合并高血压，容量过度负荷以及电解质紊乱也是很重要的危险因素，而且对于早期原发性高血压的患儿甚至隐匿性高血压的患儿也是如此。

值得一提的是，因为在整个群体中缺乏对血压和肾疾病的普查，在早期严重的高血压并发症十分普遍（例如充血性心衰及脑病）。大约 50% 的高血压儿童在确诊的同时合并高血压性视网膜病变；对合并有肾实质病变（renoparenchymal）的婴儿来说严重的高血压也十分普遍。

第95身高百分位收缩期血压(男孩)

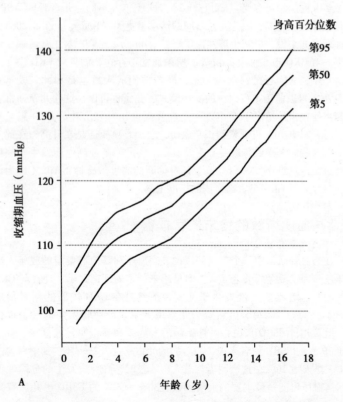

A

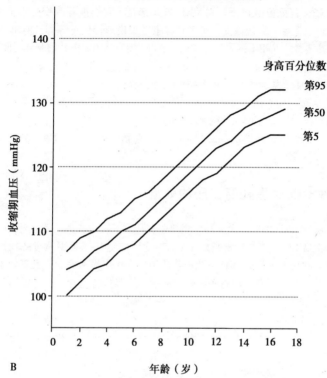

第95身高百分位收缩期血压(女孩)

图 30-1 （A）根据男孩第 5、50 和 95 身高百分位显示的相对高度列出的正常收缩期血压上限（95）。血压从 1 岁到 17 岁可生理性的增加 30mmHg，在给定年龄段根据身高百分位有至 10mmHg 的差异。（B）根据女孩第 5、50 和 95 身高百分位显示的相对身高列出的正常收缩期血压上限（95）。

慢性肾疾病患儿高血压的处理

　　所有 CKD 患儿的血压都应规律监测。除了临床监测，每年至少应进行一次 ABPM；对进行抗高血压治疗的患者应每 1~2 个月调整一次用药方案。和成人一样，CKD 患儿推荐的治疗方法应当考虑到心血管并发症的风险，当血压达到高血压前期标准时应当进行治疗。治疗的目标应当达到 75% 百分位数以下。对 CKD 患儿来说，我们推荐改变生活方式，例如增强锻炼，低盐饮食，对于肥胖患者来说减轻体重等等，但单一措施很难奏效（hadtstein et al. 2008）。ACEI 类和 ARBs 类药物是治疗高血压的首选，而且如果给予合适的剂量（例如雷米普利 6mg/(m^2·d)）（wuhl 2004）或坎地沙坦 0.2~0.4（最大量）mg/(kg·d)（Schaefer 2010），可以使大部分患者的血压恢复正常。如果降血压效果不明显，可以添加祥利尿剂（例如呋塞米 2~4mg/(kg·d)），随后可给予钙通道阻滞剂（例如氨氯地平 0.2mg/(kg·d)）。药物治疗的目标是在进行 ABPM 时血压持续平稳。

慢性肾疾病患儿高血压的处理

　　所有 CKD 患儿的血压都应规律监测。除了临床监测，每年至少应进行一次 ABPM；对进行抗高血压治疗的患者应每 1~2 个月调整一次用药方案。和成人一样，CKD 患儿推荐的治疗方法应当考虑到心血管并发症的风险，当血压有达到高血压前期标准时应当进行治疗。治疗的目标应当达到 75% 百分位数以下。对 CKD 患儿来说，我们推荐改变生活方式，例如增强锻炼，低盐饮食，对于肥胖患者来说减轻体重等等，但单一措施很难奏效（hadtstein et al. 2008）。ACEI 类和 ARBs 类药物是治疗高血压的首选，而且如果给予合适的剂量（例如雷米普利 6mg/(m^2·d)）（Wuhl 2004）或坎地沙坦 0.2~0.4（最大量）mg/(kg·d)（Schaefer 2010）），可以使大部分患者的血压恢复正常。如果降血压效果不明显，可以添加祥利尿剂（例如呋塞米 2~4mg/(kg·d)），随后可给予钙通道阻滞剂（例如氨氯地平 0.2mg/(kg·d)）。药物治疗的目标是在进行 AB-PM 时血压持续平稳。

儿科慢性肾疾病中的心脏

　　左心室肥大是 CKD 患者最常见的心脏形态改变，对整体人群（Groothoff 2002）以及成人 ESRD 患者来说也是最重要的心血管风险的指标（McDonald et al. 2004，Parekh 2002，Silberberg 1989）。作为心肌纤维化和心肌细胞肥大的结果，致命性心律失常对 CKD 患儿来说，左心室肥大可导致心脏猝死的高风险性。最近一项对于超过 130 名不同分期的 CKD

患儿的大型横断面分析显示，2~4 期 CKD 患儿中有三分之一患有左心室肥大（Matteucci 2006）。左心室体积随着 CKD 的分期而增长。更出乎意料的是三分之二的病例左心室肥大出现重塑，而且与血压和左心室体积无关。因为心肌重塑反映了前负荷的增加，多半左心室肥大的重塑表明有效体积超负荷很普遍，甚至患儿处于中重度 CKD 时也是如此。与高血压比较，容量负荷与心脏病理学的关系更紧密（Schaefer，2008）。对 CKD 来说，早期循环容量的增加由肾素-血管紧张素-醛固酮系统和交感神经系统的高血压引起。而且尿毒症也会通过非血流动力学影响左心室生长及功能，这些机制包括炎症性细胞因子的向上调节和其他自分泌以及旁分泌途径。

除了这些形态学上的改变之外，25% 的中重度 CKD 患儿被发现有左心室收缩功能的亚临床损害。对同轴左心室肥大的患儿来说心脏收缩功能障碍很普遍，这与低肾小球滤过率及贫血有关。

儿童慢性肾疾病的进展

儿科 CKD 肾功能的自然演变是由年龄、肾衰竭的程度以及初次发病时间决定的。患有肾发育不全的儿童在其预期的 3~4 年寿命中 GFR 是增长的，反映出肾单位的适应性肥大以及数目上的减少。对大约 50% 的儿童来说，与早期 GFR 的增长相伴随的是稳定或缓慢恶化的肾功能，这个过程一般会持续 5~8 年。青春期前后 GFR 的降低会加速，可在青春期晚期及成年早期导致 ESRD。这种非线性肾衰竭进展的原因还不完全明了，可能的原因包括不能适应青春期快速新陈代谢而导致的肾单位不足，对肾功能不利的性激素产生增多和/或残存肾单位加速的硬化变性。对严重肾发育不全的患儿来说，早期 GFR 的增长可能会不明显，而且会被 ESRD 的早期进展取代。20% 左右肾发育不全患者的 GFR 会比较稳定，甚至过了青春期也是如此。追踪研究显示，对中度双侧肾发育不全的患者来说，GFR 的下降过程经常在 30 岁以后发生。

不论是人群还是在动物模型，在诸多预测肾衰竭进程的指标中，高血压和蛋白尿作为危险因素已有记载，对儿童来说也是如此。对 20%~80% 的 CKD 患儿来说高血压很普遍，这取决于肾功能障碍的程度和潜在的肾损害。在欧洲的一项对慢性肾衰竭儿童营养治疗的研究中，心脏收缩压 >120mmHg 与 GFR 的快速减低有关（Wingen，1997）。和成人一样，蛋白尿对儿童来说也是 CKD 的前兆。对肾发育不全儿童来说，蛋白尿可以预知肾疾病的进展，甚至对肾功能正常的儿童来说，持续的肾性蛋白尿也是进行性肾损害的危险因素。在研究中尽管儿童接受混合剂量的 ACEI 治疗，残余蛋白尿还是可以预知 CKD 的进展。这些发现为早期、持续的肾素-血管紧张素拮抗剂治疗方案提供了坚实的理论基础（ESCAPE Trial Group 2009）。

对 CKD 患儿来说 ACEI 及 ARBs 类药物都是安全有效的。每日按 6mg/平方米口服雷米普利，使大约 50% 的患者蛋白尿及高血压得到控制（wuhl 2004）。对 ARBs 药物氯沙坦也有类似的结果（Ellis 2004），valsartan（Flynn 2008），或 candesartan（Schaefer 2010）。针对其他 ARBs 药物的随机比对临床实验正在进行中。

需要指出的是，关于 RAS 系统拮抗剂保护肾功能的效果比其他抗高血压药物更好的观点尚未在儿科 CKD 中证实。来自 ItalKid Registry 的数据并未显示与配对的未处理组比较，患有肾疾病的儿童在经过 ACEI 类药物治疗后可以明显的改变 CKD 的进展（Ardissino 2007）。而且，没有关于 ACEI 类药物的种类和剂量的信息和蛋白尿的一般水平可用，而且在回顾性研究中其基础进展率非常缓慢。

另一项在充血性心力衰竭及肺动脉导管插入术有效性的评价研究（ESCAPE）中重要的观察结果是在 ACEI 药物的治疗下蛋白尿仍有反复。对儿科 CKD 来说，ACEI 类药物单一疗法可以持续极佳的血压控制，但长期保护肾脏的效果有限，二者是截然不同的（ESCAPE trial group 2009）。对于成人或儿童 CKD 来说，减少蛋白质饮食疗法已经被广泛的潜在的肾脏保护效应证实。和非糖尿病肾病的成年患者进行肾脏病限制饮食的实验一样，一项对 200 名 CKD 患儿的随机对照实验没有显示低蛋白饮食有任何明显的好处（Wingen 1997）。尽管 CKD 的进展看起来并未受到限制蛋白质摄入的影响，但这种方法可以降低氮性废物负荷，对 CKD5 期需要肾替代治疗的患者来说仍然有效。

小儿慢性肾疾病的肾性骨营养障碍

儿童的矿物质代谢及骨改变的后果

如何对 CKD 患儿的骨及矿物质代谢有足够的控制是临床的一大挑战。长期的随访研究明确指出，儿童肾性骨营养障碍可以导致成年后的永久性骨疾病。来自于荷兰的一项基于人群的研究指出，34%的骨疾病有持续性临床症状。肢体畸形占25%，儿科 ESRD 的幸存年轻成人中18%为残疾性骨病（Groothoff 2003）。

同时越来越多的证据表明矿物质代谢的变化和治疗方法不仅仅是针对矿物质代谢，而且可以导致来自于骨骼的矿物盐再分布至大动脉及软组织间隙所引起的血管钙化性尿毒症的进展。虽然在个别青少年透析患者（Civilibal 2006，Goodman 2000）以及大于90%的起始自儿童 CKD 的年轻成人患者（Oh 2002）患有冠状动脉钙化，血管病变如血管内膜增厚和颈动脉僵硬，可以尽早检查出。形态和功能的改变不仅可以在青少年中出现，而且可以在中度 CKD 患儿中出现。颈动脉内膜的厚度和硬度和甲旁亢的级别，血清钙×磷离子积，钙磷酸盐累积剂量有关。越来越多的证据显示 CKD 相关性血管病变是儿童和青少年过高患病率和死亡率的主要原因。

儿童骨骼及矿物质代谢的标记

在评估和判断儿童矿物质代谢标记的时候应当考虑几个特殊的儿科特征。血清磷酸盐浓缩是依赖于年龄的，肾脏的磷酸盐浓缩始自于儿童。新生儿血清中磷酸盐浓度的上限是 2.7mmol/L，婴儿是 2.4mmol/L，学龄前儿童和小学生分别为 2.1mmol/L 和 1.9mmol/L，青少年是 1.4mmol/L 到 1.9mmol/L。按照英式量度，新生儿血清中磷酸盐浓度的上限是 8.4mg/dl，婴儿是 7.45mg/dl，学龄前儿童和小学生分别为 6.5mmol/L 和 5.9mmol/L，青少年是 4.35 到 5.9mmol/L。

年龄的特殊分布也是血清钙所需要考虑的因素，婴儿和新生儿会轻度增高。对于进展期的 CKD 患者来说，血清钙水平通常偏低或正常，主要是依靠甲状旁腺素（PTH）分泌钙增多来维持钙稳态。活性维生素 D 和磷酸钙盐的治疗使血清钙水平升高，但对 CKD4 期的患儿来说，极少发生显著的血钙升高，甚至进行骨化三醇治疗的患儿也是如此（Schmitt 2003）。

同样，血清钙的正常上限×磷离子积是年龄依赖性的。成年人推荐的正常上限也适用于青少年（$55mg^2/dl^2$），但对于小于 12 岁的儿童来说正常上限要高一些（$65mg^2/dl^2$），婴儿甚至会更高。

血浆甲状腺激素水平独立于年龄。血浆甲状旁腺素测量方法的有效性在预测骨骼组织病理学对成人和儿童来说都很有限（Gal-Moscovici et al. 2005）。儿童血浆 PTH 水平一直都存在争议。欧洲指南建议所有 CKD 患儿在透析前都应把 PTH 维持于标准阈值（Klaus 2006），但在第十章将要讨论的北美指南（KDOQI）却指出，允许中度甲旁亢通过降低 GFR 来防止低周转的骨病。

测量血清碱性磷酸盐是成骨细胞活性的特异性指标，和 PTH 一起对预测骨更新有帮助。标准值非常依赖于骨龄、十足年龄以及青春期阶段，在快速生长期间伴有很高的活性。

25OH 维生素 D 的血清水平可以评估维生素 D 的机体储备，应当 > 30 ~ 40ng/ml（75 ~ 100nmol/L）。健康儿童血清 25OH 维生素 D 的正常上限为 70ng/ml（175nmol/L），但未在 CKD 患者中得到证实。

如果血清 PTH 值一年中两次高于目标值，那么就应该测量血清 25OH 维生素 D 值。血清中 25-OH 维生素 D 的半衰期是 3 周。

治疗选择

血清无机磷的最佳控制可能是骨骼和矿物质代谢预防方式的关键途径。向有经验的儿科营养专家咨询饮食可以预防高磷酸盐血症，对于早期 CKD 来说也应尽早开始药物治疗。

通过管理营养方案特别是适合 CKD 的方案，对婴儿磷的摄入可以达到最有效率的最佳化（KDOQI clinical practice guideline for nutrition in children with CKD 2008）。

通过鼻饲进行肠内营养或经皮胃造口术通常对婴儿适用，以保证最佳的营养。与之相反，青少年有其偏爱的饮食，维持合理的膳食很困难，所以对 CKD4 期的青少年来说，高磷酸血症很常见。使用适用于年龄的专业的教育方式，甚至在儿科 CKD 的诊断中使用软件来利用磷酸盐使饮食最优化。但是除了婴儿之外，对儿童来说坚持控制饮食是有难度的。

我们应当控制血清钙的水平，保持血清中正常的钙、磷离子积。对于 CKD5 期的患者来说，就算血清钙处于正常值上限，都应该避免出现血管石灰化的风险（KDOQI clinical practice guideline for nutrition in children with CKD 2008）。

大多数青少年需要规律摄入磷酸盐。对大多数儿科患者来说，基于钙离子的磷酸盐黏合剂仍是首选。因为其对磷酸钙离子积的贡献以及与尿毒症血管疾病的相关性，钙的供选方案越来越多。思维拉姆对低钙血症十分有效，可以降低血钙过高的发病率，改善儿童由碳酸钙引起的骨更新（Salusky 2005）。最近一项研究显示，思维拉姆可以消除代谢性酸中毒轻度恶化（Pieper 2006，Gonzalez 2010）。思维拉姆可以制成粉剂，对不能吞咽药片的鼻饲的婴儿和儿童来说是十分有效的。如果不能使用思维拉姆，可以用思维拉姆预处理过的配方奶粉或乳汁来代替（详见Ferrara 2004）。儿科应用碳酸镧的经验仍然很少。

对于所有 CKD 患儿来说，推荐利用维生素 D2 及维生素 D3 治疗。对婴儿来说特别需要，因为婴儿代谢需求较多。肾功能正常的儿童，第一年维生素 D 每日剂量上限是 1000IU，之后为 2000IU。对 CKD 患儿来说，每日摄入 1000IU-2000IU 的维生素 D3 可以预防 25-OH 维生素 D 缺乏（KDOQI clinical practice guideline for nutrition in children with CKD 2008）。对维生素 D 缺乏性佝偻病或不足的儿童来说，补充维生素 D2 的剂量应根据血清 25-OH 维生素 D 的水平而定。对于严重的维生素 D 缺乏（25-OH 维生素 D 浓度 <5ng/ml），8000IU/d 应持续四周，之后两个月为 4000IU/d。作为替代疗法，间断高剂量治疗也可以选择：每周50000IU 持续四周，之后两个月为每月两次；反之，中度维生素 D 缺乏性佝偻病（5~15ng/ml 或 12~37nmol/L）应该 4000iu 每周持续三个月或每周 50000IU；当维生素 D 缺乏时（16~30ng/ml 或 38nmol/L-75nmol/L），推荐 2000IU/d 或每周 50000IU，持续三个月。对于小于 1 岁的儿童，小剂量的维生素 D 应该是足够的。

如果血浆 PTH 水平仍然很高，即使血清 25-OH 维生素 D 和磷酸盐水平正常，仍需骨化三醇或其类似物进行治疗。对大多数 CKD4 期和 5 期的患儿来说，可以通过补充骨化三醇或 1-α 羟基维生素 D2 来代偿肾脏 1-α 羟化酶的减低，以及预防、控制继发性甲旁亢。1-α 羟基维生素 D2 与骨化三醇的分子结构很相似，其以维生素 D2 为分子主链，在 1 及 25 位置上均经过羟化，所以活性很高。然而骨化三醇却是以维生素 D3 为主链，羟化位置类似。骨化三醇的剂量要视乎初始 PTH、钙以及磷酸盐的浓度而定。对大多数儿童来说，5 到 10ng/（kg·d）是安全有效的剂量。监测骨化三醇、磷酸盐、PTH 的周期应当参考维生素 D 的剂量。液体形态的骨化三醇和 1-α 羟基维生素 D 可通过口服给药，因为这些油溶液剂可以吸附塑料，所以不能通过胃管给药。人工合成的维生素 D 类似物用来减少肠内钙和磷酸盐的吸收，与 PTH 的抑制作用等效。三种不同的醇类已被证实可用于不同的国家：22-oxa 骨化三醇（马沙骨化醇），19-氧化氮还原-1，25 羟基维生素 D2（帕立骨化醇）以及 1-α 羟基维生素 D2（度骨化醇）。尽管如此，没有一种通过儿科学实验，但药品核准标示外使用也很普遍。

西那卡塞是第一种商业化的抗甲状旁腺激素类药物，对儿科来说具有独特的疗效。而且对难治性甲旁亢患儿的初步临床实验已经通过。但是对透析患者来说低钙血症发病率很高，应用西那卡塞缺乏疗效。对儿童及青少年来说，额外的保护来自于骺生长板大量的表达钙离子受体。虽然动物实验不支持其对纵向生长的影响，但对 CKD 患儿来说，我们仍拭目以待西那卡塞能否确定可用于治疗继发性甲旁亢。

慢性肾疾病儿童的生长、营养和发育

生长及性发育受损是 CKD 患儿最明显和重要的并发症。生长迟缓和发育延迟可以通过心理社会适应明显影响，而且对儿童 CKD 的成年幸存者来说，可以非常连贯的作为主要因素来影响他们的社会结合和个人生活质量。

尿毒症致发育不足的模式

尿毒症及其后遗症的影响很大程度上取决于 CKD 的初发年龄。大约三分之一的患者在 2 岁之前发生出生后生长。因此在婴儿期间任何影响生长率的因素都可以导致迅速、严重的生长迟缓。患病的第一年如果不治疗尿毒症可以导致丢失每月相对身高大于 0.5 标准差（Haffner et al. 2008）。

在婴儿中期，起始于 18～24 月龄，持续至青春期开始，CKD 对生长抑制的影响愈加精细，而且相对身高在这段时期内逐渐遗失。总之当 $GFR/1.73m^2$ 仍旧 >25ml/min 时，生长模式依旧稳定。如果 GFR 低于此水平，生长速率比预期值就会降低。对于自幼便 $GFR/1.73m^2 < 25$ 的儿童来说，到了 10 岁预计最后身高会平均累积丢失 6cm（Schaefer 1996）。对于身高增长如预期但绝对身高仍降低的 CKD 患儿来说，成功的肾移植往往可以导致生长加速直至正常水平，就像拥有了最佳生长条件一样。

青春期起始的临床特征与青春期生长突增会延迟 2 年，这取决于肾功能不全的程度（Schaefer 1990）。对于青少年 ESRD 患者来说，青春期生长突增过程中身高增长的幅度会减少 50%。30%～50% 的 CKD 患儿最终成人身高低于标准值，尽管过去几十年来不断有报道指出最终身高可以有所改善。对 CKD 3 期的患儿来说，低于正常身高的比例增长了 10%～15%，对童年就患有 ESRD 的患者来说，这一比例大于 50%。在患 CKD 期间，先天存在的肾病以及性别是男性对减少最低身高的预测来说很重要（Haffner et al. 2008）。

慢性肾疾病生长迟缓和发育延迟的病因学

在婴儿期，生长主要依靠营养和代谢因素。生长迟缓的 CKD 婴儿由于厌食症及呕吐，自然摄入营养不足。当尿毒症性厌食引起自然能量摄取减少时，自然摄入能量较推荐的膳食供给量会减少 80%。对 CKD 患儿来说厌食与消瘦几乎不可避免的会出现，可能与成人类似的亚临床感染状态有关，也可能与之无关（Bamgbola et al. 2003）。其他引起呕吐及厌食的因素包括不适当的清除循环饱感因子以及在尿毒症状态下精神运动发育总体滞后。CKD 患儿胃排空时间异常缓慢。液体和电解质丢失与肾发育不良引起的肾小管功能障碍有关，与并发性感染有关的。可能在幼儿生长迟缓恶化的过程中扮演重要角色。

在 GFR 低于 50% 时经常会出现代谢性酸中毒，可以通过不同的机制导致与 CKD 相关的生长延迟。酸中毒的 CKD 患儿可以出现蛋白质分解加速。自身的生长激素分泌，在靶器官中生长激素（GH）和胰岛素生长因子 1 受体（IGF-1）的表达以及 IGF-1 的血清浓度在酸中毒状态下都会减少。因此，CKD 伴随的代谢性酸中毒可以引起 GH 不足以及不敏感（Haffner et al. 2008）。

对尿毒症来说，独立的酸中毒与生长激素轴显示出复杂的调节异常。循环中 GH 水平正常或增高，原因是代谢清除机制受损。但是实际的垂体生长激素分泌速率是正常或减少的。蛋白酪氨酸激酶 2（JAK2）/信号传导蛋白和转录激活物 5（STAT5）细胞内信号旁路活性受损，导致酸中毒时生长激素诱导的 IGF1 合成受损（Rabkin 2005）。而且，几种 IGF1-结合蛋白质类的蓄积会导致与 IGFs 循环有关的 IGF-结合蛋白质类过量，IGF 的生物活性也会减少。最终在下丘脑和脑垂体水平 IGF1 生物活性显著减少，促生长激素轴活性反馈不足，导致 GH 分泌正常或减少。总之，这些结果表明尿毒症时 GH-IF1 系统引起的内环境紊乱是多水平的。

对 CKD 来说，促性腺激素轴的活性可能会受损。早期以及晚期肾病的巨乳症患者在促性腺素循环兴奋时性激素水平正常或偏低。促性腺素的水平完全可以用受损的代谢激素清除率来解释，然而垂体分泌率较低，原因可能与局部神经递质增加导致下丘脑促性腺素释放素（GnRH）分泌受损有关。综上所述，中枢神经系统缺乏活性，生物活性较少亚型黄体化激素分泌占主要优势以及循环因子的蓄积限制了下丘脑 GnRH 的释放和睾丸间质细胞睾酮的释放。最终，青春期出现的促性腺及生长激素之间的互补机制受损，由此证明了 GH 分泌减弱以适应增长的性激素水平。因此，尿毒症引起多种激素抵抗有效地抑制了身高和性发育。

对大多数人来说，在 CKD 其他典型的并发症中，肾性贫血和继发性甲旁亢较少影响生长和青春期。尽管有时过度的甲旁亢可以通过损害干骺端骨结构导致生长停滞（Mehls 1986，Klaus 2006），轻中度甲旁亢以及骨化三醇治疗与身高生长率并无绝对关系。极低的 PTH 水平预示低代谢骨病可以导致某些生长抑制的结果。对青春期前患者来说，PTH 水平与生长率之间关联极弱。

尿毒症性发育不全的治疗

对 CKD 患儿来说，在一岁至一岁半期间避免发育不全最重要的方法是摄入足够的能量，治疗代谢性酸中毒，维持水电解质平衡紊乱。小儿经鼻饲或胃造口术都可以达到目的。能量摄入的目标是提供相当于健康儿童 80%～100% 的日需要量。为了对应生长迟缓的水平，处方更应依据患者的身高年龄而不是实足年龄。如果能量摄入超过建议饮食量的 100%，那么便可以引起肥胖而不是满足生长需要，而且对以后的心血管健康也会有潜在的影响。

对 CKD 2～3 期的患者来说，蛋白质摄入至少应与建议饮食量持平，但不能超过建议饮食量的 140%，对 CKD 4～5 期的患儿来说不能超过 120%（KDOQI clinical practice guideline for nutrition in children with CKD 2008）。对肾功能不全的进展期 CKD 患者来说，为了限制磷和酸负荷以限制过度蛋白摄入是可取的。对保持生长和营养状况来说限制蛋白质摄入是安全的。一项长达 2 年的针对 200 位 CKD 患儿的随机对比临床试验指出，能在主观上接受限制蛋白最小摄入量的患者对生长和营养不会造成负面影响（wingen 1997）。代谢性酸中毒应及时通过口服碱剂治疗。除此之外，对于出现多尿以及盐丢失性肾病变来说，补充水及电解质也是必要的。对肾发育不良畸形的儿童来说，水电解质的丢失十分常见，而且经常被低估。

当需要时通过鼻饲进行肠内营养或经皮胃造口术尽早、持续来补充营养，液体以及电解质明显改善了 CKD 患儿的营养和发育（parekh 2001，Haffner et al. 2008）。对大多数婴儿来说，维持正常的体重和身高变得越来越有可能，尽管这些婴儿合并早期或晚期肾疾病。上述方法还可以再很大程度上减少继发性并发症如营养不良、水、酸碱以及电解质紊乱。

对儿童的婴儿期来说，营养是决定能否获得足够身高的因素，但追赶性生长仅提供饮食和配套措施是不够的。假如提供足够的营养、盐和液体身高增长速率仍不够，而且假如生长迟缓较严重或身高已经低于正常，那么重组生长激素（rGH）是可行的治疗。rGH 的安全性和有效性。

已经在 CKD 患儿中通过长期和短期的实验证实。给予 rGH 的药理学剂量（0.05μg/（kg·d）皮下注射）较内源性生长激素效果好，且可以显著的增加全身和局部 IGF-1 的产生，仅产生少量的 IGF 抗体蛋白。这可以恢复正常的 IGF-1 生物活性。对 CKD 患儿来说，身高增长速率在治疗的第一年可以增倍。在治疗 5~6 年后，标准身高（以 -2 及 +2 标准差来定义标准值域的限制，0~50% 或均值）在一项北美研究中增长了 -2.6~-0.7，在一项德国研究中这一数值是 -3.4~-1.9，而在荷兰，这一数值是 -3.0~0.5。

同透析或肾移植后的患儿比较，CKD 患者对 rGH 的治疗反应要好的多，大概是由于 ESRD 患者对 GH 的尿毒症抵抗更明显以及肾移植患者糖皮质激素的生长抑制效应的缘故。对 9~10 岁 rGH 患者以及追踪检查直至达到最终身高的研究中，追赶性生长大部分受限于青春期前（Haffner 2000）。与对照组比较，rGH 处理组的最终身高显著提高 10~15cm。总体身高的增加与 rGH 的治疗紧密相关，与透析则呈负相关。由这些经验可以总结出对 CKD 透析的患者来说，rGH 治疗越早越好，对严重的生长迟滞患者更是如此。

除了其极好的疗效，长期 rGH 治疗的副作用也很小，包括超高胰岛素血症以及偶发轻微的继发性甲旁亢。早期的报道指出接受此治疗的 CKD 患者颅内高压并发症风险在增加，但在对照组中并未观察到。同样的，并无临床证据显示长期 rGH 治疗可以导致肾小球持续性超滤继发肾衰竭加速。

患有慢性肾疾病的儿童和青少年何时开始透析合适呢？

对 CKD 患儿和家庭来说，何时开始透析十分重要。对于某些患者来说，由于肾衰竭会导致明显致病率和死亡率，所以他们对开始透析的需要很迫切。许多种症状都是开始透析的绝对适应证，这其中包括尿毒症已产生神经系统症状（脑病，意识模糊等），顽固性高血压，对利尿剂无效的容量过度负荷引起的肺水肿，尿毒症性心包炎，出血倾向，顽固性恶心、呕吐以及无尿。但通常这些绝对适应证很少发生，在这种情况下，决定开始透析需要考虑各种临床参数，实验室数据和社会心理学因素，这其中不但包括高血钾症发作，高磷酸盐血症，水钠潴留引起的难治性高血压，营养不良，生长迟缓，还包括一些较少出现的尿毒症后遗症，例如持续性疲劳，虚弱，认知功能障碍，学习成绩下降，瘙痒症，抑郁症，恶心，呕吐，厌食症以及睡眠模式改变。虽然当 GFR（通过平均肌酐和尿素清除率来测量）低于 5～10ml/（min・1.73m^2）时需要透析，但有时并不严格的基于数据来决定透析，还需要通盘考虑患者的全身状况（Greenbaum et al. 2004）。

　　有些方法可以延迟患者对透析的需要，例如代谢性酸中毒、高钾血症、高磷酸盐血症可以通过暂时的饮食咨询和用药控制，但这些办法并不是总能成功。对婴儿和幼儿来说，管饲可以提供足够的基础营养（钾、磷、蛋白质）、适量营养和液体需要，而且有时通常会延缓透析的开始时间。与之相反，青少年患者对药物治疗和限制饮食的适应性更差，也许按时开始透析是更好的选择。早期 CKD 贫血可以通过应用促红细胞生成素以及口服或静脉给予铁剂得到良好的控制。生长迟缓的 CKD 患儿可以通过 rGH 治疗，GH 的效果很大程度上取决于残存的肾功能以及及时的治疗。对大多数儿童来说，GH 的无反应性是唯一与透析有关的争论点，因为常规的血液或腹膜透析不能显著提高生长率（Greenbaum 2004）。

（张建华　译）

参考文献：

Ardissino G, Viganò S, Testa S, et al. ItalKid Project. No clear evidence of ACEi efficacy on the progression of chronic kidney disease in children with hypodysplastic nephropathy—report from the ItalKid Project database. *Nephrol Dial Transplant*. 2007;22:2525-2530.

Bamgbola FO, Kaskel FJ. Uremic malnutrition-inflammation syndrome in chronic renal disease: a pathobiologic entity. *J Ren Nutr*. 2003;13:250-258.

Busauschina A, Schnuelle P, van der Woude FJ. Cyclosporine nephrotoxicity. *Transplant Proc*. 2004;6:229S-233S.

Civilibal M, Caliskan S, Adaletli I, et al. Coronary artery calcifications in children with end-stage renal disease. *Pediatr Nephrol*. 2006;21:1426-1433.

Ellis D, Moritz ML, Vats A, et al. Antihypertensive and renoprotective efficacy and safety of losartan: a long-term study in children with renal disorders. *Am J Hypertens*. 2004;17:928-935.

ESCAPE Trial Group, Wühl E, Trivelli A, et al. Strict blood-pressure control and progression of renal failure in children. *N Engl J Med.* 2009;361:1639-1650.

Ferrara E, Lemire J, Reznik VM, et al. Dietary phosphorus reduction by pretreatment of human breast milk with sevelamer. *Pediatr Nephrol.* 2004;19:775-779.

Filler G, Lepage N. Should the Schwartz formula for estimation of GFR be replaced by cystatin C formula? *Pediatr Nephrol.* 2003;18:981-985.

Filler G, Preim F, Vollmer I, et al. Diagnostic sensitivity of serum cystatin for impaired glomerular filtration rate. *Pediatr Nephrol.* 1999;13:501-505.

Flynn JT, Meyers KEC, Neto JP, et al. Efficacy and safety of the angiotensin receptor blocking agent valsartan in children with hypertension aged 1 to 5 years. *Hypertension.* 2008;52:222-228.

Gal-Moscovici A, Popvtzer MM. New worldwide trends in presentation of renal osteodystrophy and its relationship tp parathyroid hormone levels. *Clin Nephrol.* 2005;63:4287-4290.

Gonzalez E, Schomberg J, Amin N, et al. Sevelamer carbonate increases serum bicarbonate in pediatric dialysis patients. *Pediatr Nephrol.* 2010;25:373-375.

Goodman WG, Goldin J, Kuizon BD, et al. Coronary-artery calcification in young adults with end-stage renal disease who are undergoing dialysis. *N Engl J Med.* 2000;342:1478-1483.

Greenbaum L, Schaefer F. The decision to initiate dialysis in children and adolescents. In: Warady B, Schaefer FS, Fine RN, et al. eds. *Pediatric Dialysis.* Dordrecht: Kluwer Academic Publishers; 2004:177-196.

Groothoff JW, Gruppen MP, Offringa M, et al. Mortality and causes of death of end-stage renal disease in children: a Dutch Cohort study. *Kidney Int.* 2002;61:621-629.

Groothoff JW, Offringa M, Van Eck-Smit BL, et al. *Kidney Int.* 2003;63:266-275.

Hadtstein C, Schaefer F. Hypertension in children with chronic kidney disease: pathophysiology and management. *Pediatr Nephrol.* 2008;23:363-371.

Hadtstein C, Schaefer F. What adult nephrologists should know about childhood pressure. *Nephrol Dial Transplant.* 2007;22:2119-2123.

Haffner D, Nissel R. Growth and puberty in chronic kidney disease. In: Geary DF, Schaefer F, ed. *Comprehensive Pediatric Nephrology.* Philadelphia: Elsevier; 2008:709-726.

Haffner D, Schaefer F, Nissel R, et al. Effect of growth hormone treatment on the adult height of children with chronic renal failure. German Study Group for Growth Hormone Treatment in Chronic Renal Failure. *N Engl J Med.* 2000;343:923-930.

Hogg RJ, Furth S, Lemley KV, et al. National Kidney Foundation's Kidney Disease Outcomes Quality Initiative clinical practice guidelines for chronic kidney disease in children and adolescents: evaluation, classification, and stratification. *Pediatrics.* 2003;111:1416-1421.

KDOQI Clinical Practice Guideline for Nutrition in children with CKD: 2008 Update.

Klaus G, Watson A, Edefonti A, et al. Prevention and treatment of renal osteodystrophy in children on chronic renal failure: European Guidelines. *Pediatr Nephrol.* 2006;21:151-159.

Loghman-Adham M. Evaluating proteinuria in children. *Am Fam Physician.* 1999;58:1145-1152.

Lurbe E, Torro I, Alvarez V, et al. Prevalence, persistence and clinical significance of masked hypertension in youth. *Hypertension.* 2005;45:493-498.

Matteucci MC, Wühl E, Picca S, et al. ESCAPE Trial Group. Left ventricular geometry in children with mild to moderate chronic renal insufficiency. *J Am Soc Nephrol.* 2006;17:218-225.

McDonald SP, Craig JC. Long-term survival of children with end-stage renal disease. *N Engl J Med.* 2004;350:2654-2662.

Mehls O, Ritz E, Gilli G, et al. Role of hormonal disturbances in uremic growth failure. *Contrib Nephrol.* 1986;50:119-129.

Mehls O, Wuehl E, Toenshoff B, et al. Growth hormone treatment in short children with chronic kidney disease. *Acta Paediatr.* 2008;97:1159-1164.

Mitsnefes MM, Ho PL, McEnery PT. Hypertension and progression of chronic renal insufficiency in children: a report of the North American Pediatric Renal Transplant Cooperative Study (NAPRTCS). *J Am Soc Nephrol.* 2003;14:2618-2622.

National High Blood Pressure Education Program Working Group on High Blood Pressure in Children and Adolescents. The fourth report on the diagnosis, evaluation and treatment of high blood pressure in children and adolescents. *Pediatrics.* 2004;114:555-576.

National Heart, Lung and Blood Institute. The Fourth Report on the Diagnosis, Evaluation, and Treatment of High Blood Pressure in Children and Adolescents. Revised, 2005. http://www.nhlbi.nih.gov/health/prof/heart/hbp/hbp_ped.pdf. Accessed January 20, 2011.

Oh J, Wunsch R, Turzer M, et al. Advanced coronary and carotid arteriopathy in young adults with childhood-onset chronic renal failure. *Circulation*. 2002;106:100–105.

Parekh RS, Carroll CE, Wolfe RA, et al. Cardiovascular mortality in children and young adults with end-stage kidney disease. *J Pediatr*. 2002;141:191–197.

Parekh RS, Flynn JT, Smoyer WE, et al. Improved growth in young children with severe chronic renal insufficiency who use specified nutritional therapy. *J Am Soc Nephrol*. 2001;12:2418–2426.

Pieper AK, Haffner D, Hoppe B, et al. A randomized crossover trial comparing sevelamer with calcium acetate in children with CKD. *Am J Kidney Dis*. 2006;47:625–635.

Rabkin R, Sun DF, Chen Y, et al. Growth hormone resistance in uremia, a role for impaired JAK/STAT signaling. *Pediatr Nephrol*. 2005;20:313–318.

Salusky IB, Goodman WG, Sahney S, et al. Sevelamer controls parathyroid hormone-induced bone disease as efficiently as calcium carbonate without increasing serum calcium levels during therapy with active vitamin D sterols. *J Am Soc Nephrol*. 2005;16:2501–2508.

Schaefer F. Cardiac disease in children with mild-to-moderate chronic kidney disease. *Curr Opin Nephrol Hypertens*. 2008;17:292–297.

Schaefer F, Seidel C, Binding A, et al. Pubertal growth in chronic renal failure. *Pediatr Res*. 1990;28:5–10.

Schaefer F, Van de Walle J, Zurowska A, et al. for the Candesartan in Children with Hypertension (CINCH) Investigators. Efficacy, safety and pharmacokinetics of candesartan cilexetil in hypertensive children from 1 to less than 6 years of age. *J Hypertens*. 2010;28:1083–1090.

Schaefer F, Wingem AM, Hennicke M, et al. Growth charts for prepubertal children with chronic renal failure due to congenital renal disorders. European Study Group for Nutritional Treatment of Chronic Renal Failure in Childhood. *Pediatr Nephrol*. 1996;10:288–293.

Schmitt CP, Hessing S, Oh J, et al. Growth in children with chronic renal failure on intermittent versus daily calcitriol. *Pediatr Nephrol*. 2003;18:440–444.

Schwartz GJ, Brion LP, Spitzer A. The use of plasma creatinine concentration for estimating glomerular filtration rate in infants, children, and adolescents. *Pediatr Clin North Am*. 1987;34:571–590.

Schwartz GJ, Munoz A, Schneider MF, et al. New equations to estimate GFR in children with CKD. *J Am Soc Nephrol*. 2009;20:629–637.

Silberberg JS, Barre PE, Prichard SS, et al. Impact of left ventricular hypertrophy on survival in end-stage renal disease. *Kidney Int*. 1989;36:286–290.

Tkaczyk M, Nowicki M, Balasz-Chmielewska I, et al. Hypertension in dialysed children: the prevalence and therapeutic approach in Poland—a nationwide survey. *Nephrol Dial Transplant*. 2006;21:736–742.

Wingen AM, Fabian-Bach C, Schaefer F, et al. Randomised multicentre study of a low-protein diet on the progression of chronic renal failure in children. European study group of nutritional treatment of chronic renal failure in childhood. *Lancet*. 1997;349:1117–1123.

Wühl E, Hadtstein C, Mehls O, et al. ESCAPE Trial group: Ultradian but not circadian blood pressure rhythms correlate with renal dysfunction in children with chronic renal failure. *J Am Soc Nephrol*. 2005;16:746–754.

Wühl E, Mehls O, Schaefer F; ESCAPE Trial Group. Antihypertensive and antiproteinuric efficacy of ramipril in children with chronic renal failure. *Kidney Int*. 2004;66:768–776.

Wühl E, Schaefer F. Therapeutic strategies to slow chronic kidney disease progression. *Pediatr Nephrol*. 2008;23:705–716.

Wühl E, Witte K, Soergel M. Distribution of 24h ambulatory blood pressure in children: normalized reference values and role of body dimensions. *J Hyperten*. 2002;20:1995–2007.

第 31 章　怀孕对慢性肾病的影响

Kavitha Potluri and Susan Hou

慢性肾病可增加孕妇高血压、蛋白尿、子痫前期、早产、泌尿系感染及血栓形成的危险。患有慢性肾病的怀孕妇女面对的最严重问题是怀孕期间肾功能潜在的损害。发生这种情况，与基础肾疾病的原因无关，基础肾功能不全的重要程度出现，其快速进展的风险似乎戏剧性的增加。长期观察的证据在逐渐出现，因为只有很少一部分患有 CKD 的孕妇在任何一个中心治疗，因为发现合适的控制很困难，就像孕妇不适合于随机取样。

在怀孕期间的肾功能变化

肾脏在怀孕期间经历意义深远的解剖学的和生理学的变化（表 31-1）。主要的变化发生在系统和肾脏的血流动力学变化（表 31-2）。在妊娠 4 周时肾小球滤过率的增加被注意到，其峰值在 9~11 周并持续到分娩。怀孕导致血管舒张，使心输出量及血容量增加 40%~50%。尽管如此，这种变化可能发生在程度较轻的患 CKD 的怀孕妇女。

生育率

CKD 患者的生育率下降，尤其是在进展期的患者。因为没有已知的患 CKD 的尝试着怀孕的孕妇的数量估计值，在 CKD 的关键阶段生育率下降不是很有名。尽管如此，很少见到血清肌酐 > 1.5mg/dl（130μmol）的妇女受孕。肾衰患者不孕不育的原因还不清楚。CKD 患者其高泌乳素血症的进展通常超越这个阶段，在这个阶段生育率会减少。

尽管减少了生育率，怀孕的事也常常发生，计划生育的事应该被讨论。屏障避孕法，如果直接使用，是安全和有效的。具有提荷尔蒙和铜 T 装置的宫内装置一般来说是安全的。他的效用是可以减少免疫抑制剂的使用（Zerner 1981）。在总人口中口服避孕药与高血压和血栓形成的风险有关，CKD 病人也增加这两种疾病的风险。目前只有很少的数据可适用于 CKD 患者使用口服避孕药的风险，除外有狼疮的病人，这些病人怀孕的并发症比使用口服避孕药的风险高。只要没有血栓和血压控制欠佳的历史，狼疮性肾炎和 CKD 患者使用低剂量的雌激素是相对安全的。

因有中重度的肾功能不全的妇女怀孕风险较大，尽管一些妇女通过荷尔蒙治疗有排卵，和通过代理母亲拥有孩子，但是制定一些尝试来逆转不孕不育。

表 31-1　在怀孕期间肾脏解剖学和生理学的变化

肾脏的尺寸增加 $1 \sim 1.5$ cm
集合系统的扩张，好的一侧更突出。
血肌酐下降到 $0.4 \sim 0.8$ mg/dl 致 GFR 增加 50%
呼吸性碱中毒：PCO_2 $24 \sim 32$ mmHg，血 HCO_3 $18 \sim 20$ mmol/L
降低血浆渗透压到 $276 \sim 278$ mOsm/kg，血 Na 134mmol/L
增加尿酸清除率，血尿酸 $3 \sim 4$ mg/dl

GFR. 肾小球滤过率

怀孕期肾小球滤过率估计值

最频繁使用的肾小球估计值的计算公式基于血肌酐。迄今我们还没有精确的公式计算怀孕病人的 GFR 估计值。Application MRDR 应用公式指南包括怀孕病人。在一个研究中，患先兆子痫和 CKD 的怀孕病人，MRDR 方程式低估了真实的 GFR 就像通过菊粉清除率测量的一样约为 25ml/min，对于健康的孕妇，不同之处是更显著的低估约 40ml/min（Smith 2008）。通过 24h 尿液收集测量的肌酐清除率仍然是怀孕期间的 GFR 最实际的估计值，即使在正常状态下，由于小管分泌肌酐清除率比 GFR 要高 10% ~ 20%。

怀孕期间的肾脏问题

高血压、蛋白尿、泌尿道感染、高脂血症和静脉血栓在怀孕妇女都能被看到，不管是否他们有预先存在的 CKD。

高血压

几乎半数有预先存在的高血压的妇女将在怀孕 13 到 20 周将要经历怀孕相关的血压降低，对于诊断原发性高血压是否这个妇女第一次被发现不是很明显。当这个妇女没有如此的血压降低或这个妇女在这个时期期间血压增加，在孕晚期严重高血压的风险是最高的。怀孕期高血压与叠加的先兆子痫、胎盘早期剥离、及增加的新生儿的患病率和死亡率的增加的风险有关。

表 31-2　怀孕期的血流动力学变化

心输出量和肾血流量约增加 40%
输入和输出动脉扩张
血压降低，收缩压降低 9mmHg 和舒张压降低 17mmHg
第二孕期 BP < 125/75mmHg
第三孕期 BP < 125/85mmHg
增加肾素（4×），血管紧张素（8×），醛固酮（10~20×）

　BP. 血压

尽管治疗孕妇轻度高血压看起来很谨慎，关于治疗妇女历史高血压和收缩压 < 160mmHg 和舒张压 < 100mmHg 的益处的随机对照试验的结果是自相矛盾的（Pickles，1992；Phippard，1991）。循征医学回顾了怀孕妇女轻度和中度的抗高血压药物发现对早产和小胎龄婴儿的风险没有明显的效果。当抗高血压药物使用后进展期严重母系高血压的风险降低了一半，但是先兆子痫的进展的小的区别被记录了下来（Abalos 2007）。换句话说，怀孕期间舒张压 > 110mmHg 与增加的脑卒中的风险有关。一个合理的说法是没有理由在怀孕期间放弃控制较好的血压，因为许多安全的抗高血压药是有效的，就像在表 31-3 中展示的，因为从长远看高血压是有害的。

怀孕期间的降压药

ACEI 和 ARBs　这两种药在怀孕期间是禁止使用的。一个观察研究曾报告第一孕期使用 ACEI 类药品可增加先天畸形的发病率（Hernandez-

Diaz 2006)。第二和第三孕期暴露与羊水过少、肾发育不良、呼吸系统发育不全有关，新生儿可能有无尿症或死于呼吸衰竭（Hanssens 1991）。当 ARBs 在第二和第三孕期被患慢性肾功能不全的患者使用后影响存活的胎儿记录下同样的问题。因为多种备选的抗高血压药是有效的，ACEI 和 ARBs 在怀孕和准备怀孕期间要尽量避免。尽管如此，ACEI 在第一孕期暴露不鼓励终止妊娠，作为胎儿畸形的独立的风险是比较低的，慢性肾疾病患者的生育率令人沮丧。

表 31-3 怀孕期间的降压药

药物	剂量	评论	怀孕期安全
甲基多巴	500～3000mg 分次服用	一线用药	类别 B
拉贝洛尔	200～1200mg 分次服用	有效性和安全性同甲基多巴	类别 B
其他-β-受体阻滞剂	多样的	官内胎儿发育迟缓的报告和胎心缓慢	类别 C/D
钙离子通道阻滞剂	多样的	被认为相对安全	类别 C
利尿药	多样的	可以缩小怀孕期膨胀的体积	类别 B/C
可乐定	0.1～0.8mg 分次服用	数据有限	类别 C
肼屈嗪	30～200mg 分次服用	单独使用、效果欠佳	类别 C
米诺地尔	2.5～10mg 分次服用	在一个案例中曾报告多毛症	类别 C
α 受体阻滞剂	多样的	数据有限	类别 B/C
ACEI	禁忌	肾发育不良	类别 D
醛固酮受体阻滞剂	禁忌	新生儿无尿肾衰	类别 D

ACE，血管紧张素转换酶；IUGR，宫内胎儿发育迟缓

见表 31-5 关于美国食物和药物管理的解释

利尿剂 强烈反感产科社区给怀孕妇女使用利尿剂就如在先兆子痫看到一样可加重血容量减少。在一个针对 20 名有长期高血压的孕妇的观察研究中，意思是当使用利尿剂相对于不使用利尿剂时，孕妇增加的血容量很低。但是发现使用利尿剂后围产儿死亡率没有增加（Sibai 1984）。在一个 Meta 分析的包括超过 7000 个使用利尿剂的孕妇的随机试验中，不利的致命影响的发生率没有增加（Collins 1985）。有肾移植和相关肾疾病的孕妇，高血压与体积膨胀有关，与怀孕无关，利尿剂经常需要被用来控制血压。对于这些患者，利尿剂应适当谨慎的使用，小心避免血容量不足。

α-甲基多巴 甲基多巴被视为孕妇可使用的最安全的抗高血压药物，因此被许多指南写作组推荐，包括国家机构的怀孕妇女高血压健康教育工作组。它已经被怀孕妇女使用了约 50 年，主要报告的副作用是嗜睡。甲基多巴曾被报道仅仅最小限度的影响子宫胎盘血流和婴儿的血流动力学。

钙离子通道阻滞剂 曾经用于难治性高血压，钙离子通道阻滞剂现在作为一线药物广泛地应用于怀孕妇女的高血压治疗。硝苯地平被最广泛的使用，但是非洛地平、伊拉地平、尼莫地平也可以使用。尽管如此，曾报告已经口服硝苯地平控制高血压的孕妇在使用镁治疗时先兆子痫时曾出现低血压（Scardo 1997）。

β-受体阻滞剂和拉贝洛尔 拉贝洛尔结合 α 和 β 阻滞剂，是最广泛使用的治疗怀孕妇女高血压的肾上腺素受体阻滞剂，与新生儿肾上腺素能阻滞有关。有几个与 β-受体阻滞剂有关的新生儿心动过缓、低血糖、呼吸抑制，尤其是普萘洛尔（Gladstone 1975）。这些问题都不是怀孕妇女使用这类药物的主要禁忌证。

表 31-4 治疗孕妇严重高血压的药物

肼屈嗪	5～10mg 每 20～30min 静脉推注一次，达到最大值 20mg，然后维持在 5～10mg/h 静滴（类别 C）
拉贝洛尔	20mg 的静脉负荷剂量，随后为 20～30mg 每 20～30min 达到最大值 300mg，或者 1～2mg/min 滴注。（类别 B）
硝苯地平缓释片	20mg 口服，同时静脉给予镁时应谨慎。（类别 C）

SR，缓释

肼屈嗪 肼屈嗪已经广泛应用于孕妇，孕妇使用被视为安全的。尽管它不通过胎盘，目前为止仅仅报告过一件新生儿心律失常和短暂的血小板减少症的案例。

选择药物治疗孕妇

表31-4列出了孕期严重高血压的使用药品。

肼屈嗪 高血压危象通过静脉注射肼屈嗪维持剂量在 5 ~ 10mg/20 ~ 30min。

拉贝洛尔 静推拉贝洛尔是治疗孕妇高血压危象第二常用的药物。静推拉贝洛尔给予20mg负荷剂量，随后 20 ~ 30mg/30min 或 1 ~ 2mg/min 滴注。新生儿应注意监测心动过缓和低血压。

硝苯地平缓释片 在少数治疗中心硝苯地平仍旧被用来治疗孕妇严重的高血压。当肼屈嗪和拉贝洛尔不能使血压充分控制时，可以使用硝苯地平。

先兆子痫

先兆子痫是对孕妇独一无二的多系统疾病，孕妇最常见的是肾脏并发症。具有特征性的是怀孕20周后新发的高血压和蛋白尿，通常与水肿及高尿酸血症有关。尽管先兆子痫最常见的是第一胎，随着高血压、糖尿病、肥胖、胶原血管病，慢性肾疾病是其中之一的条件，这些情况在随后的怀孕中也可能发生。先兆子痫潜在的肾衰诊断起来很困难，尤其是在怀孕的第20周后是否做过第一次检查，因为许多CKD患者至少有高血压、水肿、蛋白尿。

先兆子痫确切的病因仍旧不清楚。胎盘血管异常一般来说能被接受，这归咎于怀孕早期滋养细胞分化缺陷，这对怀孕晚期先兆子痫的进展起着很大的作用。胎盘缺血的发生是血管异常缺血的结果，这种情况在怀孕的晚期更为显著，因为婴儿生长对血流量的要求增加。一些因素，主要的是抗血管生成的性质，仍旧在被研究，认为被释放进母体循环，改变产妇内皮细胞功能，因此导致出现高血压、水肿、蛋白尿的临床表现（Redman et al. 2005）。认同这些抗血管生成因子是一个很大的突破，不仅有利于先兆子痫的早期诊断，而且也有利于早期治疗措施的发展。增加的血清标记物数量正在评估他们预测先兆子痫的能力，这些包括胎盘蛋白13，可溶性 fms 样酪氨酸激酶1，胎盘生长因子，和可溶性内皮因子（Baumann 2007）。当这些标记物应用于临床后，使诊断有预先存在的 CKD 的妇女的先兆子痫更容易。

有潜在肾衰竭的先兆子痫患者可增加进展为严重先兆子痫的风险，应该在医院被监测直到生产。严重先兆子痫发作的进展具有特征性，脑血管意外，血压 >160/110mmHg，蛋白尿 >5g/d，肺水肿，严重的宫内发育迟缓，HHLLP 综合征的进展。HHLLP 综合征被定义通过三个主要表现：溶血、肝酶升高。血小板减少，10% ~ 20% 的先兆子痫的病人发生（Sibai 1993）。

检测和预防　先兆子痫的症状包括严重的头痛、视力问题，如模糊和眼前闪烁、严重的肋下疼痛、呕吐、突然地出现面部、手、足的肿胀。怀孕妇女被警告如果出现这些情况，应立即去看医生。NICE（英国国家健康与临床卓越研究所）2010 指南推荐有中到高度风险的进展期先兆子痫的怀孕妇女，可口服阿司匹林 75mg/d，从怀孕 12 周开始直到婴儿出生。NICE 列举了先兆子痫的高风险因素，包括糖尿病、CKD、以前怀孕期间的高血压、自身免疫性疾病例如狼疮。中度的危险因素包括第一次怀孕、40 岁或以上、怀孕间隔大于 10 年，第一次咨询时身体质量指数为 35kg/m^2 或更高，有先兆子痫的家族史，和多胎怀孕。对于这些中高度风险的妇女，阿司匹林可预防降低先兆子痫的发生、早产、胎儿和新生儿的死亡率。到目前为止，记录的口服阿司匹林的患者的子孙后代还没有显著地长期的不良影响。

治疗先兆子痫包括预防产妇发作的镁，对于有肾功能不全和正在治疗高血压的患者需要小心滴注。先兆子痫的最终治疗是胎儿和胎盘的分娩。先兆子痫在产后的第一个 48h 越来越明显，20% 的 HELLP 综合征实际上发生在产后。

妊娠期蛋白尿

蛋白尿在怀孕后第一次被发现，不是因为先前存在的肾疾病没有被检测到，就是因为是新发的肾疾病。孕妇最常见的原因是先兆子痫。一小部分有先兆子痫的病人会出现严重的蛋白尿。但是因为先兆子痫很常见，有肾性蛋白尿的先兆子痫患者构成了最大一组有新发肾病综合征的孕妇群体。

通常不需要做出肾病综合征原因的最终诊断，直到怀孕后除外先兆子痫。主要除外的是有狼疮性肾炎的血清学证据的病人、有肾功能不全的病人、有严重的清蛋白血症和肾病综合征并发症的病人。在过去的情况，是否皮质醇激素对相关的肾疾病有较快的响应。水肿可能是巨大的，到这个点可引起尿道梗阻，引起膀胱膨胀和肾衰。

限盐在理论上是很有帮助的，如果在水肿进展之前实施是很有效的。低剂量的利尿剂对孕妇是安全的，肾病综合征经常需要高剂量利尿剂以有效利尿，对于孕妇高剂量利尿剂的安全性还不确定。利尿可加重血管体积收缩，增加母亲血栓并发症的风险。

尿路感染

孕妇和非孕妇两种病人的无症状性菌尿估计为 5% ~ 7%，但是进展为急性肾盂肾炎的风险是 40% 或更高。怀孕是治疗无症状性菌尿的禁忌证之一（Cunningham et al. 1994）。对于正常妊娠妇女，如果妊娠早期普查尿培养是阴性的，怀孕妇女无症状菌尿发展很少见。尽管如此，妇女有潜在的肾疾病，尤其是肾移植，菌尿可能会发展，尽管初始尿培养是阴性的。当发生于怀孕妇女时，肾盂肾炎是一种严重的健康状况，与孕产妇和胎儿的发病率有关。不利的妊娠并发症和肾盂肾炎有关，包括急性肾衰、败血症休克引起的新生儿肺透明膜病，低体重婴儿、早产、胎膜早破。

头孢菌素和青霉素，包括联合的克拉维酸，一般是安全和有效的。治疗应静脉推注药物直到退热，然后继续使用 14 天。出现药物过敏和细菌耐药是可使用氨基糖苷类抗生素，尽管他们在理论上有婴儿耳毒性的风险。四环素类和喹诺酮类因其致畸性应避免使用。约 20% 已治愈的肾盂肾炎复发，因此，抑制疗法推荐，肾功能正常的妇女使用呋喃妥因，肾功能异常的妇女使用头孢类（Wing 2001）。

高脂血症

孕妇的血脂水平经历了质和量的变化，被记录的显著增加的是甘油三酯和总胆固醇水平（Potter et al. 1979）。这些改变被认为归功于荷尔蒙环境的改变。对于肾病综合征患者这个过程可能进一步恶化，孕妇可引起高胆固醇血症和引起胰腺炎和肾衰的风险增加。高脂血症直到怀孕结束一般不需要治疗，对于孕妇他汀类药物被列为类别 X。类别 X 意思是这种药对孕妇和试图怀孕的妇女是禁忌。已经报告的使用他汀类所致的各种先天畸形，从椎体到肢体畸形。当正在口服他汀类药物的患 CKD 的育龄期妇女有怀孕的打算时，需劝告其停药。有严重的高脂血症或家族性高胆固醇血症的正怀孕的患者，被认为通过脂蛋白血浆置换及免疫吸附完成胆固醇的转移。

静脉血栓形成

对于预防血栓栓塞疾病还没有已制定的指南。怀孕的 CKD 患者可安全地使用低剂量的阿司匹林。肝素不能通过胎盘，严重的低清蛋白血症的妇女皮下注射低剂量肝素是合理，尤其是她被规定床上休息或有膜性肾病。记录有血栓栓塞疾病的妇女应该充分抗凝，这可以通过皮下注射高剂量肝素完成。为了临床疗效应增加肝素的剂量，因为妊娠增加肝素清除率。低分子肝素被认为对孕妇是安全的，但是应避免有肾衰的妇女使用，因为她们延长了半衰期增加了出血的风险，尤其是如果病人是短期的，手术分娩也是可能的。华法林在妊娠早期可引起畸形，它可通过胎盘，引起胎儿出血的风险，尤其在分娩期间。

表 31-5　美国食品和药品监督管理局孕妇药物分类

类别 A	充足的和良好控制的人类研究不能证明对孕妇早期妊娠的胎儿有危害。
类别 B	动物再现的研究不能证明对胎儿有害，还没有充足的良好控制的对孕妇的研究。或动物实验有不利影响，充足的和良好控制的人类研究不能证明对孕妇早期妊娠的胎儿有危害。
类别 C	动物实验显示对婴儿有不利影响，对人类没有充足的和良好控制的研究，孕妇使用这个药有潜在的利益，尽管有潜在的风险。
类别 D	有胎儿风险的负面证据，基于来自调查研究和市场经验和人类的研究的不良反应，孕妇使用这个药有潜在的利益，尽管有潜在的风险。
类别 X	在动物和人类的研究证明有胎儿发育异常或有胎儿风险的负面证据，基于来自调查研究和市场经验的不良反应，孕妇使用这些药的风险明显大于潜在的利益。

慢性肾疾病患者的具体问题

快速下降的肾功能

　　有潜在肾疾病的怀孕妇女，肾损害进展很快，尤其是初始的血肌酐 ≥1.4mg/dl（125μmol/L）（Hou 1985，Jones et al. 1996）。预期的与在 CKD 3～5 阶段的妇女怀孕前后的肾功能损失率相比较的研究。49 个怀孕妇女被观察了超过 27 年，怀孕后的平均血肌酐是 2.1mg/dl。从怀孕到分娩肾小球滤过率的下降率无显著不同，但是在亚组分析中，GFR < 40ml/（min·1.73m²）和 24h 尿蛋白 >1g 的妇女肾小球滤过率损失很快（Imbasciati 2007）。来自巴西的研究报告了患 CKD 的孕妇 29% 需要透析的高发病率（Sato 2010）。7 个妇女有 4 个初始血肌酐在 1.5～2.5mg/L 之间必须开始透析。

　　17 个病人的初始血肌酐 >2.5mg/dl。尽管如此，在另一个意大利最近出版的已完成的前瞻性研究中，从 2000 年到 2009 年出现的 91 名在 CKD 第 1～5 阶段的单身孕妇被随访。但是血肌酐有适度增加的趋势走向，仅仅有一个在 CKD 第三阶段的病人血肌酐加倍，9 个病人需要透析，在 6 个月内分娩。改善的结局归功于当前更好的治疗，91 个孕妇中仅仅 3 个在 CKD 的第 4～5 阶段，仅仅 11 个孕妇在 CKD 第 3 阶段，这没什么价值。在 CKD 第 3 阶段的妇女的蛋白尿（0.7～2.45g/d）和血肌酐（1.5～1.78mg/dl）在统计学上有显著的增加。皮科利等人研究的病人都有相当高的教育背景。在佐藤的研究中 CKD 的进展有更高的发病率，以及在总人口中，是否社会经济地位在怀孕的 CKD 患者的肾脏病中扮演很重要角色值得探讨。

　　肾脏疾病对孕妇的不良影响有大量可能的解释，但是没有完全满意的解释。因被注意到的 CKD 患者的进行性肾功能不全，增加的球内压被普遍被指责。正常的孕妇常伴随肾小球滤过率增加，但是其是通过增加的肾血流量增加的，而非球内压的增加。同样，有更严重的肾功能不全的妇女，正常妊娠相关的 GFR 增加却没有被注意到（Cunningham 1990）。

　　怀孕的 CKD 患者常并发有高血压，尽管在整个妊娠过程有明确的正常血压，但是肾功能的加速下降在一些妇女的怀孕期间已被描述

（Junger 1997）。在某些情况下尿路感染能触发肾功能加速下降，但是并不是所有的情况都是这样。蛋白尿通常在怀孕期间增加。因为蛋白尿本身被认为对肾功能有不利的影响，据推测这几个月蛋白尿的增加对肾功能有不利的影响，但这个假说缺乏数据支持。Imbasciati 等报告，仅仅当 GFR < 40ml/（min·1.73m^2）时尿蛋白 > 1g/24h 时对肾功能有不利影响，蛋白尿没有独立的显著的不利影响。

　　无论什么机制，怀孕在进程中产生不利的影响，在成为孕妇之前的这段时间一定程度的肾功能已经损失。一旦与妊娠相关的肾功能下降发生，是不可预见的扭转，甚至需结终结怀孕。在怀孕期间快速进展的肾功能不全开始透析后，通常需要持续透析到产后。

贫血

　　正常孕妇应注意血红蛋白下降，如红细胞增长了仅仅 18% 到 30%，然而血容量增加了 40% 到 50%。有潜在的肾衰的孕妇其促红细胞生成素减少使贫血进一步恶化。同样妊娠另一个特有的原因是促红细胞生成素抵抗。血红蛋白的急剧下降被注意到在怀孕的前几周。对于孕妇目前可用的药物是促红细胞生成素刺激因子（ESAs）被划分为类别 C（表 31-5）。ESAs 被用于已经怀孕的透析病人，到目前为止，还没有不利影响的报道。在妊娠期，经常需要加倍预存的促红细胞生成素剂量以逆转血红蛋白的下降，在孕期产生足够的红细胞。在正常妊娠期，有代表性的是，需要 700~1000mg 铁来满足增长的需要，不需透析的 CKD 患者需要同等数量的铁剂。储备的铁应满足促红细胞生成素的活动需求。

骨骼疾病

　　在怀孕期的肾衰患者缺乏骨病治疗指南。系统地收集人们在妊娠期使用磷酸盐黏合剂和维生素 D 类似物的数据是可行的，还没有这两种药物不良反应的报告。如果确实需要，磷酸盐黏合剂和活性维生素 D 类似物应该用于怀孕的 CKD 患者。在磷酸盐黏合剂、醋酸钙、司维拉姆、碳酸镧中都是属于类别 C。醋酸钙或司维拉姆用起来都比镧好，因为在动物实验中镧和大多数的不良反应有关，醋酸钙还没有对怀孕动物的相关研究。司维拉姆对怀孕动物的不良反应可解释为使维生素 D 吸收减少。

活性维生素 D 复合物，骨化三醇、帕立骨化醇属于类别 C，然而度骨化醇属于类别 B，因此后者更受欢迎，还没有报告有使用西那卡塞的经历。

低蛋白饮食

一般都劝告妊娠病人应有较高的蛋白摄入量，甚至正常孕妇理想蛋白摄入还没有评估。低蛋白饮食被视为治疗患者 CKD 的一个很重要的工具，及延缓选定的患者的 CKD 的进展。不同的母胎需求对于怀孕的 CKD 患者是冲突的，关于低蛋白饮食对怀孕的 CKD 患者的风险或利益所知甚少。报道中 12 个孕妇中有 11 个病人显示，素食补充低蛋白饮食对于怀孕的 CKD 患者是一个安全的选择，母亲和胎儿都有好的结果．分娩中间的一周是 32 周，仅仅一个病人血肌酐加倍，没有人需要透析（Piccoli 2010）。

胎儿的结局

不管母亲怀孕和肾衰的风险，怀孕结果为一个存活婴儿很好范围是 70%～100%。胎儿的成活率超过 75%，甚至包括在怀孕期间透析的妇女，最常见的记录的不利的胎儿结果是早熟（40%～70%）和宫内发育迟缓，长期的关于胎儿的存活的数据是不可用的。

妊娠期狼疮性肾炎

狼疮性肾炎妇女的生育能力和一般人群一样。如果肾功能正常，妇女治疗用了大剂量的环磷酰胺可能会降低生育能力。如果环磷酰胺总的使用量 <10g，生育能力影响不大。

狼疮性肾炎是最多变和最危险的影响怀孕妇女的肾疾病。当血肌酐 <1.4mg/dl 时，肾衰的规律不变，适用于有狼疮的妇女。怀孕与免疫学变化和增加的雌激素有关，这和约一半的患狼疮性肾炎的病人暴发有关。妊娠期狼疮暴发与增加的蛋白尿和下降的肾功能有关，对于大多数妊娠期狼疮患者肾外狼疮是很危险的问题。在怀孕之前狼疮性肾炎限于系膜增生的妇女在怀孕期间有一些低危险度的暴发。膜性狼疮性肾炎的妇女在妊娠期可能经历恶化如弥漫性增生性疾病。

表 31-6　妊娠期狼疮性肾炎

在妊娠期可能需要进行活检的情况。

出现膜性和弥漫增生性狼疮红斑的高风险。

妊娠期禁忌食用环磷酰胺（D 类）和霉酚酸（D 类）。

环孢素（C 类）使用对于胎儿来说是安全的，并且为最有效的制剂。

硫唑嘌呤（D 类）曾在临床实践中广为使用，但是由于有一些胎儿致畸的报道而禁忌在妊娠期使用。

强的松（C 类）可进行使用。

认为利妥昔单抗（C 类）可通过胎盘，但是尚无其对胎儿影响的资料。

妊娠期间或产后突然出现的狼疮性肾炎，一般非常有侵略性，病人患狼疮时产妇的死亡率增加。

例如，在 2000 年到 2003 年之间美国的 1700 万孕妇中，约有 13500 人成为系统性红斑狼疮患者。发现狼疮患者相比于他们的非狼疮患者产妇死亡率增加 20 倍。每年平均有 11 个死亡或 10 万新生儿中有 325 个死亡（Clowse 2008）。

胎儿结局一般都是好的，当除外治疗性流产时患狼疮性肾炎的妇女中约 75% 的孕妇结果是胎儿存活。自身抗体能通过胎盘，新生儿可能出现患狼疮的迹象（Julkunen 2001）。新生儿其中之一个特征性的问题是与母亲的抗 SSA 抗体有关的先天性心脏传导阻滞。预测新生儿的心脏传导阻滞方法是多样的。心脏传导阻滞可能和心肌纤维化有关，先天性心衰导致导致在儿童期死亡。

抗磷脂抗体与胎儿和母亲都有关。对于抗磷脂抗体的病人胎儿流产很常见，使用泼尼松后流产率没有下降。通过合并使用低剂量阿司匹林和肝素改善胎儿结局的方法已经被报道。在非受控的实验中使用静脉注射免疫球蛋白和成功的怀孕结果有关。

如果使用环磷酰胺被认识到，在怀孕期间新发的狼疮和狼疮性红斑是活检的适应证（表 31-6）。环磷酰胺在第一产程是致畸。在儿童肿瘤的案例报告中有儿童期在宫内暴露在环磷酰胺的病史。环磷酰胺酸酯致畸作用的证据在持续增加。对胎儿的副作用是骨髓抑制、指甲发育不全、唇裂、上腭裂。目前的诊疗指南推荐在怀孕期间要避免使用环磷酰胺酸酯。环孢素、硫唑嘌呤、泼尼松被视为在妊娠期是安全的，对于狼疮性肾炎环孢素可能是最有效的。

因有预先存在的狼疮性肾炎、如果疾病缓解后怀孕时最安全的，每天服用 <10mg 的泼尼松持续 6 个月，血肌酐 <1.5mg/dl，血压控制良好。

妊娠期慢性肾疾病诊断

不同寻常的是，慢性肾疾病在妊娠期第一次被诊断，从糖尿病肾病到狼疮性肾病病因是多种多样的。血肌酐值 1.0mg/dl，在非妊娠状态被认为是正常的，在正常怀孕状态值得关注，这类病人应密切监测。在妊娠期应避免肾活检，因为害怕活检部位出血，但是是否增加出血是真实存在的还不清楚。

如果引起严重肾功能损伤或蛋白尿的情况遭遇，那里类固醇反应的可能性高，那是糖皮质激素的经验性试验可能被尝试，推迟活检直到产后，在产后能做出慢性肾疾病原因的明确诊断。尽管如此，当治疗肾功能障碍被怀疑时，尤其是在怀孕早期，或但肾功能急剧下降时，可行肾活检。但需要时，在普通的俯卧位或病人躺在右侧就可行经皮超声引导穿刺活检。

一个肾功能不全的妇女怀孕后，这次怀孕可能是生育的最后机会。尽可能的，有肾疾病的妇女应有计划的怀孕，高风险产科医生、肾脏病专家，新生儿学专家应参与病人的治疗。

（王力 译）

参考文献及推荐阅读：

Abalos E, Duley L, Steyn DW, et al. Antihypertensive drug therapy for mild to moderate hypertension during pregnancy (Cochrane Review). *Cochrane Database Syst Rev.* 2007: CD002252.

Baumann MU, Bersinger NA, Surbek DV. Serum markers for predicting preeclampsia. *Mol Aspects Med.* 2007;28:227–244.

Collins R, Yusuf F, Peto R. Overview of randomized trials of diuretics in pregnancy. *BMJ.* 1985;290:17–23.

Clowse MEB, Jamison M, Myers E, et al. A national study of the complications of lupus in pregnancy. *Am J Obstet Gynecol.* 2008;199:127.e1–127.e6.

Cunningham FG, Cox SM, Handstand TW, et al. Pregnancy in women with chronic renal failure. *Am J Obstet Gynecol.* 1990;163:453–459.

Cunningham FG, Lucas MJ. Urinary tract infections complicating pregnancy. *Clin Obstet Gynecol.* 1994;8:353–373.

Eronen M, Heikkilä P, Teramo K. Congenital complete heart block in fetuses: hemodynamic features, antenatal treatment and outcome in six cases. *Pediatr Cardiol.* 2001;22:385–392.

Gladstone GW, Hordof A, Gersony WM. Propranolol administration during pregnancy: effects on the fetus. *Pediatrics.* 1975;86:962–964.

Hanssens M, Keirse MJNC, Vankelecom F, et al. Fetal and neonatal effects of angiotensin converting enzyme inhibitors during pregnancy. *Obstet Gynecol.* 1991;78:128–135.

Hernandez-Diaz S, Arbogast PG, DudLey JA, et al. Major congenital malformations after first-trimester exposure to ACE inhibitors. *N Engl J Med.* 2006;354:2443–2451.

Hou SH, Grossman SD, Madias NE. Pregnancy in women with renal disease and moderate renal insufficiency. *Am J Med.* 1985;78:185–194.

Imbasciati E, Gregorini G, Cabiddu G, et al. Pregnancy in CKD stages 3 to 5: fetal and maternal outcomes. *Am J Kidney Dis.* 2007;49:753–762.

Jones DC, Hayslett JP. Outcome of pregnancy in women with moderate or severe renal insufficiency. *N Engl J Med.* 1996;335:226–232.

Julkunen H. Pregnancy and lupus nephritis. *Scand J Urol Nephrol.* 2001;35:319–327.

Jungers P, Chauveau D, Choukroun G, et al. Pregnancy in women with impaired renal function. *Clin Nephrol.* 1997;47:281–288.

National Collaborating Centre for Women's and Children's Health. Hypertension in pregnancy: the management of hypertensive disorders during pregnancy. CG107 Hypertension in pregnancy: full guideline. http://guidance.nice.org.uk/CG107/Guidance. Accessed September 8, 2010.

Okundaye IB, Abrinko P, Hou S. A registry for pregnancy in dialysis patients. *Am J Kidney Dis.* 1998;31:766–773.

Phippard AF, Fischer WE, Horvath JS, et al. Early blood pressure control improves pregnancy outcome in primagravid women with mild hypertension. *Med J Aust.* 1991;154:378–382.

Piccoli GB, Attini R, Vasario E, et al. Pregnancy and chronic kidney disease: a challenge in all CKD stages. *Clin J Am Soc Nephrol.* 2010a;5:844–855.

Piccoli GB, Attini R, Vasario E, et al. Vegetarian supplemented low-protein diets. A safe option for pregnant CKD patients: report of 12 pregnancies in 11 patients. *Nephrol Dial Transplant.* 2010b;June 22 (e-pub).

Pickles CJ, Brought Pipkin F, Symonds EM. A randomized placebo controlled trial of labetalol in the treatment of mild to moderate pregnancy induced hypertension. *BJOG.* 1992;99:964–968.

Potter JM, Nestel PJ. The hyperlipidemia of pregnancy in normal and complicated pregnancies. *Am J Obstet Gynecol.* 1979;133:165–170.

Redman CW, Sargent IL. Latest advances in understanding preeclampsia. *Science.* 2005;308:1592–1594.

Report of the National High Blood Pressure Education Program Working Group on High Blood Pressure in Pregnancy. *Am J Obstet Gynecol.* 2000;183:S1–S22.

Sato JL, De Oliveira L, Kirsztajn GM, et al. Chronic kidney disease in pregnancy requiring first-time dialysis. Int J Gynaecol Obstet. 2010;111:45–48.

Scardo AJ, Brost CB, Sola E, et al. Severe hypotension with nifedipine-magnesium in severe preeclampsia: a hemodynamic observation. *J Matern Fetal Invest.* 1997;7:152–154.

Sibai BM, Grossman RA, Grossman SG. Effects of diuretics on plasma volume in pregnancies with long term hypertension. *Am J Obstet Gynecol.* 1984;150:831–835.

Sibai BM, Ramadan MK, Salama M, et al. Maternal morbidity and mortality in 442 pregnancies with hemolysis, elevated liver enzymes and low platelets (HELLP syndrome). *Am J Obstet Gynecol.* 1993;169:1000–1006.

Smith MC, Moran P, Ward MK, et al. Assessment of glomerular filtration rate during pregnancy using the MDRD formula. *BJOG.* 2008;115:109–112C.

Wing D. Pyelonephritis in pregnancy. *Drugs.* 2001;6:2087–2096.

Zerner J, Doil KL, Drewry J, et al. Intrauterine contraceptive device failures in renal transplant patients. *J Reprod Med.* 1981;26:99–102.

第 32 章　对老年人慢性肾病的管理

Ann M. O'Hare and Brenda R. Hemmelgarn

现代对慢性肾疾病管理的指南是为了适应各年龄段的人群，具体到有慢性肾疾病的老年人的诊疗指南是不存在的。然而，大多数肾脏科医师都认为照看患肾病的老年人是特有的挑战，并提出了这种情况下老年人和年轻人的主要区别。

肾小球滤过率是如何随着年龄改变的？

我们都知道老年人肾小球滤过率比年轻人低（图 32-1）。由于与老年人 CKD 相关的患病率增加有关（如糖尿病和高血压），目前还不清楚这一现象在多大程度上体现了"正常"的老化疾病。关于肾功能是如何随着正常的衰老变化，我们知之甚少。

我们知道的大部分来自于早期的报告，少数参与巴尔的摩的纵向研究衰老经历了连续 24h 尿肌酐清除率测量的试验。部分参加者没有已知的肾疾病和高血压，尿肌酐清除率每年平均下降 0.75ml/min（Lindeman 1985）。有趣的是，一小部分人尿肌酐清除率随时间推移而增加，说明也许肾功能年龄相关性下降并不是必然的。解释这些结果，记录研究的群体是非常重要的，仅仅包括男性受试者，主要是白人和中产阶级，一小部分是 75 岁以上的老年人。

老年人肾小球滤过率降低是普遍存在的吗？

在一般人群中，大约 1/3 大于 70 岁的老年人肾小球滤过率估计值 <60ml/（min/1.73m²）。普遍存在的慢性肾病患者在老年人群中接受治疗率更高。例如，加拿大私人疗养院房客 >65 岁，普遍存在的估计肾小球滤过率 <60ml/（min/1.73m²）大约是 40%，这些老年人 50% 大于 95 岁。

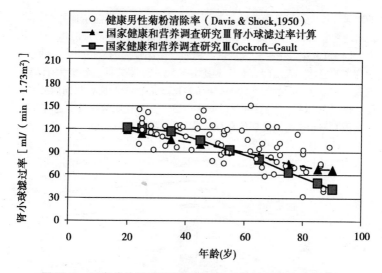

图 32-1　同期某社区不同年龄评估的平均肾小球滤过率水平

此外，老年人在慢性肾病患者中占相当一部分比例。在一般人群中，大于 70 岁的人们预计有超过 50% 的人处于慢性肾疾病的 3 或 4 期。患慢性肾病 3 或 4 期的国家的退伍军人，超过一半年龄大于 75 岁（O'Hare 2007a）。

老年人具有重要临床意义的低的肾小球滤过率估计值是什么？

目前肾脏疾病预后质量主动性指南定义慢性肾疾病基于确定的肾小球滤过率预计值分界点，肾功能下降可能就如正常老化一样发生，这种可能不需要解释。实际上，在肾脏病社区内有不同的观点，关于适度减少老年人肾小球滤过率估计值（如 45～59ml/（min・1.73m^2））是否总是构成疾病。这个辩论会解决起来是有困难的，特别是因为理性的人们可能在什么构成疾病提出不同的问题，尤其是在组织诊断缺乏的情况下。在一个健康的肾脏捐赠者的活检研究，肾硬化和年龄增长之间明显的关联被发现，甚至缺乏显而易见的并存条件和独立的肾功能水平。

不管潜在的说明，至于为什么估计肾小球滤过率随年龄下降，对于死亡和终末期肾脏疾病的进展随年龄差异很大，EGFR 的预后意义非常的明显。首先，尽管随着各年龄段病人的 EGFR 下降能增加死亡风险，绝对的死亡风险增加为了 EGFR > 60ml/（min·1.73m²）的指示类别，EGFR 阈值老年人比年轻人更低。例如，在比较大的、一个大型的以男性为主的退休军人之间，对于 EGFR 在 50～59 岁之间及年龄大于 65 岁的人，和与他们同龄的 > 60ml/（min·1.73m²）的人具有相同的死亡风险。仅仅在 EGFR 低于 50ml/（min·1.73m²）死亡风险超过指定的种类。在英国 Coventry 类似的现象在社区队列被观察到（图 32-2）。通过各种人群和根据选定的所指类别，精确的 EGFR 临界值可能是不同的，在老年病人中与其相关联的指定的人群死亡风险增加。（慢性肾疾病诊断联合会）

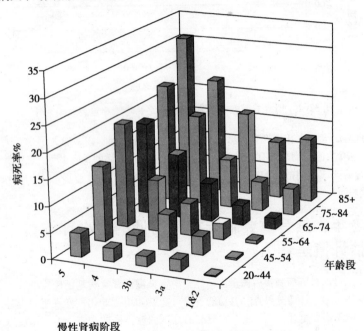

图 32-2　不同年龄病死率及评估的肾小球滤过率

　　有相关的年龄差异和完全的死亡率的可能性，患者中有一样的 EG-FR 水平，这有重要的临床和公共健康影响。EGFR 稳步降低的大于 65 岁的人比 EGFR 水平大于等于 60 岁的人死亡风险低，可解释老年人患慢性肾疾病的原因。因此，EGFR 临界值小的变化过去常常定义慢性肾疾病，有这种情况的老年人口有大的差异。

　　第二，ESRD 尽管对于终末期肾病 EGFR 是相当好的预测值，不同年龄的有一样 EGFR 水平的终末期肾病患者对于绝对危险性有大的不同，老年病人一般来说比年轻患者更少进展到终末期肾病。这种现象大概反映一系列不同的因素，包括高的死亡竞争风险，其中患 CKD 的老年病人 EGFR 缓慢下降和接受透析率的年龄差异。在一个国家的退伍军人中，当这些年龄在 18~44 岁之间的患者其 EGFR < 45ml/（min·1.73m²）时，相对于死亡来说更倾向于进展到终末期肾病，然而至于年龄在 75~84 岁者，直到 EGFR < 15ml/（min·1.73m²）时，ESRD 的风险超不过死亡的风险。在那些超过 85 岁的老年人中，甚至在 EGFR < 45ml/（min·1.73m²）时，相对于 ESRD 人们更倾向于死亡的结局（O'Hare 2007a）。

尿蛋白的排泄是如何随着年龄变化的？

　　微蛋白尿和蛋白尿的患病率随着年龄增加（Coresh 2007）。这些人有糖尿病或高血压时这种作用被放大，老年人发生的更频繁。然而，甚至没有这两种情况的人，蛋白尿患病率也有年龄相关性增长（Coresh 2007）。尽管蛋白尿的患病率随年龄增长，这种增长被低 EGFR 的患病率超过。因此，在筛选程序，大量患慢性肾疾病的老年人被识别，是因为他们有低的 EGFR，而不是因为他们仅仅有蛋白尿（McCullough，2008）。换句话说，对于年轻人单独的蛋白尿是 CKD 最常见的表现。因此，通过单独测量血肌酐相当大一部分患 CKD 的老年人被识别。对于年轻人，没有同时测量蛋白尿相当大一部分 CKD 患者被漏掉。

老年人蛋白尿的预后价值是什么？

　　微量蛋白尿和蛋白尿的存在已经被证明在不同的人群中与死亡率有关，包括伴或不伴糖尿病的病人。尿蛋白水平好像对老年人有预后价值，和识别有大的死亡风险的 EGFR 适度减小的老年人很有帮助（Hallen 2006，O'Hare 2010）。尽管来自老年人群的有限的数据是可用的，但是蛋白尿也好像与老年人 ESRD 的进展有关联（Conway 2009，Hemmelgarn 2010）。

老年人慢性肾疾病到什么程度是与其他疾病相关联的?

有 CKD 的患者中, 合并症的负担倾向于随着年龄而增加有这种情况的老年人相当高。例如, 美国的退休军人中随着 EGFR < 60ml/(min·1.73m^2), 85% 或更多的大于 65 岁的患者至少有一种下面的合并症:冠心病、充血性心力衰竭、外周动脉病、高血压、脑卒中。有 CKD 的病人的比例和糖尿病在年龄 55~75 岁见顶, 和从那以后的下降。事实上, 绝大多数有 CKD 的年轻人没有糖尿病 (O'Hare 2009)。除心血管疾病以外, CKD 与各种不同的功能障碍和不良后果有关联, 包括残疾、认知不足、较差劲的下肢功能、虚弱 (Shlipak 2004, Roderick 2009)。对老年病人 CKD 的治疗的相关性风险和利益的干预可能改变依赖这些合并症和功能受限的存在和严重性。

老年患者的慢性肾疾病需要被筛选吗?

筛选 CKD 是一个有争议的话题。KDOQI 指南推荐筛选大于 65 岁的老年人。尽管如此, 大多数另一些指南不推荐基于年龄的 CKD 筛选。Hallan 等人模式化了各种筛选策略的精确度和发现通过筛选伴有糖尿病、高血压和年龄大于 55 岁的患者以达到最大的灵敏度和特异度。这些作者没有记录, 尽管如此, 尽管包括年龄作为一个筛选标准极大地提高了捕获 CKD 的机会, 大量的大于 70 岁的参与者被通过筛选来识别使其不进展到 ESRD。指南也推荐通过高血压和糖尿病筛选 CKD, 问题是基于年龄筛选 CKD 是否有意义在没有其他情况下是相关的。

老年人的肾功能如何测定?

因为肌酐随着年龄、种族、性别变化, 目前的 KDOQI 指南推荐肾脏病膳食改良试验 (MDRD) 或 Cockroft-Gault 公式在临床上被用来估算肾小球滤过率。在一个大于 70 岁老年人小队列的有限数据告诉我们 MDRD 公式产生的 GFR 估计值比起 Cockroft-Gault 公式更接近于测量的 GFR。这两个公式对于不同的人能够产生迥然不同的肾功能估计值。这两个公式提供不一致的估计值, 不仅影响基于人口的 CKD 患病率估计值, 而且还有潜在的使病情管理复杂化的可能。例如, Gill 和同事证明老年病人被分配到 CKD 的不同阶段, 60% 的时间 Cockroft-Gault 公式被用来代替 MDED 公式。总的来说, 这些作者估计, 根据 MDRD 肌酐清除率和 Cockroft-Gault 估计的肌酐清除率, 低于 20% 的患者有资格服用金刚烷胺。最近一项针对 10 个研究人群的汇总分析发现 GFR < 60ml/(min · 1.73m^2) 时 MDRD 公式提供合理的精确和公正的估计值。其中 580 名大于 65 岁的参与者的亚组分析是真实的。最近, CKD-EPI 一个来自慢性肾脏病流行病学协作组的新的公式好像提供了一个在 GFR < 60ml/(min · 1.73m^2) 水平比 MDRD 公式更精确的估计值, 在老年人和年轻人中都更高。然而, 对于老年人来说, 在 EGFR < 60ml/(min · 1.73m^2) 时用该公式的肾小球滤过率估计值并不比 MDRD 公式更精确。

有慢性肾疾病的老年病人血压的合适目标是什么?

CKD 患者降血压的目标包括降低死亡率, 心血管事件和降低 CKD 的进展。大多数临床实践指南推荐 CKD 患者低于通常的血压目标(130/80mmHg)。因为比平常低的血压目标也推荐于有糖尿病的患者和有冠状动脉疾病等危险因素的患者, CKD 的存在仅仅影响没有糖尿病和其他合并症的血压推荐值, 比通常低的血压目标也被推荐于有合并症的情况。

对于所有 CKD 的患者指南推荐值血压目标是一致的 (< 130/80mmHg)。没有随机试验提供信服的证据, 这个目标的治疗能减慢 CKD 的进展或降低 CKD 患者其他临床重大结果的发生。此外, 没有试验检测大于 75 岁的注册的患者其肾脏病对血压的影响。大多数的试验检测老年人血压降低的效果, 倾向于本质上比 130mmHg 更高的收缩压。此外, 越来越多的证据表明 <130mmHg 的血压目标不仅是有益的也是有害的。基于来自 ACCORD (控制糖尿病心血管风险的行动) 的结果表明为 2 型糖尿病的病人有风险的心血管事件、收缩压目标 <120mmHg、做对照的收缩压 <140, 与低致命风险的和非致命风险的心血管事件。尽管如此, 严重不利的因素增加归功于抗高血压治疗, 以及在加强治疗组有高比率的低钾血症和高肌酐。

对肾功能有益的证据缺乏, 最近的证据提示对有糖尿病的高风险老年人可能是有害的, 目前血压的推荐值 <130/80mmHg, 有 CKD 的病人被认为尤其是有高共病负担的老年病人应注意。

应规定什么药物降低老年人慢性肾疾病的进展？

ACEI 和 ARBs 被认为是减慢 CKD 进展的一线药物，因为他们能降低蛋白尿和降低血压。不管病人是否有高血压，KDOQI 都为糖尿病病人和非糖尿病蛋白尿 CKD 患者推荐这些药。基于来自 KDOQI 的推荐和引用 KDOQI 的试验的一个子集，全国联合委员会关于高血压预防，检测，评估，治疗的第七次报告，推荐 ACEI 和 ARBs 应用于有高血压和 CKD 的所有病人（Chobanian 2003）。应用这些指南来管理有 CKD 的老年病人，记下支持这些推荐的关键性研究很重要，没有登记任何年龄大于 70 岁的参与者这些药物对老年人的安全性和有效性的可用资料很少（O'Hare 2009）。此外，大多数规范试验包括仅仅有微量蛋白尿和蛋白尿的参与者。有最高平均年龄的最大的试验显示不出 ACEI 类药物对肾脏病的有效性：不管他们是否接受 ACEI、噻嗪类利尿剂及钙通道阻滞剂治疗，这个试验其 EGFR < 60ml/（min · 1.73m^2）的参与者与 ESRD 有一样的风险。尽管如此，这个试验不要求尿蛋白水平和包括没有蛋白尿的大量老年人。经参加 RENAAL 试验的参与者的二次分析，这些大于 65 岁的老年人使用氯沙坦和进展到 ESRD 年轻人参与者一样有好处。

与来自美国糖尿病联合会的指南一致，我们推荐有糖尿病和微量蛋白尿或蛋白尿的老年患者治疗用 ACEI 和 ARBs，不管高血压的存在和是否有合适的治疗目标。与 KDOQI 指南一致我们也推荐非糖尿病蛋白尿 CKD 患者使用这些药物，不管其高血压的存在和是否与治疗目标一致。尽管如此，基于 ALLHAT 的结果，我们提出没有蛋白尿或微量蛋白尿的高血压患者，其他的抗高血压药在减慢 CKD 的进展和 ACEI 和 ARBs 一样有效。对所有患慢性肾疾病的老年人来说，我们推荐以病人以中心的方法，通过有效减慢 CKD 患者进展的合适证据及考虑病人的原因，指导如何选择抗高血压药。这些可能包括的因素，如易于管理、所有治疗方案的复杂性、方便后续、临床有关的治疗目标，包括在内，但不限制，肾病的进展。例如，开始使用 ACEI 或改变 ACEI 剂量时，如推荐的那样重复的测量肌酐和血钾，对老年人来说是相当繁重的，或许可以支持使用不需要血液监测的抗高血压的因素。最简单的治疗方案对有认知损害或沉重的药片负担的患者尤其有帮助。

老年人限制蛋白质和卡路里有不利的方面吗？

尽管最大的实验定位低蛋白饮食在 CKD 进展中的作用没有显示出效益，温和的蛋白质限制长期以来被认为是降低蛋白尿和延缓 CKD 进展的有效方法。然而，基于所有的证据，大多数的指南推荐 CKD 患者限制蛋白的摄入量为 0.8g/d。尽管如此，对于老年人蛋白限制应非常的小心，这种限制可能与肌肉衰减有关。蛋白限制可能与进展期接近需要透析的 CKD 相关。随机前瞻性研究的结果建议：减低蛋白质的摄入量可能有效地延迟需要透析的时间。

虽然肥胖在一般人群和有糖尿病的病人中与增加发病率和死亡率相关联，关于老年人在 BMI 和死亡率之间一个相反的关联已经被证明。在一般人群中，BMI 被展示和进展中的 CKD 和 ESRD 的风险增加有关联，但不是所有的研究。在老年经历过急性心梗的医疗保险受益者中，死亡和 ESRD 的风险性体重正常者一般比肥胖者低。尽管如此，老年人更具代表性的数据相当缺乏。

哪一个有慢性肾疾病的老年病人应该转诊肾病学家？

推荐一个专家服务于多个目的，包括诊断 CKD 潜在的病因，治疗 CKD 的复杂性，ESRD 的预期等。目前的推荐建议当他们的 EGFR < 30ml/(min·1.73m²) 时最起码就诊于肾病专家，这个推荐基于在本组与 CKD 相关的并发症的高发生率和 ESRD 进展的大风险。

重要的是肾脏病转诊病人已经被建议通过学习透析病人的记录，转诊到肾脏病与 ESRD 前低质量的护理及增加的透析后死亡率有关。年龄和增加的伴随疾病一贯被显示为后期治疗相关的因素。尽管如此，认识到有 CKD 的老年非推荐者是非常重要的，可反映对有相对的健康情况的老年人的护理的复杂性和功能受限而非差的护理本身。除外对肾脏病学家的护理，具有 CKD 的老年病人受益于多部门的护理，包括来自护士、营养师、社会工作者的特殊护理，他们在一起工作就像一个团队一样提供复合的治疗。多部门护理诊所已经被显示在随机试验下可改善有慢性病如糖尿病及心衰患者的发病率及死亡率。实际上，观察研究表明一个有 CKD 的老年患者仅存的优势是收到多学科团队的多部门护理，这结果通过随机对照实验被证明。

血液透析需要准备什么？

决定开始长期血液透析的病人，连通血液是必需的，和血管通路固定的形式，理想的瘘管比中心静脉管更受欢迎。临床实践指南关于安排血管通道建立的理想时间还没有形成共识。KDOQI 指南推荐在预期需要透析和病人达到 CKD 第五阶段之前安排至少 6 个月，然而加拿大指南推荐参照肌酐清除率从 15～25ml/min 或血肌酐从 3.4～5.6mg/dl。在临床上，开始透析前的时间通常很难预测，尤其是老年人。在决定是否安排病人创建血管通道时考虑病人年龄的重要性在最近的国家退伍军人部门 EGFR <25ml/(min · 1.73m²) 的病人的大型队列研究是明显的，理论方案模式化基于存在的血管通道指南产生的不必要程序，老年病人比年轻病人更多收到不必要检查。事实上，年龄在 85 岁到 100 岁的病人中，定位 EGFR <25ml/(min · 1.73m²) 门槛的结果是 1/6 的病人需要。经常，明确目标方法依赖于额外的预期 ESRD 进展的因素，可能需要确认低 EGFR 的老年病人受益于 ESRD 的准备。

促进 CKD 晚期老年人知情决策的关键注意事项是什么？

当考虑到透析抉择，病人和他的家人意识到开始透析之后预期的幸存率是重要的，这些根据中位数分类，65 岁到 79 岁存活 2 年，90 岁和更老约存活 8 个月（表 32-1）。伴随疾病的数量、增加的年龄、功能状态差，和老年病人开始透析之后死亡率的增加有关。在美国，护理家庭病人，开始长期透析幸存的小于 1 年，大多数幸存的病人经历开始透析后各种功能的下降。在美国几个小的研究表明伴随高负担的老年病人，透析与保守治疗的生存利益无相关性。另一个研究表明透析和进展期 CKD 的老年病人的生存利益有关，但是这些病人要在卫生保健机构花费大部分的剩余寿命。这些大于 70 岁且 EGFR 在 5～7ml/(min · 1.73m²) 的病人，幸存者不同于病人随机收到的相对于透析的低蛋白食物。总的来说，这些研究提出了这个问题，是否一些老年人，尤其是非常老和有高负担合并症，可能保守治疗和透析做的一样好。开始透析由给予的复杂的和有挑战性的性质决定。

表 32-1　美国老人中开始透析后的中位生存期

透析起始年龄	中位生存期（月）
65～79 岁	24.9 （8.3～51.8）
80～84 岁	15.6 （4.8～35.5）
85～89 岁	11.6 （3.7～28.5）
≥90 岁	8.4 （2.8～21.3）

　　这个通过更迭和持续的过程的决定被很好的接受，做这个共同的决定包括医生、病人和病人家属。一个时间限制的透析试验可考虑给予那些没有确定是否长期透析的病人。肾医师协会和美国社会肾脏病学临床实践指南共享适当的开始和取消的决策。这个经修订的指南已经被肾医师协会在 2010 年发布。这个指南作为有价值的资源提供服务，指导开始透析的共同决策。

如果病人不选择透析会发生什么？

　　综合保守治疗，或持续姑息治疗，如果已经选择非透析治疗，当一个病人有选择透析的迹象时能够完美的开始。综合保守治疗依赖于多学科团队的努力，肾脏病学家、护士、社会工作者，精神治疗工作者，临终治疗医生或护士。病人的初级保健医生应该成为团队不可分割的一部分。综合保守治疗拟定为对症治疗，心理学治疗、精神治疗。

　　慢性肾疾病计划和治疗提供者应该有一个途径，为了推进治疗计划并经过这个途径开发文件和进程病人，家人和多学科团队之间的交流是为了确定治疗偏好的目的和达到生命结束时能被照顾的目标。预设指示是推进治疗计划关键的部分，应该寻求所有的病人。预设指示由两种书面文件构成，指令指示大概决定聚焦在各种医疗环境病人的生命维持治疗，代理指令指定一个代理的决策者做出关于病人利益的康健治疗决策，病人不能这么做。教育资源是保守治疗的关键组成部分和推进治疗计划的有用概述，有几个工具很有用的协助推进治疗计划。

（丁建东　译）

参考文献及推荐阅读：

ACCORD (Action to Control Cardiovascular Risk in Diabetes) Study Group, Cushman WC, Evans GW, Byington RP, et al. Effects of intensive blood-pressure control in type 2 diabetes mellitus. *N Engl J Med*. 2010;362:1575–1585.

ALLHAT Officers and Coordinators for the ALLHAT Collaborative Research Group. Major outcomes in high-risk hypertensive patients randomized to angiotensin-converting enzyme inhibitor or calcium channel blocker vs diuretic: the Antihypertensive and Lipid-Lowering Treatment to Prevent Heart Attack Trial (ALLHAT). *JAMA*. 2002;288:2981–2997.

Avorn J, Bohn R, Levy E, et al. Nephrologist care and mortality in patients with chronic renal insufficiency. *Arch Intern Med*. 2002;162:2002–2006.

Beckett NS, Peters R, Fletcher AE, et al. Treatment of hypertension in patients 80 years of age or older. *N Engl J Med*. 2008;358:1887–1898.

Brunori G, Viola BF, Parrinello G, et al. Efficacy and safety of a very-low-protein diet when postponing dialysis in the elderly: a prospective randomized multicenter controlled study. *Am J Kidney Dis*. 2007;49:569–580.

Campbell KH, Sachs GA, Hemmerich JA, et al. Physician referral decisions for older chronic kidney disease patients: a pilot study of geriatricians, internists, and nephrologists. *J Am Geriatr Soc*. 2010;58:392–395.

Carson RC, Juszczak M, Davenport A, et al. Is maximum conservative management an equivalent treatment option to dialysis for elderly patients with significant comorbid disease? *Clin J Am Soc Nephrol*. 2009;4:1611–1619.

Chobanian AV, Bakris GL, Black HR, et al. The Seventh Report of the Joint National Committee on Prevention, Detection, Evaluation, and Treatment of High Blood Pressure: the JNC 7 report. *JAMA*. 2003;289:2560–2572.

Chronic Kidney Disease Prognosis Consortium, Matsushita K, van der Velde M, Astor BC, et al. Association of estimated glomerular filtration rate and albuminuria with all-cause and cardiovascular mortality in general population cohorts: a collaborative meta-analysis. *Lancet*. 2010;375:2073–2081.

Cohen L, Moss A, Weisbord S, et al. Renal palliative care. *J Palliat Med*. 2006;9:977–992.

Conway B, Webster A, Ramsay G, et al. Predicting mortality and uptake of renal replacement therapy in patients with stage 4 chronic kidney disease. *Nephrol Dial Transplant*. 2009; 24:1930–1937.

Coresh J, Astor BC, Greene T, et al. Prevalence of chronic kidney disease and decreased kidney function in the adult US population: Third National Health and Nutrition Examination Survey. *Am J Kidney Dis*. 2003;41:1–12.

Coresh J, Selvin E, Stevens LA, et al. Prevalence of chronic kidney disease in the United States. *JAMA*. 2007;298:2038–2047.

Davison S, Torqunrud C. The creation of an advance care planning process for patients with ESRD. *Am J Kidney Dis*. 2007;49:27–36.

Fehrman-Ekholm I, Skeppholm L. Renal function in the elderly (>70 years old) measured by means of iohexol clearance, serum creatinine, serum urea and estimated clearance. *Scand J Urol Nephrol*. 2004;38:73–77.

Foster MC, Hwang SJ, Larson MG, et al. Overweight, obesity, and the development of stage 3 CKD: the Framingham Heart Study. *Am J Kidney Dis*. 2008;52:39–48.

Garg AX, Papaioannou A, Ferko N, et al. Estimating the prevalence of renal insufficiency in seniors requiring long-term care. *Kidney Int*. 2004;65:649–653.

Gill J, Malyuk R, Djurdjev O, et al. Use of GFR equations to adjust drug doses in an elderly multi-ethnic group—a cautionary tale. *Nephrol Dial Transplant*. 2007;22:2894–2899.

Glassock RJ, Winearls C. An epidemic of chronic kidney disease: fact or fiction? *Nephrol Dial Transplant*. 2008;23:1117–1121.

Hallan SI, Dahl K, Oien CM, et al. Screening strategies for chronic kidney disease in the general population: follow-up of cross sectional health survey. *BMJ*. 2006;333:1047.

Hemmelgarn BR, Manns BJ, Lloyd A, et al. Alberta Kidney Disease Network. Relation between kidney function, proteinuria, and adverse outcomes. *JAMA*. 2010;303:423–429.

Hemmelgarn BR, Manns BJ, Zhang J, et al. Association between multidisciplinary care and survival for elderly patients with chronic kidney disease. *J Am Soc Nephrol*. 2007;18:993–999.

Houston DK, Nicklas BJ, Ding J, et al. Health ABC Study. Dietary protein intake is associated with lean mass change in older, community-dwelling adults: the Health, Aging, and Body Composition (Health ABC) Study. *Am J Clin Nutr*. 2008;87:150–155.

Hsu CY, McCulloch CE, Iribarren C, et al. Body mass index and risk for end-stage renal disease. *Ann Intern Med*. 2006;144:21–28. PMID: 16389251.

Kurella M, Covinsky K, Collins A, et al. Octogenarians and nonagenarians starting dialysis in the United States. *Ann Intern Med*. 2007;146:177–183.

Kurella Tamura M, Covinsky KE, Chertow GM, et al. Functional status of elderly adults before and after initiation of dialysis. *N Engl J Med*. 2009;361:1539–1547.

Lamping D, Constantinovici N, Roderick P, et al. Clinical outcomes, quality of life, and costs in the North Thames Dialysis Study of elderly people on dialysis: a prospective cohort study. *Lancet*. 2000;356:1543–1550.

Lea JP, Crenshaw DO, Onufrak SJ, et al. Obesity, end-stage renal disease, and survival in an elderly cohort with cardiovascular disease. *Obesity (Silver Spring)*. 2009;17:2216–2222.

Lewis JB. Blood pressure control in chronic kidney disease: is less really more? *J Am Soc Nephrol*. 2010;21:1086–1092.

Lindeman RD, Tobin J, Shock NW. Longitudinal studies on the rate of decline in renal function with age. *J Am Geriatr Soc*. 1985;33:278–285.

McCullough PA, Li S, Jurkovitz CT, et al. CKD and cardiovascular disease in screened high-risk volunteer and general populations: the Kidney Early Evaluation Program (KEEP) and National Health and Nutrition Examination Survey (NHANES) 1999–2004. *Am J Kidney Dis*. 2008;51:S38–45.

Murtagh F, Marsh J, Donohoe P, et al. Dialysis or not? A comparative survival study of patients over 75 years with chronic kidney disease stage 5. *Nephrol Dial Transplant*. 2007;22:1955–1962.

Navaneethan S, Aloudat S, Singh S. A systematic review of patient and health system characteristics associated with late referral in chronic kidney disease. *BMC Nephrol*. 2008;9:3.

O'Hare AM, Bertenthal D, Covinsky KE, et al. Mortality risk stratification in chronic kidney disease: one size for all ages? *J Am Soc Nephrol*. 2006;17:846–853.

O'Hare AM, Choi AI, Bertenthal D, et al. Age affects outcomes in chronic kidney disease. *J Am Soc Nephrol*. Oct 2007a;18:2758–2765.

O'Hare A, Bertenthal D, Walter L, et al. When to refer patients with chronic kidney disease for vascular access surgery: should age be a consideration? *Kidney Int*. 2007b;71:555–561.

O'Hare AM, Kaufman JS, Covinsky KE, et al. Current guidelines for using angiotensin-converting enzyme inhibitors and angiotensin II-receptor antagonists in chronic kidney disease: is the evidence base relevant to older adults? *Ann Intern Med*. 2009;150:717–724.

O'Hare AM, Hailpern SM, Pavkov ME, et al. Prognostic implications of the urinary albumin to creatinine ratio in veterans of different ages with diabetes. *Arch Intern Med*. 2010;170:930–936.

Oreopoulos A, Kalantar-Zadeh K, Sharma AM, et al. The obesity paradox in the elderly: potential mechanisms and clinical implications. *Clin Geriatr Med*. 2009;25:643–659.

Raymond NT, Zehnder D, Smith SC, et al. Elevated relative mortality risk with mild-to-moderate chronic kidney disease decreases with age. *Nephrol Dial Transplant*. 2007;22:3214–3220.

Renal Physicians Association. RPA position on quality care at the end of life. *Clin Nephrol*. 2000;53:493–494.

Roderick PJ, Atkins RJ, Smeeth L, et al. CKD and mortality risk in older people: a community-based population study in the United Kingdom. *Am J Kidney Dis*. 2009;53:950–960.

Rule AD, Amer H, Cornell LD, et al. The association between age and nephrosclerosis on renal biopsy among healthy adults. *Ann Intern Med*. 2010;152:561–567.

Shlipak MG, Stehman-Breen C, Fried LF, et al. The presence of frailty in elderly persons with chronic renal insufficiency. *Am J Kidney Dis*. 2004;43:861–867.

Staessen JA, Fagard R, Thijs L, et al. Randomised double-blind comparison of placebo and active treatment for older patients with isolated systolic hypertension. The Systolic Hypertension in Europe (Syst-Eur) Trial Investigators. *Lancet.* 1997;350:757–764.

Stevens LA, Coresh J, Feldman HI, et al. Evaluation of the modification of diet in renal disease study equation in a large diverse population. *J Am Soc Nephrol.* 2007;18:2749–2757.

Systolic Hypertension in the Elderly Program Cooperative Research Group. Prevention of stroke by antihypertensive drug treatment in older persons with isolated systolic hypertension. Final results of the Systolic Hypertension in the Elderly Program (SHEP). *JAMA.* 1991;265:3255–3264.

Turgut F, Balogun RA, Abdel-Rahman EM. Renin-angiotensin-aldosterone system blockade effects on the kidney in the elderly: benefits and limitations. *Clin J Am Soc Nephrol.* 2010;5:1330–1339.

Winkelmayer WC, Zhang Z, Shahinfar S, et al. Efficacy and safety of angiotensin II receptor blockade in elderly patients with diabetes. *Diabetes Care.* 2006;29:2210–2217.

　　　　　　亚洲慢性肾病情况

Philip Kam-tao Li and Kai Ming Chow

亚洲的慢性肾病

慢性肾病（CKD）在全球的流行为一个主要的公共卫生问题，这并不局限在高收入国家，在亚洲各国也是一样。临床医生可获益于本章中对 CKD 亚洲患者的一些独特特点的阐述（表 33-1）。

为亚洲患者做出的肾小球滤过率公式调整

对肾小球滤过率（GFR）进行准确的评估是 CKD 分类、检测和治疗的重点。基于血清肌酐的预测公式对 GFR 进行评估已逐渐临床实践中进行了使用（见第 1 章）。在最常使用的两个公式（MDRD）也就是肾脏病膳食改良公式和慢性肾脏病流行合作公式（CKD-EPI）中，对亚洲人群的代表性不足。由于亚洲人群与白种人相比有较低的身体肌肉质量和肌酐产生率，因此有理由认为需要对 GFR 评估公式进行改良并在亚洲患者中进行验证。肌酐来自骨骼肌分解代谢，其次为膳食蛋白（尤其是熟肉）。来自巴基斯坦的数据显示印度男性和女性的肌酐排泄显著较低（分别为每天 17.4mg/kg 和 14.1mg/kg），而在白种人中的预计值分别为每天 19.0mg/kg 和 16.3mg/kg）。另外，印度人比白种人更少的肉类摄取也可导致较低的肌酐排泄，从而导致了在这些评估公式中预计系数的变化。

事实上，在日本人群中使用 MDRD 公式时已经进行过检验和改良。根据来自 413 例日本人中同位素稀释质谱法标准化的肌酐和在 350 例日本人中进行验证的数据，产生了来自日本患者的新的 MDRD 型公式，需要的校正系数为 0.81（MATSUO，2009）。后来，CKD-EPI 公式也使用相似日本人系数 0.813 进行了改良（Horio，2010）。这些数据显示了日本人群在相同的血清肌酐水平下比白种人有较低的肾小球滤过率，这是

因为肌酐排泄率降低了约 20%。另外，一项在中国患者中的研究（Ma,
2006）显示了在相反方向上的 MDRD 公式调整，结果显示需要乘以
1.22。后者表示在考虑到体格因素下，中国受试者相对于白种人有增加
的肌酐排泄率，与非洲裔美国人的 MDRD 调整相似（该异常结果需要进
一步的确认），或在中国研究中使用的肌酐分析标定有所不同。有一些
因素可对 GFR 的评估造成影响。这些因素报告种族、测量 GFR 的参考
方法，肌酐测量方法，和标定值（Rule and teo，2009）。为了对 GFR 在
多种族情况下的评估进行改善，需要对不同种族的 CKD 患者进行研究，
并且这些研究应使用标准化的血清肌酐水平，相同的 GFR 测量方案，和
相同的人群/患者入选标准（Rule and Teo，2009）。

表 33-1　亚洲 CKD 的特点

特点	意义
肌酐水平较低（可能来源于肌肉或饮食）	以肌酐为基础的 eGFR 可能需要调低 20%
GFR/1.73m^2 较低	由于 GFR 较低，传统的 CKD 分期可能不适用
高血压、盐的摄入、抽烟的发生率高	可能由于教育、低盐饮食及禁烟方面的因素
肾小球肾炎的发生率高	可能需要改进卫生条件及治疗与肾小球肾炎有关的感染
糖尿病发生率高，肾脏损害的 BMI 阈值较低	注意饮食和锻炼，更好的检测血糖，进行必要的治疗
由于出生前营养欠佳，先天肾单位水平低	社会和经济应该注意孕妇的健康
CKD 的进展快	原因不明
CKD 患者生存期长	原因不明
中草药中毒性肾病	加强控制管理，控制中草药治疗，避免被污染和掺杂
环境中的肾毒素	群体教育和主观努力
CKD 患者食用含有肾毒素或毒素的传统食物（djenkol、杨桃、鱼的胆囊）	教育患者避免食用这些食物

eGFR，估计肾小球滤过率；GFR，肾小球滤过率；CKD，慢性肾病；BMI，体重指数

亚洲人群的 GFR/1.73m² 较低

以肌酐为指标的 GFR，实际测量的 GFR/1.73m² 亚洲人低于西方国家，从中国（Ma 2010）和印度（Barai 2005）健康年轻人群得到的数据（使用 DTPA），表明 GFR 在 104 ~ 110ml/（min·1.73m²）和 81ml/（min·1.73m²），低于西方人群报道的 109 ~ 125ml/（min·1.73m²）。如果被证实的话，西方人群推荐用以定义 CKD 的指标在亚洲人群应该加以修改。

亚洲国家肾脏疾病的病因学

高血压是 CKD 一个主要可控病因。在亚洲国家，高血压仍然是一个大的负担，尤其在中低收入国家。在中亚，高血压导致约三分之一以上的死亡及五分之一的残疾。有几个原因。高血压的患病率高而且不断增长。高血压的发现、治疗及控制率很低，部分原因是教育水平较低，部分原因是南亚国家的医疗保健水平低。数据调查表明了高血压的发现和治疗率较低。举例来说，在一项包含 142000 名中国成年人的实验中，其中仅 24% 意识到其患高血压（Wu 2008），在亚洲大部分国家，能意识到自己患高血压的比率低于 50%。

几种假设用来解释亚洲发展中国家的高血压的高患病率。都市化的生活方式带来高盐、高脂肪、低质量的碳水化合物。农村与城市高血压发病率的对比支持了这个观点。在亚洲国家，普遍的吸烟（在亚洲许多国家 50% ~ 60% 的成年人吸烟）和日益增长的高盐饮食增加了高血压的发病率。贫穷和子宫内膜异位也是 CKD 中难以解决的两个因素。正如在第二章所说，流行病学强烈支持了成人高血压与出生时低体重（包括宫内生长不良和早产引起的低体重）有关。出生时低体重在低收入国家是一个常见现象。

下面提到的关于 CKD 的危险因素在亚洲国家可能更为严重。不同人种对胰岛素抵抗的敏感度差异使得从西方人群得到的体重指示不适用于中国、南亚及土著居民。对于胰岛素抵抗亚洲人有更高的依赖性，肥胖人数少于欧洲人群。在中国，肥胖的标准是男的腰围大于 90cm，女腰围大于 80cm（Li 2008）。相比较而言，对于欧洲人群（欧洲白人，不论住在世界哪个地方），研究胰岛素抵抗的欧洲学者定义为 94cm 和 80cm。

BMI 对肾脏的影响标准液不一样，比如在亚洲，一个推荐的肥胖标准是 BMI 不大于等于 $30kg/m^2$ 而不是 $25kg/m^2$（Li 2008）。在中国，高标准的 BMI 的缺点是疾病发生在较低水平的 BMI，而这些主要发生在肥胖人群中。在一项大的多种族的双盲研究中发现，在中国人中，对于 BMI 大于 $25kg/m^2$ 的人群其与蛋白尿出现的关系有优势，而在马来西亚人中，当 BMI 大于等于 $30kg/m^2$ 时，BMI 和蛋白尿的关系才比较明显（Ramirez 2002）。在一个大样本的实验中也证实，在中国人群中，BMI 大约 $25kg/m^2$ 会增加晚期肾脏疾病的危险（Reynolds 2007）。中国人或亚洲人更容易出现与盐相关的高血压，尤其是在那些患有代谢障碍综合征的患者中。如果这样的话，在亚洲国家，降低食物中盐的摄入对降低高血压和 CKD 的发病率有重要作用。

在亚洲，与 CKD 负担相关的另外一个因素是糖尿病的流行。在亚洲，考虑到人口增长及城市化的速度，到 2030 年中国和印度将是糖尿病患者最多的两个国家。其他四个亚洲国家也位于全世界前十名，包括：印度尼西亚、巴基斯坦、孟加拉国、菲律宾。不同人种其糖尿病肾病的发病率不同已成为现在研究的一个焦点，这个在第二章已经讨论过。比如，在一项亚洲联合糖尿病研究表明（Dixon 2006）：在血压正常的 2 型糖尿病患者中，有微量蛋白尿的比例，南亚患者是欧洲白人的 3 倍。大部分来自观察研究和临床试验的数据表明患有糖尿病的人群中，亚洲患者比欧洲白人更容易发展为 ESRD。在中国、印度以及许多其他的亚洲国家，关于糖尿病的宣传教育及健康保健工作对于控制糖尿病十分有效。

在亚洲，其他一些重要的 CKD 诱因包括：慢性肾小球肾炎，间质性肾炎，它们反映细菌、病毒及寄生虫的感染影响到肾脏。环境污染和职业暴露于如铅和砷（lin 2003，Hsueh 2009）的化学物品中也有重要的作用。

我们进行一项名为 SHARE 的筛查实验（Li，2005b）。选择了 1200 名中位年龄为 56 岁的无症状患者。其中，蛋白尿和镜下血尿的发病率分别是 3%、14%，随着年龄的增加而增加。其中 21～40 岁占 10%，41～60 岁占 24%，60 岁以上占 33%，所有人都认为自己是健康的。他们都有高血压和无症状的泌尿系疾病，后者包括：蛋白尿、镜下血尿和（或）糖尿（Li 2005b）。因此，越来越多的人们意识到 CKD 的早发现很重要。

疾病进展中增加的风险

亚洲人群中 ESRD 的不同之处或额外的风险已经被统计。比如，

USRDS 表明：美国的亚洲人相比美国白人 ESRD 的风险与年龄和性别更有关系。1964～1985 年间，在加利福尼亚北部对 300000 名多民族的成年人进行健康体检筛查发现：相对于白人来说，亚洲人 ESRD 受年龄影响是白人的 2 倍（Hall 2005）。在加拿大的另外一项研究（Barbour 2010）表明：东亚和南亚 CKD 患者的疾病进展率更高。其原因仍在推测中。相对于白人来讲，亚洲患者可能在 CKD 各个阶段的代谢异常更为严重。

CKD 患者生存率的上升

有趣的是，虽然对于亚洲患者来说肾功能下降较快，但是亚洲 CKD 患者总体生存率较高，不论在肾移植手术开展前后都是这样（Barbour 2010，Pei 2000，Li 2003）。可能解释包括饮食的种族差异，遗传学因素和亚洲人身体矮小。

在亚洲饮食和药物治疗的应用

在亚洲患者中，为了生存需要寻求药物治疗，详细的饮食调整也应当被采用，因为严重的中毒性肾病也相当常见。一项包括 460000 名以上的台湾人的研究发现：规律服用草药比不服用草药者，对于 CKD 的发展高 25% 的风险。结果还表明：较严重的 CKD 患者中使用草药的人较多。另外一项台湾的断面研究表明：草药治疗与 CKD 及 CKD 各个阶段有关（Guh 2008）。民间医学或草药相关的肾脏疾病与 CKD 联系可以通过以下几个方面解释：草药直接引起中毒性肾损伤、草药直接的相互作用、草药污染（比如含有损伤肾脏的重金属）或掺杂其他物质（比如对乙酰氨基酚，吲哚美辛）、草药的加工和准备不适当。

草药的不加控制的使用和错误认识（不恰当的命名和不明确的标记）已经被强烈怀疑与马兜铃酸肾病（以前叫中草药肾病）有关。这种疾病是以肾脏间质纤维化进展为特点，与泌尿上皮的恶性肿瘤有关。在一项人口为基础的病例对照研究中发现，含大量马兜铃酸（包括 Mu Tong 和 Fangchi）的草药的使用与 ESRD 的进展有关（Lai 2010）。关于草药对 CKD 影响的病因学在亚洲许多地方受到重视，包括泰国、印度、斯里兰卡尤其是在农村。因此，对中草药的质量的强制管理和实施是必要的。

在亚洲国家，与环境及食物有关的中毒性肾损伤也有报道。在中国，变质婴幼儿奶粉中的三聚氰胺毒性（包括肾结石和严重的肾脏损伤）目前得到重视，应当对食品进行监督和检测，使问题不在重新出现（Hau 2009）。另外一种与中毒性肾病有关的食物来源于鱼的胆囊，通常来源于草皮或肝胰脏。鱼的胆囊在一些亚洲国家作为传统的药物用来缓解风湿病的症状，改善视觉敏感度的降低，缓解乏力。食入生的胆囊会引起严重的肾小管坏死及肝毒性，可能是因为硫酸酯毒素。在一些热带亚洲国家比如：马来群岛和印度尼西亚，令可豆类和耶利米是另外一种传统的地方消费品，它们被报道会引起肾脏衰竭。这种豆类通常在 2 月至 9 月之间食用，它含有黎豆氨酸，它是一种含有硫磺的氨基酸。其损伤肾脏的具体机制还不清楚，但是它会沉积在肾小管及输尿管上，引起泌尿道的梗阻。另外一种食物是杨桃，它是亚洲热带地区的一种水果，生长在热带地区，比如：中国台湾、印度、泰国。通常作为新鲜水果（微黄色带有五片叶子的水果）或水果汁食用。有报道，它还具有神经毒性（包括顽固性打嗝、呕吐，不同程度的意识障碍发作），有时是致命的。CKD 患者应该禁食杨桃或含有杨桃的食品。

在亚洲，CKD 的主观因素

2007 年，来自亚太地区 16 个国家的代表成立了一个关于 CKD 主观因素的论坛（AFCKDI）（Tsukamoto 2009），以促进协调、合作、整合一些主观因素来缓解 CKD。有三个工作组，分别负责三方面内容：a，肾小球滤过率和肌酐标准；b，全亚洲 CKD 的统计；c，最适合亚洲人群的 CKD 指导方针。亚洲 CKD 的流行扩大和患病人数的快速增加说明 CKD 仍然是一项很大的挑战。

（陈惠庆 译）

参考文献及推荐阅读

Barai S, Bandopadhayaya GP, Patel CD, et al. Do healthy potential kidney donors in India have an average glomerular filtration rate of 81.4 ml/min? *Nephron Physiol.* 2005;101:21–26.

Barbour SJ, Er L, Djurdjev O, et al. Differences in progression of CKD and mortality amongst Caucasian, Oriental Asian and South Asian CKD patients. *Nephrol Dial Transplant.* 2010;25:3663–3672.

Dixon AN, Raymond NT, Mughal S, et al. Prevalence of microalbuminuria and hypertension in South Asians and white Europeans with type 2 diabetes: a report from the United Kingdom Asian Diabetes Study (UKADS). *Diab Vasc Dis Res.* 2006;3:22–25.

Guh JY, Chen HC, Tsai JF, et al. Herbal therapy is associated with the risk of CKD in adults not using analgesics in Taiwan. *Am J Kidney Dis*. 2007;49:626–633.

Hall YN, Hsu CY, Iribarren C, et al. The conundrum of increased burden of end-stage renal disease in Asians. *Kidney Int*. 2005;68:2310–2316.

Hau AK, Kwan TH, Li PK. Melamine toxicity and the kidney. *J Am Soc Nephrol*. 2009;20: 245–250.

Horio M, Imai E, Yasuda Y, et al. Modification of the CKD Epidemiology Collaboration (CKD-EPI) equation for Japanese: accuracy and use for population estimates. *Am J Kidney Dis*. 2010;56:32–38.

Hsueh YM, Chung CJ, Shiue HS, et al. Urinary arsenic species and CKD in a Taiwanese population: a case-control study. *Am J Kidney Dis*. 2009;54:859–870.

Jafar TH, Schmid CH, Levey AS. Serum creatinine as marker of kidney function in South Asians: a study of reduced GFR in adults in Pakistan. *J Am Soc Nephrol*. 2005;16:1413–1419.

Lai MN, Lai JN, Chen PC, et al. Risk of kidney failure associated with consumption of herbal products containing Mu Tong or Fangchi: a population-based case-control study. *Am J Kidney Dis*. 2010;55:507–518.

Leung TK, Luk AO, So WY, et al. Development and validation of equations estimating glomerular filtration rates in Chinese patients with type 2 diabetes. *Kidney Int*. 2010;77:729–735.

Li PK, Chow KM, Szeto CC. Is there a survival advantage in Asian peritoneal dialysis patients? *Int J Artif Organs*. 2003;26:363–372.

Li PK, Kwan BC, Leung CB, et al. Hong Kong Society of Nephrology. Prevalence of silent kidney disease in Hong Kong: The Screening for Hong Kong Asymptomatic Renal Population and Evaluation (SHARE) program. *Kidney Int*. 2005b;94:S36–40.

Li PK, Kwan BC, Szeto CC, et al. Metabolic syndrome in peritoneal dialysis patients. *NDT Plus*. 2008;4:206–214.

Li PK, Weening JJ, Dirks J, et al. Participants of ISN Consensus Workshop on Prevention of Progression of Renal Disease. A report with consensus statements of the International Society of Nephrology 2004 Consensus Workshop on Prevention of Progression of Renal Disease, Hong Kong, June 29, 2004. *Kidney Int*. 2005a;94:S2–7.

Lin JL, Lin-Tan DT, Hsu KH, et al. Environmental lead exposure and progression of chronic renal diseases in patients without diabetes. *N Engl J Med*. 2003;348:277–286.

Matsuo S, Imai E, Hoiro M, et al. Collaborators developing the Japanese equation for estimated GFR: revised equations for estimating GFR from serum creatinine in Japan. *Am J Kidney Dis*. 2009;53:982–992.

Ma YC, Zuo L, Chen JH, et al. Modified glomerular filtration rate estimating equation for Chinese patients with chronic kidney disease. *J Am Soc Nephrol*. 2006;17:2937–2944.

Ma YC, Zuo L, Chen JH, et al. Chinese eGFR Investigation Collaboration. Improved GFR estimation by combined creatinine and cystatin C measurements. *Kidney Int*. 2007;72:1535–1542.

Ma YC, Zuo L, Chen L, et al. Distribution of measured GFR in apparently healthy Chinese adults. Am J Kidney Dis. 2010;56:420–421.

Pei YP, Greenwood CM, Chery AL, et al. Racial differences in survival of patients on dialysis. *Kidney Int*. 2000;58:1293–1299.

Ramirez SP, McClellan W, Port FK, et al. Risk factors for proteinuria in a large, multiracial, Southeast Asian population. *J Am Soc Nephrol*. 2002;13:1907–1917.

Reynolds K, Gu D, Muntner P, et al. Body mass index and risk of ESRD in China. *Am J Kidney Dis*. 2007;50:754–764.

Rule AD, Teo BW. GFR Estimation in Japan and China: What accounts for the difference? *Am J Kidney Dis*. 2009;53:932–935.

Tsukamoto Y, Wang HY, Becker G, et al. Report of the Asian Forum of Chronic Kidney Disease Initiative (AFCKDI) 2007. "Current status and perspective of CKD in Asia": diversity and specificity among Asian countries. *Clin Exp Nephrol*. 2009;13:249–256.

Wen CP, Cheng TY, Tsai MK, et al. All-cause mortality attributable to chronic kidney disease: a prospective cohort based on 462 293 adults in Taiwan. *Lancet*. 2008;371:2173–2182.

Wu Y, Huxley R, Li L, et al. China NNHS Steering Committee; China NNHS Working Group. Prevalence, awareness, treatment, and control of hypertension in China: data from the China National Nutrition and Health Survey 2002. *Circulation*. 2008;118:2679–2686.

第 34 章　　　结石病的评估与治疗

Anna L. Zisman, Elaine M. Worcester,
and Fredric L. Coe

肾结石的发病机制和其在慢性肾脏疾病中的作用

在总人口中约 80% 的结石病患者属于钙结石——草酸钙或磷酸钙。5%～10% 属于尿酸结石，其余的结石由胱氨酸，磷酸铵和更为罕见的成分组成，以下有详细讨论。其中钙结石，常见的代谢性危险因素包括高尿钙症——约一半的患者，高草酸尿症和低柠檬酸尿症。低尿量和尿液 pH 值高的是已知造成钙结石的附加因素。对于尿酸结石，尿液 pH 值低是一个重要的危险因素。从总体人口情况看，肾结石与慢性肾脏疾病 CKD 的发展密切相关（Rule 2009，Saucier 2010），但是目前并没有有力的证据证明一般的结石对肾功能下降有直接的致病机制，患这三种最普遍的结石症的病人总体上没有明显的发生肾脏疾病的危险（Worcester 2006b）。有慢性肾病的结石病人很有可能患上糖尿病和高血压（Saucier 2010），在 garden variety 结石病和慢性肾病之间的关联多是基于数种普通疾病的共同作用。事实上，最新的基因研究表明在冰岛人群中与慢性肾病关联的最常见的遗传变异其实能够保护他们远离肾结石（Gudbjartsson 2010）。另一方面，肾结石和慢性肾病也拥有相同的一些发生条件。大多条件与代谢的遗传错误或肾脏结构的显著变化有关，这增加了肾衰竭和结石形成的危险性。在这章，我们首先讨论在广泛的 CKD 人群中患上结石病的途径，然后审视与 CKD 和结石病都相关的各种条件。

对有慢性肾病的结石病患者的评估

在 CKD 患者中，不计肾小球滤过率水平，肾结石的初步评估与在总人口中仍然相当类似。初始相关检验的关键部分包括一个完整的历史和体检评估，特别注意饮食和家族史、放射性研究的审查、尿液代谢参数的评估。结石合并慢性肾病患者的代谢相关检验的黄金标准是至少有两个 24h 的尿液收集，测量尿液内钙排泄，草酸，尿酸，钠，柠檬酸，铵，钾，硫，磷，硫酸，磷，镁，以及尿液 pH 值和每日尿量的测定。即时尿测量的价值不大，我们之前已经表明膳食变化会引起尿液内与结石病有关的底物排泄的不同（Worcester 2008）。对于初始的相关检验，也应行对胱氨醇尿的甄别。每 24h 尿液收集应该伴随一个血液化学分析，特别注意血清碳酸氢盐和钙的水平。血清碳酸氢盐下降暗示可能存在导致结石症的肾小管性酸中毒。血清钙是测量 CKD 和结石症的关键所在，因为高钙水平可能是不受控制的原发性甲状旁腺功能亢进症的征兆。收集到的尿液最好在专门进行结石病检测的实验室分析，这样可以施行决定尿液内与重要结石类型相关的物质含量是否已过饱和必需的相关测量，如草酸钙、磷酸钙、尿酸。对于某种结石盐类如草酸钙的过饱和是指这种盐在指定尿液内的活度和它已知溶解度的比。依据我们的经验，这种尿液分析对于结石形成的危险分层非常关键。在实践中，我们已经实现了几十年的无石间隔（Parks et al. 2009）。

在 CKD 患者中，当尿液 pH 值下降时，钙的排泄，肾小球滤过率会迅速下降（Popovtzer 1970）。由于钙的排泄减少，患草酸钙结石的风险下降，而尿 pH 较低，可能会增加尿酸结石的风险。人们经常质疑在肾小球滤过率值很低的情况下，24h 的尿钙或者尿酸排泄对检测结石是否值得。一般来说，对任何个人的底物排泄检查是不值得的，因为风险最终建立在过饱和上，由多个参数决定，包括 pH 值和尿量。在我们看来，24h 的尿液测量是审慎的，通过一个专门的实验室，可以对任何结石病患者进行饱和度测量，这时肾小球滤过率可以不予考虑，如果先前未进行过评估。例如，糖尿病人患慢性肾病相对于总人口有不成比例的高风险。胰岛素抵抗与低 pH 值相关，可能是这个原因，使得糖尿病患者患尿酸肾结石的风险增加。在患有慢性肾病的糖尿病患者中，尿酸和尿钙的排泄可能会下降，但如果尿液 pH 值也低，那么计算过饱和可能仍会增加结石形成的风险。

对慢性肾病患者的结石治疗

医学治疗

尿量

任何肾结石的治疗计划的基石都是逐日增加尿量，每天至少 2.5L ~ 3L。一个饮食改良的肾病研究的因果回顾性分析已引起人们对于尿量增加带来的 CKD 恶化的潜在风险的关注（Hebert 2003）。但对慢性肾病患者的液体摄入前瞻性试验还没有完成。在这个时候，我们认为没有足够的数据来反对为患有慢性肾病的结石患者增加液体摄入量的通常建议，假使他们能够保持其体液平衡。我们提倡的治疗方法旨在针对低正常范围内的尿过饱和。在将液体摄入量增加到 3 升后，如果过饱和度低于目标，那么给病人建议的液体摄入量可以减少。然而，持续 24h 的尿液研究的后续行动是至关重要的，必须继续保持警惕，以防止肾结石复发。

碱治疗

碱化剂的治疗，是对肾小管性酸中毒（RTA）的患者，以及那些尿酸肾结石患者的治疗方案中的中流砥柱。对于 RTA 的患者，治疗的目的是纠正的全身性酸中毒，以及采取提高尿 pH 值的协同治疗，尿 pH 值高会增加磷酸钙结石的风险。

对于患尿酸结石症的病人，尿碱化 pH 值 6.5 以上是治疗的目标。最常用的碱化剂是柠檬酸钾，因为柠檬酸代谢会产生碳酸氢钠。一些 CKD 患者可能无法容忍钾负荷或存在高钾血症的危险。对 RTA 患者，为减少高血钾症的风险，我们提倡低钾饮食和增加液体摄入量。如果基线尿 pH 值高，我们不要过于着急启动碱治疗，考虑到这些情况下磷酸钙结石的风险会增加。

对于尿酸肾结石，如果是轻度高血钾，我们的做法是用噻嗪类利尿剂治疗高钾含量，这也将有助于降低尿钙排泄。通过治疗高钾血症，高钾血症引起的尿液氨生成抑制减弱，而且通常尿液 pH 值将上升。如果经过噻嗪治疗尿液 pH 值仍然持久偏低，一般我们能够添加柠檬酸钾作为碱化剂，高血钾症往往会因此得到解决。但是，如果病人经过低钾饮食和上述措施后仍然高血钾，我们可以使用枸橼酸钾代替碳酸氢钠作为碱化剂。虽然有些人提出了钠负荷和潜在的高血压方面的担心，但强有力的证据表明，碳酸氢钠与血压升高的关联并不大，真正造成高血压风险的是盐的氯化物成分（Schorr 1996）。然而，碳酸氢钠治疗理论上存在增加高钙和钠负荷的风险，所以如果病人钙的排泄已经增加，伴随噻嗪类治疗是必要的。约开始治疗 1 个月后，我们要再次进行 24h 的尿液收集评估。

别嘌呤醇

尿酸肾结石的主要治疗方法是尿碱化，一旦尿液 pH 值在 6.5 以上，尿酸饱和度低于 1，则尿酸结晶的可能性很低。如果病人无法忍受碱化疗法，可以考虑使用黄嘌呤氧化酶抑制剂，如别嘌呤醇，来实现尿酸的递减，虽然没有前瞻性研究表明别嘌呤醇对治疗尿酸结石的患者有效。已有前瞻性实验表明别嘌呤醇可以减少高尿酸的患者草酸钙结石复发的风险（Ettinger 1986）。别嘌呤醇的副作用需要仔细考虑，因为有微小的可能导致严重不良反应，如骨髓抑制和 Stevens-Johnson 综合征。需要仔细地为肾功能调整别嘌呤醇剂量。计量范围：对 EGFR 为 10ml/min 的病患，每隔一天 100mg；对 eGFR 为 80ml/min 的病患，每日 250mg 或更高。在实践中，我们将别嘌呤醇治疗作为保留治疗法，比如对无法承受尿碱化尿酸结石病人，对那些高尿酸但钙的排泄正常的草酸钙结石病人和那些非结石相关的临床适应证患者。

对肾结石患者的慢性肾病治疗方案相关的潜在风险：钙和维生素 D

CKD 患者的矿物质骨代谢紊乱在第 10 章进行过谈论。早期慢性肾脏病的治疗包括确保 25-羟基维生素 D 的适当水平以及用钙补充剂纠正低钙。因为存在血管钙化的潜在风险，人们越来越关注有关抑制甲状旁腺激素水平长期过高的钙补充剂的使用，以及含钙的磷酸盐结合剂的使用。另一方面，对草酸钙结石的患者，高膳食钙的摄入量会降低结石的风险，这可能是因为钙与肠道中的草酸结合，减少其吸收。数据存在某些矛盾，因为在一般的女性人口中，根据妇女的健康研究样本，补充维生素 D 与补钙结合，但不是膳食钙的摄入，会略有增加肾结石的风险

（Diaz-Lopez et al. 2006）。在护士健康研究表明补钙会导致结石风险的微小升高，但与膳食钙的摄入没有关系（Curhan 2004）。草酸钙肾结石患者仅次于特发性高钙尿症患者，一般有高血清骨化三醇水平，但随着慢性肾病的发展，目前还不清楚结石患者的维生素 D 水平下降程度与非结石 CKD 患者是否相同。对 CKD 和肾结石患者，没有数据说明是否钙或维生素 D 的补充会增加结石形成的危险，虽然就如前面提到的，在早期 CKD 患者中钙排泄量显著下降可能会避免形成钙结石的风险继续上升。我们一般对有肾结石病史的人不建议由非饮食来补钙，但我们建议矫正维生素 D 缺乏症，保护骨骼健康。在现阶段，由于没有翔实的研究，有结石病史的 CKD 患者如果其维生素 D 充分，可以审慎监管 24h 尿钙水平和 25-羟基维生素 D 水平。我们认为正常范围内的 25-羟基维生素 D 水平，即 >30ng/ml（75nmol/L）。

泌尿系统治疗

在慢性肾脏疾病患者体外冲击波碎石

体外冲击波碎石（ESWL）在 20 世纪 80 年代引入泌尿医疗设备革命性地改变了肾结石的医疗，因为它被认为是一个完全安全有效的治疗方法，可以广泛应用于各种结石。然而，随着时间的推移，人们开始关注 ESWL 对肾功能、血压，以及结石复发的影响。例如，在研究 50 例病人的计算机断层扫描的比较发现，ESWL 前期和 ESWL 后期，出现 15% 膜下血肿和 4% 的肾内血肿。肾脏在接受体外震波碎石治疗后比原来约增大 10%，70% 的患者发生肾周软组织肿胀。在对无症状低极结石患者的前瞻性试验中，随机地接受体外震波碎石术，经皮穿刺术（PCNL）或保守的治疗术，在 12 个月之后，接受体外震波碎石的患者的消石率比接受 PCNL 的患者明显较低（55% 比 100%）。在本试验中所有患者都进行了肾显像，在接受体外震波碎石的患者有 16% 留下了疤痕，而 PCNL 组只有 3% 留有疤痕（Yuruk 2010）。与 PCNL 治疗相比，ESWL 结石复发的风险更大（Krameck 2008）。虽然没有在其他研究中证实，但对一组患者几乎 20 年的跟踪调查表明，接受 ESWL 之后高血压和糖尿病的风险显著增加（Krambeck 2006），兼双边治疗带来的高血压风险。糖尿病的发展与实施冲击的次数和治疗的总强度密切相关。

在过去三十年中，磷酸钙结石的患病率增加（Parks, 2004），这是随着广泛使用体外冲击波碎石术而发生的现象。据我们大量的临床经验来看，磷酸钙结石患者与草酸钙结石患者相比，在经过结石数量和结石症的持续时间评定后，更可能接受 ESWL 治疗（Parks 2004）。这对那些磷酸氢钙结石的病人更为显著，磷酸氢钙结石是一种更为严重的结石病，为带来更大的肾功能损伤。施行 ESWL 的程序数量对结石磷酸钙含量的预测要比对结石症持续时间或结石数量更为准确。

ESWL 似乎对 CKD 患者效果较差。EGFR/$1.73m^2$，<60ml/min 的近端输尿管结石患者在接受体外冲击波碎石后结石清除率下降，而 ESWL 肌酐 >2mg/dl 的结石患者也不太成功，无论结石发生在什么部位（Lee 2007）。CKD 患者更可能需要其他的治疗方式，如输尿管镜取石（Lee 2007）。基于这些原因，特别是对 CKD 的治疗，我们宁愿采取直接的输尿管镜方案，或如有必要采用经皮穿刺，以避免可能发生 ESWL 其他并发症。

经皮穿刺和慢性肾脏病

在接受 PCNL 治疗的患者中，2% ~8% 据预测患有 CKD（Kukreja 2003）。总的来说，短期的结果是不错，超过85% 的患者维持或改善前 PCNL 时期的 EGFR 水平（Kurien 2009）。从长期来看，通过超过 4 年的随访表明，高达 25% 的患者他们的肾功能下降。那些患有糖尿病，或单肾，或患有感染并发症的人群其疾病发展的风险最高（Kuzgunbay 2010）。然而，在一些研究中，PCNL 似乎是一个安全的选择，如果单肾患者是在经验丰富的外科中心接受手术的话（Canes 2009）。在一个系列实验中，其中 46% 的至少 CKD 阶段三的患者，其并发症发生率为9%，但 EGFR 水平在一年中从 45ml/min 上升至 50ml/minCanes 2009）。在二十年之久的后续期间，对接受 ESWL、PCNL 或保守治疗的患者随访表明，与 ESWL 相比，接受 PCNL 的患者没有经历高血压的风险增加，肾功能下降，或患糖尿病（Krambeck 2008）。

肾结石及慢性肾脏病相关的具体条件

无症状梗阻

　　尽管肾结石与肾功能的威胁有关，是典型的症状性表现，而一个重要的亚组却不会有任何症状。一系列大型研究表明，超过 1% 的输尿管结石的泌尿科的患者表现为无症状，其中四分之一的这类患者表现有肾积水（Wimpissinger 2007）。对这种非活动性梗阻存在的可能解释是末端 RTA 的发展，否则无法解释（Sharma 1997）。在我们的转介中心，我们通常每年都可以看到几个病例，患者已经失去了一个发生不活动的梗阻的肾脏，并且他们具有 CKD 的症状。重要的是在执行 ESWL，PCNL 或输尿管镜后要例行后续肾成像检测，因为结石可能残留在输尿管内，却无临床症状。在一项研究中，有 12% 的患者表现出了程序后的不活动的梗阻，而 23% 表现为无症状（Weizer 2002）。

感染性结石

　　结石从总体上说不是终末期肾脏疾病（ESRD）的一项重要原因，其只与一项研究中 3.2% 的新开始透析病人相关（Jungers 2004）。鹿角感染性结石（鸟粪石）是引发多数情况下的结石相关 ESRD 的诱因。鸟粪石（磷酸铵镁）的形成需要高铵和尿液高 pH 值的存在，以减少磷的溶解度，这样的条件通常仅出现在有尿素分解的有机体引发的感染性环境下。磷酸铵镁结石多见于女性，通常跟 GFR 下降有关。感染性结石也同解剖异常有关，易诱发感染，如神经源性膀胱，但这会随着人们意识的提高而下降（Kristensen 1987）。感染性结石的权宜管理是至关重要的，因为这些结石可以迅速成长，阻碍整个肾盂的正常工作，使肾功能受到影响，并易引发全身性感染（Matlagar 2006）。

　　抗生素疗法可用于抑制结石生长，直到最终完成治疗。脲酶抑制剂乙酰氧肟酸可以用来抑制广大患者的鸟粪石的成长，但这种化合物具有显著的副作用，如溶血性贫血，骨髓抑制，肝肠胃功能紊乱。唯一确定并推荐的治疗方法是手术，因为为了完全治疗，需要近 100% 地将结石尽可能的除去。大于 5mm 的残余结石会带来复发的高风险（Beck et al. 1991）。感染性结石通常会采用 PCNL 治疗，因为感染性结石体积较大，而且摘除这类结石的残余物显得尤为重要（Preminger 2005）。

常染色体显性多囊肾病

肾结石是一种常染色体显性多囊肾病（ADPKD）引起的常见的并发症，估计会影响 20% ~ 36% 的这类患者。由于囊肿增加的实际大小（总肾体积计算），会增加肾结石的风险（Nishiura 2009）。结石与疼痛和感染并发症继发病症的发病率显著相关（Torres 1993）。囊性肾脏的结构异常，低枸橼酸尿等的代谢异常，及肾小管液瘀滞囊肿内结构异常，都会使得结石形成的风险增加。鉴于在这个病患群体中囊性钙化的高患病率，对潜在结石症的评估最佳方式是 CT 平扫，而不是用超声波技术；后者在最好的情况下，也无法精确地区分囊肿钙化与肾结石（Levine et al. 1992）。

ADPKD 引起的代谢异常与一般人群结石形成所引起的不同。绝大多数人群（约 80%）的结石是由草酸钙组成，只有 5% ~ 10% 的由尿酸组成。对于 ADPKD，石块草酸钙组成的结石不到半数，尿酸（57%）是最常见的组成成分（Torres 1993）。尿酸结石的高发病率可能是由于尿液 pH 值低，这又进一步可能引起 ADPKD 患者的氨生成缺陷，这与代谢综合征患者的情况类似（Preuss 1979）。高钙尿症，这个在总人口中造成结石形成的关键风险因素，在 ADPKD 患者中目前只占 11%（Torres 1993）。低枸橼酸尿是 ADPKD 普遍存在的症状，但值得注意的是其发病率在结石病患者与非结石患者之间没有区别（Grampsas 2000）。

ADPKD 患者的结石治疗与一般的结石治疗大体相似。有新的数据表明增加液体的摄入量对防止 ADPKD 恶化是关键所在（Torres 2009），因此应强调维持高尿量。由于解剖变异造成结石碎片通道堵塞，ESWL 的清除结石率显著降低（Deliveliotis 2002）。扭曲的解剖结构也让 PCNL 对于大结石的处理更加复杂，很可能必须经过两个阶段的程序操作（Umbreit 2010）。

髓质海绵肾

髓质海绵肾患者中肾结石的患病率据估计为 70% 以上，并在极少数情况下可以发展成慢性阻塞性发作，并与 CKD 相关。髓质海绵肾患者中，RTA 一型（40%），低枸橼酸尿（70%），高钙尿症（88%）是最为频繁的病症（Gambaro 2006），每一个都易患结石。经典理论认为这是解剖异常的结果，但一些学者认为，这类解剖异常的情况是与肾小管异常共存的现象，而非由其引起（Gambaro 2005）。

膀胱输尿管反流和输尿管连接部梗阻

在膀胱输尿管反流症的成年患者中，有近 20% 表现有结石，几乎所有的输尿管反流都发生在同一侧（Torres 1983）。这些结石的三分之一都包含鸟粪石成分，表明可能兼具尿瘀滞和感染的可能。相比之下，输尿管连接部梗阻的患者却不一定有肾结石的风险，除非其同时存在代谢异常。结石成分类似于大部分人群的结石成分，虽然鸟粪结石的发病率略高，这表明尿液瘀滞及感染性也对这个群体的结石症产生了影响（Torres 1993），于髓质海绵肾相似，一些学者认为，解剖异常是一个相关病症表现，而不是在这种异常下的代谢异常的病因（Gambaro 2006）。作为这一假说的佐证，25% 至 50% 单侧输尿管连接部梗阻的患者患有位于对侧的结石（Matin and Streem 2000）。

2-8- 双羟腺嘌呤结石

2-8- 双羟腺嘌呤肾结石是由腺嘌呤磷酸核糖转移酶缺乏症引起的，是一种罕见的常染色体隐性遗传性代谢异常的结果。约 15% 的患者有症状反应，症状表现年龄范围从两岁到四十岁。结石体透明，就像尿酸结石，两者结石体可以有类似的外观（Gelb 1992）。重要的是要仔细区分尿酸结石和 2-8- 双羟腺嘌呤结石，这往往产生误诊。2-8- 双羟腺嘌呤结石伴有肾功能不全和终末期肾病，对失调的早期识别可以采用低嘌呤饮食和别嘌呤醇施行适当的早期治疗（Gelb 992）。

肠道疾病

肠道高草酸尿症

任何与脂肪吸收不良的相关疾病，如胰腺功能不全（囊性纤维化），短肠综合征或减肥手术后，胃肠道更易吸收草酸以及高草酸。钙通常在肠道内螯合草酸,阻碍其吸收。未吸收的脂肪酸与钙结合,从而降低了其与草酸结合的可能性。另外,胆盐以及未吸收的脂肪酸可直接刺激草酸的吸收。在 20 世纪 70 年代,空肠搭桥患者被发现高草酸尿继发肾结石的风险增加,但这样的程序在关于草酸钙结石继发急性和慢性肾衰竭报告出现后失去了人们的青睐。一些新技术,如空肠搭桥和十二指肠交换机最初被认为只造成微弱的吸收不良,因此其导致肾结石的风险较低,但人们越来越多认识到一些患者接受了这些新的外科手术后,因为他们具有高草酸症状,所以其发生草酸钙肾结石的风险增大(Patel 2009)。

预防性治疗包括增加液体的摄入量,保持每日尿量至少 3L,以及低草酸饮食。补钙可以增加肠道草酸的螯合,减少草酸的吸收。另外,考来烯胺可以用来结合胆盐,从而阻碍胆汁盐促进肠道吸收草酸。据我们的经验,考来烯胺比补钙对治疗肠道高草酸尿症明显更有效,但还没有相对公开的数据可查。

肠流体损失和低尿量

慢性尿液枯竭易导致结石形成,因为在很少的尿量中结石形成底物过于集中。发炎性肠道疾病,与回肠造口术病人,以及那些短肠综合征患者都具体非常高的结石形成风险,因为其浓缩尿液的流体损失,还有由富含碳酸氢盐的肠液引起的尿液酸化(Evan 2009)。这些患者易患草酸钙结石,并根据尿液的酸性程度可以生成尿酸结石。治疗方法包括碱化尿液和积极的尿液充满。在不少的情况下,尽管增加液体摄入量,基于肠损失尿量也不增加。在这些情况下,我们采用国内的静脉注射治疗帮助病人通过结石形成的风险期。

胱氨酸尿症

胱氨酸尿症是一种罕见的常染色体隐性条件,影响了 1% ~ 2% 的成年结石症患者。两个基因的突变,即 SLC3A1 和 SLC7A9,导致在肠道和肾脏胱氨酸运输异常。胱氨酸在肾脏的近端重吸收的降低,表现为尿中胱氨酸的排泄增加,并最终导致主要临床表现结果:肾结石(Mattoo et al. 2008)。胱氨酸尿症与肌酐清除率下降和结石形成率提高有关。积极的预防治疗显得尤为重要,通过适当的治疗结石清除程序的频率会降低(Worcester 2006a);此外,一旦成功的预防工作缺失,在未经处理的胱氨酸尿症患者身上,肌酐清除率下降就突出表现出了消极后果。

治疗的主要目标是降低尿胱氨酸浓度使其低于溶解度极限。每天尿液的胱氨酸排除量可以很容易从 24h 收集的尿液内确定。胱氨酸的溶解度约 1mmol/L,这样根据每日总胱氨酸排泄量,可以来确定每天大约的液体要求。例如,如果每日总胱氨酸排泄是 4mmol (980mg),那么病人每日将需要至少 4L 尿量来维持在尿中胱氨酸浓度为 1mmol/L 的溶解度限定值。由于 pH 值能部分确定溶解度,我们将尿液 pH 值定在 7 ~ 7.5 之间。这可以通过各种碱疗法实现,包括枸橼酸钾和碳酸氢钾。

如果这些保守措施不成功,可以考虑胱氨酸结合疗法。这些措施包括卡托普利、青霉胺、硫普罗宁,硫普罗宁是我们在实践中常用的选择。青霉胺应避免对 eGFR < 50ml/min 的患者使用。

原发性高草酸尿症

主要原发性高草酸尿症(PHS)是一种肝酶的常染色体隐性突变的结果,这种酶负责将乙醛酸转化为水溶性更好的化合物以便排泄出体外。对于更加普遍也更加严重的 PH-I,基因突变发生在丙氨酸乙醛酸转氨酶(AGT)上,导致乙醛酸向甘氨酸的转换受损。因此,乙醛酸将被转换成难溶的草酸钙的可能性增加,造成尿中草酸排泄量明显增多。在 PH-II,肝酶乙醛酸还原酶/羟基丙酮酸还原酶发生突变,导致乙醛酸到乙醇酸转化缺陷,也造成尿中草酸排泄量高。这两种类型的 PH 患者都有慢性肾脏病的高风险,而那些 PH-I 患者,经常需要施行肝/肾合并移植。

早期诊断和治疗对 PH 患者是至关重要的,应从童年开始,因为长期回避肾脏替代疗法的是可能的(Fargue 2009)。随着肾衰竭恶化,可能会有误诊,因为肾衰草酸排泄可以改善肾草酸清除。治疗包括积极的液体摄入量以保持每天至少 3 升的尿量,低草酸盐和低嘌呤饮食,还有高剂量的吡哆醇(维生素 B6,这是一个 AGT 辅酶),每天 3mg/kg 至 5mg/kg。在那些治疗效果不明显的患者,应该停止使用维生素 B6,因为高剂量的维生素 B6 可以导致严重的周围神经病变。一些辅助的治疗方案可以减少尿液内的草酸钙过饱和,包括磷酸盐、柠檬酸钾、氧化镁(Fargue 2009)。

Dent 病

Dent 病是一种肾小管的 X 连锁疾病，特点有低分子量蛋白尿、高尿钙、肾钙化、低磷、软骨病、肾结石以及肾功能不全（Dent and Friedman 1964）。遗传缺陷通常发生在氯 CLCN5 段，虽然影响其他基因的突变也已确定（Fisher 1995）。虽然原因尚未清晰，三分之二的病患有肾功能不全，高达 15% 会在中期发展成为终末期肾脏疾病。治疗的关键是噻嗪类利尿剂的使用，以减少尿钙排泄。

黄嘌呤尿

黄嘌呤尿有两种病因，一种是由于黄嘌呤氧化酶的遗传缺陷，其决定着次黄嘌呤，黄嘌呤转换成尿酸，另一种是由使用别嘌呤醇治疗临床尿酸过剩而引起（Sikora 2006）。这种疾病以低尿酸血症和黄嘌呤肾结石高尿酸为特点。对遗传性疾病的治疗，包括低嘌呤饮食和维持高尿量。由于在人的尿液 pH 值范围内黄嘌呤的溶解度低，所以尿碱化治疗作用不大。

（郭巍巍 译）

参考文献及推荐阅读

Beck EM, Riehle RA Jr. The fate of residual fragments after extracorporeal shock wave lithotripsy monotherapy of infection stones. *J Urol*. 1991;145:6–9; discussion 9–10.

Canes D, Hegarty NJ, Kamoi K, et al. Functional outcomes following percutaneous surgery in the solitary kidney. *J Urol*. 2009;181:154–160.

Curhan GC, Willett WC, Knight EL, et al. Dietary factors and the risk of incident kidney stones in younger women: Nurses' Health Study II. *Arch Intern Med*. 2004;164:885–891.

Deliveliotis C, Argiropoulos V, Varkarakis J, et al. Extracorporeal shock wave lithotripsy produces a lower stone-free rate in patients with stones and renal cysts. *Int J Urol*. 2002;9: 11–14.

Dent CE, Friedman M. Hypercalcuric rickets associated with renal tubular damage. *Arch Dis Child*. 1964;39:240–249.

Diaz-Lopez B, Cannata-Andia JB. Supplementation of vitamin D and calcium: advantages and risks. *Nephrol Dial Transplant*. 2006;21:2375–2377.

Ettinger B, Tang A, Citron JT, et al. Randomized trial of allopurinol in the prevention of calcium oxalate calculi. *N Engl J Med*. 1986;315:1386–1389.

Evan AP, Lingeman JE, Coe FL, et al. Intra-tubular deposits, urine and stone composition are divergent in patients with ileostomy. *Kidney Int*. 2009;76:1081–1088.

Fargue S, Harambat J, Gagnadoux MF, et al. Effect of conservative treatment on the renal outcome of children with primary hyperoxaluria type 1. *Kidney Int*. 2009;76:767–773.

Fisher SE, van Bakel I, Lloyd SE, et al. Cloning and characterization of CLCN5, the human kidney chloride channel gene implicated in Dent disease (an X-linked hereditary nephrolithiasis). *Genomics*. 1995;29:598–606.

Gambaro G, Fabris A, Citron L, et al. An unusual association of contralateral congenital small kidney, reduced renal function and hyperparathyroidism in sponge kidney patients: on the track of the molecular basis. *Nephrol Dial Transplant*. 2005;20:1042–1047.

Gambaro G, Fabris A, Puliatta D, et al. Lithiasis in cystic kidney disease and malformations of the urinary tract. *Urol Res*. 2006;34:102–107.

Gelb AB, Fye KH, Tischfield JA, et al. Renal insufficiency secondary to 2,8-dihydroxyadenine urolithiasis. *Hum Pathol*. 1992;23:1081–1085.

Grampsas SA, Chandhoke PS, Fan J, et al. Anatomic and metabolic risk factors for nephrolithiasis in patients with autosomal dominant polycystic kidney disease. *Am J Kidney Dis*. 2000;36:53–57.

Gudbjartsson DF, Holm H, Indridason OS, et al. Association of variants at UMOD with chronic kidney disease and kidney stones-role of age and comorbid diseases. *PLoS Genet*. 2010; 6:e1001039.

Hebert LA, Greene T, Levey A, et al. High urine volume and low urine osmolality are risk factors for faster progression of renal disease. *Am J Kidney Dis*. 2003;41:962–971.

Jungers P, Joly D, Barbey F, et al. ESRD caused by nephrolithiasis: prevalence, mechanisms, and prevention. *Am J Kidney Dis*. 2004;44:799–805.

Krambeck AE, Gettman MT, Rohlinger AL, et al. Diabetes mellitus and hypertension associated with shock wave lithotripsy of renal and proximal ureteral stones at 19 years of followup. *J Urol*. 2006;175:1742–1747.

Krambeck AE, LeRoy AJ, Patterson DE, et al. Long-term outcomes of percutaneous nephrolithotomy compared to shock wave lithotripsy and conservative management. *J Urol*. 2008;179:2233–2237.

Kristensen C, Parks JH, Lindheimer M, et al. Reduced glomerular filtration rate and hypercalciuria in primary struvite nephrolithiasis. *Kidney Int*. 1987;32:749–753.

Kukreja R, Desai M, Patel SH, et al. Nephrolithiasis associated with renal insufficiency: factors predicting outcome. *J Endourol*. 2003;17:875–879.

Kurien A, Baishya R, Mishra S, et al. The impact of percutaneous nephrolithotomy in patients with chronic kidney disease. *J Endourol*. 2009;23:1403–1407.

Kuzgunbay B, Gul U, Turunc T, et al. Long-term renal function and stone recurrence after percutaneous nephrolithotomy in patients with renal insufficiency. *J Endourol*. 2010;24: 305–308.

Lee C, Ugarte R, Best S, et al. Impact of renal function on efficacy of extracorporeal shockwave lithotripsy. *J Endourol*. 2007;21:490–493.

Levine E, Grantham JJ. Calcified renal stones and cyst calcifications in autosomal dominant polycystic kidney disease: clinical and CT study in 84 patients. *AJR Am J Roentgenol*. 1992;159:77–81.

Matin SF, Streem SB. Metabolic risk factors in patients with ureteropelvic junction obstruction and renal calculi. *J Urol*. 2000;163:1676–1678.

Matlaga BR, Kim SC, Watkins SL, et al. Changing composition of renal calculi in patients with neurogenic bladder. *J Urol*. 2006;175:1716–1719; discussion 1719.

Mattoo A, Goldfarb DS. Cystinuria. *Semin Nephrol*. 2008;28:181–191.

Nishiura JL, Neves RF, Eloi SR, et al. Evaluation of nephrolithiasis in autosomal dominant polycystic kidney disease patients. *Clin J Am Soc Nephrol*. 2009;4:838–844.

Parks JH, Coe FL. Evidence for durable kidney stone prevention over several decades. *BJU Int*. 2009;103:1238–1246.

Parks JH, Worcester EM, Coe FL, et al. Clinical implications of abundant calcium phosphate in routinely analyzed kidney stones. *Kidney Int*. 2004;66:777–785.

Patel BN, Passman CM, Fernandez A, et al. Prevalence of hyperoxaluria after bariatric surgery. *J Urol*. 2009;181:161–166.

Popovtzer MM, Schainuck LI, Massry SG, et al. Divalent ion excretion in chronic kidney disease: relation to degree of renal insufficiency. *Clin Sci*. 1970;38:297–307.

Preminger GM, Assimos DG, Lingeman JE, et al. Chapter 1: AUA guideline on management of staghorn calculi: diagnosis and treatment recommendations. *J Urol.* 2005;173:1991-2000.

Preuss H, Geoly K, Johnson M, et al. Tubular function in adult polycystic kidney disease. Nephron. 1979;24:198-204.

Rubin JI, Arger PH, Pollack HM, et al. Kidney changes after extracorporeal shock wave lithotripsy: CT evaluation. *Radiology.* 1987;162:21-24.

Rule AD, Bergstralh EJ, Melton LJ 3rd, et al. Kidney stones and the risk for chronic kidney disease. *Clin J Am Soc Nephrol.* 2009;4:804-811.

Saucier NA, Sinha MK, Liang KV, et al. Risk factors for CKD in persons with kidney stones: a case-control study in Olmsted County, Minnesota. *Am J Kidney Dis.* 2010;55:61-68.

Schorr U, Distler A, Sharma AM. Effect of sodium chloride- and sodium bicarbonate-rich mineral water on blood pressure and metabolic parameters in elderly normotensive individuals: a randomized double-blind crossover trial. *J Hypertens.* 1996;14:131-135.

Sharma RK, Jha R, Bhatia VL, et al. Secondary distal renal tubular acidosis in association with urological abnormalities. *Nephrol Dial Transplant.* 1997;12:233.

Sikora P, Pijanowska M, Majewski M, et al. Acute renal failure due to bilateral xanthine urolithiasis in a boy with Lesch-Nyhan syndrome. *Pediatr Nephrol.* 2006;21:1045-1047.

Torres VE, Bankir L, Grantham JJ. A case for water in the treatment of polycystic kidney disease. *Clin J Am Soc Nephrol.* 2009;4:1140-1150.

Torres VE, Malek RS, Svensson JP. Vesicoureteral reflux in the adult. II. Nephropathy, hypertension and stones. *J Urol.* 1983;130:41-44.

Torres VE, Wilson DM, Hattery RR, et al. Renal stone disease in autosomal dominant polycystic kidney disease. *Am J Kidney Dis.* 1993;22:513-519.

Umbreit EC, Childs MA, Patterson DE, et al. Percutaneous nephrolithotomy for large or multiple upper tract calculi and autosomal dominant polycystic kidney disease. *J Urol.* 2010;187:183-187.

Weizer AZ, Auge BK, Silverstein AD, et al. Routine postoperative imaging is important after ureteroscopic stone manipulation. *J Urol.* 2002;168:46-50.

Wimpissinger F, Turk C, Kheyfets O, et al. The silence of the stones: asymptomatic ureteral calculi. *J Urol.* 2007;178:1341-1344; discussion 1344.

Worcester EM, Coe FL, Evan AP, et al. Evidence for increased postprandial distal nephron calcium delivery in hypercalciuric stone-forming patients. *Am J Physiol Renal Physiol.* 2008;295:F1286-1294.

Worcester EM, Coe FL, Evan AP, et al. Reduced renal function and benefits of treatment in cystinuria vs other forms of nephrolithiasis. *BJU Int.* 2006a;97:1285-1290.

Worcester EM, Parks JH, Evan AP, et al. Renal function in patients with nephrolithiasis. *J Urol.* 2006b;176:600-603; discussion 603.

Yuruk E, Binbay M, Sari E, et al. A prospective, randomized trial of management for asymptomatic lower pole calculi. *J Urol.* 2010;183:1424-1428.

第 35 章 　 遗传性多囊肾病

William M. Bennett

常染色体显性多囊肾病（ADPKD）是肾病专家必须处理的最常见的遗传病之一。在 500 至 1000 个活产儿中就有 1 个有常染色体显性多囊肾病表型的基因突变发生。而常染色体隐性多囊肾病发生的概率是 1/6000 至 1/40000，且一般发生在儿童和青少年中，所以本章只做简单介绍。

遗传学

常染色体显性多囊肾病有两种基因异常。ADPKD1 的发生是第 16 号染色体上的一个基因突变所导致。这个基因通常编码的是参与肾上皮细胞分化的多囊肾蛋白-1。该基因的突变会导致肾囊肿、肝囊肿以及其他器官囊肿，同样也会导致心血管系统异常、疝和憩室病。ADPKD2 的基因突变发生在第 4 号染色体上，是一种与 ADPKD1 表型相同但是结局较好的一种疾病。因为 PKD1 和 PKD2 这两个基因的突变有大量的重叠，所以目前只能采用 DNA 分析对两种基因型进行区分（Wilson 2004）。

临床表现及诊断

PKD1 一般在 30 至 40 岁之间因为有症状表现就诊而确诊，而 PKD2 直到 60 至 70 岁才有临床表现。同样，PKD1 终末期肾病发生在 50 岁末到 60 岁初，而 PKD2 直到 70 岁以上才会发生终末期肾病。虽然 PKD1 和 PKD2 通常都会有肾功能障碍，但这两种疾病发展到终末期肾病并非不可避免。

多囊肾的诊断有赖于异常囊肿影像研究的支持。目前，影像检查是诊断的金标准。DNA 检测诊断多囊肾的方法在将来可能会用于常规使用，但是目前仅限于研究和调查。超声是最常用的形态诊断方法。超声在诊断 30 岁之前的 PKD1 时会存在假阴性的情况，假阴性率为 15% ~ 20%，而 PKD2 的假阴性率要低一些（Ravine 1994）。虽然计算机断层扫描（CT）和磁共振成像（MRI）对于小囊肿的诊断可能更敏感，但超声因为其方便操作且成本较低等优点，在未来一段时间内将继续用于诊断多囊肾病（Nascimento 2001）。因为常染色体显性多囊肾病缺乏有效的治疗措施，而且基因筛查可能增加就业歧视和保险目的的风险，所以不推荐对无症状的人或患者的亲属进行筛查。

ADPKD1 的超声诊断标准受年龄影响。例如，单肾或双肾共有两个囊肿的 30 岁以下的年轻人其诊断为常染色体显性多囊肾病的灵敏度是 84%，特异度是 100%。对于年老的患者，随着年龄的增加，单纯囊肿发生的可能性也会增加，如果每个肾上出现了四个或更多的囊肿，其诊断为常染色体显性多囊肾病的灵敏度为 100%，而特异度仅为 83%（Ravine 1994）。ADPKD2 的超声诊断可利用的信息较少，但是临床医生在排除这个诊断的时候应该谨慎，特别是在一个有确诊常染色体显性多囊肾病患者的家庭中（Magistroni 2003）。通过分析个体的 DNA 即 PKD1 和/或 PKD2 的基因检测可用于无法明确诊断的家庭成员。基因检测对于重要突变的检出率相对高但不是绝对的可靠。如果同时对已有疾病表现和无疾病表现的家庭成员进行检测，有助于确定确切的有问题的基因突变，提高基因检测突变的检出率。但是这种检测相对来说较贵，目前还没有纳入常规使用的行列中。

进展

对肾功能较为完好的常染色体显性多囊肾病患者进行 MRI 研究，可以得知一个很明显的结论：常染色体显性多囊肾病是渐进性疾病，肾囊肿会随时间而增大。基于这些 MR 研究，几乎每一个病人肾体积增大的速率都不同。肾体积的增大与常染色体显性多囊肾病的并发症有关，如高血压、疼痛和肾功能逐步下降（Grantham 2008a）。目前，在临床上很难评估肾体积的大小，因为超声影像没有足够的敏感度检出肾体积随时间而发生的细微变化。MR 分析可以检出肾体积变化，但是像 MR 这种能够检测肾体积细微变化的图像精密分析无法纳入常规使用。大多数临床医生通过血清肌酐检测渐进性肾功能障碍，但肌酐对肾体积的不断变化却并不敏感。新发现在多囊肾病肾体积大幅增长时，可以观测到肾小球滤过率下降（Grantham 2008）。人们预期，如果治疗能够减慢肾体积增长速度，对阻止多囊肾病的进展将会起到很好的效果。目前正在评估大量治疗多囊肾病的候选药物。预防多囊肾病进展侧重于如何控制血压在良好范围内和减少其他心血管疾病的危险因素，如高脂血症和葡萄糖不耐受。

肾并发症及其管理

肾囊肿破裂

　　肾囊肿破裂出血常导致急性腹痛，并且会引起偶发性的发热、腹痛和血尿。通常其症状很难与肾感染区分，必须进行血、尿培养。可通过静脉注射和观察来处理囊肿破裂和出血。如果血流不止，病人可能需要血管造影术封闭或栓塞出血的血管。

尿路感染

　　反复的尿路感染会导致肾功能障碍。目前的建议是用短疗程的口服抗生素治疗轻度尿路感染。肾功能障碍病人其抗生素渗透入尿液的能力不如其他人。一般来说，治疗尿路感染的大多数药物都会在尿中达到很高的浓度。然而，临床医生对肾功能不全患者减少其药物排泄量时，尽量避免减少抗生素的使用剂量，因为这可能会导致尿液内抗生素浓度不足（Gilbert 2006）。

上尿路感染

　　上尿路感染的病人，即使不是很严重，也需要至少一个星期注射抗生素的住院治疗，并进行血和尿培养，在此基础上才能换成口服抗生素。严重的上尿路感染患者经过适当的抗生素治疗 4 ~ 5 天后如果仍发热，应考虑使用囊肿穿透类抗生素。甲氧苄啶和福喹诺酮类抗生素有很好的囊肿穿透性。如果机体对这两种抗生素不敏感，可以用氯霉素。氯霉素目前几乎不再生产，但是据报道能治疗 ADPKD 患者顽固的囊肿感染（Grünfeld et al. 1995）。感染的多囊肾可当作是脓肿进行治疗。有时还需要肾周引流或肾切除术来控制感染。

　　没有可靠的诊断性检测能说明多囊肾是因感染导致的。最近正电子放射断层造影术（PET）投入使用，显示了一些感染导致多囊肾的可能性，但是超声、MRI、CT却没有这方面的证据。核医学技术能区分肾实质中的白细胞，但会得到混淆的结果如假阳性和假阴性。

肾盂肾炎

肾感染症状轻微且尿培养不为阳性，但肾盂肾炎却因为严重的侧腹痛、高烧和全身败血症而非常明显。ADPKD患者如果有不明原因的体重减轻、发热和不舒服感觉，应及时进行隐性肾感染及肾实质感染的检查。

肾结石

高达25%的常染色体显性多囊肾病病人伴有肾结石。一半的肾结石是由尿酸形成，其余的是草酸钙和磷酸钙结石。肾囊肿自身会导致肾的机械性异常，肾单位排泄减少（Wilson 2004）。也有高尿酸血症和高钙尿。临床上推荐使用柠檬酸钾，因为其可提高多种固体钙盐在尿液内的溶解度。通常ADPKD病人柠檬酸盐代谢异常。在多囊肾病的实验动物模型中，柠檬酸盐在一些模型中可减少囊肿的形成及发展但并不适用于所有的模型。并没有强有力的证据能证明柠檬酸盐可抑制人类多囊肾的发展。

在常染色体显性多囊肾病中，肾结石是急性症状一个常见的原因，应该对提高液体摄入量、止痛、结石鉴定等措施进行管理。必要时可通过体外冲击波碎石术进行碎石。在结石不能自动排除时才可采用手术治疗。应该对结石进行分析：通过别嘌呤醇或非布索坦药物减少尿酸的形成，以此方式治疗尿酸结石；通过提高水分摄入量和减少尿钙排除的方式治疗草酸钙结石或磷酸钙结石（见第34章）。

高血压

ADPKD并发高血压是必然的。原发性高血压人一般肾脏比正常人大，且他们的慢性肾病（CKD）的进展也较快。因此，治疗多囊肾病的一个重要目标就是迅速使高血压正常以免肾功能恶化。常染色体显性多囊肾病的机制涉及肾素血管紧张素系统。当肾囊肿增大时，会压迫肾实质，导致肾素、血管紧张素Ⅱ和醛固酮增加（Ecder et al. 2001）。这些多肽和激素会增加肾的水钠潴留和肾血管阻力。血管紧张素Ⅱ对肾囊肿的渐进性增长发挥了很重要的作用。因此，尽管目前没有证据证明使用阻断肾素血管紧张素系统的药物控制血压比其他种类的降压药优越，但有这个强有力的理论基础决定应在 ADPKD 病人中使用血管紧张素（ACE）抑制剂和血管紧张素Ⅱ受体阻滞剂（ARBs）。

多囊肾最佳的血压控制范围尚未确定，但是可以采用慢性肾病的推荐血压——小于 130/80mmHg。国家研究院正在进行一项名为 HALTPKD 的多囊肾病临床研究，该研究旨在检测单独使用和联合使用血管紧张素抑制剂和血管紧张素Ⅱ受体阻滞剂对不同血压水平的效果（Chapman 2008）。然而，这项研究不能说明这种降压方式（使用血管紧张素抑制剂和血管紧张素Ⅱ受体阻滞剂）是否优于其他不以肾素血管紧张素系统为作用靶点或是会激活肾素血管紧张素系统的药物的降压效果，如二氢吡啶钙通道阻滞剂。

心脑血管并发症

脑动脉瘤

作为多囊肾病基因异常的一部分，脑血管、腹主动脉和其他血管瘤的患病率会增加。在尸检研究的基础上，据评估大约 10% 的常染色体显性多囊肾病病人有颅内动脉瘤。而在普通人中，颅内动脉瘤的发生率大约为 5%，在有动脉瘤或因脑卒中猝死的家族史的人中，颅内动脉瘤的发生率是一般人群的四倍（Gibbs 2004）。

当常染色体显性多囊肾病病人出现动脉瘤破裂的临床症状如疼痛、颈项强直和昏迷时，其死亡率在 50% 以上（Suarez 2006）。在症状发生前进行筛查，检查出来的动脉瘤往往很小且发生在前循环附近。在筛查发现动脉瘤的病人中有一项长期的随访研究，这项研究发现动脉瘤破裂的危险性与其大小有关（Gibbs 2004）。当动脉瘤大于 10mm 时，建议患者进行手术治疗；动脉瘤在 1～5mm 之间时，建议患者每 3 年复查一次；动脉瘤小于 5mm 时建议患者应进行随访并每 5 年复查一次。这些建议是基于少数病例的研究所得的结论，当决定是否进行筛查或筛查间隔的时候，应该考虑病人对动脉瘤破裂可能性的焦虑程度。

左心室肥厚和心脏瓣膜异常

心血管疾病是常染色体显性多囊肾病中常见的并发症，特别是左心室肥厚。在常染色体显性多囊肾病患者中，左心室肥大的程度远远大于因高血压持续时间和强度所造成的肥大（Ecde et al. 2001）。大约 20% ADPKD 病人的心脏瓣膜异常，高达 20% 的个体存在二尖瓣和三尖瓣脱垂。除了心内膜感染后发展成为菌血症之外，瓣膜异常问题一般是没有症状的。

肝脏及胃肠道并发症

在常染色体显性多囊肾病中，肝囊肿是极为常见的。在使用灵敏的影像学研究时会发现高达 80% 的病人患有肝囊肿。但是有临床症状的肝囊肿很罕见。而在有临床表现症状的肝囊肿患者中女性比男性多，其比例大约是 10：1。一些女性的肝脏会极度增大，并伴有多个囊肿，从而导致疼痛与不适（Bae 2006）。很少会有患者发展成肝功能衰竭，因肝肾综合征导致的肾损害也极其罕见。肝囊肿体积增大的严重程度与妊娠次数有关，肝囊肿增大可能是有雌激素依赖性。在这些病人中，是否避免治疗性雌激素的问题目前仍在争议中；应该严格控制雌激素在有严重绝经后血管收缩症状的病人身上使用并在尽可能缩短使用时间。最近一些应用 MRI 研究显示肝囊肿即使是在多囊肾病早期都很常见，94% 病人在 35 岁之前就有肝囊肿。女性的囊肿体积比男性大且肝囊肿体积和患病率随年龄而增加。经过连续的随访观察发现，病人的肾囊肿体积与肝囊肿体积关联不大。大约有 10% 的 ADPKD 病人有胰腺囊肿且通常无症状。也有其他器官囊肿的报道，包括发生在脾脏、肺、睾丸以及其他各种各样的器官中。这些囊肿通常没有临床症状。

在 ADPKD 病人特别是晚期肾功能不全的病人中肠憩室的发生极为常见。必须注意 ADPKD 病人腹痛的鉴别诊断包括憩室炎或憩室穿孔。

在 ADPKD 病人中，腹疝、腹股沟疝及裂孔疝等各种类型的疝都是很常见的，多达 10% 的病人可检查出疝。疝的形成一部分可能是因为多囊肾缺损，一部分是因为肝、肾囊肿增大使腹内压增加造成的。

多囊肾肾病疼痛的治疗选择

许多病人有囊肿扩张继发的慢性疼痛（Bajwa 2004）。首选治疗为给予止痛药和抗感染药。肾功能不全的病人使用非甾体抗感染药会导致肾功能进一步下降。因此这些药物应严格限制其使用，尽量缩短这类药物的治疗疗程且尽可能小剂量使用。大多数临床医生不用这些药物，但有时这些药物在短疗程冲击治疗中有效，比如肾上腺皮质激素的短期抗感染治疗。

囊肿吸收术用于有症状的大囊肿。吸引后的囊肿可以用酒精或四环素硬化。但是并不鼓励这种做法，因为如果操作不慎，硬化会扩散到临近组织并会加重肾病的进展。通过腹腔镜或开腹方式行囊肿缩小术可以治疗顽固性疼痛。但是这些操作可能加速病情进展，故要求外科医生技术熟练。如肾脏疼痛剧烈，可试行神经切除术，但结局复杂（Elzinga 1993）。对于慢性疼痛有时可使用阿片类镇痛剂，特别是含有乙酰氨基酚和可待因成分的制剂。曲马多也用于治疗疼痛。有时辅助药物如抗抑郁药和苯二氮䓬类药物可帮助缓解疼痛伴随的焦虑症状。

肾细胞癌

ADPKD 病人患肾癌的可能性不比一般人群高。对于因多发性囊肿变形的肾脏进行肾癌诊断是非常困难的。一旦在 ADPKD 病人中发生肾癌，其往往是双侧多发性的。当病人出现明显的发热，无法解释的消瘦和疲乏且并不能用肾功能不全、感染或其他明显的原因来解释时，应该考虑癌症的可能性。MRI 和 CT 可以区分复杂的囊肿和癌症。

贫血症

ADPKD 继发肾功能不全的病人血球密度和血红蛋白相比较之下高于其他原因导致的慢性肾病病人。通常多囊肾病早期红细胞生成素浓度比其他肾病高，虽然在慢性肾病后期，不再存在这种浓度高低差异。在 ADPKD 早期，大约 5% 的病人血红蛋白浓度会提高。如果存在这种情况，一般情况下可排除肾细胞癌。

饮食治疗

还没有特定的饮食能降低常染色体显性多囊肾病的进展程度。在慢性肾病的实验模型中（大多数是在隐性模型），大豆蛋白可抑制囊肿的形成及疾病进展。虽然目前没有人群对照研究比较素食比肉食的优势，但是增加大豆蛋白的摄入量没有坏处。肾囊肿的增长与其增殖性和液体分泌有关，这两个过程是由环磷酸腺苷调节，而咖啡因可提高环磷酸腺苷水平。尽管没有任何临床试验证据，但有人根据这个原因建议应限制或避免咖啡因的摄入。制定特别饮食例如高血压防治膳食（DASH）可以有助于控制血压，这种膳食结构包括适度控制食盐、多摄入蔬菜水果和纤维以及低脂饮食。但是较晚期的慢性肾病病人应适当调整这种饮食结构中的高蛋白摄入及其磷酸盐含量（参照第 7 ~ 11 章）。来自多囊肾病放射成像队列研究项目（Chapman 2008）的初始数据显示，肾体积增长速度在高水平尿钠排泄和低水平高密度脂蛋白胆固醇的病人中较快（Torres 2009）。这项发现说明对常染色体显性多囊肾病病人限制钠盐的过多摄入及控制血脂的重要性。因为常染色体显性多囊肾病病人存在浓缩功能缺陷，所以摄入充足的水分是非常重要的。同时，许多常染色体显性多囊肾病病人伴有肾结石，摄入充足的水分可以更有效地降低结石形成概率。

新治疗方法的研究

目前多种可减缓常染色体显性多囊肾病进展的药物正处于研究阶段。

抗利尿激素受体拮抗剂

在实验研究过程中效果最好的是抗利尿激素 II 受体拮抗剂（Torres 2005）。这些药物用于减缓 ADPKD 的进展是非常规使用，这是因为它们能阻滞抗利尿素激活环磷酸腺苷。托伐普坦是其中的一种，可以口服，目前在人群中已完成了证明其可接受的安全性的 II 期临床研究。抗利尿素拮抗剂的副作用是多尿、遗尿，但是如果摄入充足的水分，这些副作用就不会太明显。这些药物的功效是通过 MRI 连续评估其对于控制多囊肾病肾脏体积增大的效果。在动物实验模型中，抗利尿激素受体拮抗剂会明显抑制囊肿增长，目前实验结果令人期待。水的摄入也会抑制抗利尿激素受体对肾脏的作用，基于这一事实，可以考虑水的治疗效果（Grantham 2008b）。可以在使用抗利尿激素受体拮抗剂的同时使用自由水甚或用自由水代替抗利尿激素拮抗剂。尽管目前没有任何临床实验证实，但却有一定的理论意义。在另一方面，目前在无多囊肾病的慢性肾病病人中，摄入过量水分会增加肾囊肿发展的危险（Hebert 2003）。

西罗莫司

哺乳动物西罗莫司靶蛋白（mTOR）抑制剂，西罗莫司和其他阻断细胞增殖信号通路的药物一样，用于治疗常染色体显性多囊肾病病人（Ibraghimov-Beskrovnaya 2007）。虽然这些药物是免疫抑制剂，但也有缩小多囊肾尺寸的功能。在一个短期（6个月）的只有21个病例的实验中，西罗莫司似乎对减慢囊肿体积的增长速度有一定的作用，但是仅在一部分人中效果明显，在另外一部分人中效果不明显，同时西罗莫司与尿蛋白的增加有关（Perico 2010）。最近的两项研究得到了相同的结果（Walz 2010，Serra 2010）。因此，这种方法的功效和安全性还有待考证。

内皮生长因子受体抑制剂

内皮生长因子（EGF）会激活多囊肾病细胞增殖的一个重要的信号通路，因此内皮生长因子受体抑制剂可用于抑制ADPKD。内皮生长因子大多数时候作为癌症化疗药使用，目前EGF尚未用于多囊肾病临床试验。

长效生长抑素（奥曲肽）

通过每月使用一次生长抑素来缩小肾体积（Ruggenenti 2005）。在一项研究中，42个病人随机分为两组，一组使用长效生长抑素（奥曲肽），另一组使用安慰剂，随访一年，奥曲肽组肝体积减小，肾体积保持不变，而安慰剂组的肝体积和肾体积均变大（Hogan 2010）。

多囊肾病公益组织

与多囊肾病病人、家庭和医护人员有关的美国基层组织是多囊肾病基金会。这个组织位于密苏里州的堪萨斯城，分支遍及全美各地，多年来致力于服务多囊肾病病人。基金会给病人提供教育材料、举办教育研讨会，更重要的是支持多囊肾病发病机制和治疗的研究。这个非常活跃的患者团体组织在美国国会上呼吁筹集更多的基金支持多囊肾病研究，并致力于禁止对多囊肾病患者保险和劳动就业的歧视。可以通过以下方式联系这个组织：www. pkdcure. org 或 1-800-PKD-CURE。

（孙研 译）

参考文献及推荐阅读

Bae KY, Zhu F, Chapman B, et al. Magnetic resonance imaging evaluation of hepatic cysts in early autosomal-dominant polycystic kidney disease: The Consortium for Radiologic Imaging Studies of Polycystic Kidney Disease Cohort. *Clin J Am Soc Nephrol.* 2006;1:64-69.

Bajwa ZH, Sial KA, Malik AB, et al. Pain patterns in patients with polycystic kidney disease. *Kidney Int.* 2004;66:1561-1569.

Chapman AB. Approaches to testing new treatments in autosomal dominant polycystic kidney disease: insights from the CRISP and HALT-PKD studies. *Clin J Am Soc Nephrol.* 2008;3: 1197-1204.

Ecder T, Schrier RW. Hypertension in autosomal-dominant polycystic kidney disease: early occurrence and unique aspects. *J Am Soc Nephrol.* 2001;12:194-200.

Elzinga LW, Barry JM, Bennett WM. Surgical management of painful polycystic kidneys. *Am J Kidney Dis.* 1993;22:532-537.

Gibbs GF, Huston J, Qian Q, et al. Follow-up of intracranial aneurysms in autosomal dominant polycystic kidney disease. *J Am Soc Nephrol.* 2004;65:1621-1627.

Gilbert DN. Urinary tract infections in patients with chronic renal insufficiency. *Clin J Am Soc Nephrol.* 2006;1:327-331.

Grantham JJ, Cook LT, Torres VE, et al. Determinants of renal volume in autosomal-dominant polycystic kidney disease. *Kidney Int.* 2008a;73:108-116.

Grantham JJ. Therapy for polycystic kidney disease? It's water, stupid! *J Am Soc Nephrol.* 2008b;19:1-2.

Grünfeld JP, Bennett WM. Clinical aspects of autosomal dominant polycystic kidney disease. *Curr Opin Nephrol.* 1995;4:114-120.

Hebert LA, Greene T, Levey A, et al. High urine volume and low urine osmolality are risk factors for faster progression of renal disease. *Am J Kidney Dis.* 2003;41:962-971.

Hogan MC, Masyuk TV, Page LJ, et al. Randomized clinical trial of long-acting somatostatin for autosomal dominant polycystic kidney and liver disease. *J Am Soc Nephrol.* 2010;21: 1052-1061.

Ibraghimov-Beskrovnaya O. Molecular pathogenesis of ADPKD and development of targeted therapeutic options. *Nephrol Dial Transplant.* 2007;22:3367-3370.

Magistroni R, He N, Wang K, et al. Genotype-renal function correlation in type 2 autosomal dominant polycystic kidney disease. *J Am Soc Nephrol.* 2003;14:1164-1174.

Nascimento AB, Mitchell DG, Zhang X-M, et al. Rapid MR imaging detection of renal cysts: age-based standards. *Radiology.* 2001;221:628-632.

Perico N, Antiga L, Caroli A, et al. Sirolimus therapy to halt the progression of ADPKD. *J Am Soc Nephrol.* 2010;219:1031–1040.

Ravine D, Gibson RN, Walker RG, et al. Evaluation of ultrasonographic diagnostic criteria for autosomal dominant polycystic kidney disease 1. *Lancet.* 1994;343:824–827.

Ruggenenti P, Remuzzi A, Ondei P, et al. Safety and efficacy of long-acting somatostatin treatment in autosomal-dominant polycystic kidney disease. *Kidney Int.* 2005;68:206–216.

Serra AL, Poster D, Kistler AD, et al. Sirolimus and kidney growth in autosomal dominant polycystic kidney disease. *N Engl J Med.* 2010;363:820–829.

Suarez JI, Tarr RW, Selman WR. Aneurysmal subarachnoid hemorrhage. *N Engl J Med.* 2006;354:387–396.

Torres VE, Grantham J, Chapman A, et al. Salt intake contributes to the progression of ADPKD. *J Am Soc Nephrol.* 2009;20:499A.

Torres VE. Vasopressin antagonists in polycystic kidney disease. *Kidney Int.* 2005;68:2405–2418.

Walz G, Budde K, Mannaa M, et al. Everolimus in patients with autosomal dominant polycystic kidney disease. *N Engl J Med.* 2010;363:830–840.

Wilson PD. Polycystic kidney disease. *N Engl J Med.* 2004;350:151–164.

第 36 章　　　　　HIV 感染

Derek M. Fine, Michelle M. Estrella, and Mohamed G. Atta

　　随着对人体免疫缺陷病毒（HIV）进一步了解和将在之后介绍的高效联合抗逆转录病毒治疗（HAART）的发展，HIV 感染者将可能拥有正常寿命。因此，生存率的提高和生存期的延长使 HIV 患者越来越可能患上影响一般人群的慢性疾病，包括肾病。

HIV 中肾病的流行

　　HIV 感染者在初期即有肾病的临床表现。与病毒性感染直接相关的多种疾病类型包括 HIV 相关肾病（HIVAN）、免疫复合体病和血栓性微血管病。在 20 世纪 90 年代中期，HIVAN 发病率最高，并极易发展为终末期肾病（ESRD）；之后 HIVAN 的发病率下降并保持在一个稳定的阶段（Rose et al. 2002），这种现象很可能是使用高效联合抗逆转录病毒治疗的结果。尽管使用 HAART 后，HIVAN 和其他病毒特异性损伤的发病在减少，但是在 HIV 感染人群中慢性肾病越来越流行，也越来越受到人们的重视（Lucas 2004）。人口老龄化和在一般人群中常见的糖尿病、高血压等疾病是慢性肾病（CKD）和终末期肾病（ESRD）最主要的危险因素。此外，许多病人也暴露于其他危险因素，包括规定的和非法的药物、烟草、丙型肝炎以及其他慢性感染。在普通人群中，可以观察到急性肾脏损伤会导致 SKD 的进展和心血管疾病的发生，这种现象在 HIV 感染人群中也同样会出现（Choi 2010）。

　　在 HIV 人群中影响肾病流行的主要因素是这个人群的人口统计学构成。在美国，超过 50% 的 HIV 新发病例是黑人，而且黑人在 HIV 现患病例中占 48%（疾病预防控制中心，HIV 监测报告，2004）。与白人相比，他们患肾病的危险性及其主要危险因素的暴露，如糖尿病、高血压都有显著增加。与白人相比，在巴尔的摩市的HIV感染者中，美国黑人发展成CKD的危险性与白人相近。然而，一旦患上慢性肾病，HIV感染美国黑人发展成ESRD比HIV感染白人要快六倍以上（Lucas 2008）。同样地，在一项大型国家性的CKD队列研究中（所有病人均为第3阶段或更严重的CKD病人），HIV感染美国黑人ESRD的校正发病率大约是白人的六倍以上（Choi 2007）。

在美国，城市HIV感染人群主要由美国黑人组成，他们的CKD和ESRD率很高。在纽约的一项城市HIV人群横断面研究中，22%的美国黑人病人和11%的白人病人患有CKD或是ERSD；包括白人和西班牙人在内的研究人群中有4%的病人患有ESRD（Wyatt，2007）。在巴尔的摩队列中对相当一部分的静脉吸毒人员进行平均达10年的随访后发现，有高达4%的人需要进行肾替代治疗（Atta 2007）。

表36-1　HIV慢性肾病的鉴别诊断

艾滋病毒相关的原因

肾小球（见表36-2广泛的鉴别诊断）

药物相关

 肾小管失调/急性肾小管坏死

  抗生素：庆大霉素、两性霉素、喷他脒、膦甲酸钠

  抗逆转录病毒：替诺福韦

 间质性肾炎

  茚地那韦、用于机会性感染的抗生素

 尿路阻塞/结晶尿

  茚地那韦、阿扎那韦、磺胺嘧啶、甲氧苄啶/磺胺甲噁唑、阿昔洛韦

非艾滋病毒相关的原因

普通人群的普遍原因（糖尿病、高血压等）

动脉硬化/血管疾病

 高血压、吸烟、年龄、吸食可卡因

间质性肾炎

 B或者C型肝炎相关疾病

HIV 的慢性肾病的鉴别诊断

尽管 HIV 人群的 CKD 和其他的肾病一样，往往是不可逆的，但它作为一个潜在的可逆的原因对所有病人进行评价是很重要的。一般来说，HIV 病人的急性肾损害与未感染 HIV 人群的急性肾脏损害是一样的，不在本章的讨论范围之内。然而，考虑一些在 HIV 感染中更为普遍的诊断是很重要的。因为鉴别诊断是很宽泛的（表 36-1），可能需要肾组织活检来进行鉴别诊断（Fine 2008a）。下面是公认的在 HIV 人群中的潜在诊断。

病毒特异性肾病

HIV 特异性肾病是由于 HIV 直接感染肾小管上皮细胞，形成免疫复合物沉积或 HIV 相关血栓性微血管病。

HIV 相关肾病

普遍认为 HIV 相关肾病（HIVAN）是由于 HIV 直接感染肾小管上皮细胞，导致局灶性节段性肾小球硬化（FSGS）、足突细胞增殖和显微囊型管扩张等病理变化（Ross et al. 2002，Barisoni 1999）。观察发现大多数 HIVAN 发生在黑人 HIV 感染者中，这显示宿主遗传背景在 HIVAN 的发病机制中也起到很重要的作用（Monahan 2001）。22 号染色体上的 *MYH9* 和 *APOL1* 基因的特定变体与美国黑人肾病的高危险性有关，同时可能解释了在此人群中 HIVAN 的高发病率（Kopp 2008，Genovese 2010）。在没有 HAART 治疗方法的年代，HIV 感染病人肾活检主要显示了此种损害，在 HAART 纳入使用的早期，研究发现大多数慢性肾病归因于 HIVAN（Monahan 2001）。然而现在更多的研究显示，通过病毒抑制，其他疾病的发病超过了 HIVAN（Estrella 2006）。

未经治疗的 HIVAN 的临床表现特征是在数周到数月内血清肌酐高表达并迅速进展为终末期肾病。通过尿检检测蛋白尿在肾病进展过程中是不断变化的。HIVAN 病人可能不存在水肿和高血压，这往往是因为延迟诊断而导致的。尽管 HIVAN 往往伴有急性肾衰竭和肾病蛋白尿的"典型"表现，但在其他肾小球疾病有更典型的表现（表 36-2）。肾活检的组织病理学结果是 HIVAN 的最终诊断依据。HIVAN 这种渐进性疾病必须尽早确诊以利于确定治疗方案。

表 36-2　HIV 的肾小球疾病

HIV 相关

HIV 相关肾病（HIVAN）

HIV 相关免疫复合体病

免疫复合介导的肾小球肾炎

免疫球蛋白肾病（lgA 肾病）

混合硬化/炎症

狼疮样疾病

血栓性微血管病

非 HIV 相关

典型 FSGS

糖尿病肾病

增生性肾小球肾炎（±冷球蛋白血症性肾小球肾炎）

感染后肾小球肾炎

高血压性肾病

免疫球蛋白（lgA 肾病）

淀粉样变性

微小病变肾病

FSGS：局灶性节段性肾小球硬化；GN：肾小球肾炎

　　HIV 相关肾病治疗　一些回顾性分析列举了不同治疗方法在临床上的优点，包括固醇类的使用、肾素 - 血管紧张素 - 醛固酮系统抑制剂及高效联合抗逆转录病毒治疗（HAART）。HIVAN 病人及时进行 HARRT 治疗会达到最佳治疗效果。治疗基本原理是由于 HIV 在 HIVAN 的发病机制中的直接作用。虽然没有前瞻性随机试验评估治疗效果，但是回顾性分析明显表明 HAART 可以改善 HIVAN 病人的肾功能及增加透析存活率（Atta 2006，Yahaya 2009）。根据目前美国国际艾滋病协会指南，一旦诊断为 HIVAN，就可以开始 HAART 治疗（Hammer，2008）。对 HAART 治疗无反应的这些病人则以血管紧张素转化酶（ACE）拮抗剂和糖皮质激素作为辅助治疗。如果能忍受，使用糖皮质激素（开始时泼尼松每日的剂量是 1mg/kg）和 ACE 拮抗剂的效果更好。根据肾脏损害的进展特征同时进行 HARRT 治疗，可以大大降低肾病进展的可能性。

　　治疗后的 HIVAN 病人容易患明显的 CKD。必须要进行持续性抗病毒治疗，如果治疗中断，就会导致病毒复制，从而引起疾病复发。另一个需要关注的是在普通人群中需要采纳标准措施对他们的 CKD 进行管理。

HIV 免疫复合病

　　与 HIVAN 相比，HIV 抗原相关的免疫复合物介导的肾小球肾炎没有种族差异。肾小球肾炎可分为四类：免疫复合物介导的肾小球肾炎、免疫球蛋白 A（IgA）肾炎、混合性硬化/炎症性疾病和狼疮样疾病（Nochy 1993）。HIV 免疫复合肾病表现出不同水平的肾损害和蛋白尿；因此，HIVAN 要求以肾活检作为确定性诊断。尽管没有常规研究，但是减少病毒抗原和免疫复合物的 HAART 治疗对肾病治疗有帮助。

HIV 相关性血栓性微血管病

　　类似于血栓性血小板减少性紫癜或溶血性尿毒综合征的 HIV 血栓性微血管病并不是普通型的。肾血栓性微血管病存在急性肾损害和不同的蛋白尿及血尿水平，这些在 HIV 疾病或急性 HIV 感染中也同样存在。发病机制不太清楚但是与宿主和包括内皮损伤的病毒因素有潜在性关系（Alpers 2003，Gomes 2009）。在使用 HAART 治疗时期，这种损伤是不常见的，这说明当肾脏受到这种损害时，使用 HARRT 进行治疗是很合适的。治疗方法与特发性血栓性微血管病治疗相似（Fine 2008b）。

药物相关性肾病

　　用于治疗 HIV 的许多药物有潜在的肾毒性，包括抗逆转录病毒治疗、治疗机会性感染的抗生素和伴随性疾病的药物。表 36-3 总结了一些抗逆转录病毒治疗导致的特殊性肾效应。

36-3　抗逆转录病毒治疗的肾效应

药物	肾异常
核苷类逆转录抑制剂	
未有司他夫定、扎西他滨或齐多夫定的肾效应报告	
阿巴卡韦	急性间质性肾炎和范可尼综合征（各有一个病例报告）

续表

药物	肾异常
地达诺新	急性肾功能失调；范可尼综合征；肾性尿崩症；乳酸酸中毒（病例报告）
拉米夫定	肾小管性酸中毒和血磷酸盐过少（病例报告）

核苷类逆转录抑制剂

替诺福韦	急性肾功能失调；范可尼综合征/近端小管功能障碍；肾性尿崩症

非核苷类逆转录抑制剂

未有地拉韦啶或奈韦拉平的肾效应报告

依非韦伦	肾结石（很少病例）

蛋白酶抑制剂

未有安普那韦、夫沙那韦、洛匹那韦、地瑞那韦或替拉那韦的肾效应报告

阿扎那韦	肾结石；急性间质性肾炎（一个病例）
茚地那韦	肾小管结晶；肾结石；急性间质性肾炎，慢性肾病；肾乳头坏死
奈非那韦	肾结石（病例报告）
利托那韦	急性肾功能失调；急性肾小管坏死
沙奎那韦	利托那韦急性肾功能失调

融合或进入抑制剂

恩夫韦地	膜增生性肾小球肾炎（一个病例）
马拉韦罗	未有报告

整合酶抑制剂

雷特格韦	未有报告

结晶性肾病和肾结石

一些治疗 HIV 的药物能在肾小管腔内形成结晶。这些药物包括常规药，例如：环丙沙星和阿昔洛韦及很少用的磺胺嘧啶。阿昔洛韦结晶化是进行快速大剂量静脉输液导致。为了避免并发症的发生，在治疗时需维持适当的水量和缓慢的输液速度。这些药物对于治疗 HIV 具有特异性，包括蛋白酶抑制剂茚地那韦和阿扎那韦。这些药物相关性肾病经常是急性表现，即使在慢性肾病患者的治疗中也应考虑到药物相关性肾病的发生。成像研究、结晶的尿沉渣图像和结石分析有助于这类型疾病的诊断。茚地那韦的使用导致结晶尿是特别常见的（Reilly 2001），但是这种药物已经被肾毒性小的蛋白酶抑制剂所代替，因此在美国茚地那韦导致结晶尿的病例已经很少见。然而以前使用过茚地那韦的病人可能会发展成 CKD。

阿扎那韦也能结晶化而形成肾结石，一个评估这种药物相关肾病流行的研究中，1% 使用了这种药物的病例会发生肾结石（Couzigou 2007）。虽然没有发现相关的危险因素，但在碱性尿中观察到了阿扎那韦结石（Couzigou 2007）。虽然不太常见，但是必须注意这种会引起肾绞痛的阿扎那韦肾结石。阻塞性肾结石会导致急性肾损害，但是直到最近人们才意识到阻塞性肾结石会增加 CKD 的危险性。在一个大型的随访了将近四年的 HIV 感染个体的队列研究中，阿扎那韦会使暴露人群患 CKD 的危险性每年增加 21%（Mocroft 2010）。这些观察需要其他研究加以证实，如证实后，在对 HIV 感染并伴随其他 CKD 危险因素病人给予阿扎那韦治疗时要更加慎重。

替诺福韦毒性

替诺福韦与阿德福韦和西多福韦在结构上相似，这两种抗病毒剂都会导致肾毒性。据报道，使用替诺福韦会导致急性肾损害和中度到重度的范可尼综合征（近端肾小管功能障碍）（Zimmerman 2006）。病人可能有近端肾小管功能障碍但不伴有肌酐升高（Labarga 2009）；这些异常可能是由于 HIV 感染病人骨质异常导致（Woodward 2009）。然而，临床试验并没有证明包括替诺福韦在内的抗病毒剂会导致持续长期的肾功能严重受损，并且后期临床试验数据可以证明这些抗病毒剂在基线无肾病的病人中的安全性。然而病例报告和队列研究的证据在逐渐显示：替诺福韦会随药物使用时间增长而影响肾功能。至少有两个队列研究显示，服用替诺福韦的病人肾小球滤过率（EGFR）有小幅度但是有统计学意义的降低，虽然降低的长期临床意义还未知（Gallant 2005，Mauss 2005）。最近，在一项 HIV 感染病人的观察性研究中，服用替诺福韦的病人发生 CKD 的危险性每年增加 12%（Mocroft 2010）。

除了替诺福韦是引起肌酐独立升高的一个因素这一种解释之外，没有其他原因可以解释肾病病人肌酐升高的现象。然而，活检可能会有助于鉴别诊断。不伴有肾小球和肾间质进展的急性肾小管坏死可能是由于替诺福韦毒性引起的。这种毒性往往发生在近端小管，因为替诺福韦通过有机阴离子转运蛋白、OAT1 介导进入近端小管，并且通过多重耐药蛋白 MRP2 和/或 MRP4 排泄（Kiser 2008）。替诺福韦导致肾小管毒性的机制并不清楚，但是近端肾小管的线粒体毒性已在其他核苷类逆转录病毒抑制剂西多福韦和阿德福韦得到证实（Kohler，2009）。替诺福韦的细胞高转运导致持续的细胞毒性，还有一些病例可能是与高循环药物水平有关（可以在肾小球滤过率（GFR）很低的病例中观察到）。替诺福韦毒性在高年龄和低体重的病人中危险性会有所增加（Kiser 2008）。

虽然替诺福韦在保护肾功能方面基本安全，但是在某些晚期肾脏疾病中［eGFR < 50ml/（min·1.73m^2）］还是应该尽量避免使用。使用替诺福韦的所有病人都应该监测肾毒性表现，特别是糖尿病和原发性高血压人（Gupta 2005）。监测内容应该包括肌酐（eGFR）、血清磷和尿糖。非糖尿病人的持续性低磷血症和糖尿提示近端肾小管功能失调。

美国传染病学会指南建议对服用替诺福韦的病人进行一年两次的肾功能筛查（Gupta 2005），但是我们倾向于筛查应该更频繁一些——至少每 3 个月一次。这是很重要的，因为已有报道称替诺福韦会持久性降低肾功能。通过频繁筛查提供早期诊断可以避免发生这种潜在损害。

在 GFR 降低的阶段，应该寻找其他药物替代替诺福韦，因为替诺福韦的清除速度会降低。在没有其他抗逆转录病毒治疗选择的病人中，可以谨慎地试着减少替诺福韦的剂量。

其他常规药的毒性（两性霉素和甲氧苄啶）

机会性治疗药物和许多其他治疗感染的药物都会导致肾毒性。通过用盐水维持血管内容积能缓解传统的两性霉素 B 的毒性。脂质体药物可以减轻肾毒性，对于服用肾毒性药物或肾功能初期损害的病人都应该考虑使用脂质体。甲氧苄啶-磺胺甲基异噁唑引起的高钾血症并发症是由于远侧肾单位上皮钠通道甲氧苄啶阻塞所导致，最后通过相似的原理——使用保钾利尿剂阿米洛利和氨苯蝶啶来减少肾脏对钠的排泄（Choi 1993）。高剂量和标准剂量的甲氧苄啶-磺胺甲基异噁唑都能导致严重的高钾血症。此外，甲氧苄啶可能通过抑制肾小管排泄肌酐来增加肾功能异常病人的血清肌酐浓度。

其他肾病导致的 HIV 慢性肾病

　　HIV 感染者可能患上普通人群中年龄相仿者患的疾病。肾小球肾病通常包括典型 FSGS（美国黑人最常见的肾病综合征）和 IgA 肾病（全球最常见的血管球性肾炎）。高血压性肾硬化和糖尿病性肾病的发病也在不断增加（Estrella 2006）。其他肾小球肾病包括 AA-淀粉样变性、狼疮肾炎、膜性肾病和感染后肾小球肾炎（表36-2）。

　　丙型肝炎病毒（HCV）感染率在增高，特别是在吸毒人群中，因此应该特别关注 HCV 相关肾病。HCV 抗原免疫复合物能导致狼疮肾炎和（或）冷球蛋白沉积肾小球肾炎。其临床表现包括肾功能不全、蛋白尿和与其他肾小球肾病相同的血尿表现。低补体水平或循环冷球蛋白可用于辅助诊断，但是这些发现在没有肾活检明确信息时不足以进行确诊。推荐使用以干扰素为基础的 HCV 疗法治疗肾活检确诊的临床活动性疾病。

　　另一个在 HIV 高龄人群中很重要的肾病病因是肾动脉粥样硬化症。其危险因素包括吸烟、高血压、糖尿病和肾动脉狭窄，这些危险因素在城市人群中更常见。有关肾动脉粥样硬化症的诊断和管理详见第19章。

HIV 慢性肾病的筛查

　　IDSA 已经出版了 HIV 肾病管理指南（Gupta 2005）。为了早期进行慢性肾病的疾病鉴定，在 HIV 诊断阳性的同时即应该进行危险因素评价和肾病筛查。评估的重要危险因素包括疾病例如高血压、糖尿病、丙型肝炎和潜在肾毒性药物的暴露。其他危险因素包括肾病家族史、美国黑人种族和渐进性 HIV 疾病。除了指南上列出的疾病外，一般认为心血管疾病、吸烟和可卡因暴露也应该是危险因素。

对于疾病筛查,指南提倡使用以血清肌酐和蛋白尿水平评价肾小球滤过率。肾病专家建议 EGFR < 60ml/(min · 1.73m^2)或蛋白尿(≥1 +)者应该进行肾活检(Gupta 2005)。

评估肾小球滤过率

简化的肾病饮食修正(MDRD)准则受到广泛关注,MDRD 似乎比 Cockcroft-Gault 公式更精确,但是并没有在 HIV 人群中经过充足的验证(Barraclough 2009)。慢性肾病流行病学协作(CKD-EPI)公式根据血清肌酐水平通过年龄、性别和种族调整,在病人 EGFR > 60ml/(min · 1.73m^2)时此公式比 MDRD 公式更精确(Levey 2009)。CKD-EPI 公式不能在 HIV 感染病人中进行评价,但是比 MDRD 公式在同样人群中的适应性更好。不管使用哪个公式,在肌肉状态降低的病人,如小的或消瘦的 HIV 病人中使用可能会高估 GFR 值。通过核医学检测 24h 尿肌酐清除率或 GFR 水平评估也是有作用的。在 HIV 人群中没有对以胱抑素 C 为基础的 EGFR 指标进行广泛的研究。

蛋白尿评估

IDSA 指南建议使用尿液试纸评价蛋白尿,(≥1 +)蛋白尿提示更高的定量指标评价(Gupta 2005)。由于尿液试纸的不确定性,使用随机清蛋白率或蛋白肌酐率更好。我们建议当蛋白率 > 300mg/g(普通蛋白分泌大约 > 300mg/24h)时则进行进一步检查即尿沉渣镜检、肾脏超声和血清学检验,并通过病人年龄、性别和危险因素进行指导(Gupta 2005)。

最近一项队列研究表明了使用定量指标的重要性,11% 的 HIV 感染病人提示有微量清蛋白尿(对照组非 HIV 感染的微量蛋白尿是 2%)(Szczech 2007)。试纸方法检测低水平蛋白尿时其灵敏度很低。独立的微量清蛋白尿的存在意义是非常重要的,它可能是肾病的前兆或心血管疾病的潜在前兆。

HIV 人群慢性肾病的管理

HIV 人群 CKD 的基本管理与其他 CKD 病人管理差异不大。不管诊断是什么，所有病例都要有肾脏保护管理措施。包括严格的血压控制、抑制 CKD 血管紧张素系统或蛋白尿肾病、避免肾毒素、治疗血脂异常和戒烟，在前面章节均有介绍。适当管理 CKD 出现的临床表现如贫血和结石并发症，也是很重要的。

肾替代疗法

对于 ESRD 和 HIV 感染应该进行透析治疗，但是生存期比非感染透析病人短。虽然最初报告显示维持透析的 HIV 感染者预后不好，但是在应用 HARRT 治疗后能增加患者的生存期。然而，在 HARRT 没有普遍使用的地区，没有明确的证据表明生存期会增加。

肾移植

在未使用 HARRT 时代，许多医疗中心对于器官移植 HIV 感染是绝对禁止的。然而，如今生存期提高使器官移植成为一种潜在的治疗选择。初步研究显示肾移植病人生存期在 HIV 感染者和非 HIV 感染者中相似（Landin 2010）。如果 HIV 感染的 ESRD 病人的 CD4 计数 ≥ 200 而且其 HIV 病毒载量不能检测时，肾移植是一个候选方案（Stock et al. 2007）。抗逆转录病毒药物和免疫抑制剂交互作用和疾病的频繁发生使器官移植复杂化。因此，这类人群的器官移植需要十分谨慎并且需要有多学科专家合作治疗此种复杂病例。

慢性肾病抗逆转录病毒疗法剂量

用于治疗 HIV 的许多抗逆转录病毒药物是通过肾排泄清除，包括地达诺新、恩曲他滨、拉米夫定、司他夫定、齐多夫定和替诺福韦。因此要限制这些药物剂量以保证肾功能不受损伤。CKD 病人应该避免使用包含替诺福韦的联合药物，这是固定剂量方案。抗逆转录病毒治疗的推荐剂量在知名网上数据库中可以找到，另外在最近的综述中有关与这个话题的概述（Atta，2008）。其他信息详见第 29 章。

（王力　译）

参考文献

Alpers CE. Light at the end of the TUNEL: HIV-associated thrombotic microangiopathy. *Kidney Int.* 2003;63:385–396.

Atta MG, Deray AG, Lucas GM. Antiretroviral toxicities. *Semin Nephrol.* 2008;28:563–575.

Atta MG, Fine DM, Kirk GD, et al. Survival on renal replacement therapy among African Americans infected with HIV-1 in urban Baltimore. *Clin Infect Dis.* 2007;45:1625–1632.

Atta MG, Gallant JE, Rahman MH, et al. Antiretroviral therapy in the treatment of HIV-associated nephropathy. *Nephrol Dial Transplant.* 2006;21:2809–2813.

Barisoni L, Kriz W, Mundel P, et al. The dysregulated podocyte phenotype: a novel concept in the pathogenesis of collapsing idiopathic focal segmental glomerulosclerosis and HIV-associated nephropathy. *J Am Soc Nephrol.* 1999;10:51–61.

Barraclough K, Er L, Ng F, et al. A comparison of the predictive performance of different methods of kidney function estimation in a well-characterized HIV-infected population. *Nephron Clin Pract.* 2009;111:c39–48.

Berliner AR, Fine DM, Lucas GM, et al. Observations on a cohort of HIV-infected patients undergoing native renal biopsy. *Am J Nephrol.* 2008;28:478–486.

Centers for Disease Control and Prevention. HIV/AIDS Surveillance Report. Cases of HIV infection and AIDS in the United States, 2004. Vol 16. Available at: http://www.cdc.gov/hiv/topics/surveillance/resources/reports/2004report/pdf/2004SurveillanceReport.pdf. Accessed July 23, 2010.

Choi AI, Li Y, Parikh C, et al. Long-term clinical consequences of acute kidney injury in the HIV-infected. *Kidney Int.* 2010;78:478–485.

Choi AI, Rodriguez RA, Bacchetti P, et al. The impact of HIV on chronic kidney disease outcomes. *Kidney Int.* 2007;72:1380–1387.

Choi MJ, Fernandez PC, Patnaik A, et al. Brief report: trimethoprim-induced hyperkalemia in patients with AIDS. *N Engl J Med.* 1993;328:703–706.

Couzigou C, Daudon M, Meynard JL, et al. Urolithiasis in HIV-positive patients treated with atazanavir. *Clin Infect Dis.* 2007;45:e105–108.

Estrella M, Fine DM, Gallant JE, et al. HIV type 1 RNA level as a clinical indicator of renal pathology in HIV-infected patients. *Clin Infect Dis.* 2006;43:377–380.

Fine DM, Perazella MA, Lucas GM, et al. Kidney biopsy in HIV: beyond HIV-associated nephropathy. *Am J Kidney Dis.* 2008a;51:504–514.

Fine DM, Fogo AB, Alpers CE. Thrombotic microangiopathy and other glomerular disorders in the HIV-infected patient. *Semin Nephrol.* 2008b;28:545–555.

Fine DM, Perazella MA, Lucas GM, et al. Renal disease in patients with HIV infection: epidemiology, pathogenesis and management. *Drugs.* 2008c;68:963–980.

Gallant JE, Parish MA, Keruly JC, et al. Changes in renal function associated with tenofovir disoproxil fumarate treatment compared with nucleoside reverse-transcriptase inhibitor treatment. *Clin Infect Dis.* 2005;40:1194–1198.

Genovese G, Friedman DJ, Ross MD, et al. Association of trypanolytic ApoL1 variants with kidney disease in African-Americans. *Science.* 2010;329:841–845.

Gomes AM, Ventura A, Almeida C, et al. Hemolytic uremic syndrome as a primary manifestation of acute human immunodeficiency virus infection. *Clin Nephrol.* 2009;71:563–566.

Gupta SK, Eustace JA, Winston JA, et al. Guidelines for the management of chronic kidney disease in HIV-infected patients: recommendations for the HIV Medicine Association of the Infectious Diseases Society of America. *Clin Infect Dis.* 2005;40:1559–1585.

Hammer SM, Eron JJ Jr, Reiss P, et al. Antiretroviral treatment of adult HIV infection: 2008 recommendations of the International AIDS Society—USA panel. *JAMA.* 2008;300:555–570.

Kiser JJ, Aquilante CL, Anderson PL, et al. Clinical and genetic determinants of intracellular tenofovir diphosphate concentrations in HIV-infected patients. *J Acquir Immune Defic Syndr.* 2008;47:298–303.

Kohler JJ, Hosseini SH, Hoying-Brandt A, et al. Tenofovir renal toxicity targets mitochondria of renal proximal tubules. *Lab Invest.* 2009;89:513–519.

Kopp JB, Smith MW, Nelson GW, et al. MYH9 is a major-effect risk gene for focal segmental glomerulosclerosis. *Nat Genet.* 2008;40:1175–1184.

Labarga P, Barreiro P, Martin-Carbonero L, et al. Kidney tubular abnormalities in the absence of impaired glomerular function in HIV patients treated with tenofovir. *AIDS.* 2009;23:689–696.

Landin L, Rodriguez-Perez JC, Garcia-Bello MA, et al. Kidney transplants in HIV-positive recipients under HAART: a comprehensive review and meta-analysis of 12 series. *Nephrol Dial Transplant.* 2010;25:3106–3115.

Levey AS, Stevens LA, Schmid CH, et al. A new equation to estimate glomerular filtration rate. *Ann Intern Med.* 2009;150:604–612.

Lucas GM, Eustace JA, Sozio S, et al. Highly active antiretroviral therapy and the incidence of HIV-1-associated nephropathy: a 12-year cohort study. *AIDS.* 2004;18:541–546.

Lucas GM, Lau B, Atta MG, et al. Chronic kidney disease incidence, and progression to end-stage renal disease, in HIV-infected individuals: a tale of two races. *J Infect Dis.* 2008; 197:1548–1557.

Lucas GM, Mehta SH, Atta MG, et al. End-stage renal disease and chronic kidney disease in a cohort of African American HIV-infected and at-risk HIV-seronegative participants followed between 1988 and 2004. *AIDS.* 2007;21:2435–2443.

Mauss S, Berger F, Schmutz G. Antiretroviral therapy with tenofovir is associated with mild renal dysfunction. *AIDS.* 2005;19:93–95.

Mocroft A, Kirk O, Reiss P, et al. Estimated glomerular filtration rate, chronic kidney disease and antiretroviral drug use in HIV-positive patients. *AIDS.* 2010;24:1667–1678.

Monahan M, Tanji N, Klotman PE. HIV-associated nephropathy: an urban epidemic. *Semin Nephrol.* 2001;21:394–402.

Nochy D, Glotz D, Dosquet P, et al. Renal disease associated with HIV infection: a multicentric study of 60 patients from Paris hospitals. *Nephrol Dial Transplant.* 1993;8:11–19.

Reilly RF, Tray K, Perazella MA. Indinavir nephropathy revisited: a pattern of insidious renal failure with identifiable risk factors. *Am J Kidney Dis.* 2001;38:E23.

Ross MJ, Klotman PE. Recent progress in HIV-associated nephropathy. *J Am Soc Nephrol.* 2002; 13:2997–3004.

Stock PG, Roland ME. Evolving clinical strategies for transplantation in the HIV-positive recipient. *Transplantation.* 2007;84:563–571.

Szczech LA, Grunfeld C, Scherzer R, et al. Microalbuminuria in HIV infection. *AIDS.* 2007; 21:1003–1009.

Woodward CL, Hall AM, Williams IG, et al. Tenofovir-associated renal and bone toxicity. *HIV Med.* 2009;10:482–487.

Wyatt CM, Winston JA, Malvestutto CD, et al. Chronic kidney disease in HIV infection: an urban epidemic. *AIDS.* 2007;21:2101–2103.

Yahaya I, Uthman AO, Uthman MM. Interventions for HIV-associated nephropathy. *Cochrane Database Syst Rev.* 2009;4: CD007183.

Zimmerman AE, Pizzoferrato T, Bedford J, et al. Tenofovir-associated acute and chronic kidney disease: a case of multiple drug interactions. *Clin Infect Dis.* 2006;42:283–290.

第 37 章　　　无透析肾移植

Warren Kupin

虽然肾移植主要在专业的大学中心进行，但是对于初级医师来讲，充分理解长期透析过程中的风险及益处非常重要。在肾脏内科，大多数患者看病后不到一年就需要透析治疗，50%的患者在开始透析前从未看过肾病科的医生。因此，患者往往会征求他们的初级保健医生的意见，以选择最好的肾脏替代疗法。

对于慢性肾脏病患者来说，哪种肾脏替代治疗法是有效的？

对于进展期的有症状的肾衰病人，有四种主要的方法可供选择：血液透析，腹膜透析，肾移植和保守治疗。2002 年 KDOQI 指南推荐，所有 CKD 4 期患者（GFR 15~29ml/min）选择肾脏替代治疗是有意义的。这就允许他们在疾病进展的同时有时间理解这些信息并作出决定。从经济角度来考虑，所有的美国人都会选择血液透析。不论年龄大小，在美国的所有患者在 3 个月内的透析都享受医疗保险。医疗保险和肾病科医生的补偿报销都不影响透析方法的选择。在美国，大约 90% 的患者选择血液透析作为他们的透析方式。保守的管理在肾病或初级保健培训方案中都不强调细节。不管是否存在严重的充血性心力衰竭、恶性肿瘤、肝硬化或痴呆，所有的患者都会选择透析（血透或腹透）来作为他们的长期肾脏替代治疗方法。然而，从生活质量来讲，肾病医生在是否建议患者把透析作为一个选项提供方面往往面临着道德的考验。对于功能极为低下，长期住院的患者、预期生存时间小于 1 年的恶性肿瘤患者和患有晚期肝硬化不能进行肝移植的患者，长期透析不可取。这些情况挑战肾病科医生的伦理和道德的决策过程。在这些情况下，初级保健医生的作用是至关重要的，他们帮助确定每个病人能否成为肾脏替代疗法的候选人，因为他们明白病人和家属是从长远的角度考虑的。

在所有透析患者中，肾移植对约 25% 的患者是比较理想的选择。更多的病人没有选择肾移植的原因尚不清楚，肾移植医疗质量不合格也不是患者选择血透的原因。明确的原因可能是患者和医师对已有的透析模式比较熟悉，而对移植可能不知道或没信心。

CKD5 期患者为什么肾移植优于血液透析

肾脏替代治疗之间的比较应该是从医学终点出发，在移植患者中，最基本的两个比较的指标应该是病人的生存率和生活质量。一旦病人患有慢性肾脏病，他的预期寿命就因为显著增加的心血管疾病开始减少，包括心肌梗死、脑卒中、充血性心脏衰竭和周围血管疾病等。透析病人的预期寿命如表 37-1 所示。一旦病人开始血透，他们的平均存活期将减少 21 年。患者越年轻差别越大。

表 37-1　肾脏替代后生存时间（年）

年龄段	一般人群	透析	肾移植	移植受益
1 ~ 19	69	17	46	29
20 ~ 39	51	12	32	20
40 ~ 59	32	7	19	12
60 ~ 69	20	4	11	7
70 ~ 74	14	3	9	6
75 ~ 79	11	3	7	4

GRF 在一定范围内时，多数病人死于心血管疾病，而不是进展至血液透析。对于大部分的病人来说，CKD 的每一期进展至下一期需要 6 年。在这期间，动脉粥样硬化会进行性进展。甚至在 CKD4 期，只有 20% 的患者进展到需要透析的程度，而 46% 的患者死于心血管疾病。所有初级保健医生需要知道心血管疾病的风险加大，不仅有典型的危险因素，如高血压、糖尿病、吸烟和高脂血症等，这是放大风险的结局，而且还有许多独特的慢性肾脏病的非传统因素，如贫血，尿酸，细胞因子释放，酸中毒，蛋白尿和骨矿物质紊乱等。

一旦病人开始血液透析，平均年死亡率为 20%，其中 50% 死于心血管疾病。相反，肾移植病人的生存率比透析病人提高 30% 至 60%，每年只有 5% 左右的死亡率。75 岁以上的老年患者，从生存期来说，肾移植患者明显优于血液透析患者。肾移植患者总体生存期比血液透析患者延长 10 年，这一差异在年轻人尤为显著。研究显示，这一差异与种族、肾衰的病因、糖尿病无关。事实上肾移植的糖尿病患者生存期显著优于透析的糖尿病患者。

与肾移植患者相对而言，还有一部分等待肾移植的透析患者。这部分患者包括，准备肾移植但在等待合适供体的患者因为心血管疾病和恶性肿瘤病人已被广泛剔除，这些患者每年的死亡率明显降低，只有约 9%。然而，移植患者甚至比这些等待移植的病人死亡率更低（死亡率 5% 相对于 9%）。

调查显示，75% 的 4 期肾脏病患者表示愿意接受肾移植，避免行血液透析。大多数患者认为透析会影响他们的生活质量和整体的长期健康状况。

什么是 "Pre-emptive（直接使用）" 移植？

Pre-emptive 通常是指为了避免另一件事情发生的而做的一件事情。CKD 患者来讲，Pre-emptive 移植，是指病人在开始透析前接受肾移植，也就是无透析肾移植。终末期肾病（ESRD）患者是指 GFR 降到某一点，在这一点如果病人不进行肾移植或透析患者将不能生存。一般来讲，开始透析的 GFR 值为 $7ml/(min \cdot 1.73m^2)$（本章所说的 GRF 均为体表面积为 $1.73m^2$），相当于血肌酐为 5.8mg/dl（750μmol/L）。在这个点上，大多数患者会出现典型的尿毒症，如嗜睡，抑郁，乏力，顽固的循环衰竭，高血钾和酸中毒。GFR 低于 15ml/min 被定义为 CDK5 期，不是所有的 CDK5 期患者都有 ESRD 和透析。基于这个数据，无透析肾移植患者通常其 GFR 在 7~15ml/min 之间，没有出现严重的尿毒症症状和要求透析的代谢合并症。

以前在患者与初级保健医生中有误解，认为患者必须先经过前一段时间的透析后再接受移植。在移植前进行透析没有任何先决条件。这个观念有两个主要根源：移植后的耐受性和移植后的复发。

大约 25% 的肾移植患者不配合免疫抑制治疗，这常常导致免疫排斥反应，甚至移植失败（O'grady 2010）。统计后显示以下这类人存在不依存性：年轻人，未成年人和透析小于 6 个月的人。年轻患者不依存性的研究显示是由于他们的不成熟，缺乏对 ESRD 的理解以及对死亡率的影响。对于高度不依从的年轻患者给予 6 ~ 12 个月的透析有利于使他们更可靠地进行透析后治疗。虽然理论上这个结论有一定道理，但是无透析移植的生存期上的优势应该取代患者这 6 个月的透析治疗（Pradel 2008）。

移植前透析的第二个原因是移植后疾病的复发问题。对于初期肾小球病变如局灶性节段性肾小球硬化症（FSGS）或二期肾脏病变从狼疮到脉管炎，这种病在透析甚至移植后还会复发。虽然有活动性自身免疫病和微血管病变的患者在疾病控制前不宜进行肾移植是正确的，但大部分 CDK5 期病人在疾病的稳定期不需要进行移植前透析。

无透析移植是否真的优于透析后肾移植呢？

病人与移植物的存活期

移植的时机会明显影响成人及儿童短期和长期的效果。无透析肾移植的患者与透析后肾移植患者相比有更高的成功率。无透析肾移植可减少52% 活体肾移植的失败率和 25% 尸体肾移植的失败率（Pesavento 2009）。此外，病人死亡的风险减少31%（活体肾移植）和 16%（尸体肾移植）（Kallab 2010）。

移植前透析的持续时间会增加移植物失活和病人死亡，并呈线性关系。移植前透析 12 个月比无透析肾移植造成的移植失败风险增加25%；透析 2 年，增加37%；3 年增加43%（Nishikawa 2002）。这些数据还与透析的模式有关：血液透析或腹膜透析。有一个独一无二的研究是将一个供者的两个肾分别给一个无透析的患者，一个给透析后患者。因为来源于同一个供者，移植物的潜在影响是相同的。5 和 10 年之后研究显示，无透析肾移植患者生存率明显高于透析后患者（5 年为 78% 比63%；10 年为 58% 比29%）。这个结论强有力地证明透析对肾移植后过的影响（Innocenti 2007）

当移植物是来自活体时，移植物的生存优势与未来的受者接受透析的时间长短呈负相关，特别是透析时间为 2 年或更长时。如果活体肾移植给无透析者，3 年存活率为 85%，高于透析 2 年以上患者的 71%。

这样活体肾移植（无透析肾移植）将有更多优势比等待观察的患者，如果这个患者第一次为尸体肾移植，而且只能接受这个移植物，在 1 到 2 年的时间内没有获得再次移植的可能（Kasiske 2002）。这里的"等待观察"是指活体供者因为当心移植手术同时希望一个尸体器官捐献者的出现。

透析导致移植的成功率下降的机制还不确定。就血液透析来说，推测是因为透析膜诱导了机体的免疫系统，不正常的免疫系统攻击移植物导致移植物失活的概率增加。一般情况下，尿毒症的毒素会影响淋巴细胞的反应性，导致免疫抑制，使感染和心血管疾病的风险增加，这些共同导致移植物功能减退和患者生存率下降。透析后肾移植的患者免疫排斥反应会增加 2.5 倍，对这一结果的解释不同于患者的选择。关于患者的生存期，肾衰明显增加了左心室肥厚和动脉粥样硬化的风险，而无透析肾移植逆转了这些风险，并可能导致心律失常和猝死发生率降低。

生活质量

生活质量是评判移植和透析是否成功的重要问题。所有 65 岁以下接受肾移植的患者，65% 能够获得全职或兼职工作或能回学校学习，比康复到相同程度的透析者多 25%。无透析肾移植的患者比透析后肾移植的患者有更高的受雇佣机会。考察生活满意度和所有的心理障碍发生率，包括抑郁，与无透析肾移植患者相比，透析患者中睡眠紊乱和抑郁非常普遍（Landreneau 2010）。

成本

虽然没有做正式的成本分析，但是先发制人的移植比在等待移植中透析更经济移植与透析相比，移植与透析的经济的收支平衡点大约是 3 年，虽然移植的当年其费用为透析的 3 倍，但之后，为维持免疫抑制所花费用仅为每年透析费用的 30%。住院的频率从透析患者的每年 2 天降到移植患者的每年 0.8 天（移植后的第一年）。随着透析和心血管并发症包括住院的费用逐年增加，无透析肾移植变得在费用上越来越有优势（Winkelmayer 2002）。

异体移植物失活后死亡风险增加

移植物失活并导致返回到透析的患者的生存率是一个没有被研究的领域。这些患者的死亡率与单纯透析患者的每年 20% 的死亡率并不相同。移植失败后重新透析的患者的死亡率比单纯透析患者高 78%，其中糖尿病人高 93%，非糖尿病人高 69%。（Marcen et al. 2008）。这可能与长期的免疫抑制，移植物导致的慢性炎症状态和/或移植后糖尿病的存在有关（Ayus 2010）。因为与透析后移植相比无透析肾移植有更高的生存率，很少有无透析肾移植患者重返透析并面临更高的死亡率。

为了肾移植患者需要等多长时间呢？

在美国，实体器官的移植被美国器官组织（UNOS）管理，它是 1986 年建立的非营利的社会教育组织，位于弗吉尼亚州的里士满。UNOS 在政府的监管下运行，负责制定移植的法规，避免器官滥用，同时收集和分析移植数据。所有美国的 243 个肾移植中心参与并接受 UNOS 的管理。对于肾移植，UNOS 规定只有 GFR < 20ml/min，才能允许排队等待移植。

这一 GFR 的水平是源于肾功能下降的速度和前期等待尸体肾的时间。一般来说，大多数肾病的 GFR 每年下降 2~4ml/min。以 GFR 为 20ml/min 开始计算，患者的 GFR 降到 10ml/min（这一水平时患者必须透析）大约需要 3 到 5 年。

一般来讲，在美国等待尸体肾移植的时间大约为 3.5 年，但这一时间每年还在延长。因此对于一个 GFR 为 20ml/min 的排队等待移植患者来说无透析肾移植时间是充分的。然而，等待尸体肾移植是一件不可预知的事情，当 GFR 为 10ml/min 时，心血管事件可能需要透析来处理，而患者此时还在等待尸体肾。在美国，B 型血患者会处于劣势，因为该血型在美国较少见，可能需等待 3 到 5 年。此外，患者有过敏情况（输血或妊娠期）可能需要等更长时间，因此不太可能行无透析肾移植。

对于有一个或多个潜在的活体捐献者的患者来说，当 GFR < 20ml/min 时，将要求待捐者被屏蔽并接受检查。一旦患者的 GFR 在 7~10ml/min 时，这些数据将会被用来选择更优者，比尸体肾移植效

果更好。

实际上有多少患者进行了无透析肾移植?

　　尽管无透析肾移植有更高的生存率，在美国所有肾移植中只有 13%
实施了无透析肾移植。在过去的 10 年中这一数字并没有变化。所有的无
透析肾移植中 61% 来自活体肾移植。在美国，所有的尸体肾移植中只有
10% 的患者接受了无透析肾移植，在活体肾移植中这一数字为 35%。与
这类移植上好的结果相比，如此少的患者有机会获得无透析肾移植是让
人吃惊的。其原因包括肾病学会诊的延迟，可用器官的缺乏，评估和等
待的时间过长。

　　目前，大约 50% 的透析患者被称为灾难的开始。这些病人既没有血
管通路又没有看过肾病专家或第一次看肾病专家是在透析开始 3～6 个月
后。这些病人中的许多人有这样的社会经济学观点，这个观点使他们阻
止了长期的医学观察和追踪观察，而只有较少的一部分人被他们的初级
护理师建议看肾病学专家。从内科医师或家庭医生那里得知需看肾病学
专家的建议时，这些病人的平均肌酐为 2.5～3.0mg/dl，而且大部分病
人已为 CKD3 到 4 期。肾病发展到这个水平，大部分病人已经没有太多
的时间进行评价，排队，并获得无透析肾移植。在美国，等待肾移植的
患者其 GFR 水平一般为 10ml/min，按照现在的模式等待无透析肾移植时
间是不够的（De Coster 2010）。

　　对于一个肾病专家来说，每 3 个月就有一个病人因为透析前不赞同
初级护理师的意见被发现，这些病人可能会使无透析肾移植提高 4 个百
分点。此外，如果病人第一次获得透析与移植的知识是在肾病专家而不
是初级护理师，他们获得无透析肾移植的可能性会增加四倍。因此，国
家肾病协会建议肾病专家对于 CKD3 期患者（GFR 30～60ml/min）不仅
要指导如何处理代谢综合征还应在透析前告诉患者肾脏替代治疗。最新
的指南认为 2008 年医疗保险为 ESRD 患者提供护理教育基金，这是处理
患者并发症的个体化治疗，同时能够告知患者早期选择肾脏替代疗法。

　　接下来的问题就是尸体器官的大量缺乏，和大多数病人不可预期的
等待时间。2008 年共有超过 75000 人等待一个尸体肾，这个数字每年增
加 5%～8%。等待的时间也在延长，现在平均需要 3.5 年。在美国，基
于驾驶员明示的器官捐献志愿者 <35%，新的共同方式已达到 >50%。
现在，44 个州已建立了潜在器官捐献者的登记处。尽管有这些措施，

2008 年器官捐献的总数在 20 年中第一次下降，活体器官捐献连续 3 年下降。由于缺乏尸体和活体器官捐献者，无透析肾移植率不能提高。

一些社会经济因素在患者是否能优先获得移植方面可能起到了一定的作用（Boulware，2006）。对 UNOS 的数据库的详细分析显示白种人患者、具有个人保险的患者、有职业的患者和那些受过大学教育的患者更易于获得优先移植。关于这些患者人口统计学对其获取移植时的影响有两种主要解释。首先，这些特点可影响患者及时完成移植检查的能力。大多数中心使用 6 个月作为基准，从患者首次就诊到完成检查和进入移植名单。具有更高教育和经济情况的患者可更快地完成检查并且更早地进入移植名单。由于等待尸体移植的时间一般都超过 3 年，因此，越早完成检查，患者就更易优先获得移植。需要对少数患者和教育程度有限的患者给予关注，帮助他们尽快完成移植前的检查。

第二个问题是，在无透析肾移植中，不同的种族能获得的相配的活体器官的可能性不一样。无透析肾移植主要来自活体捐献者，他们当中只有少数对于少数民族患者来说是可用的；比如，在美国，高血压和 2 型糖尿病是两个主要的导致肾衰竭的原因，他们会影响同胞、后代、和/或黑人或西班牙人的父母，以至于限制了潜在捐献者的数量。

少数民族的尸体器官捐献滞后导致他们的等待时间延长。等待器官移植的病人中黑人占 35%，西班牙裔美国人占 17%，亚裔占 7%，而相应他们的器官捐献者分别为 14%、14%、3%。因为器官移植是基于基因而分布的，因此，除非增加少数民族器官捐献者的数量，否则为了获得更好的机制和无透析肾移植，少数民族患者将继续等待比白人更长的时间（Klein 2010）。

无透析移植能使接受肾-胰腺联合移植的患者受益吗？

由糖尿病引发的慢性肾病患者可能从肾-胰腺联合移植受益。这一点主要针对胰岛素缺乏的 1 型糖尿病患者，该病或许能被胰腺移植逆转。2 型糖尿病有胰岛素抵抗，胰岛素的高水平引发代谢综合征，而胰腺移植不能克服这种抵抗；新移植的胰腺只能简单地自动减少自身的胰岛素生产，使患者的胰岛素水平发生最小的整体变化。在美国，ESRD 患者中 35%～40% 的患者合并糖尿病，只有 10% 为 1 型糖尿病。因此，大量的合并糖尿病的肾衰患者只能接受透析，而不能选择肾-胰腺联合移植。

(Dinavahi et al. 2007)

　　1 型糖尿病患者与 2 型糖尿病患者的一些临床特征的不能被明确区分，如发病年龄、家族遗传史、种族、酮症发病史、终末器官并发症等。最敏感的方法是糖耐量实验引起的刺激诱导出高血糖状态时内源性 C- 肽的生成量。1 型糖尿病患者的 C- 肽生成量缺乏或不足，然而 2 型糖尿病患者的 C- 肽生成量很大，甚至出现高血糖。

　　糖尿病患者接受肾移植比透析有明显的生存受益。接受肾胰联合移植的患者比 1 型糖尿病患者单纯接受肾移植生存率会更好（67%/46%）。对于肾胰联合移植来说，无透析移植的好处也是明确的；无透析移植的器官失活率为 17%，与透析后移植的患者相比，其死亡率降低 50% （Morath 2009）。

谁能成为活体肾移植的供体呢？

　　肾源有两种：尸体供者和活体供者。大约有 55% 的肾源来源于尸体供者，随着活体肾源供者的减少，这一数字仍然在稳步上升。在活体肾供者中，有关系的供者是主要来源，比如：兄弟姐妹、子女、父母，其次是无关系的供者，通常是配偶或亲密的朋友。在活体肾捐赠者中，父母捐赠活体器官的人数下降最多，这可能代表透析人口与潜在受者的老龄化，他们的父母作为器官捐赠者太老了。过去的 5 年，配偶捐赠活体器官的人数增长最多（Rodriguez 2007）。

　　小部分活体供者是有私心的。这部分人和不具名的肾脏捐赠者提供肾源给等待肾移植的患者。对这些等待肾移植的患者进行详细的影像学检查是必需的，目前，所有的无偿捐赠者都要被检查，最终能够提供肾脏的不到 20%。在日益增长的器官来源中，这一部分并不占主导地位。在美国和欧洲区域性的配对交换计划是另一个新的活体供者来源。这被称为"肾脏交换"，正是基于这么一个方案，病人要求一个活体肾移植，但不幸的是供者 ABO 血型与其不符（Ferrari et al. 2009）。举个例子，病人 1 是 A 型血，其供者是 B 型血，病人一般情况下可能得等 3 年才能找到一个合适的供者。假如病人 2 是另一个等待肾移植的患者，他是 B 型血，而他的供者是 A 型血，他同样需要等合适的供者。如果将活体肾移植者的资料进行登记，那么病人 1 将得到病人 2 供者的肾脏，同样病人 2 也将得到病人 1 供者的肾脏，以解决现在的困境。现在所有的病人都进行登记，使病人早受益同时达到无透析肾移植。不知道有多少因为血型问题存在的困境，但在一个国家，提供大量数据会帮助许多成对的供者与受者（Baid-Agrawal et al. 2007）。

谁能成为尸体肾移植供者呢？

器官供者分为两类：标准供体（SCDs）和扩大供体（ECDs）。SCDs 的特征已列在表 37-2 中。为了扩大器官的来源，供体的标准已被修改，包含了高风险的供者被称为 ECDs（表 37-2）。许多机构将进行 ECD 的供肾活检来判断间质纤维化及血管病变的程度。如果肾脏纤维化超过 20%，为了能够提供更多的有效肾组织并维持长期的肾功能，两个肾脏将被联合移植。与 SCD 肾移植相比，ECD 的短期和长期生存率较低，但单肾 ECD 肾移植比长期透析死亡率减低 17%。对于大于 40 岁且等待 3.5 年以上的患者单肾 ECD 肾移植效果有限。在 UNOS 的等待队列里，有 40% 的患者已列在单肾 ECD 肾移植的列表里，22% 的器官来自于 ECD 供者。与 SCD 相比，ECD 较短的长期存活期，使其在不久的将来会重新选择透析，或进行第二次肾移植（Pascual 2009）

表 37-2　标准的和扩大的供体特征

标准的供体（SCD）	扩大的供体（ECD）
无严重的心脑血管及周围血管疾病	年龄大于 60 岁或 50~59 岁合并以下三种症状的两种：
无恶性肿瘤病史	肌酐大于 1.5mg/dl（130μmol/L）
无高血压，糖尿病病史	死于颅内出血
肾功能正常	有原发性高血压史
小于 60 岁	
无乙肝，丙肝，艾滋病病史	

移植标准的建立是包含供者与受者两个方面

因为终末期肾病（ESRD）患者心血管疾病的发病率高，移植工作的主要问题是患者是否有心脑血管及周围血管疾病。这一工作是个体化的，但又包含了许多内容如表37-3所示。对于丙肝患者来说，肾移植前肝脏活检是必须做的，但目前的指南不管肝酶，病毒载体及临床表现的情况。肾移植对于明确肝硬化的患者是禁止实施的，这些病人应该进行肝病学治疗。移植后对干扰素治疗会有高度排斥反应的发生，因此患有丙肝的终末期肾病患者应在移植前使用干扰素（KDIGO 2008）。

表37-3 肾移植典型工作程序的内容

胸部 X 检查

超声心动图

心导管检查（根据需要，但是尤其在有正常心电图的，和/或者有正常压力测试的超声心动图室壁运动异常的糖尿病受者）

颈动脉和髂动脉多普勒监测

肺结核

女性疾病监测（子官颈涂片/乳房 X 线检查）

肺炎球菌疫苗（每5年）

水痘疫苗（如果滴度很低）

肺功能监测（主动吸烟者）

胆囊超声（但发现无症状胆囊结石时，许多中心要求预防性胆囊切除，尤其对糖尿病患者）

本地肾脏超声（针对后天的囊肿肾疾病的基本监测）

心理清理（根据需要针对有药物滥用史的患者，和/或清除潜在的违规问题）

社会工作清理（针对财务及家庭支持问题）

乙型肝炎、丙型肝炎、艾滋病毒的血清学检测

膀胱超声以清除严重残余尿

乙肝患者在慢性抑制治疗期间并且没有病毒复制时可以接受肾移植治疗，这些慢性抑制治疗包括拉米夫定或类似物。甚至对于 HIV 患者在接受高活性抗病毒治疗（HAART）基础上也是一样的。这些病人也是肾移植的候选人，只要患者的 HIV 检测不到且 CD4 细胞大于 $400/mm^3$。只要 HAART 治疗维持到移植之后那么 HIV 阳性患者的肝肾联合移植的成功率是非常好的（Landin 2010）。

最后，恶性肿瘤的患者必须在治疗后2年才能进行移植。这一时期是为了观察恶性肿瘤有无复发及远处转移。乳腺癌因为其远期复发率较

高，需要等 5 年（Kasiske 2001）。

活体捐献者要通过同样的筛查，有下列病史者将被取消资格，包括：恶性肿瘤，乙肝、丙肝病毒携带者，HIV 阳性患者即使做过 HAART 治疗，原发性高血压，心脏病患者。因为移植后供者的收缩压和舒张压会增高 4~6mmHg，如果供者血压正常（收缩压为 120~139mmHg 或舒张压为 85~89mmHg），移植后不久，供者会成为 1 期高血压患者。移植组织还没有制定供者血压的指南，但每个中心有自己的标准（Pham 2007）。

什么是移植旅游呢？

由于等待合适的器官来源需要较长时间，同时又有长期透析的并发症，许多病人到美国之外进行肾移植。这种一个国家的公民到另外一个国家进行肾移植被称为移植旅游（Schiano et al. 2010）。2004 年世界卫生组织公布了为了移植进行的非法器官买卖。这不仅是由于道德的和伦理的问题，还有因为器官移植的黑市不规范导致的潜在的医学上的并发症问题。此外，2008 年 5 月伊斯坦布尔宣布有 78 个国家参与移植旅游，这包括移植团队、国际肾病学会、世界卫生组织，他们谴责器官买卖，呼吁所有的国家建立监督机构，起诉这种由多人组成的医学团队。这种移植应该被避免。通常情况下，当地的活体供者将肾脏卖给外国人。国际社会已发现多个国家存在非法渠道作为器官的源头。

捐赠者器官的质量、外科专业知识是否足够、移植的围手术期护理既没有监测又没有任何标准。在这些程序上没有监督和数据收集，捐赠者和受者的护理没有任何第三方作保证。报道显示这种商业的器官移植短期和长期生存率均较低（Jafar 2009）。这种移植潜在感染，如结核、乙肝、丙肝和艾滋病，已有报道。

结论

1. 同样的条件下，肾移植比透析有更高的生存率。
2. 活体器官移植比尸体器官移植有更高的移植物及患者生存时间。
3. 先发制人的移植比先透析后移植有更高的移植物及患者生存率。
4. 尽管先发制人的移植有益，但实际上它只占所有移植的 13%。
5. 初级保健医师可以通过确保早期及时转诊，进行肾病咨询，教育患者接受不同的肾脏替代方案，协助提高先发制人的移植的数量。

6. 初级保健医师也可以鼓励患者及其健康家庭成员参与器官捐赠注册，增加尸体器官的供给，以直接增加先发制人的移植率。

（陈惠庆　译）

参考文献：

Ayus JC, Achinger SG, Lee S, et al. Transplant nephrectomy improves survival after a failed allograft. *J Am Soc Nephrol*. 2010;21:374–380.

Baid-Agrawal S, Frei UA. Living donor renal transplantation: recent developments and perspectives. *Nat Clin Pract Nephrol*. 2007;3:31–41.

Bhan V, Soroka S, Constantine C, et al. Barriers to access before initiation of hemodialysis: a single-center review. *Hemodial Int*. 2007;11:349–353.

Boulware LE, Troll MU, Wang NY, et al. Public attitudes toward incentives for organ donation: a national study of different racial/ethnic and income groups. *Am J Transplant*. 2006;6:2774–2785.

Cohen LM, Moss AH, Weisbord SD, et al. Renal palliative care. *J Palliat Med*. 2006;9:977–992.

Davis CL. Preemptive transplantation and the transplant first initiative. *Curr Opinion Nephrol Hypertens*. 2010;19:592–597.

De Coster C, McLaughlin K, Noseworthy TW. Criteria for referral of nephrology patients to a nephrologist. *J Nephrol*. 2010;23:399–407.

Dinavahi R, Akalin E. Preemptive kidney transplant in patients with diabetes. *Endocrinol Metab Clin North Am*. 2007;36:1039–1049.

Ferrari P, de Klerk M. Paired kidney donation to expand the living donor pool. *J Nephrol*. 2009;22:699–707.

Huang E, Segev DL, Rabb H. Kidney transplantation in the elderly. *Semin Nephrol*. 2009;29:621–635.

Innocenti GR, Wadei HM, Prieto M, et al. Preemptive living donor renal transplants: does the benefit extend to all recipients? *Transplantation*. 2007;83:144–149.

International Summit on Transplant Tourism and Organ Trafficking. The declaration of Istanbul on organ trafficking and transplant tourism. *Clin J Am Soc Nephrol*. 2008;3:1227–1231.

Jafar TH. Organ trafficking: global solutions for a global health problem. *Am J Kidney Dis*. 2009;54:1145–1157.

Kallab S, Bassil N, Esposito L, et al. Indication for and barriers to preemptive kidney transplantation. *Transplant Proc*. 2010;42:782–784.

Kasiske BL, Cangro CB, Hariharan S, et al. The evaluation of renal transplant candidate. *Am J Transplant*. 2001;1:3–95.

Kasiske BL, Snyder JJ, Matas AJ, et al. Preemptive kidney transplantation : the advantage and the advantaged. *J Am Soc Nephrol*. 2002;13:1358–1364.

KDIGO (Kidney Disease: Improving Global Outcomes). KDIGO clinical practice guidelines for the prevention, diagnosis, evaluation, and treatment of hepatitis C in chronic kidney disease. *Kidney Int Suppl*. 2008:S1–99.

K/DOQI (Kidney Disease Outcomes Quality Initiative). Definition and classification of stages of chronic kidney disease. *Am J Kidney Dis*. 2002;39:S46–S75.

Klein AS, Messersmith EE, Ratner LE, et al. Organ donation and utilization in the United States 1999–2008. *Am J Transplant*. 2010;10:973–986.

Kukla A, Adulla M, Pascual J, et al. CKD and stage to stage progression in native and transplant patients. *Nephrol Dial Transplant*. 2008;23:693–700.

Landin L, Rodriguez-Perez JC, Garcia-Bello MA, et al. Kidney transplants in HIV-positive patients under HAART: a comprehensive review and meta analysis of 12 series. *Nephrol Dial Transplant*. 2010;25:3106–3115.

Landreneau K, Lee K, Landreneau MD. Quality of life in patients undergoing hemodialysis and kidney transplantation: a meta analytic review. *Nephrol Nurs J.* 2010;37:37-44.

Levin A. Clinical epidemiology of cardiovascular disease in chronic kidney disease prior to dialysis. *Semin Dial.* 2003;16:101-105.

Marcén R, Teruel JL. Patient outcomes after kidney graft loss. *Transplant Rev.* 2008;22:62-72.

Morath C, Schmied B, Mehrabi A, et al. Simultaneous kidney pancreas transplant in type 1 diabetes. *Clin Transplant.* 2009;23:115-120.

Nishikawa K, Terasaki PI. Outcome of pre-emptive transplantation versus waiting time on dialysis. *Clin Transpl.* 2002:367-377.

O'Grady JG, Asderakis A, Bradley R, et al. Multidisciplinary insights into optimizing adherence after kidney transplantation. *Transplantation.* 2010;89:627-632.

Pascual J, Zamora J, Pirsch JD. A systematic review of kidney transplantation from expanded criteria donors. *Am J Kidney Dis.* 2008;52:553-586.

Pesavento TE. Kidney transplantation in the context of renal replacement therapy. *Clin J Am Soc Nephrol.* 2009;4:2035-2039.

Pham PC, Wilkinson AH, Pham PT. Evaluation of the potential living kidney donor. *Am J Kidney Dis.* 2007;50:1043-1051.

Pilmore H, Dent H, Chang S, et al. Reduction in cardiovascular death after kidney transplantation. *Transplantation.* 2010;89:851-857.

Pradel FG, Jain R, Mullins CD, et al. A survey on nephrologist's views on pre-emptive transplantation. *Clin J Am Soc Nephrol.* 2008;3:1837-1845.

Rodriguez JR, Pavlakis M, Danovitch GM, et al. Evaluating living kidney donors: relationship types, psychosocial criteria, and consent processes at US transplant programs. *Am J Transplant.* 2007;7:2326-2332.

Schiano TD, Rhodes R. Transplant tourism. *Curr Opin Organ Transplant.* 2010;15:245-248.

Schnitzler MA, Whiting JF, Brennan DC, et al. The life years saved by a deceased donor transplant. *Am J Transplant.* 2005;5:2289-2296.

U.S. Renal Data System, USRDS 2010 Annual Data Report: Atlas of Chronic Kidney Disease and End-Stage Renal Disease in the United States, National Institutes of Health, National Institute of Diabetes and Digestive and Kidney Diseases, Bethesda, MD, Volume 2, 2010.

Winkelmayer WC, Weinstein MC, Mittleman MA, et al. Health economic evaluations: the special case for end stage renal disease treatment. *Med Decis Making.* 2002;22:417-430.

Wolfe RA, McCullough KP, Leichtman AB. Predictability of survival models for waiting list and transplant patients: calculating LYFT. *Am J Transplant.* 2009;9:1523-1527.

第38章　　　透析的准备

James E. Tattersall and John T. Daugirdas

晚期慢性肾脏疾病的治疗目标

关于慢性进展性肾脏疾病需要注意的方面在表38-1做了总结。第一个目标是控制，至少要延缓疾病的进展。在 CKD 早期延缓疾病进展的措施很关键，而在疾病晚期，这些延缓疾病进展甚至更为重要。已经有症状或者考虑透析的患者更需要配合治疗。延缓或者控制 CKD 的进展，要求充分地诊断、治疗 CKD 的病因，及有效地处理诸如感染、炎症、高血压和高血糖症这些起作用的因素。这些措施需要远远在疾病达到4~5期之前就应该实施，但是实际上直到发展至该阶段，许多患者未采用或未被提供这样的治疗（Sprangers 2006）。如果一个 CKD 患者的肾小球滤过率在 30ml/min 左右，虽然有众多复杂的因素，但是通过非透析疗法许多患者症状或躯体功能的减低仍然有可能被逆转。

第二个治疗的目标是处理 CKD 的并发症，采取了 CKD 的非透析疗法，主要为液体超负荷、高血压、酸基础异常（酸碱异常，base 碱）、贫血、骨代谢和营养的处理。第三个目标是预防或减轻与其相关联的并发症。这包括针对心血管风险的一些措施。第四个目标是要为 CKD 进展到所有的非透析治疗措施都不能维持无症状生活的阶段做准备。这时需要姑息治疗，透析及先发制人的肾移植。这是我们所有的努力都失败以后的 B 计划。这个计划也包括为肾衰竭的患者选择最合适的治疗策略。有效的计划需要在所有延缓 CKD 进展的措施后实施，关于 CKD 进展的知识。

患者从透析疗法中能期待什么

透析通常是为了阻止症状出现以及延长生命。在症状已经发展的情况下不应该再延迟透析。因为开始透析的时间延迟了，在透析后患者的健康状况可能不会得到改善。病变局限于肾脏的患者在开始透析后依然能保持无症状的生活。在透析不可避免的情况下，这个过程对那些依然没有症状的患者来说应该更早。这样的话，患者可以尽可能的保持生活质量，继续做合适的工作。没有症状的患者可以更好地了解现有信息，更好地参与决定。

透析不能阻止 CKD 或合并疾病以外的疾病引起的症状的发展或进程。透析患者存在一些呈上升趋势的隐患（比如：感染、心血管方面的疾病）（Sarnak et al. 1999）。接受透析治疗的患者仍然需要针对 CKD 的非透析治疗，包括饮食限制。甚至在接受透析治疗时，残存的肾功能也有助于维持健康和改善预后。因此，在患者开始透析治疗后仍要继续保持肾功能和延缓 CKD 的治疗。

表 38-1　进展性 CKD 需要注意的方面

对策	预期结果
关于透析治疗的患者宣教	在预期透析至少 6 个月前做出透析的类型的选择。患者可以用选择的透析类型进行治疗。如果合适在透析前行肾移植。
控制血压和循环超负荷。这可能需要高剂量的袢利尿药。当抗高血压药物治疗无效时，考虑循环超负荷。	血压低于 135/80（如果有蛋白尿 130/80），避免循环超负荷或者低血压的症状出现。
寻找并对 CKD 诱因中可治疗的因素进行治疗。确诊可能需要肾脏的活检。	通过治疗潜在的病因，延迟或逆转肾功能的恶化

续表

对策	预期结果
控制贫血。静脉给予补铁和红细胞生成因子（促红细胞生成素）。	维持血红蛋白 > 10g/dl，避免贫血的症状出现。
提供饮食建议和营养监测	维持充足的营养，尤其是蛋白质，保持血清钾浓度在安全水平。
恰当使用 ACEI/ARBs，评估它的影响	尤其是存在蛋白尿或者肾功能下降快的（ > 5ml/（min · year））。在进展性 CKD 中可能起到反作用。
恰当使用碳酸氢钠	维持血浆碳酸氢盐在正常范围。可能延缓对透析需要
避免给手臂静脉留置导管	保存手臂静脉为动静脉瘘时使用
避免使用有肾毒性的药物或造影剂	保护肾功能
条件允许的话，提前准备好透析通道。准备一条好的通路可能需要几个月的时间。（如果条件合适的话，设计和创建透析通路。准备一条功能良好的内瘘可能需要几个月的时间。）	透析前提前建立合适的透析通道。对于血液透析，AV 瘘管的建立是必要的（在需要行透析治疗前合适的血管通路被建立。血管通路应尽可能选择内瘘）
控制骨质代谢及矿物元素尤其是血清磷酸盐水平	保持血清钙在正常范围，甲状旁腺激素低于正常上限的十倍，血清磷酸盐水平会低于 1.5mmol/L（4.64mg/dl）
需要时通过饮食或者药物控制血钾的水平	保持血清钾在安全范围内
监测 CKD 的发展，评估需要透析的时间，在合适的时候进行透析治疗	在出现症状或明显的并发症之前就开始透析。避免因为尿毒症引起的急症或死亡。避免盲目地进行透析。

CKD，慢性肾脏疾病；ACEI，血管紧张素转换酶抑制剂；ARBs，血管紧张素受体阻滞剂；AV，动静脉的。

透析（治疗）通常不会引起疼痛或其他的不适症状。接受血液透析的患者，在透析末期可能会出现低血压症状（可能会出现低血压症状而导致终止透析治疗），透析当天会觉得困倦，瞌睡（在透析治疗的后一天会出现昏昏欲睡的感觉）。由于透析引起的症状通常是轻微的并且容易处理。年轻及能胜任工作的患者考虑的不是症状本身，而是被饮食和透析强迫限制引来的不便利。没有并发症的年轻患者接受透析治疗可以几十年保持良好的健康及工作状态。对于年轻的患者来说，透析意味着相当大的挑战。理想的情况下，年轻患者在接受透析治疗前（在第 37 章中已讨论过）或者开始透析治疗后、在出现明显的并发症之前尽可能早地进行肾移植。生理功能衰退的老年患者透析后更可能会出现症状。但是老年患者单纯接受透析就能好多年维持好的生活质量。退休的患者比正在上班的患者更能接受透析质量。

对患者进行教育的目的

对于患者来说，提前准备可使开始透析时的困难降低。这些准备包括：及时地提供信息，提供关于透析的知识，给予适当地帮助。提供信息通常包括下面的方式：家访，提供相关的文献，视听材料，课程以及学习班。这些准备材料通常由实施透析的机构提供。对患者进行教育需要充分的时间，通常在几周至几个月。（Ravani 2003）

年轻的 CKD 患者几乎没有什么并发症，对疾病更可能不以为然。他们更可能是一种抗拒的态度，从而影响对延迟 CKD 进展的治疗。总的来说，缓解心理抗拒需要更长时间的教育以及提供尽可能多的反面事例。基于这些原因，对于年老有并发症的患者需要在 4 期（GFR 小于 30），远远在 5 期之前开始透析前的准备。而年轻的没有并发症的患者应该给予提供关于透析的全面信息，以及所有必要的心理疏通，直到他们接受透析，教育他们接受延缓疾病进展的治疗。

一些进展性 CKD 老年患者也可能会有认知缺损。（有项调查研究约占 20%）（Murray 2008）。在准备过程中，早认识到这点是很重要的，因为这是一个可以改变的因素。认知缺损会限制自我护理的应用，在患者肾功能降到最低时也会影响患者选择合适的治疗方案。

表38-2 肾脏疾病治疗的几种方案

治疗方法	具体方案	优点	缺点
提前肾移植	需要透析前进行活体或尸体捐赠的肾移植	见37章	见37章
家庭血液透析	白天或者晚上，一周3~6次，通常需要家属或看护人进行帮忙，偶尔需要有偿的卫生保健人员帮忙。	当每周超过3次或每周3~3.5个晚上，每晚8~10h，证明能更好地控制磷酸盐，血压及贫血，可能会降低左心室的肥大。	家庭变成了医院；没有病友；一些治疗需要改变家庭用水系统；废物的处理；花费高。
家庭腹膜透析	使用自动化的循环控制装置，大部分的透析在晚上进行。	独立，相对简单。	需要处理大量的腹膜透析液；暴露于大剂量的葡萄糖下。
In-center（在血液透析中心）夜间血液透析	每周3个8~10h的夜间治疗（偶尔，或者每隔一个晚上一次），医务人员护理或者患者自我护理。	明显增加每周的透析时间，血压及更好地控制磷酸盐，贫血。家庭不需要变成诊所。透析的时间用来睡觉。	晚上透析没有家人的护理travel to unit（需要提前住透析中心）；需要固定的时间安排。
In-center 常规血液透析	自我护理，通常是医务人员护理	透析花费时间少，全程都有医务人员。	travel to unit；相当固定的时间安排，透析量可能不充足。

续表

治疗方法	具体方案	优点	缺点
推迟透析的治疗	非常低的蛋白饮食加酮酸同功异质体及血流的仔细处理。	对几乎没有其他疾病（没有心衰，糖尿病）的老年患者可以将透析推迟大约1年。	酮酸同功异质体的花费昂贵。
姑息治疗	不透析的保守治疗	对透析明显延长生命或有其他极其严重疾病的患者是有好处的。	可能会减少生存期。

选择

患者要做的选择包括：肾移植，透析治疗或者姑息治疗。如果选择了透析，仍然需要作出一些选择，包括：选择自我护理或者提供专业护理，在家中治疗或者在门诊治疗。在家中自我护理可选用血液透析（每周3~6白天或晚上），也可选择腹膜透析（通常选择每晚行自动的腹膜透析）。选择在门诊行透析的患者可以在白天行每周3次血液透析，如果条件允许的话可以每周行三个晚上，（可以行每周三次或隔夜一次的夜间透析）。

选择专业卫生保健机构提供透析治疗的优势是，会有专业的人员对治疗负责，会消除患者的负担。另一方面，专业的治疗可能比较固定，不适于满足患者的个人需求。患者在一个特点区域要得到各个时间的治疗依赖于专业人员的时间安排。这是专业治疗都存在的缺点。专业护理比较昂贵，这也是不被选择的原因。

自我护理的透析及监护一般是患者或者家属进行。选择自我护理透析患者必须参加肾脏临床医学的培训1~6个月，并且要有团队（包括临床及技术方面的专家）（Suri 2006）的支持，他们可以提供电话帮助，需要的时候可以家访（Lindley 2006）。自我护理的透析在时间和地点上比专业护理的透析更为固定。自我护理的透析治疗可能会使患者得到更充分地恢复，更适合于上班族。自我护理的透析治疗可以根据患者的个人需要更为优化，可能会给患者带来更好的治疗效果及生活质量（Loos-Ayav 2008）。患者自行透析治疗可能比专业人员提供的治疗更为可靠、安全、有效，因为专业人员要同时注意许多名患者。自我护理尤其适用于在家中行透析治疗的患者。

家里行透析治疗对于患者来说要方便得多，因为它是在一个友好、亲密的环境中进行的，在治疗过程中患者还能参与家庭活动。自动周期的透析治疗通常选择在家中自我护理。最有效的透析类型，比如白天或晚上的血液透析，在家里进行要早得多，而在门诊却很难达到。虽然家庭透析通常是自我治疗，但是对于虚弱的患者可能存在认知缺陷，仍然需要专业人员定期来家中进行指导（Oliver 2007）。血液透析多于每周3次与改善生存期、降低死亡率密切相关（Suri 2006）。同时，有报道称每周3.5次夜间长时间透析会有很好的效果（Tang 2011）。

选择何种透析方式，患者需要大量关于各种治疗类型的知识。不管选择哪种方案，都要进行一些计划和准备，以确保这套方案能在合适的时间有效地实施。如果一个老年 CKD 患者同时多发其他疾病，其机体功能及预期寿命可能因为其他疾病而变得有限，这些不会通过透析得到改善（Kurella Tamura 2009）。这些患者不适于进行自我透析。姑息治疗而不是透析治疗可能对他们更合适。

充分的准备可能会改善透析治疗或者姑息治疗带来的现实的及心理方面的影响。（Berzoff 2008）。从长远角度看，透析前的充分准备会取得更好的效果（Devins 2005）。经过了充分的准备并且选择了治疗方案，这种高效的患者更可能选择自我透析（Manns 2005，Goovaerts 2005），然而存在广泛的同患多病患者可能会寻找姑息治疗而不是透析治疗（Murtagh 2007a）。选择这种方案的患者比例可以作为患者准备充分度的一个衡量标准。选择最好的透析及姑息治疗方案对患者来说是非常困难的。因为缺乏强有力的证据来知道这个决定。这个决定与患者的预后、社会环境及优先权有关。基于这些原因，这个决定由患者自己来选择是可取的并且是必要的。如果患者存在认知不足或者其他原因无法决定方案时，应借助于患者家属或者与患者非常亲密的人来做出决定。如果决定是代表患者做出的可能存在道德方面的缺陷（Davison et al. 2008）。

透析通路：需要及时的准备

血液透析需要一个动脉或者大静脉通路。最好的（解决）办法是通过外科在腕部或者肘部建立一个动静脉瘘。这会使连接的静脉扩张，静脉壁增厚（动脉化）。针可以插入这些动脉化的静脉使血液透析装置与血液连接起来。瘘管的建立需要上肢静脉的放射学标记。在瘘管建立以后需要花费两个月的时间来动脉化方可使用。总的来说，从计划到瘘管可以使用需要好几个月的时间。而由于存在血管疾病需要多次尝试或者外科矫正时，这个过程会更长。

如果患者必须开始血液透析而没有（功能良好的）瘘管，建立另外一种不需要动脉化的通道是必要的。这种通道是一种中心静脉导管或者动静脉皮肤移植（这里所说的另外一种通路是指带隧道中心静脉导管或者动血管移植通路）。但是相比较而言，使用瘘管透析的效果要好（Ethier 2008）。因此血液透析前一个重要的准备是让所有计划进行血液透析的患者都有可使用的瘘管（功能良好的内瘘）。

如果患者选择了血液透析，那么在大约开始透析前 6～12 个月就应该开始建立瘘管。这意味着对于病情进展的 CKD 患者在 eGFR 大约 20ml/min 就开始建立瘘管。

腹膜透析（Links et al. 2006）需要一个导管通道通向腹膜（腹腔）。这个导管要能更好地发挥作用需要在其第一次使用至少前一周就要留置。这段时间可以进行封管，以防止外漏及感染。

透析通道是引起症状及患者健康问题的一个主要原因。一个不好的透析通道会妨碍充分地透析，引起症状及 CKD 并发症的发展。通道感染会导致发病率及死亡率上升，并且难以治疗。动静脉移植及静脉导管的感染常常会引起败血症，还可能引起复杂的心内膜炎。用以腹膜透析的导管发生感染可能会引起腹膜炎。当通道包括人工材料，（当通路包含了人工材料，如同移植血管和导管一样）通常要拔除以控制感染。许多通道感染都是插入时发生的。如果通道在紧急的情况下（或者）患者为尿毒症，感染更容易发生。

避免损伤上肢血管

前面已经说过，CKD 患者可能需要动静脉通路用以行血液透析。即使已经选择了保守治疗或腹膜透析，一定时期必要的血液透析液也是有可能的。成功的建立通道需要完整的上肢静脉，上肢静脉需要最大限度来保护。基于这个原因，上肢静脉套管插入术应该避免。当上肢静脉套管插入术不可避免时，手背上的小血管可以使用。实在不行的话，肘窝头部的大静脉可以使用。

无效与不完善的准备

当准备为 4 期的患者透析，对他们进行透析前的教育以及建立动静脉通路时，一定需要权衡。如果大量的患者经过了教育及培训，并且建立了动静脉通路（内瘘），但是 CKD 并没有进展，或者患者在透析前死于其他原因，人们称这种特殊结果为无效。另一方面，推迟培训及建立动静脉通路（内瘘）知道需要透析时，更可能会使患者面临准备不充分的危险。Demoulin 等（2010）通过对 386 名 4 期 CKD 患者（eGFR 大约为 23）进行了研究，这些患者在比利时一家大型的门诊接受治疗。何时建立动静脉通道由肾脏疾病治疗方面的专家来决定，这依赖于他们对疾病进展到透析阶段的时间做出最好的判断。他们发现大约 6% 的患者通道建立是无效的，因为这些患者没有发展到需要透析的阶段，更多是因为他们死于其他原因，另外的 6% 的患者也没有进行透析，这个结论是在下个阶段得出的。然后，在病情进展的需要透析的阶段时，只有一半的患者建立了动静脉通路。他们的结论是：早期建立动静脉通路可能是需要的，但是会有较高比例的患者在建立动静脉通路后不需要进行透析治疗。

对于计划透析的老年患者，一个需要进一步考虑的问题是建立一个有功能的动静脉通道的困难。动静脉通道的建立可能多次操作，尤其是当存在显著的血管疾病时。在需要透析前升高的外科方面的风险及非肾脏因素导致的死亡率的增加都应当加以考虑。对于这些患者中的许多人来说辅助腹膜透析更为适合。

不选择透析的姑息治疗

对于生理功能减退，预期寿命小于 1 年的 CKD 患者来说，透析治疗可能会增加仅仅几个月的额外预期寿命但是会导致生活质量下降（Germian et al. 2008）。这样说来，患者可能会考虑到透析治疗不值得。患者可能继续非透析治疗并且接受一些附加的姑息治疗。接受姑息治疗的患者更可能会死在家中（Smith 2003），对一些患者来说这是个优点。

对于 CKD 的姑息治疗目标是控制症状，提高生活质量，提高实际的及心理上的帮助（Burns et al. 2007）。在生命的最后几个月，需要的是来自社团的临终关怀及帮助。在没有 CKD 专门的临终治疗团体存在的地方，可以采用癌症姑息性治疗方案。与癌症相比较，CKD 有相似的实际的及心理上的效果。晚期的 CKD 患者会食欲减退，嗜睡，以及瘙痒及呼吸功能减退。与癌症相比较，CKD 导致的疼痛要小得多（Murtagh 2007b）。

肾脏医师协会提供的姑息疗法

在 2002 年，美国肾脏病学协会（ASN）和肾脏医师协会（RPA）联合出版了一个可共享的指南，是关于透析治疗开始及结束的合适时机。初步的版本已经在 Journal Clinical Nephrology 出版（RPA 2000）。其推荐主要集中在九个方面：制定可共享的方案，同意及拒绝的理由，预后的估计，争论的分辨，提前指导，制止及结束透析，特殊条件的患者，时间有限的试验性透析，以及先行透析和研究性姑息性治疗。第二版基本上更新了这些指导方针，在 2010 年 10 月出版。这些资料可以从 RPA 获得（www. renalmd. org）。

避免应用有肾毒性的造影剂

准备透析的患者经常是年纪偏大，并且有显著血管方面的疾病。在准备透析期间，调查清楚对于可能的移植手术或者血液透析通道提供动脉的情况是必要的。如果可能无论在哪里调查研究都应当把肾毒性物质降到最低，因为功能不全的肾脏对毒素及影响血流动力学的疾病是敏感的。计划建立血液透析通道通常单独使用超声是可以完成的。另外，对于血管标记，非常少量的造影剂可以使用（Won 2010）或者二氧化碳静脉造影术可以尝试使用（Heye 2010）。

血管紧张素转换酶抑制剂或者血管紧张素受体阻滞剂的使用

总的来说，血管紧张素转换酶抑制剂（ACEI）或者血管紧张素受体阻滞剂（ARBs）对 CKD 患者是有益的。总的来说，ACEI/ARBs 可以良好的控制血压，大大减小对肾功能的损害。然而 ACEI/ARBs 的使用通过血流动力学机制可以降低 GFR，明显时达到 20%，更可能引起高钾血症。对于即将透析的患者来说，ACEI/ARBs 导致的 GFR 的降低可能会起到相反的作用。一个典型的患者 EGFR 以每年 4ml/min 的速率降低，他的 EGFR 是 24ml/min，预期 4 年需要行透析治疗（那时 EGFR 将为 8ml/min）。如果使用了 ACEI/ARBs，EGFR 将有可能立即降到 20ml/min，但是此后病情恶化的速度会降低，约每年 2ml/min。这样的话预期 6 年才需要进行透析。ACEI/ARBs 的使用将需要透析的时间延迟了两年。另一方面，如果当 EGFR 是 10ml/min 时使用 ACEI/ARBs，ACEI/ARBs 的使用导致 GFR20% 的恶化将使患者 GFR 降低到非常接近需要透析的水平。因此，EGFR 有一个下限，低于这个值 ACEI/ARBs 的使用可能会起反作用，这个值大约为 12ml/min。也有人建议在进展期 CKD 患者停止使用 ACEI/ARBs 可能会有好处。在某些条件下，如果心血管疾病或者高血压能得到控制，GFR 得到明显的改善可以为透析准备争取时间。选择性地停止 ACEI/ARBs 的患者，其 GFR 的改善情况应当从长远的角度考虑（Onuigbo 2009）。

开始透析的时间

如果没有症状透析可被推迟，但多个指南推荐透析开始的时间为：EGFR 降低至 $10 \sim 15ml/(min \cdot 1.73m^2)$。另外，如果有其他方面无法解释的尿毒症症状（疲乏，食欲减退，体重下降），透析甚至在 15ml/min 以上都应当开始。关于透析的指征见表 38-3。通常情况下，患者会注意到一些变化，虽然贫血可以解释这些，也必须排除掉。贫血最好的客观证据是其他方面无法解释的体重降低。另外一种非常普通的开始透析的原因是发现患者存在心脏功能减退无法耐受循环超负荷。有时这类病人需要在 GFR 相当高时就需要透析。

表 38-3　开始透析的指征

食欲减退，恶心，呕吐，尤其是存在体重减轻。

即使大剂量的袢利尿剂和钠的限制也无法控制循环超负荷。

血钾大于 6.5mmol/L，尤其是心电图存在 T 波改变。

高血压无法控制。

尽管口服碳酸氢盐，血清碳酸氢盐仍无法维持在正常范围。

EGFR 小于 7ml/min。

急症：尿毒症性心包炎，尿毒症性出血，尿毒症性脑病。

高钾血症

CKD 4～5 级的患者存在高钾血症的风险。保钾利尿药，ACEI，血管紧张素 II 拮抗剂，醛固酮拮抗剂的使用会增加高钾血症的风险。在 CKD 中，这些药物可能是预先准备的（总的来说是有益的），因为它们可用于治疗心血管方面的疾病，高血压，延缓肾功能的恶化。非类固醇的抗感染药物或甲氧苄啶可加重高钾血症，对于存在血钾问题的 CKD 患者两者应该交替使用。如果糖尿病患者胰岛素的不合理使用尤其会增加高钾血症的风险。在第七章提到，血清钾含量大约 5.5mmol/L 会明显增加短期致死率的风险。

在进展性 CKD 中，肾脏排泄钾的能力降低，任何升高血清钾的趋势都被阻止，通过低钾饮食，以及减少或者禁服可能升高血清钾的药物。尽管合适的饮食及药物干预，血清钾仍会慢慢升高，大于 5.5mmol/L 时就达到开始透析的指征。在 CKD 晚期，血清钾会无情的上升，尤其是存在代谢性酸中毒和营养不良时。通常在这些事件发生前就开始进行透析。

严重的血钾升高（或者血钾高于 6.5mmol/L）会导致呼吸肌麻痹致呼吸减弱。会引起心律失常，以及死亡和医疗意外。如果有心电图的改变（比如帐篷型的 T 波，ST 段压低，心律失常）高钾血症是非常危险的。导致这些原因可能是肾功能严重的恶化（慢性肾衰竭，肾脏几乎没有什么功能储备，很容易受到严重肾脏损伤及药物副作用的影响）或者饮食中过量钾的摄入。当细胞表面的钾离子泵失能，可引发钾离子从细胞内移出，从而导致血钾急剧升高。这个会发生在代谢紊乱时，比如：糖尿病酮症酸中毒、低血糖或者酸中毒。

严重的高钾血症通常是要透析的。在透析开始后几分钟内血清钾会明显下降。但是在安排透析的过程中（通常是几个小时，与设备及导管的有效性有关），高钾血症患者会有死亡风险。在这种情况下，需要用其他办法来降低血清钾（见表 38-4）。通过静脉给予钙剂可对抗高钾血症一些严重的症状，但不会降低血钾。它会即刻起效。它用于有心电图改变的高血钾的初始治疗。单独或联合应用、吸入或灌注 β 激动剂和静脉注射葡萄糖加胰岛素，驱使钾离子进入细胞，能够快速减少血清钾。这些治疗不能从体内排除钾离子，其效果只能维持几个小时（Mahoney 2005，Putcha et al. 2007）。

表 38-4　高钾血症的治疗

治疗	开始时间	持续时间	机制
10% 的葡萄糖酸钙 10ml 静脉点滴 10min 以上	1~3min	30~60min 重复	在心肌作用上对抗钾的效果，不会降低血钾。
4ml 生理盐水中加入沙丁胺醇 10~20mg 雾化吸入 10~20min 以上	立即开始	2~4h	促进钾转入细胞内

续表

治疗	开始时间	持续时间	机制
胰岛素 10U 加入 50ml 50% 的葡萄中静脉点滴 20~30min	15~60min	4~6h	促进钾转入细胞内
钠钙或钙聚苯乙烯磺酸盐 30g 灌肠	2h	几个小时	在结肠把钠或钙与钾进行交换
钠钙或钙聚苯乙烯磺酸盐 15g 口服，每日 3~4 次	4h	持续	在结肠把钠或钙与钾进行交换

血钾交换树脂（比如：聚苯乙烯磺酸钠或者聚苯乙烯磺酸钙）可以把钾和钠或钙进行交换，有效地增加钾从肠道的排泄。它可以口服或经直肠给药。直肠给药发挥作用最快，2 个小时就开始起作用。口服给药4h 内开始降低血钾。另外，通过重复给药，可以持续排钾。交换树脂会引起便秘，偶尔会引起结肠穿孔。因为作用缓慢而限制了它们在急症中的使用，但是当血液透析无法进行或延迟或血钾一过性升高或可被逆转的情况下仍可使用。血钾交换树脂与其他治疗方案联合可以较快的发挥作用（Watson 2010）。

如果患者能耐受水化，并且有足够的肾功能，静脉给予呋塞米可以快速降低血钾。CKD 中可能会大剂量使用（200~500mg）。如果患者血容量减低，应快速静脉补液（比如 0.9% 的氯化钠）以稀释血钾，希望肾功能能得到一定程度的恢复。静脉补液必须小心监护避免液体过量。任何引起高钾血症的代谢因素都应得到纠正。静脉给予碳酸氢钠可以纠正酸中毒。

代谢性酸中毒

第 15 章已经讨论过，4~5 期 CKD 患者有发生代谢性酸中毒的危险。尿毒症患者的营养不良会使血清碳酸氢盐的水平低于正常值的下限，这样会增加高钾血症的危险。低碳酸氢盐通过每日口服 2~4g 碳酸氢钠很容易得到纠正，也很便宜。这个曾被用来改善营养及缓解肾功能的恶化。尽管持续的酸中毒状态是需要透析的指征，但一般不会因此而放弃保守治疗。一般情况下，这类患者多伴有液体超负荷，而这才是放弃保守治疗的真正原因。

尿毒症引起的心包炎、出血及神经病和脑病

这些虽然不常见，但是是 CKD 患者开始透析治疗的一些很重要的原因。尿毒症引起的心包炎是一种尿毒症毒素堆积引起的浆膜炎。它的出现症状往往比较轻微，存在严重心衰症状的患者或者 X 线发现心脏扩大的患者都应行心脏彩超检查以排除心包渗出。如果心包大量的渗出不留意的话会导致突然死亡。对于大量的心包渗出偶尔也需要进行排水以防止和治疗心包填塞（Gunukula et al. 2001）。尿毒症会延长出血时间。在患者存在无法解释的出血和出血时间延长，透析治疗经常能解决这些问题。对于血红蛋白低于 10g/dl 的患者是有作用的（见 26 章）。尿毒症会引起严重的周围神经病变，通常表现为感觉异常，疼痛感增强，四肢感觉减退的多发神经病变。尿毒症还会引起脑部病变，这是它引起的最严重的病变，表现为抓狂，也可能表现为长时间的认知障碍，肌肉痉挛，震颤及扑翼样震颤。尿毒症引起脑部病变是一个排除性的诊断，必须排除其他的诱因，尤其是脑卒中，颅内出血，在 CKD 患者中它们的发生频率会上升。

早期与稍后开始透析的比较

CKD 的病程中早期或稍后开始透析哪个更好？一些观测性研究已建议所谓早期开始透析可以改善生存率，然而最近的一项大样本观测性分析意见相反（Klausner 2009）。当试图通过单独的观察性研究来回答这个问题时，混淆的适应证（让较重的患者尽快开始透析）和领先时间偏倚（起动结果的时钟是早期或稍后开始透析的时间）是无法解决的问题。现在，这个问题已被随机 IDEAL（早期或后期透析的起始）试验部分回答了（Cooper 2010）。这里，eGFR 10 ~ 14ml/min 被随机分配为两组，立即开始透析组或推迟组，直到 EGFR/1.73m² 下降至 <7ml/min 或尿毒症症状进展时才透析。早期组和推迟组的死亡率非常相似，提示早期开始透析者并未受益。在推迟组的大多数患者因为尿素症症状开始进行透析，而 eGFR/1.73m² 仍

>7ml/min。两组在 EGFR/1.73m^2 分隔仅为 2.2ml/min，但是平均而言，分配至推迟组的确实晚于早期组 6 个月开始透析（Cooper 2010）。这项研究的结果提示，只要有充分的临床监测和准备，直到患者的症状发展时，再开始透析是安全的，同时提出了当 eGFR > 7ml/min 时，通常尿毒症症状才出现。

渐进性透析

透析开始时如果有足够的残存肾功能，那么患者可能需要渐进性开始透析。比如：减少透析的频率或减少透析过程的时间（Nolph 1998）。从这个角度讲，首次透析需要评估肾功能。这种低量透析治疗更容易被患者所接受，并且使患者有更多的时间来适应透析治疗。几个月或几年后，肾功能进一步减退，需要增加透析来代偿。在美国，渐进性开始透析不做为常规推荐。一个原因是透析是不断调整的，在门诊的透析是通过（renal networks，Centers for Medicare，Medicaid Service）严密监护的。还有一个原因就是人们适应了时间较短的透析，当肾功能下降时不容易接受透析量的加大。这类患者通常没有充分准备并建立动静脉通路，有时会以腹膜透析开始然后需要时转为血液透析，最理想的是建立一个功能良好的动静脉通路。

通过极低蛋白饮食的保守治疗来延迟老年患者的透析

保守治疗与姑息治疗不一样，但可以认为是延迟透析的开始。Brunori et al.（2007）将 GFR/1.73m^2（24 小时尿素及肌酐的清除率的平均值）在 5~7ml/min 大于 70 岁的老年患者随机分为透析组和低蛋白饮食组（Brunori 2007）。这个试验性研究有许多排除的标准：射血分数小于 30% 的患者，每天蛋白尿大于 3g 的患者，所有的糖尿病患者，以前有心衰病史的患者，有尿毒症症状的患者。饮食包括每天 0.3g/kg 的含蛋白。相对于透析治疗组，保守治疗组患者生存率略高，住院率明显降低。大部分保守治疗患者最终需要透析治疗。达到透析的中位时间大约是 1 年。

38.1 病例研究

伴随多种晚期合并疾病的老年患者

病例 1　患者 A，78 岁，一个人居住，有糖尿病，高血压，诊断缺血性心脏病多年。尽管如此，直到一年前，患者仍然能自我护理，独立生活，并且保持良好。现在患者出现劳累后气短及踝部肿胀。诊断为高血压，3 期 CKD，中度贫血（HB 10g/dl），左心室肥大功能减退。后诊断为心衰，用袢利尿剂和 ARB 治疗。后来他住进了疗养院。接下来不足几个月，他的血清肌酐上升，血压下降。尽管利尿治疗，踝部肿胀仍得不到缓解。他的症状与心衰及 CKD 发展有关，CKD 恶化与利尿及 ARB 治疗有关。后来患者降低了利尿药的剂量，停止使用 ARB。当与患者讨论 CKD 时，患者表示不想进行透析。

最近他的病情恶化了。由于虚弱和气促，他不再能独立行走。他已经是 5 期 CKD。贫血也恶化了（HB 8.5g/dl）。他从疗养院转到附近一家医院的肾内科。转入肾内科后，他已经思维混乱，无法回答关于自己症状及过去的治疗的相关问题。静息时也呼吸急促。双腿明显水肿，有肺水肿的迹象。血清碳酸氢盐降低，磷酸盐和甲状旁腺激素升高。跟家属商量后，给予留置中心静脉导管，当天就开始透析。

病例 1 中总结的几点

谈到那个处于 5 期的 CKD 患者，肾内科也很头疼。非透析治疗用以纠正循环超负荷、贫血、酸中毒以及其他的代谢紊乱是有可能的，但是没有充足的时间来实施。这个时期仅有的选择就是透析或者选择死亡。这位患者表明不想进行透析，但是不知道他对自己的病情是否充分了解。

可能从一开始，CDK 就导致了这位患者出现症状及身体虚弱。心血管方面的疾病与 CKD 密切相关。合适的非透析治疗在 CKD 早期（约 1 年前）可能消除症状，改善心血管功能，使患者能独立生活。患者的 CKD 一年以内不会很严重。用于延缓 CKD 的恰当的治疗会避免 CKD 的恶化以及透析的可能性。

38.2　病例研究

存在多种疾病的老年 CKD 患者的最佳治疗方案

病例 2　患者，78 岁，有心肌缺血，关节炎，糖尿病及 3 期 CKD。主述气短和乏力，两侧踝部中度水肿，血压为 182/93mmHg，中度贫血（HB 10g/dl）。他一开始的治疗是使用 ARB 和袢利尿剂。当增加袢利尿剂的剂量时，eGFR/1.73m² 从 50ml/min 降低到 35ml/min，血压降至 132/80mmHg，水肿消失。贫血比较顽固，通过补铁和红细胞生成刺激因子来治疗。

3 个月后血红蛋白升至 12g/dl，eGFR/1.73m² 为 30ml/min，血压和循环超负荷控制良好。糖尿病、肾脏疾病及心脏疾病方面的医学专家认为他的治疗是最佳的方案。患者仅因为体弱和关节痛导致较少的情绪不稳。

维持治疗又经过 3 个月后，症状没有变化，但是 eGFR/1.73m² 已经降至 25ml/min。以患者目前的肾功能，患者的症状与 CKD 没有直接关系，透析也不会改善症状。如果 CKD 以这样的速度进展，估计 6～12 个月后开始 CKD 出现症状，除非在这之前开始透析。患者开始与多学科协作的肾脏学方面的专家进行交流关于治疗方案的选择，包括透析。

从病例 2 中总结的几点

3 期 CKD 老年患者合并心血管疾病及糖尿病是不足为奇的。首先应该进行延缓 CKD 进展的治疗，治疗它的影响因素，尤其是贫血，循环超负荷及高血压。对 CKD 的治疗与糖尿病及心脏疾病的治疗不冲突。3～4 期的 CKD 是没有症状的，使用最佳治疗方案想达到这样的效果：CKD 不再发展，至少发展很慢以至透析被明显延迟。情况复杂的老年患者，透析可能被推迟的时间大于其预期寿命。如果 CKD 发展了，经过几个月的最佳治疗后，有可能满足透析的要求，从而开始透析前的准备。在这个阶段，患者的病情是稳定的，还有时间考虑其他的选择。

38.3 病例研究

一位年轻的 CKD 患者

病例3：患者 28 岁，因无痛性肉眼血尿诊断为多囊肾。血压平均为 139/88mmHg，血肌酐正常。除了血尿和可触及的肾脏外，患者无其他的症状和体征。

从病例 3 中总结的几点

年轻的无症状的患者一般难接受慢性病的诊断。他可能不会自愿的接受治疗。从长远角度讲，对他来说，不可能一直保持健康状态。他可能不会接受不良的预后。对于 CKD 早期，恰当的治疗会有一个良好的预后。应该向患者提供包括透析在内的所有的信息，以及通过规律治疗避免透析和延迟透析，并应该向患者提供心理支持及严密的随访。除此以外，尤其要注意并且严密监护血压。

（陈惠庆　译）

参考文献及推荐阅读：

Berzoff J, Swantkowski J, Cohen LM. Developing a renal supportive care team from the voices of patients, families, and palliative care staff. *Palliat Support Care*. 2008;6:133–139.

Brunori G, Viola BF, Parrinello G, et al. Efficacy and safety of a very-low-protein diet when postponing dialysis in the elderly: a prospective randomized multicenter controlled study. *Am J Kidney Dis*. 2007;49:569–580.

Burns A, Carson R. Maximum conservative management: a worthwhile treatment for elderly patients with renal failure who choose not to undergo dialysis. *J Palliat Med*. 2007;10: 1245–1247.

Cooper BA, Branley P, Bulfone L, et al. The IDEAL Study: a randomized, controlled trial of early versus late initiation of dialysis. *N Engl J Med*. 2010;363:609–619.

Davison SN, Holley JL. Ethical issues in the care of vulnerable chronic kidney disease patients: the elderly, cognitively impaired, and those from different cultural backgrounds. *Adv Chronic Kidney Dis*. 2008;15:177–185.

Demoulin N, Beguin C, Labriola L, et al. Preparing renal replacement therapy in stage 4 CKD patients referred to nephrologists: a difficult balance between futility and insufficiency. A cohort study of 386 patients followed in Brussels. *Nephrol Dial Transplant*. 2011;26: 220–226.

Devins GM, Mendelssohn DC, Barré PE, et al. Predialysis psychoeducational intervention extends survival in CKD: a 20-year follow-up. *Am J Kidney Dis*. 2005;46:1088–1098.

Ethier J, Mendelssohn DC, Elder SJ, et al. Vascular access use and outcomes: an international perspective from the dialysis outcomes and practice patterns study. *Nephrol Dial Transplant.* 2008;23:3219–3226.

Germain MJ, Cohen LM. Maintaining quality of life at the end of life in the end-stage renal disease population. *Adv Chronic Kidney Dis.* 2008;15:133–139.

Goovaerts T, Jadoul M, Goffin E. Influence of a pre-dialysis education programme (PDEP) on the mode of renal replacement therapy. *Nephrol Dial Transplant.* 2005;20:1842–1847.

Gunukula SR, Spodick DH. Pericardial disease in renal patients. *Semin Nephrol.* 2001; 21:52–56.

Heye S, Fourneau I, Maleux G, et al. Preoperative mapping for haemodialysis access surgery with CO_2 venography of the upper limb. *Eur J Vasc Endovasc Surg.* 2010;39:340–345.

Klausner D, Wright S, Williams M, et al. Survivability of early and late start dialysis initiation. *J Am Soc Nephrol.* 2009;20:25A [abst].

Kurella Tamura M, Covinsky KE, Chertow GM, et al. Functional status of elderly adults before and after initiation of dialysis. *N Engl J Med.* 2009;361:1539–1547.

Lindley EJ, Hanna L, Walker D, et al. Pre-dialysis education and patient choice. *J Ren Care.* 2006;32:214–220.

LinksSaxena R, West C. Peritoneal dialysis: a primary care perspective. *J Am Board Fam Med.* 2006;19:380–389.

Loos-Ayav C, Frimat L, Kessler M, et al. Changes in health-related quality of life in patients of self-care vs. in-center dialysis during the first year. *Qual Life Res.* 2008;17:1–9.

Mahoney BA, Smith WA, Lo DS, et al. Emergency interventions for hyperkalaemia. *Cochrane Database Syst Rev.* 2005;8:CD003235.

Manns BJ, Taub K, Vanderstraeten C, et al. The impact of education on chronic kidney disease patients' plans to initiate dialysis with self-care dialysis: a randomized trial. *Kidney Int.* 2005;68:1777–1783.

Murray AM. Cognitive impairment in the aging dialysis and chronic kidney disease populations: an occult burden. *Adv Chronic Kidney Dis.* 2008;15:123–132.

Murtagh FE, Marsh JE, Donohoe P, et al. Dialysis or not? A comparative survival study of patients over 75 years with chronic kidney disease stage 5. *Nephrol Dial Transplant.* 2007a;22:1955–1962.

Murtagh FE, Addington-Hall JM, Edmonds PM, et al. Symptoms in advanced renal disease: a cross-sectional survey of symptom prevalence in stage 5 chronic kidney disease managed without dialysis. *J Palliat Med.* 2007b;10:1266–1276.

Nolph KD. Rationale for early incremental dialysis with continuous ambulatory peritoneal dialysis. *Nephrol Dial Transplant.* 1998;13:117–119.

Oliver MJ, Quinn RR, Richardson EP, et al. Home care assistance and the utilization of peritoneal dialysis. *Kidney Int.* 2007;71:673–678.

Onuigbo MA. Does concurrent renin-angiotensin-aldosterone blockade in (older) chronic kidney disease patients play a role in the acute renal failure epidemic in US hospitalized patients?—Three cases of severe acute renal failure encountered in a northwestern Wisconsin nephrology practice. *Hemodial Int.* 2009;13:S24–29.

Putcha N, Allon M. Management of hyperkalemia in dialysis patients. *Semin Dial.* 2007;20: 431–439.

Ratner E, Norlander L, McSteen K. Death at home following a targeted advance-care planning process at home: the kitchen table discussion. *J Am Geriatr Soc.* 2001;49:833–834.

Ravani P, Marinangeli G, Tancredi M, et al. Multidisciplinary chronic kidney disease management improves survival on dialysis. *J Nephrol.* 2003;16:870–877.

Renal Physicians Association. RPA position on quality care at the end of life. *Clin Nephrol.* 2000;53:493–494.

Renal Physicians Association. Shared decision making in the appropriate initiation of and withdrawal from dialysis. Clinical Practice Guideline. Second Edition. October, 2010. RPA, Rockville, MD.

Sarnak MJ, Levey AS. "Epidemiology of cardiac disease" in dialysis patients: uremia-related risk factors. *Semin Dial.* 1999;12:69–76.

Sprangers B, Evenepoel P, Vanrenterghem Y. Late referral of patients with chronic kidney disease: no time to waste. *Mayo Clin Proc.* 2006;81:1487–1494.

Smith C, Da Silva-Gane M, Chandna S, et al. Choosing not to dialyse: evaluation of planned non-dialytic management in a cohort of patients with end-stage renal failure. *Nephron Clin Pract.* 2003;95:40–46.

Suri RS, Nesrallah GE, Mainra R, et al. Daily hemodialysis: a systematic review. *Clin J Am Soc Nephrol.* 2006;1:33–42.

Tang HL, Wong JHS, Poon CK, et al. One year experience of nocturnal home hemodialysis with an alternate night schedule in Hong Kong. *Nephrology.* 2011;16:57–62.

Watson M, Abbott KC, Yuan CM. Damned if you do, damned if you don't: potassium binding resins in hyperkalemia. *Clin J Am Soc Nephrol.* 2010;5:1723–1726.

Won YD, Lee JY, Shin YS, et al. Small dose contrast venography as venous mapping in predialysis patients. *J Vasc Access.* 2010;11:122–127.

第 39 章

加拿大预透析医护中未实现的承诺

Adrianne Lebner, Mark Benaroia, and David C. Mendelssohn

在 CKD 保健体系中，加拿大的健康保健体系是独一无二的。虽然它有自己的优势和不足，早期 CKD 和 ESRD 保健体系有潜力提供优异的治疗效果。

CKD 保健的框架

图 39-1 概括了关于 ESRD 前的保健系统。CKD 患者可能知道也可能不知道自己的疾病。在加拿大全国响应，政府发起健康保健中，患者在疾病主要的阶段可以自由地去选择保健或者不选择。主要的保健医师可能了解 CKD，开始调查和治疗，决定是否去看肾病专家以及时间。肾病专家会各自接待患者，在加拿大更多的是使患者成为以肾病专家为主的多学科小组的一部分，尤其对于晚期 CKD 患者。图 39-2 介绍了 CKD 和 ESRD 患者可能采取的两个完全不同的方案。我们猜测患者不采用保守治疗的原因，而且保守治疗也不作为肾脏移植前的替代治疗。患者早期会做一系列完整的工作包括为 ESRD 做准备，当需要的时候，他们会在门诊通过可控制的有计划的方式进行透析（使用成熟的动静脉导管或腹膜透析导管），使用他们自己选择的慢性病治疗模式。我们把它定义为一个好的开始（Mendelssohn 2009）。相比较下，计划比较晚的患者会在非常紧急的情况下进行透析，经常之前没有计划，而是作为住院病人，使用中心静脉导管进行紧急透析。图 39-3 指出，许多患者即使有早期的指导，依然准备欠佳。导致开始透析准备欠佳的因素包括由于患者的矛盾心理、犹豫不决以及不接受建议引起的准备推迟。突发的严重的或者慢性的 CKD 经常是因为其他疾病引起的。欠佳的 ESRD 早期保健。外科治疗的延迟。缺乏透析场所，导致住院病人开始透析的失败。

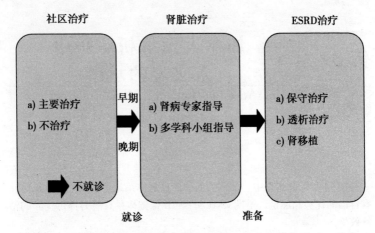

图 39-1 加拿大 CKD 透析前框架。虽然一些患者没有治疗，大部分的治疗开始于社区医院。肾病的就诊可以早或者迟，治疗可以单独由肾病专家指导或者由多学科小组指导。一旦考虑需要透析，要做出保守治疗的决定，提供透析的方式。或者动员患者准备可能的肾脏移植

利用这个框架，我们可以学习，并且描述 ESED 早期保健的过程。虽然有许多精彩的国际研究，这些研究结果和我们下面的内容一致，我们还是选择加拿大人作为焦点。加拿大在描述和更新 ESED 早期保健方面优于其他国家。但是，欠佳的结果依然是它固有的而不是偶然的。加拿大有很好的经验可以自我反省并且进一步提高质量，是他的系统、ESRD 和 CKD 的保健在全世界树立一个榜样。

表 39-1 良好的开始与欠佳的开始的对比

好的开始	欠佳的开始
有计划的	无计划的
有选择的	急迫的
院外治疗	住院治疗
早期就诊	晚期就诊
较缓和的模式	紧急的模式

续表

好的开始	欠佳的开始
不断的评估	通常血液透析
合适的透析通路	暂时的通路
腹膜透析导管	静脉通路

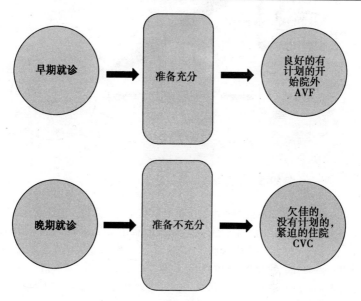

图 39-2　可能走两个极端道路的 CKD 患者临近透析。早期就诊的患者准备完善，包括动静脉导管的留置（AVF），以及有选择的、有计划的开始透析或者肾脏移植，就是所谓良好开始。相反，晚期就诊患者会导致欠佳的开始，这样的开始是没有计划的、经常需要紧急的中心静脉导管（CVC）

在加拿大健康保健的资金和筹划的主要方面

加拿大健康保健系统以加拿大健康法规为准则。这项法规确保了所有的加拿大公民可以合理地接受必要的医院及内科治疗服务，并且是免

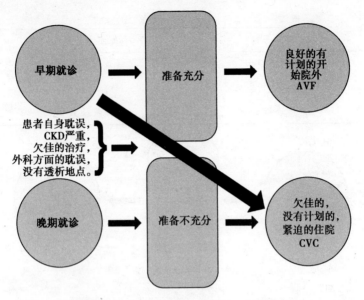

图 39-3　早期就诊并不一定会有一个好的开始

费的。但是，健康保健的费用支付和资金经常是分离的。省级和地方政府在其地方领域内有责任支付健康保健的费用，以确保公民的健康保健，并且要符合健康保健法规。如果加拿大健康保健法规（公共管理、范畴、通用性、便捷性、可行性、不用为必要的医院和内科治疗付费）实施的话，联邦政府有责任在每个省份或地方建立一个大的专项基金，用于健康保健。

用于健康保健系统的公共经费来源于国家、省份和地方的税收。健康保健资源的分配决定权日益从省级政府转移到地方权力机关，以确保资源被分配到各个医院和社区健康服务站。虽然家庭医师有缺点，但是几乎所有的加拿大公民很容易将其选择为主要的和紧急的治疗。另外，患者在需要时可随时向肾病专科医生进行咨询。

社区保健

在转诊到肾病专科前，家庭医师和全科医师会对患者 CKD 的早期症状进行管理（Stigant 2003）。还没有广泛的研究以确保非肾病学专家在对 CKD 患者提供治疗的总体质量。学习在需要治疗的时候加以提醒，这样的效果欠佳。对哈利法克斯 1998 年至 1999 年所有看肾病学家的门诊病人进行回顾性和前瞻性的研究发现：18% 的患者 eGFR 小于 15ml/（min·1.73m^2），然而 54% 的患者 eGFR 小于 30ml/（min·1.73m^2），20% 有严重的贫血（血红蛋白浓度小于 100g/L，10g/dl），仅 24% 血压控制良好（Cleveland，2002）。

关于首次看肾脏病专家的加拿大患者的一项更近的研究表明，482名患者中，一半以上有糖尿病、高血压和吸烟史（Curtis 2007）。仅 84%的有血浆肌酐的数据，而血红蛋白浓度只有 51%。微量元素的代谢也无法进行评估，因为几乎没有这方面的数据。

转诊的时机

把 ESRD 前 1、3、4 个月作为早期和晚期转诊的一个分界点。然而，通过观察发现，68% 的加拿大肾病学家认为 ESRD 最佳的准备时间需要10 个月以上（Mendelssohn 2006b）。患者的教育、决定模式、尤其是建立和成熟的静脉通路都是复杂和需要时间的。加拿大人的随机临床研究表明患者的教育会延迟 ESRD 的发作（Binik 1993）、增加生存率（Devins 2003）、增加家庭透析和自我护理透析患者的数量（Manns 2005）。我们建议改变传统的关于晚期转诊的方式，以更准确地反映当前的情况。

全世界的许多专家已经证明，晚期就诊的透析患者的发病率和死亡升高（Levin 2000）。晚期向肾病专家就诊带来的不好的结果包括：贫血、甲状旁腺功能亢进、心血管方面的疾病、住院治疗的风险和死亡的增加以及更高的花费（Mclaughlin 2001）。晚期就诊的其他问题还有开始透析的血管通路的建立欠佳和所知道的透析方式不全面。相反，早期求助于肾病专家会使结果好一些，包括生化指标异常的改善，住院天数的减少，可以选择家庭透析，减少了临时的器械通道作为血管通路。通过对患者的回访，DOPPS 发现 63% 的加拿大患者在 ESRD 前一年以上就有肾病专家的随访，16% 是 4 个月到 1 年，21% 小于 4 个月（Mendelssohn 2006b）。在其他 11 个国家也有类似的模式。晚期转诊在加拿大影响并不大，只是导致错过了最佳透析时间。

就诊后的治疗

总的来说，关于 CKD 及 ESRD 前的治疗，肾病专家的指导要比保健医师好。但是即使肾病专家指导治疗，效果也不一定最佳。1999 年来自加拿大四个研究中心包括 304 个患者的一项研究表明：心脏及肾脏保护药的低使用率，如：β-受体阻断剂，血管紧张素转换酶抑制剂，他汀类药物，血压控制也不好（Tonelli 2001，Tonelli 2002）。确实，只有 40% 的 CKD 患者血压控制良好，在第三个阶段，仅 64% 使用血管紧张素转换酶抑制剂或血管紧张素受体阻滞剂。

加拿大的一项研究，对 1998 至 1999 年 15 个透析中心中开始透析的患者进行研究来评估透析前保健的作用（Curtis 2002）。按照加拿大的标准，许多研究获得了欠佳的临床和实验室数据。此外，33% 的患者去看肾病专家的时间小于 3 个月。令人忧虑的是，仅仅66% 一直坚持去看肾病专家。透析前保健时间越短，开始住院透析的时间越早，每晚一个月的延迟就诊会增加 5.5% 住院透析的风险（Holland et al. 2000）。

血液透析患者为全世界提供了有希望的观察研究群体。在 2002 年，加拿大开始血液透析患者的平均血红蛋白浓度是 101g/L（10.1g/dl），70% 的患者低于 110g/L（11.0g/dl）（Pisoni 2004）。43% 的患者在 ESRD 之前促红细胞生成刺激因子。由于血管通路不合适，足足 70% 的患者使用中心静脉导管进行血液透析（Mendelssohn 2006a）。

多学科小组的综合诊治

在 19 世纪 80 年代末美国首次提出了透析前多学科的综合诊治。具有讽刺意味的是，美国还没有为多学科 CKD 保健筹集资金，这个保健模式在美国没有发展起来。相比较而言，加拿大有一个发展良好的综合模式，包括：血液透析，家庭透析，肾脏病学概论，多学科透析前综合保健，所有这些都由地方肾脏学规划来提供。在一些省份，多学科肾脏保健直接由政府提供资金。在其他省份，已经提供了对肾脏保健的整体预算（Manns 2007）。对于晚期复杂的 CKD 患者来说，多学科小组能全面满足患者的需要，提供全面的以病人为中心的治疗。患者与拥有不同知识和技能的专家进行交流有助于对患者进行治疗。研究表明多学科小组对 MDT，医师及政策健康保健体系都有明显的好处。健康保健提供者会有更强的充足感，使得成员们心理更健康。

关于多学科合作小组诊治的概述

MDT 的临床工作主要集中在治疗和改变患者生活方式以延缓 CKD 的进展和降低心血管方面的风险。如果咨询社会学家，护理学专家，营养学家，药学家，物理学家，他们会集中在合适的及时信息上，使患者及家人能理解和处理这些信息。肾脏功能的好坏水平决定了去看医生以及实验室试验的频率。一个典型的多学科透析前临床课程包括关于正常肾功能、肾脏疾病、治疗的选择（包括非透析、透析试验、家庭透析、住院透析和肾移植）、ESRD、血压、骨科疾病、营养、药理学方面的教育。

多学科合作小组诊治的优点

最早的关于多学科透析前保健的影响的论著的出版是在温哥华和多伦多（Levin 1997）。这项非随机的定群研究对比了接受和不接受多学科小组指导的患者，发现紧急开始透析的患者数量的一个明显下降（13% 和 35%），更多患者练习家庭透析（76% 和 43%）。作者总结了计划成功的几个关键因素：a：早期去看肾脏学专家，b：足够的资源专门用于透析前规划项目和相关配套设施，c：ESRD 患者有可利用的资源。2004 年，一项针对加拿大肾脏学组织中成员表明了加拿大肾脏学家对 MDT 保健的态度（Mendelssohn 2006b）。91% 的回答是他们经常或一直使用 MDT 的 CKD 临床诊治。在 MDT，医师记录了护士（97%），营养学家（95%）和社会学家（95%）的积极作用，药学家的报道相对较少（65%）。关于 MDT 为基础的 CKD 诊治的优点，94% 的人十分或者比较同意 MDT 为基础的 CKD 诊治比单纯肾病学家提供的诊治要优越（Mendelssohn 2006b）。此外，83% 的肾脏病学专家十分或者比较同意：护士可以提供多方面的帮助，以至于患者不用每次都去咨询肾病学专家。这些调查表明了肾病学家对 MDT 为基础的 CKD 诊治的认可。

对哈利法克斯和新斯科舍的一项回顾性研究表明，MDT 的临床诊治改善了血压、贫血和微量元素代谢的控制，但是研究者也强调了在达到预期目标时的明显的困难（Thanamayooran 2005）。类似的报道在近期的一项小儿科论著上也有报道（Menon 2009）。来自多伦多一家医院的一项非随机研究测量了多学科透析前诊治和肾病专家单独诊治的影响（Goldstein 2004）。所有已经接受 3 个月专家透析前指导的患者被分成两组，一组接受多学科指导，另外一组接受传统透析前指导。从透析的第一年到之后的两年半，接受多学科指导的患者住院率明显低（7 天，而对照组 70 天），死亡率也明显降低（2%，而对照组 23%）。在开始透析的时候多学科指导的患者更可能准备好功能良好的血管通路（Glodstein 2004）。

类似的还有，在温哥华和意大利的一个城市的一项关于开始透析患者的生存率研究表明，接受多学科治疗的患者生存率明显高于接受标准肾脏治疗的患者（Curtis 2005）。来自 MDT 的患者，其在透析开始时血红蛋白浓度、清蛋白及血钙更高。这项措施可能会被作为一个治疗标准。有这样一个前提，接受 MDT 的患者每年在咨询多个健康保健医师时要花费约 8h，而接受标准治疗的患者花费约 4h。亚伯达的一项关于老年 CKD 患者（年龄在 66 岁以上）的研究表明 MDT 为基础的诊治，其死亡风险约下降 50%（Hemmelgarn 2007）。

虽然多学科透析前诊治的优点还不能定量，但是已经被重视。多学科治疗之间的交流能确保患者所有的信息得以综合，从整体角度去理解，不会漏掉一些细节。此外，来自团队不同成员多方面的支持可能会使得患者尽早接受最终的透析治疗。来自各个方面利益的纵向、综合协调可作为 CKD 治疗的最佳组成部分（Levin 2005）。

发展的时机

虽然已经报道了 MDT 治疗相对于肾病专家单独治疗的优点，但是 MDT 诊断和治疗依然是不完美的。比如，在多伦多一家医院，尽管经过了不少于三个月 ESRD 前随访指导，但是在开始血液透析时仅 48% 的患者有动静脉导管或进行肾脏移植（Goldstein 2004）。类似的，在温哥华和意大利的研究中，开始透析时患者的平均血红蛋白浓度仅仅为 102g/L（10.2g/dl）（Curtis 2005）。把研究集中到 MDT 治疗如何高效率并且怎样增加在开始 ESRD 治疗时处于最佳状态患者的比例上面是至关重要的。

加拿大的 CKD 诊疗指南

加拿大肾脏学会已经意识到，要改善 CKD 治疗，初级保健医师的参与至关重要。1999 年，加拿大肾脏学会和加拿大家庭医疗大学联合提出一系列的建议用以鼓励肌酐升高的患者进行早治疗（Mendelssohn 1999）。据我们所知，这样的努力和治疗建议在全世界是第一次出版。早期就诊，患者有更多时间去准备，并且可以决定选择哪一种透析方式。对于合适的患者，相对于住院透析，在肾脏疾病晚期，加拿大肾脏学会更鼓励使用家庭透析（Mendelssohn 1997）。

在 2006 年，加拿大肾脏学会、加拿大家庭医疗大学、实验医师更新了关于肾功能减退患者就诊和治疗的建议（Levin et al. 2006）。这项声明包括支持 KDOQI 提出的国际上对 CKD 分期和分类，并且号召全世界主动开始研究表皮生长因子受体。认识 CKD 患者的两个主要方面是筛选出高风险群体和评估表皮生长因子受体的水平。高风险群体包括有高血压、糖尿病、心脏功能减退、冠状动脉粥样硬化、脑及外周血管疾病患者以及无法解释的贫血，家族性 ESRD 和第一民族人们（是加拿大针对加拿大土著居民进行的种族划分，包括因纽特人和梅蒂斯人）。

仔细考虑就诊和治疗的标准对平衡严重进展性 CKD 患者治疗和 eGFR 降低的无进展患者的过度治疗是必不可少的（图 39-4）。加拿大肾脏学会建议全科医师可以处理大部分的非进展性 CKD 而不需要就诊。当 EGFR 小于 $30ml/(min \cdot 1.73m^2)$ 伴严重的肾衰、肾脏功能进行性下降、持续的蛋白尿（定于为 2 到 3 次标准标本检测有蛋白）或蛋白对肌酐比率大于 100mg/mmol（890mg/g 或大约每天 890mg）或清蛋白对肌酐比率大于 60mg/mmol（534mg/g 或大约每天 534mg）或全科医师治疗效果欠佳时建议去看肾病专家。

加拿大肾脏学会认为，关于特定治疗家庭医师需要知道，包括肾脏和心肌保护策略，使得他们能成功治疗 CKD 患者。然而正式的诊疗指南不在委员会的管理范畴之内。取而代之的是一个简洁的附录（表 39-2）。更多的加拿大肾脏学会正式的关于非透析治疗 CKD 患者的诊疗方针已经逐步发展，并发表在加拿大医学会杂志上（Levin 2008）。在加拿大肾脏学会网站上（www.csnscn.ca）可以看到完整的版本。

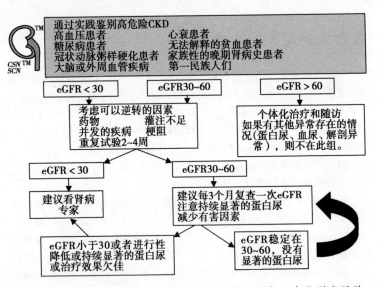

图 39-4　加拿大肾脏学会为普通医师在其工作实际中鉴别高风险 CKD 及其跟踪治疗的建议,包括看肾病专家的时机,评估肾小球滤过率。内容来源于加拿大肾脏学会网站并经过允许,http://www.csnscn.ca,内容是 2010 年 11 月 4 日的

表 39-2　关于 CKD 治疗和就诊的便捷方法

大部分非进展 CKD 不用去看肾病专家就能处理

治疗的目标如下:

可逆的因素,如:药物,并发的疾病,灌注不足,梗阻。当 eGFR < 60ml/(min · 1.73m²) 腹部超声可以发现异常。如果可能的话避免使用非甾体的抗感染药、氨基糖苷类抗生素、静脉给药等使得肾脏的损伤最小化 [如果 eGFR < 60ml/(min · 1.73m²)]。

记得调整经肾脏排泄的药物。

采取措施来延缓 CKD 的进展

血压低于 130/80mmHg。大部分患者需要三种甚至更多的药物。使用利尿剂和限制盐的摄入是非常有用的,如果需要的话,当 eGFR 小于 30ml/(min · 1.73m²) 可以考虑使用呋塞米,每日两次。

保证尿蛋白或肌酐小于 60 (500mg/d),或保证尿清蛋白或肌酐小于

续表

40（350mg/d）。血管紧张素转换酶抑制剂和（或）ARBs 是治疗蛋白尿和清蛋白尿的一线药物。

糖尿病患者要控制血糖，保证 HbA_{1c} 小于 7%。

采取措施控制心血管病的危险因素。（注意心血管的危险远大于 ESRD）

遵循加拿大高血压教育体系，加拿大糖尿病学会，加拿大心血管病治疗指南，把心血管疾病作为最高的风险。

出现以下情况，建议去看肾病专家：

严重的肾衰竭

eGFR 小于 $30ml/(min \cdot 1.73m^2)$（4、5 期的 CKD）

eGFR 进行性下降

尿蛋白或肌酐大于 100mg/mmol（900mg/d），或保证尿清蛋白或肌酐大于 60mg/mmol（500mg/d）。

无法达到治疗效果

总之，在肾病学家如何处理复杂的 CKD 和 ESRD 前治疗，加拿大有自己的经验。而且好的策略已经得到实施，并且达到最佳的治疗。

家庭医师和地方机构推荐实施的方案

共享治疗模式的评估和以 MDT 为基础的透析前治疗没有得到好的发展。下面大部分的推荐，其证据比较单薄或者来源于经验。但是，一个手册能给读者提供明明白白的资料，对读者是有益处的。

Ⅰ　家庭医师对于 CKD 的共同治疗模式是合乎需要的，它们的实施和发展应当得到鼓励。一些家庭医师考虑到发展一个小范围实习，来加强 CKD 治疗的学习。政府和（或）企业可能为这些启蒙实习提供财政支持，家庭医师可以花费时间向肾病学家学习 CKD 治疗的主要方面，使得他们可以像肾脏专家小组一样治疗 CKD。改良的电子医疗文件有很大的好处。

Ⅱ　应当鼓励多学科透析前治疗小组的发展。这些小组应当以肾病为主导。许多 CKD 患者病情比较稳定，发展比较慢，努力治疗心血管疾病和减少对肾脏有危险的因素对这些患者来说确定无疑，家庭医师可以胜任这方面的工作。

Ⅲ 建立一个多学科临床体系耗资很大。需要空间、政府的援助、职员包括临床护士带教、社会工作者、营养学家、药学家来各司其职。肾脏治疗方面的专用资金应该筹集。

Ⅳ 一旦建立，临床护士在患者治疗过程中充当主导或指挥角色。理论上讲，临床护士带教对家庭透析已有经验，并且对家庭治疗有积极的态度。治疗前全组开会商议是有用的，可以来决定每天治疗的主要内容，以及决定每位患者需要哪个专家。当然，任何一位患者都可能有意想不到的情况。需要相关的专家来看。对于专家的约定，我们推荐每位专家每小时不超过4名透析前患者。

Ⅴ 多学科临床小组的入围标准已经确定。我们推荐所有4期和5期还没有进行透析，已经3期的进展性CKD，尤其需要关于红细胞生成刺激因子治疗的患者就诊于多学科临床肾脏小组。

Ⅵ ESRD前治疗的目标：

A：处理心血管方面的危险因素

B：减少肾功能的下降速度

C：鉴别进展为ESRD的高风险患者

1. 对eGFR/1.73m^{2}在30ml/min（决定于进展的速度）左右患者，开始进行治疗方案选择和治疗模式方面的教育。

2. 在eGFR在20左右时，帮助患者选择治疗模式。

3. 对于合适的患者，促进其进行活体捐赠的肾移植和家庭透析。

4. 对于选择血液透析模式的患者，在eGFR在15~20之间时，通过超声了解血管走形，就诊于专业的外科来考虑尝试建立动静脉通路，因为eGFR很快会进一步下降。

5. 使得大部分患者透析时有一个完美的开始（包括腹膜透析导管，动静脉导管或者动静脉移植，并且作为门诊患者）。

Ⅶ 对于共享的CKD治疗和多学科透析前治疗的效果应该有规律地进行评估，来不断地改善诊断和治疗原则。应当发现治疗过程和结果中的不足，并且尝试去改善治疗。关于透析前CKD治疗质量标准还没有系统的成形，但是应当有。

（王力 译）

参考文献：

Binik YK, Devins GM, Barre PE, et al. Live and learn: patient education delays the need to initiate renal replacement therapy in end stage renal disease. *J Nerv Ment Dis*. 1993;181: 371–376.

Cleveland DR, Jindal KK, Hirsch DJ, et al. Quality of prereferral care in patients with chronic renal insufficiency. *Am J Kidney Dis*. 2002;40:30–36.

Curtis BM, Barret BJ, Jindal K, et al. Canadian survey of clinical status at dialysis initiation 1998–1999: a multicenter prospective survey. *Clin Nephrol*. 2002;58:282–288.

Curtis BM, Barrett BJ, Djurdjev O, et al. Evaluation and treatment of CKD patients before and at their first nephrologist encounter in Canada. *Am J Kidney Dis*. 2007;50:733–742.

Curtis BM, Ravani P, Malberti F, et al. The short- and long-term impact of multi-disciplinary clinics in addition to standard nephrology care on patient outcomes. *Nephrol Dial Transplant*. 2005;20:147–154.

Devins GM, Mendelssohn DC, Barre PE, et al. Predialysis psychoeducational intervention and coping styles influence time to dialysis in chronic kidney disease. *Am J Kidney Dis*. 2003;42: 693–703.

Goldstein M, Yassa T, Dacouris N, et al. Multidisciplinary predialysis care and morbidity and mortality of patients on dialysis. *Am J Kidney Dis*. 2004;44:706–714.

Hemmelgarn BR, Manns BJ, Zhang J, et al. Association between multidisciplinary care and survival for elderly patients with chronic kidney disease. *J Am Soc Nephrol*. 2007;18:993–999.

Holland DC, Lam M. Suboptimal dialysis initiation in a retrospective cohort of predialysis patients—predictors of in-hospital dialysis initiation, catheter insertion and one-year mortality. *Scand J Urol Nephrol*. 2000;34:341–347.

Levin A. Consequences of late referral on patient outcomes. *Nephrol Dial Transplant*. 2000;15(Suppl 3):8–13.

Levin A. The need for optimal and coordinated management of CKD. *Kidney Int Suppl*. 2005;99:S7–10.

Levin A, Hemmelgarn B, Culleton B, et al. Guidelines for the management of chronic kidney disease. *CMAJ*. 2008;179:1154–1162.

Levin A, Lewis M, Mortiboy P, et al. Multidisciplinary predialysis programs: quantification and limitations of their impact on patient outcomes in two Canadian settings. *Am J Kidney Dis*. 1997;29:533–540.

Levin A, Mendelssohn DC. Care and referral of adult patients with reduced kidney function: position paper from the Canadian Society of Nephrology. 2006. http://www.csnscn.ca/local/files/CSN-Documents/CSN%20Postion%20Paper%20Sept2006.pdf. Accessed January 20, 2011.

Manns BJ, Mendelssohn DC, Taub KJ, et al. The economics of end-stage renal disease care in Canada: incentives and impact on delivery of care. *Int J Health Care Finance Econ*. 2007;7:149–169.

Manns BJ, Taub K, Vanderstraeten C, et al. The impact of education on chronic kidney disease patients' plans to initiate dialysis with self-care dialysis: a randomized trial. *Kidney Int*. 2005;68:1777–1783.

McLaughlin K, Manns B, Culleton B, et al. An economic evaluation of early versus late referral of patients with progressive renal insufficiency. *Am J Kidney Dis*. 2001;38:1122–1128.

Mendelssohn DC, Barrett BJ, Brownscombe LM, et al. Elevated levels of serum creatinine: recommendations for management and referral. *CMAJ*. 1999;161:413–417.

Mendelssohn DC, Ethier J, Elder SJ, et al. Haemodialysis vascular access problems in Canada: results from the Dialysis Outcomes and Practice Patterns Study (DOPPS II). *Nephrol Dial Transplant*. 2006a;21:721–728.

Mendelssohn DC, for the Canadian Society of Nephrology and Public Policy Committee. Accessed January 20, 2011. Principles of end stage renal disease care. *Ann R Coll Physicians Surg Can*. 1997;30:271–273. http://www.csnscn.ca/english/professional%20practice/

programmes/default.asp?s=1.

Mendelssohn DC, Malmberg C, Hamandi B, et al. An integrated review of "unplanned" dialysis initiation: reframing the terminology to "suboptimal" initiation." *BMC Nephrol.* 2009;10:22.

Mendelssohn DC, Toffelmire EB, Levin A, et al. Attitudes of Canadian nephrologists toward multidisciplinary team-based CKD clinic care. *Am J Kidney Dis.* 2006b;47:277-284.

Menon S, Valentini RP, Kapur G, et al. Effectiveness of a multidisciplinary clinic in managing children with chronic kidney disease. *Clin J Am Soc Nephrol.* 2009;4:1170-1175.

National Institutes of Health. NIH Consensus Statement: morbidity and mortality of dialysis. *Ann Intern Med.* 1994;121:62-70.

Pisoni RL, Bragg-Gresham JL, Young EW, et al. Anemia management and outcomes from 12 countries in the Dialysis Outcomes and Practice Patterns Study (DOPPS). *Am J Kidney Dis.* 2004;44:94-111.

Stigant C, Stevens L, Levin A, et al. Nephrology: 4. Strategies for the care of adults with chronic kidney disease. *CMAJ.* 2003;168:1553-1560.

Thanamayooran S, Rose C, Hirsch DJ, et al. Effectiveness of a multidisciplinary kidney disease clinic in achieving treatment guideline targets. *Nephrol Dial Transplant.* 2005;20:2385-2393.

Tonelli M, Bohm C, Pandeya S, et al. Cardiac risk factors and the use of cardioprotective medications in patients with chronic renal insufficiency. *Am J Kidney Dis.* 2001;37:484-489.

Tonelli M, Gill J, Pandeya S, et al. Barriers to blood pressure control and angiotensin enzyme inhibitor use in Canadian patients with chronic renal insufficiency. *Nephrol Dial Transplant.* 2002;17:1426-1433.

第 40 章

美国慢性肾病护理所面临的挑战

Jean L. Holley

虽然慢性肾脏病（CKD）影响数百万美国人（Coresh 2003），CKD 的公众意识仍然是匮乏的，即使是身患 CKD 的人（Coresh 2005）。既定的准则也不是最佳（2007 年之后），后期转诊为肾科的患者仍然继续是慢性肾病患者的三分之一以上（Morrow 2010），而且边界界定的作用，肾脏病的做法，初级保健的做法，和其他慢性肾病护理专科做法仍不清楚。此外，在美国，提供照顾那些有慢性肾病的患者需要克服一个由多个供应商支持的卫生保健系统所带来的挑战。成本分析补偿问题，信息意识不强。慢性肾脏病临床实践指南（全国肾脏基金会 2002）都在努力克服这些障碍。

慢性肾脏的疾病管理

初级保健提供者和肾病患者的角色

表 40-1 显示了不同阶段的慢性肾病，每个分期所附的编码、管理事项、医疗提供方（PCP）和各个分期中肾病医师专诊情况。在 CKD 早期，可通过 PCP 进行管理，随着疾病进展和并发症的出现，肾病科医师将在 4 期的肾替代治疗中扮演主要角色。地域的不同限制了 PCP 提供的服务，在一定程度上还取决于是否含有针对这些病情复杂患者所需的医疗机构及设施。KDOQI 的 CKD 指南建议 3 期患者需肾病专科就诊。虽然该期患者并不需要经常去随访，但是在出现疾病进展或出现并发症时可被早期发现及治疗。另外，约 1/3 70 岁以上患者的 eGFR 小于 60，也就是 3 期 CKD。如第 32 章所述，这些 3A 期 CKD 老年患者转诊至肾病专

科其实并不合适（美国国家肾病基金会，2002）。

表40-1　慢性肾病的分期、ICD-9分类代码及首要治疗目标

阶段	肾小球滤过率 ml/min	治疗目标	提供者	ICD-9疾病分类代码
1	≥90 伴随有肾病损伤的迹象	筛选病人的教育程度，生活方式改变，血管紧张素转换酶抑制剂是否适当	需要治疗肾病的初级保健治疗的提供者	585.1
2	60~89	延缓进展 减少蛋白尿 血压控制 血糖控制 戒烟 饮食干预 监测 病人教育	PCP和肾病专科每年随访1~2次	585.2
3	30~59	延缓进展 病人教育 监测 评估，治疗并发症	最初的肾病科随访/如果失访，PCP和肾病通常每4~6个月肾病科随访	585.3
4	15~29	延缓进展 教育-RRT 访问 准备RRT 移植转诊 疫苗接种	肾病患者每1~3个月随访1次	585.4
5	<15	RRT	肾病，PCP	585.5
5D	RRT		肾病，PCP	585.6

第 44 章详细讨论了慢性肾病的护理方法。慢性肾病在这些肾小球滤过率的基础上进行归类，区别肾脏疾病的依据必须存在。

第 41 章和第 42 章都详细地讲述了这种分类（全国肾脏基金会，2002）。

成本偿还问题

CKD 的治疗费用昂贵，这不仅对患者而言，对第三支付方和医疗机构也是一样。费用主要包括药物、多次化验、专科转诊和透析前的准备（例如动静脉介入等）。所以分期越晚费用越高。部分费用被用在合并症的治疗上，例如糖尿病和高血压，而合并症的住院治疗花费更多。在透析前 2 年，最常见的合并症为高血压和贫血（VS RDS，2009），而治疗费用也很可观（表 40-2）。事实上对于晚期肾病治疗来说，费用可能高出 7 倍之多。例如，一个成本获益项目指出，GFR 多降低 10%，对于 4~5 期 CKD 来说可省去 90 亿美元，而 3~5 期 CKD 可省掉 190 亿美元（Trivedi，2002）。

表 40-2　常见慢性肾病治疗费用

药物	费用
促红细胞生成素剂	
Darbepoetin25μg	$ 600（4 瓶）
Oarbepoetin60μg	$ 1 410（4 瓶）
Darbepoetin150μg	$ 3 710（4 瓶）
普罗克里特 4 000U/ml	$ 400（6 瓶）
普罗克里特 10 000U	S 950（6 瓶）
普罗克里特 40 000U	$ 2 630（4 瓶）
Ora11，25 维生素 D 制剂	
骨化三醇 0.25μg	$ 35（30 片）
Rocaltrol 0.25μg	$ 60（30 片）
帕立骨化醇 1μg	$ 250（30 片）
Doxercalciferol 0.5μg	$ 370（50 颗胶囊）

续表

药物	费用
磷结合剂（每月）	
碳酸钙 500mg（8 次/d）	$ 18（240 片）
醋酸钙 667mg（6 次/d）	$ 180（180 片）
Sevalamer 盐酸 800mg（7 次/d）	$ 700（210 片）
磷能解碳酸钙 800mg（7 次/d）	$ 490（210 片）
碳酸镧 500mg（4 次/d）	$ 853（120 片）
血管紧张素转换酶抑制剂	
赖诺普利 20mg	$ 14（30 片）
赖诺普利 40mg	$ 18（30 片）
贝那普利 20mg	$ 24（30 片）
血管紧张素受体抑制剂	
缬沙坦 160mg	$ 90（30 片）
缬沙坦，HCTZ 160mg，25mg	$ 110（30 片）
氯沙坦 100mg	$ 100（30 片）
奥美沙坦 40mg	$ 115（30 片）
其他	
氢氯噻嗪（HCTZ）25mg	$ 13（100 片）
辛伐他汀 80mg	$ 33（30 片）
别嘌呤醇 300mg	$ 23（30 片）

　　获得数据成本 > $ 100 时，四舍五入；HCTZ，氢氯噻嗪

　　成本是基于对磷酸盐结合剂的每月数量，这是以磷酸盐结合剂量为 4g/d 计算的（Daugirdas 2011 年）

　　一些研究也已表明，血压控制可能会延缓 CKD 的进展，降低死亡率，从而使抗高血压药物成本减少（Khan et al. 2008）。血管紧张素转换酶抑制剂和血管紧张素受体阻滞剂作为抗蛋白尿制剂可以减少成本，同样，早期肾病科转诊（至少 6 个月前开始肾脏替代疗法）被认为可降低成本，原因是减少了透析（Morrow 2010）相关的住院费用。

　　促红细胞生成素激动剂（ESAs）和治疗骨及无机盐异常的成本有效

性常不明确，主要原因是这些制剂本身费用较高（表40-2）。虽然 ESA 可改善 CKD 患者的生活质量，但并无证据表明其可降低死亡率和延缓 CKD 进展。另外，一些服务机构的经济激励措施，也可推动 ESA 的使用，尤其是在 ESKD 的治疗过程中，因为 ESA 的补贴可能在透析机构的收入中所占比例很大。（Wish 2006）大多数医疗机构会共同支付 20% 的 ESA 费用，也就是每年约 1000 美元（Wish 2006）。近期研究表明，为了复查血红蛋白达标使用 ESA 治疗并可能使 CKD 患者的死亡及心血管疾病发生率降低（Pfeffer，2009），低血红蛋白水平可降低 ESA 相关成本，但仍需进一步研究证实。

由于费用与减缓 CKD 进展和合并症的药物有关，所以药物获益在 CKD 管理中也很重要（Owens 2007），在这个医疗成本上升的时期，为了解决医疗机构和厂家的需求，近期的解决方案都涉及到与消费者或患者分享更多的成本和决策责任（Owens，2007）。这样一来，保险公司等共同付费才希望处方药使用成为规范（Owens，2007）。这些改变增加了消费者或患者的额外支出，尤其是那些慢性病患者，他们每个月要多支付约 60% 的费用。在 2006 年，Medicare Part D 药物获益项目打算减少老年和残疾人的费用支出。表 40-3 的内容有助于确定 CKD 患者的药物使用范畴。患者可通过登录 www. needymeds. com 查看联邦项目计划，例如 Medicare Part D、Medicaid 和国家基金和药品厂商共同发起的药物资助计划等。

表 40-3　确定治疗覆盖范围的流程图

确定所需的药物及其费用的病人
处方药保险包括医疗保险 D 部分
选项联邦资金；医疗补助，残疾
选项为国家资助项目
选项制药公司计划
私人或慈善机构资助的援助方案
药品折扣卡
患者援助项目
美国肾脏基金会病人
服务公司

　　分层共同支付和对成本转移给消费者可能会增加用药的不依从性，从而提高整体卫生保健费用。药物不足与保险覆盖有关：35% 的未参保者 24% 的医疗补助，22% 医疗保险，15% 的个体参保机构指出处方药使用不足。使问题复杂化的是，医生很少问病人对药物的支付能力（Piette 2004），与患者很少与他们的医生讨论这个问题（Owens，2007）。因此，一个疾病管理基本的先决条件，可能是缺乏对许多慢性肾病患者进行修饰疗法，因为这是涉及利益纷争的（Owens 2007）。据报道将有减少的可能性情况下，此种方法将普遍适用于疾病治疗管理，最终提高整体这种疾病所有医疗费用。

专业的成本推广

　　除了专科治疗能减少与治疗慢性肾病药物费用有关，转诊和检测也有助于缓解高成本的慢性肾病治疗。开始肾脏替代疗法 6 个月前，是慢性肾病护理最昂贵的阶段（Trivedi 2002，St. Peter 2004）。主要的花费在这一期间，住院治疗，通常开始于透析初和建立动静脉血液透析查看的时候（Trivedi 2002，St. Peter 2004）。早期肾脏科转诊治疗慢性肾病，可以大大减少这些费用并且无需隔夜住院处理并发症。然而，晚期慢性肾病专科转诊成本将是总费用一个重要组成部分。外科转诊查看的位置，包括成像检查的位置（静脉映射，或者通过超声或血管造影），术前评估和执行程序等这些项目，这些通过病人的保险承担人，确定病人何时需要开始血液透析和通过收费服务支付账单。然而，通过适当的规划，可以避免临时插导管，因此，总成本可以在血液透析开始就能控制并降低。

　　慢性肾病患者医疗专科转诊额外产生的费用，是没有得到很好地考虑。终末期糖尿病和糖尿病肾病是在美国多见的，多个医生可能参与医疗保健这些病人；初级保健提供者，也参与照顾慢性肾病患者的肾、内分泌和心脏病。在一些地方，血液科医师也参与，他们经常进行贫血管理与慢性缺铁性肾病护理。由于心血管疾病的风险很高，心脏病以及他们的初级保健提供者和肾脏科，在某慢性肾病，即使非糖尿病慢性肾病患者，都有可能多人多部门参与治疗与护理。多个服务提供者参与有助于分担潜在的费用和更昂贵的服务。像包括药物，越来越多地使用自付部分费用，通过专业护理转移病人一些费用的负担。费用的结果没有仔细审查，但效益与药品费用可能性的提高，可能造成额外护理障碍。

慢性肾脏疾病的诊疗

　　疾病管理全面综合兼顾的办法，特别适合于复杂的慢性病疾病患者的管理，因为它强调的是照顾整个范围的疾病（Rastogi 2008）。积极的疾病管理方案是影响终末期肾病临床结果的（Morrow 2010，Rastogi 2008，Sarafidis 2008），因此，似乎很适合管理慢性肾病。疾病管理总体目标是在提高临床疗效的同时控制护理成本。美国疾病管理协会界定疾病管理的目标是：（一）协调所有人口预防保健和相互联系，病人进行自我照顾；（二）支持加强医生或医生/病人的关系，即制订完善的护理计划；（三）重视防止病情加重和并发症的出现，是治疗该病指导方针和病人的权利；（四）评价临床，患者在经济效益的基础上，进行治疗的目标，以提高整体的健康（Disease Management Association 2010）。慢性肾病早期识别和并发症的管理，具体目标是指定一个详尽方案，缓解慢性肾病病情，管理并发症，终末期肾病患者可以平缓过渡到选择肾脏替代疗法（Rastogi 2008）。

慢性肾脏病诊所的结构

　　像 Spry（2008）所述，肾病诊所的目的是可以界定的。他们可以（一）解决单一的问题，如贫血管理诊所；（二）为基础，通常单一类型慢性肾病护理的服务者（例如，肾脏科与营养师，社会工作者，中级服务提供者）；或（三）提供全面慢性肾病护理所有供应物，包括（例如，心脏、内分泌、外科医生和移植的技术师，以及在基本慢性肾病诊所的服务提供者）。

　　表 40-4 显示慢性肾病临床描述三模型实例（2008）。诊所提供保健的能力取决于现有的工作人员（营养师、药剂师、护士、社会工作者、医生，或医生的助手，等等），以及教育材料和诊所的目标；然而，建立肾病诊所主要的障碍是诊所的成本和偿还问题（Spry 2008，Golper 2007）。所提供服务的医生和中级服务提供者（护士执业医师和助理）收费服务的基础通常是报销，报销提供者（医疗保险，医疗补助，私人保险公司）在具体的偿还方法上可能有差异。提供的医疗保险包括营养服务，所以营养师可以特别为他的账单或在医疗服务部报销（Spry 2008，Golper 2007），但很多保险公司不支付营养费。同样，在 eSRD 项目中，医保提供了社会工作服务，但报销比例对于 CKD 治

疗来说并不高（表 40-4）。贫血治疗诊所通常由治疗贫血的医疗机构提供资助。血液学有关的贫血管理诊所可以很容易地在中层监督机构的监督下运行，或通过调入管理员和综合慢性肾病临床药师提供初级保健人员，使缺乏资金的诊所，在多提供服务的同时，却更难以应付越来越多的账单。

表 40-4　肾病学家的慢性肾病临床处理模型

慢性肾病诊所	服务提供方式	人员
贫血诊所	贫血管理 有限的护理教育	临床护理专家或中级临床 护士 结算人员
基础慢性肾病 诊所	团队管理 护理教育 医学营养治疗 糖尿病管理 贫血管理	中层医生 临床护士 临床营养师 社会工作者 结算人员
综合慢性肾病 诊所	团队管理 护理教育 医学营养治疗 糖尿病管理 贫血管理 移植的评价 血管通路 心理治疗？	中级职称医生 临床护理专家或诊所护士 临床营养师或护士 临床营养师 社会工作者 移植协调员 诊所经理 结算人员

中级提供商和其他专业人士在慢性肾病护理方面的情况

治疗肾病实践工作中，照顾透析患者，技能娴熟的护士和医生助理显得越来越不可或缺，也有部分做法，照顾慢性肾病患者，采用一些中层技术人员。对患者选择肾脏替代疗法的教育，治疗慢性肾病并发症（贫血、骨和矿物质代谢异常），准备和安排透析，慢性肾病患高级护士和医生助理的工作是解决一些共性问题。（Easom et al. 2000，Golper 2007，Renal Physicians Association 2008）。在计算有关成本效益方面的问题时，可以采用中层技术人员。因为缺乏训练有素的肾病专业技术人员，将增加慢性肾病患者负担，所以对于这样的病人，需要灵活性的保健系统。中级服务者可以填补这一空缺。药剂师，以及管理人员和社会工作者，治疗小组成员辨清病人药物的选择，核算成本和偿还方面的问题，是有必要的（Joy 2005）。正确地选择一个了解复杂慢性肾病的药剂师，将有助于治疗疾病和偿还费用，但无法租到药剂师独家使用。在某些情况下，在透析和/或移植过程中，可以通过调入药剂师进行管理。

慢性肾病和慢性肾脏疾病诊所的绩效及质量问题

高效的 CKD 诊所需纳入评估和治疗方案，不仅有标准化治疗而且还要进行诊疗进行审查和疗效评估。引入电子信息系统是必要的。目前，CKD 诊疗指南可以作为个人化 CKD 诊所协议的起点。这样，诊所就能通过数据收集，分析和质量改进等参与到指南中来。成功的 CKD 诊所和 CKD 诊疗的主要障碍是收费服务的医疗系统缺乏全面的激励机制，以及在一些情况下过度依赖报销模式。对绩效系统的日益重视和不调整报销模式，引发了关于当前医疗体系是否能有效照顾如 CKD 这样的慢性病患者的问题。如果医疗系统进行重组，进行有效协调的奖励，以及预防保健的出现，那么，CKD 诊所将更易建立和进行资助。

（米磊　译）

参考文献及推荐阅读：

Coresh J, Astor BC, Greene T, et al. Prevalence of chronic kidney disease and decreased kidney function in the adult US population: Third National Health and Nutrition Examination Survey. *Am J Kidney Dis.* 2003;41:1–12.

Coresh J, Byrd-Holt D, Astor BC, et al. Chronic kidney disease awareness, prevalence, and trends among US adults, 1999 to 2000. *J Am Soc Nephrol.* 2005;16:180–188.

Daugirdas JT, Finn WF, Emmett M. Phosphate binder equivalent dose. *Semin Dial.* 2011; Jan–Feb (in press).

Desai A, Garber AM, Chertow GM. Rise of pay for performance: implications for care of people with chronic kidney disease. *Clin J Am Soc Nephrol.* 2007;1:1087–1095.

Disease Management Association of America, now known as Care Continuum Alliance. Available at www.carecontinuum.org and click on population health tab for definitions.

Accessed January 17, 2011.

Easom A, Allbritton G. Advance practice nurses in nephrology. *Adv Renal Replace Ther.* 2000;7:247–260.

Golper TA. Predialysis nephrology care improves dialysis outcomes: Now what? Or chapter two. *Clin J Am Soc Nephrol.* 2007;2:143–145.

Joy MS, DeHart RM, Gilmartin C, et al. Clinical pharmacists as multidisciplinary health care providers in the management of chronic kidney disease: a joint opinion by the nephrology and ambulatory care practice and research networks of the American College of Pharmacy. *Am J Kidney Dis.* 2005;45:1105–1118.

Khan S, Amedia CA. Economic burden of chronic kidney disease. *J Eval Clin Pract.* 2008;14: 422–434.

Maddux FW, Maddux DW. Characterizing the ideal clinical office system for nephrology. *Adv Chronic Kidney Dis.* 2008;15:64–72.

Morrow BD, Stewart IJ, Barnes EW, et al. Chronic kidney disease management in an academic internal medicine clinic. *Clin Exp Nephrol.* 2010;14:137–143.

National Kidney Foundation. K/DOQI clinical practice guidelines for CKD: evaluation, classification, and stratification. *Am J Kidney Dis.* 2002;39:S1–S266.

Owens G, Emons MF, Christian-Herman J, et al. Current trends in pharmacy benefit designs: a threat to disease management in chronic complex diseases. *Dis Manag.* 2007;10:74–82.

Patwardhan MB, Samsa GP, Matchar DB, et al. Advanced chronic kidney disease practice patterns among nephrologists and non-nephrologists: a database analysis. *Clin J Am Soc Nephrol.* 2007;2:277–283.

Pfeffer MA, Burdmann EA, Chen C-Y, et al. A trial of darbepoetin alpha in type 2 diabetes and chronic kidney disease. *N Engl J Med.* 2009;361:2019–2032.

Piette JD, Heisler M. Problems due to medication costs among VA and nonVA patients with chronic illnesses. *Am J Manag Care.* 2004;10:861–868.

Piette JD, Heisler M, Wagner TH. Cost-related medication underuse: Do patients with chronic illnesses tell their doctors? *Arch Intern Med.* 2004;164:1749–1755.

Rastogi A, Linden A, Nissenson AR. Disease management in chronic kidney disease. *Adv Chronic Kidney Dis.* 2008;15:19–28.

Renal Physicians Association. RPA Position on Development of Effective Collaborative Practice Models for Chronic Renal Care. Rockville, MD: RPA, 2008. Available at www.renalmd.org, click on patient care then on CKD to access publication for purchase if not RPA member. Accessed July 1, 2010.

Sarafidis PA, Li S, Chen S-C, et al. Hypertension awareness, treatment, and control in chronic kidney disease. *Am J Med.* 2008;121:332–340.

Spry L. Building the chronic kidney management team. *Adv Chronic Kidney Dis.* 2008;15: 29–36.

St. Peter WL, Khan SS, Ebben JP, et al. Chronic kidney disease: the distribution of health care dollars. *Kidney Int.* 2004;66:313–321.

St. Peter WL. Potential impact of Medicare Part D in the end-stage renal disease population. *Adv Chronic Kidney Dis.* 2008;15:140–146.

Trivedi HS, Pang MM, Campbell A, et al. Slowing the progression of chronic renal failure: economic benefits and patients' perspectives. *Am J Kidney Dis.* 2002;39:721–729.

United States Renal Data System. 2009 Annual Report. www.usrds.org. Accessed July 1, 2010.

Wish JB. The economic realities of erythropoiesis-stimulating agent therapy in kidney disease. *Kidney Int.* 2006;70:S21–S25.

第 41 章　　工具箱和网页资源

Jerry Yee, Gregory D. Krol.
and Sandeep S. Soman

　　CKD 需要基于 CKD 分期和合并症的临床计划和临床干预来改善疗效。为了优化不同分期 CKD 的治疗，需要使用一些资源来协助进行。这些资源被编排成 CKD 工具包在多个网站进行提供。在本章第一部分，对一些 CKD 工具包的异同进行了描述。在第二部分，对基于网络的资源进行了回顾。

CKD 工具包

　　有许多工具包提供参考，它们都是基于国家或国际特定的临床实践指南而形成的。在表 41-1 中进行了简单的比较，并且列出了当前相关网址。

表 41-1　慢性肾病教育和实践管理工具包的比较

工具包	重点	长度	内容	CD-ROM	办公处理工具	费用
全国肾脏基金（NKF）肾脏学习系统	不同水平的医护人员、患者	无限制	是	部分	有限	一些免费，一些需要付费
肾内科医生协会（RPA）晚期慢性肾病治疗工具包	肾病医生	活页	是	是	广泛	对 RPA 会员免费

续表

工具包	重点	长度	内容	CD-ROM	办公处理工具	费用
澳大利亚 CKD 肾脏健康全科医师指南	全科医师	36 页手册	是	否	否	免费
密歇根州质量倡议联盟（MQIC）CKD 指南		单页	是	否	否	免费
NFK 伊利诺伊州初级护理提供者高血压、糖尿病和 CKD 诊断和治疗工具包	肾病医生	8 页	是	否	有限	免费
英国哥伦比亚指南和方案；CKD 患者的鉴别、评估和治疗	肾病医生	19 页	是	否	否	免费
对初级护理医生和健康护理提供机构的 Henry Ford CKD 临床实践推荐	内科医生家庭医生医生助理护士肾病医生	62 页	是	否	否	免费（网络）

网络链接：

NKF 肾病学习系统：www. kidney. org/kls

RPA CKD 工具包：www. renalmd. org/RPA- Advanced- CKD- Patient- Management

澳大利亚肾脏健康：www. kidney. org. au/

密歇根州质量改善联盟：www. mqic. org/ guid. htm

英国哥伦比亚：www. bcguidelines. ca/gpac/pdf/ckd/pdf

Henry Ford 临床实践推荐：http：//ghsrenal. com/ckd

NKF 伊利诺斯资源指南：www. nkfi. org/ guide/toc. html

肾病学习系统

国家肾脏基金会（NKF）已开发了一个有关于肾脏知识的学习系统（KLS）。其重点是帮助早期患者对 CKD 进行了解和预防，同时显示有效的治疗手段。KLS 准备了多种形式（如在线会议，网络文档和印刷册），而且还针对医护人员、营养师、社会工作者、透析技术人员、CKD 患者及家庭、CKD 风险人群或普通大众制定了不同内容。KLS 的资料通过CKD 分期进行了归类。该系统仍在对影响 CKD 和其风险因素的新知识、趋势、其它科学发现进行更新。

晚期 CKD 患者管理工具包

美国肾内科医师协会汇集了 4 期到 5 期 CKD 的治疗内容。这些工具包内包含了 RPA 关于 CKD 的临床实践指南。该指南作为一份印刷文件包含在一个 4 英寸的 D 环活页夹中或以数字形式以 CD 或 Pdf 文档进行保存。RPA 从 2004 年到 2005 年在这方面进行了测试，并在杜克大学临床卫生政策研究中心的技术支持下得到了改善。循证医学临床实践指南完全被通道评议可以用 CD 数据的内科手段。其他的 CD 片提供了基本的教育资料。这份资源描述了处于肾病合适阶段和主要内科治疗的 CKD 患者最理想的管理方案。

工具箱被分成五大部分，包括："介绍部分"、"选项指南"、"内科病人治疗手段与工具"、"评估部分"、"评价工具"。在"选项指南"部分，肾病学家所要求的确切的工具与那些非肾病内科医生所要的工具大不相同。不管如何，实践评估与评价的方法在目标使用群中一样。在"内科方法工具"部分，能够找到内科教育资料，如一张 CKD 的鉴定计划卡片与墙报，一份肾小球滤过率的变动规律数据，还有 CKD 患者的图表标志和样本参照及诊断模板。这部分也包含了数据的收集和治疗的模板与方法。最后的部分与来自 NKF 提供的 KDOQI（kidney disease outcomes quality initiative）临床指南的范围不同。"病人工具"部分是 CKD 患者能够去获取他的医疗治疗记录笔记。在记录中，一份便利的药物清单可能有其图表代表的意义。这份图表是教育患者注意他们的病情，包括去阻止将来血管方面的发展。一种容易再发的血管进程证据也包括在这一部分中，代表了血管解剖和结构的进化和瘘管的修补、肾移植、导尿等的历史记录。最后，哪一个概括了发展和提高现有的临床 CKD 的一般方法的部分。这唯一一"评价工具"包含了患者鉴定与分段管理，促进和开始了持续性质量检测的性能，在最后可用于"内科治疗工具"部分，帮助患者用印刷模板和数据表格去准备有效的数据。

其他 CKD 工具包和活动计划

澳洲 CKD 的普通医疗管理

这本 36 页的小册子是唯一一本关注于肾病诊断的规范性与普通医疗管理 CKD 的书。它的内容有荧光屏检查，蛋白尿，血尿的细节，是肾病学参照的说明，包括各期 CKD 的治疗计划，使用 ACEI 类和 ARBs 类药物的详情，也包括了怎样在多学科问题的临床上如何去管理病人。

密歇根州质量委员会计划

这一组已经标准化了许多临床行为，包括 CKD 所做的手稿文件。（表 41-1）

国家肾脏基金会的临床计划

这计划包含有 8 个节段：一个分层管理的 CKD 计划，4 份有关性别和种族，肾小球滤过率的图表，3 种 2 型糖尿病治疗方法，还有 2 种与 GFR 相关分层的高血压计算方法。

英国哥伦比亚指南与草案拟定委员会

这组织出版了一份 19 页的文件，该文件主要用于一些工具箱功能的应用。文件被写成了一系列相伴随的方法与病人管理推荐文书。临床症状可以支持这一清楚明了的指南。文件不但格式清新，而且通俗易懂。无论如何，这还是不够作为一本可以便携的口袋参考书。

亨利福特医疗系统宣传册

适合用于医疗卫生系统政客们的综合迷你 CKD 工具应是这本 CKD 宣传册。CKD 为主要卫生管理者与医疗政客们所提供的临床依据——一种合作方式。这是为这个系统所写的，还可在系统电子记录下进行访问该系统的可能。该系统也可自由的进行 PDF 文件的下载和粘贴复制。这本书的目的是为主要的卫生管理者们和中级内科医生提供快速及时更新的 CKD 信息及管理方式指南。它同样旨在作为在进修的肾内科规培医生，内科医师，家庭实习医生的 CKD 的培训手册。但病人的教育材料并未包含其中。

这些参考文献，口袋书开始就被分为几部分，这几部分是关于肾知识的再认识、分期、进展和肾病学者的参考标准。因而，肾病最后被认为是最复杂的疾病。其表现在对糖尿病肾病的定位，CKD 的复杂性和那些当做营养和免疫化干预的信号。每一部分都是依据问题的陈述，合理的目标与特别的治疗方法进行整理的，还包含有彩图和治疗方法。这些几乎是来自 NKFKDOQI 临床实践指南的主干。因此，图表和方法算法应尽快用于回答 CKD 的相关问题，最后相关背景的因素会被重审。

宣传册以性别与种族相关的 GFR 因素为特点，一个复杂综合的计划，国际疾病的典型。临床修正方法（ICD-9-CM）译成 CKD 指南相关部分，细节和参数的逐条检查部分，所有这些部分都应该在影响个体化上进行监控。有关 ICD-9-CM 的编译部分是唯一的，他不仅是什么时候用于特别诊断的法典，而且是在不用时也列出。这部分列出了相关法典，有一小部分应用药物的细节。肾病学家对这些药物很了解，但对于主要治疗的内科确实非必须的。例如，特别是规范的肾用维生素，红细胞生成雌激素，静脉内补血药等。这小册子还有插页，插页是根据 CKD 的分期分层的评估与管理信息，并列出了文献为那些需要更多有关 CKD 的信息细节提供了途径与方法。

与医学信息一道需要更新的工具箱

尽管这些有价值的工具箱进行周期性更新，但是他们更新的速度并不总是和新医学知识同步。在 CKD 方面，特别是 CKD 的最佳血红蛋白和血压水平，他汀类药物在接近正常胆固醇水平的疗效，使用二联通道阻滞剂治疗的风险获益比可相对较快更新，当基于这些资料进行临床实践时，应该对最新文献中的更新进行确认。

关注病人的网络资源

互联网提供了一个宽广的医疗信息和教育项目的通道。这些信息和教育项目适合满足那些 CKD 患者个人兴趣和家庭成员的需要。这样的方法门路能够使患者在管理他们自己的病情和处好他们的医生还有其他看护者间的关系变得很积极。病人如何选择特殊的健康的相关网站去登录和病人怎样运用他们从这些网站上获的信息，对此，我们一无所知。那有很多教育网站可用。其中的一些事有独立的组织所创建，其他则是由个人企业所发起，还有一些来自那些对 CKD 感兴趣的个人所创建的博客。

　　PEW 网与美国人生项目继续评估卫生网络的用法。这项项目发现了网络在很大程度上影响健康追求者。来自网络的信息极大的干扰了医学决策。PEW 项目发现因特网之所以影响消费者是因为健康追求者容易被他们在网上读到的信息所动摇。项目还发现网络是病人或其家人和朋友的一个工具，还是那些想保持健康者的教育资源。同时网络是用来做研究和参考目的的，而不是提供商和消费者间相互影响的目的。网络很容易且允许匿名访问那些被认为即刻医学问题的旧观点和传统信息。该项目还发现网络包含有不正确的信息，这是因为健康追求者的兴趣是做一些一般的健康搜索而不是用来自提供商的网页。数据表明访问网络和个人的社会经济环境直接相关：一个人的经济环境越差，就越少去登录网站。不管怎样，这种问题可以通过使用当地的图书馆互联网来解决。

关于心血管病，糖尿病与高血压的一般患者信息网页

　　在 CKD 的早期阶段，患者面临的问题是有关保持良好体重的一般问题与健康饮食问题。如果有糖尿病患者要控制血糖，如果有高血压要控制血压。在这种情况下，患者通过 CKD 相关网页获取信息通常不会受限。

心脏病患者中心

　　美国心脏协会赞助的网站内容包括胆固醇、糖尿病、高血压及平衡膳食的有关信息。

美国糖尿病协会（ADA）

　　ADA 有许多病人的资料和在其首页出版了有用的相关信息，包括 ADA 协会论坛。

美国国立卫生研究院（NIH）相关资料

美国国家心肺血液研究所（NHLBI）已经准备了一套患者教育资料和导师资源。国家糖尿病教育项目组（NDEP）资源能在 http：//ndep. nih. gov 中找到，还有高血压方面的资源可在 www. nhlbi. nih. gov/guidelines/hypertersion 中找见。

肾病网站

与 NIH 相关

国家肾病项目（NKDEP）给病人的建议在 http：//nkdeo. nih. gov/. 中。NKDEP 致力于关注 CKD，他们有关于荧光屏检查与营养学特别的信息，一些 NIH 建立的网站包括西班牙的资源。

澳大利亚肾脏组织

澳大利亚提供了一份并积极更新及涉及许多 CKD 的信息。这份信息以病人为目标，包括广播、录音、风险评估、小册子，还有病人可以与专家相互交流和讨论有关肾病特别主题的博客。这资源在 www. kidney. org. au/的首页上点击 "FOR PATIENTS" 链接访问。

国家肾脏基金会（NKF）

国家肾脏基金会为病人提供的资料含有一系列描述一些 CKD 患者共同面对的问题的小册子。几乎所有的册子都是免费的，其中的一些有特殊价值的小册子，描述了器官和组织的作用，家庭支持的作用还有青少年与孩子的影响。其他册子则是描述了 4 期 CKD 患者的治疗选择。这样的册子成了美国肾病学家特别的兴趣，就像获得患者医疗教育一样。

特别疾病网页

那些肾病患者是由于像狼疮多囊肾或是肾小管性肾病继发而来的；有许多病人支持与了解网页的用处，例如患者讨论病情的博客。PKD 基金会是有关这方面的特殊网络，特别是在他们一年一度的会议上。在会上患者听取科学家给出的有关这个领域最新进展的报告。一份详细的特别疾病网页清单列表在这章节范围内。

美国肾病患者协会 （AAKP） AAKP 有一项积极活跃的顶级患者项目，包括杂志与时事通讯，一个由病人支持的索引，及通过美国主持的同期性教育会议。

家庭透析网 这个网络是由非营利医学教育协会所创建的，其旨在提升家庭透析疗法。该网站列出了美国所有可提供家庭透析的地址。

高信息量患者网页

对那些患有肾病高学历患者而言，其中的一个问题是他们在社会医学与政府网站所搜寻到的资料只是在一般层面上给出了信息。为了获取更多信息，他们会检索数据库，如 Medline 等，但对他们来说，在通常没有共识的领域对多个研究论文进行评估是很难的。

现代化的患者

对这样高知识分子的患者具有潜在价值的一个网页是现在属于刻录文出版商的 WEB 网页。这个网页（由肾病学家创办）打破肾病和其他医学特别共同领域，进入共同遭遇问题的地方。网络的优点是有关该领域问题的信息每隔 6 个月就会被这个领域的专家去更新。这些资源可自由选用。这些资料的患者的目标是很基本的，但是很多信息细节在那里是以内科医生发展的主题网页运用的。当然这些网页对患者来说是可以登录的。这有付出的订购是有必要的：患者可以以 19.95 美元获得 7 天通行权，也可用 44.95 购得 1 个月的通行权。

内科医生与护理网站

有很多关于 CKD 的网页资源给刑侦管理者。其中的一些网站是国家政府组织的。这些网站主要是为像 KDOQI 这样 CKD 疾病提供与发展管理指南。这些指南相关网页会在第 42 与 43 章中描述，在此不再详细描述。在网上获得指南的最好的方法是去登录那些政府网站。另外，所有的 KDOQI 指南都出版在国家肾脏基金会的美国肾病杂志上，还有一些 pdf 文件可接 http://ajkd.org/content/kdoqiguidelines 打开查阅。美国糖尿病协会指南出版在糖尿病治疗社会杂志上，但是他们必须个别地去搜索。很多科学报及美国心脏委员会的情况说明都出版在这本杂志上，这些出版物几乎是一个开放的可用模式。

美国国家肾脏基金会学习系统提供了多媒体式的图书馆，许多文本是来自 NK 下创办的每年一次的春季临床会议，这些文件很多都与 CKD 相关。NKF 下也出版杂志，特别是关于 CKD 的，叫做《CKD 的进展》。澳大利亚卫生协会和一个医学教育公司合作，这公司叫 PriMed。通过这种方式 primed_ 澳大利亚卫生协会提供了许多有关 CKD 的内科治疗方案。美国肾病协会的肾病学家会员接受各个肾病领域有关 CKD 的疾病，通过 NephSAP 更新信息。美国肾病学护理协会提供每年会议记录，还有在肾病护理杂志上的文献。欧洲透析护理协会（EDTNA）把指南放在了一起，《管理 4—5 期 CKD——临床实践指南》，这本书出版于 2008 年并被译为 7 种语言。

直到现在，以上描述的美国内科系统是一个非常宽裕的可用资源尽管它有基本的每年预定价格。HDCN（高血压、透析、临床肾病学）是有关许多国家与国际间会议在肾病领域的辩论文件的网站。其每年的预订价是 95 美元，但这是短期的，不贵也值的。过去的九年时间多伦多大学主持了一个关注保护肾的会议。这个会议每年 10 月份在多伦多大学召开。

网站摘要

对于那些需要了解 CKD 领域最新进展的内科医生来说，他们可以通过网络上各种学科会议的摘要来获取那些甚至未被同行评议过的资料。一个常用的网站是 Abstracts2view. com，通过这个网站每个人，即使这些组织的会员，也能检索和访问这些发表在美国肾病协会，欧洲肾脏协会，美国糖尿病协会和一些相似组织协会每年会议上的摘要。链接到这些摘要找见许多直接搜索出每个社会组织的年度会议网页。

PUBMED 和谷歌学术网站

对内科医生和护士而言，一个主要的信息资源库仍然将是美国国立医学图书馆的 pubmed 数据库。许多链接的文献全部是可用的格式，特别是一年前或多年前发表的论文。全格式的文献只限于可付预定的特别杂志，这些杂志可以从杂志商那buy买到。对于那些怀有学术观点的医疗卫生政客们。杂志网站提供可通过大学图书服务代器，来自文献翻译的 PDF 文件。这文件/文献可以个性的免费下载。谷歌学术网站通常可发现传统论文，特别是很老的手稿。另外，也可用 Books. googie. com 去搜索在课本内的资源。

（张江涛　译）

推荐阅读：

Eysenbach G, Kohler C. How do consumers search for and appraise health information on the World Wide Web? Qualitative study using focus groups, usability tests, and in-depth interviews. *BMJ*. 2002;324:573–577.

Miller EA, West DM. Characteristics associated with use of public and private Web sites as sources of health care information: results from a national survey. *Med Care*. 2007;45:245–251.

Patwardhan MB, Matchar DB, Samsa GP, et al. Utility of the advanced chronic kidney disease patient management tools: case studies. *Am J Med Qual*. 2008;23:105–114.

Watson AJ, Bell AG, Kvedar JC, et al. Reevaluating the digital divide: current lack of Internet use is not a barrier to adoption of novel health information technology. *Diabetes Care*. 2008;31:433–435.

Wilkinson I. Effects of a chronic kidney disease domain in the Quality and Outcomes Framework. *Br J Renal Med*. 2007;12:22–23.

Yee J. Chronic kidney disease—a disease domain complex. *Geriatrics*. 2008;63:30–37.

Yee J, Krol GD. *Clinical Practice Recommendations for Primary Care Physicians and Healthcare Providers: A Collaborative Approach* (ed. 5.10). Henry Ford Health System, Detroit, MI, 2008.

第 42 章　美国慢性肾病的管理准则

Aneet Deo, Mark Sarnak, and Katrin Uhlig

1999 年，美国肾脏基金会（NKF）制定和推出了肾脏病方面的成功研究，改进（改善全球肾脏病预后组织）了慢性肾脏疾病（慢性肾病）个人护理的临床实践指南。2002 年改善全球肾脏病预后组织的诊断准则，为其对慢性肾脏病的分类，和分层提供了一个指导方案，包含了系统的分期，和相关行动计划。随后的指导方针重点概述对慢性肾病治疗的相似条件和并发症的评估。这是改善全球肾脏病预后组织准则的网站上可以找到的摘要（www.kidney.org）。同样，其他专门提供建议的机构公认慢性肾病是一个与个人心血管疾病、高血压、糖尿病、血脂异常等很多因素相关的疾病。这些组织包括美国心脏协会（AHA），美国糖尿病协会（ADA），美国国家胆固醇教育计划（成人）和成人治疗小组（ATP Ⅲ），联合全国委员会全国高血压教育计划（JNC7），和美国预防服务工作队（USPSTF）。

本章回顾美国准则的相关项目以及按指导方针选定的高血压，糖尿病和血脂异常的背景下，治疗慢性肾病。作为一个内科人士，我们把重点放在：什么是关键问题。我们分组建议前对不同来源的表格做了以下议题：谁应进行测试；如何测试；如何诊断慢性肾病；什么相关性肾病分层心血管疾病的风险；如何对待高血压，糖尿病和血脂异常范围内的慢性肾病的作用；饮食管理；以及如何测试伴有并发症的慢性肾病。叙述审查每一专题主要的兴趣点和比较建议的共性。对于详细的心血管疾病管理和并发症管理是超出了本章的范围。43 章综述在世界的其他地方的慢性肾脏病护理准则。

建议总结表来源于对原文指引作者思想的一个总结。在缩写，细微差别可能无改变的意义。更多的细节提供了各自的指导方案。建议在制定任何特定临床方案的情况下，指导方针，不断更新，必须针对特定的语境，因此，每一个卫生保健专业人员负责审查的最新版本的准则，应确保准确性和评价适当的运用，读者还鼓励研究全文指南推荐，和指南中提供的补充信息。

不同发展时期美国机构指定方法的准则

表 42-1 对美国不同机构指南开发的方法进行了描述。大多数使用过程包括证据审定和基于证据的建议以及专家判断。大多数都是关于证据的质量和强度。推荐的等级表明了指南研发小组对指南的信心，也就是说按照指南推荐是利大于弊的，因此建议用户按指南进行实践。因为评分系统不同，因此可能在不同组织间进行指南推荐对比。因此，在表格中我们没有保留各推荐总结的优点。如果需要，读者可通过原文进行了解。

表 42-1　不同发展时期的美国机构指定方法的准则

机构	理论
肾病疗效结果倡议（改善全球肾脏病预后组织）	组织：全国肾脏基金会 工作组：领域专家 方法：独立审查小组进行证据支持 生成的证据的报告：协助评估和解释和写作 指南：基于证据起草的工作组的报告和判断，并分级。 综述：内部和外部同行审查
美国心脏病/美国心脏协会大学（行政协调会/美国心脏协会）的指导方针任务小组	组织：行政协调会/美国心脏协会 工作组：编写委员会 方法支持：研究分析师，馆员，专家文档 起草委员会的准则：写作，分类。 综述：内部和外部同行审查
联合国成人治疗小组报告（ATP Ⅲ）	组织：美国国家心肺血液研究所（全文） 工作组：专家小组 方法：支持独立生成，方法论者 证据的报告：协助评估和解释与写作 指导方针：由专家小组进行内部和公开的同行评审 综述：内部和外部同行审查

续表

机构	理论
美国糖尿病协会（声明"糖尿病"医疗保健标准占据主导地位）	组织：ADA 工作组成员的专业实践委员会，自评或他人评论 组织：ADA 工作组成员 技术支持：建议是协会支持邀请专家根据技术审查或其他评论发表论文产生。 指导方针：所产生的委员会，分级，代表一个，正规地从 ADA 的视角作为出发点。 综述：董事会、实践委员会和执行委员会批准的专业人员进行正式审查
美国预防服务工作队（STF） 提供建议以供筛选	组织：USPSTF，工作组工作队由卫生保健研究和质量（AHRQ）主任负责 方法：在建议的基础上，工作人员从 AHRQ 获得行政支持，研究和技术支持。 系统的审查合同从 AHRQ-循证实践中心指定。 指导方针：起草工作队领导和 AHRQ 官员，分级。 同行审查：内部和外部的联邦伙伴组织

慢性肾脏病检测

检测者

　　该改善全球肾脏病预后组织准则包含了最全面的导致慢性肾病条件的危险因素的名单（表42-2）。然而，名单中并没有包括心血管疾病的危险因素，在随后的建议，审核和接受其他问题指导机构的意见，如 ADA and JNC7。检测慢性肾病患者的糖尿病和高血压。筛查这些病人的病例将需要广泛的测试，以了解是什么原因影响了早期识别大多数慢性肾病病例。在美国，在预防护理服务方面，服务人口最多的是美国预防服务工作队（USPSTF），该机构的特色是以证据事实建议为基础。在其评估过程中，USPSTF 评估包括：流行的数据和测试性能、是否符合筛选条件，以及能否在适当的治疗条件下，转化为较好的结果。值得注意的是，在美国，没有证据显示，备受推崇的 USP STF 在慢性肾脏病患者中，是进行的初级护理。改善全球肾脏病预后组织指南推荐的"测试"，不是因为不建议筛选试验而得不到报销。虽然 USPSTF 没有建议显示慢性肾病本身的真面部，但它建议在特定人群筛查慢性肾病的危险因素，如高血压，心血管疾病和糖尿病。

检测方法

根据改善全球肾脏病预后组织指导建议，衡量慢性肾病患者的肾功能方法有：估计肾小球滤过率（通过预测公式），还有就是肌酐清除率。测量肌酐清除使用时间（例如，24h），收集的尿液不超过用于估计肾小球滤过率所提供的预测方程，因为阐释估计肾小球滤过率（表皮生长因子受体）需要一个稳定状态。慢性肾病指引建议测量尿液样本的尿蛋白含量，因为蛋白尿是最常见的肾损害的标志，这消除了需要定时收集尿液的繁琐程序，在许多情况下。通过 24h 的尿液收集，来确定肌酐和清除率，但可能仍然有必要在特殊情况下（见表 42-2 和章节 1 和 4）进行表皮生长因子受体（肾小球滤过率）和蛋白尿检测。

慢性肾脏疾病诊断

2002 年改善全球肾脏病预后组织定义慢性肾病的原则是以肾功能的衰减（表皮生长因子受体的衡量是 $60\mathrm{ml}/(\min \cdot 1.73\mathrm{m}^2)$）或存在一些标志性肾损害（表 42-3）。随后阐述 2002 改善全球肾脏病预后组织各项指标指南均使用改善全球肾脏病预后组织准则的定义和它的各个理论系统。一旦诊断出患慢性肾病的原因，慢性肾病需要阐明治疗的目标和具体需要治疗哪些疾病，比如糖尿病和高血压是常见的导致慢性肾病的原因。改善全球肾脏病预后组织对糖尿病提供一些指导准则，可以归因于糖尿病（表 42-3）。他们还提供了一个清单症状或星座状的图示，建议考虑慢性肾病的其他原因。以往难以控制的高血压，也往往通过呈现其他靶器官疾病的基础上，作出推定诊断高血压肾脏疾病。

表 42-2　慢性肾病进行检查的时间和方法

NKF-KDOQI 对慢性肾病临床评价、分类、分层（2002）。	应在日常评估临床访问，以了解到个人增加肾脏疾病的风险因素（见列表）	
	临床因素	社会人口因素
	糖尿病、高血压、自身免疫病、全身性感染、泌尿系感染、尿路结石、下尿路梗阻、肿瘤、家族病史的慢性肾脏疾病、急性肾表竭、减少肾质量、接触某些药物（非留体抗感染药，某些中国草本药物）、出生体重过轻	时代秩序、美国少数民族的地位、接触某些化学物质和环境条件、低收入／教育
	检测慢性肾病包括通过估计仪器测试和评估标志性肾损害（见表 42-3 计数）。水平肾小球过率应评估预测浓度以及考虑一些或所有以下变量：年龄、性别、种族、和身体的大小。（检测慢性性肾脏病包括评估肾小球滤过率和检测肾损害的标志物。肾小球滤过率水平应该通过预测去评估，这个公式所考虑的因素包括肌酐浓度和一些或所有以下变量：年龄、性别、和身体的大小。）被用于检测和监测蛋白尿。尿沉渣检查或进行试纸条红血细胞和白血细胞的产生，儿童和成年人（见 1 章和 41 章）不计（定）时（"随机"），在发展中国家，第纳尔）。增加对肾脏影像学研究，应该被实施到那些慢性肾脏病的患者和某些风险的风险之中的个人身上。肾脏影像风险的检测，应该被实施到那些慢性肾脏病的患者和处在不断增加的产生慢性肾病风险之中的个人身上。如果没有肾脏病的检测，应遵循个人减少风险和定期进行评价的方法。（针对红细胞和白细胞的产生慢性肾脏病处于评估和某些风险之中的个人身上。肾脏影像风险的检测，应该被实施到那些慢性肾脏病的患者和被挑选出来并处在遵建议该减少的产生慢性肾病风险之中的个人身上。如果没有肾沉渣的患病，这样的个人应该被挑选出来循减少的方式和经受定期的评估）。		

续表

美国预防服务工作组	没有任何筛选慢性肾病的建议或准则,然而,有建议,需要测试具体人口的危险因素,比如,高血压和 2 型糖尿病。
美国糖尿病医疗护理协会医疗标准(2010)	从诊断开始,对于病程大于 5 年 1 型糖尿病患者,和所有 2 型糖尿病患者,对尿蛋白排泄进行年度测试与评估; 每年对所有糖尿病患者身上,无论尿蛋白排泄程度如何,均测量血清肌酐含量; 如果显示尿蛋白存在,血清肌酐应被用来评估肾小球滤过率和病情所处阶段的水平。
JNC7 (2003)	开始治疗 GKD 之前,测试患者是否患有高血压。 获得血清肌酐,尿表皮生长因子受体,和鲜尿液蛋白/肌酐比值相关方面的信息。
AHA/ACC (2006)	有人建议,通过血清肌酐预测方程和测量尿清蛋白对肌酐比值,例行评估病人心血管疾病或处于高风险的心血管疾病,包括评估肾小球滤过率。
NKF- KDOQI 糖尿病和慢性肾脏病临床实践指南与建议(2007)	糖尿病慢性肾病患者,具有 5 年或以上病程的 1 型糖尿病或 2 型糖尿病患者。 初步筛选项目应该包括:线尿样清蛋白与肌酐比值和通过血清肌酐的评估肾小球滤过率。

NKF,全国肾脏基金会;KDOQI,肾脏病成果质量倡议;NSAIDS 非甾体抗感染药;CKD,慢性肾脏病;GFR,肾小球滤过率;EGFR,表皮生长因子受体;JNC7,第七次全国联合委员会关于评价、治疗高血压的预防检测的报告;AHA/ACC,美国心脏协会/美国心脏病学院

表 42-3　如何作出慢性肾病诊断

NKF-改善全球肾脏病预后组织慢性肾脏病临床实践指南:评价、分类、分层 (2002)	慢性肾脏病的定义是 肾脏损害的 3 个月或以上,肾脏所确定的这种损害包括肾脏结构或功能异常,有或者没有肾小球滤过率的降低,被证实的病理异常或者病志的肾损伤,包括血液或尿组成异常,或功能试验异常。 肾脏损伤标志物的异常,包括血液或尿液成分的异常,或者影像学试验的异常。 GFR <60mL/(min·1.73m²) 超过 3 个月,有或无肾损害; 建立在慢性肾脏病应用的基础上,呈现的肾损害和肾功能水平(公式)低下,不论是否诊断,不考虑诊断,在肾功能分配阶段阶段对肾病分类。 慢性肾脏疾病患者,在肾功能基础水平上,不考虑诊断,根据 KDOQI 准则对肾病分类。		
损害的指标	尿常规检查结果		影像学研究检查结果
	蛋白尿		肾动脉狭窄
	红细胞		不对称的大小
	白细胞		囊肿
	粗颗粒管型		梗阻
	肾小管上皮细胞		疤痕
	脂肪		体积减小
			肿物

续表

	根据肾功能水平阶段和临床行动发展计划，为每个慢性肾病病人制定合理的治疗方案。
NKF-KDOQI 慢性肾病临床实践指南：评价、分类、分层（2007）	糖尿病： 有蛋白尿或微量存在； 有糖尿病视网膜病变的存在； 1型糖尿病患者至少10年的时间； **应考虑慢性肾脏病其他原因，即存在下列任何情况：** 没有糖尿病视网膜病变 低的或迅速减少的肾小球滤过率 迅速增加的蛋白尿或肾病综合征 难治性高血压 出现尿沉渣阳性 有其他全身性疾病迹象或症状 30%减少肾小球滤过率在2～3个月后开始一个血管紧张素转换酶抑制剂或受体阻滞剂后肾小球滤过率在2～3个月内减少30%（在开始使用一种血管紧张素转换酶抑制剂或受体阻滞剂后 ）

续表

NKF 改善全球肾脏病预后组织慢性肾病伴随高血压临床实践指南(2004)	肾硬化所引起的高血压通常特点是在一个较长的时期血压严重升高,并导致与慢性肾病相关的器官损害。 (慢性肾脏病引起的高血压或者高血压性的肾小球硬化通常表现为在一个长时间内严重升高的血压读数,并伴随着慢性肾脏病相关的器官损害。)

NKF,全国肾脏基金会;KDOQI,肾病成果质量评估;GFR,肾小球滤过率;CKD,慢性肾脏病;RBC,红细胞;WBC,白细胞血管紧张素转换酶;ARB,受体阻滞剂

并没有其他条件，可能会导致慢性肾病。此外，通过对多囊肾病在合理范围内的成像研究，发现此疾病往往具有家族史的特征。当然，当有诊断的不确定性时，建议转诊。

慢性肾脏疾病根据不同阶段的行动计划

分析改善全球肾脏病预后组织基于不同时期基础表现，总结出来的用于管理慢性肾病的方法，准则详见（表42-4）。在第一、二阶段，将要采取的行动侧重于评价慢性肾病的潜在原因或评估的其他原因，比如高血压和糖尿病。以及治疗心血管疾病的危险因素，监测表皮生长因子受体和对蛋白尿水平进行评估，采取一切必要的纠正措施。在第三阶段，新的行动将包括检测和纠正异常与矿物质有关的骨疾病和贫血，实行温和饮食，对蛋白摄入量进行限制，如果出现异常，应纠正酸中毒。在第四阶段，就选择肾脏替代疗法进行教育，包括肾脏移植。在未来6至12个月，保养好静脉血管，保证血管通畅，血液透析和动静脉瘘应建立在患者的选择上。

心血管患病因素分层

详见表42-5，改善全球肾脏病预后组织指南推荐应该把患有慢性肾脏病的个体认为是发生心血管疾病的高危人群。然而，当以肾小球滤过率减少或者蛋白尿为特点的慢性肾脏病患者与伴有糖尿病或明显的冠状动脉疾病的慢性肾脏病患者进行对照时，如何来对其风险进行分级，这是一个不断前进中的具有科学性的调查和分析的事情。在改善全球肾脏病预后组织和ATP Ⅲ，慢性肾病的心血管疾病之间的关系，部分评估管理血脂异常因素有不同的地方。

高血压的管理

改善全球肾脏病预后组织准则是，1至4阶段的目标是降压治疗，根据其理论系统，降低血压，减少心血管疾病风险的患者或无高血压的患者，慢性肾病得到缓解。改善全球肾脏病预后组织与之一致的建议是确定血压目标和优先治疗伴随糖尿病的肾病（表42-6）。然而，根据其建议，血管紧张素转换酶抑制剂或血管紧张素受体拮抗剂（ARBs），在

表 42-4　KDOQI 提倡的对慢性肾病采取的措施

Stage GFR [mL/ (min·1.73m²)] 阶段	表现	措施	特别措施
所有的风险	目前没有肾损伤标志的慢性肾病的风险因素	定期检测慢性肾病 评估发生生长因子水平 —蛋白尿检测 —尿试纸检测 —红细胞或白细胞 根据慢性肾病的危险因素改变治疗方案	如果没有检测出肾脏疾病的病人，个人应遵循减少患病风险的方法（见危险因素分类，在表 42-2），定期进行评估。
1 (≥90)	正常的肾损伤或肾小球滤过率增大	诊断和治疗慢性肾病的类型 治疗共性条件 减缓慢性肾病的恶化 治疗伴随心血管疾病危险因素的慢性肾病	诊断和治疗慢性肾病的类型 —评价可能高血压和糖尿病的原因 —评估其他可能的原因 —如果有必要，建立一个诊断和实施行动的方案 治疗伴随心血管疾病因素的慢性肾病 —考虑慢性肾病患者的因素–心血管疾病 —血压目标是 <130/80mmHg 评估和慢性肾病有关的传统的心血管疾病的因素

续表

Stage GFR [ml/ (min·1.73m²)] 阶段	表现	措施	特别措施
		无	—评估贫血 —评估和治疗血脂异常 缓解慢性肾病的进展 —每年通过血酐检测和评估肾小球滤过率 —防止急性下降 肾小球肾病 使用血管紧张素转换酶抑制剂或受体阻滞剂,缓解慢性肾病 —监测尿蛋白/蛋白尿,评估对治疗效果
2 (60~89)	肾脏损害伴随GFR轻度(下降)	估计病进展程度	(空)

续表

Stage GFR [ml/(min·1.73m²)]阶段	表现	措施	特别措施
3 (30~59)	中度(↓)肾小球滤过率	评估和治疗并发症以免药物肾毒性	评估和管理有关矿物和肾疾病的异常反应；监测血清钙磷、碱性磷酸酶、激素、和25-羟基维生素D用综合的方法，治疗具体类型肾性疾病。评估和治疗贫血的营养状况蛋白质补充标准为0.8g/(kg·d)评估和调查的中枢和外周神经病变的作用机制和疗效
4 (15~30)	肾小球滤过率严重(↓)	准备肾脏替代疗法	提供关于肾脏替代疗法的教育和照顾；估计肾小球滤过率和临床监测指导决定是否需要透析；前臂与上臂静脉穿刺导管；确保患者随时能有一个功能透析的便捷条件；
5 (<15 或透析)	肾衰竭透析	如果显示为尿毒症，即开展肾脏替代疗法(透析或移植)	

KDOQI, 肾脏病成果质量倡议；GFR, 肾小球滤过率

表42-5 慢性肾病的心血管危险分层

NKF-改善全球肾脏病预后组织慢性肾病临床血脂异常管理法准则（2003）	所有的慢性肾病患者，不论何种程度、何种原因，慢性肾病患者应考虑是否伴发心血管病 减少肾病患者心血管疾病的风险目标血压应 < 130/80mmHg 所有慢性肾病患者应进行心血管疾病危险因素的评估，包括 测量患者传统的心血管病危险因素 测量的个人决策决定慢性肾病患者的确定，有些患者伴随心血管病因素。
JNC7（2003）	伴心血管疾病的慢性肾病患者，是最常见的慢性肾病患者，心血管疾病是他们死亡的一个重要危险因素。
AHA/ACC（2005）	CKD是预防，检测，治疗心血管疾病存在危险因素的高风险群体。
NCEP/ATP 111（2004）	不包括慢性肾病列表中的高风险条件。

糖尿病肾病蛋白尿水平没有作为参考项目。此外，改善全球肾脏病预后组织建议一个较低的目标血压125/70～125/75mmHg，蛋白尿大于约每一天1g。

根据改善全球肾脏病预后组织糖尿病肾病和蛋白尿治疗管理指南，血压正常的糖尿病患者应进行血管紧张素转换酶抑制剂或受体阻滞剂的治疗；治疗与血管紧张素转换酶抑制剂或受体阻滞剂有关的方案，可以被视为治疗正常的糖尿病和蛋白尿病患者。后者建议不同于改善全球肾脏病预后组织在治疗高血压慢性肾脏患者临床实践指南，所说的对抗高血压药物的疗效；后者是糖尿病肾病患者，有或无高血压，对血管紧张素转换酶抑制剂或受体阻滞剂的治疗。艾达建议通过血管紧张素转化酶抑制剂或ARBs，治疗高血压糖尿病患者、蛋白尿患者，但处理上基于个人情况与微蛋白尿，没有明确是否有高血压。人们普遍认知的指导方案是通过抑制剂或是可以互相取代的方案，根据需要和耐受性，在糖尿病1型和2型；在某些情况下，他们通常结合利尿剂，并应谨慎使用，包括在育龄妇女。读者还提到了即将出台的新的高血压准则。

表 42-6　抗高血压药物的应用

NKF-改善全球肾脏病预后组织慢性感染肾病对高血压和抗高血压药临床实践指南（2004）	减少肾病心血管疾病的风险目标血压应 < 130/80mmHg - 糖尿病和非糖尿病肾病目标血压应 < 130/80mmHg。 - 糖尿病肾病患者，有或无高血压，应给予血管紧张素转换酶抑制剂或受体阻滞剂治疗。 - 伴随糖尿病的肾病患者，尿蛋白肌酐比值×200mg/g，有或无高血压，应给予血管紧张素转换酶抑制剂或受体阻滞剂治疗。 - 利尿剂应为大多数慢性肾病患者首选药物，并有适当的治疗方案 - 降压方案应尽可能的简化。 - 控制改善饮食和其他治疗性生活方式，应作为全面治疗的一部分。建议大多数患者膳食钠摄入量 2.4g/d。
JNC7（2003）	慢性肾病患者，治疗的目标血压应 < 130/80mmHg。慢性肾病和糖尿病给予血管紧张素转换酶抑制剂或受体阻滞剂进行治疗是被广泛认可的。
NKF-改善全球肾脏病预后组织糖尿病慢性肾病临床实践指南与建议（2007）	高血压糖尿病患者和慢性肾病阶段 1～4 应被视为与血管紧张素转换酶抑制剂或受体阻滞剂，结合利尿剂。 在急性肾病和高钾血症使用 ACE 抑制剂、利尿剂时应对血肌酐和血钾进行监测。 继续监测尿清蛋白排泄评估治疗的反应和疾病进展的建议。
美国糖尿病协会医疗标准 2008	- 糖尿病患者目标治疗血压为 < 130/80mmHg。 - 药理治疗高血压和糖尿病患者应建立完善方案，包括给予血管紧张素转换酶抑制剂或受体阻滞剂的治疗。 - 在治疗妊娠病人与微量蛋白尿患者，可以使用血管紧张素转换酶抑制剂或拮抗剂制剂。

血脂异常的治疗

KDOQI 血脂异常指南工作组可推荐 1 到 4 期 CKD 患者使用 ATP Ⅲ，除了以下条件：（一）慢性肾病伴发冠心病等危险性疾病，作为一个分类（二）考虑到并发症的治疗，可能导致肾功能降低。全国肾脏基金会工作队，慢性肾病的指导准则对慢性肾病患者，也提议包括所有的心血管疾病高风险因素。冠心病作为分类慢性肾病的一个条件，意味着建议低密度脂蛋白胆固醇目标应小于等于 100mg/dl（2.59mmol/L），适用于每一个患者。ATP Ⅲ 在其2001版本对于慢性肾病不包括将冠心病放在同等位置。但在其更新版本 2004，则包括了糖尿病、冠心病，但再也不包括慢性肾病。因此，两家机构的准则有差异（表 42-7）。

表 42-7　血脂异常的治疗

NKF- 改善全球肾脏病预后组织慢性肾脏疾病血脂异常管理临床实践指南（2004）	—所有慢性肾病成年人患者均应当评价血脂是否异常。 —成人和青少年慢性肾病患者，评估血脂异常应包括一个完整项目：空腹血脂总胆固醇，低密度脂蛋白，高密度脂蛋白，甘油三酯。 ATP Ⅲ 建议应该适用于那些有慢性肾病的患者，但下列情况除外： —肾病应与冠心病被视为一个同等地位。 —考虑并发症的降脂治疗可能导致肾功能减退。
NKF- 改善全球肾脏病预后组织糖尿病和慢性肾病临床实践指南和建议（2007）	在糖尿病患者和慢性肾病 1~4 阶段，低密度脂蛋白胆固醇目标应 <100mg/dl（2.6mmol/L）；<70mg/dl（1.8mmol/L）也是一种治疗选择。
ATP Ⅲ and ATP inNCEP （2004） www. nhlbi. nih. update. gov	ATP Ⅲ（2001）不包括把糖尿病或肾病与冠心病视为同等地位。ATP Ⅲ 更新版本（2004）则把糖尿病或肾病与冠心病视为同等地位。

糖尿病的治疗

检测葡萄糖和 HbA_{1c} 在血液中的含量，他们目的是相同的，主要是看在那些有慢性肾病患者血液中存在的情况（表 42-8）。根据改善全球肾脏病预后组织准则，降低 HbA_{1c} 水平大约 7%，缓解蛋白尿症状以及降低肾小球滤过率。虽然 ADA 没有一个治疗糖尿病肾病的单独准则，它建议成年糖尿病患者 HbA_{1c} 水平 <7% 或尽可能接近正常，防止过多的低血糖发作，其目标是减少糖尿病各种并发症。这是一个指导下治疗缓解糖尿病更新的改善全球肾脏病预后组织原则。

表 42-8　糖尿病的治疗

NKF-KDOQI 糖尿病和慢性肾脏疾病临床实践指南和建议（2007）	不论是否患慢性肾病，糖尿病患者的糖化血红蛋白目标应 <7%。
美国糖尿病协会医疗标准（2008）	减少肾病进展风险或缓解并优化控制血糖。

营养管理

治疗高血压、糖尿病、血脂异常，一个重要组成部分是改变生活方式的，进行以医疗为目的的营养治疗。因为这些条件的控制往往取决于慢性肾病患者，慢性肾病护理任务主要是咨询如何优化营养治疗和协调不同的营养搭配标准。营养疗法还认为可以改善高尿酸血症，高血磷，铁，因而这项任务变得更具挑战性。

此外，限制饮食蛋白摄入量，可以缓解慢性肾病和降低糖尿病死亡率（表 42-9），而由于营养不良的风险，实施限制蛋白质的饮食并密切监测和监督是必要的。糖尿病，饮食干预对血糖控制，减少心血管疾病的风险和慢性肾病的进展是非常有效的。在美国，报销医疗保险，提供个人营养治疗是肾小球滤过率小于 $50ml/(min \cdot 1.73m^2)$。表 42-9 表明 KDOQI 和 ADA 对糖尿病患者蛋白质摄入量的建议是一致的。此外，该

733

改善全球肾脏病预后组织高血压指南包括建议限制盐的摄入量和根据情况修改饮食。

表 42-9　营养治疗

NKF-改善全球肾脏病预后组织糖尿病和慢性肾病临床实践指南和临床实践的建议（2007）	1 ~ 4 阶段糖尿病患者和慢性肾病蛋白质膳食摄入量标准应该是建议每日摄入量为 0.8g/kg 体重。
美国糖尿病医疗保健协会标准（2008）	按 0.8 ~ 1.0g/kg 体重减少蛋白质摄入量，早期慢性肾病的糖尿病患者按照 0.8g/kg 体重每天减少，在肾病终末期慢性患者肾功能可能改善（例如，尿清蛋白排泄率与肾小球滤过率）。
NKF-改善全球肾脏病预后组织慢性肾脏疾病对高血压临床实践准则（2004）	应建议在大多数的慢性肾病和高血压患病成年人，膳食钠摄入量 <2.4g/d，其他饮食建议根据成年人慢性肾病所处阶段作适当修改。 —减少心血管疾病的风险的修改推荐改变生活方式、部分治疗方案。 —采纳注册营养师的饮食建议。

KDOQI 并发症检查的时间和方法

只有 KDOQI 为 CKD 并发症提供了检查推荐（表 42-10）。若肾小球滤过率低于 $60ml/(min \cdot 1.73m^2)$，与肾病有关的并发症增加。贫血、钙、磷、甲状旁腺激素、维生素异常、蛋白质能量营养不良、神经病变（包括麻木、精神状态异常、睡眠障碍和不宁腿）；通过下面这个公式，看到与之相关更糟的结果。提高这方面的认知，作出及时的评估与管理。

表42-10 何时、如何治疗并发症

NKF-改善全球肾脏病预后组织慢性肾病贫血临床实践指南与建议（2006）	贫血 所有的慢性肾病患者应至少每年进行血红蛋白的测试（不论阶段或职业）。 贫血的诊断应作出进一步的评估，应在以下血红蛋白浓度： 13.5g/dl——成年男子 12g/dl——成年女性
NKF-改善全球肾脏病预后组织慢性肾病骨代谢临床实践指南（2003）	矿物和骨疾病测量血清钙，磷，和完整甲状旁腺素和25-（OH）-D水平在所有患者的肾小球滤过率小于60ml/（min·1.73m^2）。
NKF-改善全球肾脏病预后组织CKD矿物质和骨疾病述评新指南（2010）	在慢性肾病3~5期（不透析），建议维持血清磷在参考范围。使用治疗纠正磷缺乏和不足。
NKF-改善全球肾脏病预后组织慢性肾病临床实践准则：评价、分类和分层（2002）	蛋白质-能量营养不良； 患者的肾小球滤过率小于60ml/（min·1.73m^2）是可以接受的； 评估蛋白质和能量摄入量，以及营养状况； 在慢性肾病3~5期（不透析），建议维持血清钙、维生素在参考范围

关于贫血和肾病的治疗建议一直是争论的焦点，具体争议在这里不做赘述，详细内容可参照KDOQI指南和第10和26章，或2010KDOQI慢性肾病无机盐失衡和骨病指南和即将修定的贫血指南。更详细的演变的讨论中，读者提到了各自的改善全球肾脏病预后组织准则（章节10和26）。以及2010改善全球肾脏病预后组织评慢性肾脏疾病的矿物和骨疾病的新准则，即将到来的新修订的贫血指南。

何时提及病人

当提及患者才起关键作用，应该对慢性肾病及早发现和有效管理。随着时间，早期诊断提供建立有效的治疗效益机会的窗口。全能的专业人员照顾慢性肾病，通常的表现是：在慢性肾病 1 到 4 阶段，不论什么类型的肾脏疾病，都能做一个完美的治疗方案（表 42-11）。确定慢性肾病的根本原因，治疗具体原因的慢性肾病，和管理日益复杂晚期慢性肾病的护理（4~5）需要肾脏科和其他专家的协作和协调。然而，能够完全检测识别早期慢性肾病和和评估个人的慢性肾病，该领域的通才几乎很少。建立和协调对高血压、血脂异常、糖尿病、心血管疾病的治疗是通才的常规医疗设备的一部分。对于很多的病人，就延长生命和保护生活质量而言，这些治疗会带来最大的回报。

表 42-11　何时去肾病科就诊

NKF-KDOQI	在以下情况下，CKD 患者应到专科就诊进行相关咨询和治疗
慢性肾病临床实践指南：分类和分级评价（2002）	■ 无法准备临床措施计划 ■ 无法进行患者的医嘱评价 ■ 无法进行推荐的治疗 总之，患者的 GFR < 30ml/(min·1.73m²) 时应到肾病科就诊 饮食摄入降低或营养不良的患者应进行膳食调节、教育或特定的营养治疗
美国糖尿病协会糖尿病诊疗标准（2008）	当出现病因不明确的肾脏疾病（活动性尿沉渣、无视网膜病变和 GFR 快速下降）、处理困难或晚期肾病时需要到资深肾病治疗医师处就诊。

续表

NKF-KDOQI	指征	专科
慢性肾脏疾病中高血压和降压药的临床实践指南（2004）	按 KDOQI CKD 措施计划进行 CKD 的评价和治疗	肾病专科 其他相应专科
	GFR <30ml/（min·1.73m^2）	肾病专科
	尿蛋白/肌酐 >500~1000mg/g	肾病专科
	增加肾脏疾病进展的风险	肾病专科
	4 个月内 GFR 无原因降低 >30%	肾病专科
	治疗情况下高血钾（K>5.5mEq/L）	肾病专科
	顽固性高血压	肾病或高血压病专科
	药物难以控制的并发症	肾病或高血压病专科
	心血管疾病急性表现	心血管疾病专科
	复杂或严重的心血管疾病	心血管疾病专科
	年龄 <18 岁	儿科肾病专科

NKF，美国肾脏基金会；KDOQI，肾脏病预后和生存质量工作组；CKD，慢性肾病；GFR，肾小球滤过率

（丁建东　译）

推荐阅读：

Atkins D, Best D, Briss PA, et al. Grading quality of evidence and strength of recommendations. *BMJ*. 2004;328:1490.

第 43 章

糖尿病、心脏病和
肾病的国际指南

Jonathan C. Craig and Allison Tong

近来，早期慢性肾脏病的检测和管理方面的实践指南在全球广泛推广。这些指南倾向于注重慢性肾脏病患者的风险识别、诊断方法、被推荐专科护理和管理来防止疾病的进展。同时，指南主要关注对心血管疾病、糖尿病和原发性高血压提供初级和二级预防慢性肾脏病的建议。本章回顾了全球主要组织机构发布的关于 CKD、心血管疾病、糖尿病和原发性高血压指南。我们概括总结了慢性肾脏病指南的组织机构、开发方法和我们认为是关键方面的推荐建议（表 43-1）。对于主要关系到心血管疾病、糖尿病和原发性高血压的指南，我们概括了有关慢性肾脏病 1 到 4 阶段的推荐建议。接受透析或肾移植患者的治疗护理未收入本章。

表 43-1 和 43-2 所列的推荐建议是源自原始指南的概括总结。原始指南中的内容可能已经被忽略或改变过。为了使读者可以自己访问最新版本的完整的指南文件，我们提供了原指南的网站链接（访问 2010 年 7 月）和期刊来源。指南推荐可以帮助告知临床决策，但医疗专业人员应充分考虑他们的实践背景和患者的个人情况。读者应该清醒地认识到，现行的指南几乎总是不断定期更新。我们在表中列出的指南目录不是完整的，但包括了大多数国际公认的权威的作者或组织。

表 43-1　普通机构及肾病指南机构推荐的指南

指南机构	苏格兰校际指南网络	英国国家卫生医疗质量标准署	澳大利亚肾康复护理	加拿大肾脏病学会	欧洲最佳实践指南	英国肾脏协会
特征						
指南名称	慢性肾脏病诊断和管理	成人慢性肾脏病初级和二级护理中的早期识别和管理	澳大利亚肾康复护理	慢性肾功能衰竭治疗指南成人肾功能不全患者的护理和推荐	欧洲最佳实践指南	成人慢性肾脏病：识别、管理和推荐指南，慢性肾脏病患者护理临床实践指南
发布年份	2008	2008	2004~2008	2006~2008	2000~2007	2006~2007
机构	英国国民医疗卫生服务质量促进协会	国家慢性病合作中心	澳大利亚肾脏病健康委员会澳大利亚和新西兰肾脏病学会	加拿大肾脏病学会	欧洲肾脏学会欧洲透析和移植协会	皇家医师学院肾脏协会

续表

指南机构	苏格兰校际指南网络	英国国家卫生医疗质量标准署	澳大利亚肾康复护理	加拿大肾病学会	欧洲最佳实践指南	英国肾脏协会
来源	www.sign.ac.uk	www.nice.org.uk	www.cari.org.au（also published in Nephrology）	www.csncn.ca（also published in Kidney International, Journal of the American Society of Nephrology）	www.ndt-educational.org/guidelines.asp（also published in Naphrol Dial Transplant）	www.renal.org
国家	苏格兰	英格兰、威尔士	澳大利亚、新西兰	加拿大	欧洲	英国
排除	小于18岁，妊娠期，急性肾脏疾病	小于16岁，急性肾替代治疗，妊娠期，急性肾病	未说明	未说明	未说明	未说明

续表

指南机构	苏格兰校际指南网络	英国国家卫生医疗质量标准署	澳大利亚肾康复护理	加拿大肾脏病学会	欧洲最佳实践指南	英国肾脏协会
目标人群	初级和二级护理健康服务提供者和患者和护工	初级和二级护理健康服务提供者，患者，试行机构，服务提供者	临床医生，健康服务提供者	肾病学家，主要监护人，患者和家庭成员	肾病学家	未说明
指南发展过程						
工作小组成员	多学科	多学科	多学科	多学科	肾病学家	肾脏病专家
支持方法	苏格兰校际指南网络信息官员	技术队伍	编辑人员	全国肾脏基金会-肾病预后质量倡议肾病质量证据评审专家	研究者和编辑团队	国家健康服务中心评审和宣传者

741

续表

指南机构	苏格兰校际指南网络	英国国家卫生医疗质量标准署	澳大利亚肾康复护理	加拿大肾脏病学会	欧洲最佳实践指南	英国肾脏协会
证据基础	文献回顾	文献回顾	文献回顾	文献综述	文献综述	系统回顾和陈述综合的文献资料
证据水平	1++ 至 4	1++ 至 4	国家健康服务和医疗研究委员会 I 至 IV 级	I 至 VI	美国卫生健康人类服务部，社会服务分部 A 至 C	1 至 4
推荐等级	A 至 D，基于强度证据	无法获得	无法获得	无法获得	无法获得	A 至 D，基于强度证据
指南综述	公众、独立专家、苏格兰校际指南网络编辑团队	公众、利益相关者协商	专家评审，社会咨询	专家评审，加拿大肾脏病学会成员和利益相关者	欧洲肾脏学会欧洲透析和移植协会成员	公众、利益相关者协商

续表

指南机构	苏格兰校际指南网络	英国国家卫生医疗质量标准署	澳大利亚肾康复护理	加拿大肾脏病学会	欧洲最佳实践指南	英国肾脏协会
推荐：范围和内容识别						
测试对象 血压	糖尿病（监控）原发性高血压 吸烟 肥胖 社会经济地位低下	糖尿病（每年）原发性高血压 心血管病 结构性肾病 多系统疾病 5阶段慢性肾病家族史 偶发蛋白尿/贫血 长期使用肾毒性药物	原发性高血压 血管疾病家族史 糖尿病 土族和托雷斯海峡岛人 前列腺综合征患者的 膀胱输尿管反流和其他基因的 性肾病患儿科同科	原发性高血压 糖尿病 心衰 冠心病、脑血管、外周血管疾病 无法解释的贫血 终末期肾病家族史 第一民族（原住民）	未说明	糖尿病 原发性高血压 心衰 冠心病，脑血管，外周血管疾病

续表

指南机构	苏格兰校际指南网络	英国国家卫生医疗质量标准署	澳大利亚肾康复护理	加拿大肾脏病学会	欧洲最佳实践指南	英国肾脏协会
蛋白尿	清蛋白肌酐比值－糖尿病肾病 蛋白肌酐比值－非糖尿病	清蛋白肌酐比值更能识别蛋白尿，晨尿标本大于等于30mg/mmol，小于70mg/mmol，或蛋白肌酐比值被证实，白蛋白肌酐比值大于等于50mg/mmol和大于100mg/mmol	清蛋白肌酐比值或蛋白肌酐比值（推荐第一次晨尿标本）	清蛋白肌酐比值或蛋白肌酐比值（随机尿标本）	未说明	初级医疗中24h尿收集未被推荐 如果浸渍测试阳性（大于1+）清蛋白肌酐比值或蛋白肌酐比值被证实（晨尿标本）
血尿	持续的单独的镜下血尿评估 泌尿系感染和肿瘤	试剂条更倾向尿镜检（如果1+以上将再评估）	未说明	未说明	未说明	浸渍尿液分析

续表

指南机构	苏格兰校际指南网络	英国国家卫生医疗质量标准署	澳大利亚肾康复护理	加拿大肾脏病学会	欧洲最佳实践指南	英国肾脏协会
肾功能-GFR	预测方程应被使用优于24h尿肌酐清除率或仅仅血清肌酐	肾小球滤过率(肾病饮食调节)和血肌酐 如果肾小球滤过率小于60mL/(min·1.73m²),两周内重新检测	肾小球滤过率(肾病饮食调节)应被使用优于仅仅肌酐清除率	肾小球滤过率,血肌酐	未说明	肾小球滤过率(肾病饮食调节)和血肌酐
分类	肾病预后质量倡议系统1~5级(改良的3级)	肾病预后质量倡议系统1~5级(改良的3级)	未说明	未说明	未说明	肾病预后质量倡议系统
管理						
血压-处方临界	未说明	未说明	未说明	未说明	未说明	140/90mmHg无蛋白尿 130/80mmHg 如果蛋白肌酐比值大于100mg/mmol

续表

指南机构	苏格兰校际指南网络	英国国家卫生医疗质量标准署	澳大利亚肾康复护理	加拿大肾脏病学会	欧洲最佳实践指南	英国肾脏协会
目标血压	收缩压 130mmHg（尿蛋白大于等于 1g/d）	收缩压小于 140mmHg（120~139）舒张压小于 90mmHg	小于 125/75mmHg 如果尿蛋白大于 1g/d，但精确的目标 130/80mmHg 尚不清楚 糖尿病肾病：大于 50 岁患者应小于 130/85mmHg，小于 50 岁患者应 120~170/75mmHg	小于 130/80mmHg	未说明	小于 130/80mmHg 或小于 125/75mmHg 如果蛋白肌酐比值大于 100mg/mmol

续表

指南机构	苏格兰校际指南网络	英国国家卫生医疗质量标准署	澳大利亚肾康复护理	加拿大肾脏病学会	欧洲最佳实践指南	英国肾脏协会
原发性高血压—血管紧张素酶抑制剂和血管紧张素受体阻滞剂	血管紧张素酶抑制剂-糖尿病肾病 血管紧张素酶抑制剂/血管紧张素受体阻滞剂-慢性肾病，蛋白尿	如果清蛋白肌酐比值大于25mg/mmol 女性大于35mg/mmol 提供血管紧张素酶抑制剂/血管紧张素受体阻滞剂优先使用血管紧张素酶抑制剂	糖尿病—血管紧张素酶抑制剂血管紧张素受体阻滞剂，血管紧张素酶抑制剂+血管紧张素受体阻滞剂	血管紧张素酶抑制剂/血管紧张素受体阻滞剂是蛋白尿患者一线治疗（蛋白肌酐比值目标小于60，白蛋白肌酐比值小于40mg/mmol	未说明	血管紧张素酶抑制剂或血管紧张素受体阻滞剂用于蛋白尿（蛋白肌酐比值大于100mg/mmol）大量蛋白尿的糖尿病及心衰患者

续表

指南机构	苏格兰校际指南网络	英国国家卫生医疗质量标准署	澳大利亚肾脏康复护理	加拿大肾脏病学会	欧洲最佳实践指南	英国肾脏协会
原发性高血压—钙通道阻滞剂	无法耐受血管紧张素转换酶抑制剂/血管紧张素的慢性肾病患者	未说明	β 受体阻滞剂减缓进展方面比二氢吡啶类钙通道阻滞剂更有效，特别是存在蛋白尿非二氢吡啶类钙通道阻滞剂对蛋白尿有小的保护作用	未说明	未说明	未说明
原发性高血压—其他	未说明	未说明	未说明	当肾小球滤过率小于 30ml/(min·1.73m²) 时噻嗪米一日两次剂量被推荐	未说明	未说明

续表

指南机构	苏格兰校际指南网络	英国国家卫生医疗质量标准署	澳大利亚肾病康复护理	加拿大肾脏病学会	欧洲最佳实践指南	英国肾脏协会指南
血脂异常—他汀类	1~3阶段慢性肾病患者预计10年心血管病风险大于等于20%	被认为慢性肾病患者预防心血管疾病次要保护	糖尿病患者应用他汀类药物 推荐国际心脏病基金会、澳大利亚糖尿病组织指南	未说明	未说明	推荐英联邦社会指南 糖尿病慢性肾病患者（无大血管病）或非糖尿病但10年心血管病风险大于20%患者应被提供降脂治疗
抗血小板治疗	低剂量，1~3阶段慢性肾病患者预计10年心血管病风险大于等于20%	被认为慢性肾病患者预防心血管疾病次要保护	未说明	未说明	未说明	未推荐

续表

指南机构	苏格兰校际指南网络	英国国家卫生医疗质量标准署	澳大利亚肾康复护理指南	加拿大肾脏病学会	欧洲最佳实践指南	英国肾脏协会
营养	限制蛋白[小于0.8g/(kg·d)] 1~3阶段慢性肾病患者不被推荐 低盐饮食（小于2.4g/d）1~4阶段慢性肾病患者被推荐，可以减少心血管风险	未说明	糖尿病肾病：限制蛋白、限制碳水化合物、低铁、富多元酚饮食会减缓糖尿病肾病的进展	限盐		限盐 限制蛋白 0.75g/kg/day

续表

指南机构	苏格兰校际指南网络	英国国家卫生医疗质量标准署	澳大利亚肾病康复护理指南	加拿大肾脏病学会	欧洲最佳实践指南	英国肾脏协会
糖尿病-血糖控制	未说明	未说明	治疗目标：糖化血红蛋白小于7% 空腹血糖控制在4.4~6.7mmol/L	治疗目标：糖化血红蛋白小于7%	未说明	治疗目标：糖化血红蛋白6.5%~7%
贫血	促红素生成受体被推荐用于所有慢性肾病贫血患者	贫血定义为血红蛋白小于11g/dl 推荐相关指南	大于130g/L 的目标不被建议	未说明	目标血红蛋白大于11g/dl 目标：10.5~12.5g/dl	促红素生成受体对于血红蛋白小于11g/dl 慢性肾病患者可能在生活质量、身体功能方面受益

续表

指南机构	苏格兰校际指南网络	英国国家卫生医疗质量标准署	澳大利亚肾康复护理	加拿大肾脏病学会	欧洲最佳实践指南	英国肾脏协会
肾病	无推荐	为1～3B阶段慢性肾病患者提供双磷酸盐 为慢性肾病患者提供生素D₃和钙化醇合成维生(1～3B阶段)。	未说明	未说明	未说明	1～4阶段慢性肾病患者血钙据清蛋白调整应被保持在正常参考实验室范围 骨吸收抑制治疗(如双磷酸盐)减少被怀疑或证明骨矿物质密度不被推荐慢性肾病患者直到可治疗的钙盐、磷酸盐、甲状腺旁激素和血25-羟维生素D新陈代谢紊乱方被治疗 未说明
社会心理支持	透析前心理教育	信息、教育、生活方式建议	终末期肾病前训练程序	未说明		

续表

指南机构	苏格兰校际指南网络	英国国家卫生医疗质量标准署	澳大利亚肾康复护理	加拿大肾脏病学会	欧洲最佳实践指南	英国肾脏协会
生活方式改变	戒烟 控制体重 运动	戒烟 控制体重 运动	戒烟 控制体重 运动	未说明	未说明	戒烟 控制体重 运动
推荐	未说明	4~5期慢性肾病严重蛋白尿合并血尿（清蛋白肌酐比值大于等于30mg/mmol）肾小球滤过率快速下降难控制的高血压	肾小球滤过率小于30ml/(min·1.73m²)显著的或不可控制的高血压尿蛋白大于1g/24h贫血小于110g/L	急性肾表肾小球滤过率小于30ml/(min·1.73m²)肾小球滤过率进行性的下降持续明显的蛋白尿无法达到治疗目标	未说明	疑似急性肾表肾小球滤过率小于15ml/(min·1.73m²)不断进展的或恶性高血压高血钾症晨尿蛋白肌酐比值大于100mg/mmol非糖尿病患者进行性肾功能损害（肌酐150~220μmol/L）

续表

指南机构	苏格兰校际指南网络	英国国家卫生医疗质量标准署	澳大利亚肾康复护理	加拿大肾脏病学会	欧洲最佳实践指南	英国肾脏协会
注意			相关指南：慢性肾病贫血，原发性高血压，2型糖尿病，脂肪改良			

ACEi, 血管紧张素酶抑制剂; ACR, 清蛋白肌酐比值; ARB, 血管紧张素受体阻滞剂; ARF, 急性肾功能衰竭; bid, 一天两次; CARI, 澳大利亚肾康复护理; CKD, 慢性肾病; CrCI, 肌酐清除; CRF, 慢性肾功能衰竭; CSN, 加拿大肾脏病学会; CV, 心血管; DBP, 舒张压; DN, 糖尿病肾病; EBPG, 欧洲最佳实践指南; eGFR, 估计肾小球滤过率; ESA, 促红素生成受体; ES-KD, 终末期肾病; GFR, 肾小球滤过率; HCPs, 健康服务提供者; MDRD, 肾病饮食调节; NA, 无法评估; NKF-KDOQI, 全国肾脏基金会-肾病预后质量倡议; NHMRC, 国家健康服务和医疗研究委员会; NHS, 国家健康服务中心; NICE, 英国国家卫生医疗质量重量标准署; NS, 未说明; PCR, 蛋白肌酐比值; PTH, 甲状旁腺素; RRT, 肾移植; Rx, 处方; SBP, 收缩压; SES, 社会经济地位; SIGN, 苏格兰校际指南网络; UTI, 泌尿系统感染; VUR, 膀胱输尿管反流

集注：控制血压，减少蛋白尿，减少心血管疾病的风险（抗血小板治疗，抗凝），蛋白限制

表43-2 关于心血管疾病、糖尿病和高血压的相关参考

主题	指南组织机构	指南	国家	发布年份	来源	慢性肾病相关推荐和范围（慢性肾病1～4期）
心血管疾病	美国心脏病协会	慢性肾病患者合并或高危发生心血管病的识别	美国	2006	循环2006；114：1083-1087.	（肾病饮食调节）等式将被用于合并心血管病成人患者肾小球滤过率的评估。小于60ml/(min·1.73m²)被认为异常。清蛋白肌酐比值被用于监测合并心血管病成人患者的肾脏损害大于30mg清蛋白/1g肌酐被认为异常。所有心血管疾病患者均应通过MDRD公式和ACR进行eGFR检测来取得肾病性依据。
	苏格兰校际指南网络和预防	心血管病的风险评估	苏格兰	2007	www.sign.ac.uk	慢性肾病患者发生心血管事件风险大大增加。为了帮助慢性肾病鉴别及诊断，肾功能应通过肾小球滤过率小于60ml/(min·1.73m²)是慢性肾病3期的标志，为了降低他们心血管事件发生风险，这些患者应该采取有力的风险减少干预。慢性肾病合并心血管疾病患者被认为治疗的临界是130/80mmHg

续表

主题	指南组织机构	指南	国家	发布年份	来源	慢性肾病相关推荐和范围（慢性肾病 1～4 期）
	世界卫生组织	心血管病预防：心血管风险评估和管理便携指南	国际	2007	www. who. int/ cardiovascular- diseases/ guidelines/ Pocket-GL- information/ en/index. html	慢性肾病是心血管事件的一个危险因素
糖尿病	加拿大糖尿病协会	加拿大糖尿病预防和管理临床实践指南	加拿大	2008	www. diabetes. ca/for-pro- fessionals/ resources/ 2008-cpg/	慢性肾病糖尿病的识别需要尿蛋白的检测，和评估肾功能 所有慢性肾病患者都被认为是发生心血管事件的高危人群，都应该通过治疗减少风险 糖尿病肾脏损害可以通过进程优化血糖控制和血压控制来减缓。糖尿病肾病的进程可以通过破坏血管紧张素-醛固酮系统的药物减缓。

续表

主题	指南组织机构	指南	国家	发布年份	来源	慢性肾病相关推荐和范围（慢性肾病 1～4 期）
糖尿病	澳大利亚糖尿病	2型糖尿病慢性肾病诊断预防和管理基于国际证据的指南	澳大利亚	2009	www.diabetes australia.com. au	2型糖尿病患者肾脏状态应通过以下指标评估： ■ 蛋白尿每年的检测（清蛋白肌酐比值，蛋白肌酐比值） ■ 肾小球滤过率每年的检测 ■ 对于阴性结果每年连续每年的蛋白尿和肾小球滤过率检测 血糖控制应被优化在糖化糖化血红蛋白小于等于7%的目标。 2型糖尿病镜下蛋白尿或大量蛋白尿患者都应使用血管紧张素酶抑制剂或血管紧张素受体阻滞剂抗高血压治疗来预防肾病进展。 2型糖尿病患者血压水平应控制在目标范围内，血管紧张素酶抑制剂或血管紧张素受体阻滞剂是第一选择，为了达到目标血压，可能需要多种药物联合。 患者应被报告如吸烟会增加慢性肾病的风险。

续表

主题	指南组织机构	指南	国家	发布年份	来源	慢性肾病相关推荐和范围（慢性肾病 1～4 期）
	美国糖尿病协会	糖尿病医疗标准	美国	2010	糖尿病治疗 2010; 33（增刊 1）	如果应用血管紧张素酶抑制剂、血管紧张素受体阻滞剂或利尿剂肾功能和血钾水平应被密切监测。所有成年糖尿病患者不管尿蛋白的程度都应至少每年测定一次血肌酐。血肌酐应被用来评估肾小球滤过率，如果存在慢性肾脏病，应可评估分期。当医生在肾疾病治疗经历到中遇到病因不确定（过度尿沉淀、视网膜缺失、肾小球滤过率快速下降）、管理中困难的问题或肾病进展时指南被推荐
	欧洲心脏病学会、欧洲糖尿病研究协会	糖尿病、糖尿病前期和心血管疾病指南	欧洲	2007	www.escardio.org	肾脏疾病增加糖尿病患者中高血压发生率。如果能耐受，糖尿病肾病患者的血压应控制在 125/75mmHg 甚至更低。

续表

主题	指南组织机构	指南	国家	发布年份	来源	慢性肾病相关推荐和范围（慢性肾病 1～4 期）
	新西兰指南组织团体	2 型糖尿病的管理	新西兰	2003	www.nzgg.org.nz	所有糖尿病患者诊断时均应测定尿蛋白浓度和血清 D 肌酐，对于无微量尿蛋白和血肌酐正常的人群应至少每年重复测定。患有糖尿病肾病的 2 型糖尿病患者应积极控制血压。2 型糖尿病和确认的微量蛋白尿或显性糖尿病肾病患者不论血压水平均应开始血管紧张素酶抑制剂治疗（如果没有禁忌证）。
	美国临床内分泌学家协会	糖尿病管理临床实践医疗指南	美国	2007	www.aace.com	所有糖尿病患者应每年应该监控慢性肾病情况，监控在 1 型糖尿病诊断后 5 年和 2 型糖尿病诊断时开始。没有禁忌证时开具血管紧张素酶抑制剂或血管紧张素受体阻滞剂降压治疗。
	世界卫生组织	糖尿病预防、管理和医护指南	国际	2006	http://www.who.int/en/	所有患者均应进行血压监测至少每年两次 1 型糖尿病和年龄 12 岁以上 2 型糖尿病患者应被测定尿蛋白排泄至少一年一次直至 70 岁。

续表

主题	指南组织机构	指南	国家	发布年份	来源	慢性肾病相关推荐和范围（慢性肾病1~4期）
原发性高血压	澳大利亚心脏基金会	2008版原发性高血压管理指南	澳大利亚	2008	www.heratfoundation.org.au	药物治疗临界：130/80mmHg
	世界卫生组织国际高血压协会	世界卫生组织/国际高血压协会高血压管理的声明	国际	2003	www.who.int/cardiovascular-diseases/guidelines/hypertension/en/	药物治疗临界：140/90mmHg
	高血压预防、识别、评估和治疗国家联合委员会	高血压预防、识别、评估和治疗国家联合委员会第七报告	美国	2003	http://www.nhlbi.nih.gov/guidelines/hypertension/	药物治疗临界：130/85mmHg

续表

主题	指南组织机构	指南	国家	发布年份	来源	慢性肾病相关推荐和范围（慢性肾病 1～4 期）
	加拿大高血压教育课程	2010 加拿大高血压教育课程高血压管理推荐	加拿大	2010	http://hypertension.ca/chep/recommendations-2010/	评估高血压、有微血管靶器官损害患者、糖尿病或慢性肾病（肾小球滤过率小于 60mL/min）当收缩压大于 140mmHg 和或舒张压大于 90mmHg 时能被诊断 对于没有糖尿病慢性肾病患者，目标血压是小于 130/80mmHg 对于高血压和蛋白尿性慢性肾病（尿蛋白大于 500mg/24h 或清蛋白肌酐比值大于 30mg/mmol），如果可以耐受血管紧张素酶抑制剂应该立即使用血管紧张素酶抑制剂（A 级）和血管紧张素受体阻滞剂。
	新加坡卫生健康部	高血压	新加坡	2005	www.moh.gov.sg	对于糖尿病和慢性肾病患者，目标血压应是正常血压（如：小于 130/80mmHg）在高龄患者，目标血压应至少是正常血压高限（如：小于 140/90mmHg），无体位性低血压发生。

续表

主题	指南组织机构	指南	国家	发布年份	来源	慢性肾病相关推荐范围（慢性肾病1~4期）
	欧洲高血压协会 欧洲心脏病学会	欧洲糖尿病研究协会高血压管理实践指南	欧洲	2007	www.eshonline.org; Journal of Hypertension 2007; 25: 1751-1762	高血压相关肾损害的诊断以下降的肾功能或增高的尿蛋白排泄为基础。肾小球滤过率血肌酐（MDRD公式，需要年龄、性别、种族）或肌酐清除率（Cockroft-Gault公式，还需要体重）应进行常规检测。使用试纸法应该可以在所有高血压患者尿中测到尿蛋白。低蛋白尿（微量尿蛋白）试纸浸渍测定阴性的患者，低蛋白尿（微量尿蛋白）应在随机尿样中测出，且与尿肌酐清除率相关。
	英国高血压协会	英国高血压指南	英国	2004	www.bhsoc.org	对于糖尿病肾病肾损害或形成心血管疾病患者，推荐更低的目标血压：130/80mmHg。

ACEi，血管紧张素酶抑制剂；ACR，清蛋白肌酐比值；AER，清蛋白排泄率；ARB，血管紧张素受体阻滞剂；CHEP，加拿大高血压教育课程；CKD，慢性肾脏病；CV，心血管；DBP，舒张压；eGFR，估计肾小球滤过率；ESH-ESC，欧洲心脏病学会-欧洲糖尿病研究协会；GFR，肾小球滤过率；ISH，国际高血压协会；JNC，国际高血压预防、识别、评估和治疗国家联合委员会；MDRD，肾病饮食调节；SBP，收缩压；SIGN，苏格兰校际指南网络；UAE，尿清蛋白排泄；WHO，世界卫生组织。

有哪些主要的组织机构发布检测和管理慢性肾脏病的指南？

美国的指南于第42章阐述，在这里将不会进一步探讨。这里提到的慢性肾脏病方面的指南主要是来自非美国的组织机构，主要包括英国国家卫生医疗质量标准署（NICE）、苏格兰校际指南网络（SIGN）、加拿大肾脏病学会（SCN）、肾脏健康澳大利亚和澳大利亚新西兰肾脏病学会（澳大利亚肾康复护理：CARI）、欧洲最佳实践指南（EBPG）和英国肾脏协会（表43-1）。总体上，这些都是首席的指南团体或肾脏专业组。

改善全球肾脏病预后组织（KDIGO）

改善全球肾脏病预后组织（www.kdigo.org/）是目前最主要的致力于慢性肾病的国际性的指南组织。改善全球肾脏病预后组织已经发布了CKD中的丙型肝炎感染，矿物质和骨异常（MBD）、肾移植受者的临床实践指南。改善全球肾脏病预后组织的慢性肾脏病-矿物质和骨异常临床实践指南在第10章被讨论，在这里不会被进一步涵盖。KDIGO的新的贫血的指南将于2011年初发布。

英国国家卫生医疗质量标准署（NICE）

英国国家卫生医疗质量标准署是一个负责提供实践指南、促进健康和预防治疗疾病的独立的组织机构。在2008年，英国国家卫生医疗质量标准署和国家慢性疾病合作中心发表了一份成人慢性肾脏疾病初级和二级护理中的早期识别和管理的临床指南。指南涵盖慢性肾脏病的确诊、进展的危险因素和严重并发症的风险，以及如何管理它们。完整的实践指南、参考资料和实施工具被提供在 www.nice.org.uk/Guidance/CG73.。

苏格兰校际指南网络（SIGN）

苏格兰校际指南网络是一个由医学专业成员组成的网络。他们的目标是通过减少实践的变化提高苏格兰患者的卫生保健质量，通过发展和传播包含了基于当前证据有效的国家临床实践指南改善患者预后。2008

年，苏格兰校际指南网络出版了慢性肾脏病的诊断和治疗实践指南。指南提出"依据慢性肾脏病特定相关风险因素来识别哪些人更容易罹患慢性肾脏病、如何诊断慢性肾脏病、如何延缓慢性肾脏病的进展、如何降低心血管疾病的风险、慢性肾脏病并发症的处理以及心理和社会上的支持以提高患者生活质量"。指南全文和参考文献可以在 www. sign. ac. uk/guidelines/fulltext/103/index. html. 获得。

加拿大肾脏病学会（SCN）

加拿大肾脏病学会是一个由专业照顾肾脏疾病患者和致力研究肾脏和肾脏疾病的内科医师和科学家组成的学会。他们已经发表的相关指南(a) 腹膜透析的充分性和营养 (b) 血液透析的传输 (c) 血管通路 (d) 启动透析。这些都可以在《美国肾病学会杂志》（1999 年 6 月第 10 卷 13 期增刊）上获得，或访问下列链接：http：//csnscn. ca/local/files/guidelines/CSN- Guideline- 1999. pdf. 慢性肾脏疾病管理指南的综述被刊登在《加拿大医学协会杂志》（2008 年 11 月 18 日第 179 卷 11 期）上，完整版本可在该链接获得：www. csnscn. ca/local/files/CKD% 20Guideline% 20for% 20CSN% 20website% 20final. pdf. 更多细节参见 www. csnscn. ca

澳大利亚肾康复护理

澳大利亚肾康复护理（CARI）指南由两个团体承担：澳大利亚和新西兰肾脏病学会委员会（ANZSN）和澳大利亚肾脏健康委员会（KHA）。CARI 指南的目的是为了提高健康保健和通过帮助临床医生和医疗保健工作者尽可能多地坚持循证医学实践来改善儿童和成人肾病患者的预后。CARI 指南被分为三个疾病阶段：透析、CKD 和移植。每个指南包括不同的亚主题和他们的推荐建议，在 www. cari. org. au/guidelines. php. 上可获得。CARI 在 2005 年发布了大量的与营养相关的指南（见 www. cari. org. au/ckd- nutrition- list- published. php），其中包括钠、钾和蛋白摄入，以及使用维生素和补充药物的建议。2006 年发布了大量关于预防慢性肾脏病进展的指南，可在 www. cari. org. au/ckd- prevent- list- published. php 上获得。2009 年发布了 2 型糖尿病慢性肾脏病的诊断、预防和管理的指南，在以下链接可获得 www. cari. org. au/Summaries/Summary% 20- diabetes% 20final. pdf.

欧洲最佳实践指南

欧洲肾脏学会/欧洲透析和移植协会（ERA-EDTA）是一个旨在鼓励和报道临床肾脏病、透析、肾移植领域的和相关主题进展的协会。他们已经发表了慢性肾脏病患者贫血、血液透析、腹膜透析和移植的指南。欧洲透析及肾移植护理协会和欧洲肾病护理协会出版了一本手册《慢性肾脏疾病（阶段1~3和4~5）：临床实践指导》，有多种语言的版本。更多细节或订阅可在 www.edtnaerca.org 上获得。

英国肾脏协会

英国肾脏协会是一个英国的肾脏科医师（肾内科医生或肾脏医生）和肾脏科学家的专业组织。2007年，英国肾脏协会出版了"成人慢性肾脏疾病：识别、管理和推荐的英国指南"。由肾脏协会和爱丁堡皇家医师学院召集的一个共识会议提出了对早期慢性肾脏病实践管理更进一步的建议（www.renal.org/CKDguide/consensus.html）。发表于2008年的指南包括了检测和监测、治疗和透析准备（见 www.renal.org/Clinical/GuidelinesSection/CKD.aspx）。

解决关于慢性肾脏疾病有关问题心血管、糖尿病和原发性高血压指南

指南主要关注对心血管疾病、糖尿病和原发性高血压包括有易患风险或已经被诊断慢性肾脏病患者的建议。许多这样的指南被多个关注糖尿病、心脏和原发性高血压的国家的组织制订。请参阅表43-2，它综述了大部分这样的指南。对于慢性肾脏病相关的问题，下面的总体原则几乎总是适用。

心血管疾病

慢性肾脏病患者被认为是心血管疾病和心血管相关死亡的高危人群。建议应用肾小球滤过率（EGFR）评估与清蛋白肌酐比值筛选心血管疾病患者。

糖尿病

　　糖尿病患者应该通过尿蛋白测量和肾小球滤过率计算被筛选。血糖控制被推荐可以减少风险及延缓糖尿病肾病的进展。血管紧张素酶抑制剂和血管紧张素受体阻滞剂被推荐为优化血压控制。

原发性高血压

　　原发性高血压指南提供了被诊断为慢性肾脏病患者药物治疗阈值和血压控制目标的建议。慢性肾脏病患者治疗临界值范围从收缩压小于125~140mmHg和舒张压小于75~90mmHg，这取决于蛋白尿水平和其他临床实际情况。

（陈惠庆　译）

第 44 章　美国慢性肾病治疗的医学资料

Jerry Yee and Jennifer Berringer

病历

　　病历是医生同行间或与其他人交流病人诊治情况的首选方法。它记录了疾病诊断、医学发现、实验室数据以及最重要的诊断过程：包括测验、药物治疗、治疗方案和病人宣教。医生与医生之间的交流会用到清晰明了的医疗记录纸。医疗记录纸是患者可以用做接受医疗服务、医疗服务水平和恰当的医疗服务费用支付情况的证明，慢性肾病病程很长并伴有复杂的共患病及并发症，医生处理的慢性肾病也各式各样。

　　病历可以用于纵向提供医疗措施，被越来越多地用做医疗服务质量评估。病历必须完整易读，每次就诊必须依据 mm/dd/yy 或 mm/dd/yyyy 的日期格式标注日期和时间。资料必须包括就诊的原因、相关病史、检查结果和有关的诊断实验结果。治疗方案中需要对疾病的评估和临床印象或诊断做出描述。做出诊断的依据和进行其他辅助诊断都必须有明确的说明。医疗保险和医疗服务中心（CMS）要求在提供医疗服务和安排医疗措施时，必须对医生的手写或电子签名来进行身份验证。依据医疗保险和医疗服务中心的规定，清晰可识的签名可以是一个清晰完整的全名，可以是清晰的首字母和姓做签名，或者是在打印或印刷体签名上再加一个潦草的签名。签名必须使任何人都可以辨认，而不仅仅是签名人。不允许以签名戳作为签名（CMS MM6698 rev 2010）。医生诊疗账单和特殊诊断在提交保险索赔表时必须在病历中有适当的记录。古谚语说："如果没有记载，那这件事就没有发生，也无法规范"。

当前程序术语编码

在美国，美国医学学会发布的当前程序术语编码（CPT）是美国付费赔偿编码体系中常用的一套编码系统，用于评价医生提供医疗服务并付款。对于慢性肾病这种疾病而言，CPT 的评估管理编码是最经常使用的。编码是依据医疗服务对象（门诊病人或住院病人）和医生或医院与病人的关系（新病例或是既往病例，门诊咨询，初级医疗服务和后续入院治疗等）划分的。在本章中，由于章节限制，无法完全详细的描述这些编码，但是所有的美国内科医生应该熟练的应用和分配这四个基础的决策过程：病史、查体、用药决策和医疗的必要性。

新病例与既往病例的咨询和诊所就诊

对于肾病专家来说，常常有医生会咨询他们关于慢性肾病治疗的意见或看法。肾病专家将会对病人的情况进行评估，并且给内科医生提出关于诊断、远期的诊断研究、治疗干预和后继治疗的建议。对于一些慢性肾病病人来说，经常发生的情况是：慢性肾病进展到晚期时，病人会要求肾脏专家更改部分治疗方案。这时肾脏专家需要去做诊断研究，着手修改治疗干预手段，并且继续跟进病人疾病进展，并最终告知内科医生目前的进展情况和如何采取措施控制疾病的方法。这两种情况有不同组的编码。门诊病人咨询编码（99241-99245）应用在首发病例中，新病例采用99201-99205 编码，既往病例以 99211～99215 为编码，应用于二次发病中。新发病例是在过去的 3 年内没有接受过内科医生或者其他医生治疗的病例。忽略最初的治疗措施（住院病人咨询、门诊病人咨询、诊所就诊或者透析），既往病例是在过去 3 年内接受过医生的特殊治疗的病例。往往这些病情复杂的病人第一次就诊时需要相对全面的检查和高质量、高水平的治疗。仔细回顾资料记录将帮助内科医生用编码和记录来证明他们给予病人恰当的治疗。

表 44-1　CPT 诊所就诊、咨询评估和管理编码

服务水平 （门诊病人 E&M 编码）	平均时间 （min）
门诊初诊病人	
99201	10
99202	20
99203	30
99204	45
99205	60
门诊病人/诊所咨询	
99241	15
99242	30
99243	40
99244	60
99245	80
既往病例诊所随访	
99211	5
99212	10
99213	15
99214	25
99215	40

CPT 当前程序术语编码　　　　　　E&M 评估和管理

平衡不同复杂性和不同水平的治疗差异

　　疾病诊断和治疗方式选择的复杂性决定了医疗决策的多样性。有 3 个因素决定整个复杂的医疗决策：诊断病人数或治疗方法选择（表 44-2），发生并发症或病人发病、死亡的危险性（表 44-3）和核查数据的数量和复杂性（表 44-4）。医疗决策有 4 种类型：简明易懂的、稍复杂的、较复杂的和非常复杂的（表 44-5）。对于慢性肾病从第 3 阶段逐步发展到第 5 阶段的病人来说，医疗决策是最复杂的，是复杂性最高的两个等级。慢性肾病的潜在疾病的处理，比如高血压和慢性肾病代谢后遗症，甚至慢性肾病本身，会使诊断和管理的复杂性增加。医生需要处理的数据的数量复杂性往往比初次就诊时所处理的多。在确定医疗决策的复杂程度和明确就诊服务水平时都需要考虑这些因素。

表 44-2　诊断或治疗方案的数量

A 问题	B × C = D		
	数字	方案	结果
自身缺陷或不严重的（病情稳定、病情改善、病情恶化）	最大值 = 2		×1
			×1
稳定性的问题：（对于审查人）病情稳定的、病情改善的			×2
	最大值 = 1		×3
稳定性的问题：（对于审查人）病情恶化			×4
新问题：（对于审查人）没有附加的病情检查计划			
新问题：（对于审查人）有附加的病情检查计划			总结果:

　　在病历中分别将每个问题分到 A 组，并在下表中输入 B 组的每个数字。将 B 和 C 相乘得到 D，并记录到 D 栏。将 D 栏中的结果相加，记录到表格底部的总结果中，将此结果转移到 A 行的最终结果中（表 44-5）

　　在记录慢性肾病治疗情况时，非常需要有病历资料记录治疗水平。在病人就诊时所有有明显临床表现的体征或病情都应该有详细的病历记录，并根据诊疗次数或治疗方法以及病情危险程度进行编码和统计。明显的临床表现是指：（a）对病人进行临床评估，（b）采用了治疗方法，（c）形成了诊断过程，（d）病人住院时间延长，或（e）增加护理和/或监测。如果病情并没有发展到需要治疗或病情管理，或者是病人在就诊前已经先行治疗过并且疾病不再有活跃表现，那么此时就不需要根据 E&M 进行编码统计（Buck 2010）。

　　在一位病人由肾脏专家或其他医生的临床业务中评估 3 年后，就可以对后续的就诊作为既往病例进行编码——编码范围是 99211-99215，不论病人最初就诊是为了医疗咨询还是为了寻求医疗服务。医疗账单的标准是依据病史的水平、体检和所实施的医疗诊断过程等记录制定的。慢性肾病病人在就诊之前几乎都会进行各种各样中等复杂或极其复杂的临床检查，因为需要这些检查为诊断和疾病管理提供资料，并确定疾病

表 44-3 并发症及发病、死亡的危险度

危险度水平	存在的问题	规范的诊断程序	医疗管理方案	新病人、既往病人或咨询同问水平
最低危险度	一项自身缺陷或小毛病，如：感冒、昆虫叮咬引发的体癣	实验室检查需要：静脉穿刺，X线，胸片，尿检，超声等 EKG/EEG，KOH，	休息含漱剂，弹力绷带，敷料	1&2
低危险度	两项或更多项自身缺陷或小毛病	不损伤机体的生理实验，如肺功能检测	比初诊增加药物用量，没有风险的小手术	3
	一项稳定的慢性病，如：控制良好的高血压，非胰岛素依赖性糖尿病，白内障、良性前列腺增生	无心影像检测，如钡剂灌肠	物理疗法	
	急性非并发症或损伤，如：膀胱炎、过敏性鼻炎、扭伤	表面组织活检，临床试验需要的动脉穿刺，表皮活检	职业性治疗，不含药物的静脉注射液体	
中危险度	一项或更多的慢性病缓慢恶化，进展乏力或出现治疗副作用	皮下生理学检测，如：心脏应力试验、胎心收缩应力试验，无明确危险性诊断	无明确危险性的小诊所就诊，无明确危险性的可选择性主要手术或内窥镜手术或皮手术（经皮镜手术）	4

续表

危险度水平	存在的问题	规范的诊断程序	医疗管理方案	新病人、既往病人或咨询问水平
高危险度	两个或更多稳定的慢性病 未确诊的疾病和未确定预后的疾病,如:胸部肿块 急性全身性疾病,如:肾盂肾炎、肺炎、结肠炎。急性并发性损伤,如:头部创伤导致短暂性失去意识 一项或多项慢性病加剧进展或出现副作用	深针或切取活检 心脏影像检测对比和无明确危险性的动脉 X 光照片、心脏导管 体腔内取体液:腰穿、胸穿、后穹窿穿刺 确定有危险性的心脏造影比较检测	处方药物管理 含有药物的治疗性静脉注射液体 骨折或脱位的封闭治疗 确定有危险性的可选择性的主要手术(开放性的经皮肤或内窥镜检查)	5

续表

危险度水平	存在的问题	规范的诊断程序	医疗管理方案	新病人、既往病人或询问水平
	会对生命或身体功能造成威胁的急性或慢性病及外伤,如:多功能创伤、急性肺栓塞、深呼吸痛、进展性风湿性关节炎、精神病	心脏电生理学测试 确定有危险性的诊断性内窥镜检查	紧急情况的重要手术(开放性的经皮肤或内窥镜检查)肠胃外可控物质需要集中监测毒性的药物治疗	
	对自身或其他人存在的潜在威胁的疾病,如:腹膜炎 急性肾衰神经突发疾病: 如TIA	记录	决定利用活检或因为预后差所以减少治疗	

BPH,良性前列腺增生症;EEG:脑电图;EKG:心电图;HTN:高血压;IV:静脉;KOH:氢氧化钾;MI:心肌梗死;TIA:短暂性脑缺血

该表用于帮助医生判断危险程度,但仅作为参考,不包括全部可能性。可以为病人展示目前存在的问题,规范的诊断程序和医疗管理方案的选择等等。危险度由最高级别的项目所决定。最终结果见表44-5的"复杂性最终结果"。

表 44-4　复核数据的数量和/或复杂性

待审核的数据	分数
临床实验室结果的复核和/或再检查	1
CPT 放射学检验结果的复核和/或再检查	1
CPT 药学检验结果的复核和/或再检查	1
与做检查的医生讨论检验结果	1
确定获取既往病史和/或从病人外其他人获得相关病史	1
复核既往病史和/或从病人外其他人获得的相关病史和/或与其他医疗人员讨论该病例	2
独立审阅影像资料、图片、或标本（并非仅仅复核报告单）	2

总和：

备注：CPT，当前使用术语

对每一个检查并记录在病例中的数据元素，在"分数"一栏中圈选相关数字，并将所有分数相加得到一个总和，填到"复杂性评分最终结果表"的"C"列中（表 44-5）

表 44-5　复杂性评分最终结果表

A	诊断或治疗选择的数量	≤1	2	3	≥4
		最小	有限	多方面	广泛
B	综合征和/或病死率/死亡率，最高风险	最小	低	中	高
C	数据的数量和复杂性	≤1	2	3	≥4
		最小或低	有限	多方面	广泛
医疗决策制定（MDM）的类型		简单易懂	低难度	中难度	高难度

医学决策（MDM）的种类的确定：在存在 2 或 3 个圈选项的列中向下画线，确定该列决策类别。否则，从左开始在第二个圈选项所在列向下画线

的发病率和死亡危险度。在病历中，既往病例的病史不需要进行重复。因此，过去医疗史的水平不会影响到医疗账单上的医疗服务水平。所有的 E&M 服务水平都需要记录病人最主要的症状。

问题相关病史包括主要症状、当前疾病病史简短介绍和问题相关系统回顾，上述这些构成了诊断晚期慢性肾脏疾病的基本要素。这是99213 访视的决定因素。如果需要更多病史，如包括当前疾病的更广泛病史、各身体系统的广泛回顾、相关既往病史、家族史或社会史等，这三部分要素能达到 99214 访视的要求。更普遍的是，这些病人诊断所需要做的体格检查是很详尽全面的，而不是被局限在受影响的身体部位或有症状的部位或者受累器官。病人需要做这样一个详尽的体格检查来满足 4 级（99214）访视的要求。

有时，当两次随访间隔时间很长或者病人发生了明显的变化，综合的体格检查是必需的，同时，如果符合医学需要和其他标准，4 次或 5 次随访报账是适宜的。

病人教育费用的补偿

如果上述访视次数中有一半以上是慢性肾脏疾病治疗所要求的医疗咨询和协调工作，E&M 编码可以按照时间确定而不用遵循上述三个关键要素。一般来说，医生按照表 44-1 所列服务中与病人提供面对面交流中所花费的时间不同时，编码级别会不同，能提供的补偿标准也不同。这表现在与其他决策者合作时，提供面对面个体服务所花费的时间差异。例如，如果一个病人血管疾病的讨论需要进行咨询和医疗照顾协调，并且这部分内容占用了他访视一半以上的时间并使面对面服务超过 33min，那么基于病史、体格检查和医疗决策制定标准的 99214 随访的账单水平会升至 99215 随访标准。诊治的总时间和讨论问题的简要大纲必须有文件备档。关于提供给慢性肾脏病病人教育的时间花费编码近期也许会发布。

ICD-9 编码

截至 2010 年，美国的诊断代码一直在使用国际疾病分类标准第 9 版临床修正版（ICD-9-CM）。2010 年 10 月起，将逐渐开始使用新的疾病分类编码系统，ICD-10-CM。在本章的最后会介绍新的 ICD-10-CM

标准。

　　ICD-9-CM 系统，在 2013 年 ICD-10-CM 全面启用之前仍会继续使用。ICD-9-CM 对多种不同阶段的慢性肾脏疾病有详细的编码，遵循美国国家肾病基金会关于肾病结局质量自主分类标准（KDOQI）。例如，慢性肾脏疾病的编码是 585，用小数点后的第四位数字表示慢性肾脏病疾病的阶段（表44-6）。代表肾病的晚期阶段（ESRD）的第四位数字是 6，所以 ESRD 的编码是 585.6。

表44-6　常规使用的 ICD-9-CM 和 ICD-10-CM 诊断编码比较

2010 ICD-9-CM 诊断编码	2010 ICD-10-CM 诊断编码
250.4x 有肾病症状的糖尿病	E10.2 E10.2 伴有肾病综合征的 1 型糖尿病
用额外代码确定相关临床症状	E10.21 伴有糖尿病性肾病的 1 型糖尿病
慢性肾脏病（585.1～585.9）糖尿病	E10.22 伴有糖尿病性慢性肾脏病的 1 型糖尿病
肾病，未定（583.81）	伴有慢性肾脏病的 1 型糖尿病，符合 10.21 和 10.22 的分类条件
肾变病病（581.81）	用额外编码来鉴定慢性肾脏病的病程阶段（N18.1～N18.6）
毛细血管间肾小球硬化（581.81）	E10.29 伴有其他糖尿病性肾病综合征的 1 型糖尿病
Kimmelstiel-Wilson 综合征（581.81）	E10.65 伴有高血糖的 1 型糖尿病
250.40　伴有肾病表现的糖尿病，2 型或未指明型别的，除外自述未控制的	包括：未控制的，控制较差的和失控的
250.41　伴有肾病表现的糖尿病，1 型（青少年型），除外自述未控制的	E11.2-伴有肾病综合征的 2 型糖尿病

2010 ICD-9-CM 诊断编码	2010 ICD-10-CM 诊断编码
250.42 伴有肾病表现的糖尿病，2 型或未指明型别的，未控制的	E11.21 伴有糖尿病性肾病的 2 型糖尿病
250.43 伴有肾病表现的糖尿病，1 型（青少年型），未控制的	E11.22 伴有糖尿病性慢性肾脏病的 2 型糖尿病
	2 型糖尿病，伴有由可归类于 11.21 和 11.22 情况引起的慢性肾病
	用额外编码来鉴定慢性肾脏病的病程阶段（N18.1～N18.6）
	E11.29　2 型糖尿病伴有其他糖尿病性肾病综合征
	E11.65 伴有高血糖的 2 型糖尿病
	包括：未控制的，控制较差的和失控的
403.xx 高血压性慢性肾脏病	I12 高血压性慢性肾脏病
包括：任何归类于 585 的疾病并伴有任何可归类于 401 的症状	包括： 由高血压引起的任何归类于 N18 的情况
用额外代码鉴定慢性肾脏病的阶段（585.1～585.9）	
403.00 高血压性慢性肾脏病，恶性伴有慢性肾脏病阶段 1 到阶段 4，或者未指明型别的	肾动脉硬化 动脉硬化相关肾炎（慢性）（间质性）
403.01 高血压性慢性肾脏病，恶性伴有慢性肾脏病阶段 5 或者 ESRD	

2010 ICD-9-CM 诊断编码	2010 ICD-10-CM 诊断编码
403.10 高血压性慢性肾脏病，良性伴有慢性肾脏病阶段 1 到阶段 4，或者未指明型别的	高血压性肾病 肾硬化 除外：
403.11 高血压性慢性肾脏病，恶性伴有慢性肾脏病阶段 5 或者 ESRD	由肾病引起的高血压（I15.0，I15.1） 肾血管性高血压（I15.0）
403.90 高血压性慢性肾脏病，未指明型别，伴有慢性肾脏病阶段 1 到阶段 4，或者未指明型别的	继发性高血压（I15.-） 用额外编码来鉴定慢性肾脏病的病程阶段（N18.1~N18.9）
403.91 高血压性慢性肾脏病，未指明型别，伴有慢性肾脏病阶段 5 或者 ESRD	**I12.0 高血压性慢性肾脏病伴有慢性肾脏病阶段 5 或 ESRD** **I12.9 高血压性慢性肾脏病 伴有阶段 1 到阶段 4 慢性肾脏病，或者未指明型别的慢性肾脏病** 高血压性肾病 NOS **I15 继发性高血压** 该编码除外以下条件： 1. 程序后高血压（I97.3） 2. 影响脑血管的继发性高血压（I60~I69） 　影响眼血管的继发性高血压（H35.0） I15.0 肾血管性高血压 I15.1 其他肾病继发高血压 I15.2 内分泌异常继发高血压 I15.8 其他类型继发高血压 I15.9 未指明型别的继发高血压

2010 ICD-9-CM 诊断编码	2010 ICD-10-CM 诊断编码
585. x 慢性肾脏病	N18 慢性肾脏病
高血压性慢性肾脏病首选编码，若适用（403. 00 ~ 403. 91，404. 00 ~ 404. 93）	首选编码相关疾病：
用额外编码鉴定肾移植状态，若适用（V42. 0）	糖尿病性慢性肾脏病（E08. 22，E09. 22，E10. 22，E11. 22，E13. 22）
585. 1 慢性肾脏病 阶段 1	高血压性慢性肾病（I12. -，I13. -）
585. 2 慢性肾脏病 阶段 2 （轻）	用额外编码鉴定肾移植状态，若适用（Z94. 0）
585. 3 慢性肾脏病 阶段 3 （中）	N18. 1 慢性肾脏病 阶段 1
585. 4 慢性肾脏病 阶段 4 （重）	N18. 2 慢性肾脏病 阶段 2 （轻）
585. 5 慢性肾脏病 阶段 5	N18. 3 慢性肾脏病 阶段 3 （中）
585. 6 ESRD	N18. 4 慢性肾脏病 阶段 4 （重）
慢性肾脏病 阶段 5，要求慢性透析	N18. 5 慢性肾脏病 阶段 5
585. 9 慢性肾脏病，未指明型别	N18. 6 终末期肾脏病
慢性肾病	慢性肾脏病，要求慢性透析
慢性肾衰 NOS	用额外编码鉴定透析状态（Z99. 2）
慢性肾功能不足	N18. 9 慢性肾脏病，未指明型别
	慢性肾病
	慢性肾衰 NOS
	慢性肾功能不足
	慢性尿毒症
	肾病 NOS

医疗报销的账单上需要标明肾病的最初诊断，也需要标明支持其他医疗的后继诊断。一份详细的清单不是本章讨论的主要内容。举例说明，糖尿病会有第 5 位编码。糖尿病的分类编码是 250，当有肾病症状时会加第四位数字 4；例如，250.4x。第五位数字标明了糖尿病的类型和可控的程度。例如，250.42 表示未控制的伴有肾病症状的 2 型或者非特定型糖尿病；反之，250.40 代表可控的 2 型糖尿病。伴有肾病表现的糖尿病是最常见的诊断之一，编码的第 5 位数字帮助确定医疗决策制定的难易。使用 250.4x 编码时，需要标明二级代码注明病人的情况，如糖尿病肾病（583.81），当前慢性肾脏疾病的阶段，和 V58.67，若病人长期使用胰岛素控制。病人所有的伴随症状应尽可能的按照编码详尽记录，这一点至关重要。

这些诊断应让保险人员明白病人所进行的访视和实验室研究和检测的必要性和复杂性。医务人员也应该谨慎的添加任何相关的当前继发疾病诊断，例如继发性高血压（588.81）。588 分类编码代表"肾功能不足造成的紊乱"，第 4 个数字代表"其他具体的肾功能不足造成的紊乱"，第 5 个数字（1）代表"继发性甲状旁腺功能亢进"。

合理的编码规则能促进复杂的医疗决策和实验室检查。同样地，有静脉补铁或 ESAs 时，慢性肾病性贫血（编码 285.21）也应作为病史完整地记录并在申请中提交。

红细胞生成刺激因子和其他药物付费

对于红细胞生成刺激因子的合理记费，不同的保险公司有不同的要求，但总体来说，血红蛋白和红细胞压积的信息，慢性肾脏疾病的病程和红细胞生成刺激因子的剂量都必须记录在案。给红细胞生成刺激因子记费时，个人或实际操作人员要知道当地运营商的承担能力（LCD），Medicare 保险会恰当地分配给个人或实际操作人员。LCD 根据政策覆盖范围，要求记账的编码和慢性肾性贫血病人的管理不同而有差异。通常，要求详细记录治疗开始和结束时的血红蛋白水平。超过这些范围，许多保险公司不会对红细胞生成刺激因子治疗进行经济补偿，这是造成红细胞生成刺激因子花费很高的一个重要原因。

办公室的药品管理使用的是通用医疗保健通用程序编码系统

（HCPCS），包含在以 "J" 开头的编码表中。见 J 编码表（表 44-7）。CPT 编码 96372 用于肾病专家门诊病人的所有皮下用药。对 CPT 编码的 99211（护士随访）和 96372（注射编码）是否需要记账还存在一些疑问。根据美国医疗保险和医疗补助服务中心，如果编码 99211 没有与任何药品服务一起提交，将不进行补偿，包括化疗性输液和非化疗性输液（包括铁），诊断性注射和/或治疗性注射（包括红细胞生成刺激因子）（CMS MM4032 2006）。注射治疗的方案（血压、血红蛋白、体重、监护等等）包括在注射/输液编码补偿中，不能用 99211 分开记账。"尽管如此，在必要情况下，应选用可分项的 E/M 服务（比 CPT 编码 99211 更为复杂），除了这些药物管理服务外，恰当的 E/M CPT 编码应采用修正-25 报告"（CMS MM4032 2006）。

表 44-7　促红细胞生成素 HCPCS 编码表

J 编码	单位（指示）
J0881—达贝泊汀-α	1μg（非 ESRD）
J0882—达贝泊汀-α	1μg（ESRD 使用）
J0885—促红细胞生成素-α	1000U（非 ESRD）
J0886—促红细胞生成素-α	1000U（ESRD 使用）

ESRD，终末期肾病；HSPCS，医疗保健通用程序编码系统

需要牢记的是，辅助医疗人员开展的贫血疾病治疗服务会记为内科服务外 "辅助" 服务。这意味着账单所用医疗人员编码的内科医生必须在场，并且在注射或输液时能用来及时提供指导和帮助（WPS PHYS-004 2008）。如果在场的医疗人员并非记录的内科医生，内科医生的国家鉴定号（NPI）需记在 CMS 1500 的转诊医生部分。

护士服务

护士（NP）可增强慢性肾病门诊的功能和提高效率。她们不仅能开展注射和输液、量血压，以及其他临床门诊人员所能提供的服务，还能提供由内科医生提供的专业服务。护士能提供的专业服务的范围，根据各州法律的规定有所不同，但总体来说，护士的工作是配合一名或多名内科医生。只要是州法律授权护士可进行的服务并且医疗上认为是需要

的，美国医疗保险和医疗补助服务中心都可以覆盖。然而，一些主要的保险公司还没有认识（赔偿）到护士所提供的服务，所以个人应该考虑每个保险公司实际实施的合同政策。

护士与她们的合作医生的工作都能获得各自的医疗服务补偿，这些服务都要直接记账（住院服务除外）。在慢性肾病门诊，美国医疗保险和医疗补助服务中心对护士的费用是按照 Medicare 医生费用的 85% 或者实际付费的 80% 来补贴的（WPS PHYS-034，2007），选择其中更少的一个。受雇于慢性肾病门诊的护士可能提供的服务伴随医生的医疗不可避免。根据美国医疗保险和医疗补助服务中心过程，以下情况认为不可避免：

由医生提出，提供直接、个人的服务，而由非医生提供的服务为附带产生的过程；

医生应该参与一定次数的后续服务，反映其参与并管理该临床治疗过程；

该医生应在治疗现场，如需要应能及时提供医疗服务。

如果符合以上情况，监察医生的护士鉴定编号将被记录在申请上（非护士和助手提供的"附带"服务）。Medicare 的医生计划费用能100% 补贴这些费用（WPS PHYS-004 2008）。

ICD-10-CM 实施：时间表与实际操作

美国医院协会和美国卫生信息管理协会在 2003 年开始指导 ICD-10-CM 现场实施工作（CDC，2010）。对于美国所有的医疗机构，ICD-10-CM 最终会在 2013 年实行。美国医疗保险和医疗补助服务中心将在 2013年 10 月 1 日及以后不再接受 ICD-9-CM 的编码。医生/医疗人员需在有效期之后采用 ICD-10-CM 编码来报告诊断或所有的急救服务。美国医疗保险和医疗补助服务中心不允许任何特殊或推迟，有效期不会更改，任何在 2013 年 10 月 1 日及以后提交的 ICD-9-CM 编码的申请将不能得到补偿（CMS SE 1019 2010，CMS JA1019 2010）。

ICD-10-CM 编码与 ICD-9-CM 编码差异较大（见表 44-6）。目前，ICD-9 有近 14000 项诊断编码。ICD-10-CM 有近 70000 项诊断编码，大大增加了目前诊断的细节记录要求。ICD-9 编码在 3~5 个数字，第 3 个数字后小数点 1 位，仅在 V 编码（健康状况影响因素分类及健康服务联系方式）和 E 编码（外因）中使用了两个字母。ICD-10-CM 诊断编码在3~7 位数字，首位为字母，第 2 位为数字，剩下的 3~7 位字符为字母或者数字。第 3 位数后是小数点，α 不随病例改变，字母表上在字母除 U 外都在编码中出现（CMS SE 1019 2010）。

ICD-10-CM 的编码系统中引入了"左""右""双侧"，合并编码了某些情况下常见的症状和体征。尽管新版与第 9 和第 10 版非常不同，但是部分描述还是一样的。例如，慢性肾病的编码从 ICD-9 的 585.1 到 585.9，在 ICD-10-CM 里，变为 N18.1 到 N18.9，这些编码的第 4 位的意义与 ICD-9 里面的第 4 位数一样（见表 44-6）。

糖尿病编码在 ICD-10-CM 中变化很大。糖尿病性慢性肾病和糖尿病性肾脏病变都编码为 E10.22 I 型糖尿病伴糖尿病性慢性肾病或者 E11.22 II 型糖尿病伴糖尿病性慢性肾病，如果为高血压性慢性肾病，后面的编码为 I12.0 和 I12.9，N18.1-N18.6 为慢性肾病的二级编码。ICD-10 编码与 ICD-9 不同，不包含"不可控"或者"未描述为不可控"的糖尿病性慢性肾病。

在 2013 年 ICD-10-CM 应用前，美国医疗保险和医疗补助服务中心建议医疗人员以及编码和记账的员工最大限度地学习它的特征、结构和排版。提供者必须严格审核操作人员的医疗记录文件中需要说明的不足，因为 ICD-10-CM 对文件的细节和编码的要求明显比目前 ICD-9-CM 更严格。在 2013 年 10 月之前，编码和记账的员工需要针对 ICD-10-CM 的内容进行严格培训，时长 6~9 个月，更新如解剖学和生理学、药学、病理生理学在内的医学术语课程，以应用于 ICD-10-CM 工作中（CMS SE1019 2010，CMS JA 1019 2010）。员工的培训时间长短将影响工作效率和记账的时间，所以这一点同样很重要。临床门诊同样需要评估他们的电子申请软件容量，与雇主一同确定在有效期内，更新有 ICD-9-CM 编码的账单、办公表格、政策以及规程。保险公司之前的授权也可能受影响，因为都会以特定的诊断编码为依据。

（闫润林　译）

参考文献及推荐阅读：

American Medical Association. *Current Procedural Terminology (CPT) 2010, Professional Edition*. 2010:4-19.

Buck CJ. *2010 HCPCS Level II, Professional Edition*. 2010:207.

Buck CJ. *2010 ICD-9-CM for Hospitals, Volumes 1, 2, and 3, Professional Edition*. 2010.

Centers for Disease Control and Prevention (CDC). 2010 Update of ICD-10. Available at: ftp://ftp.cdc.gov/pub/Health_Statistics/NCHS/Publications/ICD10CM/2010/. Accessed July 2, 2010.

Centers for Disease Control and Prevention (CDC). International Classification of Diseases, Tenth Revision, Clinical Modification (ICD-10-CM). April 22, 2010. Available at: www.cdc.gov/nchs/icd/icd10cm.htm. Accessed July 2, 2010.

第 44 章　美国慢性肾病治疗的医学资料

Centers for Medicare and Medicaid Services. *CMS Medicare Physician Guide: A Resource for Residents, Practicing Physicians, and Other Health Care Professionals.* October 2009:53–57, 98–162.

CMS MLN Matters Number: MM4032. Payment for Office/Outpatient E/M Visits (Codes 99201-99215). January 3, 2006:1–3. Available at: www.cms.gov/mlnmattersarticles/downloads/MM4032.pdf. Accessed July 22, 2010.

CMS MLN Matters Number: MM6698, Revised. Signature Guidelines for Medical Review Purposes. June 16, 2010:1–8. Available at: https://www3.cms.gov/MLNMattersArticles/downloads/MM6698.pdf. Accessed January 23, 2011.

CMS MLN Matters Number: SE1010. Questions and Answers on Reporting Physician Consultation Services. Available at: www.cms.gov/MLNMattersArticles/downloads/SE1010.pdf. Accessed July 9, 2010.

CMS MLN Matters Number: SE1019. ICD-10 Implementation Information. 2010:1–9. Available at: www.cms.gov/MLNMattersArticles/downloads/SE1019.pdf. Accessed July 9, 2010.

CMS MLN Matters Articles Overview. Available at: www.cms.gov/MLNMattersArticles/. Accessed January 22, 2011.

CMS Provider Inquiry Assistance Job Aid: JA1019. International Classification of Diseases-10 Implementation Information. June 2010:1–8. Available at: www.cms.gov/ContractorLearningResources/downloads/JA1019.pdf. Accessed July 9, 2010.

Wisconsin Physician Services (WPS). National Coverage Provision (NCP) PHYS-004: Incident to a Physician's Professional Service in the Office or Clinic. Revision: February 1, 2008:1–7. Available at: www.wpsmedicare.com/part_b/policy/active/national/_files/phys004.pdf. Accessed July 23, 2010.

Wisconsin Physician Services (WPS). National Coverage Provision (NCP) PHYS-026: Physician Assistants. Revision: July 1, 2002, rev. 2:1–5. Available at: www.wpsmedicare.com/part_b/policy/active/national/_files/phys026.pdf. Accessed July 23, 2010.

Wisconsin Physician Services (WPS). National Coverage Provision (NCP) PHYS-034: Nurse Practitioners/Clinical Nurse Specialists. Revision: December 1, 2007:1–9. Available at: www.wpsmedicare.com/part_b/policy/active/national/_files/phys034.pdf. Accessed July 23, 2010.

附录 1   其他估算肾小球滤过率和预期每日肌酐排泄率的算式

John T. Daugirdas

慢性肾脏病流行病学合作研究（CKD-EPI）公式计算的肾小球滤过率（表皮生长因子受体）

注释： 设计用于当血清肌酐为 mg/dl 时，将从每 μmol/L 血清肌酐转化为每 mg/dl，乘以 0.0113。

美国黑人女性

当血清肌酐≤0.7 时
表皮生长因子受体/1.73m^2 = 166 × (血清肌酐/0.7) $^{-0.329}$ × 0.993^{年龄}
当血清肌酐 > 0.7 时
表皮生长因子受体/1.73m^2 = 166 × (血清肌酐/0.7) $^{-1.209}$ × 0.993^{年龄}

美国黑人男性

当血清肌酐≤0.9 时
表皮生长因子受体/1.73m^2 = 163 × (血清肌酐/0.9) $^{-0.411}$ × 0.993^{年龄}
当血清肌酐 > 0.9 时
表皮生长因子受体/1.73m^2 = 163 × (血清肌酐/0.9) $^{-1.209}$ × 0.993^{年龄}

白种（或其他种族）女性

当血清肌酐≤0.7 时
表皮生长因子受体/1.73m^2 = 144 × (血清肌酐/0.7) $^{-0.329}$ × 0.993^{年龄}

当血清肌酐 > 0.7 时
表皮生长因子受体/1.73m^2 = 144 × (血清肌酐/0.7)$^{-1.209}$ × 0.993^{年龄}

白种 (或其他种族) 男性

当血清肌酐 ≤ 0.9 时
表皮生长因子受体/1.73m^2 = 141 × (血清肌酐/0.9)$^{-0.411}$ × 0.993^{年龄}
当血清肌酐 > 0.9 时
表皮生长因子受体/1.73m^2 = 141 × (血清肌酐/0.9)$^{-1.209}$ × 0.993^{年龄}

预算 24h 肌酐排泄率

图 A1-1 以图形形式显示预期的 24 h 肌酐排泄总量对一个男性或女性不同年龄的体重的函数。每当一个 24h 尿标本被收集，数量重新获得可以对照这些值。这个估计来自 Ix 和他的同事发表的一个方程式 (Ix 2011)。

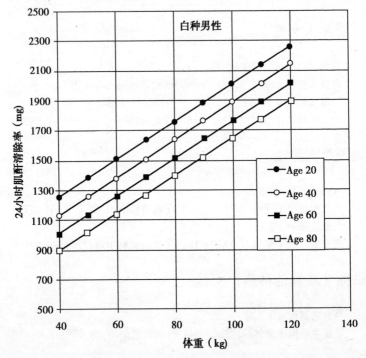

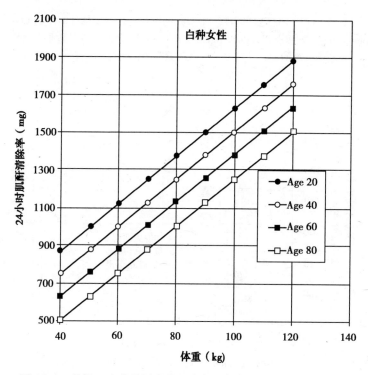

图 A1-1　根据 Ix 和他的同事的一个方程式来预测白种人 24h 肌酐清除率（Ix2011）

Corcoran- Salazar 方程式

Corcoran- Salazar 方程式可以用来估计在肥胖人群中的肌酐清除率（不是索引到身体表面积）。方程式如下：

男性：

$$CICr = \frac{(137 - 年龄)\ [\ (0.285Wt)\ +\ (12.1Ht^2)\ ]}{51SCr}$$

女性：

$$CICr = \frac{(146 - 年龄)\ [\ (0.287Wt)\ +\ (9.74Ht^2)\ ]}{60SCr}$$

在这里 Wt = 实际体重（公斤）　　Ht = 身高（米）。

附录1　其他估算肾小球滤过率和预期每日肌酐排泄率的算式

如图 A1-2，身体质量指数（BMI）的增加，相对于估计间隙的 Cor-coran-Salazar 方程而言，Cockcroft 和 Gault 估计（立体三角）是非生理学水平。这个过高的估计是部分的，并非完全的，纠正了 Ix 方程的使用。

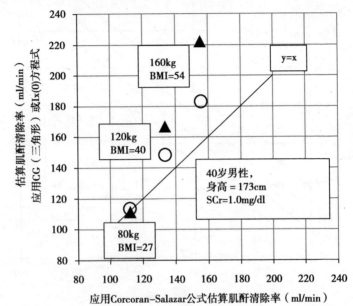

图 A1-2　在三个估算肌酐清除率方程式差异的 40 岁男性受试者中，都有一个血清肌酐为 1.0 mg/dl（88.4 μmol/L），而且他们都有同样的高度，但体重为 80kg、120kg 或 160kg。Cockcroft 和 Gault（CG）还有 Ix 方程式在明显肥胖的研究对象中都有估计过高的倾向。

参考文献：

Cockcroft DW, Gault MH. Prediction of creatinine clearance from serum creatinine. *Nephron*. 1976;16:31–41.

Ix JH, Wassel CL, Stevens LA, et al. Equations to estimate creatinine excretion rate: the CKD Epidemiology Collaboration. *Clin J Am Soc Nephrol*. 2011, in press.

Levey AS, Stevens LA, Schmid CH, et al.; CKD-EPI (Chronic Kidney Disease Epidemiology Collaboration). A new equation to estimate glomerular filtration rate. *Ann Intern Med*. 2009;150:604–612.

Salazar DE, Corcoran GB. Predicting creatinine clearance and renal drug clearance in obese patients from estimated fat-free body mass. *Am J Med*. 1988;84:1053–1060.

理想的、偏瘦的、中位标准、校正过的体重

John T. Daugirdas

理想体重方程（kg）

Devine 方程（1974）

男性： 50 +（超过 5 英尺后增加的英寸数 ×2. 3）kg

女性： 45. 5 +（超过 5 英尺后增加的英寸数 ×2. 3）kg

Robinson 公式（1983）

男性： 52 +（超过 5 英尺后增加的英寸数 ×1. 9）kg

女性： 49 +（超过 5 英尺后增加的英寸数 ×1. 7）kg

矫正体重（kg）

有两种方法在计算矫正体重中被广泛使用。第一种，被 KDOQI（肾脏疾病预后质量计划）推荐用于蛋白质和卡路里计算的是：adjBW = edfreeBW +（stdBW - edfreeBW）×0. 25

在这里 edfreeBW 是指在自由状态下水肿后的实际体重，而 stdBW 是指中等标准体重。中等标准体重取决于体型。

表 A2-1 体型取决于肘宽 (cm)

年龄 (y)	体型		
	小	中	大
男性			
18 ~ 24	≤6.6	>6.6 and <7.7	≥7.7
25 ~ 34	≤6.7	>6.7 and <7.9	≥7.9
35 ~ 44	≤6.7	>6.7 and <8.0	≥8.0
45 ~ 54	≤6.7	>6.7 and <8.1	≥8.1
55 ~ 64	≤6.7	>6.7 and <8.1	≥8.1
65 ~ 74	≤6.7	>6.7 and <8.1	≥8.1
女性			
8 ~ 24	≤5.6	>5.6 and <6.5	≥6.5
25 ~ 34	≤5.7	>5.7 and <6.8	≥6.8
35 ~ 44	≤5.7	>5.7 and <7.1	≥7.1
45 ~ 54	≤5.7	>5.7 and <7.2	≥7.2
55 ~ 64	≤5.8	>5.8 and <7.2	≥7.2
65 ~ 74	≤5.8	>5.8 and <7.2	≥7.2

来自美国人口在全国健康和营养调查 (NHANES) 1 和 2 的数据

在表 A2-1 中不同体型分别表示为: S, 矮小; M, 中等的; L, 高大的。

矫正体重 = 理想体重 + 0.4 × (自由状态下水肿后的实际体重 – 理想体重)

在这里 IBW = 理想体重, 计算将根据如上 Devine or Robinson 所述。

表 A2-2 在美国不同年龄、身高和体型的男女的平均标准体重（适用于计算矫正体重）

身高		中位标准体重（kg）						对照：理想体重（kg）（Robinson）
		年龄 25~54			年龄 55~74			
		体型a						
In	cm	S	M	L	S	M	L	
男性								
62	157	64	68	82	61	68	77	55.8
63	160	61	71	83	62	70	80	57.7
64	163	66	71	84	63	71	77	59.6
65	165	66	74	84	70	72	79	61.5
66	168	67	75	84	68	74	80	63.4
67	170	71	77	84	69	78	85	65.3
68	173	71	78	86	70	78	83	67.2
69	175	74	78	89	75	77	84	69.1
70	178	75	81	87	76	80	87	71
71	180	76	81	91	69	84	84	72.9
72	183	74	84	91	76	81	90	74.8
73	185	79	85	93	78	88	88	76.7
74	188	80	88	92	77	95	89	78.6
女性								
58	147	52	63	86	54	57	78	45.6
59	150	53	66	78	55	62	78	47.3
60	152	53	60	87	54	62	78	49
61	155	54	61	81	56	64	79	50.7

附录2　理想的、偏瘦的、中位标准、校正过的体重

身高		中位标准体重（kg）						对照：理想体重（kg）（Robinson）
		年龄 25～54			年龄 55～74			
		体型[a]						
In	cm	S	M	L	S	M	L	
62	157	55	61	81	58	64	82	52.4
63	160	55	62	83	58	65	80	54.1
64	163	57	62	79	60	66	77	55.8
65	165	60	63	81	60	67	80	57.5
66	168	58	63	75	68	66	82	59.2
67	170	59	65	80	61	72	80	60.9
68	173	62	67	76	61	70	79	62.6
69	175	63	68	79	62	72	85	64.3
70	178	64	70	76	63	73	85	66

[a]体型：S，小；M，中；L，大

消瘦体重公式（kg）

男性；9，270×体重（kg）/（6，680＋216×身体质量指数［BMI］）
女性：9，270×体重（kg）/（6，680＋244×身体质量指数）

参考文献：

Devine BJ. Gentamicin therapy. *Drug Intell Clin Pharm*. 1974;8:650–655.

Frisancho AR. New standards of weight and body composition by frame size and height for assessment of nutritional status of adults and the elderly. *Am J Clin Nutr*. 1984;40: 808–819.

Hallynck TH, Soep HH, Thomis JA, et al. Should clearance be normalised to body surface or to lean body mass? *Br J Clin Pharmacol*. 1981;11:523–526.

Hume R. Prediction of lean body mass from height and weight. *J Clin Pathol*. 1966;19(4):389–391.

Janmahasatian S, Duffull SB, Ash S, et al. Quantification of lean bodyweight. *Clin Pharmacokinet*. 2005;44:1051–1065.

Mitchell SJ, Kirkpatrick CMJ, Le Couteur DG. Estimation of lean body mass in older community dwelling men. *Br J Clin Pharmacol.* 2010;69:118–127.

Pai MP. Estimating the glomerular filtration rate in obese adult patients for drug dosing. *Adv Chronic Kidney Dis.* 2010;17:e53–e62.

Pai MP, Paloucek FP. The origin of the "ideal" body weight equations. *Ann Pharmacother.* 2000;34:1066–1069.

Robinson JD, Lupkiewicz SM, Palenik L, et al. Determination of ideal body weight for drug dosage calculations. *Am J Hosp Pharm.* 1983;40:1016–1019.

18检